康复治疗技术系列丛书

假肢矫形器技术与临床应用

丛书主编　励建安
主　　编　赵正全
副 主 编　武继祥
编　　委　（按姓氏笔画排序）

王冰水	王晓林	牛传欣	邓小倩	艾旺宪	刘　巍
刘夕东	刘训灿	刘劲松	刘福迁	刘德明	闫彦宁
苏　强	李　磊	李贞兰	李奎成	何建华	汪　波
张　威	张　勇	张晓玉	陈　越	陈文明	武继祥
林志伟	易　南	罗焕邦	周珞华	赵正全	赵立伟
侯力刚	徐　静	高　峰	高铁成	喻洪流	谢　青
解　益	熊宝林				

编写秘书　向艳平　郑　倩

電子工業出版社
Publishing House of Electronics Industry
北京·BEIJING

未经许可，不得以任何方式复制或抄袭本书之部分或全部内容。
版权所有，侵权必究。

图书在版编目（CIP）数据

假肢矫形器技术与临床应用/ 赵正全主编. -- 北京：电子工业出版社，2020.4

（康复治疗技术系列丛书）

ISBN 978-7-121-35553-0

Ⅰ.①假… Ⅱ.①赵… Ⅲ.①假肢 – 技术②矫形外科学 – 医疗器械

Ⅳ.①R318.17②R687.1

中国版本图书馆CIP数据核字(2018)第259583号

责任编辑：崔宝莹
印　　刷：北京盛通印刷股份有限公司
装　　订：北京盛通印刷股份有限公司
出版发行：电子工业出版社
　　　　　北京市海淀区万寿路173信箱　　邮编：100036
开　　本：889mm×1194mm　1/16　　印张：34.5　　字数：828千字
版　　次：2020年4月第1版
印　　次：2020年4月第1次印刷
定　　价：268.00元

凡所购买电子工业出版社图书有缺损问题，请向购买书店调换。若书店售缺，请与本社发行部联系，联系及邮购电话：（010）88254888，88258888。

质量投诉请发邮件至zlts@phei.com.cn，盗版侵权举报请发邮件到dbqq@phei.com.cn。

本书咨询联系方式：QQ 250115680。

康复治疗技术系列丛书

编写委员会

主任委员　励建安
委　　员　（按姓氏笔画排序）
　　　　　王于领（中山大学附属第六医院）
　　　　　王红星（南京医科大学第一附属医院）
　　　　　王楚怀（中山大学附属第一医院）
　　　　　许光旭（南京医科大学第一附属医院）
　　　　　杜　青（上海新华医院）
　　　　　李奎成（宜兴九如城康复医院）
　　　　　李勇强（南京医科大学第一附属医院）
　　　　　何成奇（四川大学华西医院）
　　　　　张志强（中国医科大学附属盛京医院）
　　　　　陈　伟（北京协和医院）
　　　　　陈文华（上海市第一人民医院）
　　　　　陈卓铭（暨南大学附属第一医院）
　　　　　赵正全（华中科技大学同济医学院附属同济医院）
　　　　　贺小桦（美国马尔默整脊医学院）
　　　　　敖丽娟（昆明医科大学第二附属医院）
　　　　　覃俊杰（深圳谱元科技有限公司）
　　　　　窦祖林（中山大学附属第三医院）
　　　　　蔡文智（南方医科大学深圳医院）
　　　　　燕铁斌（中山大学孙逸仙纪念医院）

编审委员会

主任委员　励建安　赵云峰
委　　员　周士枋　吴宗耀　张晓真
丛书秘书组　高秋野　王梦华

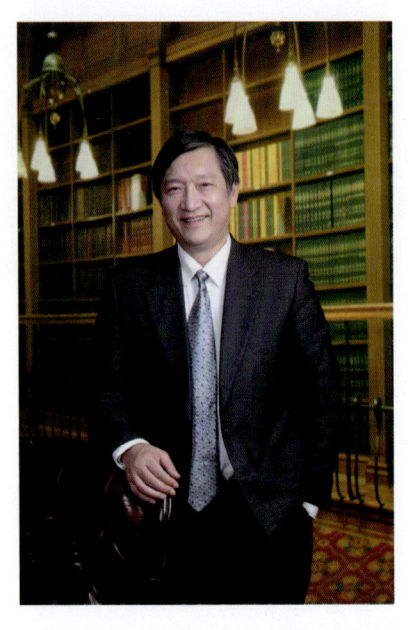

励建安，男，教授，主任医师，博士研究生导师。美国医学科学院国际院士。南京医科大学第一附属医院康复医学中心主任。1983年获得南京医科大学运动医学硕士学位。1988—2001年数次前往澳大利亚和美国等国学习。

曾任国际物理医学与康复医学学会主席，目前担任国家卫生健康委员会（原卫计委）能力建设和继续教育康复医学专家委员会主任委员，国家卫生健康委员会脑卒中专家委员会副主任委员，中国非公立医疗机构协会康复医学专委会主任委员，中国老年医学会副会长，华夏医学科技奖理事会副理事长，江苏省康复医学会会长，《中国康复医学杂志》主编，Journal of Rehabilitation Medicine 副主编。

擅长领域为心血管康复、神经瘫痪（脊髓损伤、脑瘫、脑损伤）康复、运动分析和运动控制障碍等。曾主持国家自然科学基金4项，国家"十一五"课题子课题2项，国家"十二五"支撑项目子课题1项，国际合作项目6项，江苏省科技支撑项目课题2项（1项教学课题，1项科普课题）。以第一和通讯作者在国内外学术期刊发表论文365篇（包括SCI文章35篇）；主编、副主编、参编教材和专著64部。培养已毕业硕士40人，博士23人；在读博士后2人，博士16人，硕士5人。获中华医学奖三等奖1项，江苏省科技进步二等奖2项和三等奖1项，江苏医学奖二等奖和三等奖各1项，2010年获中国科协科技先进工作者称号，2014年获第九届中国医师奖，国家优秀教师称号，国家卫计委脑卒中筛查与防治工程委员会"突出贡献奖"，被江苏省卫计委授予"江苏省医学突出贡献奖"。2016年获江苏省卫计委杰出贡献奖和江苏省医学会终身医学成就奖，南京医科大学名医称号。

《假肢矫形器技术与临床应用》

编委会

丛书主编 励建安

主　　编 赵正全

副主编 武继祥

编　　委（按姓氏笔画排序）

王冰水（南方医科大学深圳医院）

王晓林（上海交通大学医学院附属新华医院）

牛传欣（上海交通大学医学院附属瑞金医院）

邓小倩（广东省工伤康复医院）

艾旺宪（广东省工伤康复医院）

刘　巍（昆明医科大学）

刘夕东（四川省八一康复中心　四川省康复医院）

刘训灿（吉林大学第一医院）

刘劲松（中国康复研究中心）

刘福迁（吉林大学第一医院）

刘德明（广东省工伤康复医院）

闫彦宁（河北省人民医院）

苏　强（奥托博克公司（中国）工业有限公司）

李　磊（陆军军医大学第一附属医院　重庆西南医院）

李贞兰（吉林大学第一医院）

李奎成（宜兴九如城康复医院）

何建华（武汉科技大学附属天佑医院）

汪　波（北京社会管理职业学院　民政部培训中心）
张　威（华润武钢总医院）
张　勇（华中科技大学同济医学院附属同济医院）
张晓玉（国家康复辅具研究中心）
陈　越（陆军军医大学第一附属医院　重庆西南医院）
陈文明（上海复旦大学）
武继祥（陆军军医大学第一附属医院　重庆西南医院）
林志伟（海南省人民医院　海南医学院附属海南医院）
易　南（南方医科大学深圳医院）
罗焕邦（昆明医科大学）
周珞华（武汉科技大学附属天佑医院）
赵正全（华中科技大学同济医学院附属同济医院）
赵立伟（国家康复辅具研究中心）
侯力刚（北京惠慈假肢医疗用品开发有限公司）
徐　静（北京社会管理职业学院　民政部培训中心）
高　峰（湖北医药学院附属十堰市太和医院）
高铁成（奥托博克（中国）工业有限公司）
喻洪流（上海理工大学）
谢　青（上海交通大学医学院附属瑞金医院）
解　益（郑州大学第五附属医院　郑州大学康复医院）
熊宝林（北京社会管理职业学院　民政部培训中心）

编写秘书　向艳平（华中科技大学同济医学院附属同济医院）
　　　　　　　郑　倩（华中科技大学同济医学院附属同济医院）

总 序

健康已经成为社会发展的主旋律。中共中央、国务院印发的《"健康中国2030"规划纲要》强调要把健康融入所有政府部门的工作，要完善治疗—康复—长期照护服务链，要大力发展康复医疗机构等接续性医疗机构。不仅要把健康作为事业，也要把它作为国民经济的支柱产业，这是我国康复医疗工作发展的重要契机。"康复治疗技术系列丛书"正是在这样的大好形势之下诞生的。

本套丛书不仅可作为从事康复医疗的治疗师及与此相关的康复医师以及护士的参考书，而且还可以作为临床专业人员进行康复医疗知识和技能培训的核心教材。丛书各个分册的主编均来自康复治疗的第一线，并具有丰富的教学实践和专著编写的经验，是我国各个康复治疗领域的杰出代表，确保了丛书的先进性、科学性和实用性。

本套丛书以实用治疗技术为纲，不仅强调基本原理和操作规范，而且强调与临床实践相结合，并酌情纳入最新的技术发展概况。丛书内容涵盖康复治疗的各个领域，旨在形成中国康复医疗技术全书，引领康复治疗技术的发展。第一批出版的19个分册，包括：《运动治疗》《物理因子治疗》《作业治疗》《言语治疗》《假肢矫形器技术与临床应用》《吞咽障碍康复技术》《神经康复技术》《骨科康复技术》《脊柱康复技术》《脊髓损伤物理治疗学》《儿童康复治疗技术》《社区康复技术》《功能性贴扎技术》《康复科常用注射技术》《实用康复护理技术》《精神运动疗法》《肠道菌群康复技术》《康复与营养》《体外冲击波治疗技术》。以后将逐年出版新的分册。

电子工业出版社大力支持本套丛书的编写和出版，同时也将康复医学作为其重点出版方向，相信此举会促进我国康复医学事业和产业的发展。

当然，作为国内康复治疗技术方面的系列参考书，有数以百计的专家参与编写，在写作风格、内容和形式等方面不可避免地会存在缺陷和问题。期待各位读者和同道可以指出本套丛书存在的问题，不断帮助我们完善和提升丛书的品质，为打造精品参考书，为我国康复医学事业和产业的发展做出我们这代人的贡献，让人人享有合理的康复服务和健康人生不再是梦。

2018 年 4 月

前 言

假肢矫形器技术是康复医学工程重要的组成部分，在对各种疾病和创伤的康复治疗中发挥着重要的作用，涉及康复医学科、创伤外科、矫形外科、神经内（外）科、烧伤科、小儿内（外）科、肿瘤科等临床学科，治疗病种十分广泛。为了推动康复医学工程的快速发展和临床应用，我们组织国内相关专家编写了这本《假肢矫形器技术与临床应用》。

本书是假肢与矫形器专业在康复治疗中的一本工具书，它系统地介绍了假肢及矫形器技术的学科理论，临床应用方法。重点是在临床如何正确地进行假肢矫形器的评估、治疗和训练，用于指导康复医生、康复辅具治疗师及假肢和矫形器从业人员，也可作为医学院校相关专业教学用书。书中内容分为三个部分。

第一部分（第一章～第七章）：第一章～第三章着重介绍与假肢、矫形器相关的医学基础知识，如运动解剖学，神经的结构与生理，肌肉、骨的组织结构与生理。第四章～第五章着重介绍生物力学是适配假肢矫形器的重要理论依据，如力学与生物力学，人体生物力学。第六章着重介绍了以临床为基础的康复评定技术是假肢矫形器装配过程中必须掌握和应用的医学方法。第七章简要介绍了运动创伤与疾病影像学评估。

第二部分（第八章～第十五章）：着重介绍了假肢技术和临床应用。

由于交通事故、工伤、肿瘤、周围血管疾病、糖尿病、感染性疾病等导致的截肢患者日益增多，假肢是为弥补截肢者或肢体不全者缺损的肢体而专门设计、制造和安装的一种体外人工假体，用于替代整体或部分缺失或缺陷的肢体，使他们恢复或重建一定的生活自理、工作和社交能力。这一部分介绍了假肢概论，假肢设计原则及处方，截肢，假肢制作工艺技术，上肢假肢，下肢假肢，假肢功能训练，假肢技术新进展。

第三部分（第十六章~第二十三章）：着重介绍了矫形器技术和临床应用。

矫形器是在人体生物力学的基础上，作用于人体四肢或躯干，以保护、稳定肢体；预防、矫正肢体畸形；治疗骨关节、神经与肌肉疾病及功能代偿的体外装置。矫形器种类繁多、临床应用十分广泛。这一部分分别介绍了矫形器概论，脊柱矫形器，上肢矫形器，下肢矫形器，步行辅助装置，神经肌肉系统疾病的矫形器应用，运动疾病和损伤的矫形器应用，烧伤的矫形器应用。

书中精选了多幅插图，读者通过图片能更清楚地了解各章节的内容。本书的编写参考了部分国内外教材、内部文献、论文等资料，在此向有关参考文献的作者表示诚挚的感谢。在组织和编写本书的过程中，得到了电子工业出版社有限公司的大力支持和帮助，保证了编写工作的顺利完成。华中科技大学同济医学院附属同济医院的向艳平编辑参与了大量的编务工作，对文字和图片进行了认真的整理和校正。奥托博克公司武汉分公司熊伟先生给予了大力的支持。在此对各位的支持和辛勤工作深表谢意！

由于作者的专业水平和能力有限，书中难免有不足或不当之处，敬请读者予以指正。

2020 年 1 月

目　录

第一章　运动解剖学　/1
　第一节　肌肉与多肌肉协作　/1
　第二节　骨关节与运动环节　/3
　第三节　神经与运动控制　/4
　第四节　解剖学相关的分析工具　/5

第二章　神经的结构与生理　/9
　第一节　神经细胞的结构与功能　/9
　第二节　神经元之间的信息传递　/13
　第三节　神经系统的感觉分析功能　/14
　第四节　神经系统对躯体运动的调节　/17
　第五节　神经再生　/23

第三章　肌肉、骨的组织结构与生理　/26
　第一节　肌肉的组织结构与生理　/26
　第二节　骨的组织结构与生理　/30
　第三节　骨修复和骨折愈合　/31

第四章　力学与生物力学　/33
　第一节　力　/33
　第二节　力矩、力偶和力偶矩　/35
　第三节　力的平衡条件　/35
　第四节　材料力学　/36

第五章　人体生物力学　/40
　第一节　骨与关节生物力学　/40
　第二节　脊柱生物力学　/44
　第三节　上肢生物力学　/49
　第四节　下肢生物力学　/53
　第五节　足部生物力学　/59

第六章　康复评定　/65
　第一节　感觉评定　/65
　第二节　肌力与肌张力测定　/68
　第三节　关节活动度评定　/87
　第四节　姿势与运动控制评定　/95
　第五节　肢体水肿评定　/99
　第六节　手功能评定　/102
　第七节　步态分析　/120
　第八节　电诊断学评定　/123

第七章　运动创伤与疾病影像学评估　/130
　第一节　影像诊断学基础　/130
　第二节　脊柱骨折的影像学评估　/132
　第三节　四肢骨折的影像诊断　/139

第四节　骨关节炎的影像诊断　/144
第五节　肌腱和韧带损伤的 MRI 检查　/145

第八章　假肢概论　/152
第一节　假肢及其发展历程　/152
第二节　假肢分类　/154
第三节　假肢的结构　/158
第四节　假肢装配步骤　/189

第九章　假肢设计原则及处方　/192
第一节　截肢患者康复组　/192
第二节　假肢设计原则　/193
第三节　假肢处方　/199
第四节　假肢质量评估　/214

第十章　截　肢　/221
第一节　概　述　/221
第二节　截肢术和截肢平面的选择　/223
第三节　康复评定　/228
第四节　康复治疗　/230

第十一章　假肢制作工艺技术　/239
第一节　制作设备与工具　/239
第二节　假肢制作主要材料　/242
第三节　接受腔的制作工艺　/244
第四节　假肢的组装流程　/247

第十二章　上肢假肢　/258
第一节　手部假肢　/258
第二节　腕离断假肢　/265
第三节　前臂假肢　/268
第四节　肘离断假肢　/271
第五节　上臂假肢　/272
第六节　肩离断假肢　/273

第十三章　下肢假肢　/275
第一节　下肢假肢的功能结构　/275
第二节　足部假肢　/287
第三节　塞姆假肢　/289
第四节　小腿假肢　/290
第五节　膝离断假肢　/301
第六节　大腿假肢　/303
第七节　髋离断假肢　/311
第八节　儿童下肢假肢　/313

第十四章　假肢功能训练　/320
第一节　上肢假肢功能活动训练　/320
第二节　下肢假肢功能活动训练　/323

第三节　假肢训练中的注意事项　/325
第四节　假肢的保养与维护　/326

第十五章　假肢技术新进展　/329
第一节　上肢假肢技术的发展与新趋势　/329
第二节　下肢假肢零部件技术新进展　/334
第三节　下肢假肢装配技术的新进展　/340

第十六章　矫形器概论　/346
第一节　概　述　/346
第二节　矫形器的分类　/347
第三节　矫形器的基本作用　/349
第四节　矫形器的设计要求　/349
第五节　医生与矫形器师的职责　/350
第六节　矫形器的制作流程　/351
第七节　矫形器使用技术　/351

第十七章　脊柱矫形器　/353
第一节　概　述　/353
第二节　头颈部矫形器　/355
第三节　胸腰椎矫形器　/360
第四节　胸腰骶椎矫形器　/361
第五节　腰骶椎矫形器　/364
第六节　脊柱侧凸的矫形器　/367

第十八章　上肢矫形器　/387
第一节　概　述　/387
第二节　手指矫形器　/391
第三节　手矫形器　/392
第四节　腕手矫形器　/396
第五节　肘矫形器　/400
第六节　肩矫形器　/402

第十九章　下肢矫形器　/406
第一节　概　论　/406
第二节　足部矫形器　/409
第三节　踝足矫形器　/416
第四节　膝矫形器　/421
第五节　膝踝足矫形器　/424
第六节　髋矫形器　/428
第七节　先天性髋关节脱位及髋臼发育不良治疗用矫形器　/429
第八节　下肢抗旋矫形器　/431

第二十章　步行辅助装置　/432
第一节　截瘫行走矫形器　/432

第二节 功能电刺激与活动矫形器的结合 /456
第三节 智能矫形器 /459

第二十一章 神经肌肉系统疾病的矫形器应用 /464

第一节 脑卒中矫形器的应用 /464
第二节 颅脑损伤矫形器的应用 /468
第三节 脑瘫矫形器的应用 /471
第四节 周围神经损伤的矫形器应用 /475

第二十二章 运动疾病和损伤的矫形器应用 /480

第一节 脊柱常见的运动疾病与损伤 /480
第二节 上肢常见的运动疾病和损伤 /490
第三节 下肢常见的运动疾病和损伤 /498
第四节 踝足部病损 /505

第二十三章 烧伤的矫形器应用 /517

第一节 烧伤与烧伤康复 /517
第二节 矫形器在烧伤中的应用 /518
第三节 压力治疗 /523

参考文献 /531
索 引 /534

第一章 运动解剖学

"几乎所有运动功能障碍均由肌肉、骨关节、神经、心理、环境等众多因素的共同影响导致。在这些众多相关因素中，矫形器辅助康复则与肌肉、骨关节、神经三方面的关系较为密切。因此，假肢矫形器专业人员应当牢固掌握这三方面的解剖学知识，并将其灵活应用于假肢矫形器的设计和适配中。本章将简要介绍与康复矫形器相关的解剖学基本概念，具体解剖学知识点"。

第一节 肌肉与多肌肉协作

肌肉是具有黏弹性的可收缩组织，通过肌腱或韧带等与骨连结。肌肉两端附着处分别称为肌肉的起点和止点。肌肉的起点和止点都是肌肉在骨上的附着点，起点一般处于身体近端，运动时较少移动；止点位于身体远端，运动时产生较大位移。肌肉是人体运动的发动机，产生运动是肌肉的基本功能。此外，肌肉还具有支撑骨、维持姿势、保护身体和产热等功能。

一、肌肉按功能分类

人体任何一个动作的完成，都是由许多肌肉协调收缩和舒张的结果，这些肌肉之间既相互制约，又协同配合。根据这些肌肉在运动中的不同角色，把它们分为原动肌、拮抗肌、中和肌和固定肌。

原动肌（agonist muscle）是指完成某一个动作时起主要作用的肌肉或肌群，其中对运动起主导作用的肌肉或肌群称为"主动肌"，协作完成动作或仅在动作的某一阶段起作用的肌肉或肌群称为"副动肌或次动肌"。例如在屈肘运动时，肱肌和肱二头肌由于直接跨过肘关节前方，产生的旋转力矩和旋转效应较大，所以为屈肘运动的主动肌，而肱桡肌虽跨过肘关节前方，但离主轴（额状轴）中心较远，出现了偏心旋转力矩，而对肘关节发挥的力量不如肱肌和肱二头肌作用直接，所以称为副动肌。

拮抗肌（antagonist muscle）是指位于原动肌作用方向相反（对侧）的肌肉或肌群。当原动肌在收缩或发力时，关节运动轴对侧的拮抗肌在相应的舒张或拉长，以协调完成动作，并防止关节损伤。例如在屈肘运动时，肱二头肌、肱肌为原动肌，对侧的肱三头肌和肘肌是拮抗肌（图1-1-1）。一个动作的协调完成，很大程度上取决于原动肌与拮抗肌的协调配合程度。

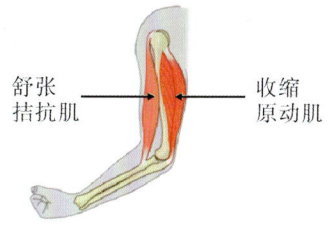

图1-1-1 原动肌与拮抗肌

中和肌是指为抵消原动肌收缩时所产生的一部分不必要动作的肌肉或肌群，它可保持原动肌收缩方向和运动轨迹的准确性，防止多余动作的出现。例如在屈肘运动时，肱二头肌除具有屈肘功能外，还能使肘关节做旋后运动，此时旋前圆肌和旋前方肌收缩可抵消肱二头肌的旋后运动，以提高肱二头肌屈曲功能。此时，旋前圆肌和旋前方肌为中和肌。

固定肌是指为了发挥原动肌对肢体运动的动力作用，必须让肌肉相对固定的一端（定点）所附着的肌肉或肌群，为原动肌收缩提供一个固定的支点，以提高原动肌收缩效率，此时的肌肉或肌群称为固定肌。例如在进行"前臂弯举"运动时，固定点在肩胛骨和肱骨，此时固定肩关节周围的肌肉称为固定肌。

二、单、双、多关节肌理论

根据肌肉跨过关节的数目可将肌肉分为单关节肌、双关节肌和多关节肌。跨过一个关节，仅引起一个关节运动的肌肉或肌群称为单关节肌，例如肱肌。跨过两个关节引起两个关节运动的肌肉或肌群称为双关节肌，例如股直肌（图1-1-2）。跨过两个以上关节，引起两个以上关节运动的肌肉或肌群称为多关节肌。由于跨过的关节多，运动时容易出现多关节肌"主动不足"和"被动不足"。

单关节肌分布于一个关节周围，通常位于双、多关节肌的深部，被双、多关节肌覆盖，双、多关节肌通常位于单关节肌的浅层。四肢双、多关节肌具有明显的功能分布特征，上肢双、多关节肌功能一致，即对一个关节的作用是屈曲，对另一个关节的作用也是屈曲（例如肱二头肌、前臂屈肌群）；对一个关节的作用是伸，对另一个关节的作用也是伸（例如肱三头肌长头、前臂伸肌群）。下肢双、多关节肌功能不一致，即对一个关节的作用是屈曲，对另一个关节的作用是伸（例如股直肌能屈髋伸膝），或使一个关节作用是伸，另一个关节作用则是屈曲（例如股后肌群能伸髋屈膝）。

在一个关节周围同时存在单关节肌和多关节肌，它们互相协作，取长补短，以提高完成动作的效率。多关节肌长度长，在运动幅度方面可以弥补单关节肌的不足，单关节肌发力集中，可在多关节肌"发力不足"时补充肌力。当双、多关节肌收缩发力时，已在一个关节处发挥了作用，而另一个（或其余）关节处就不能充分发挥作用，这种现象称为双、多关节肌"主动不足"。例如充分屈指后再屈腕，则会感到屈指无力（原来握紧的物体有松脱感），这是前臂肌群出现了多关节肌"主动不足"现象。

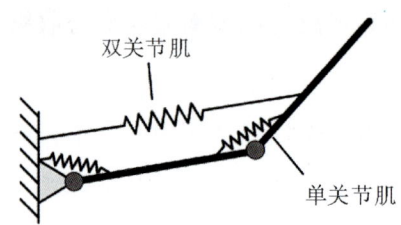

图1-1-2　单关节肌与双关节肌

当双、多关节肌在一个关节处被伸展拉长后，则在另一个（或其余）关节处就不能充分被伸展拉长，这种现象称为双、多关节肌"被动不足"。例如，伸膝后再屈髋的髋关节屈曲角度小于屈膝后再屈髋的髋关节屈曲角度，这是由于股后肌群发生了多关节肌"被动不足"导致的。

双、多关节肌的"主动不足"和"被动不足"也是原动肌和拮抗肌的问题，它们同时存在、同时消失。因此，当双、多关节肌的"主动不足"出现时，一定同时存在双、多关节肌的"被动不足"。

三、肌肉工作的分类

肌肉工作问题，概括起来分为两大类：一类是动力工作，另一类是静力工作。

（一）动力工作

肌肉工作使骨杠杆绕关节运动轴产生运动，肌肉长度发生变化的工作方式称为动力工作。动力工作有以下三种类型。

向心工作：肌肉收缩时起点与止点之间距离缩短，这种肌肉收缩方式称向心收缩，向心收缩所完成的工作称向心工作，又称克制工作。例如，屈曲肘关节时的肱二头肌收缩，伸膝时的股四头肌收缩。

离心工作：肌肉收缩时起点与止点之间距离被动延长，这种肌肉收缩方式称离心收缩，离心收缩所完成的工作称离心工作，又称退让工作。例如，从屈曲到伸直肘关节时的肱二头肌的收缩。

超等长工作：运用离心阶段释放的肌肉弹性能量和神经反射调节来聚合向心收缩力量，使离心工作能迅速、稳定、不停顿地转换成向心工作。例如深蹲起跳的过程。

（二）静力工作

静力工作只有等长收缩（isometric contraction）一种方式，指肌肉收缩时只有张力的增加而无长度的缩短。此时肌肉承受的负荷等于或大于肌肉收缩力。等长收缩由于无肌肉缩短，所以可产生很大的张力，但由于肌肉作用的物体未发生位移，所以未对物体做功。它的主要作用是维持人体的位置和姿势。例如呈马步站立时，股四头肌的收缩。

（牛传欣　谢　青）

第二节　骨关节与运动环节

骨是有生命的器官，含有丰富的血管和神经，具有一定的形态结构和生理功能，可不断进行新陈代谢，并具有修复、再生和重建的能力。骨除了具有支持、保护和运动杠杆的作用外，还具有造血、贮备钙磷、参与钙磷代谢和平衡等作用。

一、骨关节

骨的间接连结又称关节或滑膜关节。这类连结的特点是两骨之间仅借周围的膜性囊互相连结，其间有间隙，并充以滑液，其活动性较大。关节是人体骨连结的主要形式，并多见于四肢，以适应肢体灵活多样的活动。骨折复位后的固定是矫形器应用最广泛的领域之一，矫形器的固定既要保持复位后骨折位置，又要为功能活动创造条件。因此，骨与骨关节相关因素对于矫形器设计与适配而言是非常重要的。

二、运动环节

1. **基本概念**　要掌握康复动作的解剖学分析，不但要学好关节运动术语，准确掌握反映康复动作中人体各关节运动的具体表现，更要理解相邻关节节段之间的运动趋势，这些运动趋势可直接反应出参与作用肌肉的工作条件或方式（近固定、远固定、上固定、下固定还是无固定）。对人体结构中的某一节段或某一肢体部分与运动时人体的某一节段或某一肢体部分，常用"环节"和"运动环节"来表达。

"环节"是指人体身上可以活动的某个肢体、节段或不规则的骨。例如股骨、一节腰椎等。

"运动环节"是指在人体中既可以是单一的骨环节，也可以是几个肢体、节段的骨作为一个整体相对某一关节运动，这一整体部分称为一个运动环节。例如，多环节的手作为一个整体相对腕关节运动，整只手就可以视为一个运动环节；手和前臂作为一个整体相对肘关节运动，手和前臂就可以视为一个运动环节；当整个自由上肢作为一个整体，相对肩关节运动时，整个自由上肢就可以视为一个运动环节。

康复运动中解决单一运动环节的情况较少，解决整体运动环节的情况较多，应按顺序寻找出动作中起主导作用的运动环节以及直接完成这一动作的肌肉。承受负荷小的、单一的固有环节可以不加分析。例如，完成"两臂侧平举"动作的上肢，肩带与肩关节的运动是完成这一动作的核心，其次是保持手臂充分伸直的肘关节起了巨大作用，最后考虑承受负荷较小的腕关节。手指关节由于承受负荷最小，对动作的完成已无太大影响。

2. 运动环节与人体基本运动形式 在人体运动中即使一个简单的动作往往也涉及多个邻近关节，所以在运动生物力学中根据关节所在的位置以上肢、头、躯干、下肢组成的多环节链进行运动过程分析。这些关节的基本运动形式如下：

上肢关节的基本运动形式主要包括推和拉。推：在克服阻力时，上肢由屈曲变为伸展的动作过程，如推开门的动作等。拉：在克服阻力时，上肢由伸展变为屈曲的动作过程，如拉开冰箱门。在运动中，上肢往往是推、拉动作结合的运动形式，如划船等。

下肢的基本运动形式主要包括缓冲和蹬伸。缓冲：在克服阻力时，下肢由伸展变为屈曲的动作过程，如跳远前下蹲的动作。蹬伸：在克服阻力时，下肢由屈曲变为伸展的动作过程，如骑自行车时往下踩踏板的过程。同上肢的推、拉动作一样，下肢的缓冲与蹬伸动作也往往是结合的运动形式。

全身基本运动形式主要包括摆动、躯干扭转和相向运动。摆动：身体某一部分完成主要动作（如单腿起跳）时，另一部分配合主要动作进行加速摆动（如双臂和另一条腿配合起跳的摆动）动作形式。躯干扭转：在身体各部位完成动作时，躯体上下肢沿身体纵轴反向转动的运动形式。相向运动：身体两部分相互接近或远离的运动形式。

（牛传欣　谢　青）

第三节　神经与运动控制

神经系统由脑、脊髓以及附于脑和脊髓的周围神经组成。人的脑功能远远超越了其他哺乳动物，人的脑由数以亿万计的神经细胞组成，相互联系，这些神经细胞相互影响。脑功能不仅与各种感觉和运动行为有关，而且与复杂的高级活动，如情感、语言、学习、记忆、思考、音乐等诸多思维和意识行为等有关，对机体起着主导作用。

人体肌纤维的数量超过 25 000 000 条，但运动神经元的数量却只有 420 000 个左右。因为每一条肌纤维都受到运动神经元支配，所以每一个运动神经元必须不断分支，才能达到每一条运动神经纤维支配着一条至多条肌纤维。由于所有受同一运动神经元支配的肌纤维都会同时收缩或舒张，即整体地运作，所以每一条独立的运动神经元和所有受其支配的肌纤维被统称为一个 运动单位（motor unit）（图 1-3-1），而运动单位也是骨骼肌的基本运作单位。

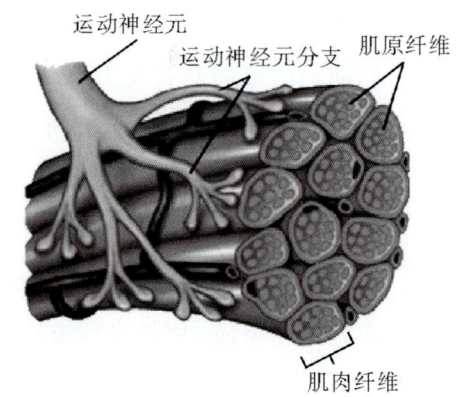

图 1-3-1　运动单位

每一条运动神经元所支配的肌纤维数量与肌肉本身的大小并无实际关系，反而与肌肉运作时要达到的精确度和协调性有关。负责细致和精密工作的肌肉（如眼部肌肉），每一个运动单位内可能只有一条至数条肌纤维。反过来说，专责粗重工作的肌肉（如四头肌），每一个运动单位内就可以有数百甚至数千条肌纤维。

一、神经元脉冲发放的特点

当肌肉或神经元受到刺激，而且刺激的强度够大的时候，就会产生肌肉收缩或把神经信息传导下去；如果刺激的强度不足，肌肉或神经元则没有类似的反应，这种现象称为"全或无定律"（all-or-none law）。由于每一个运动单位都是由一条运动神经元以及所有受其支配的肌纤维组成，所以运动单位亦遵照"全或无定律"。不过，就一整块肌肉而言，则不受制于"全或无定律"，因为在任何一瞬间，肌肉的运动单位，一部分处于收缩状态，另一部分则处于舒张状态。

二、运动单位与力量渐变

力量渐变（strength gradation）的能力在日常生活或体育活动中都非常重要，如果缺乏了这种改变肌肉收缩力量的能力，就不可能产生顺畅和协调的动作。例如，以相当于举起50kg的肌肉力量来刷牙，其后果是难以想象的。

一般改变肌肉收缩力量的途径有两种：①改变在同一时间内处于收缩状态的运动单位数目（multiple motor unit summation）；②改变个别运动单位收缩的频率（wave summation）。

当运动神经元的刺激足够强时，个别的运动单位就会按照"全或无定律"进行收缩。因此，肌肉收缩力量根据同时进行收缩的运动单位数目而进行调节。此外，每个运动单位内肌肉纤维的数量和大小，也会影响到这块肌肉实际产生的力量。大部分的肌肉运动单位内肌纤维的数目存在差异。例如，某块肌肉可能包含有25个运动单位，平均每个运动单位内有200条肌纤维，但最小的一个运动单位可能只有25条肌纤维，而最大的却可能有近500条肌纤维之多。假设每条肌纤维可以产生5g的力量，这块肌肉所能产生的力量最小为1个运动单位×25条肌纤维×5g = 125g（或0.125kg），而最大个运动单位却能产生1个运动单位×500条肌纤维×5g = 2500g（或2.5kg）的力量；当肌肉内所有的运动单位收缩时，所产生的力量为25个运动单位×200条肌纤维×5g = 25 000g（或25kg）。因此，就这一块肌肉而言，便能产生0.125~25kg的力量了。

一个运动单位受到一次刺激（神经冲动）做出的反应是产生一次抽搐（twitch），即在一个短暂的收缩后，伴随着肌肉的舒张。若一个运动单位未完全放松再接到了第二次刺激，前后两个刺激所引发的微小抽搐便会总合起来，导致这个运动单位此时所能产生的力量，要比由单一个抽搐所产生的力量大。如果重复刺激的频率高，所引发的抽搐便会总合至完全融合的程度，运动单位处于强直（tetanus）状态之下会一直保持张力（收缩力量），直至刺激停止或疲劳出现，而强直状态下所能产生的力量，可以是单一抽搐产生力量的3~4倍。

（牛传欣　谢　青）

第四节　解剖学相关的分析工具

在制订康复治疗方案以及矫形器适配方案之前，需要对患者进行详细的运动功能评测，往往需要根据查体中体现出来的异常运动模式进行追根溯源的分析，推导出患者运动功能问题的根源。这个步骤中涉及患者运动时的运动学分析（判断关节活动度、运动环节、姿势保持等）、力学分析（判断关节力矩、肢体末端应力、肌肉张力等），以及神经运动控制分析（判断肌肉活性、肌群协同、运动模式等）。

一、运动学分析

运动为动作随时间变化的过程。表1-3-1列出的是有关运动的解剖学术语，包含器官、关节、四肢和身体其他特殊部位的动作。这些解剖学术语用于描述相对于标准解剖姿势的动作。通常解剖学家们使用统一的术语来描述大部分的动作，例如手臂和腿"屈曲"与"伸展"的动作。一些特殊名词描述较特殊的动作（表1-3-1），例如手、足和眼睛的动作。

一般来说，运动的分类是相对于解剖平面的动作来描述。角运动包含"屈曲"与"伸展"，用以描述两关节轴间角度的相对变化。旋转运动则出现于一些特定的关节，例如肩关节。这类动作则常以"内"和"外"来形容。其他术语还包含相对于水平面的"升"和"降"等。在西方医学名词中，大多数的术语都源于拉丁文。

研究动作的学科称为运动学（kinesiology）。运动可按照其相对于解剖平面的位置改变进行分类，虽然实际上的运动时常同时涉及数个平面的相对运动。

以下列出了以关节的特点对运动进行的分类。

滑移（gliding）是描述两关节平面间相互错动的动作，例如椎间盘之间、掌骨及腕骨之间的动作。

角运动（angular motions）发生于滑液关节，描述关节两侧轴间的角度变化。

旋转运动（rotational motions）是描述一个相对于一个轴进行自转的动作，例如转头。

除了关节特性之外，运动还能以其他特点进行分类：

线运动（linear motions），或称平移（translatory motions），是描述两点之间的相对运动，其中又可按其运动路径分为直线运动（rectilinear motion）和曲线运动（curvilinear motion）。

角运动，或称旋转，是当两相邻构造间产生角度变化的动作，意即两构造间在同一运动中产生不同的位移，例如膝关节的运动。

表1-3-2列出的是以解剖平面和人体几何构成对运动进行的分类。

表1-3-1 标准解剖姿势的动作术语

一般关节运动形式	活动面	举例
屈曲（flexion）	矢状面	肘、膝、髋关节屈曲
伸展（extension）	矢状面	肘、膝、髋关节伸展
外展（abduction）	额状面	上臂侧平举
内收（adduction）	额状面	上臂由侧平举放下
内旋（medial rotation）	水平面	运动肩关节，使手肘朝内
外旋（lateral rotation）	水平面	运动髋关节，使膝盖朝外

表1-3-2 运动分类

特殊关节运动形式	特殊关节	活动面	举例
旋前（pronation）	桡尺关节	水平面	手心向下转
旋后（supination）	桡尺关节	水平面	手心向上转
内翻（inversion）	距下关节	水平面	脚底转向内侧
外翻（eversion）	距下关节	水平面	脚底转向外侧
跖屈（plantar flexion）	踝关节	矢状面	踮脚尖
背屈（dorsi flexion）	踝关节	矢状面	脚背上抬压脚跟

二、力学分析

力学分析（mechanicis analysis）包括对人体肌肉力量的分析和考虑到环境因素的综合力学分析。以操作轮椅为例，人体的力学分析有多种分析方法，从秒表、卷尺的轮椅动力测试，到结合力、转矩、测两个推进圈的距离等。主动力量动力分析有助于保持用户长期的健康，把产生上肢疼痛和损伤的可能性降到最低。

综合力学分析需要考虑到患者身体、动作、康复器械、外界环境等多种因素，其力学分析往往需要借助更加严格的数学物理工具。这里回顾一下经典的牛顿力学概念。

（一）牛顿第一定律：惯性定律

牛顿第一定律规定，任何物体都保持静止或者匀速直线运动状态，直到受到外力迫使它改变这种状态为止。这就意味着需要一个力量使物体开始、停止、减缓，或者加速直线运动，以及改变直线运动的方向。这条定律表明如果没有拮抗肌或者其他因素的参与，运动一旦开始就无法自行停止，那么就存在因此而受伤的可能性。因此在设计和适配矫形器的过程中，综合运用牛顿第一定律和解剖学知识，可以对运动超限或运动损伤做出预案。

（二）牛顿第二定律：加速度定律

牛顿第二定律规定，任何物体的加速度与导致产生加速度的力量成正比，与该力的作用方向相同，并且与物体的质量成反比。在康复和矫形器制作中，这条定律更重要的是其另一种表述形式：即一个力矩将导致物体围绕一个旋转轴进行角向加速，且物体的角向加速与导致产生加速的力矩成正比，与力矩的作用旋转方向相同，并且与物体的质量惯性力矩成反比。牛顿第二定律描述的是在肌肉等张收缩的情况下，肢体会被带动而绕着关节加速旋转。综合运用这条定律和解剖学知识，可以针对肌肉力量不足导致的运动障碍设计专门的矫形器。

（三）牛顿第三定律：作用力-反作用力定律

牛顿第三定律规定，任何作用力都有一个大小相等并且方向相反的反作用力。这条定律暗示一个物体对另一个物体的作用被第二个物体对第一个物体的作用中和了。例如，由人行走或者站立接触的地面提供的反作用力。足部对地面产生了一个力，依据牛顿第三定律地面将产生一个与该力方向相反但大小相等的地面反作用力。在步态周期的整个支撑阶段，地面反作用力在大小、方向以及足部的作用点方面将发生变化。牛顿第三定律也可用于角向位移中。例如，在肌肉等长收缩中，内力矩和外力矩大小相等，并且旋转方向相反。综合运用这条定律和解剖学知识，可以对肢体与外界相接触的界面部分进行反作用力优化设计。

三、神经运动控制分析

运动控制是20世纪70年代以来新兴的研究领域，探讨控制人体运动的机制，包括随意（voluntary）与反射（reflective）机制。这个新兴领域源自神经生理学与心理学这两个原来彼此分离、平行发展的传统知识，直到20世纪70年代两者才逐渐融合。此后，心理学者开始使用电子生理与生物机械技术，探讨运动时中枢神经系统的功能；神经生理学者们也不再只研究神经机制，而探讨复杂的运动中的神经机制。这些研究大都以动物作为实验对象，代表性研究包括Grillner等人探讨猫的移动力（locomotion），Evarts研究猴子的脑结构等。

学者们曾一度将运动控制与运动技能学习联系在一起，或相互交换使用来说明此新兴领域。虽然如此，基本上两者的区别在于：运动技能学习强调有关改善学习的各种条件，亦即强调技能的"改变";相对的,运动控制与操作特定行为条件的内在历程有较大相关,即强调技能的"性质"。早期的运动控制理论主要分为两方面:①周边控制理论(peripheral control theory):以 Mott 和 Sherrington 所做的猴子实验为基础,强调动作时感觉资讯的重要性;②中枢控制理论(central control theory):由 Lashley 所倡导,主张中枢神经系统已经具备动作形态的必要信息,反对动作回馈在动作产生方面的重要性。

当代运动控制的研究,受到面向信息处理的认知心理学相当大的影响,因此,将人视为一个信息处理系统;研究重点在于产生或支持运动的内在心理与神经过程,而非只重视可观察到的行为。研究的基本历程包含三个阶段:①辨认刺激阶段:包括注意与接收刺激,初步分析刺激特征、形态辨认等,因此,刺激强度与刺激清晰度是重要的研究变量;②选择反应阶段:正确辨认刺激之后,个体必须决定做什么反应,因此,刺激与反应之间的各种可能性、刺激与反应的适合性是本阶段的重要变量;③反应模式化阶段:选择反应之后,开始促进肌肉的行动,因此,反应的复杂度与反应的时间长度是重要的变量。综合而言,运动控制的理论可用多重的控制模式加以概括;依据这个模式,运动控制会有系统地从高层次的意识控制(需要一步一步进行反馈控制的慢动作)转向低层次的自动控制(不需注意力的前馈控制或模式化快动作)。

(牛传欣 谢 青)

第二章 神经的结构与生理

第一节 神经细胞的结构与功能

神经系统主要由两类细胞组成：神经细胞和神经胶质细胞。神经细胞又称为神经元，具有接受刺激、传递信息和整合信息的功能；还具有分泌细胞的功能，合成和分泌神经激素、神经因子，参与机体广泛的调控功能，完成神经系统的各种功能性活动，是构成神经系统结构和功能的基本单位。神经胶质细胞包裹神经元，其结构特殊，有许多树状突起，但没有轴突；对神经元起保护、支持和营养等作用。随着研究的深入，人们对神经胶质细胞的结构和功能有了更深的理解，已知神经胶质细胞和神经元之间物质、能量和信息的交流，保证了脑微环境和功能活动的正常。

一、神经元的结构特点

（一）神经元的基本结构

人类的中枢神经系统内约有1000亿个神经元。不同部位的神经元形态各异，其基本结构包括胞体和突起两部分，突起分为树突和轴突。树突和胞体接受信息，胞体对信息进行整合，并通过轴突将信息传递给另一个神经元或效应器。

1. 神经元胞体　神经元胞体大小不一，直径为4~150μm。细胞结构和其他细胞相似，包括细胞膜、细胞核和细胞质。胞体最突出的构件是细胞核，细胞器包括线粒体、粗面内质网、核糖体、高尔基复合体、滑面内质网、溶酶体、细胞骨架成分以及脂褐素等。

神经元胞体主要功能是进行合成代谢。它能摄取葡萄糖、氨基酸和无机离子等，并以这些物质作为原料和能量，合成细胞功能与代谢活动所需要的蛋白质、酶类以及神经递质等，再将合成的神经递质和酶在高尔基复合体内进行浓缩，成为一定形态的分泌颗粒，最后通过轴浆运输转运至神经末梢。

（1）神经元膜：神经元膜作为一个屏障把细胞质包裹于神经元内，并阻止细胞外某些物质进入细胞内。神经元膜是神经细胞的重要组成部分，具有较高分化的分子构成和多种独特的生理功能。通过神经元膜可进行跨膜物质转运和能力转换、信号转导与代谢调控、识别与结合细胞外物质以及产生和传导神经冲动。

神经元膜的化学组成主要包括脂质（40%~50%）、蛋白质（30%~40%）以及糖类（1%~5%），其分子构型为"液态镶嵌模型"，即以脂质双分子层为基架，其中镶嵌着具有不同生理功能的蛋白质。神经元膜脂质有磷脂、胆固醇和糖脂，以磷脂为主。磷脂主要是甘油磷脂和鞘磷脂。胆固醇可对膜中脂类的物理性状起调节作用，使膜具有某种程度流动性。脂质双分子层的稳定性及其流动性使细胞可以承受相当大的张力，在外形改变时不易破裂。水和溶质不能自由通过神经元膜，因此，脂质双分子层既是细胞膜的基架，也是物质跨过细胞膜的主要屏障。神经元膜蛋白质几乎都是由肽链折叠卷曲成球状，它们有的全部嵌入脂质双分子层内，有的贯通全膜，两端外露，属于整合蛋白质；有的一端外露，一端嵌入，属于内在蛋白质。神经元膜蛋白质具有多种重要生理功能，如构成神经递质受体、离子泵、离子通道或载体等。神经元膜糖类与蛋白质或脂类相结合，构成糖蛋白或糖脂。糖蛋白和糖脂的糖链神经元膜的表面，参与化学信息的识别和细胞黏附，参与膜的抗原性和受体构成等。

（2）神经元胞核：多数神经元只有一个细胞核，位于神经元中央，内含核仁和染色质。核膜上有核孔，是细胞核和细胞质之间物质双向运输的通道。许多蛋白质、核糖体或核糖核酸（ribonucleic acid，RNA）可在核转运蛋白的帮助下通过核孔。核仁主要含蛋白质与RNA，参与蛋白质的合成。染色质的主要化学成分是脱氧核糖核酸（deoxyribonucleic acid，DNA）和蛋白质。细胞核既是遗传信息储存、复制和表达的主要场所，也是将DNA转录为RNA的部位。DNA不离开细胞核，由信使RNA（messenger RNA，mRNA）将遗传信息携带到细胞质中蛋白质的合成部位合成蛋白质。

（3）神经元胞质：神经元细胞核周围的胞质也称核周质，是一种半液态的黏性物质。光镜下可见尼氏体、神经原纤维和少量脂褐素等。

2. 神经元突起　神经元突起分为树突和轴突两种。

（1）树突：树突从胞体延伸出来，反复分支以增加信息的接受面积。神经元胞体内多数细胞器也伸入树突中，因此某些大神经元树突主干也常常可见尼氏体。树突的细胞质主要是细胞骨架和线粒体。树突表面发出多种形状的细小突起，称为树突棘。树突棘的形态、数目和分布在不断变化中，被称为突触活性依赖的结构可塑性。近年来研究发现，小脑浦肯野细胞的树突棘为兴奋性突触所在部位，对神经元的兴奋具有调整作用。树突棘的形态改变可能与神经元的功能及学习和记忆过程相关。树突棘还参与局部钙信号的调控，在突触可塑性调节中发挥重要作用。

（2）轴突：轴突结构为神经元所特有，负责神经系统内信息传递。轴突从轴丘发出，逐渐变细，形成轴突主干的起始段。轴突长度从1μm到1m，其侧支常呈直角发出。轴突的质膜称为轴膜，轴突内的泡浆称为轴浆。轴浆内有细胞骨架、滑面内质网，但没有粗面内质网和高尔基复合体，核糖体很少，因而缺乏蛋白质合成能力，其蛋白质来源于胞体。

（二）神经元的分类

由于神经元形态上的不对称和细胞结构的特点，神经元存在极性的概念。神经元的极性有两层含义，一是形态学上的极性即不对称性，每一个神经元一般有一根轴突和多根树突；二是结构组分的极性，作为细胞骨架的微管和微丝呈现极性，微管在轴突中的极性分布有特殊的生理意义。

1. 神经元分类的特点　根据神经元的形态、突起的数目和功能特征将神经元进行以下分类。

（1）根据神经元突起数量：可将神经元分为单极神经元（或假单极神经元）、双极神经元和多极神经元三种。

（2）根据神经元的功能：可将神经元分为感觉神经元、运动神经元和中间神经元。

（3）根据神经元形态：可将神经元分为长轴突大神经元和短轴突小神经元。

（4）根据对后续神经元的影响：可将神经元分为兴奋性神经元和抑制性神经元。

（5）根据神经元的投射方式：可将神经元分为投射神经元和局部回路神经元。

2. 神经纤维的基本结构与类型　神经纤维

是神经元突起的延续，主要由轴突构成，分为有髓神经纤维和无髓神经纤维。有髓神经纤维是轴索表面包绕一层髓鞘，外层包绕着神经内膜；无髓神经纤维由轴索及包在其外面的神经膜构成。一条典型的神经纤维包括轴突、髓鞘和神经内膜。

神经纤维的主要功能是传递兴奋。神经纤维的组织学特性，如有无髓鞘、直径大小，对神经纤维的传导功能发生影响。通常根据神经纤维的传导速度和直径等将神经纤维进行分类。根据传导速度和动作电位的特点，Gasser将神经纤维分为A、B、C三类，其中A类纤维又分为α、β、γ和δ四种亚类。根据神经纤维的直径和来源分类：Lloyd根据神经纤维直径的大小，将之分成Ⅰ、Ⅱ、Ⅲ和Ⅳ四类，其中Ⅰ类又分为Ⅰα和Ⅰβ两种亚类。

二、神经胶质细胞

神经胶质细胞是神经系统内数量众多的一大类细胞群，约占中枢神经系统细胞总数的90%。由于神经胶质细胞无轴突，又不产生动作电位，因此传统观念认为，神经胶质细胞只起支持、营养和保护作用，不参与信息传递。随着研究技术的进步和研究的深入，胶质细胞与神经元之间的信息交流、胶质细胞在正常脑功能活动及其病理过程中的作用已取得了重要进展。

（一）神经胶质细胞的结构特点

1. 神经胶质细胞的分类 神经胶质细胞是广泛分布于神经系统内，除神经元以外的所有细胞。中枢神经系统胶质细胞可分为两大类：一类为大胶质细胞，包括星形胶质细胞和少突胶质细胞，起源于外胚层；另一类为小胶质细胞，包括小胶质细胞、室管膜细胞和脉络丛上皮细胞，起源于中胚层。周围神经系统中的胶质细胞主要包括形成髓鞘的施万细胞和脊神经节的卫星细胞。

2. 神经胶质细胞的形态结构 神经胶质细胞的直径为几十到几百微米，由细胞膜发出多个突起，向四周辐射，其突起不能区分树突和轴突。电镜下观察，胶质细胞之间没有突触性接触，而是一种膜性接触——缝隙连接，这是胶质细胞和神经元的区别所在。

（二）神经胶质细胞的功能

神经胶质细胞在维持神经元形态和功能的完整性以及神经系统微环境的稳定性等多个方面都起到重要作用。神经胶质细胞的功能包括支持神经元的作用，构成血-脑屏障的重要组成部分，起修复与再生作用，在中枢神经系统起免疫调节作用，参与信息传递和神经递质代谢及参与代谢活动和营养作用。

三、神经元的生物电现象

神经元电信号的产生和传播都是在细胞膜两侧进行的，要了解神经元的电活动产生原理，必须了解跨膜电位的特性及其产生机制。

（一）神经元膜的电学特性

神经元不论是在静息状态还是在活动时都具有电变化的现象，称为生物电现象。神经元生物电现象的复杂性与其诸多电学特性密切相关，其中被动电学特性（膜电位和膜电容）对神经细胞生物电的产生过程和信号传递影响很大。

神经元膜虽然很薄，但电阻很高。这是由于离子在膜脂质双层中溶解度低，脂质双层又是一个完美的绝缘体。决定电阻大小的因素是脂质双分子层中插入的离子通道、转运体数量以及其活动状态。除此之外，含有电解质的细胞内液与细胞外液相当于两块金属板，两者形成典型的平行板电容器。

（二）神经元的静息电位

细胞在安静时存在于神经元膜内外两侧的电位差称为静息电位。体内各种不同的神经细胞有各自相对稳定的静息电位值,如交感神经节细胞的静息电位为 $-60 \sim -40mV$。脊髓运动神经元的静息电位为 $-80 \sim -60mV$。对静息电位形成机制的认识是理解神经元膜兴奋性和突出传递的基础。

1. 神经元静息电位的产生原理

(1) 静息电位与膜对离子的通透性:静息电位形成的基本原因是由于离子的跨膜扩散。产生跨膜扩散有两个条件:一是神经元膜内外两侧离子分布不同,膜内含高浓度的 K^+,而膜外含高浓度的 Na^+、Cl^- 等,此外,细胞内含有相当浓度的有机阴离子;另一条件是神经元膜对各种离子的通透性不同,神经元膜对 K^+ 的通透性最大,对 Cl^- 次之,对 Na^+ 的通透性最小,而对带负电荷的大分子有机物则几乎没有通透性。因此,顺浓度梯度从膜内流向膜外,而膜内带负电荷的蛋白质分子不能跟随外流,造成膜内电位偏负而膜外偏正,形成静息膜电位。

(2) K^+ 平衡电位与静息电位:静息电位是由于细胞内外 K^+ 的不均匀分布和细胞膜对 K^+ 的选择性通透引起的。由 K^+ 外流形成的内负外正的电位差限制了 K^+ 进一步外流,这种电势梯度的对抗作用最终与浓度梯度的驱动作用达到平衡,此时膜两侧的电位差称为 K^+ 平衡电位。通过 Nernst 公式计算得到的 K^+ 平衡电位的数值与实际测得的静息电位的数值相近,表明 K^+ 外流达 K^+ 平衡电位是形成静息电位的主要原因。

(3) Na^+ 和 Cl^- 的通透性与静息电位:静息时膜对 Na^+、Cl^- 也有一定的通透性。在胞外 K^+ 浓度较低的情况下,静息电位偏离理论预期值。Na^+ 和 Cl^- 的浓度改变和通透性变化也会影响静息电位的数值。

(4) Na^+-K^+ 泵在静息电位形成中的作用:由于 Na^+-K^+ 泵对 Na^+、K^+ 的不等量转运,即 Na^+ 的泵出多于 K^+ 的泵入,因而 Na^+-K^+ 泵转运的结果就会造成膜内电位偏负,膜外电位偏正,导致生电作用。如果 K^+ 内流或 Na^+ 外流增加,泵的运转加速,则生电作用加大。Na^+-K^+ 泵的生电作用对静息电位的贡献因细胞的种类和状态不同而有很大的差异,可在 $2 \sim 16mV$。

2. 神经元静息电位的变化 正常生理条件下,大多数神经元的静息电位是稳定的。但有些神经细胞如运动神经元的静息电位可呈双稳定状态,即细胞受到一个短暂的兴奋性刺激后,可从原静息电位稳定状态进入另一个去极化稳定状态。还有一些神经元细胞如脑干和下丘脑的某些神经元细胞不能维持稳定的静息电位状态,呈周期性的去极化,并在此基础上自发产生动作电位,这些细胞也称为自发放电细胞。

(三) 神经元的动作电位

动作电位是一切可兴奋细胞兴奋的标志。神经元动作电位同其他可兴奋细胞的动作电位一样,是一个连续的膜电位瞬态变化过程。膜内为负的静息电位,在极短的时间内变为膜内为正,然后又回到膜内为负的静息电位水平。动作电位的上升支是膜电位的去极化过程,下降支是膜电位的复极化过程。

根据动作电位的波形特征和形成机制的不同,可将神经元细胞动作电位分为钠依赖性动作电位、钙依赖性动作电位和钠-钙依赖性动作电位。通常神经元的胞体和轴突处所发生的动作电位是钠依赖性动作电位,其动作电位的去极相主要是由 Na^+ 参与形成,功能是以动作电位的形式将胞体产生的信息传导到轴突末梢。

去极化:动作电位初始上升速度缓慢,当去极化达到阈电位水平时,去极化速度突然加快,形成锋电位的上升支。

复极化:动作电位复极化大致分为两部分。最初是快速复极化部分,形成锋电位的下降支。

当复极化达动作电位振幅70%左右时，紧接锋电位有一复极化缓慢的后电位。后电位有两个部分，即负后电位（也称去极化后电位）和正后电位（也称超极化后电位），最后达静息电位水平。

锋电位由极陡峭的上升支和复极相快速下降的部分共同构成。锋电位是动作电位的象征。动作电位的去极化和复极化分别与 Na^+、K^+ 跨膜流动有关。膜电位去极化时，细胞膜有内向 Na^+ 电流；当动作电位复极化时，细胞膜有外向 K^+ 电流。

钠依赖性动作电位的特点包括"全或无"特性：当给予单根神经纤维的刺激强度太小时，不能引起动作电位；一旦刺激强度达到阈值时，就能引起一个幅度最大的动作电位，并且不会因再增加刺激强度而增加其幅度。可扩布性：动作电位产生后并不局限于刺激部位，而是迅速向周围扩布，甚至整个神经元的细胞膜都依此产生动作电位。不衰减传导：动作电位在扩布过程中其幅度不因传导距离的增加而减小。

四、神经的营养作用和神经营养因子

神经对其所支配的组织能够发挥两方面的作用。一方面是通过传导神经冲动，释放神经递质，递质作用于突触后膜改变所支配组织的功能活动，这一作用称为神经的功能性作用；另一方面神经末梢还能经常性地释放某些物质，调整被支配组织的内在代谢活动，影响其结构、生化和生理功能，称为神经的营养性作用。如损伤或切断运动神经后，神经轴突，甚至胞体发生变性，神经所支配的肌肉内糖原合成减慢，蛋白质分解加速，肌肉萎缩。这是由于肌肉失去了神经的营养性作用的缘故。

神经营养因子是神经细胞发生过程中细胞存活、分化的依赖因子，是发育成熟神经元功能的调控因子，也是神经元受损时保护其存活和促进其生长的必需因子。目前对神经营养因子较为一致的认识是：神经营养因子是一类为神经系统提供营养微环境的可溶性多肽；神经营养因子不仅来源于靶细胞，也来源于传入神经细胞和神经胶质细胞，甚至支配神经元本身；神经营养因子在执行其功能过程中多个结构不同的分子协同发挥效能，具有多样性和多效性；不同的神经营养因子可以结合同一受体或亚单位。

（刘训灿　李贞兰）

第二节　神经元之间的信息传递

神经元之间存在密切的功能联系，突触是中枢内信息传递的结构基础。本节将叙述突触的结构及其信息传递过程，并介绍反射中枢的功能活动等一系列复杂的生理过程。

一、突触传递

神经元与神经元之间，神经元与效应器之间都是通过突触建立起功能联系的。这些突触联系有的产生兴奋效应，有的产生抑制效应，正是这些最基本的功能结构单元，经过多种复杂组合，才形成神经系统纷繁多样的生理功能。

（一）突触的种类与结构

1. 突触的概念和分类　突触是神经元的一种特化接点，神经递质信号分子可通过此连接点从一个神经元传递到另一个神经元或效应细胞。突触既是神经元之间在功能上发生联系的部位，也是信息传递的关键部位。根据突触传递信息的基本方式：可分为电突触、化学性突触。电突触是依靠突触前神经末梢的生物电和离子交换直接传递信息；化学性突触是依靠突触前神经元末梢释放特殊化学物质作为传递信息的媒介来影响突触后神经元。在这两种方式中，以化学性突触传递最普遍、研究也最为深入。

2. 化学性突触的结构 经典化学性突触的基本结构有突触前成分、突触间隙和突触后成分。

（1）突触前成分：突触前成分的主体是突触小体。突触前神经元的突起末梢分出许多小支，每个小支的末梢膨大呈球状，形成突触小体。突触小体的末梢膜即为突触前膜。在突触前膜的内侧面（细胞质面）附着有一种由丝状和颗粒物质组成的致密结构并凸向细胞质侧，它和突触前膜的网格一起形成突触前囊泡格栅。突触前囊泡格栅可容纳突触小泡，是突触小泡与突触前膜融合并引起胞吐作用的部位。突触小泡是突触小体的特征性结构，内含神经递质。在突触前膜上存在大量离子通道（主要是Ca^{2+}通道）和受体（即突触前受体）。

（2）突触间隙：突触间隙是位于突触前、后膜之间的细胞外间隙，其宽度因突触类型的不同而异，间隙中含黏多糖、糖蛋白和唾液酸等，这些化学成分能与神经递质结合，促进神经递质由前膜移向后膜，使其不向外扩散或消除多余的递质。

（3）突触后成分：突触后成分的主体是突触后膜。突触后膜多为与突触前膜相对应的突触后神经元的胞体膜或突起膜，在突触后膜上分布着丰富的特异性受体和化学门控的离子通道。

（二）化学性突触传递的过程

化学性突触在传递信息时，经历了极其复杂的突触前和突触后过程。突触信息的传递是通过突触前过程的胞吐释放神经递质和突触后过程将化学信号（神经递质）转换为生物电信号——突触后电位而实现的。

（三）神经-骨骼肌接头的结构与兴奋传递

躯体运动神经轴突末梢与骨骼肌之间形成的功能性联系部位，称为神经-骨骼肌接头。该处的信息传递过程与兴奋性突触的传递相似。

二、反射与反射中枢

反射（reflex）是指在中枢神经系统参与下，机体对内、外环境变化所做出的规律性应答。反射是神经系统功能活动的基本方式，反射活动的结构基础是反射弧。

反射中枢 在中枢神经系统内，调节某一特定生理功能活动的神经元群，称为反射中枢。反射中枢在完成反射过程中，起到综合、分析、整理传入信息，并且决定传出信息性质的重要部位。大量神经元群组合成许多不同的反射中枢，分布在中枢神经系统的不同部位，大体上可以分为脊髓水平、皮质下结构水平和大脑皮质水平。脊髓水平控制的反射都是最简单、最原始的反射；皮质下结构水平，包括延髓、脑桥、中脑、小脑、丘脑、下丘脑和基底神经节等结构控制的反射，这些反射都比较复杂，其中许多是调节生命活动的反射。

反射活动的基本形式——反射的基本过程：①一定的刺激被特定的感受器所感受，引起感受器兴奋；②兴奋以神经冲动的形式经传入神经传向反射中枢；③通过反射中枢的分析和综合活动，反射中枢产生兴奋过程；④中枢的兴奋经过一定的传出神经到达效应器；⑤效应器发生某种活动的改变。在自然条件下，反射活动需要反射弧各部分的结构和功能完整，如果反射弧中任何一个环节发生障碍，则反射将不能完成。

（刘训灿　李贞兰）

第三节　神经系统的感觉分析功能

感觉是机体生命活动的一项重要功能。体内外各种刺激由感受器感受，然后被转换成传入神经的动作电位，并通过特定的神经通路传向特定的中枢加以分析。因此，各种感觉的产生都是由感受器及感觉器官、传入通路和感觉中枢三部分活动共同来完成的。

一、感受器和感觉器官

感受器指分布在体表或组织内部专门感受体内、外环境变化的特殊结构或装置。有些感受器除含有高度分化的感受细胞外，周围还有一些发挥辅助作用的附属结构，它们共同组成复杂的感觉器官。如视觉器官除含有视锥细胞和视杆细胞两种感光细胞外，还包含眼的折光系统以及其他装置等。

（一）感觉类型和感受器

1. 感觉类型 大脑通过感受器或感觉器官对机体内、外环境变化产生的直接反应称为感觉。根据感受器所在的部位及感觉功能的不同，感觉分为三类。

（1）躯体感觉：躯体感觉是躯体通过皮肤及其附属的感受器接受刺激所产生的感觉，包括两大类：①浅感觉，又称皮肤感觉，包括痛觉、温度觉和触压觉，触压觉又分粗触觉（或轻触觉）和精细触觉，后者与刺激的具体定位、空间和时间的形式辨别有关；②深感觉，即本体感觉，是指来自躯体深部的肌肉、肌腱和关节等处的感觉，它可感受躯体的空间位置、姿势、运动状态和运动方向。

（2）内脏感觉：内脏中有痛觉感受器和压力感受器（或牵张感受器），所含温度觉和触压觉感受器很少。

（3）特殊感觉：包括视、听、嗅、味、平衡觉，分布于头面部，均构成其各自特化的感觉器官，将感觉沿特定的传导路径传至大脑皮质。

2. 感受器的分类 根据所感受刺激的性质不同，感受器可分为机械感受器、化学感受器、光感受器和温度感受器等。根据所感受刺激的来源，感受器又可分为外感受器和内感受器。外感受器多分布在体表，感受外环境变化的信息，其对人类认识客观世界和适应外环境具有重要意义。内感受器存在于身体内部的器官或组织中，感受内环境信息的变化。

3. 感受器的一般生理学特性

（1）感受器的适宜刺激：一种感受器通常只对一种特定形式的刺激最敏感，这种形式的刺激称为该感受器的适宜刺激。

（2）感受器的换能作用：感受器能把感受到的刺激能量（如声、光、热、机械、化学能等）转换为生物电的形式，最终以神经冲动的形式传入中枢。因此，感受器可以看成生物换能器。

（二）感觉的一般规律

感觉包括对刺激的觉察、辨认以及对不同刺激的辨别能力。不同类型的感觉都具有相同的一般规律。

1. 刺激强度和感觉的关系 单个感受器的兴奋通常并不引起感觉，只有多个感受器同时兴奋才能引起感觉。

2. 感觉辨别差域与刺激强度的关系 感觉辨别差域是刚能检查出的刺激参量的最小变化（$\triangle S$），它与刺激强度（S）之间具有恒定关系，即在一定范围内的刺激强度，其辨别差域是刺激强度的一个恒定分数，即 $\triangle S/S=K$。

3. 感觉的时间特性 刺激的时程对感觉强度有显著的影响。在强度阈值附近，一定时间范围内刺激时程与感觉强度成正比，即存在时间上的线性总和。感觉反应的频率响应一般不高，因此刺激频率太高，就会产生感觉融合现象。如当周期闪光的频率超过几十赫兹时，视觉便融合起来，无闪烁的感觉，电影的各种动态变化就是利用这种视觉融合现象产生的。

（三）感觉的空间辨别和对比

感觉系统具有空间上的辨别能力。常用两点辨别法来研究躯体感觉系统空间辨别特性。感觉的空间辨别规律是当刺激强度低时，空间辨别能力差；随着刺激强度的增加，空间分辨能力提高。

对比是和空间辨别密切相关的一个特性，其神经生理机制是感觉器官和感觉通路中的侧向抑制。例如皮肤感觉神经元的感受野往往是相互重叠的，施加于任何部位的触觉刺激都可能激活一个以上的感觉神经元。感觉传入再向二级神经元形成突触，从而抑制了相邻的感觉神经的传入。侧向抑制提高了感觉的空间分辨能力，可更好地感知刺激的部位。

二、平衡感觉

内耳由一系列复杂的管腔组成，这些管腔称为迷路，位于颞骨内，有骨迷路和膜迷路之分。骨迷路是骨性管道，膜迷路是包含于骨迷路内的膜性管和囊，由上皮细胞和结缔组织构成，与骨迷路形态基本一致。内耳迷路可分为耳蜗、前庭器官两部分，耳蜗与听觉有关，前庭器官与位置觉（平衡觉）有关。

（一）前庭器官的感受细胞及适宜刺激

前庭器官的感受细胞都是毛细胞，其具有类似的结构和功能。每个毛细胞的顶部有60~100条纤细的毛，其中最长的一条称动纤毛，位于一侧的边缘部；其余纤毛较短，呈阶梯状排列，称为静纤毛。毛细胞的底部都有感觉神经纤维末梢分布。实验证明，各类毛细胞的适宜刺激都是与纤毛的生长平面呈平行方向的机械力。当外力使顶部纤毛倒向动纤毛侧时，毛细胞出现去极化，膜内电位上移到$-60mV$，同时神经纤维上冲动发放频率增加；当外力使顶部纤毛倒向静纤毛侧时，毛细胞出现超极化，膜内电位下移到$-120mV$，同时神经纤维上冲动发放频率减少。正常情况下，由于前庭器官中各种毛细胞的所在位置和附属结构不同，使不同形式的位置变化和变速运动都能以特定的方式改变毛细胞纤毛的倒向，使相应的神经纤维的冲动发放频率发生改变，把机体运动状态和头在空间位置的信息传递到中枢，引起特殊运动觉和位置觉，并产生各种姿势反射以维持身体平衡。

（二）前庭器官的功能

椭圆囊和球囊的功能是感受头部的空间位置和直线变速运动。当人体直立时，椭圆囊的囊斑处于水平位，毛细胞的顶部朝上，位砂膜在纤毛的上方；球囊的囊斑则位于垂直位，毛细胞的纵轴与地面平行，位砂膜悬在纤毛外侧。在这两种囊斑中，各个毛细胞顶部的静纤毛和动纤毛相对位置都不相同，因此，能够感受各个方向上的变化。当头部的空间位置发生改变时，由于重力的作用，位砂膜与毛细胞的相对位置会发生改变；躯体做直线变速运动时，由于惯性的作用，位砂膜与毛细胞的相对位置也会发生改变。

三个半规管的一端都有一个膨大的壶腹。壶腹中含有一排毛细胞，面对管腔，其适宜刺激是正、负角加速度，即旋转变速运动。人体三个半规管所处的平面互相垂直，因此，可以感受空间任何方向的角加速度。例如，当人体开始向左旋转时，由于惯性，左侧水平半规管中的内淋巴液流向壶腹方向，壶腹嵴受冲击的方向正好使毛细胞顶部的静纤毛向动纤毛一侧弯曲，于是引起该壶腹嵴向中枢发放的神经冲动增加。右侧水平半规管中内淋巴的流动方向是离开壶腹嵴，该壶腹嵴向中枢发放的神经冲动减少。当旋转停止时，又由于管腔中的内淋巴液的惯性作用，使顶部纤毛向相反的方向弯曲。这些信息经前庭神经传入中枢，可引起眼震颤和姿势反射，冲动上传到大脑皮质，引起旋转的感觉。

（三）平衡觉中枢的信息整合

前庭神经核群发出纤维投射到其他脑区或神经核团，完成以下重要的功能：①经背侧丘脑腹后核换神经元→颞上回前方大脑皮质，形成平衡觉。②至中线两侧组成内侧纵束，内侧纵束上升纤维止于动眼、滑车和展神经核，完成眼肌-前庭反射；内侧纵束下降纤维至副神经脊髓核和上段颈髓前角，完成颈肌-前庭反射，形成转眼、转头的协调运动。③组成前庭脊髓束，完成躯干和四肢的姿势反射。④与部分前庭神经直接来的纤维，共同经小脑下脚（绳状体）进入小脑，参与平衡调节。⑤与脑干网状结构、迷走神经背核及疑核联系，受刺激时引起眩晕、呕吐、恶心等症状。

三、触压觉

皮肤是人体最大的感受器，主要感觉有触觉、压觉、温度觉和痛觉。触觉是微弱的机械刺激兴奋了皮肤浅层的触觉感受器引起的，压觉是较强的机械刺激导致深部组织变形时引起的感觉，两者在性质上类似，统称为触压觉。

（一）触压觉感受器

位于皮肤上和真皮内与感受机械刺激有关的各种感受装置称为触压觉感受器，其存在种族和个体差异。一般认为环层小体、触觉小体和有毛皮肤部分围绕毛囊的神经末梢是触觉感受器，而鲁菲尼小体、梅克尔触盘和深部环层小体是压觉感受器。

（二）躯体触压觉传导通路

躯体触压觉传导通路有两条：①精细触压觉传导通路。由背根神经节神经元的外周支与触压觉感受器相连，其传导通路为中枢支→薄束和楔束（脊髓同侧后索）→延髓背柱核（薄束核和楔束核）换元（二级神经元）→交叉至对侧→丘脑后外侧腹核（三级神经元）→大脑皮质躯体感觉区。②轻触觉传导通路。由脊髓背根神经节神经元的外周支与触压觉感受器相连，其传导通路为中枢支→脊髓后角神经元换元→交叉至对侧→丘脑后外侧腹核→大脑皮质躯体感觉区。

（刘训灿　李贞兰）

第四节　神经系统对躯体运动的调节

躯体运动从简单的腱反射到复杂的随意运动都是以骨骼肌的活动为基础，不同肌肉相互协调和配合，形成各种有意义的躯体运动。躯体的协调运动有赖于各级中枢神经结构的完整和功能的完善。总之，躯体运动的完成是各级中枢之间高度协同、整合的结果。

一、躯体运动

躯体运动是机体对外界反应的主要活动。躯体运动有不同的类型。神经系统不同部位对躯体运动的整合作用的程度有明显差别。越是复杂的躯体运动，越需要高水平的神经系统参与。

（一）运动的类型

机体的运动相当复杂，运动类型也是多种多样。一般可按运动的发动形式分为三大类：随意运动、反射运动和节律性运动。随意运动是指受意识控制的有目的的运动，是因主观意愿而发生的运动。随意运动的方向、轨迹、速度、时相等都可随意选择，并可在运动中随意改变。反射运动是指不受意识控制、运动形式固定、反应迅速的运动，是最简单和最基本的运动形式，如膝腱反射、肱二头肌反射、跟腱反射等属于这种运动形式。节律性运动是介于随意运动和反射运动之间的运动形式，其形式固定，具有节律性和连续性特点。这类运动（如呼吸、奔跑、咀嚼等）可随意开始或终止，而一旦开始，就能自动地以固定模式重复进行，不再需要意识的参与，并且在进行过程中多能被感觉信息所调节和控制。

（二）控制运动的主要中枢神经结构

大脑内调控躯体运动系统从高级到低级，由大脑皮质的运动区、皮质下中枢（基底节和小脑）、脑干下行系统和脊髓等神经结构组成。

各级中枢既是一种高级结构与低级结构的等级关系，又是一种相对独立而各有分工的平行关系。例如，较低级中枢能产生复杂的传出冲动，有组织地兴奋肌肉而形成反射，而高级中枢则主要发出运动指令，控制低级中枢，不必去协调各肌肉的活动。高级中枢除逐级控制下级中枢外，还可以直接控制最低一级的神经元。例如，大脑皮质运动区可通过基底神经节、小脑、脑干等间接兴奋脊髓运动神经元，也可以通过皮质脊髓束直接兴奋脊髓运动神经元。这种串行和平行联系、直接和间接途径的重复安排，除了为运动控制的实现提供更为灵活多样的选择以外，还对神经系统受损后的功能恢复和代偿有重要意义。小脑和基底神经节也对运动调节起十分重要的作用。小脑主要通过比较下行的运动指令和实际运动的反馈信息，来提高运动的精确程度；基底神经节接受来自大脑皮质各个区域的传入后，主要投射至和运动计划有关的额叶皮质。

总之，在运动系统中，脊髓和脑干主要完成反射运动和简单的运动，而大脑皮质的运动区则是发起复杂随意运动的最高级中枢，其辅助运动区、前运动皮质和基底神经节主要参与运动的计划和准备，小脑则主要协调运动以提高运动的精确性。

二、脊髓对躯体运动的调节

躯体运动最基本的反射中枢位于脊髓，通过脊髓可以完成一些较简单的反射活动。在脊髓的前角中存在大量运动神经元（α和γ运动神经元），其轴突经前根离开脊髓后直达所支配的肌肉。α运动神经元接受来自皮肤、肌肉和关节等外周传入的信息，也接受来自脑干到大脑皮质等中枢传入的信息，产生相应的反射性传出冲动。因此，α运动神经元是躯干骨骼肌运动反射的最后通路。

（一）脊髓调节躯体运动神经元和神经纤维

脊髓是运动调控的最低级中枢，能产生多种协调四肢运动所需的神经冲动。在脊髓，由感觉传入纤维、中间神经元和运动神经元组成的神经元网络能中介各种反射。简单的反射由初级传入纤维直接兴奋运动神经元而产生，而绝大部分反射（多突触反射）均须经过中间神经元的整合，再影响运动神经元。

（二）脊髓反射

脊髓反射是指在脊髓水平上，刺激外周感受器时机体所产生的反应，通过脊髓能完成一些比较简单的躯体运动反射，包括牵张反射、屈肌反射等。在整体，脊髓反射受高位中枢的调节。

1. **牵张反射** 牵张反射（stretch reflex）是指受神经支配的骨骼肌在受到外力牵拉而伸长时，引起受牵拉的同一肌肉收缩。牵张反射的类型：由于牵拉的形式与肌肉收缩的反射效应不同，牵张反射可分为腱反射与肌紧张两种类型。腱反射是指快速牵拉肌腱时发生的牵张反射，又称位相性牵张反射。肌紧张是指缓慢持续牵拉肌腱时发生的牵张反射，又称紧张性牵张反射。肌梭（muscle spindle）是腱反射和肌紧张的感受器，其感受成分为梭内肌纤维。肌梭与梭外肌纤维呈并联关系。当梭外肌纤维被拉长或梭内肌纤维收缩时，肌梭感受器受到牵拉刺激而兴奋。

牵张反射的这两种反应形式都具有重要意义。在调节肌肉长度的反馈环路中，由于传导延搁而引起的震荡可因迅速、显著的位相反应（核袋纤维）的动态反应而得到衰减，使肌肉运动趋于平稳。

2. **反牵张反射** 反牵张反射的感受器是腱器官。腱器官是在肌腱胶原纤维之间的牵张感受装置，其与梭外肌纤维呈串联方式，其传入纤维是Ⅰb类纤维。腱器官是一种张力感受器，其对肌肉被动牵拉不太敏感，但对肌肉的主动收缩产生的牵拉异常敏感，其传入冲动对同一肌肉的 α 运动神经元起抑制作用。肌肉牵拉时，肌梭首先兴奋而引起受牵拉肌肉的收缩；若牵拉力量进一步加大，则可兴奋腱器官而抑制牵张反射，使肌肉收缩停止，转而舒张，从而避免肌肉被过度牵拉而受损。

3. 屈肌反射与对侧伸肌反射 当肢体皮肤受到伤害刺激时，引起受刺激一侧肢体的屈肌收缩，伸肌舒张，使肢体屈曲，称为屈肌反射，又称回缩反射。屈肌反射的感受器有多种，如皮肤伤害性感受器，肌梭次级末梢构成的感受器等。屈肌反射的传入纤维为Ⅱ、Ⅲ、Ⅳ类纤维，总称屈肌反射传入纤维。进入脊髓后经多级中间神经元后再影响运动神经元。反射弧的传出部分可支配多个关节的肌肉活动。屈肌反射是一种涉及多回路的多突触反射，包括：①将反应扩散到肌肉回缩所必要肌群的分散回路；②抑制拮抗肌的交互抑制的回路。屈肌反射的主要生理意义是保护肢体，使其迅速避开有害刺激。

当伤害刺激加大到一定强度时，可在同侧肢体发生屈曲反射的基础上，引起对侧肢体伸直的反射活动，称为对侧伸肌反射或称交叉伸肌反射。对侧伸肌反射是一种姿势反射，当一侧肢体屈曲造成身体平衡失调时，对侧伸肌伸直以支撑躯体，从而维持身体的姿势平衡。

当大脑皮质运动区或皮质脊髓束发生障碍时，脊髓失去了运动区的调节，往往会出现一些特殊的屈曲反射。例如以钝物划患者足底外侧时，会出现踇趾背屈，而其余四趾向外呈扇形展开的病理反射，称为巴宾斯基征阳性。当刺激加强时还可伴有踝、膝、髋关节的屈曲。平时，脊髓在大脑皮质的控制下，这一原始的屈曲反射并不表现出来，即巴宾斯基征阴性。但在婴儿皮质脊髓束发育完全以前或成人深睡或麻醉状态下，巴宾斯基征可为阳性。

4. 高位中枢对脊髓反射的调节

（1）脊髓休克现象说明脊髓反射受控于高位中枢：脊髓休克是指人和动物在脊髓与高位中枢之间离断后反射活动能力暂时丧失而进入无反应状态的现象。脊髓可单独完成许多反射，但由于脊髓经常处于高位中枢的控制下，这些反射不易表现出来。为了研究脊髓本身的功能，在动物实验中，在脊髓第5颈段水平以下切断脊髓，保留膈神经对膈肌呼吸运动的支配，以保持动物的呼吸功能。

脊髓休克的产生，是由于脊髓突然失去了高位中枢的控制，特别是失去了大脑皮质、脑干网状结构和前庭核的下行控制作用，使离断水平以下的脊髓反射活动暂时丧失而进入无反应状态。高位中枢对脊髓反射的控制既有异化作用，也有抑制作用。切断脊髓后，伸肌反射往往减弱而屈肌反射往往增强，说明高位中枢具有易化伸肌反射和抑制屈肌反射的作用。

（2）高位中枢对脊髓反射通路各个环节的调节：脊髓反射通路，特别是多突触的反射通路接受高位中枢的下行调节和控制，这些调节可以发生在脊髓反射通路的各个环节。

1）初级传入纤维环节：这种调节和控制是通过突触前抑制进行的。引起突触前抑制的纤维来自脊髓灰质背角内的中间神经元的轴突分支，这些分支的神经冲动使初级传入纤维末梢产生初级传入去极化，导致突触前抑制。通过突触前抑制的方式，高级中枢可以控制初级传入纤维活动，影响反射的进行。

2）脊髓中间神经元环节：由于大多数反射通路是多突触通路，高位中枢对脊髓反射的最主要和最普遍的调节途径是通过影响中间神经元，即Ⅰa交互抑制中间神经元接受来自同侧的外侧前庭脊髓束的兴奋性单突触投射，而来自对侧的外侧前庭脊髓束的纤维及同侧的皮质脊髓束、红核脊髓束，则与之发生双突触或多突触的联系。通过这些下行通路的活动控制Ⅰa交互抑制中间神经元的兴奋性。

此外，Ⅰa交互抑制中间神经元还接受其他脊髓中间神经元的支配。因此，来自本节段和邻近节段其他中间神经元的传入和外周感觉传入与下行控制指令在到达运动神经元之前，即在Ⅰa交互抑制中间神经元进行复杂的整合。

3）脊髓运动神经元环节：皮质脊髓束、红核脊髓束均可与脊髓α运动神经元发生单突触联系。这些联系主要是兴奋性的，但某些前庭脊髓束和网状脊髓束纤维也可单突触地抑制α运动神经元。这些下行纤维的传出冲动可直接改变脊髓运动神经元膜电位水平，以调节脊髓反射。皮质脊髓束和前庭脊髓束纤维也可以和γ运动神经元发生直接联系，通过γ环路影响α运动神经元的活动，因此，高位中枢的下行通路可以直接控制脊髓α和γ运动神经元的活动，从而在反射通路的最后一级对脊髓反射实行控制，使脊髓反射更加精确。

三、大脑皮质对躯体运动的调节

大脑皮质运动区是人类控制运动的最高级中枢。通过皮质脊髓束和皮质脑干束，直接或间接地影响脊髓运动神经元，以控制躯体运动。

（一）大脑皮质调节躯体运动的结构基础

1. 大脑皮质运动区 根据大脑皮质信息传递和功能的特点，可大致分为运动皮质、感觉皮质和联合皮质。运动皮质主要由初级运动皮质和次级运动区构成。

（1）初级运动皮质：初级运动皮质位于中央前回，相当于Brodmann第4区，主要参与调节肢体远端运动。初级运动皮质神经元的活动和肌肉活动之间有比较直接的联系。刺激初级运动皮质引起特定的运动，并且所需刺激的阈值最低。损毁初级运动皮质可引起相应肌肉的软瘫，但1~2周后近侧关节的运动常常可恢复，同时受累肢体出现肌强直。

（2）次级运动区：次级运动区由运动辅助区和前运动皮质组成。次级运动区位于中央前回相当于Brodmann第6区，其中运动辅助区位于初级运动皮质之前，第6区皮质的内侧；前运动皮质位于第6区皮质的外侧，主要参与调节肢体近端运动。次级运动区和肌肉之间有更多的突触联系，在功能上比较复杂。刺激次级运动区也可引起肌肉运动，但所需刺激较强，且引起的运动多为复杂运动。损伤次级运动区只引起较不显著和较特殊的运动障碍。

2. 运动皮质神经元与神经纤维投射 大脑运动皮质中的神经细胞可分为两类：锥体细胞和非锥体细胞。锥体细胞包括大锥体细胞和小锥体细胞，是主要的传出神经元，其特征是具有向大脑皮质表面伸展的顶树突，大部分大锥体细胞轴突投射至皮质下结构。而小锥体细胞轴突留在皮质内。在第Ⅱ、Ⅲ层中的锥体细胞投射至其他皮质区，位置较浅的锥体细胞投射至同侧皮质，位置较深的锥体细胞经胼胝体投射至对侧皮质；向皮质下结构的投射主要起源于第Ⅴ层的锥体细胞，皮质脊髓神经元发自第Ⅴ层的深部，其中包括最大的锥体细胞。较浅的第Ⅴ层锥体细胞投射于延髓、脑桥和红核，其中最大的第Ⅴ层锥体细胞投射于纹状体。第Ⅵ层锥体细胞投射至丘脑，其也有上行轴突侧支投射至皮质的各层。非锥体细胞包括星形细胞、篮状细胞和颗粒细胞。有相当数量的非锥体细胞属于抑制性神经元。

3. 运动柱 在大脑皮质运动区的垂直切面上，可见细胞呈纵向柱状排列，组成调节运动的基本功能单位，称为运动柱。一个运动柱可控制同一个关节几块肌肉的活动，而一块肌肉又可接受几个运动柱的控制。

4. 皮质脊髓系统 大脑皮质通过皮质脊髓束和皮质脑干束控制运动。

（1）皮质脊髓束：皮质脊髓束是由皮质发出后经过内囊、脑干一直下行至脊髓前角的传导束。根据其在脊髓内下行过程中的走行，又分为皮质脊髓侧束和皮质脊髓前束。皮质脊髓束在下行过程中大部分（75%~80%）的纤维于延髓锥体处交叉至对侧，沿着脊髓外侧索下行，并贯穿脊髓的全长，形成皮质脊髓侧束；小部分在下行过程中纤维只在脊髓同侧前索下行，到胸部并逐节段经白质前联合交叉，终止于对侧前角运动神经元，形成皮质脊髓前束。皮质脊髓前束主要控制四肢远端肌群，与精细运动发动、肌紧张性调节关系密切。皮质脊髓前束主要控制躯干与四肢近端肌群，特别是屈肌的活动，与姿势的维持、粗大运动有关。

（2）皮质脑干束：皮质脑干束是经皮质、内囊后到达脑干内各脑神经运动神经元的传导束。终止于脑干的脑神经感觉和运动核，控制面部肌肉的活动。

皮质脊髓束与皮质脑干束在下行过程中发出的侧支以及源于运动皮质的纤维，经脑干某些核团后构成网状脊髓束、顶盖脊髓束以及前庭脊髓束下行与脊髓前角运动神经元形成突触，参与躯体近端肌肉的运动、维持姿势平衡；红核脊髓束的下行纤维与脊髓前角运动神经元形成突触后，主要参与四肢远端肌肉的精细运动的调节。

皮质脊髓束与脊髓运动神经元的联系：皮质脊髓束对脊髓运动神经元的影响包括直接影响和间接影响。一个皮质脊髓神经元的下行轴突在脊髓中可有许多分支，终止于支配不同肌肉的脊髓运动神经元核中，对脊髓的α运动神经元有强烈的兴奋作用。在支配肢体远端肌肉的运动神经元上产生的兴奋性突触后电位（excitatory postsynaptic potential，EPSP）大于肢体近侧肌肉的运动神经元所产生的EPSP。皮质脊髓束除与脊髓运动神经元有直接突触联系外，皮质脊髓束还可以间接地影响脊髓运动神经元。例如皮质脊髓束经过上颈段脊髓中的脊髓固有神经元，进而影响位于颈膨大中的支配前臂肌的脊髓运动神经元。

皮质运动区可以通过脑干神经元间接地控制脊髓运动神经元。在初级运动皮质、前运动皮质和运动辅助区，均有神经元投射至脑干的网状脊髓神经元及其他下行神经元而间接影响脊髓运动神经元。

5. 大脑皮质控制运动的反馈环路

（1）大脑皮质运动区（cerebral cortex motor area）的传入：大脑皮质运动区接受来自三方面的传入冲动。①来自外周的传入冲动，经过脊髓到达丘脑，再投射到初级运动皮质。②来自小脑的传入冲动，从齿状核嘴端来的纤维，经过丘脑，到达初级运动区。从齿状核尾端来的纤维，经由X核中转投射至前运动皮质。③来自苍白球及黑质的传入冲动，经过丘脑VLc核投射至运动辅助区。由此可见，初级运动皮质及次级运动区各自从不同的丘脑核接受传入冲动，这些通路互不重叠。基底节和小脑齿状核的尾端部分只能通过运动辅助区和前运动皮质的中介，才能将信息传递于初级运动皮质。

此外，丘脑的髓板内侧核和网状核也发出纤维投射至运动皮质，这些纤维的功能可能参与调节大脑皮质神经元的兴奋性。

（2）运动皮质神经元接收运动执行情况的信息：运动皮质神经元通过各种感觉传入途径，接收关于运动的实际执行情况的信息。皮质神经元可对关节移动、皮肤感觉、深部感觉、视觉、听觉等多种刺激起反应。

运动皮质神经元的传入和传出有密切的联系。运动皮质神经元接收其所控制的肌肉内的感受器的传入信息，与脊髓运动神经元接收同名肌的肌梭的传入的情况十分相似，这表明可能存在一个经过运动皮质控制肌肉收缩的长反馈环。这一反馈路径将帮助运动中的肢体克服运动过程中发生的障碍。例如，当运动由负载增加而滞后时，肌梭的初级末梢的传入放电增加。这不仅通过脊髓引起牵张反射，而且将使运动皮质神经元的放电增加，从而经运动神经元增强肌肉收缩，以克服增加的负载。

（二）初级运动皮质对躯体运动功能的调节

1. 初级运动皮质与运动的躯体定位 最早确定初级运动皮质代表区是根据躯体来定位的。初级运动皮质代表区分布有如下特点：①具有交叉支配的性质，即一侧皮质支配对侧躯体的运动，但头面部肌肉的运动，如咀嚼、喉及面上部运动是受双侧皮质支配。②具有精细的功能定位，即皮质的特定区域支配躯体某一特定部位的肌肉，其定位安排与感觉区类似，呈倒置分布，下肢代表区在皮质顶部，上肢代表区在中间部，头面部肌肉代表区在底部，但头面部内部仍为正立位而不倒置。③皮质功能代表区的面积大小与运动精细、复杂程度有关，即运动越精细、越复杂，皮质相应运动区面积越大，如大拇指所占皮质面积几乎是大腿所占面积的10倍。

2. 初级运动皮质中运动参数的编码 通过对初级运动皮质神经元放电活动的观察表明，初级运动皮质在运动的控制中起重要作用，并有可能通过肌力和运动方向编码。

（1）初级运动皮质参与发起运动：采用操作式条件反射的方法训练猴子，记录运动皮质单个神经元的活动和肌电活动，观察神经元的活动和运动的关系。结果表明，初级运动皮质神经元的活动出现在有关肌肉的肌电活动前10~100ms；也有实验表明，运动皮质和小脑神经元开始活动的时间在运动开始前数百毫秒之内，两者有很大的重叠，说明初级运动皮质参与了发起运动。

（2）初级运动皮质参与运动编码：初级运动皮质通过肌力编码。实验结果表明，大多数初级运动皮质神经元的放电频率和肌力的大小呈正相关。采用"峰电位触发平均"方法证明，一些直接与脊髓运动神经元有突触联系的运动皮质神经元的放电，可以易化肢体肌肉的肌电活动，而且其放电频率和所需产生或维持的肌力相关。有少数初级运动皮质神经元的放电活动还与肌力的改变速度有关。初级运动皮质通过运动方向编码，初级运动皮质神经元与运动的方向有关，以向目标点进行运动为"最适宜"的运动方向，向"最适宜"的运动方向运动时，运动皮质神经元放电频率最高；而运动逐渐由"最适宜"的运动方向偏离时，运动皮质神经元放电频率逐渐降低；当运动向相反方向运动时运动皮质神经元放电停止。

通常，运动的反向不是由个别神经元决定而是由一群神经元的活动决定的。运动皮质同时记录数个神经元在运动时的放电，经适宜的加权处理后，数个神经元放电的平均值比其他任何一个神经元的放电更接近肌力变化的时程、肢体位置变化轨迹以及肌力改变的速度。

（三）次级运动区对躯体运动功能的调节

次级运动区中的运动辅助区和前运动皮质都有纤维投射至初级运动皮质，而且接受来自后顶叶皮质和前额叶联络皮质的纤维。运动辅助区和前运动皮质在协调和计划复杂的运动中起着重要作用。

1. 前运动皮质的运动功能 前运动皮质主要接受后顶叶皮质的投射，然后发出大量纤维投射至内侧下行系统（特别是网状脊髓系统）的脑干部位，其也有纤维投射至控制躯干中轴及近端肌肉的脊髓部位。因此，前运动皮质的功能与躯体、四肢、面部等的运动密切相关。前运动皮质参与视觉支配的手臂抓握运动。前运动皮质的腹侧部分与言语发生功能相关。

另外，最近发现前运动皮质中有镜像神经元。镜像神经元是在动物体执行某个动作或观察其他人或动物执行同一动作时发放冲动的神经元，其功能可能与动作的模仿、学习，以及解读他人意图有关。

2. 运动辅助区的运动功能　辅助运动区可分前运动辅助区和后运动辅助区。

运动辅助区的功能与运动的计划有关。与前运动皮质不同，运动辅助区主要参与动物体自身产生和控制的运动，而不是在外界刺激下所产生的运动。例如运动辅助区参与从记忆中产生的序列运动。

前运动辅助区的功能与学习新运动序列有关。该区域中的神经活动在动物执行较新的运动序列时较高，而在该运动序列学习完成后降低。后运动辅助区与前运动辅助区不同，其在执行学习好的运动序列时激活。有些后运动辅助区中的神经元在执行特定的动作序列时发放冲动，其他一些后运动辅助区中的神经元在准备特定位次的动作时发放冲动。

（四）后顶叶皮质对躯体运动功能的调节

运动准备过程的重要步骤之一，是通过各种感觉传入通路获得关于外界物体（包括运动的目标）在空间位置上相互联系的信息，并将此信息与本身躯体的位置联系起来。这是运动编程的基础之一，后顶叶皮质在这一过程中起一定作用。

人的后顶叶皮质包括5区、7区、39区和40区。5区接受躯体感觉皮肤和前庭系统的投射，得到肢体和头部空间位置的信息，其还接受前运动皮质和边缘系统的投射，得到关于运动计划和动机的信息。7区主要和关于物体空间位置的视觉信息加工有关。在7区中，视觉信息可以与从5区投射来的躯体感觉信息相整合。7区投射至前运动皮质和小脑外侧部。

通常，左侧后顶叶皮质主要和语言文字信息的加工有关，而右侧后顶叶皮质则与空间位置信息的加工有关。后顶叶皮质受损后，患者不能获知一侧躯体的触觉或视觉信息，这种现象称为忽略。患者会否认一侧肢体是自己的，并对这侧肢体完全不加理会，对于物体的空间位置的判断也发生错误。虽然患者的感觉是正常的，但不能依赖触摸辨别放在手中的复杂物体的形状或画出物体的三维图形。由于不能利用对侧躯体的信息（包括视觉信息），他们不能得出正确的空间坐标，运动不能依照正确的坐标进行。例如，在画一只钟表时，他们会将所有数字都画在一边，而且意识不到这是错误的。

综上所述，初级运动皮质神经元的活动与运动时肌力的大小编码有关，而运动方向则可通过运动神经元群体的活动来编码；而运动辅助区、前运动皮质和后顶叶皮质等皮质区域的神经元的活动主要在复杂运动的编程、运动的准备、整合感觉信息与运动的联系等方面发挥重要作用。

（刘训灿　李贞兰）

第五节　神经再生

早在1928年，神经解剖学家Cajal就观察到，周围神经被切断后，损伤神经近端形成生长锥，发生新芽，并沿残存的神经膜管向神经终末方向生长，最终形成新的神经末梢，并与靶结构重新形成突触，恢复其功能，这种神经的恢复性变化被称为 神经再生（neuroregeneration）。人们一直以为，外周神经损伤后可以再生，而成年哺乳动物中枢神经细胞不具备再生能力。1958年Liu和Chambers首先发现，成年哺乳动物 中枢神经系统（central nervous system，CNS）损伤后依然具有可塑性。近年研究表明，成年哺乳动物的某些脑区的脑组织仍可不断产生新的神经元，这些细胞（被称为神经前体细胞）主要存在于侧脑室区下层和海马齿状回颗粒细胞下层等处，是一种具有分化为神经元和胶质细胞潜能的神经干细胞，终生能够生成新的神经元。尽管如此，中枢神经再生能力弱及修复困难使中枢神经再生成为是神经科学研究的难题之一。

一、周围神经变性与再生

周围神经系统（peripheral nervous system，PNS）是神经系统的外周部分，其一端与CNS的脑或脊髓相连，另一端通过各种末梢装置与其他器官、系统相联系。与脑相连的部分称脑神经，与脊髓相连的部分称脊神经。根据功能的不同，PNS可分为传入神经和传出神经两种：传入神经将外周感受器上发生的神经冲动传至中枢，传出神经将中枢发出的神经冲动传至外周效应器。

（一）Waller变性

当周围神经轴突被切断后，因损伤处远侧段与神经元胞体分离，导致远侧段轴突终末全长发生溃变。这种溃变是Waller在1850年首次报道的，故称为Waller变性。远侧段轴突的溃变在神经损伤后，轴突迅速发生变化，轴突肿胀，其中的线粒体、神经丝和微管等细胞器均发生崩解，轴突断裂成许多碎片，最后由附近的吞噬细胞吞噬清除。近侧段轴突的溃变中近侧段轴突的变化与远侧段溃变有相同之处，但溃变的方向是由损伤处向胞体方向进行的。机体内的神经元不是孤立存在的，而是所有神经元相互之间都以突触形式相互连接，形成网络。神经元受损变性时，若损伤特别严重还可影响与此神经元连接（上一级或下一级）的神经元发生溃变，这种溃变称为跨越突触变性，也称为跨神经元变性。

（二）神经再生

神经轴突损伤后，如果损伤未导致神经元完全变性，则在发生溃变的同时，也进行着轴突断端和神经元的再生活动。因此神经元的溃变与再生在时间进程上是彼此重叠和不可分割的。

周围神经被切断后，构成髓鞘（质膜部分）的施万（Schwann）细胞一般不会死亡。通常，Schwann细胞在受刺激后，核糖体和线粒体增加，细胞核变大，进行有丝分裂，形成大量的Schwann细胞填充在由其基膜围成的小管（基膜管）内，形成一条由增殖的Schwann细胞所构成的实心细胞索。如果受损伤轴突的神经元能够存活，其胞体的结构约在第3周开始恢复，胞体肿胀逐渐减轻，胞质内尼氏体也逐渐出现，并恢复至常态分布，细胞核恢复到中央的位置。与此同时，恢复中的胞体不断合成新的蛋白质及其他产物沿轴突运送，使近端轴突末端的回缩球长出许多的新生小芽（丝足）。这些新生小芽穿过两端之间的Schwann细胞索，进入基膜管的Schwann细胞索内。通常只有其中一条轴突能延伸至原来所支配的靶细胞，建立原有的联系，修复其功能，其余轴突都逐渐消失。

二、中枢神经变性与再生

中枢神经（脑和脊髓）的变性发生在两个方面：神经元胞体的变性和中枢神经内神经纤维的变性。由于脊髓结构比较单纯，脊髓损伤造成的横贯性损伤的概率比较大，因此，一般都以脊髓横贯性损伤为例，探讨中枢神经纤维变性和再生问题。

（一）脊髓横贯性损伤

脊髓损伤后，损伤部位的脊髓白质神经纤维束被横断，导致其尾侧段神经纤维变性。实际上，有髓神经变性过程和周围神经的Waller变性过程并无本质差异，只是其变性过程较周围神经慢。

（二）中枢神经轴突再生

切断低等脊椎动物如鱼类、两栖类、爬行类和鸟类动物中枢神经的轴突，其神经能成功再生，且能与靶细胞重新建立联系，恢复原有功能。但高等脊椎动物，尤其是成年哺乳动物中枢神经的轴突一般很难再生，再生困难的主要原因不在神经元本身，而在于中枢神经系统微环境可能不适合神经元轴突再生。探索适宜的神经再生微环境，为损伤后的神经创造再生条件非常重要。要实现中枢神经系统损伤后的再生，可通过神经干细胞等细胞移植的方法补充损伤中心区域因破溃、坏死或凋亡而缺失的神经元和胶质细胞；此外要引导损伤周边区域结构中尚完整或仅有突起断裂的神经元突起再生，并应用神经营养因子促进轴突再生；还要解决再生突起穿越胶质瘢痕的问题和消除胶质瘢痕区域的抑制性问题，使神经元突起能向着特定方向、特定目标生长。

（刘训灿　李贞兰）

第三章 肌肉、骨的组织结构与生理

第一节 肌肉的组织结构与生理

根据功能特性可以将人体肌肉组织分为骨骼肌、心肌和平滑肌三种。骨骼肌常被简称为肌肉。骨骼肌一般附着在骨上，是占人体重量最多的组织，约占体重的40%（女性为35%）。骨骼肌收缩是人体运动的原动力，是生物运动学的基础。骨骼肌的主要功能是在神经系统的支配下，收缩牵动骨围绕关节产生各种运动。此外，在人体运动时，中枢神经系统调整各器官、系统的活动，使其适应各种活动和行为的需要。

骨骼肌是人体运动的动力器官，不仅包括坐、立、行、走、写字、说话和各种表情，还包括各种功能性运动和日常生活活动及各种职业劳动。

一、肌肉的组织结构与功能

（一）肌纤维

组成肌肉的基本单位是肌纤维，它是一个长圆柱形细胞。许多肌纤维排列成束，表面又被肌束膜包绕。许多肌束聚集在一起构成一块肌肉。肌肉表面包裹的结缔组织膜称肌外膜，肌外膜对肌肉起着支持和保护作用。每块肌肉的中间部分称肌腹，两端称为肌腱。肌腱直接附着在骨骼上，非常坚韧，但其本身并没有收缩能力，其内含有高尔基腱器官（腱器官）。肌纤维内含平行排列的肌原纤维和复杂的肌管系统，肌原纤维是肌纤维的收缩单位，肌管系统对实现肌肉收缩过程兴奋-收缩耦联起着重要的作用。

（二）肌原纤维和肌节

骨骼肌纤维呈圆柱形，一条肌纤维内含有多个细胞核，核呈扁椭圆形，位于肌膜下方，肌浆内含大量的肌原纤维。每条肌原纤维沿长轴呈现规律的明、暗交替，分别称为明带和暗带。明带和暗带在横向上都位于相同的水平，因而整个肌细胞也呈现明、暗交替的横纹，所以骨骼肌也称横纹肌。暗带的中央有一段相对较亮区域，称为H带，其中央有一条横向的线，称为M线。明带中央也有一条线，称为Z线或Z盘。两个相邻Z线之间的区域称为肌节，是肌肉收缩和舒张的基本单位。

二、肌细胞的电生理

肌细胞水平的电活动主要表现为细胞膜的两侧电位差的改变，因而也称为跨膜电位。跨膜电位是当细胞膜上的离子通道开放而引起带电离子的跨膜流动时在膜两侧产生的电位差，主要包括细胞安静时出现的静息电位和受刺激后出现的动作电位。

（一）细胞的静息电位及其产生机制

1. 细胞的静息电位 静息电位是在未受刺激时存在于细胞膜内外两侧的电位差。通常神经和骨骼肌细胞的静息电位为-90~-70mV。静息电位通常是一种稳定的直流电位,只要细胞未受到外来刺激而且保持正常的新陈代谢,静息电位就稳定在某一相对恒定的水平。

2. **静息电位产生的机制**　产生静息电位的原因主要是细胞膜内外 Na^+、K^+ 的分布不均匀和细胞膜具有选择通透性,使膜两侧的电位差稳定于某一固定数值。静息电位实际上是 K^+ 的平衡电位。

(二)细胞的动作电位及其产生机制

1. **细胞的动作电位**　肌细胞受到一个适当的刺激,膜电位会迅速发生一过性波动,称为动作电位。膜电位首先从 –70mV 迅速去极化至 +30mV,形成动作电位的升支,随后又迅速复极至接近静息电位的水平,形成动作电位的降支,两者共同形成尖峰状电位变化,称为峰电位。峰电位具有动作电位的主要特征,是动作电位的标志。

2. **动作电位的产生机制**　在刺激的作用下,细胞膜保持的极化状态逐步被消除,称为去极化。当去极化使膜电位升高到某一临界水平时,就触发了动作电位,这个能引发动作电位的膜电位值称阈电位。阈电位值一般比静息电位小 10~20mV,是 Na^+ 迅速内流的结果。但当 Na^+ 停止继续流入,去极化达到顶点时,膜两侧的电位差就是动作电位的幅度,因此,动作电位实际上是 Na^+ 的平衡单位。

三、肌肉的生理

来自中枢神经系统的神经冲动,沿运动神经传递到其所支配的肌纤维,从而引起肌肉收缩。

(一)肌肉收缩的全过程

1. 肌膜的电位变化触发肌肉收缩,即兴奋 – 收缩耦联。
2. 横桥的运动引起肌丝滑动,肌肉收缩。
3. 肌肉收缩后的舒张。

(二)肌纤维收缩的机制是肌丝滑行理论

1. 横纹肌的肌原纤维是由与其走向平行的粗、细两组蛋白丝构成的。
2. 肌肉的伸长或缩短均通过粗、细肌丝在肌节内的相对滑动而产生,粗、细肌丝本身的长度不变。

(三)肌肉的特性及工作方式

1. **肌肉的特性**

(1)物理学特性:肌肉具有伸展性、弹性和黏滞性。

1)伸展性:肌肉在外力(牵拉或负重)作用下可被伸长的特性称为伸展性。

2)弹性:肌肉被牵伸后,又能恢复原状的特性称为弹性。肌肉的弹性成分主要是肌肉中的结缔组织,它在肌肉收缩的力学中起着重要的作用。人体大多数位移不是通过单纯的向心收缩牵拉骨杠杆产生的,而是离心收缩和向心收缩相交替,形成一种牵拉 – 缩短循环往复的运动。即在向心收缩前产生离心收缩,使肌肉中的弹性成分被牵拉而伸长以贮存弹性势能,从而在其后的收缩缩短时可利用这一弹性势能,促使肌肉向心收缩产生更大的力量和更快的收缩速度。

3)肌肉的黏滞性大小与温度有关。温度下降时,黏滞性增加,内阻力加大;温度升高时,黏滞性降低,内阻力减小。肌肉内阻力的大小将影响肌肉收缩和伸长的速度。

(2)生理学特性:肌肉具有兴奋性和收缩性。肌肉在刺激作用下发生反应的能力称兴奋性。肌肉在兴奋后产生缩短反应的特性称收缩性。肌肉的兴奋性和收缩性是紧密联系而又相互区别的两种基本生理过程。兴奋在前,肌肉收缩在后,正常情况下,肌肉兴奋必然引起肌肉收缩。

2. **骨骼肌收缩形式**

(1)单收缩:肌细胞受到一次短促的刺

激时，被刺激的细胞产生一次动作电位，紧接着进行一次收缩，称为单收缩。

（2）强直收缩：在机体内，从中枢神经系统沿运动神经向肌肉传来的神经冲动是成串的。肌肉在一连串的刺激过程中，一直维持在缩短状态中。肌肉因这种成串刺激而发生的持续性缩短状态，称强直收缩。

3. 骨骼肌工作方式 肌肉完成各种运动，都是通过肌肉收缩来实现的。肌肉在收缩时表现出长度和张力的变化。根据肌肉收缩时长度和张力的变化特点，可将肌肉收缩分为等张收缩和等长收缩。在完成工作或对抗地心引力对身体的作用时，这两种收缩往往同时或按顺序发生。

（1）等张收缩：肌肉收缩时，长度变化，张力基本不变，称为等张收缩（isotonic contraction）。其又可分为向心收缩和离心收缩。

1）向心收缩：肌肉收缩时，长度缩短的收缩称为向心收缩，其特点是肌肉收缩使肌肉的长度缩短、起止点相互靠近，因而引起身体的运动。肌肉张力增加出现在前，长度缩短发生在后。

2）离心收缩：肌肉在收缩产生张力的同时被拉长，称为离心收缩。

（2）等长收缩：当负荷达到或超过某一数值时，肌肉在收缩时不能缩短，但肌力却达到最大值。这种张力增加而长度不变的肌肉收缩称为等长收缩（isometric contraction），又称为静力收缩。

四、肌纤维的类型与运动能力

1. 肌纤维的分类 肌纤维的分类有许多种方法，根据不同分类方法，可将肌纤维划分为不同的类型。

（1）根据收缩速度，可将肌纤维分为快肌纤维和慢肌纤维。

（2）根据收缩及代谢特征，可将肌纤维分为快缩、糖酵解型，快缩、氧化、糖酵解型和慢缩、氧化型。

（3）根据运动单位的工作性质，可将肌纤维分为运动性运动单位和紧张性运动单位。

（4）根据收缩特性及色泽，也可将肌纤维分为快白、快红和慢红三种类型。

2. 不同类型肌纤维的形态特征 不同肌纤维的形态特征也不同，其差异主要表现在以下几个方面：

（1）快肌纤维的直径较慢肌纤维的大。

（2）快肌纤维的肌浆网（滑面内质网）较慢肌纤维的发达。

（3）慢肌纤维周围的毛细血管网较快肌纤维的丰富，慢肌纤维与快肌纤维的毛细血管网比为1：0.8，因此慢肌纤维的血液供应较好。

（4）慢肌纤维含有较多的肌红蛋白，而快肌纤维中含有较多收缩蛋白。

（5）与快肌纤维相比，慢肌纤维含有较多的线粒体，而且线粒体的体积较大。

3. 肌纤维类型与收缩速度 快肌纤维收缩的持续时间短，慢肌纤维收缩的持续时间较长。收缩的持续时间长短与肌肉的功能相适应。在人体的骨骼肌中，快运动单位与慢运动单位是相互混杂的，一般不存在单纯的快肌或慢肌。

4. 肌纤维类型与肌肉力量 肌肉收缩的力量与单个肌纤维的直径有关。由于快肌纤维的直径大于慢肌纤维，因此，快运动单位的收缩力量明显大于慢运动单位。快运动单位百分比较高的肌肉的力量大于慢运动单位百分比较高的肌肉。

5. 肌纤维类型与疲劳 快肌运动单位比慢肌运动单位更容易疲劳。慢肌纤维抗疲劳的能力比快肌纤维强得多，因为慢肌纤维的有氧代谢能力较强，慢肌纤维中的线粒体体积大而且数目多，肌红蛋白的含量也比较丰富，周围的毛细血管网较为密集。快肌纤维比较容易疲劳，与其有氧代谢能力较低有关。

五、肌肉的生化代谢

身体运动的基本过程是肌肉收缩做功，做功所消耗的能量从整体来说，通过消化、吸收可以从糖、脂肪、蛋白质等人所共知的能源物质中获得，但是把这些物质中的化学能转化为机械能则只有在肌肉中进行。

（一）肌肉收缩的直接能源

1. 肌丝滑行的机械能　机械能，就是肌肉收缩的直接能量来源于三磷酸腺苷（ATP）。

2. ATP供能途径　每摩尔ATP水解时，末端磷酸结合腱可释放出自由能29.3~50.2kJ（7~12kcal），其比一般化学能结合腱带有更多能量，所以称高能磷酸键。ATP不仅在肌肉中存在，而且在各种生理功能部位普遍存在。

（二）能量代谢的无氧和有氧过程

从ATP的供应途径可知生成ATP主要分为无氧和有氧两个过程。无氧过程在肌纤维的肌浆内即可完成，而有氧过程因氧化所需的酶都在线粒体内，所以必须在线粒体内进行。

六、骨骼肌损伤与修复

（一）骨骼肌损伤大致分类

1. 急性损伤

（1）完全断裂。

（2）部分断裂又分为筋膜内断裂（出血在筋膜囊内）与筋膜囊外断裂（筋膜同时撕裂，出血进入肌间隔）。

（3）肌肉挫伤，部分可继发化骨性肌炎。

2. 缺血性损害　如肱骨髁上骨折并发的前臂缺血性挛缩，各种间隔综合征等。

3. 慢性损伤

（1）肌肉筋膜炎与肌肉劳损。

（2）迟延性肌肉酸痛。

4. 肌痉挛　由于中枢神经损伤引起肌张力增高和痉挛，导致骨骼肌的变性损伤，如脑和脊髓损伤。

5. 制动　由于某些疾病引起的运动功能丧失或者是医源性限制活动，如重症的截瘫和四肢瘫以及骨折、运动损伤术后的限制性活动。

（二）骨骼肌损伤原因

1. 直接的机械损伤　包括挫伤、撕裂、肌牵张过度。

2. 间接机制　包括近端血管或神经损伤。

3. 变性　骨骼肌变性改变包括较轻的颗粒变性和较重的盘状变性、玻璃样变性、蜡样变性和Zenker变性等。颗粒变性时，肌浆内出现微细颗粒，可能是肌浆蛋白凝固的产物。由于细胞完整，可很快恢复。文献报道，肌肉缺血4h，部分肌纤维便开始出现Z线断裂，称其为盘状变性。由于肌纤维整体结构仍然完整，最终也可以恢复。在Zenker变性的基础上，组织自溶，融成一片，肌纤维即呈玻璃样变性，或密度不均匀的蜡样变性。

（三）骨骼肌损伤后的再生步骤

1. 坏死组织的清除　主要由吞噬细胞负责，其来自肌肉内的组织细胞或血管内皮细胞。如果血供好，可见有白细胞浸润。

2. 肌细胞核增殖　坏死细胞清除的同时，肌膜上附着的肌核开始增殖，并逐渐排列成行形成肌蕾。8~14d后肌原纤维开始出现。6周左右肌纤维可望恢复到原形。

3. 再生　卫星细胞存在于肌纤维的周围，是肌肉再生之源。成年哺乳动物的骨骼肌细胞对各种生理刺激反应有很强的适应能力：例如生长、训练和损伤，这个适应过程的发生在很大程度上归功于骨细胞卫星细胞。处于静止期的卫星细胞与成熟的肌纤维相比，有显著的不同，表现为卫星细胞位于肌纤维细胞膜和基质之间的切迹处。成熟的骨骼肌纤维细胞是终末分化的，不具有增生能力，所以肌肉的生长和再生要由卫星细胞来完成。通常状况下，卫星细胞保持不分裂或静止状态，但是，肌肉发生损伤时，卫星细胞进行增生并表达肌标记物（又称为肌纤维母细胞）。最后这些细胞再融合进已存在的骨骼肌纤维中，或者彼此融合，形成新的肌纤维。

（四）骨骼肌再生必须具备的条件

一是坏死区恢复血运，二是肌膜的完整，附着在上面的肌核的存活，这是肌纤维再生的基础。如果缺乏上述条件，肌纤维再生不能或不完整，结缔组织修复即占主导地位，局部出现过多的瘢痕。牵拉造成的劳损的病变较重，预后较差。

损伤与修复的病理生理学机制决定了损伤后康复的速度和程度，而功能恢复取决于收缩器、结缔组织、神经血管结构三者的结构恢复情况。

（刘福迁　李贞兰）

第二节　骨的组织结构与生理

一、骨的结构和功能

（一）骨的结构

骨在肉眼观察、显微镜下和超微结构水平上的结构特征如下：

1. 肉眼观察包括骺和干骺端、松质骨构造和密度、皮质厚度、骨髓腔大小和形状以及骨的外形。

2. 通过光镜在细胞间质结构中反映骨组织最复杂形式为板层骨。

3. 电子显微镜显示胶原和骨无机质。

（二）骨的功能

骨有两个主要功能：骨作为一种支持组织，提供稳定性，保持机体形态，支撑体重；在代谢上维持体液中钙的内环境稳定起到钙库的作用。

二、骨细胞的组织生理学

（一）成骨细胞和骨形成

骨形成分两个阶段：首先成骨细胞沉淀类骨质，其次为类骨质沿着钙化的前缘矿化。在矿化前缘水平上，骨组织众多其他基质成分与磷灰石混合在一起。除此之外，还有金属离子（锶、铅、铁和铝）、四环素和其他荧光色素，能与矿化基质永久性结合。

（二）骨衬细胞和骨细胞

1. **骨衬细胞**　细胞从发育至终末期，成骨细胞渐薄，变成骨衬细胞，然后滞留在骨表层下被一层非矿化基质覆盖。最后去除非矿化基质并与钙化骨交联，维系细胞质与骨细胞连接。骨衬细胞通过一种活跃的收缩作用参与骨吸收初始阶段，被认为是使骨表面暴露作为破骨细胞的附着点。

2. **骨细胞**　由成骨细胞演变而成，可定向分化成一种骨细胞。当细胞表面基质停止排出后，随之被邻近组织包埋。同所有其他成骨细胞一样，先前派生的前体骨细胞与位于骨深层的骨细胞连接经细胞质突起埋入骨小管内。板层骨基质中骨细胞数目每单位容量（数值密度）非常恒定。这种恒定状态暗示，成骨细胞转变成骨细胞的信号来自深层细胞，此时细胞间代谢信息通道已伸展到其临界范围。在包埋中或在此之前，骨细胞已同位于类骨质表面上的成骨细胞建立了连接。

（三）破骨细胞和骨重吸收

在骨组织的发生和生长过程中，既有骨组织的形成，同时也有骨组织的重吸收。骨在不断增大时，尚需变形以适应胚胎时期其他器官的发育，因此有的骨组织需要通过再吸收以适应新环境的要求。参与吸收过程的细胞是破骨细胞。骨组织被吸收的浅凹，是由破骨细胞侵蚀溶解骨组织所造成的。

成骨细胞的骨形成与破骨细胞的骨重吸收是骨组织发生以及生长发育过程中不可缺少的两个方面，通过二者相辅相成不可分割的活动完成骨的成形和改建。成年后这两方面的活动仍缓慢持续。在完成骨改建的过程中，若因某种原因出现二者活动不协调，就会造成骨的异常和病变。

三、骨组织的分型

对于哺乳动物的骨，严格分为三类，称为编织骨、板层骨和平行纤维以及纤细束状骨（或简单平行纤维骨）。

（刘福迁　李贞兰）

第三节　骨修复和骨折愈合

一、骨缺损修复的基本方式

在良好血供条件下，通过开放复位和内固定，达到连接适应性和断端稳定固定，使骨折端直接愈合，而不途经任何软骨形成和软骨膜内骨化的弯路，需要精确的装置和最基本的稳定性。

骨皮质缺损修复可分为三个阶段：首先，缺损由编织骨桥接，接着形成支架，由平行纤维骨和板层骨来加固，最终原始结构经哈弗氏系统重建而复原。

二、影响骨缺损修复的因素和促进修复的方法

（一）妨碍或阻止骨修复的因素

骨缺损愈合能力有其局限性。妨碍或阻止骨修复的因素如下：

1. 血液供应衰减。
2. 力学不稳定性。
3. 应力的遮挡。
4. 特大型缺损。

（二）骨折的修复

骨折愈合（fracture healing）是骨的连续性恢复，重新获得原有骨的结构和性能，从组织学和生理学变化看，骨折愈合过程可分为撞击期、诱导期、炎症期、软骨痂期、硬骨痂期、重建期。骨折愈合是通过血肿诱导，纤维血管性肉芽组织机化，软、硬骨痂直至重建，以恢复骨的连续性及结构。

1. 促进骨折愈合的方法

（1）良好的复位固定。

（2）充足的血供和有利的力学环境。

（3）在骨折愈合过程中，根据生物学特点，通过骨传导、生骨传递、骨诱导、牵拉成骨和引导骨再生。

（4）矫形器的应用：骨折后穿戴矫形器，有助于骨折的稳定，防止骨折移位，促进骨折愈合，缩短医源性制动时间，减少继发性功能障碍。

2. 骨折愈合的过程

（1）骨折自然愈合过程

1）由骨膜和骨内膜骨痂以及由碎片间纤维软骨分化形成的碎片间的稳定结构。

2）膜内和软骨膜内的骨愈合及连续性的恢复。

3）通过哈弗氏系统重建对无血管和坏死灶的代替，在某种程度上异常排列的骨碎片可通过。

4）骨折部位塑建。

5）对骨功能加以校正。

保守外固定后开放或闭合外科复位不能达到坚强固定的情况下，自然愈合方式也有效。常将其称为二期愈合或间接愈合，主要是因为骨折间隙内最初会形成中间结缔组织或纤维软骨，只有到二期才会被骨替代。二期愈合影像学特点是：或多或少有骨痂形成，因破骨细胞重吸收作用使骨折间隙暂时变宽，以及与纤维软骨矿化和骨形成相关的低密度骨折线消退相对较慢。

（2）直接骨折愈合

1）间隙愈合：在一个稳定间隙中，损伤后不久膜内软骨细胞和血管便开始向内生长。一两天内成骨细胞进行分化，并在断端的外露表面处沉积类骨质，大多数无任何先前的破骨细胞样重吸收。像骨膜和膜内骨痂形成一样，这种并置骨形成代表着对损伤组织中释放活化物质的最初和最快速的反应。间隙被板层骨同心填充，而大的间隙则由最初形成的编织骨合成物填充，之后通过同心板层骨沉积使之完善。这种快速填充只限于小间隙（间隙宽度为1mm或更小），通常在4~6周内完成。大间隙的填充需要的时间较长，常先在间隙表层（大部分位于骨膜底下）形成骨桥。这种填充也可在植入物去除后螺丝孔的愈合处观察到。

（三）骨折的愈合标准

1. 接触愈合 通过解剖复位和加压使骨折线产生致密带，这种碎片间的直接接触会阻止任何细胞或血管的向内生长，组织动力学研究使人们认识到，骨单位重建是一种缓慢的过程。此过程只有在数周延缓期之后才会开始，而且还受破骨细胞重吸收率的限制。有人认为直接愈合与"骨单位愈合"是一样的，所以它代表一种骨修复的延长过程。间隙愈合在直接骨愈合中起着一种支配的作用，因为间隙远比接触区更多见。另外，接触区对通过加压来保持稳定是不可缺少的，它同样也保护着间隙防止其变形。间隙愈合和接触愈合之间的协同作用是一种在压力下促进骨折愈合的生物学办法。

2. 哈弗氏系统重建的激活 在所有类型骨折修复的后期，皮质骨内部重建是一个普遍特点。通过哈弗氏系统重建机制，使致密骨内部构筑恢复，使无血管和坏死灶被替代，并使碎片周围和碎片间的骨痂被替代和重建。骨的任何力学损伤，血供暂时改变以及炎症作用，都会把局部重建激活。

三、骨折愈合的分期和愈合的标准

（一）骨折愈合的分期

骨折的愈合，根据其生理变化，一般可分为三期。

1. 血肿机化期，骨折以后2~3周。
2. 原始骨痂期，一般要4~8周。
3. 骨痂改造期，一般要8~12周。

在此以后，还有一个骨痂塑形期，成人所需的时间一般要2~4年，儿童则在2年以内。

（二）骨折愈合的标准

制订骨折临床愈合和骨性愈合的标准，有利于确定外固定的时间和适配康复支具。

1. 骨折临床愈合的标准

（1）局部无压痛，无纵轴叩击痛。

（2）局部无异常活动。

（3）X线照片显示骨折线模糊，有连续性骨痂通过骨折线。

（4）在解除外固定的情况下，上肢能平举1kg达1min，下肢能不扶拐在平地连续步行3min，并不少于30步。

（5）连续观察2周骨折处不变形，则观察的第1天即为临床愈合日期。

第（2）（4）两项的测定必须慎重，以不发生骨折处变形或再骨折为原则。

2. 骨折骨性愈合的标准

（1）具备临床愈合标准的条件。

（2）X线显示骨小梁通过骨折线。

（刘福迁　李贞兰）

第四章 力学与生物力学

第一节 力

一、力的概念

1. 力是物体间的一种机械作用 力的作用方式通常有两种：一种是直接接触而产生的力，如物体间的推、拉、提、压等；另一种是物体间不直接接触而产生的力，如物体间的吸引、排斥等。

2. 力的作用是相互的 一个物体对另一个物体施加力的同时，另一个物体也对这个物体施加力。换言之，产生力的物体，既是施力物体，同时也是受力物体，也就是说要产生力，必须有两个物体：施力物体和受力物体。

3. 力的作用效果 一是力可以使物体的形状发生改变，例如关节软骨在关节作用力下产生形变；二是力可以使物体的运动状态（运动方向和速度大小）发生改变，例如关节在肌肉拉力产生力矩的作用下发生转动的过程。

二、力的矢量特征

力是一种具有大小、方向和作用点的矢量。力所产生的作用效果与力的大小、方向和作用点都有关系，所以把力的大小、方向、作用点称为力的三要素。根据研究和解决实际问题的需要，可以从不同的角度对力进行区分。

力是矢量，用 F 表示。矢量的始端（或末端）表示力的作用点，沿着力矢顺着箭头的指向表示力的方向，用线段长度按比例尺表示力的大小。通过力的作用点沿力的方向的直线，称为力的作用线。

三、力的分类

1. 外力和内力 根据施力物体和对象的关系可将力分为外力和内力。

若被研究对象是某一物体，则该物体内部各部分间的作用力称内力；若被研究对象是两个或多个物体组成的系统，则系统内部各物体间的作用力都称该系统的内力。

外力则是被研究对象以外的其他物体对该物体（或系统）的作用力。在中学阶段，若无特别说明，一般所谈的受力，指的都是外力。

2. 拉力、压力和剪切力 物体内部和相邻部分的拉力或压力都是内力，其中前者为张力。理想的柔绳内部只能有张力，而不可能有相互挤压力，其张力总是与绳的轴线相切（如绕在轮上被拉紧的绳）。所以柔绳只能对外产生拉力和侧压力，不能产生轴向压力。杠杆既能对物体产生拉力，也能对物体产生压力，还能对物体产生侧压力。

3. 重力（引力） 重力是物体由于地球的吸引而受到的力，方向竖直向下。重力的作用点在物体的重心上，在地球表面附近可认为重力保持不变。地球（质量 M）上的物体（质量 m）受到地球的万有引力，物体随地球自转而做匀速圆周运动所需的向心力是物体所受万有引力的一个分力，由于这一分力极小，所以万有引力的另一个分力——重力无论是大小还是方向都与万有引力相差无几。所以有球半径，式中 r 是物体到地心的距离，即 $r=R+h$，由于地球半径，所以地球表面附近的重力加速度 g 值变化甚微，可视为不变。重力是物体在地球表面附近所受的万有引力。同样，重力方向竖直向下，表明在不大的范围内，物体在各处受到重力方向是平行的，这依然是一种理想化的处理方法。注意：当物体离开地面，不随地球一起转动时，重力与物体和地球间的万有引力等同。

4. 摩擦力 摩擦力是一个物体在另一个物体表面有相对运动或相对运动趋势时，所产生的阻碍相对运动或相对运动趋势的力，方向沿接触面的切线，且与相对运动或相对运动趋势的方向相反。摩擦力分为滑动摩擦力、静摩擦力和滚动摩擦力三种。摩擦分为静摩擦和滑动摩擦。

当两个相互接触的物体之间存在相对滑动的趋势（就是说：假如它们之间的接触是"光滑的"，将发生相对滑动）时，产生的摩擦力为静摩擦力，其方向与接触面上相对运动趋势的指向相反，大小视具体情况而定，由平衡条件或从动力学的运动方程解算出来。最大静摩擦力为 $f_{max} = \mu_0 N$，式中 μ_0 称为静摩擦因数，其取决于接触面的材料与接触面的状况等，N 为两物体间的正压力。当两个相互接触的物体之间有相对滑动时，产生的摩擦力为滑动摩擦力。滑动摩擦力的方向与相对运动的方向相反，其大小与两物体间的正压力成正比。

5. 载荷的时间性（静载荷、动载荷、冲击） 静载荷即构件所承受的外力不随时间而变化，而构件本身各点的状态也不随时间而改变，就是构件各质点没有加速度。如果整个构件或整个构件的某些部分在外力作用下速度有了明显改变，即产生了较大的加速度，此时的应力和变形问题就是动载荷问题。

动载荷包括短时间快速作用的冲击载荷（如空气锤）、随时间做周期性变化的周期载荷（如人体步态中足底受力的变化）和非周期变化的随机载荷。

静载荷和动载荷对于构件的作用是不同的，例如起重机中的绳索。当物体静止不动或以等速上升时，绳索所受拉力等于物体的重量，物体的重量对绳索为静载荷作用。但是如果绳索吊着物体以加速度上升，绳索就要受到较大的拉力，这时物体的重力便引起了动载荷作用。

在生物力学中，人体关节与组织受动载荷作用的例子很多。例如关节软骨、骨骼系统等，在运动状态时它们的每一微小部分都有相当大的加速度，因此是动载荷问题。当发生碰撞时，载荷在极短的时间内作用在人体上，例如足跟与地面在冲击碰撞时所引起的应力可能很大，而人体组织的强度性质也与静载荷作用时不同，这种应力称为冲击应力。此外，当载荷作用在人体时，如果载荷的大小经常做周期性改变，组织的力学特性也将不同，这种载荷作用下的应力称为交变应力。冲击应力和交变应力的计算问题也是动载荷问题。

四、力的分布和压力

分布力与集中力相对应，是指力作用在人体组织时其作用面上力的分布状况。如果作用在人体的外力其作用面的面积相对较大而不能简化为集中力时，我们称之为分布力。因此，人体在加载的情况下其外部和内部各点所受的应力大小和方向、应力分布不仅与组织力学特性和该组织的几何形状有关，而且与载荷大小和加载方式有关。

压力是由于相互接触的两个物体互相挤压发生形变而产生的。从物理学上来说，压力也是气体对于固体和液体表面的垂直作用力，或者是液体对于固体表面的垂直作用力。压力的作用特点是：作用方向与作用面垂直并与作用面的外法线方向相反；压力一定时，受力面积越小，压力作用效果越显著；受力面积一定时，压力越大，压力作用效果越显著。

$$P=F/A$$

压力可以分为静态压力和动态压力。静态压力一般理解为不随时间变化的压力，或者是随时间变化较缓慢的压力，如人站立状态时足底压力是一种静态压力。动态压力和静态压力相对应，理解为随时间快速变化的压力，如残肢端与假肢接受腔的在步态条件下的压力可认为是一种动态压力。

（陈文明）

第二节　力矩、力偶和力偶矩

一、力矩的概念

力矩的概念，起源于阿基米德对杠杆的研究。力矩定义为作用力使物体绕着转动轴或支点转动的趋向。力矩的单位是牛顿·米（N·m）。转动力矩又称为转矩或扭矩。力矩能够使物体改变其旋转运动。推挤或拖拉涉及作用力，而扭转则涉及力矩。力矩等于径向矢量与作用力的叉乘。

$$M=L\times F$$

L 是从转动轴到着力点的距离矢量，F 是矢量力，力矩也是矢量。力对轴的矩是力对物体产生绕某一轴转动作用的物理量，其大小等于力在垂直于该轴的平面上的分量和此分力作用线到该轴垂直距离的乘积。当力的大小为零或力臂为零时，则力矩为零。力沿其作用线移动时，因为力的大小、方向和力臂均没有改变，所以力矩不变。相互平衡的两个力对同一点的矩的代数和等于零。

力矩（moment of force）是对物体产生转动作用的物理量，可以分为力对轴的矩和力对点的矩。

二、力偶和力偶矩

力偶是指大小相等、方向相反，但作用线不在同一直线上的一对力。力偶能使物体产生纯转动效应。例如，用双手使用丝锥，施加的力偶对丝锥不会产生横向侧压力，这样钻得的孔才能与表面垂直。

力偶的二力对空间任一点之矩的和是一常量，称为力偶矩。作用在刚体上的两个或两个以上的力偶组成力偶系。若力偶系中各力偶都位于同一平面内，则为平面力偶系，否则为空间力偶系。力偶既然不能与一个力等效，力偶系简化的结果显然也不能是一个力，而仍为一力偶，此力偶称为力偶系的合力偶。

（陈文明）

第三节　力的平衡条件

一、静力学概念

静力学是研究质点系受力作用时的平衡规律，属于理论力学的范畴。力系要成为平衡力系而需要满足的条件称为平衡条件。

二、受力分析

在静力学中，研究力的作用效果时，物体在力作用下所产生的变形很小，对物体的平衡或运动的影响甚微，可忽略不计，可将物体抽象为刚体。

1. 静力学基本原理

（1）二力平衡条件：作用在刚体上的两个力，使刚体保持平衡的充要条件是这两个力大小相等，方向相反，且作用在同一直线上。

（2）加减平衡力系原理：在已知力系上加上或减去任意的平衡力系，并不改变原力系对刚体的作用。

（3）力的平行四边形法则：作用在物体某一点的两个力的合力，亦作用在同一点上，其大小及方向可由这两个力所构成的平行四边形的对角线来表示。

（4）作用力和反作用力定律：作用力和反作用力总是同时存在，两力的大小相等、方向相反，沿着同一直线，分别作用在两个相互作用的物体上。

（5）约束与约束反力：对非自由体的位移起阻碍作用的周围物体称为约束，这种阻碍作用称为约束（反）力。自由体与非自由体的判断是基于其位移是否受到限制来区分的。约束力的方向必与该约束所能够阻碍的位移方向相反。除约束力外，物体上受到的促使物体运动或有运动趋势的力，称为主动力。在静力学问题中，约束力与主动力一起构成平衡力系。

2. 物体的受力分析 解决力学问题时，首先要选定需要进行研究的物体，即选择研究对象；然后根据已知条件、约束类型并结合基本概念和公式分析其受力情况，这个过程称为物体的受力分析。

正确地进行物体的受力分析并画其受力图，是分析、解决力学问题的基础。画受力图时必须注意以下几点。

（1）明确研究对象。根据求解需要，可以取单个物体为研究对象，也可以取由几个物体组成的系统为研究对象。不同的研究对象的受力图是不同的。

（2）正确确定研究对象受力的数目。由于力是物体间相互的机械作用，因此，对每一个力都应明确其是哪一个施力物体施加给研究对象的，决不能凭空产生。同时，也不可漏掉某个力。一般可先画主动力，再画约束反力。凡是研究对象与外界接触的地方，都一定存在约束反力。

（3）当分析两物体间相互作用时，应遵循作用、反作用关系。若作用力的方向一经假定，则反作用力的方向应与之相反。当画整个系统的受力图时，由于内力成对出现，组成平衡力系。因此不必画出，只需画出全部外力。

（4）对于某一处的约束反力的方向一旦设定，在整体、局部或单个物体的受力图上要与之保持一致。

（5）当物体间的连接处为光滑铰链时，称该处为节点。节点受主动力作用时，一般都认为主动力作用于销钉上或作用于球铰链的中心上。

（6）若分离体与二力体（或二力杆）相连，则一定要按二力体（或二力杆）的约束特点画出二力体（或二力杆）对分离体的约束反力。

（7）尽管作用于刚体上的力是滑移矢量，但在画受力图时，一般不要随便移动力的作用点位置。这样做一方面便于为画变形体的受力图养成良好习惯，另一方面便于检查受力图是否正确。

（8）当已知约束反力的方向时，必须将约束反力按真实方向画出。当无法预知约束反力的方向时，可根据相应约束的特点，或者按约束两相反方向假定一个方向画出，或者用约束反力的正交分力（各正交分力的方向可任意假定）表示出。至于约束反力或约束反力的正交分量的正确方向，在静力学中可通过平衡方程，在动力学中可通过动力学方程，求出其值的正、负号后确定。正号表示与假定的方向一致，负号表示与假定的方向相反。

（陈文明）

第四节　材料力学

一、材料力学的研究范畴

材料力学（material mechanics）是固体力学的一个分支，与理论力学、结构力学并称三大力学。材料力学是研究材料在各种外力作用下产生的应变、应力、强度、刚度、稳定和导致各种材料破坏的极限。在材料力学中，研究对象被看作均匀、连续且具有各向同性的线性弹性物体。在近似分析中，人或者动物组织的压缩、拉伸、断裂的强度理论及其状态参数都可应用材料力学的标准公式。但在实际研究中，特别是涉及软组织力学的分析，可能会有不符合这些条件的材料，所以必须要应用各种理论与实际方法对材料进行实验比较。材料力学的研究内容包括两大部分：一部分是对材料的力学性能（或称机械性能）的研究，材料的力学性能参量可用于材料力学的计算。另一部分是对杠杆进行力学分析。按受力和变形可将其分为拉、压、受弯曲（有时还应考虑剪切）等几大类（图4-4-1）。杆中的内力有轴力、剪力、弯矩和扭矩。

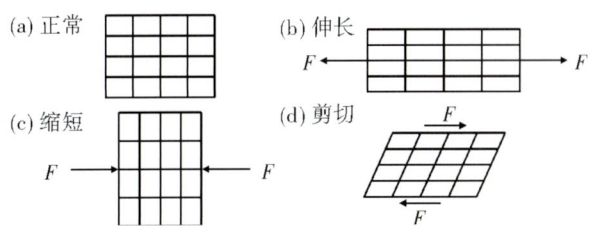

图 4-4-1　材料根据受力的不同可致伸长（b）、缩短（c）、剪切（d）形变

根据材料性质和变形情况的不同，可将材料力学问题大致分为三类。

1. 弹性问题　在很小形变条件下，材料服从胡克定律，对结构列出的所有方程都是线性方程，相应的问题就称为线性问题。对这类问题可使用叠加原理，即为求结构在多种外力共同作用下的形变（或内力），可先分别求出各外力单独作用下的形变（或内力），然后将这些形变（或内力）叠加，从而得到最终结果。

2. 几何非线性问题　在较大形变条件下，就不能在原有几何形状的基础上分析力的平衡，而应在形变后的几何形状的基础上进行分析。这样，力和形变之间就会出现非线性关系，这类问题称为几何非线性问题。

3. 物理非线性问题　在物理非线性问题中，材料内的形变和内力之间（如应变和应力之间）不满足线性关系，即材料不服从胡克定律。在几何非线性问题和物理非线性问题中，叠加原理失效。

二、形变体力学的基本概念

1. 受力和形变　凡物体受到外力而发生形状变化称之为"形变"。形变的种类可分为如下几种：

（1）纵向形变：杆的两端受到压力或拉力时，长度发生改变。

（2）体积形变：物体体积大小改变。

（3）剪切形变：物体两相对的表面受到在表面内的（切向）力偶作用时，两表面发生相对位移，称为切变。

（4）扭转形变：一圆柱状物体，两端各受方向相反的力矩作用而扭转，称扭转形变。

（5）弯曲形变：两端固定的钢筋，因负荷而弯曲，称弯曲形变。

（6）微小形变：指肉眼无法看到的形变，如果一个力没有改变物体的运动状态，以及没有发生以上形变，一般认为是物体发生了微小形变。

还包括弹性材料的应变，塑性材料的永久形变和液体的流动。无论产生什么形变，都可归结为长变与切变。

2. 法向（正）应力和剪应力　应力是受力杠杆某一截面上的某一点处的内力集度。应力用内力与截面积的比值表示，单位为Pa。正应力为垂直于横截面的应力，用σ表示；相切于截面的应力分量称为剪应力，用τ表示（图4-4-2）。

正应力表示结构内部相邻两截面间拉伸和压缩的作用，剪应力表示相互错动的作用特性。正应力和剪应力的向量和称为总应力。

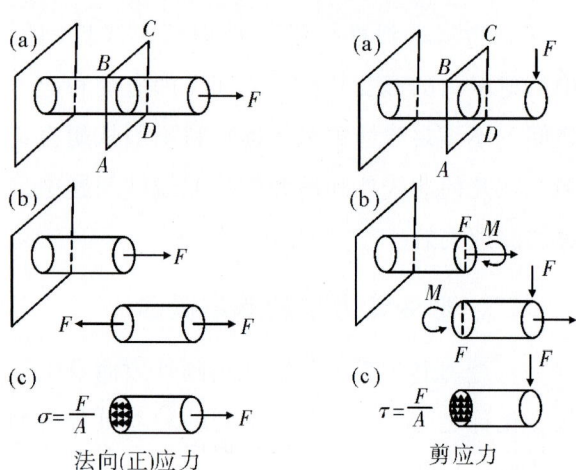

图4-4-2 法向（正）应力和剪应力示意图

3. 剪切应变 剪切应变是剪切时物体所产生的相对形变量，即指在简单剪切的情况下，材料受到的力 F 是与截面 AO 相平行的大小相等、方向相反的两个力，在此剪切力作用下，材料将发生偏斜。偏斜角 θ 的正切定义为剪切应变 γ，即：

$$\gamma = \tan\theta$$

当剪切应变足够小时，$\gamma = \theta$，相应地剪切应力为：

$$\tau = F/A$$

三、应力和应变

1. 应力–应变关系曲线 应力–应变关系曲线的形状反应材料在外力作用下发生的线性（P）、弹性极限（E）、屈服（Y）、断裂（U）等各种形变过程（图4-4-3）。

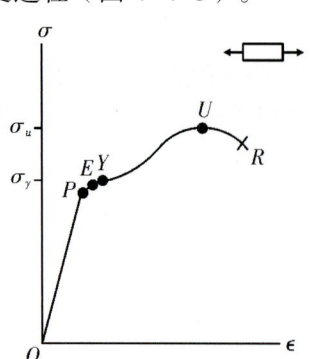

图4-4-3 应力–应变关系曲线图

2. 弹性形变和胡克定律 物体在外力作用下将发生形变，如果外力撤去后，相应的形变消失，这种形变称为弹性形变。一般认为人体组织在微小形变条件下发生的形变是弹性形变。在弹性形变范围内，材料中的应力与应变之间满足线性关系，称之为胡克定律。这是力学弹性理论中的一条基本定律，满足胡克定律的材料称为线弹性材料。

3. 塑性形变 如果作用于物体的外力较大，当外力撤去后，所引起的形变并不完全消失，而有剩余形变，称为塑性形变。

4. 颈缩（necking） 随着塑性形变的增大，应力也持续增加，材料均匀变长。颈缩是指在拉伸应力下，当应力达到一定程度时，材料可能发生的局部截面缩减的现象（图4-4-4）。

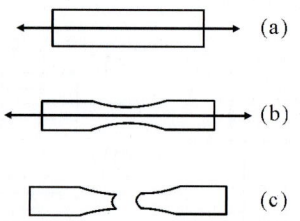

图4-4-4 材料在拉伸应力作用下发生的局部截面颈缩

5. 应变能（strain energy） 物体受到外力作用时，力对物体做功而发生应力和应变并储存于形变体内的能量。这种以应变和应力的形式储存在物体中的势能，称为应变能。计算应变能的方法是计算在应力应变平面内，应力应变曲线与应变轴和应变量的垂线所围成的面积（图4-4-5）。如果弹性形变是可逆的，那么弹性应变能增量也是可逆的。当外力逐渐减

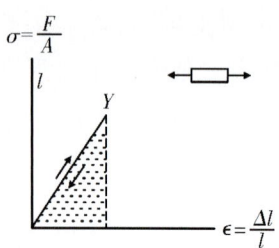

图4-4-5 应变能的计算方法示意图（阴影部分面积）

小，形变逐渐减小，固体会释放出部分能量而做功。但是塑性形变就不同，由于形变的不可逆性，塑性形变所耗散的应变能也是不可逆的。

四、材料的力学特性

1. 杨氏模量　杨氏模量是指材料在弹性形变阶段，其应力和应变成正比例关系，其比例系数称为弹性模量。杨氏模量是弹性材料的一种最重要、最具特征的力学性质，用 E 表示。弹性模量（E）可视为衡量材料产生弹性形变难易程度的指标，其值越大，使材料发生一定弹性形变的应力也越大，即材料刚度越大，亦即在一定应力作用下，发生弹性形变越小。

根据胡克定律，在物体的弹性限度内，应力与应变成正比，比值被称为材料的杨氏模量，其是表征材料性质的一个物理量，仅取决于材料本身的物理性质。因此，弹性模量是材料的抗弹性形变的一个量，即反映材料刚度的一个指标。

根据不同的受力情况，分别有相应的拉伸弹性模量（杨氏模量）、剪切弹性模量（刚性模量）、体积弹性模量等。弹性模量是一个材料常数，表征材料抵抗弹性形变的能力，其数值大小反映该材料弹性形变的难易程度。

2. 弹性极限　弹性极限的定义为材料受外力（拉力）到某一限度时，若除去外力，材料本身不发生任何永久形变的条件下，材料所能承受的最大应力值。例如，在体外对肌腱做拉伸试验时，当应力达到某一值，肌腱将不会自行恢复原状，此应力值称为弹性极限。若肌腱所承受的应力小于弹性极限，则可以自行恢复原状。

3. 屈服强度　材料由弹性形变变为塑性形变的应力，称屈服强度。因此，屈服强度反映的是材料开始发生明显塑性形变时的最低应力值。屈服强度反映了发生屈服现象时的屈服极限，亦即抵抗微量塑性形变的应力。对于无明显屈服的材料，规定以产生 0.2% 残余形变的应力值为其屈服极限，称为条件屈服极限或屈服强度。

4. 泊松比（Poisson ratio）　泊松比是指材料在单向受拉或受压时，横向正应变与轴向正应变的绝对值的比值，也称为横向形变系数，其是反映材料横向形变的弹性常数。

5. 各向同性与各向异性材料　如果材料沿每个方向的力学性质均相同，或者说材料关于任意平面对称，这种弹性体称为各向同性材料；反之，即为各向异性材料。例如骨，无论在微观结构还是在力学性质上都是各向异性的。

五、疲劳强度

疲劳强度是指材料在无限次交变载荷作用下而不会产生破坏的最大应力，称为疲劳强度或疲劳极限。实际上，所有的材料并不可能通过无限次交变载荷试验。例如，疲劳性骨折是一种典型的疲劳断裂，其是由低于骨所能承受极限强度的应力长期反复作用于某一位点，使其骨小梁不断发生断裂，通过积累性折裂而出现的。

（陈文明）

第五章 人体生物力学

第一节 骨与关节生物力学

一、骨的力学特性

（一）各向异性

骨具有多层的复合材料结构。这种结构的最大特点为具有各向异性力学特性，即其力学特性具有较强的对成分和结构的依赖性。但是应该指出的是，同一块骨的不同部分的力学特性是有差异的。

（二）黏弹性

骨是一种黏弹性材料，也具有明显的黏弹性效应。对骨试样做拉伸或压缩（单轴）即可得到滞回曲线，这说明骨试样在加载—卸载的过程中耗散能量。

（三）骨强度与骨密度

骨密度（bone mineral density，BMD）是检测骨质量的一个重要标志和判定骨强度的主要指标，反映骨质疏松程度，预测骨折危险性的重要依据。通过骨密度检查可以判断和研究骨生理、病理和人的衰老程度，以及诊断全身各种疾病对骨代谢的影响。

（1）骨生长受外部应力的影响，应力对骨生长、构建（modeling）和重建（remodeling）起着调节作用。人们很早就已经开始探索机械外力与骨生长发育之间的关系。Meyer等最早提出骨小梁沿主应力方向排列理论。19世纪，Wolff进一步发展了他们的理论，提出了"Wolff定律"，指出骨小梁不仅沿主应力方向排列，当主应力方向发生改变时，骨小梁也会随之发生改变；骨的形态和功能的每一种变化，或单独功能的改变，将导致相应的内部结构以及外部形状改变。

（2）骨是力学敏感性组织，根据载荷不同调节其骨量、结构及力学特征。骨以最优的形式适应其力学环境，即骨质中的骨细胞能够感应局部的应力，并据此调整细胞的成骨、吸收作用。外部载荷可以不同程度地调节骨力学特性，这一结果从理论上和实验中都得到了充分证明，对于预防和缓解骨质疏松带来的危害非常重要。

（3）静态载荷与动态载荷：载荷是指随着作用时间的变化，大小及方向都不发生变化的力。Herr等（1971）研究了承受动态载荷的兔，他们指出：动态应力对骨的功能适应性是一个形态发生改变的刺激，不管作用的是拉应力还是压应力，引起骨响应的，必须是动态载荷，而非静态载荷。动态载荷是日常生活和实验中最常见的加载方式，包括交变载荷、循环载荷及间歇载荷等。它们的共同特点是载荷随时间变化而有规律地重复。走、跑、跳等基本运动形式可近似看成动态载荷对骨的作用。

大量研究表明动态载荷作用于骨可以有效地提高骨的力学性能。动态载荷可明显增加骨小梁的宽度和数量，并且增加松质骨的强度。大量研究表明骨力学性能地提高与载荷大小有关，中等强度载荷可以提高骨力学性能，而高强度载荷对提高骨力学性能无明显作用，甚至会导致骨微结构破坏，骨力学性能下降。

（4）骨质疏松及骨结构的改变：骨质疏松症最终标志是骨力学性能下降，发生骨折的危险性增大。骨密度一直作为描述和诊断骨质疏松症及评价骨折危险性的一个有效、无创、可以定量测量的指标。但是，大量临床数据显示，骨密度正常状态下的患者仍可能发生骨折，或者相同骨密度的人群，骨折的发生率也不同。在临床上单纯依靠骨密度对骨质疏松症进行诊断会引起误诊或漏诊等问题。此外，骨密度仅能反映骨矿物含量，很难体现出骨的抗骨折能力。

随着医学成像技术的发展，医学图像分辨率不断提高，目前可以达到微米级别。经过重建后的三维图像能够清晰地呈现骨骼内部微观结构，动物和人体骨骼及人体不同解剖部位骨骼微观结构差异很大。高分辨率医学成像技术可以用于研究老龄化或骨质疏松症等骨疾病引起的骨骼微观结构变化，探究骨质疏松症的发病机制，寻找决定骨质量的微观结构因素。同时，高分辨率医学成像技术也可以用于骨质疏松症药物治疗后的效果评价。

二、肌肉、肌腱和韧带生物力学

（一）骨骼肌的分类

骨骼肌按其在运动中的作用不同，分为原动肌、拮抗肌、固定肌和协同肌。

1. 原动肌（agonist） 在运动的发动和维持中一直起主动作用的肌肉称为原动肌。

2. 拮抗肌（antagonist） 拮抗肌指那些与运动方向相反或发动和维持相反运动的肌肉。原动肌收缩时，拮抗肌协调地舒张或适当地离心收缩，以保持关节活动的稳定性及提高动作的精确性，并能防止关节损伤。

3. 固定肌（fixator） 固定肌是指为了发挥原动肌对肢体的动力作用，需将肌肉近端附着的骨做充分的固定，这类固定骨的肌肉即为固定肌。

4. 协同肌（synergist） 协同肌是指原动肌跨过一个单轴关节可产生单一运动，如多个原动肌跨过多轴或多个关节，就能产生复杂的运动，此时需要其他肌肉收缩来消除某些因素，这些可辅助完成某些动作的肌肉，称为协同肌。

（二）肌腱和韧带的生物力学

肌腱是机体软组织中具有最高拉伸强度的组织之一，原因是其由胶原组成，而胶原是最强的纤维蛋白，同时这些纤维蛋白沿张力作用方向平行排列。

胶原的力学性质主要由胶原纤维的结构、胶原与细胞外间质、蛋白多糖之间的相互作用决定。骨－肌腱－肌肉结构的性质依赖于肌腱本身、肌腱与骨附着处、肌腱肌肉交界处三者的力学性质。

肌腱和韧带与许多组织一样，具有与时间和过程相关的弹性特征，即肌腱和韧带的伸长不仅与受力的大小有关，也与力的作用时间及过程有关。这种黏弹性反映了胶原的固有性质及胶原与基质之间的相互作用。肌腱和韧带与时间的关系可用蠕变－应力松弛曲线来描述。组织持续受到特定随时间延长发生的拉伸过程称为蠕变。

三、关节生物力学

（一）骨关节的基本概念

骨与骨之间连接的地方称为关节，如四肢的肩、肘、指、髋、膝等关节。骨关节由相邻的骨之间借结缔组织构成的囊相连，由关节囊、关节面和关节腔构成。

1. 关节面 即构成关节各骨的邻接面，关节面上覆盖有一层很薄的光滑软骨。软骨的形状与骨关节面的形状一致，可以减少运动时的摩擦；同时软骨富有弹性，可减缓运动时的振荡和冲击作用。关节软骨属透明软骨，其表面无软骨膜。通常一骨形成凸面，成关节头；一骨形成凹面，成为关节窝。

2. 关节囊 关节囊是由跨过关节附丽于邻近骨，独特的纤维组织所构成的膜性囊，密封关节腔。关节囊分为内、外两层，外层为厚而坚韧的纤维层，由致密结缔组织构成。纤维层增厚部分称为韧带，可增强骨与骨之间的连接，并防止关节的过度活动。关节囊的内层为滑膜层，薄而柔软，由血管丰富的疏松结缔组织构成，含有平行和交叉的致密纤维组织，并移行于关节软骨的周缘，与骨外膜有坚固连接。滑膜形成皱褶，围绕着关节软骨的边缘，但不覆盖软骨的关节面。滑膜层产生滑膜液，可提供营养，并起润滑作用。

3. 关节腔 关节囊与关节面所围成的潜在性密封腔隙，称关节腔。腔内含有少量滑膜液，使关节保持湿润和滑润；腔内平时呈负压状态，以增强关节的稳定性。

相对的骨面之间有腔隙，腔内含有少量滑液。每个关节都有关节面、关节囊、关节腔，其活动幅度较大。某些关节，如膝关节，还有韧带、关节盘和半月板等辅助结构。关节疾病可使关节腔内液体增多，形成关节积液和肿大。关节周围有许多肌肉附着，当肌肉收缩时，可做伸、屈、外展、内收及环转等运动。

（二）骨关节的生物力学研究

1. 关节的自由度 关节面的形态、运动轴的多少与方向，决定着关节的运动和范围，其运动形式基本上沿三个互相垂直的轴做三组拮抗性的运动。

（1）屈和伸：是指关节沿冠状轴进行的运动。运动时，两骨之间的角度发生变化，角度变小称为屈（flexion）；相反，角度增大称为伸（extension）。一般来说，屈指的是关节向腹侧面成角，而膝关节则相反，小腿向后贴近大腿的运动称为膝关节的屈，反之则称为伸。在足部，足上抬，足背向小腿前面靠拢为踝关节的伸，亦称背伸；足尖下垂为踝关节的屈，亦称跖屈。

（2）外展和内收：外展是关节沿矢状轴进行的运动。运动时，骨向正中矢状面靠拢，称收或内收（adduction）；反之，远离身体正中矢状面，称展或外展（abduction）。但手指的收展是以中指为准的靠拢、散开运动，足趾的收展是以第2趾为准的靠拢、散开运动。

（3）旋内和旋外：是指关节沿垂直轴进行的运动，统称旋转（rotation）。骨向前内侧旋转，称旋内（medial rotation）；反之，向后外侧旋转，称旋外（lateral rotation）。在前臂，桡骨是围绕通过桡骨头和尺骨头的轴线旋转，将手背转向前方的运动，称旋前（pronation），将手掌恢复到向前而手背转向后方的运动，称旋后（supination）。此外，有些关节还可进行环转运动（circumduction），即关节头在原位转动，骨（肢体）的远侧端做圆周运动，运动时全骨（肢体）描绘出一圆锥形的轨迹。能沿二轴以上运动的关节均可做环转运动，实际为屈、外展、伸和内收的依次连续运动，如肩、髋、腕等关节。

2. 影响关节运动幅度的因素 限制关节活动范围的生理因素主要包括：骨性限制、软组织的限制、韧带的限制和肌肉的张力以及失神经支配等。

（1）拮抗肌的肌张力：如髋关节的外展动作受到内收肌张力的限制，使其不能过度外展，同样的，髋屈肌会限制髋部的伸展动作。又如，在膝关节伸展位进行屈髋将受到腘绳肌的限制。

（2）软组织相接触：如髋膝关节屈曲与胸腹部相接触影响髋膝关节的过度屈曲。

（3）关节的韧带张力：关节韧带强，则活动幅度就小，例如髋伸展受髋部韧带的限制，伸膝时会受到前交叉韧带、侧副韧带等的限制。

（4）关节周围组织的弹性情况：关节囊薄而松弛，关节的活动度较大，如盂肱关节与胸锁关节同属轴关节，但因关节囊松紧不同而关节活动度不同，前者较为灵活。

（5）骨组织的限制：如伸展肘关节时，会因关节形态而有骨与骨的接触，限制肘过伸。

此外，关节囊外软组织挛缩可导致关节活动受限，影响关节的主动、被动运动范围。临床上，由于关节长期制动、卧床、创伤、烫伤等造成肌肉皮肤短缩，形成瘢痕而导致挛缩。组织粘连发生于关节内、关节周围软组织以及引起该关节活动的主要肌肉。例如，关节组织受损伤后，大量的浆液纤维组织渗出，局部出现胶原纤维，导致粘连形成，又因为疼痛，关节活动少、不充分，使韧带、肌腱等被胶液粘在一起，一旦形成组织粘连，将影响关节的运动范围。同样，关节的周围组织烧伤、烫伤后形成的瘢痕也将与皮下软组织粘连，缩小关节的活动范围，影响关节的主动、被动运动。因此，应在不加重患者损伤及不引起难以忍受的疼痛的条件下，尽早做轻柔的关节被动或主动活动，维持关节周围组织的灵活性，防止粘连的发生，以缩短功能恢复的时间，增大关节活动范围。关节外伤后，关节腔内纤维软骨撕裂，使关节内产生异物，也可造成关节活动受限。关节疾病，例如类风湿关节炎、关节僵硬、异位骨化、骨性关节炎等，也将影响关节的活动范围。

（三）软骨的生物力学研究

1. 关节软骨 关节软骨属于透明软骨，表面光滑，呈淡蓝色，有光泽，其是由一种特殊的致密结缔组织的胶原纤维构成的基本框架，这种框架呈半环形，类似拱形球门，其底端紧紧附着在下面的骨质上，上端朝向关节面。这种结构使关节软骨紧紧与骨结合起来而不会掉下来，同时当受到压力时，还可以有少许的变形，起到缓冲压力的作用。在这些纤维之间，散在分布着软骨细胞，软骨细胞由浅层向深层逐渐由扁平样至椭圆或圆形的细胞组成，这些软骨细胞维持关节软骨的正常代谢。

关节软骨的主要功能包括有：

（1）关节软骨能将作用力均匀分布，使承重面扩大。能最大限度地承受力学负荷，还能保护关节软骨不易损伤。

（2）润滑作用。关节软骨非常光滑，关节运动时不易磨损。关节软骨能维持人一生的活动而不损伤，良好的润滑作用起着关键性的作用。当关节滑膜有病变时，如类风湿关节炎等，滑液分泌异常，失去正常的润滑作用，影响关节功能发挥及关节软骨的营养供应。

（3）关节软骨具有力的吸收作用。人在一生中从事很多剧烈活动，例如冲击力的作用而不损伤关节，原因之一就是关节软骨有力或者能量的吸收作用。关节软骨不但光滑，还有弹性，能够最大限度地吸收、缓冲应力作用。关节软骨损伤后力的吸收作用降低，关节损伤、退变会进行性加重。

关节软骨没有神经支配，也没有血管，其营养成分必须从关节液中获得，而其代谢废物也必须排至关节液中，关节软骨的这种营养代谢必须通过关节运动，使关节软骨不断受到压力刺激才能进行，所以关节运动对于维持关节软骨的正常结构起着重要的作用。

（陈文明）

第二节　脊柱生物力学

一、腰椎生物力学

（一）运动学

不同人腰椎的活动虽然存在很大差异，但当一个健康的成年人站立时，腰段脊柱通常表现出40°~50°的前凸弧度。从中立位出发，腰段脊柱可以在三个自由度内活动。关于腰段运动范围的数据各不相同，表5-2-1列出了典型数值。

表 5-2-1　脊柱腰段在三个运动平面内的近似运动范围

屈曲和伸展运动 （矢状面）	轴向旋转运动 （水平面）	侧屈运动 （额状面）
屈曲运动：40°~50°		
伸展运动：15°~20°	5°~7°	20°
总运动范围：55°~70°		

1. 在矢状面上的运动学特征：屈曲与伸展　尽管在不同研究和不同人群中，其数据结果有所差异，但健康成人脊柱腰段的屈曲运动幅度可以达到40°~50°，伸展运动幅度可以达到15°~20°。上述运动过程仅由五个椎间关节完成，因此可以认为该55°~70°的矢状面运动弧度非常大。脊柱腰段主要运动形式为矢状面运动，其主要原因是腰椎骨突关节面大部分朝向矢状面。

（1）脊柱腰段的屈曲运动：图5-2-1显示了当躯干和髋部呈屈曲体位时，脊柱腰段屈曲运动的动力学特征。当骨盆相对于股骨（髋部）发生屈曲运动时，会导致被拉伸的腘绳肌的被动张力增加。脊柱下端被骶髂关节固定，若脊柱腰段中上部继续发生屈曲，则会导致脊柱下腰部的自然前凸变直。

过度屈曲体位会显著减少骨突关节内的接触面积。与之相反，尽管处于完全屈曲状态的腰椎可以降低某个骨突关节所承受的总负荷，但由于供分散负荷的表面积减小，接触压力（每单位面积中的力）可能会增加。但是，接触压力存在过大的可能性，这取决于施加于屈曲关节上的力的总大小。屈曲位置的强烈躯干肌肉激活可使接触压力变得很大。过大的压力可能会使屈曲的骨突关节受到损伤，尤其是当长时间持续时或当关节面形状异常时。

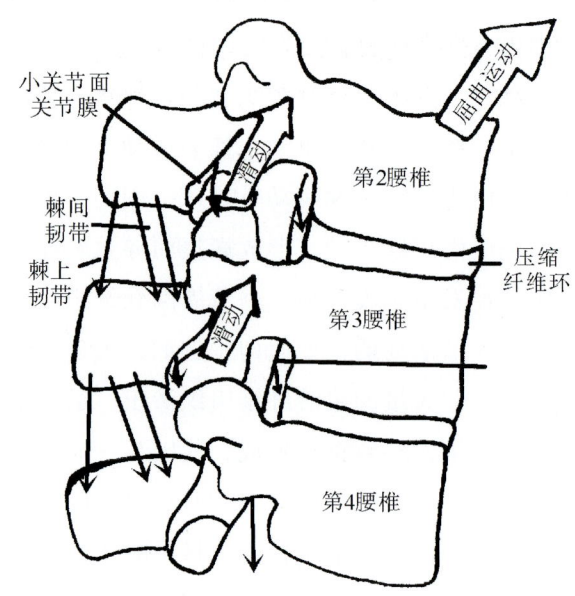

图 5-2-1　脊柱腰段运动学特征

腰椎的屈曲度对每个椎间孔的大小与髓核的潜在变形有着很大的影响。相对于中间体位，当腰椎处于完全屈曲状态时，椎间孔的直径约增大19%。因此，从治疗学角度而言，脊柱腰段屈曲运动可以用于暂时减轻腰部神经根的压力，但在某些情况下，这种潜在的治疗优点也可能会变成潜在的治疗缺点。例如，过度或过久的脊柱腰段屈曲运动会使腰椎间盘前部承受的压力增大，这最终将导致髓核向后变形。在健康人体的脊柱中,这种向后变形的幅度较小,且不太重要。椎间盘的平移通常会受到髓核被拉伸的后侧内增大的张力的抵抗。但是,具有破碎、破裂或膨胀的后纤维环的椎间盘会发生髓核后移（或溢出）。在有些情况下,髓核可能会碰撞脊髓或神经根。这种髓核后移通常被称为椎间盘突出或髓核脱出（更正式的说法）。患有椎间盘突出的人可能会发生疼痛或感觉变化、肌无力与下肢反应能力削弱,这与受碰撞神经根的特定动力或神经分布相一致。

（2）脊柱腰段的伸展运动：脊柱腰段的伸展运动过程实质上是屈曲运动过程的逆过程（图5-2-2）,它会导致腰椎的自然前凸程度增加。当腰椎和髋关节同时处于完全伸展状态时,被牵拉伸直的髋部屈肌与囊韧带产生的增大的被动张力在骨盆上产生了一个向前倾斜的力,促使脊柱自然前凸的形成。例如,当第2腰椎和第3腰椎之间发生伸展运动时,相对于第3腰椎的上关节面,第2腰椎的下关节面将向下（稍微偏向后方）滑动。

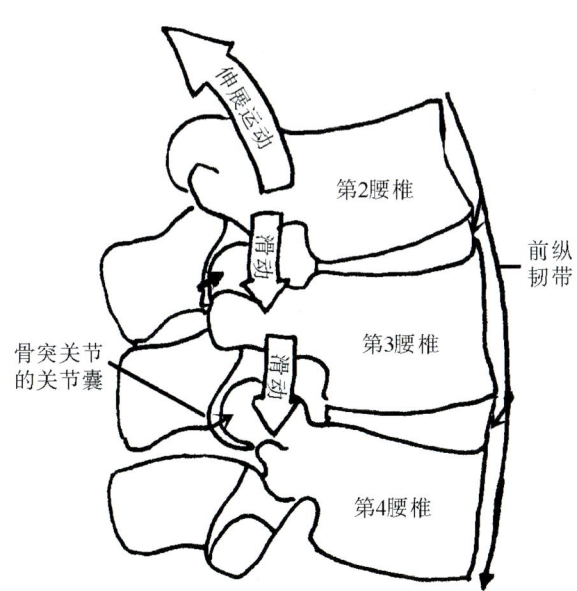

图5-2-2　腰段伸展运动的运动学特征

当骨突关节承受较大比例的体重时,从屈曲位置向中立位置或轻微伸展位置转变可增大骨突关节的接触面积。这种情况可帮助限制关节内的接触压力。但是,这种保护性的情况并不适合于腰段伸展的生理极限。在腰段的完全过度伸展中,第1椎骨下关节面的顶端向下滑动,超过第2椎骨的上关节面。因此,当相对"尖锐"的下关节面顶端接触到邻近的椎板部位时,过度伸展的腰段脊柱内的接触压力很大。所以,腰段脊柱过度前凸的长期姿势会在骨突关节与邻近部位产生很大且潜在的损伤压力。此外,腰段脊柱的过度伸展会挤压棘间韧带,可能是腰背痛的来源。

与屈曲一样,腰段脊柱的伸展对椎间孔的直径以及使髓核变形的潜力都有很大的影响。相对于中立位而言,腰段完全伸展使椎间孔直径缩小11%。因此,患有由椎间孔变窄导致的神经根碰撞的患者应该限制涉及过度伸展的活动,尤其是当这些活动导致下肢感觉无力或改变时。但是,完全伸展倾向于使髓核向前变形,进而潜在地限制髓核在通常情况下发生的后移。经证实,持续的腰段完全伸展可以减小椎间盘内的压力,并且在某些情况下,可以减小移位的髓核物质与神经组织之间的接触压力。后者的证据通常被描述为症状的"集中化",这指的是疼痛或改变的感觉（以前由于神经根碰撞而在下肢感受到的）朝腰背移动。因此,集中化说明了移位的髓核物质与神经根之间的接触压力减小了。接触压力在持续的完全伸展之后减小的原因是髓核被推向前,远离神经组织；神经组织被向后拉,远离髓核物质；或两者兼有。

（二）静力学

由于脊柱的伸展性、椎体和椎间盘吸收震荡的能力、纵切带的稳定功能以及黄韧带的黏弹性,整个脊椎可以被看作是个可变形的弹性柱子。脊柱在矢状面有两个生理性弯曲——后曲和前曲——增加了脊柱的弹性,同时也较无弯曲的脊椎承担负荷的能力高。

1. 脊柱在站立位时的负荷 人在站立时，保持躯干姿势的肌肉处于持续活跃的状态。当身体笔直时，肌肉收缩力最小。站立过程中，躯干的重力线垂直经过第4椎体的中心的腹侧。因此，躯干的重力线常垂直前移至腰椎横轴运动线的腹侧，而使脊柱承受向前的屈曲力矩，竖脊肌收缩力和韧带的牵拉常拮抗这一运动。重力线位置的任何变化均可导致脊柱运动方向和运动幅度的变化。躯干如要恢复为原有的平衡状态，就需要增加肌肉收缩力来拮抗此弯曲力矩所导致的躯干晃动。除竖脊肌外，腹肌也通过间歇性的收缩参与维持姿势的中立位并使躯体稳定。但是躯干放松站立时肌肉的收缩活动常减轻。腰大肌的椎体部分也影响躯干的晃动。不同个体脊柱肌群的活动度存在明显变异，而且在一定程度上与脊柱的形状诸如脊柱习惯性后凸和前凸的角度有关。

站立位时骨盆的位置也可影响肌肉收缩施加于脊柱上的负荷大小。骶骨的底部向前下方倾斜，放松站立时倾斜角或骶骨角与水平线的夹角大约为30°。骨盆可依横轴倾斜并运动于两髋关节间，其位置的变化可以改变骶骨角的度数。骨盆后倾时骶骨角减小，且腰椎前凸变平。腰椎曲度变平对胸椎可产生影响，使胸椎轻度伸展，躯干的重心调整，能量消耗或者说肌肉的收缩最小。骨盆前倾时骶骨角增大，加大腰椎前凸和胸椎后凸的角度。骨盆向前和向后倾斜时，通过脊柱上静态负荷的变化来调整保持姿势的肌群的活动。

2. 脊柱在站立位、坐位和躺着时的相对负荷 身体姿势可影响腰椎负荷的大小，在椎间盘内压测量的体内研究发现，在良好支撑条件下，平躺时椎间盘内的负荷最小，放松站立时椎间盘内的负荷也较低，在坐位时椎间盘的负荷增加。

（三）动力学

几乎身体的任何运动都能增加肌肉的收缩力和增大脊柱的负荷。增幅在慢走或轻微摆动身体的运动中较为和缓，但在进行各种运动，或复杂动态活动和动态负荷时最明显。

1. 步行 一项对四种不同行走速度的研究表明，第3腰和第4腰椎运动节段所受的挤压负荷是体重的0.2~0.25倍。负荷大小与步行速度呈近似直线的正相关关系，在足尖离地（"toe-off"）处的负荷达到最大值。步行时，以伸肌群肌肉收缩为主。个体的步态特征，主要是身体前屈的角度，影响脊柱所受负荷的大小。前倾角度越大，肌肉的收缩力越强，脊柱所受的挤压负荷越大。Callanlutn等人的研究证明了这一点，同时他们又进一步指出行走时的步频影响腰椎负荷的原因在于步行速度增快使腰椎所受的向前向后的剪力明显增加。若行走时限制上肢摆动，腰椎活动减少，但关节压力负荷及肌电图输出都会增加。总之，由于可以使组织所受的负荷降低，对下腰痛患者而言，步行是一种安全甚或可能是理想的运动疗法之一，并可通过调节行走速度来改变脊柱的负荷。

2. 运动锻炼 腹肌和竖脊肌的力量锻炼能使脊柱所受负荷升高。尽管该脊柱运动能有效地强化相关肌肉力量，但是仍需适度调整脊柱负荷的锻炼以适应不同个体的需要。

二、颈椎生物力学

（一）矢状面运动学

头颈部是整个脊柱中最灵活的部位。高度专门性的关节帮助头部进行精确地定位，主要涉及视觉、听觉、嗅觉与平衡。头颈部内的单个关节通常以高度协调的方式相互配合。

1. 屈曲和伸展运动的骨运动学特征 头颈部的屈曲和伸展运动在120°~130°。头颈部伸展的中立位置（静息脊柱前弯）为30°~35°，还可以进一步伸展75°~80°；屈曲为45°~50°（图5-2-3，图5-2-4）。在头颈部，伸展平均超过屈曲1~1.5倍。

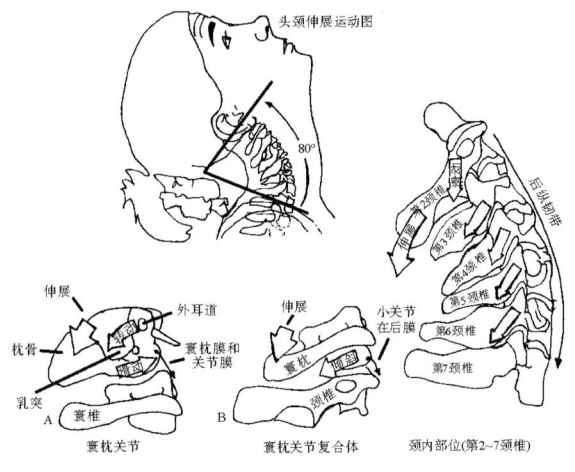

图5-2-3 头颈部伸展运动的运动学特征

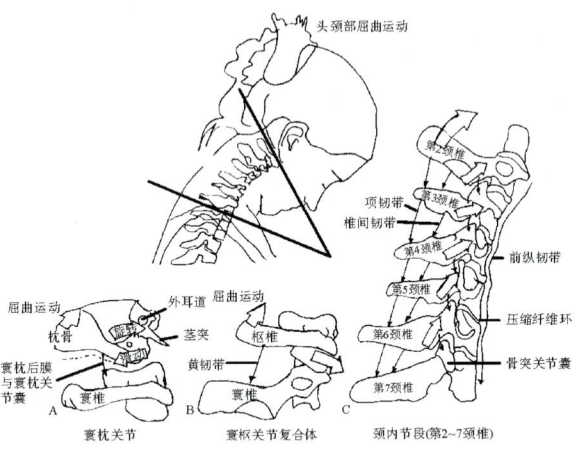

图5-2-4 头颈部屈曲运动的运动学特征

除肌肉以外，结缔组织限制了头颈运动的极限程度。例如，项韧带与棘间韧带为屈曲的极限程度提供（造成）了很大的限制，而骨突关节的靠近限制了伸展的极限程度。来自纤维环前缘的压缩力限制了屈曲，而来自纤维环后缘的压缩力限制了伸展。

头颈部在矢状面上进行的所有运动中，有20%~25%由第2~7颈椎的骨突关节来完成的。在下列三个关节部位，屈曲和伸展运动的旋转轴均大致从正中向外侧延伸：寰枕关节部位的枕骨髁，寰枢关节复合体部位的齿突及第2~7颈椎或邻近的椎体间关节。

当颈椎呈完全屈曲状态时，颈椎管内容积最大；当其呈完全伸展状态时，颈椎管内容积最小。由于该原因，颈椎管狭窄者在进行过伸运动时更容易发生脊髓损伤。反复发生过伸运动相关损伤可能会导致脊髓型颈椎病和相关神经功能缺陷。

2. 屈曲和伸展运动的关节运动学特征
第2~7颈椎节段内的屈曲和伸展运动构成了一个弧形，其均在由骨突关节的关节面组成的斜面内进行运动。在伸展运动过程中，上位椎体的下关节面向下后方滑动（相对于下位椎体的上关节面）（图5-2-3C）。这些运动可以产生55°~60°的伸展运动。

颈椎节段的中立位置或轻微伸展位置使骨突关节内的接触面积实现最大化。因此，该位置通常被认为是骨突关节的闭合位置。事实上，中立位置或轻微伸展位置通常被认为是脊柱所有骨突关节的闭合位置；轻微伸展被认为是关节的松动或开放式位置。正如人体中的大多数滑膜关节那样，闭合位置是增大关节接触面积和增大周围囊韧带张力的一个独特姿势。由于骨突关节的囊韧带在中立位置或轻微伸展位置变得越来越绷紧，这些关节是该基本原则的例外情况。

颈内节段屈曲的运动学发生的方式与我们所描述的伸展相反。相对于下位椎体的上关节面，上位椎体的下关节面向前上方滑动。如图5-2-4C中所示，关节面之间相互滑动导致颈椎产生35°~40°的屈曲运动。屈曲运动会拉伸骨突关节囊，并减小关节的接触面积。

总体而言，由于颈部骨突关节面之间可发生相对滑动，颈椎可以进行90°~100°的屈曲运动和伸展运动。颈椎的活动范围较大，其部分原因是因为骨突关节面的斜面所提供的活动弧相对较长，关节面之间可发生自由滑动。通常在第2颈椎与第3颈椎和第7颈椎与第1胸椎之间，椎间关节在矢状面上的运动幅度可达15°。在第5颈椎和第6颈椎之间的矢状面角位移幅度最大，从而使该脊柱节段成为椎关节强直和屈曲过度导致相关骨折的相对高发部位。

3. 前伸与后缩运动的骨运动学特征 脊柱颈段除了可以进行屈曲和伸展运动以外，头部还可以在矢状面上进行向前（前伸）和向后（后缩）移位。如图5-2-5所示，从中立位置，全范围前伸比全范围后缩的范围大80%（在正常成年人中，分别为6.23cm与3.34cm）。中立位置比完全后缩位置靠前35%。

通常，头部前伸可以导致中下段颈椎发生屈曲，同时上段颈椎发生伸展（图5-2-5A）。相反，头部后缩可以导致中下段颈椎发生伸展运动（变直），同时上段颈椎发生屈曲运动（图5-2-5B）。在两种运动形式中，中下段颈椎都会随头部发生位移。头部的前伸和后缩运动会随头部发生位移。头部的前伸和后缩运动在生理学上都是具有重要功能的正常运动形式，其也可能与视力的提高相关。但是，长时间保持前伸姿势可导致出现慢性前伸头位，从而导致头颈部伸肌群牵张过度。

的不同而有所差异。图5-2-6展示了头颈呈80°向一侧主动旋转的年轻人，其双向全部旋转范围为160°。此外，在躯干不进行任何运动的情况下，眼睛可进行160°~170°的全部水平面运动，其双向视野达到330°。

在头颈部约有1/2的轴向旋转运动由寰枢关节复合体完成，其余的轴向旋转运动由第2~7颈椎完成。由于枕骨髁深深地嵌入寰椎上关节面内，因此寰枕关节的旋转运动能力非常有限。

2. 轴向旋转运动的关节运动学特征 在第2~7颈椎节段，旋转运动主要受骨突关节内各关节面之间的空间方位的影响。各关节面与水平面和额状面之间分别呈45°交角。在旋转方向的同侧，下关节面会向后并稍微向下滑动；在旋转方向的对侧，下关节面会向前并稍微向上滑动（图5-2-6B）。与寰枢关节复合体的轴向运动范围相近，在第2~7颈椎节段，颈椎可分别向两侧进行30°~35°的轴向旋转运动。越靠近颅骨，颈椎的旋转幅度越大。

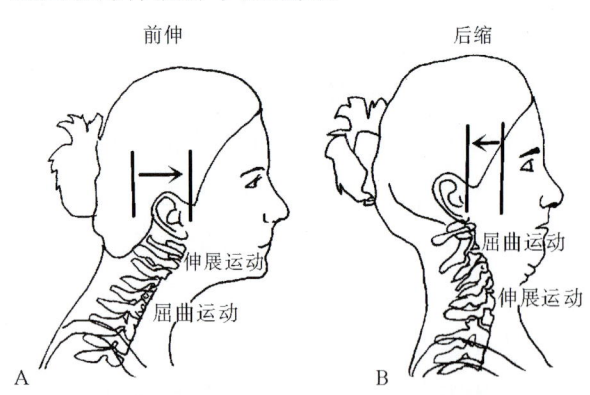

图5-2-5 头部的前伸和后缩运动

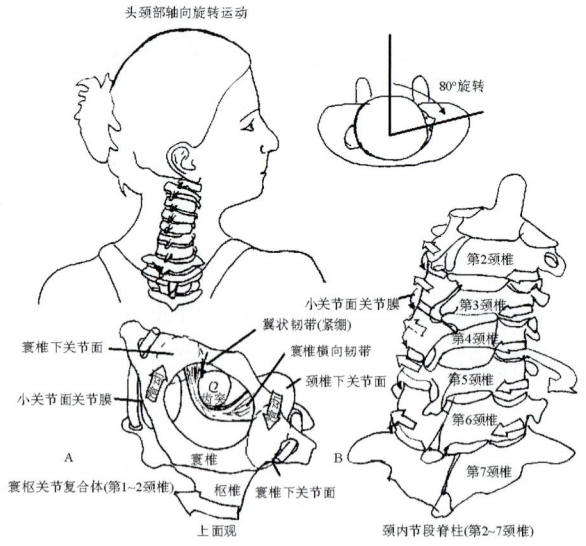

图5-2-6 头颈部轴向旋转运动的运动学特征

（二）水平面运动学

1. 轴向旋转的骨运动学特征 头颈部的轴向旋转运动是一项与人体视听觉密切相关的重要运动功能。头颈旋转是65°~75°，但因年龄

（三）额状面运动学

1. 侧屈运动的骨运动学特征 整个头颈段脊柱可以各向两侧进行35°~40°的侧屈运动。当人体试图用耳郭触及两侧肩峰时，头部侧屈

运动幅度最大。大多数侧屈运动均由第2~7颈椎节段完成，然而，寰枕关节的侧屈运动幅度也可达到5°。而寰枢关节复合体的侧屈运动幅度则几乎可以完全忽略不计。

2. 侧屈运动的关节运动学特征 侧屈运动对侧的下关节面向下（偏后方）滑动，而侧屈运动对侧的下关节面则向上（偏前方）滑动。

（徐 静 熊宝林）

第三节 上肢生物力学

一、肩关节生物力学

盂肱关节被视为一个万向关节，因为这里发生所有三个维度的运动。盂肱关节的主要活动为弯曲与伸展、外展与内收以及内旋转与外旋转（图5-3-1）。通常，盂肱关节处还界定了第四种活动，即水平弯曲与伸展（也被称为水平内收与外展）。该活动的起始姿势为90°的外展。当水平弯曲时，肱骨向前移动；当水平伸展时，肱骨向后移动。

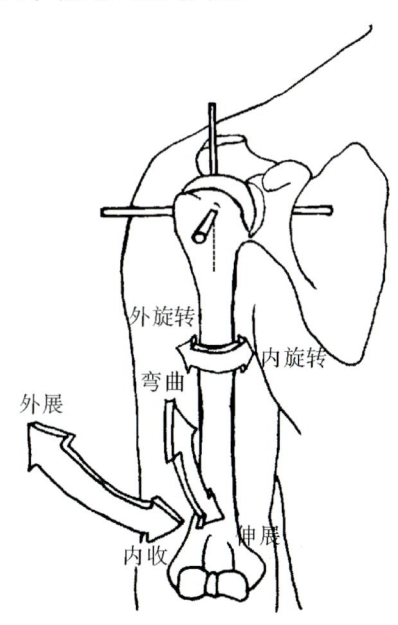

图5-3-1 盂肱关节的骨运动学特征

盂肱关节处的活动范围采用0°解剖位置或中立参考点。例如，在矢状面中，弯曲被描述为肱骨向0°方位的前旋转。相反，伸展被描述为肱骨向0°方位的后旋转。

事实上，盂肱关节任何有目的的活动都涉及肩胛胸壁关节处的活动，包括胸锁关节与肩锁关节处的相关运动。但是，下文集中讨论盂肱关节的独立运动学特征。

1. 外展与内收运动的关节运动学特征 外展与内收通常被定义为肱骨在额状面中绕着前后方向轴进行的旋转（图5-3-1）。虽然报告的数值是多种多样的，但在正常情况下，健康人的肩胛胸壁关节外展可达120°。盂肱关节的外旋转自然地伴随着外展，通过触诊可以证实这一点。这种伴随的外旋转使肱骨的大结节向后延伸至肩峰突，因而避免了对肩峰下空间内结构（尤其是冈上肌肌腱）的干扰。肩复合体的完全外展要求肩胛骨同时进行约60°的向上旋转。

外展的关节运动学特征涉及肱骨凸头的向上滚动与同时向下滑动。滚动与滑动关节运动是沿着或靠近关节窝的纵径进行的。内收的关节运动学特征与外展相似，但方向相反。

除了产生外展，肌肉的主动收缩将上囊拉紧，进而保护其免受肱骨头与肩峰突下面的挤压。该肌肉力还增加了关节的动态稳定性（动态稳定性指的是当关节运动时实现的稳定性）。当外展时，主要的肱骨头展开并拉紧下囊韧带的腋下袋，由此导致的下囊中的张力充当吊床或吊索的作用，支撑着肱骨头。

2. 滚动与滑动运动的关节运动学特征 滚动与滑动运动的关节运动学特征对全范围外展的完成至关重要。肱骨头关节面纵径的大小几乎是关节窝上纵径大小的2倍。外展的关节运动学特征展示了同时发生的滚动与滑动允许一个更大的凸面滚压到一个较小的凹面上，而不会滚出关节面。

在外展时，如果没有同时发生充分向下滑动，肱骨头的向上滚动最终会导致肱骨头对坚硬的喙肩弓的侵扰。如果成年人的肱骨头滚动到关节窝上而不存在同时发生的向下滑动，在仅22°的扩展之后，肱骨头将会移动穿过10mm的喙肩空间。这种情况将导致对冈上肌肌腱与肱骨头和喙肩弓之间的肩峰下囊的撞击。这种撞击会阻碍进一步的外展。采用活体X线技术对健康的肩进行的测量显示：当肩胛骨发生外展时，肱骨头的中心仍然是稳定的或仅向前移动了可忽略不计的距离。同时发生的肱骨头接触点向下滑动抵消了肱骨头在外展时固有的向上移动的大部分趋势。

对于健康人来说，这种滚动-滑动关节运动学的抵消作用与易受损伤的下囊对维持外展时正常的肩峰的下部空间有帮助。但是，如果过度僵硬或腋下袋的体积减小，肱骨头通常会在外展时被迫向上移动很大的距离，并抵到肩峰下部空间中的脆弱组织。这种不自然且重复的挤压可能会使冈上肌肌腱、肩峰下囊、肱二头肌长头肌腱与囊上部损坏或发炎。久而久之，这种重复的挤压可能会导致一种很疼痛的情况，即肩峰下撞击综合征。

3. 弯曲与伸展运动的关节运动学特征 盂肱关节处的弯曲与伸展被定义为肱骨在邻近的矢状面内绕着内外旋转轴进行的旋转。关节运动学特征涉及肱骨头围绕关节窝进行的旋转。肱骨头的旋转导致周围大多数囊结构绷紧，被拉紧的后囊的张力可以导致肱骨在弯曲达到极限程度时向前轻微移动。盂肱关节上可实现的弯曲至少可达到120°。将肩弯曲至接近180°需要伴随肩胛胸壁关节的向上旋转。

在主动运动时，肩的完全伸展位置位于额状面后的65°（被动运动时，角度为80°）。这一活动的极限会拉紧前囊韧带，导致肩胛骨轻微地向前倾斜。这种前倾可以增大后伸的幅度。

4. 内旋转与外旋转运动的关节运动学特征
从解剖位置来看，盂肱关节的内旋转与外旋转被定义为肱骨在水平面内的绕轴旋转（图5-3-1）。该旋转是绕着一条贯穿肱骨干的垂直轴或纵轴而发生的。外旋转的关节运动学特征发生在肱骨头与关节窝的横径上方。肱骨头同时在关节窝上后滚动与向前滑动。内旋转的运动学特征与此相似，但滚动与滑动的方向相反。

内旋转与外旋转的同时滚动与滑动允许肱骨头较大的横径滚动到较小的关节窝面上，这些前后滑动的重要性是显而易见的。但是，现在想象一下肱骨头滚动到关节窝横径上方的情形。例如，如果不同时具备向前滑动的向后滚动导致了角度达75°的外旋转，肱骨头会向后脱位约38mm。这一移动量使关节完全脱落，因为关节窝整个横径的长度大约为25mm，但是完全外旋转通常会导致肱骨头仅向后移动1~2mm，证明存在具有"抵消"作用的向前滑动伴随着向后滚动。

从解剖位置来看，内旋转的角度通常可达到75°~85°，外旋转的角度通常可达到60°~70°，但这也因人而异。在90°外展的姿势中，外旋转的活动范围通常增大到90°。无论这些旋转发生在什么姿势中，肩胛胸壁关节处通常会发生一些联合运动。从解剖位置来看，肩的完全内、外旋转分别包括不同程度的肩胛骨伸出与缩回。

二、肘关节生物力学

1. 弯曲与伸展的功能考虑 肘的弯曲提供了一些重要的生理学功能，如拉、提、进食与打扮。例如，无法主动地把手抬到嘴边进食大大限制了功能性独立的水平。患有C_5神经根上方脊髓损伤的人由于肘屈肌的全部麻痹而在这方面存在严重障碍。

当做抛、推与伸手去够等活动时，肘会伸展。由于肘弯曲挛缩而导致的完全伸展功能损失经常由肘屈肌过度坚硬产生。长期固定弯曲与缩短姿势会使肌肉变得异常坚硬。长期弯曲可能由骨折、肘关节炎症、肘屈肌痉挛、肱三头肌麻痹或肘前侧上方皮肤瘢痕之后做投掷动作而引起。除了屈肌的紧张，在前囊与副韧带前侧纤维也可能发生肘屈曲性挛缩。

肘关节可以实现的最大的被动活动范围是从中线伸展（0°）之外的5°~145°的屈曲。但是研究表明，日常生活中的一些普通活动使用更有限的"功能运动弧"，通常为30°~130°的屈曲。与下肢关节（例如膝关节）不同，肘关节运动极限程度的损失通常仅会导致最小的功能缺陷。

2. 肱尺关节的关节运动学特征 肱尺关节是尺骨的凹形滑车切迹与凸形的肱滑车之间的连接。在滑车上，透明软骨覆盖了大约300°的关节面，而在滑车切迹上，透明软骨则只覆盖了180°的关节面。这种关节的自然一致性和形状主要限制了肱尺关节矢状切面上的活动。

为了充分伸展肱尺关节，肘前侧的皮肤、屈肌、前囊以及内侧副韧带前侧纤维需要具备充分的伸展性（图5-3-2A）。完全伸展还要求鹰嘴突突出的尖部楔入鹰嘴窝中。因此，鹰嘴窝周围的过度异位骨的形成会限制其充分伸展。通常，一旦关节伸展，健康的肱尺关节主要由关节一致性来稳固，也由被拉伸的结缔组织中增大的张力来稳固。

在肱尺关节屈曲过程中，滑车切迹的凹面在凸面滑车上滚动过或者滑过（图5-3-2B）。肘部完全屈曲需要后囊、伸肌、尺神经以及侧副韧带的某些部分（尤其是内侧副韧带的后侧纤维）伸长。在被延长或重复的肘部屈曲活动中，尺神经的伸展可能导致神经疾病。针对这种情况，常见的外科治疗方法是转移肱骨内上髁前侧的尺神经，从而降低屈曲过程中的神经张力。

严重肘损伤时，尺骨的滑车切迹可能会在肱骨滑车的后侧脱位。这种脱位常由跌倒时单侧手臂伸出撑地导致，因此也常伴有桡骨骨折。

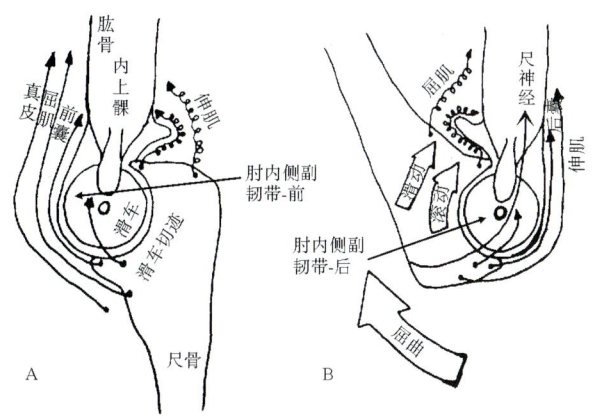

图 5-3-2 肱尺关节的关节运动学特征

3. 肱桡关节的关节运动学特征 肱桡关节是桡骨头的杯状凹面与相反形状的圆形小头之间的连接，屈曲和伸展运动的关节运动是由滚过或滑过小头凸面的桡骨的凹面构成。在主动屈曲过程中，桡骨凹面被收缩的肌肉推到小头上。

与肱尺关节相比，肱桡关节为肘提供的结构稳定性很小。但是，肱桡关节的确提供了与外翻力相抗衡的重要骨抵抗力。

三、腕关节生物力学

（一）运动学

腕的运动学特征表现为两个自由度，即屈与伸以及外展与内收。腕的环行是腕进行的环形运动，它是上述运动的组合，而不属于第三自由度。

腕部大多数固有的动态运动将额状面和矢状面中的因素联合在一起：伸伴随着外展，而屈则伴随着内收。腕部所产生固有的运动路径稍微倾斜，与标枪投掷者的运动类似。这种固有的运动组合伴随着其他功能一起产生，例如系鞋带或者梳理头发。在腕部受到伤害后的康复过程中，应该考虑这些固有的运动特征。

据研究，腕部运动的旋转轴通过了头状骨的头（图5-3-3）。一般而言，当进行屈和伸运动时，旋转轴会沿着原位置附近的内侧-外侧的方向运行；当进行外展和内收运动时，旋转轴会沿着原位置附近的前侧-后侧方向运行。尽管旋转轴为静止的轴，但实际上其在整个运动过程中产生轻微的迁移。头状骨和第3掌骨基部之间的稳固关节促使头状骨的旋转对准整个手部的骨运动途径。

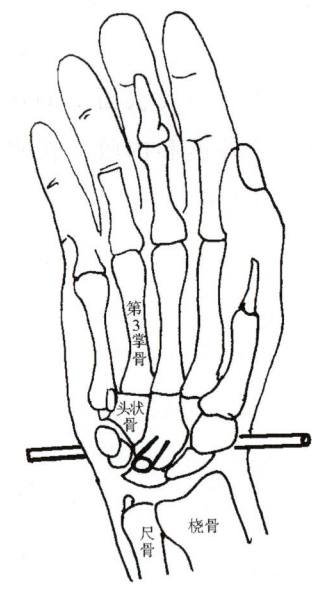

图5-3-3　腕部运动的旋转轴

腕在矢状面上旋转130°~160°。一般来说，腕的屈在0°~85°，伸在0°~70°。与所有的动关节一样，腕部的活动范围也因年龄和健康程度以及主动运动或者被动运动的不同而存在很大的差异。完全屈的角度通常比伸的角高出10°~15°。最大范围的伸通常受到很厚的桡腕掌侧韧带强度的限制。就部分人而言，桡骨远端高出一般水平的掌侧倾斜还可能会限制伸展的范围。

腕在冠状面旋转到50°~60°，腕部的外展和内收用桡骨和第3掌骨骨干之间的角度衡量。内收在0°~40°，外展在0°~20°，主要由于桡骨远端的内收，最大的内收通常是最大的外展的两倍。

（二）关节运动学特征

1. 腕的伸展与屈曲　把腕部形象化为一个铰链式的中柱，可了解腕部矢状面运动的基本运动学特征。该中柱是由桡骨、月骨和头状骨的远端以及第3掌骨之间的一系列连接而形成的。在该柱内，桡腕关节是由桡骨与月骨之间的关节连接而代表的，而腕中关节的内侧室是由月骨与头状骨之间的关节连接而代表的。腕掌关节是由头状骨与第3掌骨之间的半牢固关节连接的。

2. 关节内的动态配合与腕的中柱　腕伸的关节运动学特性的基础是桡腕关节与腕中关节处的同时凸凹旋转。当月骨的凸面向背侧在桡骨上滚动且同时向掌侧滑动时，会发生伸。旋转是朝着月骨远端面的背侧伸展方向发生的。头状骨的头向背侧在月骨上滚动并同时朝掌侧方向滑动，两个关节的关节运动学特征的合并产生了腕伸。两个关节促成一项运动的优势为某个全范围的活动可通过单个关节的适度旋转来完成。因此，在力学上，每个关节在相对受限，并且更加稳定的运动范围内进行运动。

腕的完全伸展拉长了桡腕掌侧韧带以及穿过腕部掌侧的所有肌肉，这些拉伸结构中的张力有助于把腕固定在严格的伸展位置。当在某些活动中（如利用手与膝盖爬行，以及当从轮椅换到床上时的掌下压）利用上肢来承重时，腕伸时的稳定性是非常重要的。

腕屈曲的关节运动学特征与伸展时的关节运动学特征相似，但是方向相反。

利用简化的中柱模型描述腕的屈与伸，可以使复杂的情况很好的概念化。但是，模型的限制性使其无法描述参与活动的所有腕骨。例如，该模型忽略了桡腕关节处舟状骨的运动学特征。简而言之，在屈和伸运动中，舟状骨在桡骨上的运动学特征与月骨在桡骨上的运动学特征相似，一个特征除外。根据两块骨不同的大小和曲率，舟状骨在桡骨上滚动的速度与月骨在桡骨上滚动的速度是不同的，这种差异导致了舟状骨和月骨在进行完全运动之前存在轻微的位移。通常，在健康的腕关节中，通过限制韧带的运动，尤其是舟月韧带，可将位移的程度降至最低。该重要韧带的破裂发生频率相对较高，并且可能会极大地改变关节运动学特征并且转移近排腕骨中的受力。创伤、风湿性关节炎，甚至外科腱鞘囊肿切除术都可能损害该韧带。

3. **腕的内收和外展**

（1）桡腕关节和腕中关节的动态配合：与腕屈伸运动一样，内收和外展是通过桡腕关节与腕中关节的同时凸凹旋转而产生的。在内收时，腕中关节在很小程度上有助于桡腕关节对整个腕的运动。在桡腕关节中，舟状骨、月骨以及三角骨在尺骨上滚动并且沿着桡骨的方向滑动很远。在完全内收时，月骨相对于尺骨的最终位置可以证明桡骨滑动的程度。

全范围的内收导致三角骨接触到关节盘钩骨对三角骨的压力推动近排腕骨，并使其依靠在桡骨茎突上。在需要较大握力的活动中，这种压力有助于稳定腕。

腕的外展通过与内收相似的关节动力学特征产生。当腕骨的桡侧撞击桡茎突时，外展的程度就会受到限制。因此，腕中关节便产生了更大程度的外展。

（2）涉及近排腕骨的其他关节运动学特征：对射线活动摄影或连续静止X线片的仔细观察，揭示出比之前的描述更加复杂的关节运动学特征。在冠状面的运动中，近排腕骨轻微"摆动"（并较小程度的"扭动"）至屈与伸。在舟状骨中的摆动最明显，在月骨中的摆动显得较弱。当外展时，近排腕骨轻微弯曲；当内收时，近排腕骨轻微伸。

（徐 静 熊宝林）

第四节 下肢生物力学

一、髋关节生物力学

（一）运动学

两个术语描述髋关节的运动学，股骨绕骨盆骨运动学描述了股骨绕相对固定的骨盆的旋转；相反，骨盆绕股骨骨运动学描述了骨盆（通常叠加在一起的躯干）绕相对固定的股骨旋转。无论股骨还是骨盆都被认为是运动的部分，骨运动学都是从解剖的位置对运动的名称进行描述的，如下：在矢状面上的弯曲和伸展，在额状面上的外展和内收，在水平面上的内旋和外旋（图5-4-1）。

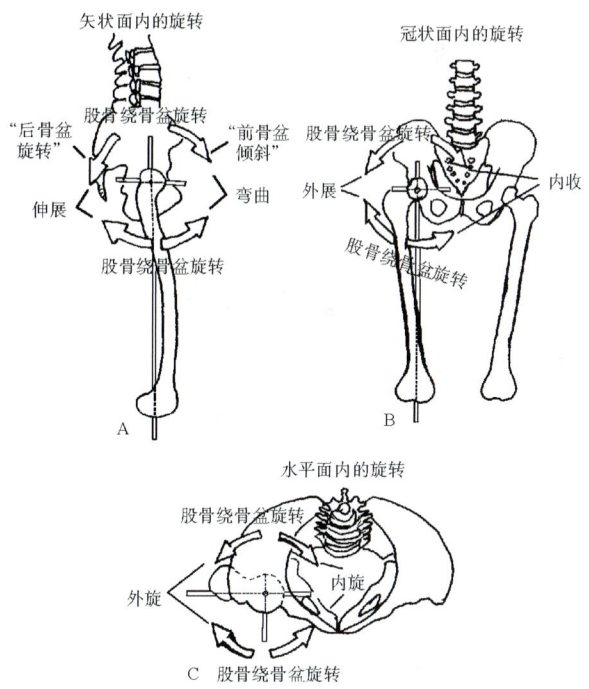

图5-4-1 右髋关节的骨运动学

1. 股骨绕骨盆骨运动学

（1）矢状面内的股骨旋转：当膝完全弯曲时，髋关节平均弯曲到120°。舒服地蹲下或系鞋带这样的动作通常要求髋关节几乎完全弯曲。髋关节完全弯曲时，放松了三条主要的囊韧带，但是伸展了下方的关节囊和肌肉，如臀大肌。当膝关节完全伸展时，由于腘绳肌中的张力增加，髋关节弯曲被限制在70°~80°。由于主体间的肌腱灵活性不同，所以可以推测该运动也呈现极为不同的情况。

髋关节通常伸展到超过中间位置20°。髋关节的完全伸展增大关节囊中的被动拉力，尤其对于髂股韧带和髋关节屈肌。当髋关节伸展膝完全弯曲的时候，跨过髋关节和膝关节的股直肌拉伸产生的被动拉力把髋关节的伸展减小到大约中间的位置。

（2）额状面内的股骨旋转：髋关节平均外展40°。这个运动主要受耻股韧带、内收肌的限制。髋关节内收超过中间位置25°。除了影响对侧肢体外，髋关节外展肌、髂胫束和坐股韧带被拉长产生的被动拉力都限制了髋关节完全内收。

（3）水平面内的股骨旋转：髋关节的内旋和外旋的程度因人而异。髋关节从中间位置内旋的平均值为35°。髋关节完全伸展时，最大限度地内旋拉长外旋肌，如梨状肌和坐股韧带的一部分。

髋关节伸展时外旋的平均度数为45°。髂股韧带的外侧纤维束的过度拉力会限制髋关节完全外旋。此外，外旋可能会受到任何内旋肌过度张力的限制。

2. 骨盆绕股骨骨运动学

（1）矢状面内骨盆旋转：骨盆前倾和后倾，髋关节弯曲可通过骨盆前倾完成。骨盆"倾斜"指骨盆相对于股骨在短弧矢状面内的旋转。倾斜的方向向前或向后是根据髂嵴上某点的旋转方向确定的。骨盆前倾通过两个股骨头的内外旋转轴产生。腰椎前弯幅度的增加抵消了跟随着骨盆前旋的大部分不需要的腰上身体的向前运动。髋关节屈曲90°上身直立而坐时，正常成年人的骨盆在被完全伸展的腰椎限制旋转之前能够再绕股骨旋转30°。骨盆完全前倾使髋关节的韧带松弛并拉长下关节囊，最显著的是髂股韧带。髋关节伸肌（如腿后腱）的明显紧缩在理论上可以限制骨盆前倾的极限。不过，由于膝关节弯曲，所以部分松弛的腿后腱肌肉通常无法产生任何显著的力量来抵抗骨盆前旋。然而，在站立时（膝关节完全伸展），被拉长的腿后腱更有可能带动骨盆前倾，但是抵抗力量比较小，除非这块肌肉在生理上被损坏并且产生极度的拉长抵抗力量。

（2）额状面上的骨盆旋转：假定人单腿站立能更好地描述额状面内和水平面内骨盆绕股骨的旋转。负重的肢体被称为支撑侧髋关节。

支撑侧髋关节的外展在提起或"拉起"非支撑侧髋关节的髂嵴时发生。假定腰上身体保持静止，腰椎必须朝着旋转骨盆相反的方向弯曲。向外凸出在腰部朝着外展髋关节的侧面发生。

骨盆绕股骨髋关节外展被限制在约30°，这主要是因为腰椎向侧面弯曲的生理限制。髋关节内收肌或者耻股韧带的明显紧缩限制了骨盆绕股骨的髋关节外展。如果内收肌明显挛缩，非支撑侧髋关节的髂嵴比支撑侧髋关节的髂嵴保持在更低的位置，则可能严重影响行走。

支撑侧髋关节的内收通过降低非支撑侧髋关节的髂嵴来实现。这一动作在腰部内收髋关节的一侧引起轻微的向外凹陷。腰椎运动减退和（或）髂胫束或髋关节外展肌（如臀中肌、梨状肌或阔筋膜张肌）长度明显减小都有可能限制这一动作的最大范围。

（3）水平面内骨盆旋转：在水平面内绕着一个纵向旋转轴发生。当非支撑侧髋关节的髂嵴在水平面内向前旋转时，支撑侧髋关节的内旋发生。相反，当外旋时，髂嵴在水平面内向后旋转。如果骨盆在相对静止的身体下方旋转，腰椎必须向和旋转的骨盆相反的方向旋转或扭动。通常在腰椎内允许的适量绕轴旋转限制了支撑侧髋关节完全旋转的潜力。骨盆绕股骨旋转的全部能力要求腰椎和躯干跟随着骨盆旋转——一种与同向腰间动作节律一致的运动方法。

(二)关节运动学

关节运动时,几乎球形的股骨头牢牢地"坐"在髋臼的界限内。陡直的髋臼壁和紧紧吻合的髋臼唇一起限制关节面之间的明显平移。髋关节运动学的依据是传统的凸面绕凹面运动或凹面绕凸面运动理论。

图5-4-2展示了打开的髋关节的高度机械性,以使关节运动的路线形象化。外展和内收横过关节面的纵向直径发生。髋关节伸展时,向内和外旋横过关节面的横向直径发生。弯曲和伸展作为股骨头和髋臼月状面之间的旋转而发生。这种旋转内的旋转轴穿过了股骨头。

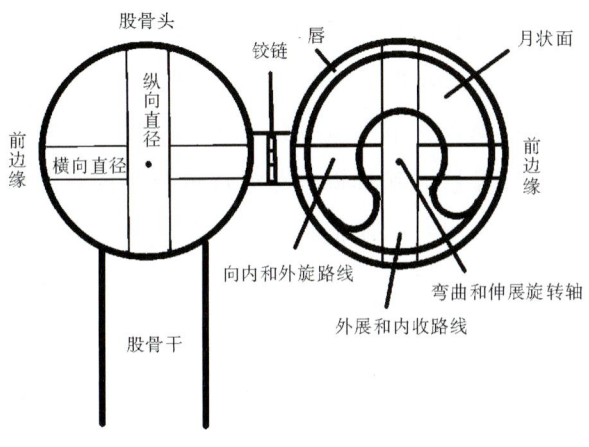

图5-4-2 右髋的"机械"图

(三)静力学

在双腿站立位,身体上部重力线通过耻骨联合后方,而且,由于髋关节的稳定特性,直立姿势仅依赖于关节囊和韧带的稳定功能即可维持,不需要肌肉收缩的作用。在髋关节周围,因不考虑产生力矩的肌肉活动,髋关节反作用力的计算就变得简单:在双腿站立位,每侧股骨头所受力的大小是上部体重的一半。因为一侧下肢重为体重的1/6,所以,每侧髋关节所受到的反作用力将是剩余2/3体重的一半,即为体重的1/3。当然,若髋关节周围肌肉收缩以阻止身体倾斜并维持直立姿势(即长时间站立),关节所受反作用力与肌肉活动量成比例增加。

由双腿站立改为单腿站立时身体上部的重力线在所有三个平面均发生改变,关节周围所产生的力矩必须由肌肉收缩力来对抗,关节应力也由此增加,此力矩的大小,即关节应力的大小,依赖于脊柱姿势、非负重腿和上肢的位置以及骨盆倾斜程度。

二、膝关节生物力学

(一)胫股关节的运动学

胫股关节拥有两种自由度:在矢状面内的弯曲和伸展以及水平面内的内旋和外旋,其中水平面内的旋转需要膝至少呈弯曲状态。图5-4-3中分胫骨绕股骨和股骨绕胫骨两种情况展示了这些动作。膝关节在水平面内的运动只能被动发生,而且只限于6°~7°。

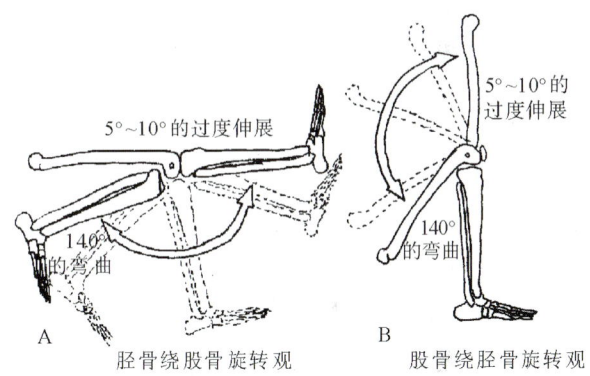

图5-4-3 膝关节在矢状面内的运动

1. 弯曲和伸展 膝关节的弯曲和伸展绕着一个内外旋转轴发生。运动的范围因年龄和性别不同会出现差异,但是一般来讲,健康人的膝关节都能从130°~150°的弯曲状态旋转到超过0°(直的)位置的5°~10°状态。

弯曲和伸展的内外旋转轴不是固定的,而是在股骨髁内移动。旋转轴弯曲的轨迹被称为渐屈线(图5-4-4)。旋转轴的轨迹受股骨髁离心弯曲的影响。

移动的旋转轴在生物力学和临床上有重要意义。首先,移动的旋转轴改变了膝关节屈肌和伸肌的向内矩臂的长度。这部分解释了为什么最大向内扭矩在动作的发生过程中出现变化。其次,许多附着在膝关节的外部设备(如测角器、等动力测试设备或铰链膝矫形器）绕着固定的旋转轴旋转。因此当膝关节运动时，外部设备可能在与腿稍微不同的弧度内旋转。最后，铰链矫形器相对于腿来说就可能充当一个活塞，引起对皮肤的摩擦进而引起擦伤。为了减少这种影响，必须注意使外部设备的固定轴尽可能近地对准膝关节旋转的"平均"轴，该位置靠近股骨外上髁。

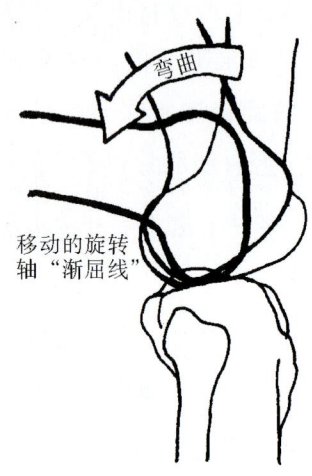

图5-4-4 弯曲膝关节使内外旋转轴移动

2. 内、外（轴向）旋转 膝关节的内旋和外旋沿着垂直轴或纵向旋转轴发生。该运动被称为轴向旋转。一般而言，轴向旋转的自由度随着膝弯曲的增大而增大。弯曲到90°的膝允许40°~45°的旋转。外旋动作范围超过内旋动作的范围，其比率是2∶1。然而，在膝关节完全伸展时，绕轴旋转受到了最大程度的限制。伸展韧带或部分囊中的被动拉力和关节内增大的骨性适合在很大程度上阻止了膝关节的这种旋转。

（二）胫股关节的运动学

1. 膝关节的伸展 当胫骨绕股骨伸展时，胫骨的关节面在股骨髁上向前滚动和滑动。半月板被收缩的四头肌向前拉动。

当股骨绕胫骨伸展时，比如从蹲坐的姿势站起时，股骨髁在胫骨关节面上同时向前滚动和向后滑动。这些"抵消"的关节运动可以限制股骨在胫骨上向前平移的最大值。股四头肌确定股骨髁的滚动方向，并通过抵抗由滑动的股骨引起的水平剪切力把半月板稳定住。

2. 膝关节的"拧紧"旋转 把膝关节稳定在完全伸展的位置需要大约10°的外旋。由于最后大约30°伸展时可见膝关节扭转，旋转锁定动作被称为"拧紧"旋转。拧紧（外）旋转被描述为"联合旋转"，其强调这样一个事实：这种旋转在机械方面和弯曲及伸展运动联系在一起而不能单独完成。合并的外旋与膝关节伸展增大了成年人膝关节的整体接触面积：在内侧胫股关节内为375mm^2，在外侧胫股关节内为275mm^2。这种最终的伸展位置提高了关节一致性，且有利于稳定性。

3. 膝关节的弯曲 对于完全伸展至解锁状态的膝关节，关节必须先稍微向内旋转。为了松开完全伸展的膝关节，关节必须内旋。这一动作主要由腘肌完成。这块肌肉能外旋股骨以引起股骨绕胫骨弯曲，或内旋胫骨以引起胫骨绕股骨弯曲。

4. 膝关节的向内和向外（绕轴）旋转 如前所述，膝关节必须部分地弯曲以使胫骨和股骨独立绕轴旋转。膝关节弯曲后，内旋和外旋的关节运动涉及半月板与胫骨和股骨关节面之间的旋转。股骨绕着胫骨进行的绕轴旋转引起半月板略微变形，因为半月板在旋转的股骨髁间受到压缩。半月板被腘肌和半膜肌等活跃肌肉组织的连接所稳固。

（三）髌骨的运动学

在135°屈曲中，髌骨主要在上端接触股骨。在该接近完全屈曲的姿势中，髌骨位于髁间沟的下方，连接股骨的髁间切迹。在该位置，侧面的外侧边缘与髌骨的"残余小面"均与股骨有关节接触。当膝关节朝90°屈曲伸展时，髌骨上的主要接触区开始朝着下端移动。在90°与60°的屈曲中，髌骨通常位于股骨的髁间沟中。因此，在该运动弧度中，髌骨与股骨之间的接触面积是最大的。但是，即使在最大限度时，该接触面积也仅为髌骨后侧总接触面积的1/3。因此，在股四头肌强力收缩的情况下，髌股关节内的关节压力（即每单位面积的压缩力）可增至很高的程度。

（四）髌股关节的运动学

髌股关节通常暴露在巨大压缩力下，这些力包括在水平面行走时1.3倍的体重、腿伸直抬高时2.6倍的体重、上楼梯时3.3倍的体重及在进行膝深度弯曲时7.8倍的体重。虽然这些压缩力主要源于上面的股四头肌产生的主动力，但其幅度在肌肉收缩时受到髌股关节的强烈影响，为了解释这种重要的配合，思考微蹲时髌股关节所承受的压缩力。伸肌结构内部的力通过股四头肌肌腱和髌腱向近端和远端传递，就像一个跨越固定滑轮的电缆，这些力的综合影响直接指向作为吸收关节压缩力的股骨髁间槽。通过深蹲逐渐增加膝关节弯曲则极大地提高了伸肌结构对力的需求，并且最终增加对髌股关节的需求。随着深蹲而增加的屈膝还减小了由力矢量股四头肌肌腱和髌腱的交叉形成的角度。正如通过矢量加法显示的一样，减小这些力的角度可以增加髌骨和股骨之间关节压缩力。理论上，如果股四头肌肌腱与髌腱的矢量是共线的，并且在相反的方向上，那么肌肉在髌股关节上产生的压缩力将是0。

（五）胫股关节的静力学与动力学

在步态周期中，关节反作用力从胫股平台的内侧移到外侧；在支撑阶段，当力到达峰值时，主要靠内侧的胫骨平台（内收力矩）支撑；在摆动阶段，当力为最小值时，主要靠外侧胫骨平台来支撑。内侧胫骨平台的接触面积大约比外侧大50%。同时，内侧平台的软骨的厚度约为外侧的3倍。内侧平台较大的接触面和厚度都使其能承受更大的力。

在正常的膝关节中，关节反作用力由半月板和关节软骨支撑。Seedhom等研究了半月板的功能，他们检查了有或没有半月板人尸体标本膝关节应力的分布。他们的研究结果表明，在负重的情况下，移除半月板后对胫股关节造成应力比结构完整时多3倍。Fukuda等研究了体外膝关节的负重-压力传导和半月板以及关节软骨的作用，模拟的静态及动态的撞击负重作用。测试所用标本为40例新鲜冷冻的猪膝关节标本，分别进行了膝关节位于中立位、内翻以及外翻的测试。当半月板被移除后，内侧软骨下骨的压力增加了5倍。此研究表明在动态环境下，半月板作为一种吸收负重压力、保护软骨和软骨下骨结构的重要性。

在正常人膝关节中，压力通过胫骨平台分布在一个较大面积上。如果半月板被移除，压力则不再分布于一个广泛的面积，取而代之局限于平台中心的一个接触区域，因此，移除半月板，不仅增加了软骨和软骨下骨在胫骨平台应力的值，长此以往，大的应力作用于减小的接触面积上，可能会对外露软骨造成损伤，因为该区域的软骨通常是柔软且纤维化的。通常认为70%的通过膝关节的负重都由半月板承受的。因此，膝屈曲时半月板的运动能保护关节面并防止关节面损伤。

一个健康膝关节的关键在于关节的稳定性，骨的结构，半月板、韧带、关节囊以及膝关节周围的肌肉共同维护着关节的稳定。如果这些结构中的任何一个功能失常或者被扰乱，则会导致膝关节不稳定。对于前后向的位移，膝内、外翻的角度和内、外旋来说，韧带是维持稳定主要的因素。

（六）髌骨的功能

髌骨在膝关节内有两个重要的生物力学功能。首先，髌骨通过在整个运动范围内产生股四头肌肌腱前向的位移从而加长股四头肌力量的杠杆臂来辅助膝的伸直；其次，髌骨通过增加髌腱和股骨的接触面积使压力在股骨上的分布范围更加广泛。

（七）髌股关节的静力学和动力学

在动态的活动中，作用在关节上的肌力的大小直接影响到关节反作用力的值。通常来说，肌力越大，关节反作用力越大。

在髌股关节中，股四头肌的肌力随着膝屈曲的增加而增加。在放松站直体位时，由于膝关节上的身体重心几乎直接在髌股关节的旋转中心上，此时需要最小的股四头肌肌力来平衡髌股关节小的屈曲力矩。当膝屈曲增加时，重心向远离旋转中心移动，因此大大地增加了要由股四头肌肌力来平衡的屈曲力矩。随着股四头肌的肌力增加，髌股关节的反作用力也增加。

膝关节的屈曲通过影响髌腱力和股四头肌肌腱力间的角度，也影响髌股关节反作用力。当膝屈曲的时候，这两个力的角度也变得更加锐利，增加了髌股关节反作同力的幅值。

三、踝关节生物力学

踝关节与上肢、下肢其他大关节一样，参与运动功能和负重，而且显得更为突出与重要。踝关节的结构具有强力的内在稳定性，因而踝关节对解剖组合的细小的改变即有不良反应。由于严重扭伤所致的运动学和结构约束力丧失，可严重影响踝关节的稳定性，会造成进一步的病理改变。

（一）静力学

1. 踝关节的静力学分析　双足站立时，每侧距上关节承担1/2体重。如身体平衡肌肉作用，则在距上关节上的反作用力将会增加，增加量与起平衡作用的肌力大小成正比。

单足站立时，可用简化自由体法计算出腓肠肌和比目鱼肌通过跟腱的收缩力，进而计算出踝关节上反作用力的大小。

2. 踝关节上胫腓骨和距骨的静力学强度

（1）胫腓骨的极限强度：人体在站立、行走和劳动作业时下肢骨骼担负着支持全身体重的重要功能。研究人体下肢骨骼的抗压性能，可以了解下肢骨骼对机械负荷的耐受性，预测损伤易发生部位和损伤阈值，也为研究骨折机制、人工骨以及假体等提供生理数据。

（2）距骨的极限强度：一般来说，踝关节中的距骨比胫、腓骨的承载能力来得强，一般不容易发生损伤。

（二）运动学

1. 踝关节活动的瞬时中心　研究表明，在正常运动中，踝关节活动最大范围为36°，最小为20°，平均为24°。踝轴倾斜度平均为78°（68°~88°），即使倾斜到最大限度，小腿仅会绕垂直轴旋转。

踝关节的背屈活动、跖屈活动均由胫腓骨的远端头部与距骨关节表面相切迹并绕距骨头旋转，正常踝关节自完全背屈到完全跖屈时关节表面活动的瞬时旋转中心轨迹在距骨上会发生变化，如图5-4-5所示。

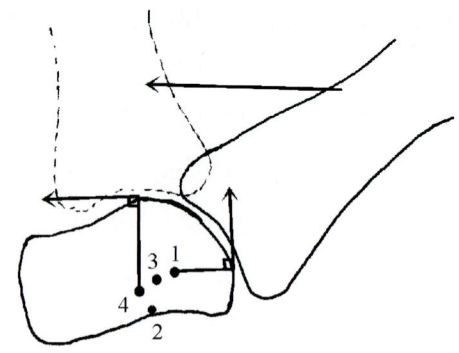

图中1、2、3、4代表踝关节活动的瞬时旋转中心

图5-4-5　正常踝关节活动的瞬时旋转中心轨迹

2. 踝关节的活动幅度　踝关节在矢状面上的总活动幅度约45°，但个体差异和年龄差别均很大。在总活动幅度中背屈占20°~30°，其余的30°~50°为跖屈，有10°的个体差异。当这些运动到极限位置时，踝关节运动中有跗横

关节等参与活动。

正常步行时踝关节的活动：后跟着地时，踝关节处于轻度跖屈位，然后跖屈继续增加至足放平。在支撑中期身体越过负重足时迅速转为背屈，在支撑期末期后跟离地时再次跖屈。在摆动期初期足趾离地时踝跖屈，在摆动中期时又变为背屈，而在后跟着地时再转为轻度跖屈。后跟着地时的跖屈度取决于鞋跟的高度。

当踝关节背屈时，腓骨可外旋与上升及向后移动，踝穴能增宽1.5~2.0mm，距骨体前部进入踝穴。下胫腓联合韧带紧张，距骨内外关节贴合，踝关节稳定。因此背伸位受伤时，多数会造成骨折。跖屈时，距骨体滑出，腓骨内旋，下降并向前运动，踝穴变窄，距骨与两踝关节面接触，但下胫腓联合韧带变松，踝关节显得不稳定，容易发生韧带损伤，以致引起踝关节轴线偏斜，可引起严重的关节病理改变。

踝关节的纵向旋转使脚底向内侧翻，范围约为52°，转向下外侧时为25°~30°。而沿足垂直面运动为内收、外展，活动范围为35°~45°，但其与距下关节、跗横关节、跗骨关节等关节活动有关。值得注意的是，上述这些发生在任何一个平面内的运动都必然伴随着其他两个平面的运动。因此，内收必然伴有仰转和轻微的跖屈，外展伴随转向下外侧和背屈运动产生外旋位，形成所谓的复合运动。

（三）动力学

踝关节的动力学研究对了解正常和病变距上关节在正常活动时的载荷大小，以及推算作用于踝关节假体上的载荷大小均甚为重要。Stauffer等曾研究平地行走时踝关节的受载情况：步行时正常踝关节的主要压力是在支撑相早期，由腓肠肌和比目鱼肌的收缩产生，胫骨前肌产生小于20%体重的轻度压力。5倍于体重的压力来自支撑相后期小腿后部肌群的收缩。在足跟离地过程中剪切力达到0.8倍体重的最大值。

（徐　静　熊宝林）

第五节　足部生物力学

足部生物力学是一个极为复杂的课题，显然其不同于踝关节。足具有独特的性能，在需要时能使26块骨块变成单一的固定单位，使足成为刚体，也能在需要时像赤脚爬坡时那样，变得十分灵活和柔顺。行走时足的活动处于刚体和灵活易弯这两个极端状态之间。足的结构必须适合多种动作的需要，从柔软、平坦和光滑到坚硬、不平整和黏滞。

一、静力学

1. 距下关节压力的分布　距下关节后关节面的接触面积明显大于前中关节面的接触面积。从接触图形压敏片法试验结果分析，人体负荷主要通过距下关节后关节面前外侧部分传递。从试验结果证实距下关节后关节面传递负荷占了总传递负荷的69%。因此，距下关节后关节面在承重方面起着极为重要的作用。临床上也发现距下后关节更容易发生骨折和创伤性关节炎。

对跟骨压力线的研究发现，跟骨的压力线分为前、中、后三组，其中以跟骨后压力线最为明显。跟骨后压力线起自跟骨后关节面，然后向后、向下通过跟骨骨体止于跟骨结节。这也说明跟骨后关节面在承受压力上的重要性。实际上距下关节后关节面的外侧部分接近解剖位置上的跗骨窦部位，也就是X线片上的Gissane三角处跟骨骨折线最初发生、发展源于此并延伸到跟骨的跖侧面。

后足跟距舟关节在解剖学中呈拱形结构，小腿负荷可以向后通过距下关节传递至跟骨，也可向前通过距舟关节传递至距骨头。试验证实，中立位负重600N时，通过距下关节传递至跟骨的负荷为389.16N±28.75N，占小腿负重的64.86%，余下的部分则通过距舟关节传递至距骨头。Cavengh测得，站立时跟骨部位地面反作用力为体重的50%~60%。因此，临床上发现关节退行性病变与距下关节压力相关。一旦超过并长期存在，就会形成骨关节炎。

2.跟骨的受力分析 跟骨是足部最大的跗骨，对人体行走提供坚强有力的弹性支撑，同时为腓肠肌收缩提供强有力的杠杆。跟骨是不规律的长方体，有6个表面，4个关节面，上表面有3个关节面，分别为后关节面、中关节面、前关节面，还有胫骨相关节。距下关节中，跟骨与距骨接触特征十分明显，接触面积达 $1.18±0.35cm^2$，占距下关节总面积的12.7%，其中76%接触面位于后关节面，其传递力可达到389N，为小腿负载的65%，足部中立位时负载为600N。所以跟骨压缩性骨折和创伤性关节炎极易累及后关节面。

足弓与跟骨使足底面形成一个上凸穹隆状结构。足弓由内、外侧纵弓和前部横弓构成，其共有3个着力点，即跟骨的内侧突和外侧突，以及第1跖骨头和第5跖骨头之间的部分。作用在距骨滑车上的重力沿足弓向上述3个着力点传递，最后作用于地面。

二、运动学

1.行走时的力学模型（步态周期） 根据研究实践，采用频闪摄影法做两维平面观察进行步态研究，就可以得到下肢运动的轨迹，即包括了有关步态的全过程。在平地常速行走时，人体下肢做复杂的空间三维运动，但可将人体下肢简化为髋、膝、踝、足摆动的5个自由度的系统性的力学模型，步态周期如图5-5-1所示。

在平地常速行走步态试验中可直接获得这5个参数的数值，然后采用一定的数据处理方法计算后，即可得到人体在平地常速行走时各运动参数的运动规律。在步态试验中，若同时测量出地面对足的反作用力和力矩，则可根据力学模型计算出人体平地常速行走时绕髋关节、膝关节和踝关节的肌肉力和力矩。

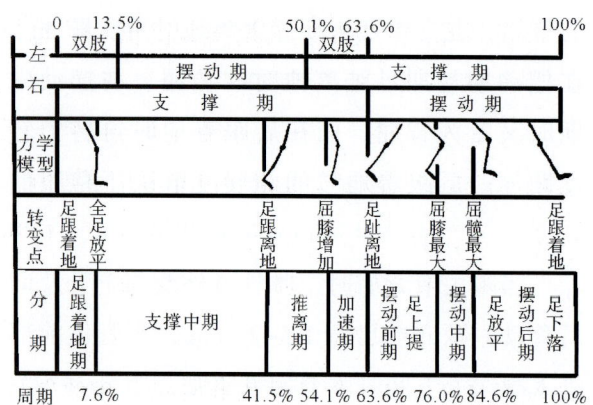

图5-5-1 行走时的力学模型

在平地行走时，一侧足跟着地至该足跟再次着地称为一个步态周期，一个步态周期中要经历足的支撑期和摆动期。正常行走速度大约是每小时5.63km，在这种速度下，一个人平均每分钟走60个步态周期，每个步态周期支撑期占整个步态周期的63.6%。而双肢负重期仅占全周期的27%，此时两足分别处于支撑期的不同阶段，步态增加时，双肢负重期时间减少，而摆动期时间增加，摆动期却占整个步态周期36.4%。

正常行走时，在整个摆动期和支撑期的最初15%，整个下肢（包括骨盆、股骨和胫骨）倾向于外旋。在支撑期中期和推离期，整个下肢包括距骨转向内旋，而在支撑期末期、足趾离地时，整个下肢（包括足）达到最大的外旋，由于这一外旋，沿着髋、膝、踝和足的内侧方就增加了稳定性。因为此时肌肉也正在收缩，肌肉和韧带一起稳定足部，直到足趾离地。

综观整个步态周期，下肢踝关节在足跟着地（即0处）时，出现周期中第1次跖屈高峰，平均值为11.23°±4.71°。随即跖屈减少，于周期的16%处转为背伸，这相当于支撑中期。

身体越过支持足时，在周期的 46.2% 处达到最大背伸，平均为 10.94°±3.75°。在支撑期的推离期，跟部离地时，再次出现跖屈，在摆动前期，跖屈继续增加，在周期的 69% 处达第 2 次跖屈高峰，这也是全周期的最高值，平均为 15.67°±6.51°。以后，踝跖屈减小而接近中立位，足底与地面大致平行，称为平摆，在周期即将结束的摆动后期，跖屈又渐增加而准备足跟着地。

2. 距下关节的纵向旋转运动及范围 足部除了屈收与伸展运动以外，还可以围绕 Y 轴和 Z 轴运动，使足部能够内收、外展和旋转运动。围绕垂直轴，发生外展与内收运动。内收时，足趾面向内侧，外展相反，指向外侧，这种运动为 30°~45°。围绕纵轴 Z，足可以旋转使足底面向内侧（仰转），范围约 52°，转向下外侧，为 25°~30°。

实际上足关节不可能是单独运动的，必然伴随着两个平面运动，即称为"耦合运动"。内收必然伴有仰转和轻微的跖屈，这是"内翻"位的特点。外展必须伴随转向下外侧和背屈运动，产生"外翻"位。

不少学者曾经研究过距下关节的运动，Manler 研究了距下关节的旋转轴，发现此轴位于自足跟向上前方与地面平均成 42°，此轴内侧离足的中线为 16°，如图 5-5-2 所示。

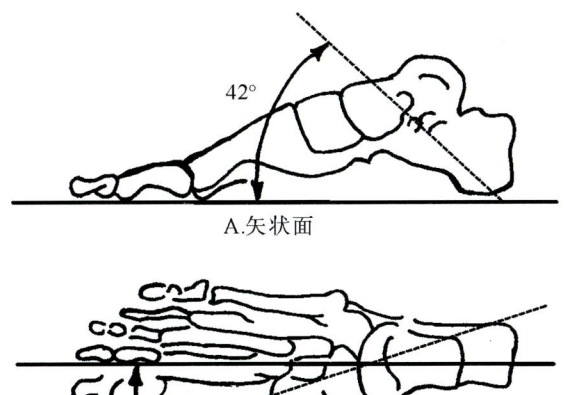

图 5-5-2 简化的距下关节旋转轴

3. 跗横关节的运动 跗横关节即 Chopart 关节，位于距骨和跟骨的前方，并与距下关节关系紧密，其代表了距骨和舟骨、跟骨和骰骨之间的活动。Manter 提到这复合关节通过两轴内-外旋转轴和屈伸来完成两类活动，前者是旋转长轴，与地板成 15° 指向前背侧，此轴朝向前内侧偏离足中线为 9°，如图 5-5-3 所示。行走时足在适应各种地面时，足的中部围绕此轴向内和向外旋转。围绕另一轴线足的中部产生屈伸活动，此轴比较倾斜，与地面呈 52° 指向前背侧，且前内侧偏离足中线 57°。

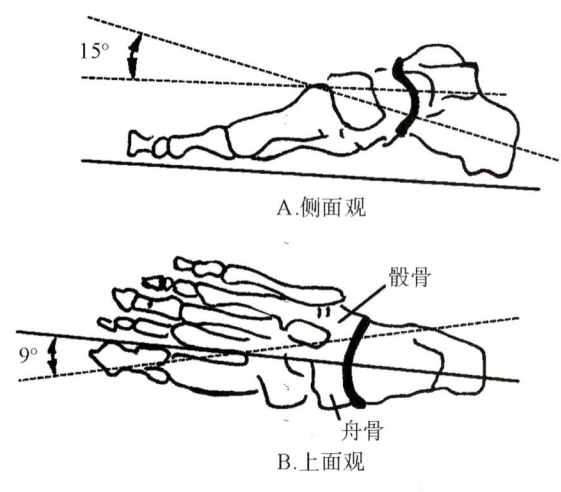

图 5-5-3 跗横关节的旋转长轴

Mann 和 Inman 通过距骨和跟骨的平行轴分析了足中部的屈伸活动。他们对跗横关节做独立活动的情况进行了描述，两轴均位于冠状面，上轴通过距骨颈，而下轴通过跟骨体。这两轴分别与距舟关节和跟骰关节运动有关。当足外翻即转平或旋前时，此两轴平行排列。由于两轴在同一冠状面中相互平行，足中部才能相对于后足（足跟）自如地屈伸。然而，当足跟由于足弓抬高或足旋后而内翻时，这两条轴就相互交叉，致使足中部相对于足跟的屈伸明显受限。

至于跗骨关节和距跗关节的活动，受到骨的形状、韧带、肌肉的制约，活动幅度均比较小，且为平移运动步行时在楔骨和骰骨之间以及在跗趾关节内产生滑动，或一关节在另一关节面上平行活动。足中部的总活动幅度仅从背屈几度到大约跖屈15°，这一活动是由所有跗骨一起完成的。

中间楔骨关节允许有少量的垂直运动，从而改变横向足弓的曲率，外侧楔骨依靠舟状骨的内侧1/3支撑，楔状骨相对于舟状骨轻微的位移在脚之长轴上进行，并影响内侧弓曲率的变化，总而言之，足弓的形状受到所有跗骨关节活动的影响。

三、动力学

跟骨的下表面和跟骨的上表面以关节接合，形成了距下关节。当受到冲击载荷时，如高楼坠落、汽车高速撞击时，距骨和跟骨均会受到损伤，这种损伤属于动力学损伤，极易发生粉碎性骨折。

1. 距骨的动力学损伤

（1）距骨动力学损伤条件：根据极限冲击载荷试验，距骨在高速冲击时，冲击速度为2.5m/s，冲击距离为32cm，冲击力为40kgf（1kgf = 9.806 25N）时，足以使距骨受到伤害而发生骨折，若冲击时间为13.75ms时，距骨的极限冲击载荷为19 980N ± 1082N，载荷作用时间脉宽为11.70ms ± 1.47ms，此时加速度为50.97g ± 2.76g。距骨在此操作条件下，其动态变形为3.64mm ± 0.16mm。试验证明，距骨的动力强度比静力学强度高得多，充分反映了骨的冲击动力学特性。

（2）距骨的静态力学强度：距骨在静态加载时，加载速度为0.02m/s，极限载荷结果左侧为13 088N ± 450N，右侧为14 220N ± 704 N，静态极限位移分别为2.47mm ± 0.3mm、2.5mm ± 0.34mm，其屈服载荷分别为11 088N ± 408N 和11 280N ± 518N，屈服时的位移变形分别为1.60mm ± 0.12mm和1.87mm ± 0.33mm，20具标本试验统计结果无显著性差异（$P > 0.05$）。

结果表明，距骨的承载力学强度非常高，平均最高极限载荷达14kN，极限强度可以达到250MPa，同时根据试验，测量其弹性系数为28.86GPa。因此，距骨是后足关节中承载能力最强的骨头，不容易引起骨折，而且其轴向刚度非常高，可达到5299N/mm。

从上述结果看到，同样按照动荷系数的计算公式，可得到距骨的平均动荷系数 =1.46 ± 0.18。

2. 跟骨的动力学损伤

（1）跟骨动力学损伤条件：根据跟骨承载能力及静力学试验结果，确定跟骨的动态冲击参数。跟骨冲击的高度以自由落体公式计算h=32cm，其中落锤质量40kg，冲击头速度2.5m/s，加速度为30g，瞬间冲击时间t=13.75ms。

（2）跟骨冲击加速度：在跟骨前部装有冲击压电传感器，前后部装有加速度计，可得到跟骨正面冲击的加速度和冲击力与冲击应变的波形曲线。正面冲击跟骨的冲击力呈脉冲式变化，其与冲击加速度曲线呈对应关系，说明跟骨具有较好的应力波，运动传递作用在跟骨上的加速度平均为30.34g ± 1.418g。

（3）跟骨的动态力学强度：跟骨的动态力学性质显然比静态力学来得高得多，根据试验，静态时跟骨极限载荷平均为6968N ± 896N，极限位移3.23mm ± 0.17mm，屈服载荷5625N ± 807N，屈服位移1.83mm ± 0.49mm，加速度为0.02g，标本之间无显著性差异（$P > 0.05$），而跟骨的动态力学性质平均极限载荷为11 983N ± 553N，载荷平均作用时间为13.75ms ± 2.44ms，平均加速度为30.34g ± 1.41g，动态应变位移为5.18mm ± 0.22mm。根据跟骨冲击动力学特性中机械能守恒定律得到动应力与静应力之比，即跟骨动荷系数为1.78 ± 0.07。

跟骨骨折在高速加载时，较大的储存能量

不能通过一条骨折裂隙快速释放,从而形成粉碎性脆性压缩性骨折和产生广泛的软组织损伤。

四、生物力学

1. 跖趾关节的运动及范围 跖趾关节的屈曲比伸展有更大的运动范围,以便足能执行各式各样的活动。例如,人体在台阶边缘用足趾单独负重,为了支撑身体踇趾及其余四趾屈曲而起钩住地面的作用,且足趾部的所有肌肉必须收缩。为了下蹲就必须使第1跖趾关节背伸,最好的例子是短跑铁镫上的位置,其第1跖趾关节,背伸接近90°。行走中足趾离地时背伸也将近90°。下文以第1跖趾关节为例,阐述足趾在矢状面上的活动——瞬时旋转中心。

瞬时旋转中心常位于跖骨头内,这些瞬时旋转中心所反映的矢状面表面速度说明,在大多数日常活动中,第1跖趾关节从屈曲几度到几乎背伸90°中是滑动运动。行走时,速度矢量平行于关节表面,运动发生在跖骨和近端趾骨之间。

跖趾关节主动伸展运动为50°~60°,而屈收为30°~40°,被动伸展运动取决于步幅的大小,范围可达到或超过90°,而被动屈收只有40°~50°。

2. 外侧四趾的力学 外侧四趾各有三节趾骨。第2趾长度可能短于、等于或大于踇趾。第3趾关节的活动,背伸约为90°,屈伸为50°,或稍大于踇趾。外侧四趾的活动机制与手相类似。控制踇趾和趾间关节的肌肉起于足内(内在肌)和小腿(外在肌)。在支撑期后期直到足趾离地,肌肉停止起作用以便让足趾在推离期有较大的背伸,这一背伸通过足底组织结构,使跗骨和跖骨被动地增加了刚度。

较弱的蚓状肌和骨间肌使足趾在跖趾关节产生屈伸活动。趾短屈肌与趾长屈肌分别止于中节和远节趾骨,具有较强的屈曲力。

正如上面所述,趾长伸肌作用时带动了包在近节趾骨近端上的悬带,使跖趾关节背伸。而中节和近节趾骨的伸展是由伸肌腱帽引起的,与手的情况十分相似,其由骨间肌和蚓状肌控制。

3. 足部的负重特征与稳定性 足部在负重位时,实际上可能存在距骨头曲线。站立阶段距骨头的可移动性使受载时距骨头立即移动而与地面接触,在正常站立时足与地面相接触的那部分,大约为载荷的50%由足跟承担,50%是经距骨头传递的。

第1跖骨头的载荷是外侧4个跖骨头每个载荷的两倍,如图5-5-4所示。这样第1跖骨头平均分担前足剩余载荷。足结构的轻微变化就能改变载荷分布,可以通过站立时左、右或前后轻微摆动,从而能改变载荷分布。

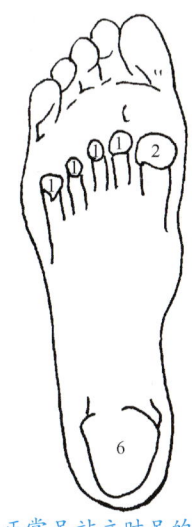

图5-5-4 正常足站立时足的载荷

跖腱膜对于足关节的稳定性有重要的作用,其起于跟骨,向前跨过所有跗跖跖趾关节,附着在近节趾骨的跖面,构成了一种桁架样的结构,构件为跗骨和足的韧带,构架的基底由系绳缚持,系绳就是跖腱膜。跖腱膜在载荷增加时被拉长,以吸收足的震荡。由于跖腱膜跨越在足跟和足趾之间,起着缆索作用,保证了足的稳定性。当足在运动时,跖腱膜的强劲机制使足更加刚劲,犹如坚韧的簧板。

所有跗骨关节通过跖腱膜的作用锁合在一起，如绞盘机样机制那样。因而在站立、行走、跑步、下蹲和其他活动中，跖腱膜的被动作用，补充了肌肉的主动作用，因而足在各种运动中十分稳固。

4. 足弓的负重生物力学　人具有足弓构造，这是适应长时间的双足直立行走所形成的特殊构造。足弓分为内、外纵弓和横弓，内纵弓高，外纵弓较低，横弓在跗骨部位、立位时消失。内纵弓由跟骨、距骨、舟状骨、3个楔骨和第1、2、3跖骨形成，弓的顶点是舟状骨。内纵弓为坚强的足底长短韧带和足底筋膜所支撑，富有弹性。弓的上方受压时，产生较强的张力，弓弧高，张力低。外纵弓由跟骨、骰骨、第4和第5跖骨组成，为一骨性排列的弓，强固而缺少弹性，利于保持稳定。横弓的后方由3个楔骨和骰骨构成，骨性构造和韧带的支点极为坚固，立位时横弓消失。

足弓的稳定正如上面所述由足底筋膜所加强，足底筋膜的动力为足底固有肌，可主动抬高足弓，如跖趾关节背屈时，足底筋膜紧张而使足弓抬高。由于足底固有肌、腓骨长肌肌腱、胫后肌等坚固的筋膜分布，通过很多韧带又加强和支持足弓的构造。

根据对足弓肌肉的肌电图检查，可了解起立时胫后肌、屈𧿹长肌的活动电位的程度。经过小腿压迫足弓，起初未见肌肉活动，而压迫强度增加时，则可见肌肉活动。如在足背部直接压迫足弓，其效果最显著，最后达到近似体重的压力，足底筋膜和韧带也足以维持足弓的张力，负荷加强的早期，肌肉也参加了这种维持。足弓被压平的因素有：体重、小腿三头肌、腓骨短肌。维持足弓的因素有：相应排列的骨组织、足底韧带、足底筋膜。足弓上抬的因素有：胫后肌、腓骨长肌、屈𧿹长肌、屈趾长肌和足底固有肌。另外小腿的内旋足弓低下，外旋足弓则上抬。

通过小腿传递到足的负荷，在站立位时，大致平均地分散到前足部和后足部，在前足部𧿹趾负荷重，约为其他各趾的2倍。站立位足跟下垫物以抬高后足部，抬高的程度和前足部所增加的负荷是一足弓的负重力学模型。

足弓结构的力学模型是一弓形拱结构，如图5-5-5所示。

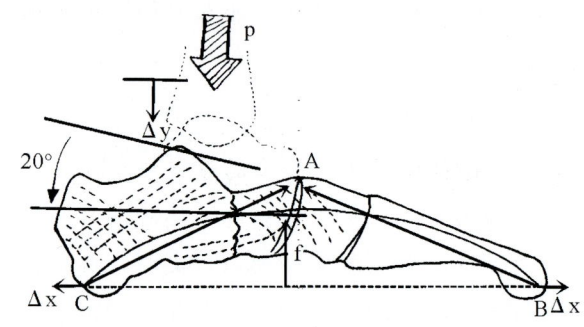

图5-5-5　足弓的负重力学模型

足弓的抗压、抗弯能力特别强，正由于其结构的合理性和稳定性使足弓的应力分布趋于合理，行走时其静力和动力变形较小。正常体重时内弓的变形（f）最大为4mm，外弓为3.5mm，足趾在负重下前移仅6mm弹性形变，即使人足内－外翻，足弓的变形仅2~4mm。即使足弓的变形是极其微小的变形，也会使足出现载荷分布上的改变，肌肉收缩的变化，也能引起载荷分布的改变。因此，一个人在较长时间的站立中能通过载荷分布的改变，来对抗立势引起的疲劳。

（徐　静　熊宝林）

第六章 康复评定

第一节 感觉评定

感觉（sensation）是脑组织对客观物质的主观反映。各种感觉是通过特定的感受器或感觉器官、传入神经和大脑皮质的共同活动产生的。通常将感觉分为特殊感觉、躯体感觉和内脏感觉三种。特殊感觉包括视觉、听觉、味觉和嗅觉；躯体感觉也称为一般感觉，是指通过皮肤及其附属感受器接受外界各种刺激所产生的各类感觉，包括浅感觉、深感觉和复合感觉。本节仅讨论躯体感觉的评定。

一、感觉的分类

1. 浅感觉 浅感觉包括触-压觉、温度觉和痛觉。

（1）触-压觉：对皮肤施以触或压等机械刺激所产生的感觉，分别称为触觉（touch sensation）和压觉（pressure sensation）。因两者性质类似，统称为触-压觉。用纤细的毛在皮肤某些特殊点轻触时，才能引起触觉，这些点称为触点（touch point）。将两个点状刺激同时或相继触及皮肤时，能分辨出这两个点的最小距离，称为两点辨别阈（threshold of two-point discrimination）。能引起触-压觉的最小压陷深度，称为触觉阈（tactile sensation threshold）。

（2）温度觉：刺激皮肤上的"热点"和"冷点"分别引起热觉（warmth-sense）和冷觉（cold sense），称为温度觉。

（3）痛觉（pain-sensation）：痛觉是指躯体内、外伤害性刺激所导致的主观感觉，常伴有情绪活动和防卫反应。痛觉是与其他感觉混杂在一起的复合感觉，其主观体验既有生理成分也有心理成分。痛觉又可按疼痛程度分为轻度疼痛、中度疼痛、剧烈疼痛；按疼痛部位分为表浅痛、深部痛；按疼痛的表现形式分为局部痛、放射痛、扩散痛；按疼痛的持续时间分为急性疼痛、亚急性疼痛、慢性疼痛。

2. 深感觉 深感觉即本体感觉，包括位置觉、运动觉和震动觉。

3. 复合感觉 复合感觉包括皮肤定位觉（skin to pethesia）、两点辨别觉（two-point discrimination）、实体觉和体表图形觉。

二、感觉的评定

人脑对各种刺激的感觉具有强烈的主观性，并受多种因素如躯体、精神、环境、认知和行为等的影响，存在个体差异，容易产生误差。进行感觉评定时患者必须意识清晰，评定前患者需要了解评定的目的与方法，以获得充分配合。评定时应注意左右侧及远近端部位感觉的差别。评定时要嘱患者闭目，避免主观或暗示作用。

（一）评定所需物品

准备若干个大头钉（一端钝，一端尖）；试管两支及试管架；棉花、纸巾或软刷；4~5件日常用品：如硬币、钥匙、笔、汤匙等；感觉丧失测量器；纸夹及尺子；一套形状及大小相同、重量不同的物品；几块不同质地的布；128Hz的音叉、耳机或耳塞、钝脚分规、回形针。

（二）注意事项

1. 评定前应告知患者检查的目的与方法，以便获得其合作。

2. 充分暴露检查部位并保持松弛，取合适体位，两侧对称部位进行比较。先检查正常侧，使患者知道什么是"正常"；再嘱患者闭目，或用物品遮上，再检查患侧；在两次检查之间，请患者睁眼，再告知新指令。

3. 患者意识清晰并高度合作。如果患者意识欠佳又必须检查时，则只需粗略观察患者对刺激的反应，估计其感觉功能的状态；意识丧失者禁忌行感觉评定。

4. 检查时注意保护隐私，并必须有第三者在场。

5. 皮肤增厚、瘢痕、起茧部位的感觉会有不同程度下降，注意区别。

6. 先检查浅感觉，再检查深感觉，最后检查皮质感觉，一旦浅感觉受到影响，深感觉和皮质感觉也会受到影响。

7. 检查者须耐心细致，避免任何暗示性问话，必要时可多次重复检查。

（三）评定方法

1. 浅感觉评定

（1）痛觉评定

1）痛觉评定原则：①相信者主诉；②收集全面而详细的疼痛史，包括疼痛发生的时间、部位、程度、性质、病程、持续性或间断性、影响因素、治疗史等；③注意患者精神状态，如癌痛患者存在不同程度的心理障碍；④仔细行体格检查和神经系统检查，痛觉评定应是连续的工作，注意新出现的疼痛。

2）痛觉评定方法：痛觉障碍包括痛觉缺失、痛觉减退及痛觉过敏。痛觉评定时需注意根据不同的痛觉缺失采取不同的评定方式。

评定前先用针尖在患者正常皮肤区域刺激数下，使患者正确认识正常刺激的感觉。嘱患者闭目，检查者以均匀的力量用针尖轻轻刺激患者检查部位的皮肤，询问患者有无疼痛感觉，并嘱患者以"痛"或"不痛"回答。为避免患者将触觉与痛觉混淆，应交替使用针尖和针帽或用手指尖刺激进行检查比较；并在对侧同等部位刺激比较，嘱患者指出受刺激的部位。痛觉过敏者应从正常部位向障碍部位逐渐移行检查，痛觉减退或消失者应从障碍部位向正常部位逐渐移行检查。记录痛觉障碍类型（正常、过敏、减退或消失）与范围。痛觉障碍见于脊髓丘脑束损害。

（2）触觉评定

1）轻触觉：检查顺序为面部、颈部、上肢、躯干、下肢。嘱患者闭目，检查者用棉签或软毛笔轻轻触及患者皮肤，询问患者有无痒的感觉，或让患者计数所触及的次数；同时在对侧对称的部位进行比较。刺激要轻，不应太频繁，每次刺激强度要一致，刺激的频率不能有规律性，以免患者未受刺激顺口回答。检查四肢时，刺激的方向应与其长轴平行；检查躯干时，刺激的方向应与肋骨平行。

2）轻触-深压觉评定：轻触-深压觉评定是一种精细的触觉评定，主要用于手部感觉的评定。可客观地将触觉障碍分为5级，以评定触觉障碍程度及其在康复过程中的变化。通常采用Semmes-Weinstein单丝法，简称SW法。测皮肤对不同压力的反应和敏感程度。采用一系列由细至粗不同规格的尼龙纤维，逐一垂直压在皮肤上进行测试。嘱患者闭目，检查者从最细的单丝开始测试，将单丝垂直压在患者手指掌面皮肤上，不要滑动，当患者有触觉时应告知检查者。每号单丝做3次，压在皮肤上1~1.5s，提起1~1.5s，当单丝已压弯而患者仍无感觉时，换较粗一号再试，直到连续两次单丝刚弯曲患者即有感觉为止，记录该单丝号。用4.17号以上较粗的单丝时仅需做一次检查（图6-1-1，图6-1-2）。

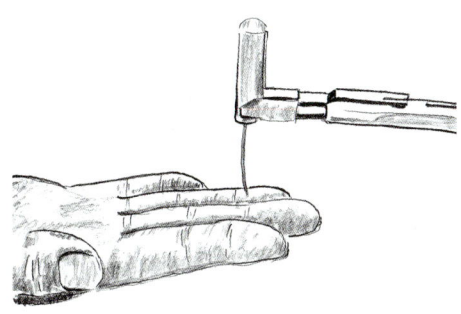

图6-1-1 单丝法测手部轻触-深压觉

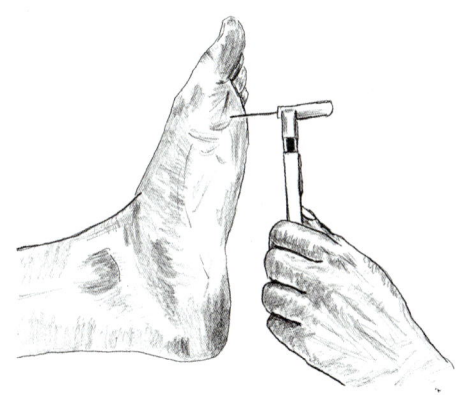

图6-1-2 单丝法测足部轻触-深压觉

（3）温度觉评定：温度觉包括冷觉和热觉。选择直径较小的两根试管以避免管底与皮肤接触面积过大而影响测试，一试管装5℃~10℃的冷水评定冷觉，另一试管装40℃~45℃的温水评定热觉。低于5℃或高于50℃时，刺激会引起痛觉反应。评定时嘱患者闭目，两根试管交替、随意地接触皮肤，接触时间为2~3s，患者说出"冷"或"热"的感觉。在两侧对称部位检查。温度觉障碍见于脊髓丘脑侧束损害。

（4）压觉评定：嘱患者闭目，检查者用大拇指使劲压迫肌肉或肌腱，患者说出感觉。压力大小应足以使皮肤下陷以刺激深感受器。瘫痪患者压觉检查应从有障碍的部位开始直到正常部位。

2. 深感觉评定

（1）运动觉（movement sense）：嘱患者闭目，检查者轻轻夹住患者的手指或足趾两侧，向上或向下移动约5°，嘱患者说出"向上"或"向下"；如感觉不明确可加大运动幅度或测试较大关节，以了解其减退程度。运动觉障碍见于后索病损。

（2）位置觉（position sense）：嘱患者闭目，检查者将患者的肢体摆成某一姿势，嘱患者说出所放的位置或用对侧肢体模仿，正常者能正确说出正确位置或做出正确姿势。评定共济运动的指鼻试验、跟膝胫试验、站立、行走步态等，如闭目后进行，亦是评定位置觉的方法。位置觉障碍见于后索病损。

（3）震动觉（vibration sense）：嘱患者闭目，将震动着的音叉（128Hz）柄置于患者身体的骨突起部位（如内、外踝，手指，尺、桡骨茎突，尺骨鹰嘴，锁骨，胫骨，膝盖等），询问有无震动感觉和持续时间；或利用音叉的开或关，评定患者感觉到震动与否。检查时应上、下、左、右对比，判断两侧有无差别。震动觉常随年龄增长呈进行性丧失，年长老者的震动觉通常完全丧失；震动觉障碍见于后索病损。运动觉、位置觉和震动觉的障碍可不一致。

3. 复合感觉评定 复合感觉是大脑综合分析的结果，也称皮质感觉。需在浅感觉及深感觉均正常的情况下检查复合感觉才有意义。

（1）皮肤定位觉（point localication）：嘱患者闭目，用手指或棉签轻触患者皮肤某处，患者说出或用手指指出被触及的部位。正常误差手部<3.5mm，躯干部<1mm。该功能障碍见于皮质病变。

（2）两点辨别觉（two-point discrimination）：区别一点还是两点刺激的感觉称为两点辨别觉。评定时嘱患者闭目：①以钝脚分规刺激皮肤上的两点（注意不要造成疼痛），距离由大到小,直到被检者感觉为一点为止,测其能区别两点的最小实际距离,与健侧对比。两点必须同时刺激,用力相等。②Moberg法,将回形针掰开,两端形成一定距离,然后两点同时放在患者皮肤上让其分辨(表6-1-1)。

表6-1-1 人体常见部位两点辨别觉的正常距离

部位	两点辨别觉的距离(mm)
舌尖	1
手指末节掌侧	2~3
手指中节掌侧	4~5
手指近节掌侧	5~6
手指背侧	4~6
手掌	8~12
手背	20~30
足趾	3~8
前胸	40
后背	40~60
上臂	75
大腿	75

两点辨别距离越小,越接近正常值范围,说明该神经的感觉功能越好。触觉正常但两点辨别觉障碍,见于额叶病变。

(3)实体觉(stereognosis):无视觉辅助下,用手抚摸物体后能确定该物体名称的能力称为实体觉。嘱患者闭目,用一手触摸熟悉的物体,如笔、钥匙、硬币等,嘱抚摸后说出物体的名称。先测患侧,再测健侧。实体觉功能障碍见于皮质病变。

(4)体表图形觉(graphesthesia):能够辨别书写于皮肤上的字或图形的能力称为体表图形觉。嘱患者闭目,用手指或其他钝物(如笔杆)在患者的皮肤上画几何图形(如方形、圆形、三角形、正方形等)或写简单的数字(一、二、十等),患者说出所画的图形或所写的数字,须双侧对照。如有障碍,常为丘脑水平以上病变。

(5)重量觉(barognosis):嘱患者闭目,将形状、大小相同,重量逐渐增加的物品逐一放在患者手上;或双手同时分别放置不同重量的形状及大小相同的物品,患者将手中重量与前一重量比较或双手比较后说出物品的轻重。

(6)材质识别觉(recognition of texture):指区别不同材质的能力。嘱患者闭目,将棉花、羊毛、丝绸、橡皮等分别放在患者手中,让其触摸,并回答材料的名称或质地(如软、硬、光滑、粗糙)的感觉。

感觉功能评定结果可记录为:正常(0)、减弱(-1)、消失(-2)、轻度敏感(+1)和显著敏感(+2)。

触觉正常但两点辨别觉障碍常提示额叶疾病;体表图形觉功能障碍常见于大脑皮质病变;实体觉功能障碍则见于丘脑水平以上病变。脑血管意外后偏瘫及神经炎患者常存在复合感觉障碍。

(何建华)

第二节 肌力与肌张力测定

一、肌力测定

1.肌力的定义 肌力(muscle strength)是指肌肉收缩产生的最大力量,又称绝对肌力。肌肉维持一定强度的收缩或做多次一定强度的等张(速)收缩的能力称为耐力(endurance),其大小可以用从开始收缩直到出现疲劳时已完成的次数或所经历的时间来衡量。肌力和耐力的大小与肌纤维类型、代谢特点等因素有关。

2.影响肌力的因素

(1)肌肉的横截面积:一块肌肉的肌力是全体肌纤维收缩力量的总和,所以肌力大小与肌肉的横截面积成正比,肌纤维的数量越多、肌纤维越粗,肌肉的横截面积就越大,肌肉收缩所产生的肌力也就越大。

（2）肌纤维类型：肌力的大小取决于不同类型肌纤维在肌肉中所占的比例。按照形态或功能分类，骨骼肌纤维可分为白肌纤维（快肌纤维）、红肌纤维（慢肌纤维）和中间肌纤维。人体骨骼肌中无论男女老少均有白肌纤维和红肌纤维，只是两者比例不同而已。肌力的大小主要由肌肉中白肌纤维的数量决定。白肌纤维所占的比例高，则肌肉收缩力大。

（3）运动单位募集率和神经冲动发放频率：一条运动神经纤维与其所支配的肌纤维构成一个运动单位，是肌肉的最小功能单位。当神经冲动沿一个运动神经元的神经纤维传至该运动单位的所有肌纤维时，全部肌纤维同时收缩。因此，运动单位募集得越多，肌力越大。

（4）肌肉初长度：肌肉初长度是指肌肉收缩之前的长度。肌肉在收缩之前被牵拉至适宜的长度，肌肉收缩时会产生较大的力量。

（5）肌收缩类型：不同的肌肉收缩形式产生不同的肌力，其中离心性收缩过程中产生的肌力最大，等长收缩其次，最小的为向心性收缩。

（6）年龄与性别：肌力约在20岁时达到巅峰，之后随着年龄的增长而逐渐衰退，55岁以后衰减速度加快。此外，结缔组织和脂肪组织增多也可以影响肌力。就性别而言，男性肌力较女性强。

3. 评定目的

（1）确定肌力减弱部位与程度。

（2）软组织损伤的鉴别诊断。

（3）协助某些神经肌肉疾病的损伤定位诊断，例如脊髓损伤、外周神经损伤等。

（4）预防肌力失衡引起的损伤和畸形。

（5）评价肌力增强的效果。

（6）判断肌力减弱是否限制了日常生活活动及其他作业活动。

（7）从远期目标判定肌力减弱是否需要采用代偿措施或使用辅助具与设备。

（8）判定主动肌和拮抗肌是否失衡，制订肌力增强训练计划或使用矫形器以预防畸形。

（9）工伤、运动损伤、事故所致的残疾鉴定和丧失劳动力程度鉴定标准。

4. 适应证与禁忌证

（1）适应证：①下运动神经元损伤：周围神经损伤、多发性神经炎、脊髓损伤、脊髓灰质炎后遗症、横贯性脊髓炎。②原发性肌病：肌萎缩、重症肌无力。③骨关节疾病：截肢、骨折、关节炎、手外伤、烧伤。

（2）禁忌证：①局部炎症、关节腔积液、关节不稳、急性扭伤。②局部严重的疼痛。③严重的心脏病或高血压。

5. 检查方法与步骤

肌力检查一般采取徒手肌力检查。徒手肌力检查是通过被检查者自身重力和检查者用手施加阻力而产生的主动运动来评定肌肉或肌群的力量和功能的方法。应用徒手肌力检查的一般原则如下。

（1）大脑支配的是运动而不是一块或一组肌群的收缩。因此，徒手肌力检查是由有关的主要动作肌和辅助肌共同完成的运动。

（2）学习徒手肌力检查法，必须具备一定的解剖、生理知识，包括每一块肌肉的起止点、肌纤维的走向、肌肉的作用、引起关节运动的方向和角度，以及当一块肌肉力量减弱或消失时可能出现的代偿运动等。

（3）徒手肌力检查是检查一块肌肉或一组肌群的随意收缩，中枢神经系统疾病如脑卒中、脑外伤所致的偏瘫及脑瘫，由于受到原始反射的影响，若有痉挛和异常的运动模式出现不能完成分离运动，则本方法不适用。

6. 检查方法

（1）被检查者的体位：检查每一块肌肉都有其规定的体位，目的在于将被检肌肉的功能独立分出。

（2）固定：固定被检查肌肉起点以防止出现代偿运动。

（3）评级方法：①肌力评级的依据：a.外加阻力的大小以"较大"阻力和"轻度"阻力分别定为5级或4级。b.施加阻力的原则为阻力方向与肢体运动方向（被检肌收缩方向）相反。c.阻力施加部位为运动肢体的远端。d.施加阻力时机为运动范围中点和内侧范围之间。e.阻力的大小应逐渐增加，以不阻止关节运动为度。②重力作用：肢体重力是一种自然阻力形式，重力和手法阻抗都是判断肌力等级的关键因素。有无肌肉或肌腱的收缩区分1级和0级。③肌力的评级标准：徒手肌力检查法由Robert Lovett于1912年创立，具体标准如表6-2-1所示。

表6-2-1　Lovett分级法评定标准

分级	名称	评定标准
0	零（zero，O）	未触及肌肉的收缩
1	微弱（trace，T）	可触及肌肉的收缩，但不能引起关节活动
2	差（poor，P）	解除重力的影响，能完成全关节活动范围的运动
3	可（fair，F）	能抗重力完成全关节活动范围的运动，但不能抗阻力
4	良好（good，G）	能抗重力及轻度阻力，完成全关节活动范围的运动
5	正常（normal，N）	能抗重力及最大阻力，完成全关节活动范围的运动

在以上基本分级的基础上，以往临床上还通过附加"+""-"对肌力进行更加细致的评定，具体方法如表6-2-2所示。

表6-2-2　肌力评级标准

分级	评级标准
5	能抗重力及最大阻力，完成全关节活动范围的运动
5-	4级与5级之间
4	能抗重力及轻度阻力，完成全关节活动范围的运动
4-	3级与4级的中间水平，能抗重力及弱的阻力，完成全关节活动范围的运动
3+	此级与4-级只是阻力大小程度的区别
3	不施加阻力，能抗肢体重力，完成全关节活动范围的运动
3-	抗重力完成正常关节活动范围的50%以上
2+	抗重力完成正常关节活动范围的50%以下
2	解除重力的影响，完成关节活动范围的运动
2-	解除重力的影响，可完成全关节活动范围的50%以上
1+	解除重力的影响，可完成全关节活动范围的50%以下
1	可触及肌肉的收缩，但不能引起关节的活动
0	不能触及肌肉的收缩

7. 检查步骤

（1）向患者简要解释检查目的和步骤。

（2）确定与被检肌相关的被动关节活动范围（PROM），该活动范围被视为全关节活动范围。

（3）确定被检查者的体位，固定被检肢体近端。

（4）讲解检查动作。

（5）被检查者按要求进行运动，肌力检查首先从抗重力位开始，检查者观察运动质量和运动范围的大小。若在抗重力位成功完成主动关节活动范围（AROM）即3级以上肌力，则施加阻力，根据阻力大小和AROM完成情况判断为4级与5级肌力，否则为3级。若不能完成抗重力位全AROM的运动，则观察在去除重力体位下肌肉的收缩情况。检查0~1级肌力时，要用示指和中指触摸主动肌肌腹以了解该肌的收缩质量。

（6）记录检查结果。

8. 各肌肌力的检查方法 由于大脑所支配的是运动而不是一块或一组肌肉的收缩，本节介绍的重点是身体主要关节及其有关的肌肉在运动中的作用，所描述的内容是由有关的主要动作肌和辅助肌共同完成的运动，具体方法见表6-2-3。

表 6-2-3 各肌肌力检查方法

	动作	主要动作肌与运动范围	检查方法	评级
颈与躯干肌	颈前屈（图6-2-1）	（1）主要动作肌：胸锁乳突肌 （2）辅助肌：头长肌、颈长肌、前斜角肌、舌骨肌群、中斜角肌、后斜角肌、头前直肌 （3）运动范围：0°~45°	体位：仰卧位 手法：固定其胸廓下部，肩部放松，令其完成颈部屈曲运动。检查者用两个手指在前额部施加抵抗（两侧胸锁乳突肌不对称者，使其头部向侧方旋转，完成屈颈动作，抵抗施于耳部）	5级与4级：能对抗前额部强阻力完成颈椎全关节活动范围的运动者为5级，仅能对抗中等程度阻力完成以上动作者为4级 3级与2级：能克服重力的影响，完成颈椎全关节活动范围运动者为3级。头置于检查台上，令其完成向左，再向右的转头，能完成部分者为2级 1级与0级：完成屈颈动作时，仅能触及胸锁乳突肌的收缩为1级，触不到收缩者为0级
	颈后伸（图6-2-2）	（1）主要动作肌：斜方肌、头半棘肌、头夹肌、颈夹肌、骶棘肌、颈髂肋肌、头最长肌、头棘肌、颈棘肌、颈半棘肌 （2）辅助肌：多裂肌、头上斜肌、头下斜肌、头后大直肌、头后小直肌、肩胛提肌 （3）运动范围：0°~45°	体位：俯卧位 手法：头伸出检查台前端，双上肢置于体侧。检查者一手置于被检查者的头后部，向下方施加阻力，另一手置于下颌予以保护	5级与4级：能对抗施于头部的最大阻力完成颈椎后伸的全关节活动范围的运动者为5级，仅能对抗中等阻力完成以上运动者为4级 3级：能克服重力的影响，完成颈椎后伸的全关节活动范围的为3级 2级：取仰卧位，检查者双手置于被检查者头的下方，令其头向下压检查者的手，能出现轻微运动者为2级 1级与0级：检查者用手支撑被检查者头部，令其完成后伸运动，另一手触摸第7颈椎与枕骨间的肌群，有收缩者为1级，无收缩者0级

续表 6-2-3

	动作	主要动作肌与运动范围	检查方法	评级
颈与躯干肌	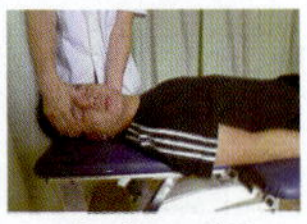 头向一侧旋转（图6-2-3）	（1）主要动作肌：胸锁乳突肌 （2）辅助肌：头长肌、颈长肌、前斜角肌、舌骨下肌群、中斜角肌、后斜角肌、头前直肌 （3）运动范围：0°~60°	体位：仰卧位 手法：被检查者头转向一侧。检查者一手施加相反方向的阻力以对抗此动作	5级与4级：能对抗强阻力完成颈椎旋转全关节活动范围者为5级，仅能对抗中等程度阻力者为4级 3级与2级：能克服重力的影响，完成颈椎全关节活动范围运动者为3级。头置于检查台上，令其完成向左，再向右的转头，能完成部分运动者为2级 1级与0级：完成屈颈动作时，仅能触及胸锁乳突肌的收缩为1级，触不到收缩者为0级
	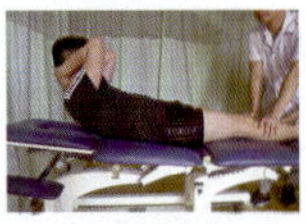 躯干前屈（图6-2-4）	（1）主要动作肌：腹直肌 （2）辅助肌：腹内斜肌、腹外斜肌 （3）运动范围：0°~80°	体位：仰卧位 手法：固定被检查双下肢	5级：被检查者双手交叉置于颈后，尽力前屈抬起胸廓，双侧肩胛骨下角均可完全离开台面者为5级 4级：双上肢于胸前交叉抱肩，令其尽力抬起上身，双肩均可完全离开台面者为4级 3级：双上肢置于躯干两侧，令其尽力抬起上身，双侧肩胛骨下角均离开台面者为3级 2级：双上肢置于躯干两侧，双膝关节屈曲，令其颈椎前屈，检查者按压其胸廓下部使腰椎前屈消失骨盆前倾，如头部能抬起者为2级 1级与0级：仰卧位，令其咳嗽，同时触诊腹壁，有轻微收缩者为1级，无收缩者为0级
	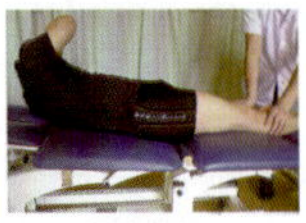 旋转（图6-2-5）	（1）主要动作肌：腹内斜肌、腹外斜肌 （2）辅助肌：背阔肌、半棘肌、多裂肌 （3）运动范围：0°~45°	体位：仰卧位 手法：令被检查者右肘向左膝方向运动（检查右腹外斜肌和左腹内斜肌），胸廓向一侧旋转，屈曲（两侧均做检查）	5级：被检查者双手交叉置于颈后，腹外斜肌收缩侧的肩胛骨可离开台面，完成躯干旋转者为5级 4级：双上肢于胸前交叉抱肩，完成与5级相同运动（腹外斜肌收缩侧的肩胛骨可离开台面，完成躯干旋转）者为4 3级：双上肢向躯干上方伸展，完成与5级相同运动（腹外斜肌收缩侧的肩胛骨可离开台面，完成躯干旋转）者为3级 2级：仰卧位，完成以上动作时肩胛骨下角不能离开台面，但可以观察到胸廓的凹陷者为2级 1级与0级：仰卧位，双上肢置于体侧，双髋关节屈曲，足底踩在床面，令被检查者左侧胸廓尽力靠近骨盆右侧，同时触诊其肋骨下缘的肌肉，有肌肉收缩者为1级，无收缩者为0级

续表 6-2-3

	动作	主要动作肌与运动范围	检查方法	评级
颈与躯干肌	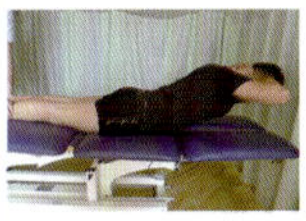 躯干后伸（图 6-2-6）	（1）主要动作肌：骶棘肌、背髂肋肌、胸最长肌、背棘肌、腰髂肋肌、腰方肌 （2）辅助肌：半棘肌、旋转肌、多裂肌 （3）运动范围：胸椎 0°，腰椎 0°~25°	体位：俯卧位 手法：令被检查者将胸廓下部尽量的抬起	5 级：在检查者固定双踝关节的条件下，被检查者躯干伸展可以稳定地维持姿势不动，并且看不到勉强用力的表现 4 级：在检查者固定双踝关节的条件下，被检查者能抬起躯干，但到终点出现摇晃并表现出勉强维持的状态者 3 级：双上肢向躯干上方伸展，完成与 5 级相同运动（腹外斜肌收缩侧的肩胛骨可离开台面，完成躯干旋转）者为 3 级 2 级：仰卧位，完成以上动作时肩胛骨下角不能离开台面，但可以观察到胸廓的凹陷者为 2 级 1 级与 0 级：仰卧位，双上肢置于体侧，双髋关节屈曲，足底踩在床面，令被检查者左侧胸廓尽力靠近骨盆右侧，同时触诊其肋骨下缘的肌肉，有肌肉收缩者为 1 级，无收缩者为 0 级
上肢肌	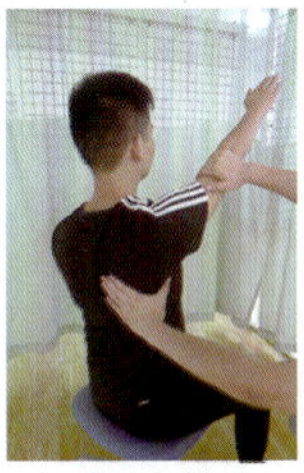 肩胛骨外展及向上旋转（图 6-2-7）	（1）主要动作肌：前锯肌 （2）辅助肌：胸大肌 （3）运动范围：0°~38°	体位：坐位，手放在膝关节上方 手法：令被检查者上肢向前并向上举起，在其肩关节屈曲约 130°（图 6-2-5）时，治疗师一手置于肘关节上方向相反方向施加阻力；另一手拇指与示指分开用虎口抵于肩胛骨下角，对肩胛骨的内侧缘与外侧缘进行触诊	5 级与 4 级：如能对抗最大阻力，上肢保持前伸（肩胛骨外展并向上旋转）姿势，肩胛骨不出现翼状突起者为 5 级；能对抗一定阻力达到上述标准者为 4 级 3 级：解除阻力，令被检肘关节伸展，肩关节 130° 屈曲。肩胛骨能充分外展并向上旋转，不出现翼状肩胛骨者为 3 级 2 级：被检查者呈坐位，肩关节屈曲 90° 以上。检查者一手支撑其肘关节高于水平位，另一手虎口置于肩胛骨下角，令其保持该肢位。如果肩胛骨出现外展并向上方旋转，提示肌力为 2 级；解除上肢重力时肩胛骨仍缓慢外展、肩胛骨不向上旋转或向脊柱移动为 2- 级 1 级与 0 级：检查者一手扶持被检侧上肢呈肩关节屈曲 90° 以上，令被检者努力保持该上肢位置，另一手拇指和其余各指触诊前锯肌。有收缩者为 1 级，无收缩者为 0 级

续表 6-2-3

	动作	主要动作肌与运动范围	检查方法	评级
上肢肌	肩胛骨上提（图6-2-8）	（1）主要动作肌：斜方肌上部纤维、肩胛提肌 （2）辅助肌：大、小菱形肌 （3）运动范围：10~12cm	体位：坐位（5~3级），俯卧位（2~0级） 手法：坐位，双上肢放松置于膝上。令被检查者尽力上提肩胛骨（双肩向耳朵方向运动，即耸肩）并保持在上提的位置。检查者双手置于其肩上，向下施加压力	5级与4级：能对抗最大阻力完成肩胛骨充分上提动作者为5级，能对抗一定阻力完成上提肩胛骨者为4级 3级：解除阻力，能克服肢体重力的影响，在全关节运动范围内完成上提者为3级 2级：俯卧位，前额部着台面，检查者一只手支撑肩关节以解除肢体重力的影响，另一只手触诊斜方肌上部纤维，令其完成肩胛骨上提的运动，能充分完成者为2级 1级与0级：俯卧位，令其上提肩胛骨，同时触诊锁骨上方的斜方肌上部纤维（沿颈椎斜方肌上部至锁骨附着部），有收缩者为1级，无收缩者为0级
	肩胛骨内收（图6-2-9）	（1）主要动作肌：斜方肌中部纤维、大菱形肌 （2）辅助肌：小菱形肌、背阔肌 （3）运动范围：15cm（内收、外展总活动范围）	体位：坐位、俯卧位 手法：俯卧位，上肢外展90°并外旋，肘关节屈曲90°。检查者固定其胸廓，并令其完成肩胛骨的内收（上肢离开台面上举）同时对肩胛骨外角施加阻力	5级与4级：能对抗最大阻力完成肩胛骨内收的全关节活动范围的运动者为5级，能对抗一定阻力完成以上动作者为4级 3级：解除阻力，能克服肢体重力的影响完成以上动作者为3级 2级：坐位、上肢外展90°，置于桌面上，固定胸廓，在解除肢体重力影响下，能完成肩胛骨内收的全关节活动范围的运动者为2级。不能维持坐位，在俯卧位只能完成一部分内收动作者为2级 1级与0级：坐位或俯卧位，令其完成内收动作时触诊肩峰与脊柱之间肩胛冈上之斜方肌中部纤维，有收缩者为1级，无收缩者为0级
	肩胛骨下撤与内收（图6-2-10）	（1）主要动作肌：斜方肌下部纤维 （2）辅助肌：背阔肌、胸大肌、胸小肌 （3）运动范围：10~12cm（肩胛骨下角）	体位：俯卧位 手法：头向对侧旋转，被检侧上肢于头上约145°外展（侧方上举），上肢抬起离开台面。检查者手置于肩胛骨外上角，向外上方推按施加阻力	5级与4级：能对抗最大阻力完成肩胛骨下撤与内收的全关节活动范围的运动者为5级，能克服中等阻力完成以上动作者为4级 3级与2级：解除阻力，完成以上动作，如肩胛骨不能向上方移动，或肩峰不向前下方移动，而能完成肩胛骨下撤、内收的全关节活动范围运动者为3级。仅能完成部分范围的运动者为2级 1级与0级：令被检者做上肢从台面上抬起的运动，同时触诊斜方肌下部纤维，有收缩者为1级，无收缩者为0级

续表 6-2-3

	动作	主要动作肌与运动范围	检查方法	评级
上肢肌	肩胛骨内收及下方旋转（图6-2-11）	（1）主要动作肌：大菱形肌、小菱形肌 （2）辅助肌：背阔肌、肩胛提肌、胸大肌、胸小肌 （3）运动范围：0°~60°	体位：俯卧位（5~3级），坐位（2~0级） 手法：俯卧位，头转向对侧，被检侧上肢内收、内旋置于背后，肩放松。令被检侧上肢伸展（肩胛骨内收），检查者手置于肩胛骨内缘处，稍向上、向外方施加阻力	5级与4级：能克服最大阻力完成肩胛骨内收及下方旋转的全关节活动范围运动者为5级，对抗中等阻力完成以上动作充分者为4级 3级：解除阻力，能充分完成肩胛骨内收及下方旋转者为3级 2级：坐位，手背后（上肢内收、内旋），检查者固定其躯干，防止出现屈曲、旋转等代偿动作，令被检侧上肢尽力内收肩胛骨，能充分完成内收动作者为2级 1级与0级：令被检查者内收肩胛骨，在肩胛骨脊柱缘斜方肌下部纤维触诊，有收缩者为1级，无收缩者为0级
	肩关节90°屈曲（图6-2-12）	（1）主要动作肌：三角肌、喙肱肌 （2）辅助肌：三角肌（中部纤维）、胸大肌（锁骨部纤维）、肱二头肌。 （3）运动范围：0°~180°	体位：坐位（5~2级），仰卧位（1~0级） 手法：坐位，上肢自然下垂，肘关节轻度屈曲，前臂呈旋前位（手掌面向下）。完成肩关节屈曲运动。检查者一手固定其肩胛骨，另一手在肘关节处施加阻力	5级与4级：能克服最大阻力，完成全关节活动范围运动者为5级，能对抗中等阻力完成以上动作者为4级 3级与2级：解除阻力，能克服肢体重力影响完成全关节活动范围运动者为3级。仅能完成部分运动，达不到全关节活动范围运动者为2级（亦可采用侧卧位，在解除重力下完成全关节活动范围运动者为2级） 1级与0级：仰卧位，令其完成屈曲动作的同时，触诊上肢近端1/3处三角肌前部纤维及喙肱肌，有收缩者为1级，无收缩者为0级
	肩关节伸展（图6-2-13）	（1）主要动作肌：背阔肌、大圆肌、三角肌后部纤维 （2）辅助肌：小圆肌、肱三头肌 （3）运动范围：0°~60°	体位：坐位（5~2级），仰卧位（1~0级） 手法：坐位或俯卧位，上肢内收、内旋（手掌向上）完成肩关节伸展动作。检查者一手固定其肩胛骨，另一手于肘关节处施加阻力	5级与4级：能克服最大阻力完成全关节活动范围伸展运动者为5级，能对抗中等阻力完成以上动作者为4级 3级与2级：解除阻力，能克服肢体重力影响，完成全关节活动范围运动者为3级。仅能完成部分活动范围的伸展者为2级（侧卧位、腋下置一平板，在解除肢体重力影响下，可完成全活动范围伸展运动者亦为2级） 1级与0级：俯卧位，令其完成上肢伸展动作的同时，触诊肩胛骨下缘的大圆肌，稍下方的背阔肌及上臂后方的三角肌后部纤维，有收缩者为1级，无收缩者为0级

续表 6-2-3

动作		主要动作肌与运动范围	检查方法	评级
上肢肌	肩关节外展（图6-2-14）	（1）主要动作肌：三角肌中部纤维、冈上肌 （2）辅助肌：三角肌（前、后部纤维）、前锯肌 （3）运动范围：0°~90°	体位：坐位（5~3级），仰卧位（2~0级） 手法：坐位，上肢自然下垂，肘关节轻度屈曲，手掌向下，完成外展动作，检查者一手固定其肩胛骨，另一手于肘关节附近施加阻力	5级与4级：能对抗最大阻力，完成肩关节外展90°者为5级，能对抗中等阻力完成以上动作者为4级 3级：解除阻力，克服肢体重力影响完成肩关节外展90°者为3级。要防止躯干倾斜及耸肩的代偿动作 2级：仰卧位，解除肢体重力的影响，检查者固定其肩胛骨，被检侧上肢能沿台面滑动完成90°外展者为2级 1级与0级：仰卧位，做肩外展动作，触诊三角肌中部（肱骨上1/3的外侧面）、肩胛冈上窝处的冈上肌，有收缩者为1级，无收缩者为0级
	肩关节外旋（图6-2-15）	（1）主要动作肌：冈下肌、小圆肌 （2）辅助肌：三角肌（后部纤维） （3）运动范围：0°~90°	体位：俯卧位 手法：肩关节外展90°，上臂置于台面，前臂于床边自然下垂。检查者一手固定其肩胛骨，另一手握住其腕关节近端并施加阻力。令被检测前臂用力向前、上方抬起以完成肩关节外旋	5级与4级：能对抗最大阻力完成肩关节外旋的全关节活动范围的运动者为5级，能对抗中等程度阻力完成以上动作者为4级 3级：解除阻力，对抗肢体重力影响，完成全关节活动范围的运动者为3级 2级：被检侧上肢在台边自然下垂，取内旋位，检查者固定其肩胛骨，能完成外旋的全关节活动范围者为2级 1级与0级：做外旋运动的同时，触诊肩胛骨外侧缘的小圆肌及冈下窝中的冈下肌，有收缩者为1级，无收缩者为0级
	肩关节内旋（图6-2-16）	（1）主要动作肌：肩胛下肌、胸大肌、背阔肌、大圆肌 （2）辅助肌：三角肌（前部纤维） （3）运动范围：0°~70°	体位：俯卧位 手法：上臂90°外展置于台面，前臂于床边自然下垂。检查者一手固定其肩胛骨，另一手握住其腕关节近端并施加阻力。令被检测前臂用力向后、上方抬起以完成肩关节内旋	5级与4级：能对抗最大阻力完成肩关节内旋的全关节活动范围的运动者为5级，能对抗中等程度阻力完成以上动作者为4级 3级：解除阻力，对抗肢体重力影响，完成肩关节内旋的全关节活动范围的运动者为3级 2级：被检侧上肢在台边自然下垂，取外旋位，检查者固定其肩胛骨，能完成内旋的全关节活动范围者为2级。注意防止前臂旋前的代偿动作 1级与0级：做肩关节内旋运动的同时，触诊腋窝深部的肩胛下肌，可触及收缩者为1级，无收缩者为0级

续表 6-2-3

	动作	主要动作肌与运动范围	检查方法	评级
上肢肌	肘关节屈曲（图6-2-17）	（1）主要动作肌：肱二头肌、肱肌、肱桡肌 （2）辅助肌：其他前臂的屈肌群 （3）运动范围：0°~150°	体位：坐位（5~3级），仰卧位（2~0级） 手法：坐位，两上肢自然下垂于体侧，检查肱二头肌时前臂旋后，检查肱肌时前臂旋前，检查肱桡肌时前臂于中间位，检查者一手固定其上臂，另一手于腕关节近端施以阻力	5级与4级：坐位，能对抗最大阻力完成肘关节屈曲全关节活动范围运动者为5级，能对抗中等度阻力完成以上运动者为4级 3级：坐位，解除阻力，能克服肢体重力影响完成肘关节屈曲全关节活动范围运动者为3级 2级：仰卧位，上臂外展90°，置于外旋位，检查者固定其上臂，令其前臂在台面上滑动，完成肘关节屈曲，达全关节活动范围运动者为2级 1级与0级：仰卧位，令被检测上肢做肘关节屈曲动作时，于肘关节前方触诊肱二头肌腱，于肱二头肌下方内侧触诊肱肌，于肘下方前臂前外侧触诊肱桡肌，有收缩为1级，无收缩为0级
	肘关节伸展（图6-2-18）	（1）主要动作肌：肱三头肌 （2）辅助肌：肘肌、前臂伸肌群 （3）运动范围：0°~150°	体位：俯卧位（5~3级），坐位（2~0级） 手法：俯卧位，肩关节屈曲90°，肘关节屈曲，检查者固定其上臂，令患者尽力伸肘，同时检查者于腕关节近端施加阻力	5级与4级：俯卧位，能对抗最大阻力完成肘关节伸展的全关节活动范围的运动者为5级，仅能对抗中等度阻力，完成以上运动者为4级 3级：俯卧位，解除阻力，能克服肢体重力的影响，完成肘关节伸展的全关节活动范围的运动者为3级 2级：坐位，上肢90°外展（台面与腋窝同高），肘关节屈曲约45°置于台面上，检查者的手置于肘关节下方支撑上肢。令其前臂在台面上滑动，能完成肘关节伸展的全关节活动范围的运动者为2级 1级与0级：做肘关节伸展运动时，检查者一手置于前臂下方支撑上肢，另一手在鹰嘴近端触诊肱三头肌肌腱，有收缩者为1级，无收缩者为0级
	前臂旋后（图6-2-19）	（1）主要动作肌：肱二头肌、旋后肌 （2）辅助肌：肱桡肌 （3）运动范围：0°~80°	体位：坐位 手法：上肢体侧自然下垂，肘关节屈曲90°，前臂置于旋前位，手指自然放松检查者一手托住其肘关节，另一手施阻力于其前臂远端桡骨背侧及尺骨掌侧	5级与4级：能对抗最大阻力，完成前臂旋后的全关节活动范围的运动者为5级，仅能对抗中等程度阻力完成以上运动者为4级 3级与2级：解除阻力，能完成前臂旋后的全关节活动范围的运动者为3级，完成部分范围的运动者为2级 1级与0级：做前臂旋后运动，同时在前臂背侧的桡骨头下方触诊旋后肌（腕掌关节屈曲可与伸肌群相区别），在肘关节前下方触诊肱二头肌腱，有收缩者为1级，无收缩者为0级

续表 6-2-3

	动作	主要动作肌与运动范围	检查方法	评级
上肢肌	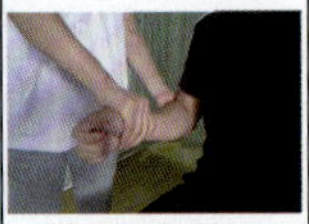 前臂旋前（图6-2-20）	（1）主要动作肌：旋前圆肌、旋前方肌 （2）辅助肌：桡侧腕屈肌 （3）运动范围：0°~80°	体位：坐位 手法：双侧上肢于体侧自然下垂，肘关节屈曲90°，前臂置于旋后位，手指自然放松。检查者一手固定其上臂，令其尽力完成掌心向下的旋转运动，同时另一手施阻力于其桡骨远端掌侧及尺骨背侧	5级与4级：能对抗最大阻力完成前臂旋前的全关节活动范围的运动者为5级，仅能对抗中等程度阻力完成以上运动者为4级 3级与2级：解除阻力，能完成前臂旋前的全关节活动范围的运动者为3级，完成部分关节活动范围的运动者为2级 1级与0级：做前臂旋前动作时，于前臂掌侧远端触诊旋前方肌，肱骨内侧髁至桡骨外缘，可触诊旋前圆肌，有收缩者为1级，无收缩者为0级
	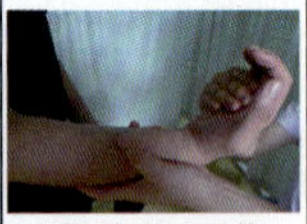 腕关节屈曲（图6-2-21）	（1）主要动作肌：桡侧腕屈肌、尺侧腕屈肌 （2）辅助肌：掌长肌 （3）运动范围：0°~80°	体位：坐位、卧位均可 手法：置前臂于旋后位，手指放松（不得握拳）。检查者一手于前臂下方支撑，令被检查者屈曲腕关节，另一手施加阻力（检查桡侧腕屈肌，阻力施于第2掌骨底，向背侧、尺侧用力；检查尺侧腕屈肌，阻力施于第5掌骨底部，向背侧、桡侧用力）	5级与4级：能对抗最大阻力，完成腕关节屈曲的全关节活动范围的运动者为5级，仅能对抗中等程度阻力完成以上运动者为4级 3级：解除阻力，能克服肢体重力，完成腕关节屈曲的全关节活动范围的运动者为3级。 2级：前臂及手置于台面上，前臂呈中间位，手内侧缘置于台面上，令其在台面上滑动，完成腕关节屈曲运动。能完成全关节活动范围运动者为2级（可根据桡偏、尺偏情况判断不同肌肉的用力），也可利用抗肢体重力的检查方法，其中对仅能完成部分活动范围的运动者定为2级 1级与0级：做屈腕动作，触诊腕关节掌面桡侧的桡侧腕屈肌腱或关节掌面尺侧的尺侧腕屈肌腱，有收缩者为1级，无收缩者为0级

续表 6-2-3

	动作	主要动作肌与运动范围	检查方法	评级
上肢肌	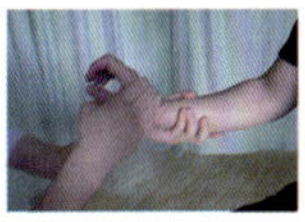 腕关节伸展（图6-2-22）	（1）主要动作肌：桡侧腕长伸肌、桡侧腕短伸肌、尺侧腕伸肌 （2）运动范围：0°~70°	体位：坐位、卧位均可 手法：置前臂于旋前位，手指肌肉放松（不得呈伸展位）。检查者支撑其前臂，令被检测腕关节向正直上方（不得出现偏歪）背屈，同时检查者施加阻力（3块肌肉同时检查）。检查桡侧腕长、短伸肌时，阻力施于第2、3掌骨背侧（向屈曲、尺偏用力）；检查尺侧腕伸肌时，阻力施于第5掌骨背面（向屈曲、桡偏用力）	5级与4级：能对抗最大阻力，完成腕关节伸展的全关节活动范围的运动者为5级，仅能对抗中等程度阻力完成以上运动者为4级 3级：解除阻力，能克服肢体重力，完成腕关节伸展的全关节活动范围的运动者为3级 2级：前臂及手置于台面上，前臂呈中间位，手内侧缘置于台面上，令其在台面上滑动，完成腕关节背屈运动。能完成全关节活动范围运动者为2级（可根据桡偏、尺偏情况判断不同肌肉的用力），也可利用抗肢体重力的检查方法，其中对仅能完成部分活动范围的运动者定为2级 1级与0级：做腕关节伸展动作，同时于第2、3掌骨腕关节背面触诊桡侧腕长、短伸肌腱，于第5掌骨近端尺侧背面触及尺侧腕伸肌腱，有收缩者为1级，无收缩者为0级
下肢肌	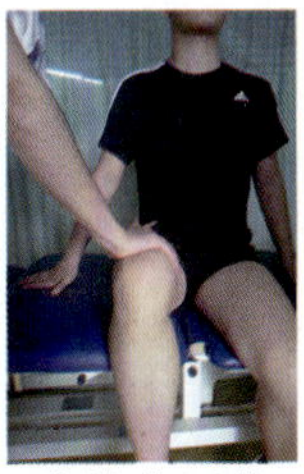 髋关节屈曲（图6-2-23）	（1）主要动作肌：腰大肌、髂肌 （2）辅助肌：股直肌、缝匠肌、阔筋膜张肌、耻骨肌、短收肌、长收肌 （3）运动范围：0°~120°	体位：坐位（5~3级）、侧卧位（2级）、仰卧位（1~0级） 手法：取坐位，双侧小腿自然下垂，两手把持诊台台面以固定躯干。检查者一手固定其骨盆，令被检查者最大限度地屈曲髋关节	5级与4级：坐位，令被检查者完成屈曲髋关节的同时，对其膝关节上方施加阻力。能对抗最大阻力，完成屈曲髋关节的全关节活动范围运动并能保持体位者为5级；能对抗中等度阻力完成全关节活动范围运动并能保持体位者为4级 3级：取侧卧位，被检查者能对抗肢体重力的影响，能完成髋关节全范围屈曲运动并能维持屈曲体位者为3级 2级：取侧卧位，被检侧下肢位于上方并伸直，位于下方的下肢呈屈曲位。检查者站在被检查者背后托起被检侧下肢，令被检侧下肢完成屈髋屈膝运动。在解除肢体重力影响下能完成髋关节全活动范围内的屈曲运动者为2级 1级与0级：取仰卧位，检查者托起被检小腿，令被检查者用力屈髋关节，同时触诊缝匠肌内侧、腹股沟下方的腰大肌，能触及收缩者为1级，无收缩者为0级 应避免的代偿动作：缝匠肌收缩引起髋关节屈曲时伴有外展、外旋，阔筋膜张肌收缩引起髋关节屈曲时伴有外展、内旋

续表 6-2-3

	动作	主要动作肌与运动范围	检查方法	评级
下肢肌	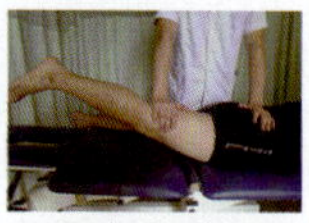 髋关节伸展 （图6-2-24）	（1）主要动作肌：臀大肌、半腱肌、半膜肌、股二头肌长头 （2）辅助肌：股直肌、缝匠肌、阔筋膜张肌、耻骨肌、短收肌、长收肌 （3）运动范围：0°~20°	体位：俯卧位（5~3级、1~0级）、侧卧位（2级） 手法：俯卧位，固定骨盆。令被检查者尽力伸展髋关节，检查者在其膝关节近端（或踝关节上方）施以阻力（单独检查臀大肌肌力时应保持膝关节屈曲位）	5级与4级：俯卧位，能对抗最大阻力，完成全关节活动范围并到达终末时仍可维持者为5级，能对抗中等度阻力完成以上动作者为4级 3级：俯卧位，解除阻力，取侧卧位，能对抗肢体重力的影响，完成全关节活动范围运动并能维持其体位者为3级 2级：被检侧下肢在上方的侧卧位，位于下方的下肢呈屈髋屈膝位。检查者一手托起被检侧下肢，一手固定骨盆，令被检侧下肢完成髋关节伸展并膝关节伸展，在解除肢体重力影响下能完成髋关节全活动范围的伸展运动者为2级 1级与0级：取俯卧位，令其伸展髋关节，同时触诊臀大肌有无收缩（应仔细触诊肌肉上、下两部分），有收缩者为1级，无收缩者为0级
	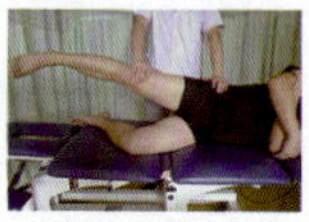 髋关节外展 （图6-2-25）	（1）主要动作肌：臀中肌 （2）辅助肌：臀小肌、阔筋膜张肌、臀大肌 （3）运动范围：0°~45°	体位：侧卧位（5~3级）、仰卧位（2~0级） 手法：侧卧位，被检侧下肢在上方，髋关节轻度过伸展位，下方下肢膝关节呈屈曲位。检查者一手固定骨盆，令被检侧下肢外展，另一手在膝关节处正直向下施以阻力	5级与4级：侧卧位，能对抗最大阻力，完成髋关节外展的全关节活动范围的运动者为5级，能对抗强至中等度阻力完成以上动作者为4级 3级：侧俯卧位，解除阻力，能克服肢体重力的影响，完成全关节活动范围的运动，达到终末并能维持者为3级 2级：仰卧位，检查者一手握住被检侧踝关节轻轻抬起使其离开台面，不加力也不予以辅助，目的是减少与台面的摩擦。在解除肢体重力的影响下，能完成全关节活动范围的外展运动者为2级 1级与0级：仰卧位，令其完成以上动作的同时，触诊大转子上方及髂骨外侧臀中肌，有收缩者为1级，无收缩者为0级

续表 6-2-3

	动作	主要动作肌与运动范围	检查方法	评级
下肢肌	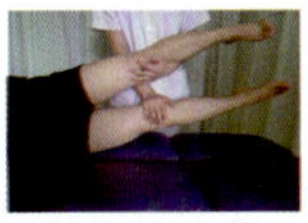 髋关节内收（图6-2-26）	（1）主要动作肌：大收肌、短收肌、长收肌、耻骨肌、股薄肌 （2）运动范围：0°~30°	体位：侧卧位（5~3级）、仰卧位（2~0级） 手法：侧卧位，被检侧下肢位于下方，另一侧下肢右检查者抬起约呈25°外展。令被检侧下肢内收与对侧下肢靠拢。同时检查者另一手在其膝关节上方施加阻力	5级与4级：侧卧位，能对抗最大阻力，完成髋关节内收的全关节活动范围的运动者为5级，能对抗强至中等度阻力完成以上动作者为4级 3级：侧俯卧位，解除外加阻力，能克服肢体重力的影响，完成髋关节内收的全关节活动范围运动者为3级 2级：仰卧位，双下肢外展约45°。检查者一手握住被检侧踝关节轻轻抬起使其离开台面以减少与台面的摩擦力。在解除肢体重力的影响下，髋关节能完成全活动范围的内收运动，髋关节不出现旋转者为2级 1级与0级：被检查者体位和检查者手法同2级检查法。令被检侧髋关节内收，检查者另一手于大腿内侧及耻骨附近触诊，肌肉有收缩者为1级，无收缩者为0级
	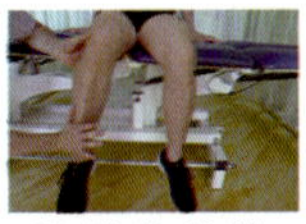 髋关节外旋（图6-2-27）	（1）主要动作肌：闭孔外肌、闭孔内肌、股方肌、梨状肌、上孖肌、下孖肌、臀大肌 （2）辅助肌：缝匠肌、股二头肌长头 （3）运动范围：0°~45°	体位：坐位（5~3级）、仰卧位（2~0级） 手法：被检查者取坐位，双小腿下垂，双手握住台面，以固定骨盆。令被检侧大腿外旋。检查者一手按压被检侧膝关节上方（大腿远端）外侧向膝内侧方向予以对抗，检查者另一手在踝关节上方向外侧施加抵抗，两手的合力构成对髋关节外旋的对抗	5级与4级：坐位，能对抗最大阻力，完成髋关节外旋的全关节活动范围的运动并能维持其体位者为5级，能克服强至中等度阻力完成以上运动并维持其体位者为4级 3级：体位同5级检查者，解除外加阻力，能完成全关节活动范围的外旋运动并能维持最终体位者为3级 2级：仰卧位，髋、膝关节伸展，解除肢体重力的影响，能完成髋关节外旋者为2级 1级与0级：仰卧位，令其髋关节外旋时触诊大转子后方皮下深部，肌肉有收缩者为1级，无收缩者为0级

续表 6-2-3

	动作	主要动作肌与运动范围	检查方法	评级
下肢肌	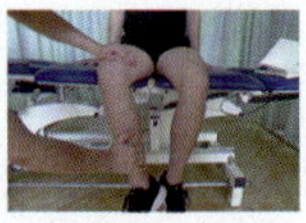 髋关节内旋（图6-2-28）	（1）主要动作肌：臀小肌、阔肌膜张肌 （2）辅助肌：臀中肌、半腱肌、半膜肌 （3）运动范围：0°~45°	体位：坐位（5~3级）、仰卧位（2~0级） 手法：被检查者取坐位，双小腿下垂，双手握住台面，以固定骨盆。被检侧下肢大腿下方垫一棉垫，检查者一手固定膝关节上方（大腿远端内侧面），并向外侧施加抵抗。令被检侧大腿内旋，检查者另一手握在踝关节上方外侧面向内侧施加抵抗	5级与4级：能对抗最大阻力，完成髋关节的全关节活动范围的内旋运动并能维持其体位者为5级，能克服强至中等度阻力完成以上运动并维持其体位者为4级 3级：解除外加阻力，完成以上运动并维持其体位者为3级 2级：仰卧位，髋关节置于外旋位，能完成髋关节内旋并超过中线者为2级（下肢重力可对完成此动作者有辅助作用，可以稍加阻力以消除重力的影响） 1级与0级：仰卧位，令其髋关节内旋时，在髂前上棘的后方及下方、阔筋膜张肌起始部附近、臀小肌（臀中肌及阔筋膜张肌下方深层）处触及收缩者为1级，无收缩者为0级
	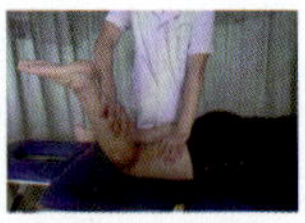 膝关节屈曲（图6-2-29）	（1）主要动作肌：股二头肌、半腱肌、半膜肌 （2）辅助肌：缝匠肌、股薄肌、腓肠肌 （3）运动范围：0°~135°	体位：俯卧位（5~3级、1~0级）、侧卧位（2级） 手法：仰卧位，双下肢伸展，足伸出检查台外，从膝关节屈曲45°开始。检查者一手固定于大腿后方屈膝肌腱的上方，另一手置于踝关节处施加阻力，令被检查者完成膝关节屈曲运动。检查股二头肌时应使小腿外旋；检查半腱肌、半膜肌时应内旋小腿。注意防止髋关节屈曲、外旋的缝匠肌代偿动作，髋关节内收的股薄肌代偿动作及踝关节跖屈的腓肠肌代偿动作	5级与4级：俯卧位，能对抗最大阻力完成膝关节屈曲90°并能维持其体位者为5级；能对抗强至中等度阻力完成以上运动并维持其体位者为4级 3级：俯卧位，解除阻力，能克服肢体重力影响，完成以上运动并维持其体位者为3级 2级：侧卧位，非检下肢位于下方呈屈曲位，检查者站在被检者后方，双手托起被检侧下肢（位于上方）离开台面，令其完成膝关节屈曲动作。在解除肢体重力的影响下，可完成全关节活动范围的运动者为2级 1级与0级：俯卧位，检查者支撑被检侧小腿，使膝关节屈曲。令被检侧下肢完成屈膝动作，检查者如在大腿后侧膝关节附近触及肌腱收缩者为1级，无收缩者为0级

续表 6-2-3

	动作	主要动作肌与运动范围	检查方法	评级
下肢肌	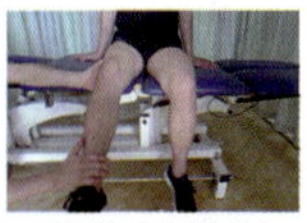 膝关节伸展（图6-2-30）	（1）主要动作肌：股四头肌（股直肌、股中间肌、股内侧肌、股外侧肌） （2）运动范围：0°~135°	体位：坐位（5~3级）、侧卧位（2级）、仰卧位（1~0级） 手法：被检者取坐位，双小腿自然下垂，双手握住检查台台面边缘以固定躯干，身体稍后倾。检查者一手垫在膝关节下方或用垫子代替以保持大腿呈水平位，另一手握住其踝关节上方向下施加阻力（不得对伸展固定的膝关节施加阻力，膝关节伸展不超过0°），令其完成伸展膝关节的运动	5级与4级：坐位，能对抗最大阻力，完成膝关节全范围的伸展运动并能维持其体位者为5级，能对抗强至中等度阻力完成以上运动并维持其体位者为4级 3级：坐位，解除阻力，能克服肢体重力影响，完成膝关节伸展的全范围运动并维持其体位者为3级 2级：侧卧位，非检下肢位于下方呈屈髋屈膝位，检查者双手托起被检侧下肢并固定大腿，髋关节伸展，膝关节屈曲90°。在解除肢体重力的影响下可完成全关节活动范围的伸膝动作者为2级 1级与0级：仰卧位，令其伸展膝关节，在髌韧带上方可触及肌腱或股四头肌的收缩者为1级，无收缩者为0级
	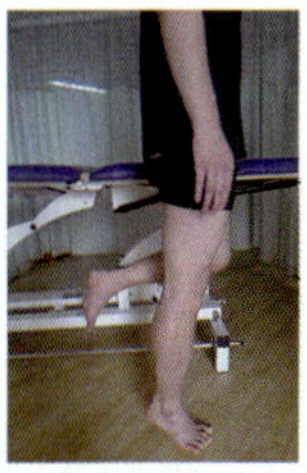 踝关节跖屈（图6-2-31）	（1）主要动作肌：腓肠肌、比目鱼肌 （2）辅助肌：胫骨后肌、腓骨长肌、腓骨短肌、踇长屈肌、趾长屈肌、跖肌 （3）运动范围：0°~45°	体位：立位（5~3级）、俯卧位（2~0级） 手法：被检侧下肢单腿站立（如需辅助以维持平衡可以用一或者两个手指按在检查台上），膝关节伸展，足尖着地（五趾着地，足跟离开地面）	5级与4级：能足尖着地，然后全脚掌着地，如此持续完成20次并无疲劳感觉者为5级；仅能完成10~19次，动作中间不休息，未表现出疲劳感者为4级 3级：完成正确的抬足跟动作1~9次，动作中间不休息，无疲劳感者为3级。足跟能抬起但不能达到最终位者为3-级 2级：取俯卧位，足伸出检查台外，检查者一手托住踝关节下方，另一手掌和掌根部于跖骨头处对足底施加阻抗。令其跖屈踝关节。被检查者能抵抗最大阻力完成并能保持充分的跖屈运动者为2+级；能够完成全活动范围的跖屈运动但不能耐受阻力者为2级，只能完成部分活动范围的运动者为2-级 1级与0级：俯卧位，令其完成跖屈运动，检查者于腓肠肌、比目鱼肌及跟腱处触诊，有收缩者为1级，无收缩者为0级

续表 6-2-3

	动作	主要动作肌与运动范围	检查方法	评级
下肢肌	踝关节背屈与内翻（图6-2-32）	（1）主要动作肌：胫骨前肌 （2）运动范围：0°~20°	体位：坐位或仰卧位 手法：坐位，小腿自然下垂。检查者坐在小凳上，将被检足跟置于腿上。一手握小腿后侧，令其完成背屈及内翻。另一手在足内侧及背部施加阻力，足趾不得用力	5级与4级：能对抗最大阻力，完成踝关节背屈内翻的全关节活动范围的运动并能保持其体位者为5级，能对抗强至中度阻力完成以上动作者为4级 3级与2级：解除外力，能独立完成踝背屈内翻的全关节活动范围并能保持其体位者为3-级，完成运动不充分者为2级 1级与0级：令其完成背屈、内翻动作，同时触诊关节内侧、背侧的胫骨前肌肌腱及小腿前外侧的肌肉，有收缩者为1级，无收缩者为0级
	足内翻（图6-2-33）	（1）主要动作肌：胫骨后肌 （2）辅助肌：趾长屈肌、姆长屈肌、腓肠肌（内侧头） （3）运动范围：0°~35°	体位：坐位(5~2级)、仰卧位（1~0级） 手法：坐位，双小腿悬空下垂，足轻度跖屈位。检查者坐在被检查者前方，手握被检小腿固定（对胫骨后肌肌腹不得施加压力），令其足尽力内翻。检查者另一手在足背内侧距骨头位置施以外翻且轻度背屈方向的阻力，足跖屈肌不得用力	5级与4级：坐位。能对抗最大阻力，完成踝关节内翻的全关节活动范围的运动并能保持其体位者为5级，能对抗强至中等度阻力完成以上运动并能维持其体位者为4级 3级：坐位。不施加阻力，被检查者能完成足内翻全关节活动范围者为3级 2级：坐位。仅能完成内翻的部分活动范围的运动者为2级 1级与0级：仰卧位。在内踝与舟骨之间胫骨后肌健处可触及收缩者为1级，无收缩者为0级
	足外翻（图6-2-34）	（1）主要动作肌：腓骨长肌、腓骨短肌 （2）辅助肌：趾长伸肌、第三腓骨肌 （2）运动范围：0°~25°	体位：坐位或仰卧位 手法：踝关节处于中间位，固定小腿，令其完成足外翻动作（第1跖骨头部向下，第5跖骨头向上运动）。检查者检查腓骨短肌时，对足外缘施以阻力。检查腓骨长肌时，对第1跖骨底施以向上、向内的压力	5级与4级：能对抗最大阻力完成踝关节外翻的全关节活动范围的运动并能保持其体位者为5级，能对抗强至中等度阻力完成以上运动并能维持其体位者为4级 3级：踝关节于中立位，能够完成足外翻全关节活动范围的运动，同时第1跖骨向下方运动但不能抵抗外力者为3级 2级：令其足外翻时，仅能完成部分范围的运动者为2级 1级与0级：在做足外翻动作时，于第5跖骨近端底外侧缘（腓骨短肌健）、小腿外侧下部、腓骨头远端、小腿外侧面的上半部（腓骨长肌）触及收缩者为1级，无收缩者为0级

二、肌张力的评定

1. 定义 肌张力（muscle tone）是指肌肉组织在静息状态下的一种不随意的、持续的、微小的收缩。正常肌张力有赖于完整的外周和中枢神经系统调节机制以及肌肉本身的特性如收缩能力、弹性、延展性。

2. 正常肌张力的产生 肌张力的本质是紧张性牵张反射，正常人体的骨骼肌处于轻度的持续收缩状态，产生一定的张力即肌张力。

3. 正常肌张力的特征

（1）近端关节周围主动肌和拮抗肌可以进行有效的同时收缩使关节固定。

（2）具有完全抵抗肢体重力和外来阻力的运动能。

（3）将肢体被动地置于空间某一位置，突然松手时，肢体有保持该姿势不变的能力。

（4）能够维持主动肌和拮抗肌之间的平衡。

（5）具有随意使肢体由固定到运动和在运动过程中转换为固定姿势的能力。

（6）需要时，具有选择性完成某一肌群协同运动或某一肌肉独立运动的能力。

（7）被动运动时，具有一定的弹性和轻度的抵抗感。

4. 正常肌张力的分类

（1）静止性肌张力：可在肢体静息状态下，通过观察肌肉外观、触摸肌肉的硬度、被动牵伸运动时肢体活动受限的程度及阻力来判断。

（2）姿势性肌张力：在患者变换各种姿势的过程中，通过观察肌肉的阻力和肌肉的调整状态来判断。

（3）运动性肌张力：可在患者完成某一动作的过程中，通过检查相应关节的被动运动阻力来判断。

5. 异常肌张力 肌张力的水平可由于神经系统的损害而增高或降低。根据患者异常肌张力与正常肌张力水平的比较，可将异常肌张力分为肌张力增高、肌张力低下和肌张力障碍。

6. 影响肌张力的因素

（1）体位和肢体位置与牵张反射的相互作用，不良的姿势和肢体位置可使肌张力增高。

（2）中枢神经系统的状态。

（3）紧张和焦虑等心理因素，不良的心理状态可使肌张力增高。

（4）患者对运动的主观作用。

（5）合并问题的存在，如尿路结石或感染、膀胱充盈、便秘、压疮、静脉血栓和疼痛、局部肢体受压及挛缩可使肌张力增高。

（6）患者的健康水平，如发热、感染、代谢和（或）电解质紊乱等也可影响肌张力。

（7）药物。

（8）环境温度。

7. 肌张力的检查方法 评定肌张力异常与否，首先要从临床出发，从临床病史、视诊、反射检查、被动运动与主动运动检查、功能评定等方面详尽地了解肌张力异常的情况，尤其是从功能评定的角度更好地判断肌张力异常对生活自理能力、坐或站力平衡及移行等功能与能力的影响。

（1）病史采集：病史在一定程度上可反映痉挛对患者功能的影响。

（2）视诊：作为最初的临床检查项目，评定者应特别注意患者肢体或躯体异常的姿态。

（3）反射检查：应特别注意检查患者是否存在腱反射（肱二头肌反射、肱三头肌反射、膝反射、跟腱反射等）亢进现象。

8. 肌张力的手法检查

（1）被动运动检查：被动运动检查时要求患者尽量放松，评定者可很好地改变运动方向和速度而不感到异常阻力,肢体的反应和感觉较轻。肌张力高时,评定者总的感觉为僵硬,运动时有抵抗。肌张力弛缓时,评定者可感到肢体沉重感,且无反应。现举例如下。①肘关节屈伸,体位为上肢伸展放于体侧;检查法为检查者一手固定上臂,另一手握住前臂,做肘关节屈伸。②髋、膝关节屈伸,体位为仰卧位,下肢取伸展位;检查法为检查者一手把持踝关节,另一手放在被检查者小腿后上部,做髋、膝关节屈伸。

（2）摆动检查：该检查是以一个关节为中心,主动肌和拮抗肌交互快速收缩,快速摆动,观察其摆动振幅的大小。肌张力低下时,摆动振幅增大;肌张力增高时,摆动振幅减小。检查方法：体位,患者端坐位于较高位置,使足离开地面;治疗师握住患者足抬起小腿,然后放下,小腿产生摆动。

（3）肌肉僵硬的检查：头的下落检查,体位为患者取仰卧位,去掉枕头,检查者用手支撑头部,另一只手放置在下方;检查法为支撑头部的手突然撤走,头部落下。正常者落下速度快,检查者下方的手有冲击的感觉。僵硬时落下缓慢,手的冲击感轻,重度僵硬时头不能落下。

（4）伸展性检查：伸展性检查是指肌肉缓慢伸展时,能达到的最大伸展度。检查时将一侧与另一侧比较,如果一侧肢体伸展与另一侧相同部位相比出现过伸展,提示肌张力下降。例如髋、膝关节同时屈曲,体位为仰卧位。检查法为髋膝同时屈曲,足跟接近臀部。

9. **姿势性肌张力的检查法** 让患者变换各种姿势或体位,记录其抵抗状态,根据以下四种状态判断肌张力情况。①正常姿势张力：反应迅速,姿势调整立即完成。②痉挛或肌僵硬：过度抵抗,姿势调整迟缓。③手足徐动：过度抵抗或抵抗消失交替出现。④弛缓型：无肌张力变化,关节过伸展。

10. **仪器检查** 采用手法或量表（如改良的Ashworth量表）评定痉挛,其结果常具有主观性,信度较低,等级之间缺乏确切的等量划分。因此,只能粗略地划分痉挛的程度,无法用于被试者之间的比较,也不能准确、客观地评估缓解痉挛的疗法之效果。仪器法评定肌张力或痉挛的技术包括生物力学技术和电生理技术。前者包括钟摆试验（pendulum test）、屈曲维持试验（ramp and hold）、力矩测定；后者包括H反射、H反射/M波比例、F波测量等,这些方法虽然可对肌张力进行量化,但所得数据非直接证据,尚需进一步分析。

11. **结果记录与分析**

（1）改良的Ashworth分级评定：目前对痉挛的评定多采用改良的Ashworth分级（modified ashworth scale, MAS）,分级标准见表6-2-4。

表6-2-4 肌张力分级标准

级别	分级标准
0级	无肌张力增加
Ⅰ级	肌张力轻度增加：受累部分被动屈伸时,在关节活动之末呈现最小的阻力或出现突然卡住
Ⅰ+级	肌张力轻度增加：在关节活动范围的后50%范围内出现突然卡住,出现较小的阻力
Ⅱ级	肌张力较明显地增加：在关节活动范围的大部分范围内,肌张力均较明显的增加,但受累部分仍能较容易地进行被动运动
Ⅲ级	肌张力严重增高：被动运动困难
Ⅳ级	受累部分被动屈伸时呈现僵直状态而不能完成被动运动

（2）临床痉挛指数：加拿大学者Levin和Hui-chan于20世纪80年代提出了临床痉挛指数（clinical spasticity index，CSI），其评定内容和标准如下：①腱反射：0分，无反射；1分，反射减弱；2分，反射正常；3分，反射活跃；4分，反射亢进。②肌张力：0分，无阻力（软瘫）；2分，阻力降低（低张力）；4分，正常阻力；6分，阻力轻度至中度增加；8分，阻力重度增加。③阵挛：1分，无阵挛；2分，阵挛1~2次；3分，阵挛2次以上；4分，持续阵挛超过30s。0~9分提示轻度痉挛，10~12分提示中度痉挛，13~16分提示重度痉挛。数据报道，CSI主要用于脑损伤和脊髓损伤后的下肢痉挛，其评定内容包括跟腱反射、小腿三头肌的肌张力及踝阵挛。

（3）阵挛分级量表：以踝阵挛持续时间分级的方法，评定标准见表6-2-5。

表6-2-5　阵挛分级法评定标准

级别	评定标准
0级	无踝阵挛
1级	踝阵挛持续1~4s
2级	踝阵挛持续5~9s
3级	踝阵挛持续10~14s
4级	踝阵挛持续≥15s

肌张力评定是生理学评定的重要内容之一，在肌张力异常情况中，由上位神经元损伤后所致的痉挛最为常见。评定肌张力异常与否，要从临床病史、视诊、反射检查、被动运动与主动运动检查、功能评定等方面全面了解肌张力异常的情况。痉挛的量化评定困难而颇具挑战，目前主要采用半定量的评定方法如MAS，仪器评定痉挛的程度则量化得更准确，有利于治疗前后疗效对比。肌张力弛缓的评定相对较为简单，若存在肌张力低下，应进一步进行肌力检查以确定肌力减弱的程度。

（张　威）

第三节　关节活动度评定

一、关节活动度的定义

关节活动度（range of motion，ROM）是指关节活动时可达到的最大弧度，是衡量一个关节运动量的尺度，常以度数表示，是肢体运动功能检查的最基本内容之一。

根据关节运动的动力来源可将关节活动度分为主动关节活动度和被动关节活动度。

1.主动关节活动度（active range of motion，AROM）　AROM是人体自身的主动随意运动而产生的运动弧。测量某一关节的AROM实际上是评定受检者肌肉收缩力量对关节活动度的影响。

2.被动关节活动度（passive range of motion，PROM）　PROM是通过外力如治疗师的帮助而产生的运动弧。正常情况下，被动运动至终末时会产生一种关节囊内的、不受随意运动控制的运动，因此，PROM略大于AROM。

二、主要ROM的测量方法

（一）脊柱ROM的测量方法（表6-3-1）

表 6-3-1 脊柱 ROM 的测量方法

关节名称	运动方向	正常 ROM	测角计位置			测量体位	图示
			轴心	固定臂	移动臂		
颈椎	前屈	0°~60°	肩峰	在矢状面上与通过肩峰的垂直线一致	与头顶和耳孔连线一致	坐位或立位在侧面测量	图 6-3-1
	后伸	0°~50°	肩峰	在矢状面上与通过肩峰的垂直线一致	与头顶和耳孔连线一致	坐位或立位在侧面测量	图 6-3-1
	左旋右旋	0°~70°	头顶	与通过头顶的矢状轴一致	与鼻梁和枕骨粗隆连线一致	坐位或仰卧位，在头顶测量	图 6-3-2
	左右侧屈	0°~50°	C_7 棘突	与 C_5 到 C_7 棘突连线一致	与枕骨粗隆到 C_7 棘突连线一致	坐位或立位，防止胸腰椎侧屈	图 6-3-3
胸椎腰椎	前屈	0°~80°	L_5 棘突侧面投影	与通过 L_5 棘突的垂直线一致	与 C_7 到 L_5 棘突连线一致	立位	图 6-3-4
	后伸	0°~30°	L_5 棘突侧面投影	与通过 L_5 棘突的垂直线一致	与 C_7 到 L_5 棘突连线一致	立位	图 6-3-4
	左旋右旋	0°~45°	头部上面中点	与椅背的平行线一致	与两侧肩峰连线一致	坐位，胸椎腰椎无侧屈和后伸	图 6-3-5
	左右侧屈	0°~35°	L_5 棘突	与通过 L_5 棘突的垂直线一致	与 C_7 到 L_5 棘突连线一致	坐位或立位	图 6-3-6

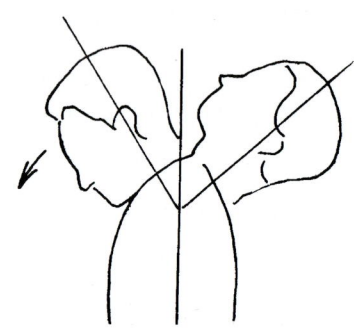

图 6-3-1 颈椎前屈后伸

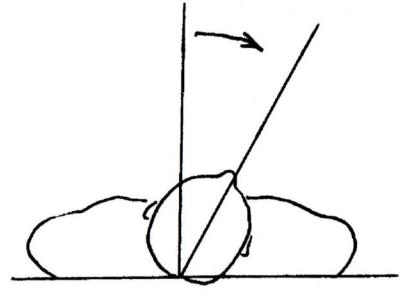

图 6-3-2 颈椎左旋右旋

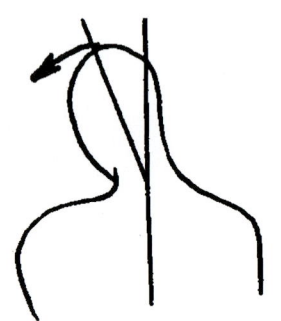

图 6-3-3 颈椎左右侧屈

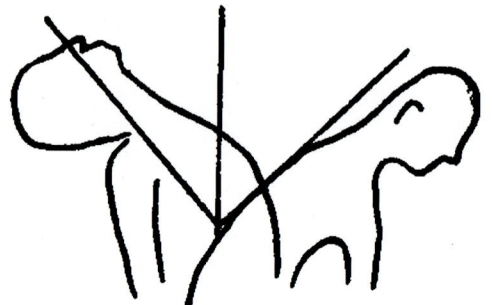

图 6-3-4 胸椎腰椎前屈后伸

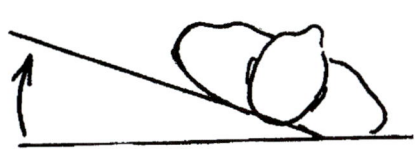
图 6-3-5　胸椎腰椎左旋右旋

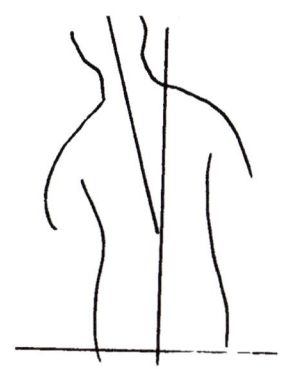
图 6-3-6　胸椎腰椎左右侧屈

（二）上肢 ROM 的测量方法（表 6-3-2）

表 6-3-2　上肢 ROM 的测量方法

关节名称	运动方向	正常ROM	测角计位置			测量体位	图示
			轴心	固定臂	移动臂		
肩胛带	前屈	0°~20°	头顶	通过肩峰前额面投影线	头顶和肩峰的连线	坐位，在头上方测	图 6-3-7
	后伸	0°~20°				坐位，在头上方测	图 6-3-7
	上举	0°~20°	胸骨上缘	两肩峰的连线	肩峰与胸骨上缘连线	坐位，在前方测	图 6-3-8
	下降	0°~10°				坐位，在前方测	图 6-3-8
肩	前屈	0°~180°	肩峰	与腋中线平行	与肱骨纵轴平行	坐位或直位，臂置于体侧，肘伸直	图 6-3-9
	后伸	0°~50°					
	外展	0°~180°	肩峰	与身体正中线平行	与肱骨纵轴平行	坐位，臂置于体侧，肘伸直	图 6-3-10
	内旋外旋	0°~90°	尺骨鹰嘴	垂直地面	与尺骨平行	仰卧位，肩外展 90°，肘屈 90°	图 6-3-11
	水平屈曲	0°~135°	肩峰	通过肩峰的额面投影线	外展 90° 后进行水平面移动的肱骨长轴	坐位，肩外展 90°，上肢伸直，掌心向下	图 6-3-12
肘	屈	0°~145°	肱骨外上髁	与肱骨纵轴平行	与桡骨平行	仰卧位或坐或立位，臂取解剖位	图 6-3-13
	伸	0°~5°					
前臂	旋前旋后	0°~90°	中指尖	与地面垂直	与包括伸展拇指的手掌面平行	坐位，上臂置于体侧，屈肘 90°	图 6-3-14

续表 6-3-2

关节名称	运动方向		正常ROM	测角计位置			测量体位	图示
				轴心	固定臂	移动臂		
腕	屈		0°~90°	尺骨茎突	与前臂纵轴平行	与第2掌骨纵轴平行	坐位或立位，前臂完全旋前	图6-3-15
	伸		0°~70°					
	尺偏		0°~55°	腕背侧中点	前臂背侧中线	第3掌骨纵轴	坐位，屈肘，前臂旋前，腕中立位	图6-3-16
	桡偏		0°~25°					
拇指	桡侧外展		0°~60°	腕掌关节	示指长轴	拇指长轴	运动方向与手掌面同	图6-3-17
	尺侧内收		0°					
	掌侧外展		0°~90°	腕掌关节	示指长轴	拇指长轴	运动方向与手掌面同	图6-3-18
	掌侧内收		0°					
	掌指关节	屈	0°~60°	掌指关节	第1掌骨长轴	第一基节指骨	运动方向与手掌面同	图6-3-19
		伸	0°~10°					
	指间关节	屈	0°~80°	指间关节	第1基节指骨	第一末节指骨	运动方向与手掌面同	图6-3-20
		伸	0°~10°					
	对掌		用拇指尖端与小指掌指关节的距离表示 此运动由外展、环行和屈曲三者合成，无一致的轴心，不便用角度计测					图6-3-21
指	掌指关节（MP）屈伸		屈0°~90° 伸0°~45°	MP关节	分别沿第2~5掌骨长轴	分别沿第2~5基节指骨长轴	可用指尖与掌横纹之间的距离表示	图6-3-22
	近端指间关节（PIP）屈伸		屈0°~100° 伸0°	PIP关节	分别沿第2~5基节指骨	分别沿第2~5中节指骨	运动方向与手掌面同	图6-3-23
	远端指间关节（DIP）屈伸		屈0°~80° 伸0°	DIP关节	分别沿第2~5中节指骨	分别沿第2~5末节指骨	运动方向与手掌面同	图6-3-24
	外展		0°~40°	左方两轴交点	中指长轴	示指、环指、小指的长轴	也可用两指尖之间的距离表示	图6-3-25
	内收		0°~40°					

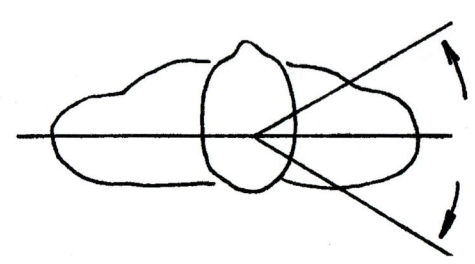

图6-3-7 肩胛带前屈后伸

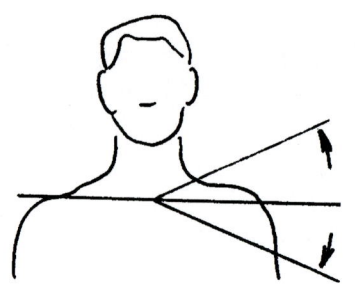

图6-3-8 肩胛带上举下降

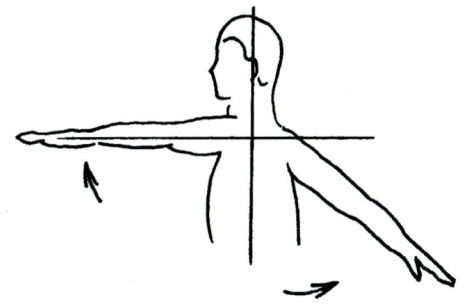

图 6-3-9 肩前屈后伸

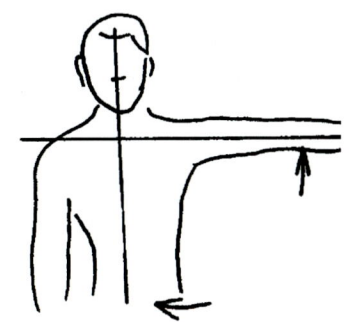

图 6-3-10 肩外展

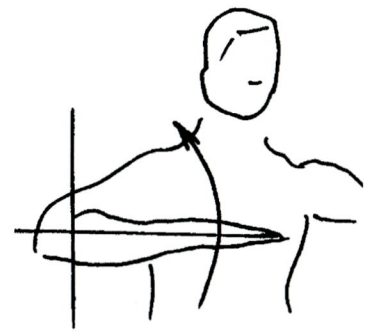

图 6-3-11 肩内旋外旋

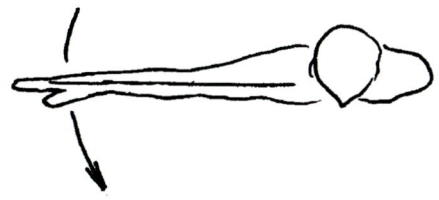

图 6-3-12 肩水平屈曲

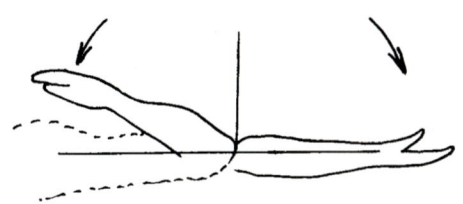

图 6-3-13 肘屈伸

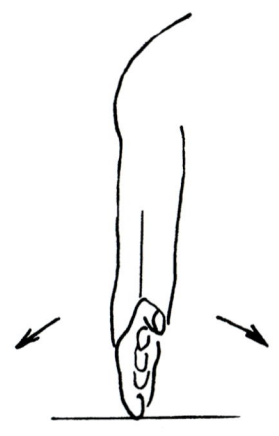

图 6-3-14 前臂旋前旋后

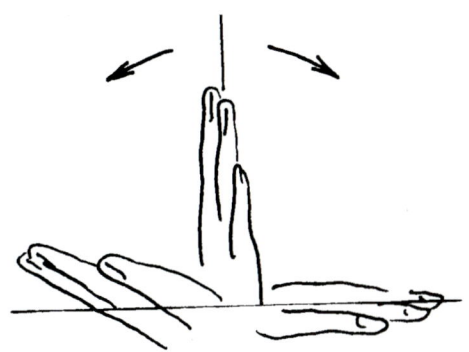

图 6-3-15 腕屈伸

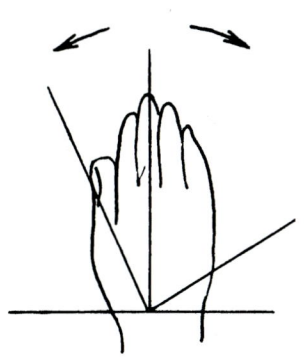

图 6-3-16 腕尺偏桡偏

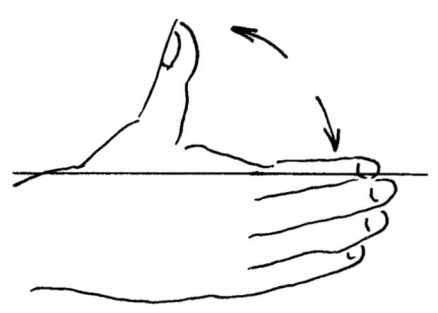

图 6-3-17 拇指桡侧外展尺侧内收

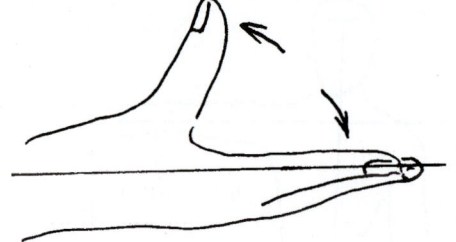

图 6-3-18 拇指掌侧外展掌侧内收

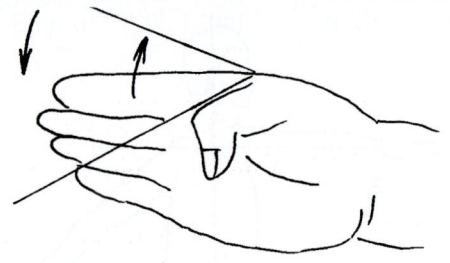

图 6-3-19 拇指掌指关节屈伸

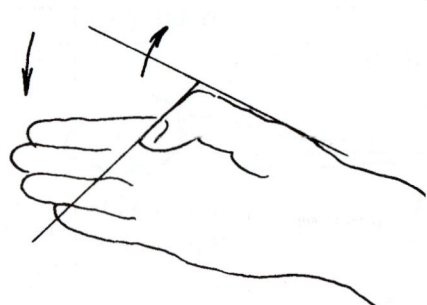

图 6-3-20 拇指指间关节屈伸

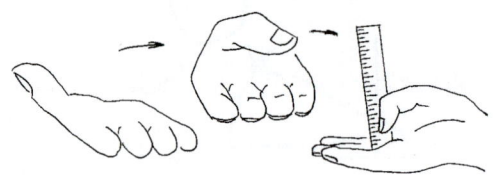

图 6-3-21 拇指对掌

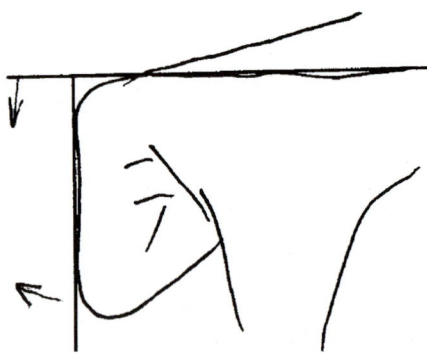

图 6-3-22 指掌指关节屈伸

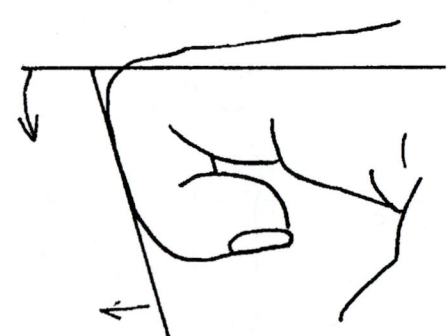

图 6-3-23 指近端指间关节屈伸

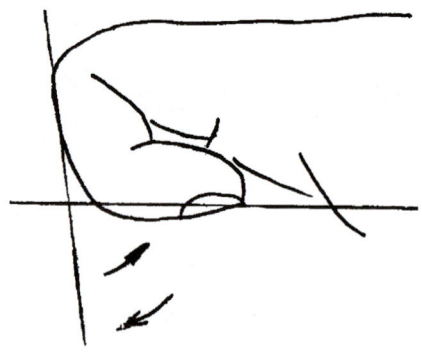

图 6-3-24 指远端指间关节屈伸

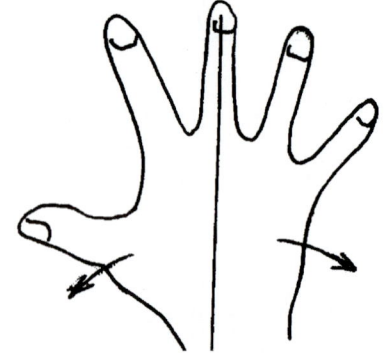

图 6-3-25 指外展内收

（三）下肢 ROM 的测量方法（表 6-3-3）

表 6-3-3 下肢 ROM 的测量方法

关节名称	运动方向	正常 ROM	测角计位置			测量体位	图示
			轴心	固定臂	移动臂		
髋	前屈	0°~125°	股骨大转子	与躯干平行	股骨	仰卧位或侧卧位，对侧下肢伸直（屈膝时）	图 6-3-26
	后伸	0°~15°	股骨大转子	与躯干平行	股骨	侧卧位，被测下肢在上	图 6-3-26
	外展	0°~45°	髂前上棘	髂前上棘连线的垂直线	股骨中心线（髂前上棘至髌骨中心）	仰卧位	图 6-3-27
	内收	0°~30°					
	内旋外旋	0°~45°	髌骨	膝90°屈曲位，由髌骨向下的垂直线	小腿长轴	仰卧位，两小腿悬于床缘外	图 6-3-28
膝	屈	0°~150°	膝关节	股骨（大转子与股骨外髁中心）	小腿骨（腓骨小头至腓骨外踝）	俯卧位或仰卧位或坐在椅子边缘	图 6-3-29
	伸	0°					
踝	背伸（屈）	0°~20°	腓骨纵轴线与足外缘交叉处	与腓骨纵轴平行小腿后纵轴	与第5跖骨纵轴平行	仰卧位，膝关节屈曲，踝处于中立位；或俯卧位，足置于床缘外	图 6-3-30
	跖屈	0°~45°					
	内翻	0°~35°	踝后方，内外踝中点	与腓骨纵轴平行小腿后纵轴	轴心与足跟中点的连线		图 6-3-31
	外翻	0°~25°					
踇趾	跖趾关节（MP）屈曲	0°~35°	MP 关节	第1跖骨	第一基节趾骨	固定踝	图 6-3-32
	MP 伸展	0°~60°					
	IP 屈曲	0°~60°	IP 关节	第一基节趾骨	第一末节趾骨		图 6-3-33
	IP 伸展	0°					
趾	MP 屈曲	0°~35°	MP 关节	分别于第2~5跖骨	分别于第2~5近节趾骨	固定踝	图 3-3-34
	MP 伸展	0°~40°					
	PIP 屈曲	0°~35°	PIP 关节	分别于第2~5近节趾骨	分别于第2~5中节趾骨	固定踝	图 3-3-35
	PIP 伸展	0°					
	DIP 屈曲	0°~50°	DIP 关节	分别于第2~5中节趾骨	分别于第2~5远节趾骨	固定踝	图 3-3-36
	DIP 伸展	伸 0°					

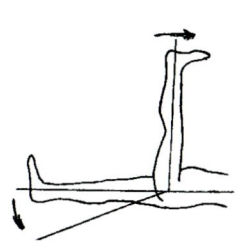

图 6-3-26 髋前屈后伸

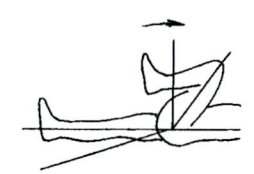

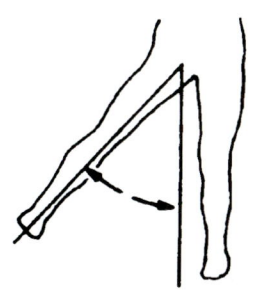

图 6-3-27 髋外展内收

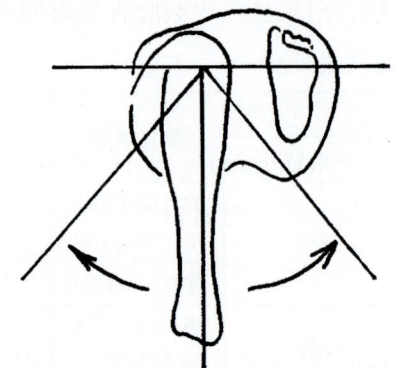
图 6-3-28 髋内旋、外旋

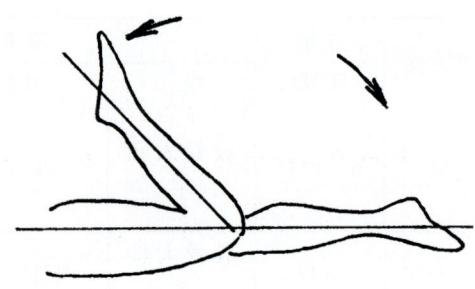
图 6-3-29 膝屈伸

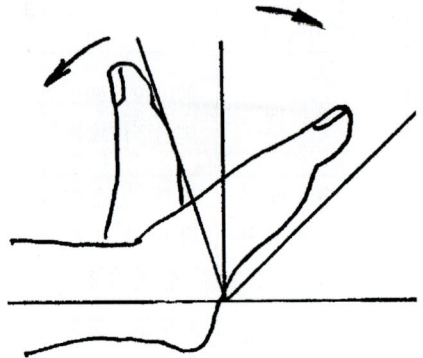
图 6-3-30 踝背伸跖屈

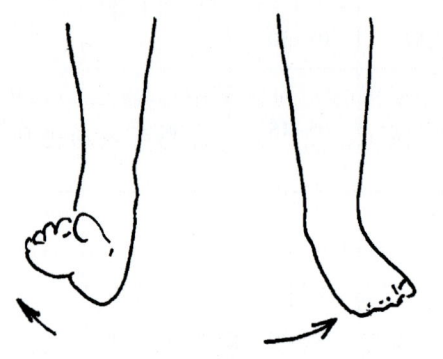
图 6-3-31 踝内翻、外翻

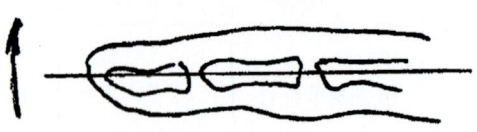
图 6-3-32 踇趾 MP 屈曲伸展

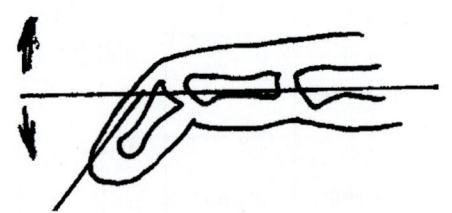
图 6-3-33 踇趾 IP 屈曲伸展

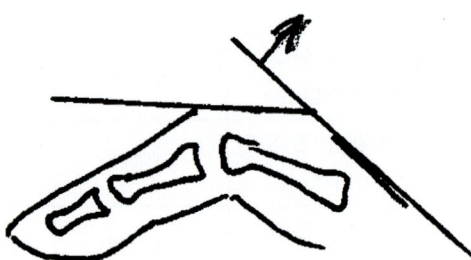
图 6-3-34 趾 MP 屈曲伸展

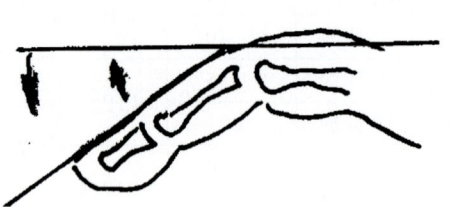
图 6-3-35 趾 PIP 屈曲伸展

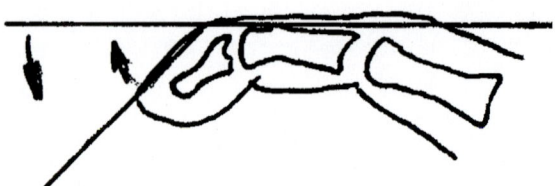
图 6-3-36 趾 DIP 屈曲伸展

（何建华）

第四节　姿势与运动控制评定

一、人体姿势的评估

身体姿势（posture）是指身体各部位在空间的相对位置，其反映人体骨骼、肌肉、内脏器官、神经系统等各组织间的力学关系。正确的身体姿势应具备如下条件：具有能使机体处于稳定状态的力学条件，肌肉为维持正常姿势所承受的负荷不大，不妨碍内脏器官功能，表现出人体的美感和良好的精神面貌。

评定人体姿势时，通常采用铅垂线进行观察或测量。姿势正常时，铅垂线与一系列或若干个标志点在同一条直线上。

（一）后面观

跟骨底与跟腱在同一条与地面垂直的线上，双侧内踝在同一高度，胫骨无弯曲，双侧腘窝在同一水平线上，大粗隆和臀纹同高，双侧骨盆同高，脊柱无侧弯，双侧肩峰、肩胛骨下角平行，头颈无侧倾或旋转（图6-4-1）。

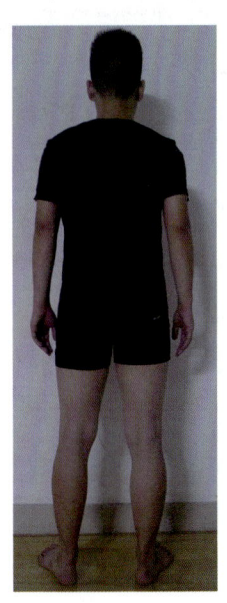

图6-4-1　后面观

1. 检查部位　铅垂线通过的标志点：枕骨粗隆→脊柱棘突→臀裂→双膝关节内侧中心→双踝关节内侧中心。

2. 检查内容　从足部观察开始，足有无内外翻畸形、扁平足；双侧胫骨是否同高，胫骨是否弯曲；膝关节有无内外翻，双侧腓骨头高度是否一致；双侧股骨大转子高度是否同高；观察骨盆，双侧髂嵴是否在同一个高度；双侧肩胛骨是否与脊柱距离相等，是否同高，是否一侧呈翼状；头颈部有否侧偏、旋转或向前。

（二）正面观

双足内侧弓对称；髌骨位于正前面；双侧腓骨头、髂前上棘在同一高度；肋弓对称，肩峰等高，斜方肌发育对称；肩锁关节、锁骨和胸锁关节等高并对称；头颈直立，咬颌正常（图6-4-2）。

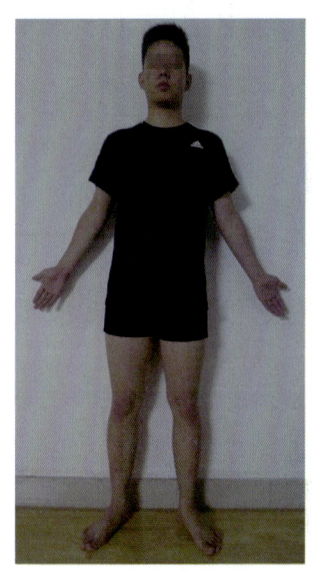

图6-4-2　前面观

检查内容　从足部观察开始，足有无内翻、扁平足、踇趾外翻；胫骨是否弯曲，腓骨头、髌骨是否同高，是否有膝反张、膝内外翻；手放在双侧髂嵴上观察骨盆是否对称；如果脊柱侧弯，观察肋弓、旋转的角度和侧方隆起；肩锁和胸锁关节是否等高，头颈部有无向前或倾斜等。

（三）侧面观

足纵弓正常，膝关节0°~5°屈曲，骨盆无旋转，有四个生理性弯曲，即颈椎前凸，胸椎后凸，腰椎有较明显的前凸，骶椎则有较大幅度的后凸。头、耳、肩峰在同一条与地面垂直的线上（图6-4-3）。

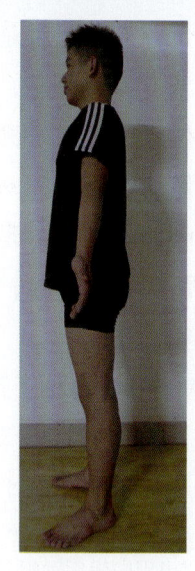

图 6-4-3 侧面观

1. 检查内容 铅垂线通过的标志点：外耳孔→肩峰大转子→膝关节前面（髌骨后方）→外踝前约 2cm。

2. 检查内容 足纵弓有否减小，踝关节有无跖屈挛缩；膝关节是否过度伸展；注意髂前上棘与髂后上棘的位置关系，若髂前上棘高，提示骨盆后倾或髋骨向后旋转；若髂后上棘高，则提示骨盆前倾或髋骨旋前。腰椎前凸是否增大，腹部有否凸出；胸椎弯曲是否增大，躯干是否向前或向后弯曲，背部变圆、变平或驼背；头是否向前伸。

二、运动控制障碍的评估

（一）定义

运动控制是调节动作所必须具备的能力。运动控制伴随运动学习以及成长、成熟过程而逐渐建立。正常的运动控制能够限制身体的自由度，同时使身体产生一个平滑、高效和协调的运动。运动控制障碍是神经系统损伤或肌肉骨骼系统损伤引起的姿势控制与运动功能障碍。

（二）运动控制障碍的评定内容与方法

1. 异常肌张力的评估 肌张力消失表现为发病后立即出现的弛缓性瘫痪，一般持续时间较短，可持续数小时、几天或数周。此后大约 90% 的患者出现痉挛。痉挛主要发生在抗重力肌群，即上肢表现为屈肌型痉挛，下肢为伸肌型痉挛，具体见表 6-4-1。检查者可根据肌张力异常分布的特点进行检查。检查方法参考本书第七章相关内容。

2. 异常的反射 反射变化在脑卒中恢复过程中的不同阶段而有所不同。卒中早期，偏瘫侧肢体肌张力低下，反射消失；恢复中期，痉挛和联带运动（病理性协同运动）出现并逐渐达到高峰，深反射由消失转为亢进；病理反射（Babinski 征）阳性；原始反射即肌张力反射模式出现，包括对称性紧张性颈反射、非对称性紧张性颈反射、对称性紧张性迷路反射、对称性腰反射、阳性支撑反射以及联合反应；较高级水平的各种平衡反应如调整反应、平衡反应以及保护性伸展反应常受到损害或消失。发病时间越短，损伤越轻，反射越弱，则治疗效果越好。脑损伤发生在发育早期（如脑瘫）时，随意运动控制将被延迟，结果表现为运动行为以本应消失的脊髓或脑干反射占优势。脑损伤发生在成人时，低水平反射脱离了高水平的抑制性控制而被释放。康复的目标是使反射水平与年龄或发育相适应，康复治疗的重点均为抑制低水平反射和促进高水平的调整反应和平衡反应。

3. 异常运动模式

（1）上下肢痉挛模式：详见表 6-4-1。

表 6-4-1 上下肢痉挛模式

肢体	痉挛肌群	痉挛模式
上肢	肩胛骨后撤、下沉肌群，肩内收、内旋肌群，肘屈肌，前臂旋前肌，腕指屈肌	肩胛骨带下沉、后撤，肩关节内收、内旋，肘关节屈曲，前臂旋前，腕关节掌屈尺偏，手指屈曲
下肢	骨盆后撤肌，髋关节内收、内旋肌，髋、膝关节伸肌，踝关节跖屈内翻肌，足趾屈肌	骨盆后撤，髋关节内收、内旋，髋、膝关节伸展，踝关节跖屈内翻，足趾屈曲

（2）联合反应：偏瘫患者的联合反应是指当身体某一部位进行抗阻力运动或主动用力时，患侧肢体所产生的异常的自主性反应，是丧失随意运动控制的肌群出现的一种张力性姿势反射。

一般来说联合反应诱发出对侧上肢相同运动方向的运动，如屈曲诱发屈曲，伸展诱发伸展；而诱发出对侧下肢相反方向的运动如一侧下肢伸展诱发出对侧下肢屈曲。

联合反应还有一些特殊的反应形式。例如，偏瘫上肢上抬可诱发出手指的伸展和外展，这一反应被称为 Souques 现象；健侧上肢或下肢内收或外展抗阻力运动诱发出对侧肢体相同的反应，被称为 Raimiste 现象；屈曲偏瘫上肢可诱发出偏瘫下肢屈曲，被称为单侧肢体联带运动。

诱发不同部位联合反应的方法总结详见表6-4-2。

表6-4-2 联合反应的诱发方法及患侧肢体反应

联合反应		诱发方法	患侧肢体反应
对侧联合反应	上肢	抵抗健侧肘关节屈曲 抵抗健侧肘关节伸展 抵抗健侧肩关节内收或外展 健侧握紧拳	患侧上肢屈肌张力增加或出现联带运动模式的运动 患侧上肢伸肌张力增加或出现联带运动模式的运动 患侧内收或外展肌收缩可触及或出现相同运动 患侧抓握反应
	下肢	抵抗健侧髋关节内收或外展 健侧下肢抗阻力屈曲 健侧下肢抗阻力伸展	患侧内收或外展肌收缩可触及或出现相同的运动 患侧下肢伸肌联带运动模式的运动 患侧下肢屈肌联带运动模式的运动
同侧联合反应		患侧上肢上抬 患侧下肢抗阻力屈曲	患侧手指伸展、外展 患侧上肢屈肌收缩或肌张力增高

（3）异常的肢体运动模式：正常时多种肌肉活动模式是以固定的时空关系与力量和谐地在一起工作，使得两个或两个以上的关节通过这种高度组织的协同性肌肉活动被联系在一起并产生协调的功能运动。

异常的运动模式即联带运动，也称异常的协同运动（abnormal synergies）模式，是不同的肌群以错误的时空关系被组织在一起的结果并因此导致分离运动（isolated movement）消失，即不能随意、独立地进行单关节运动，代之以肢体刻板的整体运动。肢体运动的刻板程度越大，不仅完成精细动作（如系扣、系鞋带、编织等）越困难，速度越慢，粗大运动功能（如行走）也必然受影响。

上、下肢联带运动均存在屈、伸肌联带运动两种模式，特征详见表6-4-3。

表6-4-3 上、下肢联带运动模式

肢体		屈肌联带运动	伸肌联带运动
上肢	肩胛带	上抬、后撤	前突
	肩关节	屈曲、外展、外旋	伸展、内收*、内旋
	肘关节	屈曲*	伸展
	前臂	旋后	旋前
	腕关节	掌屈、尺偏	背伸
	手指	屈曲	伸展
下肢	髋关节	屈曲*、外展、外旋	伸展、内收*、内旋
	膝关节	屈曲	伸展*
	踝关节	背屈、内翻（外翻）	跖屈*、内翻
	足趾	伸展	屈曲

*代表该联带运动中的强势成分

联带运动模式的评定为定性评定。检查者观察和判断患者在不同体位下的运动情况是正常还是刻板？若运动是刻板的，与哪些肌群有关？各肌群之间的联系程度即刻板程度有多大？该运动是否受原始反射的影响？这些异常运动模式在何时、何种环境条件下出现？有哪些特殊表现？除了对联带运动模式进行评定，还需要对部分分离运动以及分离运动进行评定，判定肢体运动是否部分或完全脱离了联带运动模式。

4. 基于神经发育疗法观点的评定 中枢神经系统损伤后的运动控制障碍表现在其恢复过程中的不同阶段有着不同的表现。因此，评定的内容应根据患者所处阶段进行选择。按照 Brunnstrom 的观点，脑卒中后偏瘫肢体的功能大都遵循一个大致相同的发展和恢复过程，并将其分为弛缓、痉挛、联带运动、部分分离运动、分离运动和正常 6 个阶段。Bobath 将其分为弛缓、痉挛和相对恢复 3 个阶段。他们虽然在如何使患者从弛缓期恢复到正常持有不同观点，但一致认为偏瘫患者都经历弛缓（肌张力下降）、痉挛（肌张力增高）、异常的运动模式和分离运动恢复等过程。这个恢复过程因人而异，恢复进程或快或慢，也可能停止在某一阶段不再进展。基于脑卒中患者肢体偏瘫恢复时存在的上述过程，临床中做出表 6-4-4 的评定。

表 6-4-4 Brunnstrom 肢体功能恢复阶段

第Ⅰ阶段	急性期发作后，患侧肢体失去控制，运动功能完全丧失，称为弛缓阶段
第Ⅱ阶段	随着病情的控制，患肢开始出现运动，而这种运动伴随着痉挛、联合反应和联带运动的特点，被称为痉挛阶段
第Ⅲ阶段	痉挛进一步加重，患肢可以完成随意运动，但由始至终贯穿着联带运动的特点，因联带运动达到高峰，故此阶段称为联带运动阶段
第Ⅳ阶段	痉挛程度开始减轻，运动模式开始脱离联带运动的控制，出现了部分分离运动的组合，被称为部分分离运动阶段
第Ⅴ阶段	运动逐渐失去联带运动的控制，出现了难度较大的分离运动的组合，被称为分离运动阶段
第Ⅵ阶段	由于痉挛的消失，各关节均可完成随意的运动，协调性与速度均接近正常，被称为正常阶段

5. 协调障碍 小脑、基底节损伤或本体感觉丧失均可引起运动的协调障碍，是指以笨拙的、不平衡的和不准确的运动为特点的异常运动。

6. 运动计划障碍 左、右大脑半球在运动控制中有不同的功能。左半球负责运动顺序编排；右半球主管维持姿势与运动。因此，左脑损伤（右侧偏瘫）后患者会表现出启动运动和执行运动顺序发生困难，可能需要花较长时间学习一个新任务，常发生定位错误，运动速度变缓。此外，左脑损伤的患者也可以出现失用症表现，包括意念性失用和意念运动性失用。右脑损伤（左侧偏瘫）后患者表现出不能持续一项运动和保持一种姿势。

7. 功能性活动障碍 除了对运动控制的相关因素进行评定之外，还应了解运动控制障碍对功能性活动的影响，如患者的翻身、坐起、转移、站起及行走等功能水平。

8. 以任务为中心的功能性活动分析 该法由 Carr 和 Shepherd 提出，是运动再学习（motor relearning program，MRP）疗法的组成部分。评定方法包括对患者日常生活中 7 种功能性作业活动（上肢功能、口面部功能、床边坐起、坐位平衡、站起和坐下、站力平衡、行走）情况进行详细的分析。该评定法是建立在理解和掌握正常功能及必需的基本运动成分的基础上，对患者功能进行的分析。通过对特定活动的观察与比较，分析患者功能活动障碍点。在采用该方法分析每一项功能活动时检查者须注意观察以下问题：①缺失的基本成分，指完成特定活动所必需的基本成分，如站起时骨盆前倾说明关节屈曲成分缺失。②错误的肌肉活动顺序。③缺失的特定肌肉活动。④代偿运动行为，例如伸手向前时整个肩袖上抬。

Carr 和 Shepherd 将定性与定量分析相结合，在观察分析功能活动的基础上，提出了相应的运动评定量表（motor assessment scale，MAS）。该表由8个功能活动项目和肌张力的评定构成。8个功能活动包括：从仰卧位到侧卧位、从仰卧位到床边坐、坐位平衡、从坐到站、行走、上肢功能、手运动、手的高级活动即精细活动。

（张　威）

第五节　肢体水肿评定

一、定义

水肿（edema）是指过多的液体聚集在组织间隙导致组织肿胀。按水肿发生部位将水肿分为全身性水肿与局部性水肿。全身性水肿是指液体呈弥漫性分布导致全身性肿胀，多表现为凹陷性水肿；而液体仅积聚在局部组织间隙并导致局部组织肿胀时称为局部性水肿。液体聚集在体腔内称为积液。一般脏器水肿，如脑水肿、肺水肿等，不在本节讨论的水肿范畴内。

二、水肿分类

（一）全身性水肿

1. 心源性水肿（cardiac edema）　右心衰时有效循环血容量减少，因肾血流量减少，继发醛固酮增多，导致水钠潴留、静脉淤血、毛细血管内静水压增高、组织间液回收减少，引起水肿。

2. 肾源性水肿（renal edema）　肾源性水肿是因肾脏疾病引起水钠潴留，使细胞外液增多，引起水肿。

3. 肝源性水肿（hepatic edema）　肝源性水肿最常见的原因是肝硬化，主要表现为腹水。

4. 内分泌代谢疾病所致的水肿

（1）甲状腺功能减退所致水肿：称为黏液性水肿或真性黏液性水肿，是由于甲状腺素减少，组织间隙亲水物质增加引起的一种特殊类型水肿，其特点为非凹陷性水肿，并不受体位影响。

（2）甲状腺功能亢进所致水肿：甲亢使分解代谢亢进，使蛋白质分解加速导致低蛋白血症和组织间隙黏多糖、黏蛋白等胶体物质沉积引起凹陷性水肿。

5. 糖尿病　部分糖尿病患者在发生心肾并发症前可出现水肿。

6. 药物性水肿　因药物过敏反应、药物导致内分泌紊乱等均可因水钠潴留引起水肿。

（二）局部性水肿

1. 炎症性水肿　炎症性水肿是最常见的局部性水肿，尤其是急性炎症，都有炎症区域的水肿。炎症性水肿局部主要表现为红、肿、热、痛。

2. 静脉回流障碍性水肿　静脉回流障碍性水肿的主要原因是静脉管壁受压或静脉腔内阻塞，静脉血回流障碍、毛细血管内流体静水压增高，导致局部水肿。常见于：①慢性静脉功能不全，多见于髂股血栓性静脉炎及下肢静脉曲张，引起下肢水肿；②上腔静脉阻塞综合征，多见于肺癌、淋巴瘤，可出现颜面、肩部及上肢水肿；③下肢静脉阻塞综合征，多见于肿瘤或腹腔包块、髂股静脉血栓波及下段下腔静脉，临床主要表现为双下肢水肿或腹水；④其他静脉阻塞，如妊娠晚期子宫压迫髂静脉，长期卧床下肢静脉血栓形成等。

3. 淋巴回流障碍性水肿 原发性淋巴水肿少见；继发性淋巴水肿常见于肿瘤、感染、手术及放射治疗等因淋巴管受阻导致水肿。

4. 血管神经性水肿 血管神经性水肿是因局部皮肤或黏膜急性水肿，多因变态反应或神经源性，部分患者与遗传有关。常因药物、食物、昆虫、机械刺激、温热刺激或情绪激动诱发。血管神经性水肿的特点是突然发生、无痛、硬而有弹性的局部水肿，多发生于四肢、颈部、面部、舌、唇等处。咽喉部水肿可导致窒息。

5. 神经源性水肿 中枢神经系统疾病如脑卒中时，瘫痪或麻木的患肢可发生轻度至中度水肿，可能由于神经营养障碍导致局部毛细血管渗透性增加而引起水肿。

二、水肿评定

（一）水肿分级

水肿可分为轻、中、重三度。轻度水肿仅发生在局部疏松结缔组织，如眼睑、眶下软组织、胫骨前、踝部皮下组织等，指压有轻度下陷，平复较快；全身疏松结缔组织均有较明显水肿时为中度水肿，中度水肿指压明显下陷，平复缓慢；全身组织均严重水肿则为重度水肿，重度水肿因重力原因使身体低位皮肤紧张发亮，甚至有液体渗出，重度水肿通常伴有胸膜腔、腹膜腔等处积液（表6-5-1）。

表 6-5-1 水肿分级

水肿分级	发生水肿部位	主要临床表现
轻度	局部疏松结缔组织	眼睑、眶下软组织、胫骨前、踝部皮下组织肿胀，指压肿胀部位有轻度下陷，平复较快
中度	全身疏松结缔组织	指压明显下陷，平复缓慢
重度	全身组织	下肢，尤其足踝皮肤紧张发亮，甚至有液体渗出，常伴有胸膜腔、腹膜腔等处积液

（二）水肿评定

1. 身体围度的测量

身体围度的测量又称周径测量，即通过测量四肢或躯干的周径了解被测部位组织有无水肿（肿胀）、萎缩或肥大。

（1）上肢围度测量方法：①手指围度测量方法——双手置于同一平面上，取手指周径变化最明显的部位测量。先确定体表解剖标志，如腕横纹、指间关节等，以此标志为起点测量手指周径变化最明显的部位，用同样方法测量同一水平健侧的手指周径（图6-5-1）。②上臂围度测量方法——上肢自然下垂于体侧，肘关节伸展或用力屈曲，测量上臂的中部、肱二头肌最膨隆处周径（图6-5-2）。③前臂围度测量方法——测量前臂最大周径或前臂最小周径。前臂自然下垂于体侧，测量前臂近端肌肉最膨隆处周径，为前臂最大围度；测量前臂远端最细处周径，为前臂最小围度（图6-5-3）。

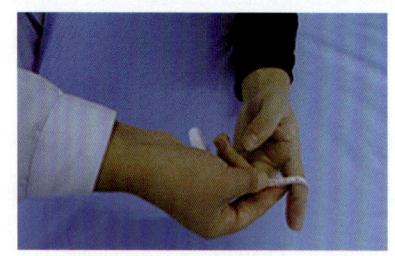

图 6-5-1 手指围度测量

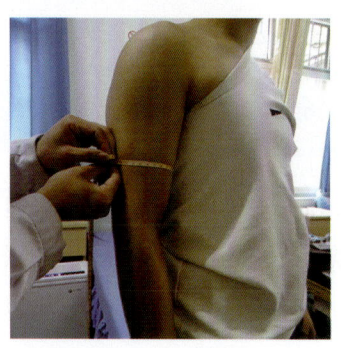

图 6-5-2 上臂围度测量

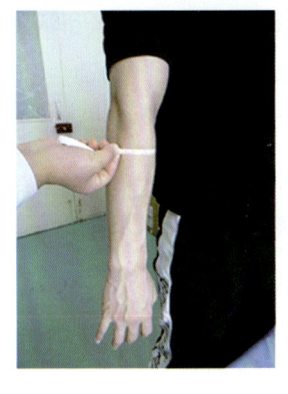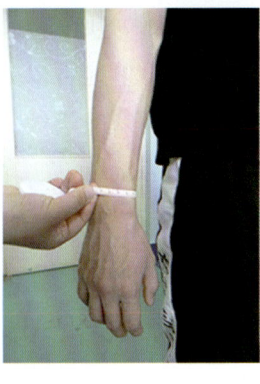

图 6-5-3 前臂围度测量

（2）下肢围度测量方法：①大腿围度测量方法——下肢稍外展，膝关节伸展位。由髌骨上缘向大腿中段隔 6、8、10、12cm 处测量其周径，记录测量部位及其值（图 6-5-4）。②小腿围度测量方法——下肢稍外展，膝关节伸展位。测量小腿最粗处周径，为小腿最大围度；测量踝关节最细处周径，为小腿最小围度（图 6-5-5）。

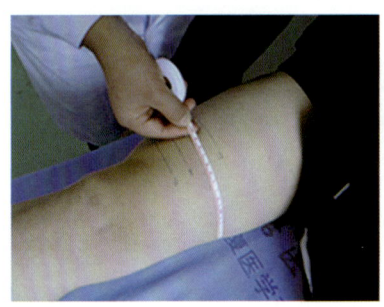

图 6-5-4 大腿围度测量

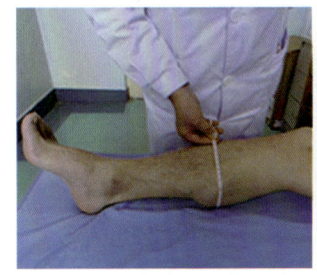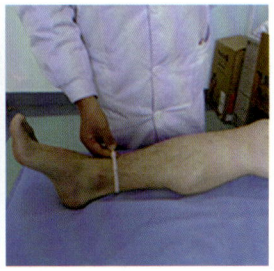

图 6-5-5 小腿围度测量

（3）躯干围度测量方法：①颈围——坐位或站立位，上肢自然下垂于体侧。经喉结处测量颈周径，保持软尺与地面平行。②胸围——坐位或站立位，上肢自然下垂；在胸中点和肩胛骨下角处绕胸 1 周；分别测量平静呼气末和吸气末的周径。③腹围——坐位或站立位，上肢自然下垂。平脐或第 12 肋骨的下缘至髂前上棘连线中点的水平线；注意消化器官及膀胱内容物充盈程度对测量结果的影响。④臀围——站立位，上肢自然下垂。在大粗隆与髂前上棘连线中点最粗处测量其周径。

（4）注意事项：①被测部位充分放松；②测量部位是肌肉最丰富处，用软尺绕肢体或躯干 1 周并与其纵轴垂直；③松紧度以上下移动不超过 1cm 为宜；④较长的肢体可分段测量；⑤按同样的方法测量对侧肢体围度，并进行比较。

2. 体积测量法 用于评估上肢和手体积的变化，评定是否存在水肿或萎缩。排水法较准确而简便，故常采用排水法。

采用 Brand 和 Wood 设计的体积测量器，或采用大口杯子，将杯子放于托盘上。在需要测量部位的近心端用记号笔做标记，测量指尖到标记处的距离，将手浸入杯内，使杯内水直到标记处，用量杯测量溢出水的体积；用同样的方法测量健侧肢体溢出水的体积，即可确定患肢是否水肿（图 6-5-6）。

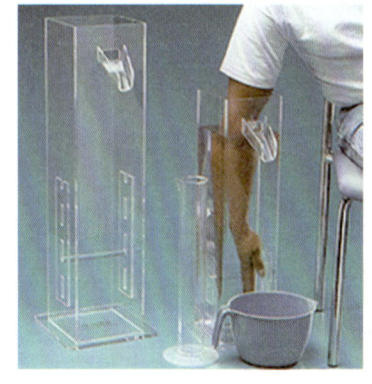

图 6-5-6 排水法

3. 体重测量法 用于评估全身性水肿。测量水肿前后体重，进行比较：体重增加 <5% 为轻度水肿，体重增加 5%~10% 为中度水肿，体重增加 >10% 为重度水肿。

（何建华）

第六节 手功能评定

手对于人类的生活、工作和学习都有着非常重要的意义。手的运动功能十分复杂，不仅有伸手、抓握、松开，还包括了手掌内操作、双手协调、手眼协调等。手的正常功能有赖于手部的骨和关节动力链的完整性；有赖于手的内在肌与外在肌之间，主缩肌、协同肌与拮抗肌之间的协调；有赖于手部神经支配的正常传导等。因此，对于伤病后手功能障碍患者进行手功能评定，对于明确障碍的原因和程度，制订针对性的治疗方法具有重要的意义。

一、手功能及其特点

（一）手运动功能及特点

1. 手运动功能 手运动功能主要通过拿取、推、拉、托举物品等多种不同动作和活动来实现，简单地可以分为非抓握式和抓握式。

①非抓握式功能活动：是指用手指或整只手掌推动（图6-6-1）、托举（图6-6-2）、按压（图6-6-3）、悬浮（图6-6-4）、叩击（图6-6-5）、约束（图6-6-6）物件等；②抓握式功能活动：是用手抓握物件，分为力性抓握、精确抓握两类，其中力性抓握是用五个手指同时以一定的力度将物件握持在手中，如球状抓握（图6-6-7）、柱状抓握（图6-6-8）和钩状抓握（图6-6-9）等；精确抓握则是拇指与其他手指的指尖相对拿取物件，力量主要来自手内在肌，如指尖对捏（即拇指和第2~5指的指尖对捏；图6-6-10）、侧捏（即拇指和示指桡侧对捏；图6-6-11）、三指捏（即拇指和示指、中指指尖对捏；图6-6-12）等。

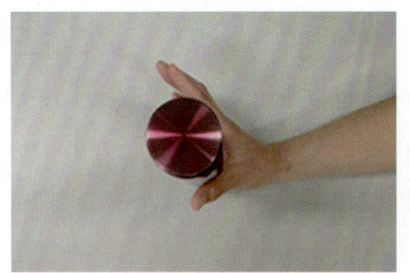

图6-6-1 推动

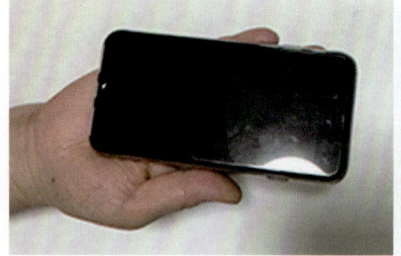

图6-6-2 托举

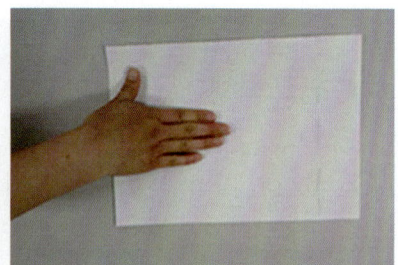

图6-6-3 按压

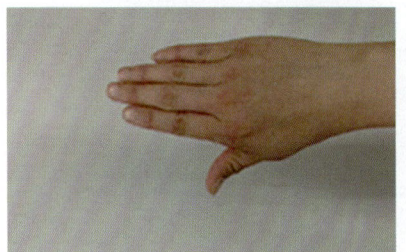

图6-6-4 悬浮

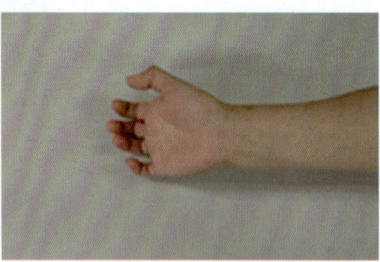

图6-6-5 叩击

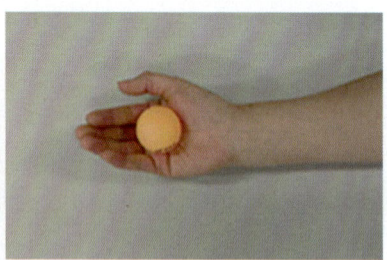

图6-6-6 约束

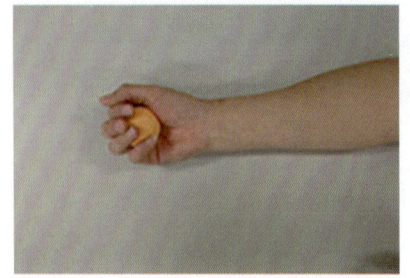

图6-6-7 球状抓握

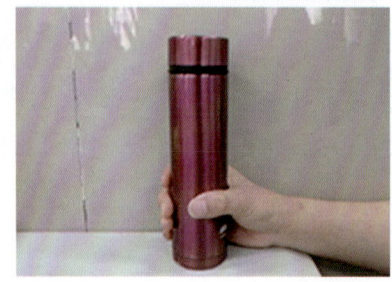

图6-6-8 柱状抓握

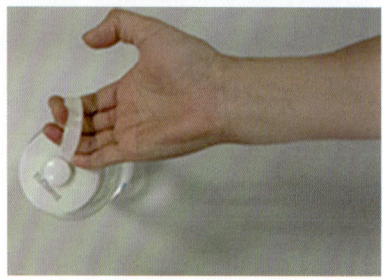

图6-6-9 钩状抓握

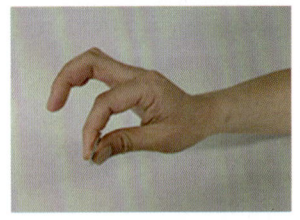 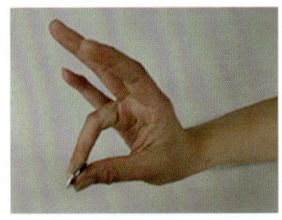 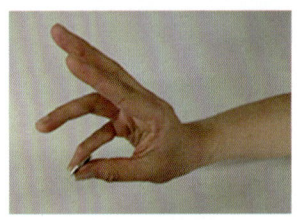 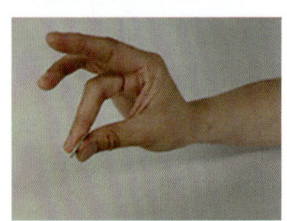

a. 拇指与示指指尖捏　　b. 拇指与无名指指尖捏　　c. 拇指与小指指尖捏　　d. 拇指与中指指尖捏

图 6-6-10　指尖对捏

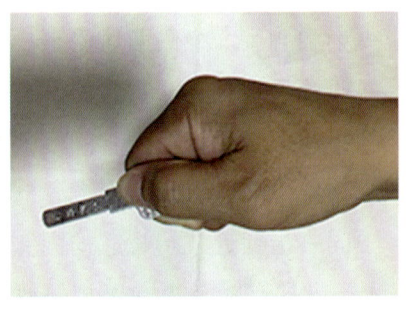 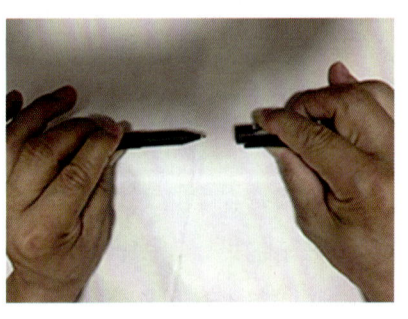

图 6-6-11　侧捏　　　　　　　　图 6-6-12　三指捏

拇指指尖向其他手指尖方向的运动称为对掌（thumb opposition）活动，是保证手功能正常的必要条件；而手正常运动功能的发挥依赖于手部的感觉功能，即手部感觉正常是人类用手正确操作物品、体验物品的品质，保护自己免受不良刺激伤害的保证。

2. **手功能特点**　手功能最主要的特点是动作精细、协调，有很好的精确性、稳定性。此外，手还具有沟通功能，如"摆手"及聋哑人士使用"手语"等。

（二）手的结构特点及运动生物力学特征

1. 骨与关节

（1）掌骨、指骨和手弓：掌骨和指骨都分为底、体（干）和头三个部分，体的掌侧面纵向微凹，容纳肌肉和肌腱。掌骨头粗大凸起，背侧有一后结节，掌指关节侧副韧带附着于该结节上。第2~5掌骨底与腕骨形成腕掌关节，其相互间形成近端掌骨间关节。手部有两个横弓和一个纵弓，近横弓由远侧列腕骨构成，较稳定；远横弓由各掌指关节组成；纵弓主要由第2、3指列组成，其弓顶是第2、3掌指关节，故第2、3掌指关节结构障碍时可导致整个手弓塌陷。

（2）腕掌关节：由远侧列腕骨和掌骨底构成，其中第2、3腕掌关节为稳定关节；第4、5腕掌关节为微动关节，可以通过轻微的屈曲和外旋使远横弓弧度发生改变。第1掌腕关节为鞍状关节，活动度大、灵活，在对掌位时手大部分韧带被拉紧，是拇指的稳定位。

（3）掌指关节：由掌骨头和近节指骨底构成，其两侧分别有桡侧副韧带和尺侧副韧带，掌侧有掌侧韧带和掌板。侧副韧带起自掌骨头后结节，然后斜向掌面，粗壮的束状部止于指骨底掌面，薄而有弹性的附属部呈扇状附于掌板侧缘。掌板的作用主要是防止过伸，为盘状的纤维软骨结构，远端厚且硬，连在指骨底部；近端薄且富有弹性，连于掌骨颈。掌指关节的运动包括屈曲和伸展、内收和外展。第2~5指屈曲活动由90°~110°递增，内收和外展的活动度各约20°。掌指关节在半伸位可被动进行前后向、侧向和分离运动及轴向旋转运动，利于完成各种形状的抓握。掌指关节屈曲70°~90°时侧副韧带被拉紧，指骨底关节凹接触到掌骨头掌面的平面部分，此位置最稳定。拇指的掌指关节只有一个屈曲约60°的运动，其过伸角度也较小。

（4）指间关节：属于滑车关节，其中近端指间关节屈曲为100°~120°，远端指间关节屈曲为70°~90°。第2、5指屈曲时合并有轻度旋转，有利于对指；握拳时指间关节两侧侧副韧带的束状部有限制收展的作用，附属部附着于掌板，故当需要固定手指时应把指间关节固定于伸直位，防止掌板、指伸浅屈肌挛缩。

2. 肌肉和肌腱

（1）屈肌腱：指深屈肌腱和指浅屈肌腱均通过腕管到达第2~5指，在掌指关节和远端指骨底的掌面各有一腱鞘包裹，在腕横韧带的近侧开始8条肌腱被共同包裹在尺侧囊里，通过腕管后行到掌心近处时第2~4指屈肌腱逐个离开尺侧囊的盲端，唯有小指的腱鞘和尺侧囊连接在一起。拇长屈肌腱有腱鞘和单独的桡侧囊包裹，结构与小指类似。腱鞘的外层为纤维鞘，质地坚韧，其上有滑车包裹加固，环状滑车和十字滑车互相间隔排列。内层为滑液鞘，分脏层和壁层，分别包裹肌腱和衬贴于纤维鞘内侧壁，两层互相移行形成腱系膜和腱纽，供应肌腱的血管从中通过。纤维鞘和滑车有约束和引导肌腱的作用，滑液鞘有营养和保护肌腱，利于肌腱滑动的作用。

（2）伸肌腱：在腕背面有一条横向的伸肌支持带覆盖着6个具有滑膜鞘的隔室，每个隔室均有肌腱通过（第一隔室有拇长展肌腱和拇短伸肌腱，第二隔室有桡侧腕长、短伸肌腱，第三隔室有拇长伸肌腱，第四隔室有指总伸肌和示指固有伸肌共5条肌腱，第五隔室有小指固有伸肌腱，第六隔室有尺侧腕伸肌腱）。在手掌背面有横斜的腱间结合把相邻的两条指总伸肌腱联结起来，使正常人在屈曲示指和小指时无法单独伸直中指和无名指；而示指和小指由于都有固有伸肌故能单独伸指。指总伸肌腱到掌骨头处变宽形成伸肌腱帽，其下方分出短小的肌腱附着于近节指骨底，然后分为三束，中央束止于中节指骨底，两侧束行至中节指骨远端合并为终末腱止于远节指骨底。

（3）手内肌和手外肌：手内肌为4条蚓状肌，分别起自指深屈肌腱桡侧，经过掌骨深横韧带掌面与经过该韧带背面的骨间肌在指骨桡侧汇合，然后再分成两束分别加入伸肌腱中央束和侧束。桡侧两肌受正中神经支配，尺侧两肌受尺神经掌深支支配，有屈曲掌指关节和伸指间关节的作用。骨间掌侧肌有3条，分别起第2掌骨干尺侧，第4、5掌骨干桡侧，止于同一指列近节指骨底的同侧。骨间背侧肌有4条，各有两个头始于相邻两掌骨的相对缘，第1、2骨间背侧肌分别止于示指和中指近节指骨底桡侧，第3、4分别止于中指和小指尺侧。骨间肌受尺神经掌深支支配，有屈曲掌指关节、伸指间关节的作用，掌侧骨间肌还有内收第2、4、5指的作用，背侧骨间肌还有外展第2、4指和使中指桡尺偏的作用。手外肌单独收缩时出现掌指关节过伸、指间关节屈曲；手内肌单独收缩可使掌指关节屈曲、指间关节伸直。"手伸开"时最早是指总伸肌收缩伸掌指关节；中期骨间肌和蚓状肌辅助伸指间关节，并防止掌指关节过伸；末期肌肉继续收缩直到完全伸直。"握拳"时首先出现近、远端指间关节屈曲，紧接着掌指关节屈曲。"轻握拳"时指浅屈肌没有肌电活动，只有大力握拳或单独屈曲近端指间关节时指浅屈肌才有主动收缩。伸指肌在握拳时起到拮抗作用，还可使指深屈肌力向远侧传递。用大力握拳时腕伸肌强力收缩以拮抗屈腕力矩，并使屈肌处于最佳的长度张力曲线范围。

二、手功能障碍

（一）手功能障碍的常见原因

引起手功能障碍的原因很多，主要有手部外伤、疾病所致手部功能障碍以及手部先天性发育不良等。

1. 手部外伤 手部外伤是引起手功能障碍的直接原因,如手部的切割伤、撕脱伤、砸伤、挤压伤、碾压伤、烧/烫/灼伤、绞轧伤、爆炸伤、枪伤等。

（1）手部切割伤：手剖切割伤是手部外伤中比较常见的一种,切割程度较轻时可仅伤及皮肤和皮下组织,严重者可伤及肌腱、神经、血管甚至骨骼,更为严重损伤者可出现指端缺损,表现为全指、手掌和手腕部的断离而造成完全性断肢（即在肢体断离部分之间已经没有任何组织相连,或虽有组织相连,但在清创时必须切除）或不完全性断肢（即骨折或脱位伴2/3以上软组织断离、主要血管断裂等）。

（2）手部撕脱伤：常见于在工作中手被卷入转动的机器设备内,是手外伤中较为严重的一种,严重者整个手部皮肤被完全撕脱,甚至伤及皮下软组织如血管、神经、肌腱等。

（3）手部挤压伤：手部挤压伤是由于外界重物的挤压等所致皮肤局部挫裂伤、皮下血管破裂、组织肿胀等,严重者可合并骨折和关节脱位等。

（4）手部烧/烫/灼伤：是由于接触火焰、高温容器、高温气/液体、电击等造成手局部的皮肤破溃、肿胀、坏死甚至炭化等。

2. 疾病 可导致手功能障碍的疾病包括类风湿关节炎、创伤性关节炎、退形性关节炎、周围神经病、中枢神经系统疾病或损伤、糖尿病后周围神经病损、创伤性臂丛神经损伤、原发性肌病以及肌肉萎缩等。

3. 先天性发育不良 可导致手功能障碍的先天性发育不良包括先天性手或上肢骨骼发育不良、脑神经发育不良等。

（二）常见手功能障碍及其特点

根据手部损伤的类型、部位、结构和程度的不同,手功能障碍可表现为不同程度和类型,患手在日常生活活动、工作生产活动和休闲娱乐活动中能力受限,部分患者还会因此而出现心理障碍。

1. 常见手功能障碍的类型

（1）运动功能障碍：如由于外伤导致屈（伸）指肌腱断裂时表现为手指的屈曲（伸展）功能受限或消失。手部韧带损伤时可表现为局部关节活动的不稳、疼痛、压痛和肿胀等,严重者可引起关节半脱位或脱位,影响手的运动功能。周围神经损伤时可表现为损伤平面及以下部位肌肉或肌群瘫痪,肌张力低下,肌肉萎缩。中枢神经损伤还可以出现患侧上肢和手部肌张力增高造成上肢及手活动受限等。

（2）感觉功能障碍：因外周传入神经纤维受损导致痛觉、温度觉、触觉及深感觉减退或消失以及感觉异常；中枢神经损伤患者也可表现为上肢及手部的感觉缺失、感觉减退和感觉丧失等。

（3）自主神经功能障碍：表现为损伤平面及以下的部位少汗、无汗或多汗,皮肤颜色苍白或发绀,皮肤温度减低或增高,指甲干燥脆裂等。

2. 常见手功能障碍的特点 由于外伤和急慢性疾病所致手功能障碍各有其特点,常见如下。

（1）"爪形手"：由于尺神经损伤所致,表现为患侧手部掌指关节过伸,指间关节半屈曲,无名指、小指不能向中间靠拢,小鱼际肌萎缩,影响手部的日常生活活动,患者不能抓握较大的物品,拇指与示指不能协调完成侧捏动作,小指和无名指尺侧皮肤感觉消失（图6-6-13）。

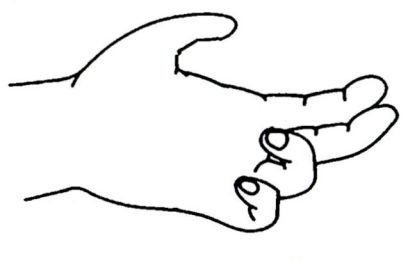

图6-6-13 "爪形手"

（2）"猿手"：由于正中神经损伤所致，表现为患侧拇指、示指屈曲功能受限，拇指、示指、中指及无名指桡侧感觉消失，影响手部的技巧性活动能力（图6-6-14）。

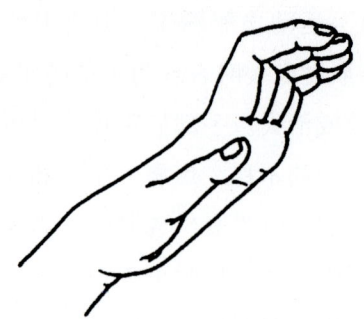

图6-6-14　"猿手"

（3）"垂腕"：由于桡神经损伤导致患侧前臂伸肌麻痹，表现为腕关节不能伸展而出现垂腕、垂指的畸形（图6-6-15）。

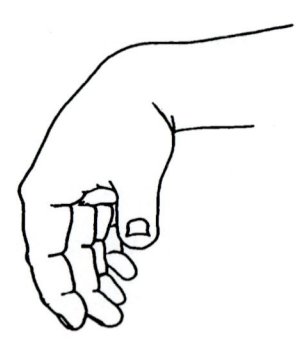

图6-6-15　"垂腕"

（4）屈曲痉挛：由于颅脑外伤、脑发育不全和脑部疾病所致中枢神经损伤时上肢及手表现为共同运动模式，患侧呈上肢痉挛屈曲，手部呈屈腕握拳的痉挛状态（图6-6-16）。

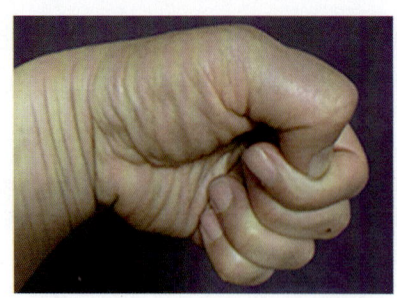

图6-6-16　屈曲痉挛

（5）拇指"Z"字畸形：类风湿关节炎患者由于炎症刺激造成手部鱼际肌痉挛，引起手腕向掌侧屈曲内收，拇长伸肌被动张力增高引起掌指关节过度伸展，继而引起拇长屈肌被动张力增高，导致指间关节屈曲而出现拇指的"Z"字畸形（图6-6-17）。

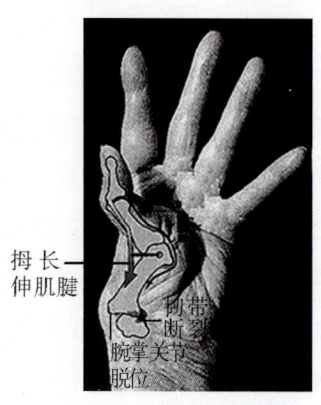

图6-6-17　拇指"Z"字畸形

（6）掌指关节掌侧脱位：在正常状态下手部握拳时屈指肌腱对滑车和掌板有一个掌侧方向的作用力。类风湿关节炎患者由于炎症可造成掌侧副韧带薄弱甚至断裂，在向掌侧方向作用力的拉动下易造成构成掌指关节的手指骨向掌侧脱位而引起手弓塌陷，影响抓握功能（图6-6-18）。

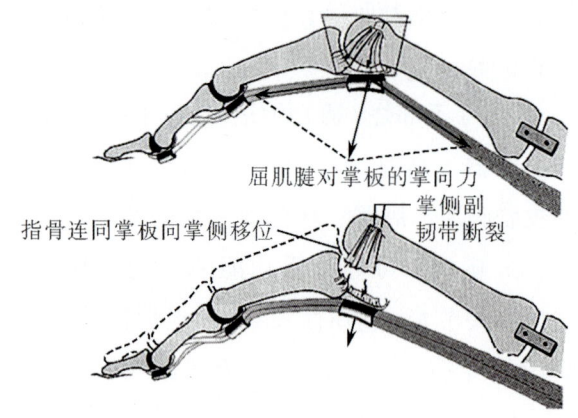

图6-6-18　掌指关节掌侧脱位

（7）"纽扣"畸形：常见于风湿性关节炎、肌腱损伤、骨关节炎等患者，由于指伸肌的肌腱中央籥断裂，骨间肌、蚓状肌的肌腱向掌侧滑动对近端手指的骨间关节的屈曲作用导致掌指关节伸展，近端指骨关节屈曲，远端指骨关节过伸（图6-6-19）。

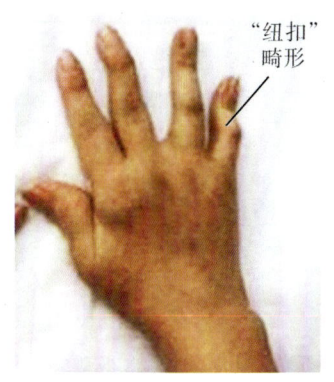

图 6-6-19 "纽扣"畸形

(8)"天鹅颈"样畸形:常见于手内在肌挛缩(蚓状肌)和掌板撕裂,也见于类风湿关节炎和手部外伤后患者。这种畸形是由于手内在肌过度紧张等原因所致的手部掌指关节屈曲,近端指关节过度伸展,远端指关节屈曲的一种变形,出现在第2~5指(图6-6-20)。

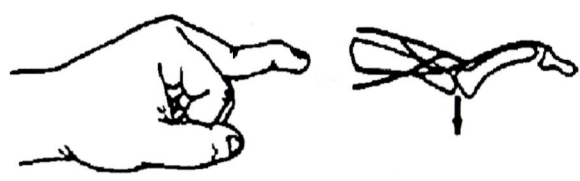

图 6-6-20 "天鹅颈"样畸形

(9)掌指关节的尺侧偏移:由于手指背侧肌腱帽横行纤维断裂后失去维持伸指肌腱中心位置的能力使掌指关节出现尺侧偏移,由此产生的扭矩使尺偏越来越加重,桡侧副韧带断裂,造成近节指骨尺侧脱位(图6-6-21)。

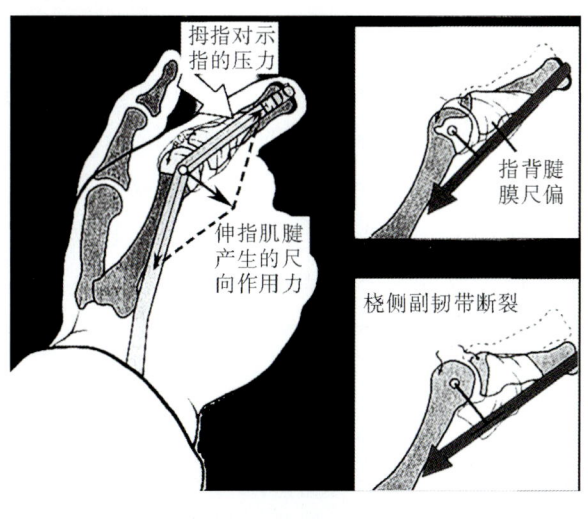

图 6-6-21 掌指关节的尺侧偏移

三、手功能的评定

通过对上肢和手功能进行全面评估,不仅可以了解患者手功能障碍的类型及程度,也是制订康复治疗计划,设计、制作、佩戴假肢矫形器以及评判效果的重要依据。手功能评定应根据具体障碍的程度、类型等选择评估工具和方法。手功能评估包括生理性评估和功能性评估。生理性评估包括关节活动度、握力、捏力、肿胀程度以及关节形态的评测等(详见本章第一至五节)。这里重点介绍临床上常用的手功能性评估方法。

(一)手功能评估

1. 普渡钉板测验(the purdue pegboard test) 普渡钉板测验主要用于评估手部进行精细动作的操作能力。

(1)评估用品:顶端有4个槽的木板1块,木板上有两列(每列有25个)小孔;小铁棍50根;垫片40个;项圈40个(图6-6-22);计时器1个。

(2)评测体位:采取坐位进行。

(3)测试方法:本测试由4个分测验组成。测试前在木板上的空槽内按规则摆放好部件,右利手被试者从左到右依次放置小铁棍、垫片、项圈、小铁棍;左利手被试者为小铁棍、项圈、垫片、小铁棍。每项测试前由治疗师先示范完成3~4个,然后让被试者操作一遍,嘱其用最快的速度完成,确认被试者明白规则后开始测试。①利手操作,用利手以最快的速度从同侧的杯子中拿出小铁棍,插入同侧的孔里。②非利手操作,方法同①,用非利手完成。③双手操作,方法同①,用两手分别拿同侧槽内的小铁棍并分别插在同侧的小孔里。进行上述3个分测试时一次只能拿一个小铁棍,并自上面的第一个孔开始按顺序依次向下插,记录30s内完成的数量即为得分。④装配操作,每

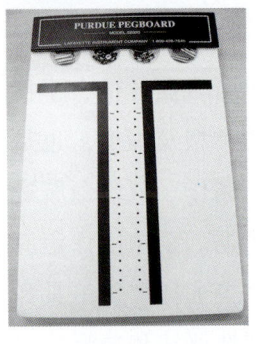
a.普渡钉板测验用具

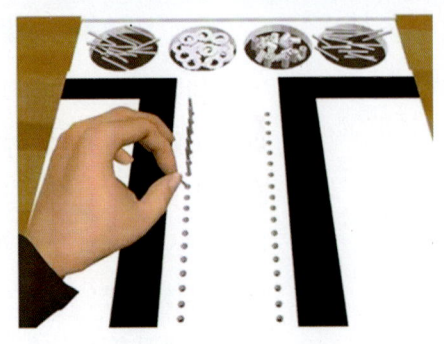
b.普渡钉板测验（单手）

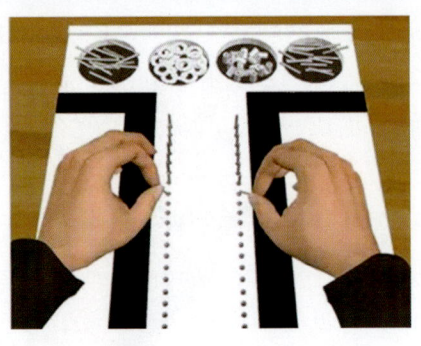
c.普渡钉板测验（双手）

图 6-6-22　普渡钉板测验（A~C）

组装配任务由4个部分组成，即用利手拿起一根小铁棍放入同侧的木板顶端的孔里，在插入孔内的同时用非利手拿起一块垫片套在小铁棍上，在垫片插入小孔的同时用利手拿起一个项圈并套在小铁棍上，在项圈套入小铁棍的同时非利手再拿起一片垫片套在小铁棍上为完成第一个装配任务；接着利手再拿起一根小铁棍放入同侧的顶端第二个孔里，以此类推。测试前先让患者尝试组装2~3组，然后开始测试，记录60s内完成组件的数量并记录分数。

（4）结果判定：4个分测试得分之和为测试的总分。

（5）注意事项：如果测试过程中物件掉落，不需要捡起，可直接从槽中重新拿一个继续测试。

2. Jebesn手功能测试（Jebesn hand function test）　Jebesn手功能测试主要用于评定双手在日常生活中所需要的基本功能，简便易行。

（1）评估用品：测试板1块；带纸夹的书写垫板1个；20cm×28cm左右的白纸4张；圆珠笔1支；计时器1个；13cm×20cm的写有句子的卡片4张；13cm×18cm的卡片5张；直径8.5cm左右、高11.5cm左右的空罐头筒1个；硬币2个；瓶盖2个；回形针2个；长度1.6cm左右的落花生5个；不锈钢茶匙1个；直径3cm、厚1cm的红色木质棋子4个；直径8cm、高10cm的罐头筒5个（图6-6-23）。

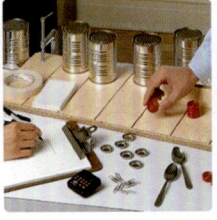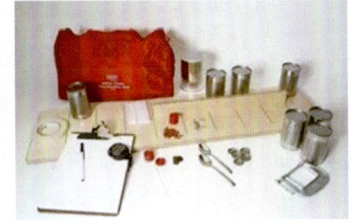

图 6-6-23　Jebesn手功能测试用具

（2）评测体位：选择适宜高度的桌椅，让患者在桌前保持坐位，治疗师在患者的正前方。

（3）测试方法：本测试有7项分测试。①书写文字，给患者1支圆珠笔，把4张白纸夹在书写垫板上，桌子上放着4张写有需要抄写句子的反放着的卡片，让患者每翻开一张卡片就尽快抄完，记录每抄完一张卡片所需要的时间。②翻卡片，把5张13cm×18cm的卡片在距离桌边缘12~13cm处一字排开放置，卡片间相距5cm，听到口令后尽快翻转卡片，记录翻完卡片需要的时间。③捡拾小物品放入容器内，在桌子中间部位距离桌边缘12~13cm处放置直径8.5cm左右、高11.5cm左右的空罐头筒1个，在罐头筒的左侧每隔5cm依次排列放置2个一分硬币、2个仰着放的瓶盖、2个回形针，听到口令后尽快逐一捡起放入筒内，记录放好6个物品需要的时间。④模拟进食，在评测板的立板的左侧每隔5cm依次靠立长1.6cm左右的落花生5个，桌子中央放置直径8.5cm左右、高11.5cm左右的空罐头筒，让患者用不锈钢茶匙尽快把落花生舀到罐头筒内，并记录时间。⑤堆放棋子，在桌子上放

4个直径3cm、厚1cm的红色木棋子，2个在左、2个在右，让患者听到口令后尽快将棋子在中线处垛成一堆，计算时间。⑥移动大而轻的物体，将5个直径8cm、高10cm的空罐头筒开口朝下以5cm间距摆放在离桌缘一上肢远处的实验板。让患者听到口令后迅速地将筒一一放在实验板的水平板上，计算时间。⑦移动大而重的物体，方法同⑥，但罐头筒口朝上放，并每罐放入450g的物品，再让患者操作。

（4）结果判定：以单项测试的计时以及完成全部测试的时间总和表示，测试结果可按年龄、性别、利手和非利手查表，判断是否正常。

（5）注意事项：测试前先可参考《中国人利手调查表》确定利手。

3. 明尼苏达协调性动作测试（minnesota rate of manipulation test） 明尼苏达协调性动作测试主要用于评估被测者手眼的协调性以及上肢和手的灵活性。

（1）测试用具：测试板2个；操作用物件60个。

（2）测试体位：患者在测试过程中保持站立姿势。

（3）测试方法：该法由5个分测试组成，包括放置物件、翻转物件、置换物件、单手翻转和放置物件、双手翻转和放置物件。每个测试最多重复4次，完成一次测试后将测试板重置再开始下一项测试（图6-6-24）。

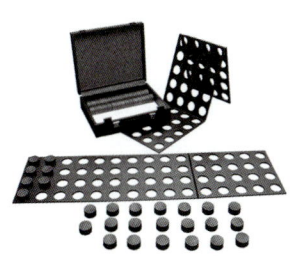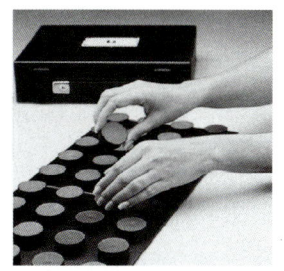

图6-6-24 明尼苏达协调性动作测试

（4）结果判定：测试结果以操作的速度和放置物件的准确性表示；各项分测试所得分数的总和为最终得分。

4. 九孔插板试验 九孔插板试验主要用于对手功能的简单快速筛查。

（1）评估用品：有9个孔（深度为1.3cm，直径为0.71cm），孔和孔之间的距离为3.2cm，大小为13cm×13cm的木板1块；长为3.2cm，直径为0.64cm的木插棒9根。

（2）测试体位：坐位。

（3）评定方法：将插板置于身体前方桌上，9根木棒放于测试手一侧的浅皿中。嘱患者每次1根地将木棒插入9个孔中，然后再每次1根地将9根木棒拔出放回浅皿中。先测定健侧手再测定患侧手。

（4）结果判定：完成该项活动的总时间。

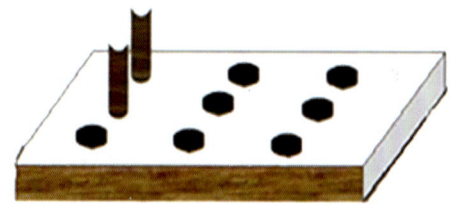

图6-6-25 九孔插板试验

5. Carroll手功能评定法 Carroll手功能评定法又称Carroll上肢功能测试，是由美国巴尔的摩康复医学部Carroll博士研究制订的。

（1）测试用具：边长10cm、7.5cm、5cm、2.5cm的正方体木块各1个；直径4cm、长15cm和直径2.2cm、长10cm的大铁管和小铁管各1个；厚1.0cm、宽2.5cm、长11cm的石板条1个；直径7.5cm的木球1个；直径分别为0.4cm、0.6cm、1.1cm、1.6cm的钢珠各1个，质量分别为0.34g、1.0g、6.3g、6.6g；外径3.5cm、内径1.5cm、厚0.25cm钢垫圈1个；电熨斗1个；平底无脚塑料酒杯1个；易拉罐1个；铅笔1支。

（2）测试体位：坐位。

（3）测试方法：该测试将与日常生活活动有关的上肢动作分成6大类，其中Ⅰ～Ⅳ类主要是评定手抓握和对捏的功能，Ⅴ、Ⅵ类主要是检查协调和整个上肢的功能，共33项（表6-6-1），逐项进行评分。①0分：全部活动不能完成,包括将物品推出其原来位置、推出板外、推到桌上,或能拿起笔,但写不出可以辨认的字。②1分:只能完成一部分活动,能拿起物品,但放不到指定位置上;在27项、28项中能拿起水壶和杯子,但不能倒水等。③2分:能完成活动,但动作较慢或笨拙。④3分:能正常完成活动。

(4)结果评定:将各项的得分相加得到测试总分,并据此判断上肢和手的功能水平,0~25分为"微弱";26~50分为"很差";51~75分为"差";76~89分为"功能不完全";90~98分为"完全有功能";99分(利手)、96分(非利手)为"功能达最大"。

6. 简易上肢功能检查(simple test for evaluating hand function,STEF) STEF是由日本金子翼先生设计的手及上肢功能检查方法。STEF优点为可以判断患者上肢运动受限的程度并将不同年龄组与正常人的分值相比较,对检查过程中上肢各关节的活动如抓握动作、躯干及下肢的姿势、平衡状态、非检查侧的反应以及表情等进行细致的观察,分析、判断上肢活动受限的原因、部位等。检查结果有准确的得分,可与自己不同时期得分进行比较,与治疗训练、用药前后及自助具或支具佩戴的不同时期进行对照比较来观察疗效。

(1)评测用具:大球5个;木球6个;小球6个;大木方5块;中木方6块;小木方6块;圆木片6个;金属圆片6个;人造革6片;金属棍6根(图6-6-26)。

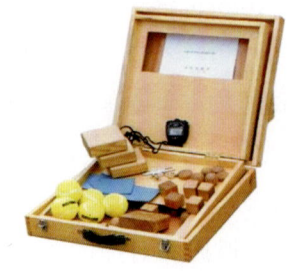

图6-6-26 测评用具

(2)评测体位:坐位。

表6-6-1 Carroll上肢功能测试

分类	方法
Ⅰ 抓握	1. 抓起边长10cm的正方体木块
	2. 抓起边长7.5cm的正方体木块
	3. 抓起边长5cm的正方体木块
	4. 抓起边长2.5cm的正方体木块
Ⅱ 握	5. 握直径4.5cm的铁管
	6. 握直径2cm的铁管
Ⅲ 侧捏	7. 像拿钥匙那样用拇指与示指侧捏起厚1.0cm、宽2.5cm、长11cm石板条
Ⅳ	8. 捏起直径7.5cm的木球
	9~12. 分别用拇指与示指、中指、环指和小指捏起直径1.6cm的1个玻璃球或钢珠
	13~16. 分别用拇指与示指、中指、环指和小指捏起直径1.1cm的1个玻璃球或钢珠
	17~20. 分别用拇指与示指、中指、环指和小指捏起直径0.6cm的1个钢珠
	21~24. 分别用拇指与示指、中指、环指和小指捏起直径0.4cm的1个钢珠
Ⅴ	25. 把一个钢垫圈套在钉子上
	26. 把熨斗放在架子上
Ⅵ	27. 把壶里的水倒进一个杯子里
	28. 把杯里的水倒进另一个杯子里(旋前)
	29. 把杯里的水倒进前一个杯子里(旋后)
	30. 把手放在头后
	31. 把手放在头顶上
	32. 把手放在嘴上
	33. 写上自己的名字

(3)评测方法:共10个动作,让患者以最快的速度准确完成并将成绩记录在相应的所需时间栏内。检查时一般先查右手再查左手,但偏瘫患者应先检查健手。具体的评价方法如下(以右手为例),分别记录各项测试所用时间。

测试1:将5个大球放在右侧的空格内,右手放在规定位置上做好准备,检查者在发出"开始"口令的同时按秒表开始记录时间。被检查者尽快地将大球逐一拿放到左侧框格内，见图6-6-27。

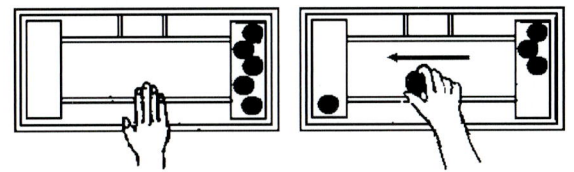

图6-6-27　简易上肢功能检查（测试1）

测试2：将木球放在离被检查者最近的框内，右手放在开始位置上，当检查者发出"开始"口令时，被检查者尽快地将球逐一拿放到右侧的框格内，见图6-6-28。

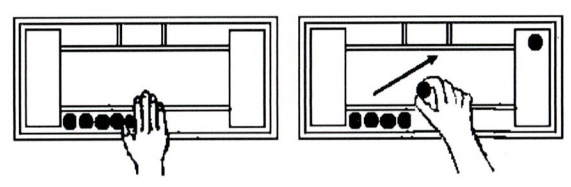

图6-6-28　简易上肢功能检查（测试2）

测试3：将5块大木方放在左侧框格内，右手放在开始位置上，当检查者发出"开始"口令后，被检查者以最快的速度将木方逐一拿放到右侧的框格内，见图6-6-29。

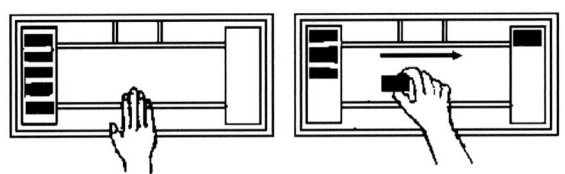

图6-6-29　简易上肢功能检查（测试3）

测试4：将6块中木方摆放在右侧框格的上下缘，右手放在开始位置上，当检查者发出"开始"口令后以最快的速度将木块逐一放到下方，见图6-6-30。

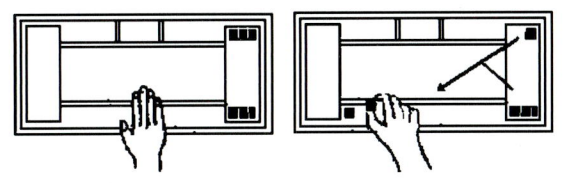

图6-6-30　简易上肢功能检查（测试4）

测试5：将6个圆木片放在图示位置上，右手放在开始位置。当检查者发出"开始"口令后，被检查者以最快速度逐一将圆木片拿放到下方，见图6-6-31。

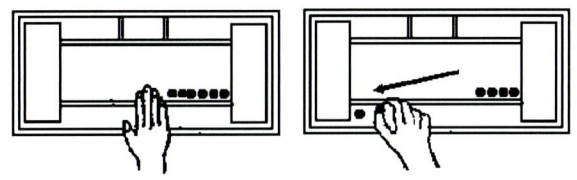

图6-6-31　简易上肢功能检查（测试5）

测试6：将6块小木方放在图示位置上，当检查者发出"开始"口令后，被检查者以最快的速度将木块拿放到下方，见图6-6-32。

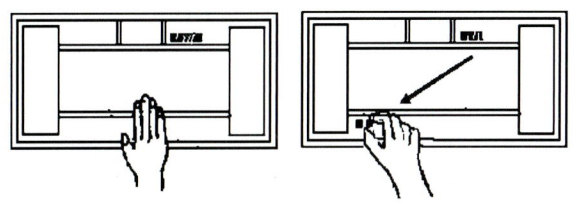

图6-6-32　简易上肢功能检查（测试6）

测试7：将6片人造革摆放在中央，右手放在开始的位置。当检查者发出"开始"口令后，被检查者以最快的速度逐一翻成反面向上，不需要摆放整齐，翻过来即可，见图6-6-33。

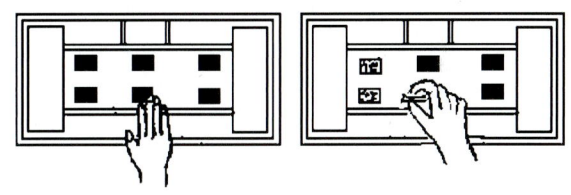

图6-6-33　简易上肢功能检查（测试7）

测试8：将6片金属圆片放好，将圆片以最快的速度逐一拿放到上方，见图6-6-34。

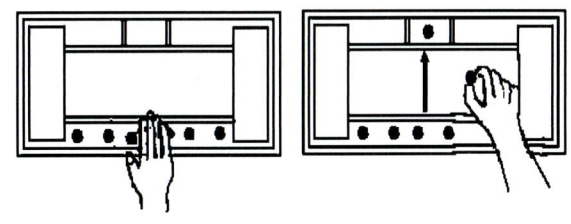

图6-6-34　简易上肢功能检查（测试8）

测试9：把6个小球放在中央的位置上层的框格内，然后用右手以最快的速度逐一拿放到下方，见图6-6-35。

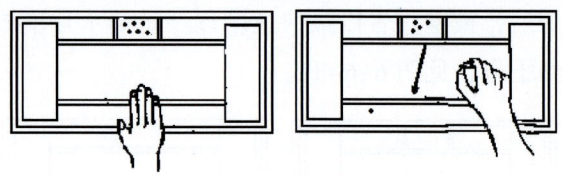

图 6-6-35　简易上肢功能检查（测试 9）

测试 10：把 6 根金属棍放好，用右手以最快的速度逐一插放在小红圆孔内，见图 6-6-36。

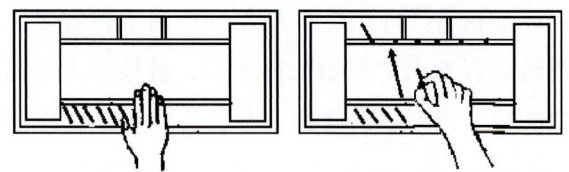

图 6-6-36　简易上肢功能检查（测试 10）

（4）结果判定：根据患者操作所用的时间在评价记录表（表 6-6-2）"相应测试项目"的横格内寻找相应的得分。如所用时间为 9.3s，则比 9 分栏的 7.7s 慢，而在 8 分的 9.5s 范围内，故而得 8 分。"限制时间"栏是指 1~10 项各动作规定的时间范围，如超过了这个时间就不能得分。表中的"时间内个数"栏，是指患者在规定时间内没有完成，虽然不能得分，但检查者可以记录其完成的个数，以便再次评价时进行比较。

表 6-6-2　简易上肢功能检查评价记录表

姓名				性别		年龄		利手		病例号		
科室				病室/床号		临床诊断						
评价项目	被检手	限制时间(s)	所需时间(s)	得分							时间内个数	差的指标
				0								
测试 1 (大球)		30		5.9	7.7	9.5	11.3	13.1	14.9	16.7	18.5	20.3	30.0		1.2
		30		6.5	8.6	10.7	12.8	14.5	17.0	19.1	21.2	23.3	30.0		1.4
测试 2 (木球)		30		5.3	7.1	8.9	10.1	12.5	14.3	16.9	17.9	19.7	30.0		1.2
		30		5.6	7.4	9.2	11.0	12.8	14.6	16.4	18.2	20.0	30.0		1.2
测试 3 (大木方)		40		8.7	11.4	14.1	16.8	19.5	22.2	24.9	27.6	30.0	40.0		1.8
		40		9.5	12.5	15.5	18.5	21.5	24.5	27.5	30.5	33.5	40.0		2.0
测试 4 (中木方)		30		8.3	10.7	13.1	15.5	17.9	20.3	22.7	25.1	27.5	30.0		1.6
		30		8.7	11.1	13.5	15.9	18.3	20.7	23.1	25.5	27.9	30.0		1.6
测试 5 (圆木片)		30		6.3	8.4	10.5	12.6	14.7	16.8	18.9	21.0	23.1	30.0		1.4
		30		7.0	9.4	11.8	14.2	16.6	19.0	21.4	23.8	26.2	30.0		1.6
测试 6 (小木方)		30		7.2	9.3	11.4	13.5	15.6	17.7	19.8	21.9	24.0	30.0		1.4
		30		7.7	9.8	11.9	14.0	16.1	18.2	20.3	22.4	24.5	30.0		1.4
测试 7 (人造革)		30		6.1	8.2	10.3	12.4	14.5	16.6	18.7	20.8	22.9	30.0		1.4
		30		6.8	9.2	11.6	14.0	16.4	18.8	21.2	23.6	26.0	30.0		1.6
测试 8 (金属圆片)		60		10.2	13.5	16.8	20.1	23.4	26.7	30.0	33.3	36.6	60.0		2.2
		60		11.7	15.9	20.1	24.3	28.5	32.7	36.9	41.1	45.3	60.0		2.8
测试 9 (小球)		60		12.4	17.5	22.6	27.7	32.8	37.9	43.0	48.1	53.2	60.0		3.4
		60		13.1	18.5	23.9	29.3	34.7	40.1	45.5	50.9	56.3	60.0		3.6
测试 10 (金属棍)		70		15.4	21.1	26.8	32.5	38.2	43.9	49.6	55.3	61.0	70.0		3.8
		70		16.5	22.2	27.9	33.6	39.3	45.0	50.7	56.4	62.1	70.0		3.8
总分	第一次评价　检查者____ 月　左分 日　右分			第一次评价　检查者____ 月　左分 日　右分						第一次评价　检查者____ 月　左分 日　右分			

续表 6-6-2

	各年龄组得分界限			
	年龄（岁）	得　分		
		高	中	低
备 注	3	85	57	28
	4	93	71	49
	5	100	85	71
	6	100	91	78
	7	100	95	90
	8	100	97	90
	9	100	98	94
	10	100	99	96
	11~13	100	99	95
	14~19	100	100	98
	20~29	100	100	99
	30~39	100	100	98
	40~49	100	99	96
	50~59	100	98	92
	60~69	100	96	88
	70~79	100	90	75
	80以上	100	83	66

7. 偏瘫上肢功能测试（香港版）（Hong Kong edition of functional test for the hemiplegic upperextremity，FTHUE-HK） 偏瘫上肢功能测试（香港版）用于评价脑卒中患者在日常生活中使用上肢的能力。测试内容根据 Wilson，Baker 和 Craddock 在 1984 年所设计的 functional test for the hemiplegic upper extremity、Brunnstorm 上肢及手部功能恢复理论和中国人的手部功能的特点完成。由 A~L 12 项任务组成（表6-6-3），并根据其复杂程度（运动技能、感觉、认知能力、判断力及一般偏瘫上肢的恢复趋势）将其分为 7 个等级，其优点是用时较短，通常只需要 15min，可以帮助医务人员之间进行有效沟通，还可以用于研究，有助于检查患者治疗的进展及疗效，帮助其制订康复目标。

表 6-6-3　FTHUE-HK

序号	等　级	任　务
1	患侧肩膀、肘、手尚无任何活动能力	无
2	患侧肩膀、肘开始有少许活动能力	A——联合反应
		B——患手放在大腿上
3	患手可以大约提起至腹部，手指能开始轻微弯曲	C——健手将衣服塞入裤里时，提患侧手臂
		D——提着袋子（持续 15s）
4	患手可以提至胸前，手指能进行基本抓放活动	E——稳定瓶盖（用健手打开瓶盖）
		F——将湿毛巾拧干

续表 6-6-3

序号	等级	任务
5	患侧手、肘、手指可进行较轻微的抓放活动	G——拿起并搬移小木块
		H——用勺子进食
6	患侧肩膀、肘、腕、手都能独立并协调活动，但手指活动仍欠灵活	I——提举盒子
		J——用塑料杯喝水
7	患侧上肢能活动自如，但对于复杂或是粗重工作时仍有不足	K——用钥匙开锁
		L1——控制筷子（利手）
		L2——控制夹子（非利手）

（1）测试用具：1磅重的手提袋1个（1磅=0.45千克）；口径在10in（1in=2.54cm）有螺旋的塑料或其他不易碎的广口瓶1个；毛巾或用20OZ（1OZ=29.57mL）健手胶1块；1in的小木块5块；盒子1个；碗和勺子各1个；弹珠10个；6in×2in×9in的谷物盒1个；12in×8in木块1块；饮用水瓶1个；钥匙和锁1套；筷子1副；盘子1个；1in大小的泡沫5块；普通的衣服夹子5个。

（2）测试方法：测试前治疗师对每个任务都给予示范和讲解，如果患者对该项任务有疑惑，可以手把手引导患者练习该项测试，如有必要可以尽可能多地给予口头或非语言的提示。对于每一项任务患者有三次尝试机会，但每项任务总时间控制在3min以内。如果患者完成任务困难而使用健侧上肢帮助，可以降级进行评测。

（3）结果判定：一般情况下患者必须同时通过每个级的两个项目方可升级。

8. 综合评估 中华医学会手外科学会根据我国具体情况制订了相应手功能障碍的评定系统，采用单项评估方式，进行标准化的组合和评分，易用可行，成本低廉，便于推广使用。

（1）断指再植后功能评定量表：用于断指再植后手功能的评定（表6-6-4）。

表6-6-4 断指再植后功能评定量表

项目	内容	评分
运动功能（20分）	1. 拇指：A：拇指对指（10分） 　　可以 　　困难 　　不能 　　B：拇指关节自主活动度（10分） 　　掌指关节ROM+指间关节ROM=总ROM 　　总ROM评分 　　>90° 　　<90° 　　强直 2. 手指：关节自主活动度（20分） 　　掌指关节+近位指间关节+远位指间关节总屈曲度－总欠伸度＝总TAM 　　总TAM评分 　　200°~260° 　　130°~190° 　　100°~130° 　　<100°	 10分 5分 0分 10分 5分 0分 16~20分 11~15分 6~10分 0~5分

续表 6-6-4

项目	内　　容	评　　分
日常生活活动（20分）	1. 捡针（指甲捏） 2. 捡分币（指腹捏） 3. 写字（三指捏） 4. 提（提箱柄，壶柄等重物） 5. 拿大茶缸（握） 6. 锤钉子（强力握持） 7. 上螺丝（中央握持） 8. 结鞋带（综合细动作） 9. 扣钮扣（综合细动作） 10. 开广口瓶（综合强力握持和精细握持） 每项评分：完成良好 　　　　　可以完成，动作不太好 　　　　　不能完成	 2分 1分 0分
感觉恢复（20分）	分　级 S4　感觉恢复正常，两点辨别觉 < 6mm S3+　除 S3 外，尚有部分两点辨别觉存在 S3　浅痛觉与触觉完全恢复，没有过敏 S2　浅感觉与触觉有少许恢复 S1　皮肤深痛觉恢复 S0　神经管辖区无任何感觉	 20分 16分 12分 8分 4分 0分
血液循环状态（10分）	分　级 优：皮肤色泽、温度正常，不需特殊保护 良：色泽稍差，温度略低，怕冷 差：肤色苍白或发绀，温度明显发凉，特别怕冷 劣：肤色灰暗或发绀，冷天不敢外露	 10分 8分 4分 2分
外观（20分）	分　级 优：再植指没有旋转，非功能成角畸形，外形丰满，短缩 < 1cm，无明显功能影响 良：再植指轻度旋转，非功能成角畸形，轻度萎缩，短缩 < 1.5cm，无明显功能影响 差：旋转、成角畸形，影响功能，有萎缩，短缩不超过 2cm 劣：畸形明显，短缩超过 2cm，严重影响功能及外观	 20分 16分 8分 4分
恢复工作情况（10分）	分　级 优：恢复原工作 良：参加轻工作 差：不能工作，但能自理生活 劣：不能工作，生活也不能自理	 10分 7分 3分 0分
总分	根据以上六项评分，等级分值： 优 80~100 分　　良 60~79 分 差 40~59 分　　　劣 < 40 分	

说明：多指离断时，对于关节活动各指各个关节独立检查，然后相加，除以指数，取其平均值

（2）拇指或其余四指再造后功能评定量（表6-6-5）。

表：用于拇指或其余四指再造后功能的评定

表6-6-5 手指（包括拇指）再造后功能评定量表

项目	内　　容	评　分
功能活动度（6分）	1. 再造拇或手指对捏功能 　　能相互触及或相距＜1cm 　　相距1~2cm 　　相距≤3cm 　　相距＞3cm 2. 再造拇对掌功能 　　拇对掌距掌≥5cm 活动到≤2cm 　　拇对掌距掌≥5cm 活动到≤3cm 　　拇对掌距掌≥5cm 活动到≤4cm 　　拇对掌距掌＞5cm 无活动 3. 2~5再造指屈曲功能 　　屈曲指端距掌纹≤3cm 　　屈曲指端距掌纹＜4cm 　　屈曲指端距掌纹＜5cm 　　屈曲指端距掌纹＞5cm 或不能屈指 注：再造拇或指的对捏功能为必测项目，再造拇对掌功能、再造指屈曲功能为参考项目，评分只取其中一项高分计算。运动功能总分以6分计算	3分 2分 1分 0分 3分 2分 1分 0分 3分 2分 1分 0分
再造指力量（3分）	检测捏力或握力，取其中一项高分计算 再造手为非优势手： 　＞健手的60% 　＞健手的40% 　＞健手的20% 　＜健手的20% 再造指为优势手，占健手的百分比相应增加10%	3分 2分 1分 0分
感觉测定（指腹，3分）	≥S3，两点辨别觉5~7cm S3 S2 S1	3分 2分 1分 0分
手使用情况（3分）	1. 工作能力 　　恢复原工作或生活自理 　　轻工作，生活自理 　　部分生活自理 　　大部分生活不能自理或无功能 2. 综合功能检测 用6项运动检测，每项得0.5分： 　①捡分币或针　②写字或捻线 　③系带子或钮扣　④握锤子或切菜刀具 　⑤拧螺丝或瓶盖　⑥持碗或杯子 注：手的使用情况，从工作能力和综合功能两项检测中取高分的一项记录评定	3分 2分 1分 0分
总分	综合评价（以上各项分相加）： 　优　13~15分　　　良　9~12分 　可　5~8分　　　　差　4分及4分以下	

（3）上肢周围神经损伤后的功能评定：腋神经损伤后的评定可以采用腋神经评分标准（表6-6-6）评定。肌皮神经损伤后功能评定可以采用肌皮神经评分标准（表6-6-7）评定。桡神经损伤后功能评定可以采用桡神经评分标准（表6-6-8）评定。正中神经损伤后评定可以采用正中神经评分标准（表6-6-9）评定。尺神经损伤后功能评定可以采用尺神经评分标准（表6-6-10）评定。臂丛神经损伤后对上肢关节综合功能的评定可以采用臂丛神经关节功能评定（表6-6-11）。

表6-6-6 腋神经评分标准

分数 项目	4	3	2	1	得分
肩外展	>90°	60°~90°	30°~60°	<30°	
肌力	≥M4	≥M3	≥M2	<M2	

注：合计总分分级，优7~8分，良5~6分，可3~4分，差2分以下

表6-6-7 肌皮神经评分标准

分数 项目	4	3	2	1	得分
肘关节屈曲	>90°	60°~90°	30°~60°	<30°	
肌力	≥M4	≥M3	≥M2	<M2	

注：合计总分分级，优7~8分，良5~6分，可3~4分，差2分以下

表6-6-8 桡神经评分标准

分数 项目	4	3	2	1	得分
伸腕	>45°	≥30°	<30°	不能	
肌力	>M3	M3	M2	<M2	
伸拇	TAM优	TAM良	TAM可	TAM差	
伸指	TAM优	TAM良	TAM可	TAM差	

注：伸指功能取4指TAM的平均值。分级：优13~16分，良9~12分，可5~8分，差4分以下

表6-6-9 正中神经评分标准

分数 项目	4	3	2	1	得分
屈腕肌力	>M4	M3	M2	<M2	
屈指	TAM优	TAM良	TAM可	TAM差	
拇对掌	正常	能对环指	能对示中指	不能	
感觉	S4	S3	S2	S0~S1	

注：屈指功能取示、中指TAM的平均值。分级：优13~16分，良9~12分，可5~8分，差4分以下

表 6-6-10 尺神经评分标准

分数 项目	4	3	2	1	得分
外形	无爪形畸形	轻度爪形畸形（不伴肌萎缩）	中度爪形畸形（伴肌萎缩）	重度爪形畸形（肌萎缩明显）	
屈指	TAM 优	TAM 良	TAM 可	TAM 差	
感觉	S4	S3	S2	S0~S1	

注：屈指功能取环、小指 TAM 的平均值。分级：优 10~12 分，良 7~9 分，可 4~6 分，差 3 分以下

表 6-6-11 臂丛神经关节功能评定

	分数 项目	4	3	2	1	得分
肩关节	肩外展	> 90°	60°~90°	30°~60°	< 30°	
	肌力	≥ M4	≥ M3	≥ M2	< M2	
	肩外旋	> 30°	10°~90°	0°~10°	< 0°	
肘关节	屈曲	> 90°	60°~90°	30°~60°	< 30°	
	肌力	≥ M4	≥ M3	≥ M2	< M2	
	伸直	0°	< −30°	−30°~50°	> 50°	
	前臂旋转	正常	轻度受限	重度受限	不能	
腕关节	背伸	> 45°	≥ 30°	< 30°	不能	
	背伸肌力	> M3	M3	M2	< M2	
	屈腕	> 45°	≥ 30°	< 30°	不能	
	屈腕肌力	> M3	M3	M2	< M2	
手功能	拇对掌	正常	能对环指	能对示中指	不能	
	手指活动度	TAM 优	TAM 良	TAM 可	TAM 差	
	感觉	S4	S3	S2	S0~S1	

合计总分分级：优 13~16 分，良 9~12 分，可 5~8 分，差 1~4 分

（二）手能力评定

1. Sollerman 手 ADL 能力测试 由瑞典的 Sollerman 在 20 世纪 80 年代提出，主要用于评测手完成 20 种 ADL 功能的能力。测试内容见表 6-6-12。

表 6-6-12 Sollerman 手 ADL 能力测试

1. 将钥匙插入锁	11. 切模拟的肉卷
2. 拾起硬币并放入钱包内	12. 戴上半截露指的连指手套（拇指分开）
3. 从钱包内取出硬币	13. 用笔写字
4. 开、关拉锁	14. 折信纸并放入信封内
5. 拿起方木	15. 夹上纸夹子
6. 拿起熨斗	16. 拿起电话听筒
7. 用螺丝刀上螺丝	17. 搬动门把手
8. 在螺栓上套上螺母	18. 将无把手的罐里的水倒入杯中
9. 从水平放置的广口瓶上取下瓶盖	19. 将有把手的罐里的水倒入杯中
10. 扣上 4 个钮扣	20. 将杯中的水倒回罐里

2. 偏瘫手的能力评价 用于评定偏瘫患者患手的能力。

（1）评测用具：剪刀 1 把；信封 1 个；带拉链的钱包 1 个；雨伞 1 把；指甲刀 1 把；男士长袖衬衣 1 件。

（2）评测方法：评价共有 5 个动作（图 6-6-37），要求患者按规定逐项完成。①健手在患手的帮助下剪开信封；②用患手在空中拿住钱包，健手从钱包中取出硬币，包括拉开、合上拉链；③用患手把伞在空中垂直支撑 10s 以上；④患手用未经改造的指甲刀（长约 10cm）剪健手指甲；⑤用患手系健侧衬衫袖口的钮扣。

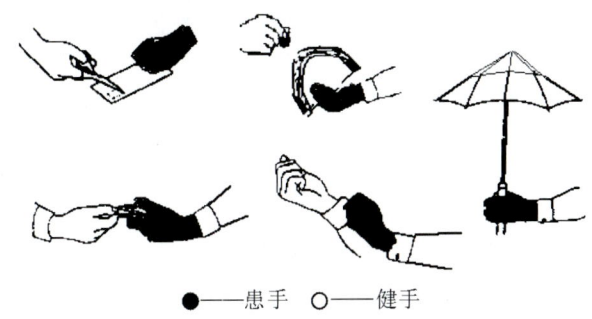

图 6-6-37 偏瘫手的能力评价

（3）结果判定：根据上面 5 个动作完成情况进行综合评价，确定手的能力级别，包括废用手、辅助手 C、辅助手 B、辅助手 A、实用手 B、实用手 A 6 个能力水平（表 6-6-13）。

表 6-6-13 上肢能力综合评价表

上肢能力水平	规定内容	检查日期（月/日）		
废用手	5 个动作均不能完成			
辅助手 C	5 个动作只能完成 1 个			
辅助手 B	5 个动作只能完成 2 个			
辅助手 A	5 个动作只能完成 3 个			
实用手 B	5 个动作只能完成 4 个			
实用手 A	5 个动作均能完成			

（4）注意事项：评测使用的指甲刀大小约 10cm，不得有特殊加工；衬衫袖口必须是男式衬衫袖口、钮扣不得改造。伞不得扛在肩上，并且要持续 10s。

（三）手职业评估

进行手职业评估的目的是尽可能模拟患者职业的需要，测定患者是否具备重返工作岗位有关的能力，通常由治疗师采用模拟职业设备对患者进行手和上肢标准职业行为评估。随着科技的发展，利用专用评估设备进行手和上肢的职业能力评估，如 Valpar 职业评估训练系统（the Valpar work samples）、BTE Primus 工作模拟训练系统（the Baltimore therapeutic equipment primus work stimulation training system，BTE Primus）等，其测试结果较为准确，但设备价格昂贵。

1. 手损伤后恢复工作情况评定简表 见表 6-6-14。

表 6-6-14 手损伤后恢复工作情况评定简表

分级	评分	内容
优	4	恢复原工作，生活自理
良	3	参加轻工作，生活自理
差	2	不能工作，但能自理生活
劣	1	不能工作，生活也不能自理

2. 手工作能力障碍的评定 见表 6-6-15。

表 6-6-15 手工作能力障碍的评定

+	极轻度：工作时确实有一些恼人的感觉，表示有 <25% 的障碍
++	轻度：干扰但不妨碍某些动作，表示有 25%~50% 的障碍
+++	中度：妨碍了某些动作，表示有 50%~75% 的障碍
++++	重度：妨碍了绝大部分或全部的动作，表示有 75%~100% 的障碍

（闫彦宁）

第七节 步态分析

一、步态分析的内容、术语和正常值

（一）步长

步长（step length）是一足的足跟着地点到另一足的足跟着地点的距离。我国青年男性的正常值为 66.54cm±5.15cm，女性为 60.10cm±4.82cm。

（二）跨步长

跨步长（stride length）是一足的足跟着地点到同一足下次的足跟着地点之间的距离。正常男性的数值在 160cm 左右，女性在 137cm 左右。

（三）步宽

步宽（stride width）是一足的纵线到另一足的纵线之间的距离。正常为 8cm±3.5cm。

（四）足角

足角（foot angle）足中心线与同侧步行直线之间的夹角，正常为 6.75° 左右。

（五）步速

步速（velocity）是步行时每分钟走过的距离，单位为 m/min。正常男性为 91m/min±12m/min，女性为 74m/min±9m/min。

（六）步频

步频（cadence）是步行时每分钟走完的步数。正常男性为每分钟 113 步±9 步，女性为每分钟 117 步±9 步。

（七）步态周期

步态周期（gait cycle）是从一足的足跟着地开始到同一足的下一次足跟着地为止所经历的时间，单位为 s。正常男性为 1.06s±0.09s，女性为 1.03s±0.08s。正常一个步态周期可分为站立相和迈步相。

（八）站立相

站立相（stance phase，ST）是指在步行中足与地始终有接触的阶段，单位为 s。站立相的绝对值在男性为 0.65s±0.07s，女性为 0.64s±0.06s，在步行周期中占 60%～62% 的时间。

（九）迈步相

迈步相（swing phase，SW）是在步行中足始终与地无接触的阶段，单位为 s。迈步相正常绝对值在男性为 0.41s±0.04s，女性为 0.39s±0.03s，在步态周期中占 38%~40% 的时间。

二、临床定性分析

常用步态评定方法有临床定性分析和定量分析两类。临床定性分析是由康复医生或治疗师用肉眼观察患者的行走过程，然后根据观察印象或按照一定的观察项目逐项评定的结果对步态做出结论。常用的方法如下：

（一）四期分析法

在步态分析中最常用，由两个双支撑相、一个单支撑相、一个摆动相组成（图 6-7-1）。正常人平地行走时理想状态是左右对称。支撑相占 62%（双支撑相 12%×2、单支撑相 38%），摆动相占 38%。当一侧下肢有疾病时，由于患腿往往不能负重，倾向于健侧负重，故患侧支撑相所占时间相对减少，健侧支撑相所占的时间会相对增加。

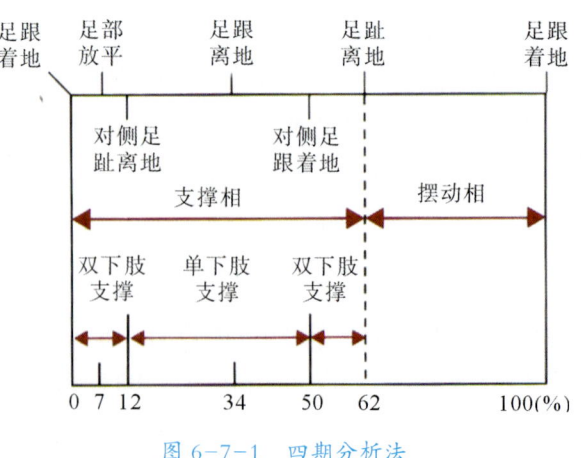

图 6-7-1 四期分析法

（二）RLA 八分法

RLA 八分法由美国加州 Rancho Los Amigos 康复医院步态分析实验室提出的，将一个步行周期分为：站立相（初始接触、承重反应、站立中期、站立末期、迈步前期）和迈步相（迈步初期、迈步中期、迈步末期）。

（三）步态的定量分析

步态的定量分析是通过器械或专门的设备获得的客观数据对步态进行分析的方法。所用的器械或设备有卷尺、秒表、量角器、电子角度计、肌电图、录像、高速摄影、步态分析仪等。通过获得的运动学参数、动力学参数、肌电活动参数、能量参数分析步态特征。

1. 运动学参数 运动学参数是指运动的形态、速度和方向等参数，包括跨步特征（步长、支撑相、摆动相、步频、步速等）、分节棍图、关节角度曲线、角度-角度图等，但不包括引起运动的力的参数。

2. 动力学参数 动力学参数是指专门引起运动的力的参数，主要是对地反应力的测定。地反应力是指人在站立、行走及奔跑过程中足底触地产生作用于地面的力量时，地面同时产生的一个大小相等、方向相反的力。人体借助于地反应力推动自身前进。地反应力分为垂直分力、前后分力和侧向分力。垂直分力反映行走过程中支撑下肢的负重和离地能力，前后分力反映支撑腿的驱动与制动能力，侧向分力则反映侧方负重能力与稳定性。

3. 肌电活动参数 观察步行中下肢各肌肉的肌电活动。通过观察步行中肌肉活动的模式、肌肉活动的开始与终止、肌肉在行走过程中的作用、肌肉收缩的类型以及和体位相关的肌肉反应水平，分析与行走有关的各肌肉的活动。

4. 能量参数 在步行过程中应用气体分析仪分析气体中含氧量的变化可计算出能量的消耗量，也可应用生理能耗指数（physiological cost index，PCI）来估计能耗。PCI=（步行时的心率-静息时的心率）/步行速度（m/min）。PCI值越大表示步行能耗越大。

（四）足底压力步态分析系统

足底压力步态分析系统是计算机化测量人站立或行走中足底接触面压力分布的系统，其以直观、形象的二维、三维彩色图像实时显示压力分布的轮廓和各种数据，是一种经济、高效、精确、快速、直观、方便的足底压力分布测量工具。有实时动态显示、连续帧回放、中心压力检测、接触面积计算、二维轮廓显示、三维压力显示、峰值压力描绘、压力和时间积分计算、图形分析等功能。

可进行足的压力中心运动轨迹和足底相关区域峰值压力测量和人体重心的分析。

三、中枢神经和周围神经受损所致的异常步态

（一）中枢神经受损所致的异常步态

1. 偏瘫步态 常因股四头肌痉挛导致膝关节屈曲困难、小腿三头肌痉挛导致足下垂、胫后肌痉挛导致足内翻，多数偏瘫患者摆动相时骨盆代偿性抬高，髋关节外展外旋，患侧下肢向外侧划弧迈步，称为"划圈"步态。在支撑相，由于痉挛性足下垂限制胫骨前向运动，往往采用膝过伸的姿态代偿；同时由于患肢的支撑力降低，患者一般通过缩短患肢的支撑时间来代偿。部分患者还会出现侧身，健腿在前，患腿在后，患足在地面拖行的步态。

2. 截瘫步态 如果损伤平面在 L_3 以下，患者有可能独立步行，但因小腿三头肌和胫前肌瘫痪，表现为跨槛步态。足落地时缺乏踝关节控制，所以膝关节和踝关节的稳定性降低，患者通常采用膝过伸的姿态以增加膝关节和踝关节的稳定性。L_3 以上平面损伤的步态变化很大，与损伤程度有关。

3. 脑瘫步态 痉挛型患者常见小腿三头肌和胫后肌痉挛导致足下垂和足内翻，股内收肌痉挛导致摆动相足偏向内侧，表现为踮足剪刀

步态。严重的内收肌痉挛和腘绳肌痉挛（挛缩）可代偿性表现为髋屈曲、膝屈曲和外翻、足外翻为特征的蹲伏步态。共济失调型因肌张力不稳定，步行时通常通过增加足间距来增加支撑相稳定性，通过增加步频来控制躯干的前后稳定性，通过上身和上肢摆动的协助，来保持步行时的平衡，因此在整体上表现为快速而不稳定的步态，类似于醉汉的行走姿态。

4. 帕金森步态　帕金森病以普遍性肌张力异常增高为特征，表现为步行启动困难、下肢摆动幅度减小、髋膝关节轻度屈曲、重心前移、步频加快的慌张步态。

（二）周围神经受损所致的异常步态

1. 臀大肌步态　臀下神经损伤时，导致臀大肌无力。臀大肌的主要作用是伸髋及稳定脊柱。行走时，因臀大肌无力，表现为挺胸、凸腹、躯干后仰、过度伸髋，膝绷直或微屈，重力线落在髋后。臀大肌步态表现出支撑相躯干前后摆动显著增加，类似鹅行的姿态，故又称为鹅步。

2. 屈髋肌无力步态　屈髋肌是摆动相主要的加速肌，肌力降低造成肢体行进缺乏动力，只有通过躯干在支撑相期向后摆动、摆动相早期突然向前摆动来进行代偿，患侧步长明显缩短。

3. 臀中肌步态　臀上神经损伤或髋关节骨性关节炎时，髋关节外展、内旋（前部肌束）和外旋（后部肌束）均受限。行走时，因臀中肌无力，使骨盆控制能力下降，支撑相受累侧的躯干和骨盆过度倾斜、躯干左右摆动显著增加，类似鸭行的姿态，又称为鸭步。

4. 股四头肌无力步态　股神经损伤时可致股四头肌无力，屈髋、伸膝活动受限。行走时，由于股四头肌无力，不能维持膝关节的稳定性，支撑相膝后伸，躯干前倾，重力线落在膝前。如果伸膝过度，有发生膝后关节囊和韧带损伤的危险，可导致膝关节损伤和疼痛。

5. 胫前肌步态　腓深神经损伤时，胫前肌无力，可致足背屈、内翻受限，其特征性的临床表现是早期足跟着地之后不久"拍地"，这是由于在正常足跟着地之后，踝背屈肌不能进行有效的离心性收缩控制踝跖屈的速率所致。行走时，由于胫前肌无力使足下垂，摆动相足不能背屈，以过度屈髋、屈膝，提起患腿，完成摆动（跨槛步态）。整个行走过程身体左右摆动、骨盆侧位移动幅度增大。由于足下垂拖地，患者亦有跌倒的危险。

6. 腓肠肌步态　胫神经损伤时，可致腓肠肌无力，屈膝、足跖屈活动受限。行走时，由于腓肠肌无力，支撑相足跟着地后，身体稍向患侧倾斜，患侧髋关节下垂，蹬地无力。整个行走过程重心在水平面左右方向的移位要大于在垂直面内的移位。行走速度和稳定性都受到影响。同时还伴随着非受累侧骨盆向前运动延迟、步长缩短。

四、骨关节疾病所致异常步态

（一）疼痛步态

疼痛步态即下肢疼痛患者的步态，患者通过改变步态减少疼痛下肢的负重，未受累的下肢快速向前摆动以缩短患肢的支撑相。疼痛步态可以分为以下几种。

1. 直腰步态　脊柱结核、肿瘤患者行走时，为避免脊柱振动压迫神经而引起疼痛，常挺直腰板，小步慢走，步幅均等。

2. 侧弯步态　腰椎间盘突出时压迫神经、导致一侧腿痛的患者，行走时，为减轻疼痛，躯干向健侧倾斜，脊柱侧弯，足跟着地后，患腿支撑相缩短。

3. 踮脚步态　各种原因引起一侧下肢负重疼痛者，行走时，患侧支撑相缩短，健侧摆动相提前并加快，以减少患肢负重，防止疼痛，呈踮脚步态。

4. 足尖步态　髋关节疼痛者行走时，支撑相以足尖着地为主，躯干向患侧倾斜，减少髋关节负重。膝关节疼痛者，行走时，支撑相足尖着地，膝不敢伸直，健侧摆动加快。

（二）短腿步态

1. 患肢缩短达 2.5cm 以上者，该侧腿着地时骨盆下降，导致同侧肩倾斜下沉，对侧摆动腿、髋膝过度屈曲与踝背屈加大，出现斜肩步。

2. 如患肢缩短超过 4cm，步态特点为患肢用足尖着地来代偿，整个行走过程重心上下、左右移位均加大，能量消耗增加。

（三）关节挛缩或强直步态

1. 髋关节挛缩步态 髋关节屈曲挛缩者，行走时骨盆前倾，腰椎过伸，足尖点地，步幅短小；髋关节伸直挛缩者，行走时骨盆上提，过度屈膝，躯干旋转，完成摆动。整个行走过程重心左右、上下移位均明显增加。

2. 膝关节挛缩步态 膝关节屈曲挛缩 20°以上者，可出现短腿步态；膝关节伸直挛缩者，行走时摆动相躯干向健侧倾斜，患侧骨盆上提、髋外展以提起患腿，完成摆动。整个行走过程重心左右、上下移位均明显增加。

3. 踝关节 踝关节跖屈挛缩 15°以上者，行走时支撑相足跟不能着地，摆动相过度屈髋、屈膝、足尖点地，呈跨槛步态；踝背屈曲挛缩 15°以上者，行走时足尖不能着地，患侧支撑相缩短，健侧摆动加快，呈踮脚步态。整个行走过程重心左右、上下移位均明显增加。

（四）假肢步态

截肢穿戴假肢后的步态取决于多种因素，如残端长度、截肢平面、假肢安装调整的合适度、行走训练是否恰当、假肢结构和性能的好坏等，其中截肢平面是影响患者步态的关键。有实验结果显示，步行能力膝下假肢最好，膝离断假肢较好，膝上假肢尚可，髋离断假肢及一侧膝上另一侧膝下假肢较差，双侧膝上假肢的步行能力最差。

（何建华）

第八节 电诊断学评定

电诊断（electrodiagnosis）就是应用各种不同的神经生理学技术以诊断各种累及神经肌肉系统的疾病。具体说来，电诊断学即是指记录和分析神经与肌肉对电刺激的反应情况，检测并确定肌肉与神经组织内各种电位（包括插入电位、自发电位、非自主和自主性动作电位）的活动特点，并据以诊断疾病的一整套方法学。

一、电诊断的神经生理学基础

神经系统是机体的主要功能调节系统，其全面调节着体内各个器官及各种生理过程，以使机体适应其内、外环境的变化，维持生命活动的正常进行。神经系统可分为中枢神经和周围神经，前者包括大脑和脊髓，由神经元和神经胶质及各种传导通路组成；后者则由许多粗细不等的有髓和无髓神经纤维组成。

神经系统的调节功能通过反射活动的方式来实现，其有赖于神经系统各个组成部分及有关神经元的协同活动来完成，即通过感受器感受机体内、外的各种变化（即刺激），并把刺激转换为神经冲动，经传入神经传至中枢神经系统，经中枢的分析整合作用，再将信息传至效应器，产生相应的反应。各种神经传导检查（如 MCV、SCV、F 波、H 反射等）和诱发电位（如 SEP、BAEP 和 VEP 等）无不是通过刺激相应的感觉器，然后在其传导通路的相应部位记录并分析其电活动。

人类运动系统的最小功能单元是运动单位，是由一个运动神经元和其发出的轴突支配的所有肌纤维组成。每个运动单位中肌纤维数与轴突数的比值，称为神经支配比。在不同肌肉中，该比值是不同的。例如，负责精细运动的肌肉中，该比值较小，而司职粗大运动的肌肉的神经支配比值则较大。另外，较大的运动神经元支配的肌纤维数较多，支配比较大，所有这些，构成了运动单位特有的解剖与生理特性。而在疾病过程中，由于失神经支配与再支配以及肌纤维的萎缩、肥大等，可使运动单位的构造产生特征性的变化。除可在形态学方面产生变化外，在电生理活动方面，亦会产生相应的改变。这就是通过肌电检查，可对疾病进行诊断的根本所在。

二、常用的电诊断学评定方法

随着电诊断医学的发展，已开发和建立了为数众多的评定方法，许多新的方法还在不断地被开发应用。常用的电诊断学方法分为以下几类。

1. 肌电图（electromyography，EMG） 肌电图指对针电极插入肌肉时、肌肉放松时和肌肉自主收缩时肌肉的电活动进行记录和研究。

2. 周围神经传导（nerveconductions tudies，NCS） 周围神经传导检查包括：①运动神经传导研究；②感觉神经传导研究；③H 反射检查；④F 波检查；⑤眨眼反射检查；⑥重复电刺激检查法等。

3. 肌肉的电刺激 肌肉的电刺激即传统的电刺激式电诊断，如直流－感应电诊断、时间－强度曲线检查等。

4. 诱发电位 诱发电位检查包括体感诱发电位、脑干听觉诱发电位、视觉诱发电位、运动诱发电位、事件相关电位等检查方法。

三、电诊断学诊断仪器

电诊断学诊断仪器称为肌电图仪，包括主机、外围设备与附件。肌电图仪一般具备多项检测功能，只要配备相应的计算机软件和检查用配件，即可进行各种电诊断学评定。其他部件有电极、放大器、示波器、扬声器、刺激器、资料存贮器等。

四、肌电图

肌电图是使用肌电图仪将单个或多个肌细胞在各种功能状态的生物电活动，加以捡拾、放大、显示和记录，通过对肌电位的单个或整体图形的分析，以诊断疾病或评定功能的一种电诊断学方法。

（一）肌电图的基本参数

肌电图是变异性极大的图形，其基本图形见图 6-8-1，图形有以下基本参数：相数、峰或折、时限、振幅、极性、峰或相间期、频率、频谱或功率谱、面积等。

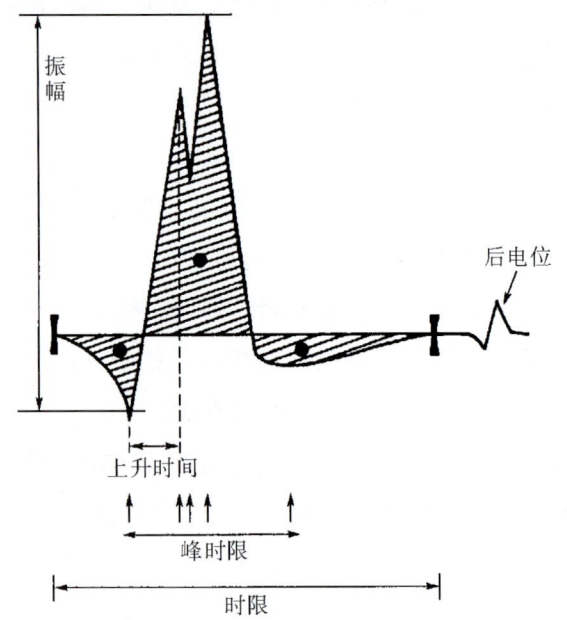

图 6-8-1 肌电图的基本图形及参数

（二）肌电图检查的步骤

肌电图检查分为 5 个步骤：①肌肉静息状态观察；②插入活动观察；③最小肌肉收缩活动观察；④最大肌肉收缩活动观察；⑤诊断性肌电检查。

（三）异常的肌电活动

进行针极肌电图检查时，常在以下 3 种情况下进行观察：①提插针极时的插入活动；②肌肉完全放松、针电极不动时的自发活动；

③肌肉收缩时的肌电活动。

1. 异常的插入活动 异常的插入活动有正锋波、复合性重复放电、插入活动增高或减低。

2. 自发活动 正常时松驰肌应呈现为电静息状态。异常情况下，可见到下列自发电活动：束颤电位、纤颤电位与正锋波、肌纤维抽搐放电。

3. 异常的运动单位电位

（1）轻度用力收缩时异常的运动单位动作电位（motor unit action potential，MUAP）有两大类：①波幅低、时限短的MUAP；②波幅增高，时限增宽的MUAP。

（2）最大用力收缩时：表现为病理性募集型。

（四）肌电图检查的临床意义

1. 确定神经系统有无损伤及损伤部位，区分神经源性异常与肌原性异常 神经性异常的肌电图表现是静息时有纤颤或正相电位；轻用力时有长时限高电压运动单位电位，多相电位增加，而且多为长时限多相电位；最大用力时干扰不完全。肌原性疾病的肌电图表现是静息时有少量纤颤电位；轻用力时为短时限运动单位电位；用大力时为过分干扰型电图。诈病与上运动单位病时，肌电图无明显异常发现。根据不同肌肉神经支配异常情况，可以推断为神经根、神经丛、神经干、神经支病变。

2. 作为临床康复评定的指标 纤颤电位的出现，可以作为神经早期损害的指标。神经外伤后，运动单位电位的恢复早于临床恢复3~6个月，因此可以作为治疗有效的指标。

（五）表面肌电图

表面肌电图（surface electromyography，SEMG）又称为动态肌电图，是一种新的临床检查、评价、研究、治疗的技术方法。

表面肌电图的检查用表面电极，记录用多导肌电图记录仪。表面肌电图的记录时间较长，至少为若干运动周期，有时需记录数十分钟，因此常用慢扫描和连续记录。检测表面肌电图时，可以多个记录电极、多组不同肌肉、多通道同时记录，由于其采用无线数据传输，可以实时、动态地反映肌肉活动状态。

临床常用表面肌电图对神经-肌肉功能障碍、骨骼-肌肉功能障碍进行功能性诊断和治疗。表面肌电图还可以对单纯性姿势错误、肌紧张、偏身功能障碍、急性及反射性肌痉挛进行评价和生物反馈治疗。也可对所查肌肉进行工作情况和工作效率的量化，指导患者进行神经、肌肉功能训练。

表面肌电图有以下几种应用：①了解步行训练中各个肌肉的启动和持续时间是否正常；各肌肉的运动是否协调；各肌的兴奋程度是否足够；治疗后肌肉功能是否有进步，进步时则肌电活动的波幅增加。②用于生物反馈，增加运动的选择性和协调性。③进行疲劳分析，既提示运动训练的恰当剂量，也提示运动训练的效果。

五、周围神经传导检查

周围神经传导检查（nerve conduction studies，NCS）是指通过刺激周围神经并对其所产生的动作电位进行记录和分析，从而客观地评定周围神经肌肉系统功能状况的一种电生理学方法。NCS与诱发电位的区别，在于它只记录和分析周围神经系统的反应，而诱发电位检查则对周围和中枢神经系统的反应均进行记录和分析。

周围神经的刺激一般以电刺激的形式提供，而对其反应的记录则有直接记录（direct recording）和间接记录（indirect recording）两种方式。前者指的是直接记录周围神经在受刺激后产生的动作电位，用于感觉神经和混合神经传导检查；后者则用于运动神经传导检查，指记录相应肌肉的动作电位而反映运动神经的传导情况。同时，由于神经在受刺激后，其兴奋可同时向近、远端两个方向传播，故可行顺向传导（orthodromic conduction）和逆向传导（antidromic conduction）检查。所谓顺向传导，是指与生理学传导方向一致的传导，即感觉以朝向脊髓的方向传导，运动则朝远离脊髓的方向传导，而逆向传导则相反。

在运动神经传导检查中，一般仅用顺向法；而感觉神经传导检查中，两种方法均可使用。

（一）检查方法

1. 仪器及其工作条件 一般的肌电图仪均可用于神经传导检查。在进行感觉神经传导检查时，仪器须配有平均器。检查中使用的仪器的工作条件可从以下方面进行考虑。

（1）滤波条件：应保证仪器对所要记录的电位有良好的响应并能不失真地记录下来。一般而言，进行运动神经传导检查时，滤波范围定为10~10 000Hz；行感觉神经传导检查时，滤波范围定为20~2000Hz。

（2）扫描速度：在扫描速度分别为2~5ms/cm和1~2ms/cm时，可保证运动和感觉神经传导检中电位的良好显示与记录。注意，在一次检查中重复测量时，该扫描速度应保持不变。

（3）灵敏度：在做神经传导速度检查时，运动神经传导速度为1~5mV/cm、感觉神经传导速度为5~10μV/cm，但应根据检查中所获电位波幅的大小而上、下调节。

（4）电刺激：在进行神经传导检查时，不同的检查项目所需的刺激条件是不同的，应相应予以调整，包括刺激电流强度、脉冲波宽、刺激频率等。

2. 患者体位 一般取舒适、放松的体位，坐、卧均可。

3. 电极及其置放 神经传导检查中使用的电极按其作用可分为三种。

（1）刺激电极：一般使用表面电极，在做深部神经检查时，也可用针电极。检查中置于相应神经节段的适宜的解剖部位。阴、阳极的置放以阴极距记录电极较近，阳极距记录电极较远为原则；但在做H反射和F波检查时，则以阴极位于阳极的近体端为准。

（2）记录电极：包括一个主电极和一个参考电极。在运动神经传导检查中，主电极置于肌肉的肌腹（运动点）上，参考电极则置于该肌远端的肌腱上。在感觉神经传导检查中，二者均置于受检神经干的表面。记录电极一般使用表面电极，但从深部肌肉（如股二头肌）进行记录或采用近神经记录法时，则使用针电极。

（3）接地电极：使用表面电极，置于刺激电极与记录电极之间，距记录电极较近些。

4. 神经传导检查中电位的分析 在神经传导检查中，通过电极记录到的供分析的电位有两类：感觉神经动作电位（sensory nerve action potentials，SNAPs）和复合性肌肉动作电位（compound muscle action potentials，CMAPs）。前者通过直接记录法在感觉神经体表记录到，后者经由间接记录法在运动神经支配的肌肉中记录而得。

根据检查技术和来源的不同，CMAPs包括M波、F波、H波（或H反射）、T波（或T反射）、A波、R1波和R2波（或眨眼反射）。

（1）电位的形状：当采用标准的检查方法时，SNAPs和CMAPs呈现典型的形状。在感觉传导检查中，当使用顺向法测定时，获取的SNAPs为典型的正－负－正三相波。逆向法测定时，SNAPs一般为先负后正的双相波，亦可为与顺向法测定时形状相同的三相波。

（2）神经传导检查的分析参数，可从4个方面进行分析。①潜伏期，是从刺激开始处至反应出现时所经过的时间。②波幅，可为峰－

峰值，亦可仅测量负波的波幅，反映被兴奋的神经纤维的数量及其传导的同步性。波幅的变异范围较大，不如潜伏期可靠。③波宽，也反映产生动作电位的神经纤维的数量和传导的同步性；当同步性较差时，将会出现波幅下降和波宽增大，且有波形失真。④传导速度，是所测量的神经节段的长度除以潜伏时所得到的计算值。通过对所获取电位的上述参数的测量与计算，结合对电位形状的观察，即可了解所测神经的传导功能状况。

（二）神经传导检查的临床应用

通过神经传导检查而确立诊断的频度，要高于任何其他电诊断学技术。因为神经传导检查能十分敏感地检测出神经传导减慢和传导阻滞，此为临床上最为常见的神经嵌压或周围神经病的早期指征。神经传导研究在临床上可用于以下方面。

1. 诊断弥漫性多神经病 本病表现为对称性、弥漫性的多条神经的传导障碍。同时，根据神经传导速度减慢的程度，有时尚可推知病变是脱髓鞘所致，还是轴索变性所致。在脱髓鞘时，常有严重的神经传导减慢，而轻度减慢常不具特异性。而波幅的下降则通常为轴索病变所致，但也可发生于髓鞘变性时，因而其特异性较差。

2. 准确定位局灶性神经损伤（即嵌压性周围神经损伤） 典型的局灶性神经损伤如腕管综合征等，多以局部的脱髓鞘病变为主，因而受损段的神经传导检查可显示出明显的电位形态、波幅和传导潜伏期与速度的变化。而其近端段传导可完全正常，其远端段则视损伤的严重程度可表现为传导正常或异常。

3. 确定神经损伤的程度并追踪病变进展情况，指导治疗和判断预后 当神经传导检查提示神经损伤为完全性时，则需考虑行手术探查和修复，且提示预后较差。

（三）神经传导检查的内容

1. 感觉神经传导 由于许多周围性神经疾病以感觉异常为首发症状或是以感觉异常表现为著，故感觉神经传导检查常具有重要的诊断价值。

感觉神经传导检查与运动神经传导检查的不同之处在于其不涉及神经-肌肉接头和肌肉。因而只需在神经的某一点给予刺激，而在另一点进行记录即可。采用顺向或逆向法进行测量均可。前者是在指或趾端或皮肤进行刺激，在相应的神经干记录；后者则相反。研究表明，顺向与逆向感觉传导速度无显著差异，因此二者所测得值相似。

在检查中需考虑的方法学因素有：①要使用超强刺激。②记录主电极与参考电极间要相距3~4cm，且前者距刺激电极阴极距离应为10~15cm。距离过大会使SNAPs的离散度增大，使本来就较小的SNAPs的波幅更小；而距离过小则会增加测量的误差。③SNAPs一般较小，较难记录，故在采用信号平均技术的同时，还应注意操作中的一些细节问题，如让患者放松以避免肌肉活动的干扰，关闭日光灯和拔掉不需要的导线以消除电噪声干扰等。

在感觉传导检查的各个分析参数中，一般认为潜伏期和传导速度最有临床应用价值。也有人强调SNAPs波幅的意义，但其变异范围较前二者大，不如其稳定。

2. 运动神经传导检查 运动神经传导检查是通过在运动神经干给予刺激，在其支配的相应的肌肉上记录而进行的，此时记录的CMAPs称为M波。由于冲动在传导的过程中要经由神经-肌肉接头和肌纤维才能到达记录电极，所以仅以一点刺激获得的潜伏时来计算运动神经传导速度是不恰当的，而应在神经干的两点进行刺激，获得两个潜伏时，再量出这两点的距离并除以两个潜伏时的差值，即可计算得出两个刺激点间的这一段运动神经的传导速度。

对 M 波的测量分析参数有潜伏期、波幅、波宽和波形以及运动传导速度。

检查中的注意事项：①刺激强度必须是超强的，以确保所有的神经纤维均被兴奋。②记录主电极必须准确地放置于肌腹的运动点上，参考电极置于该肌肌腱上，此时记录的 M 波呈典型的先负后正双相波。如记录的 M 波呈先正后负形态或虽先负后正，但负相波波峰处有一凹陷，则说明记录主电极的位置不准确，须进行调整。③放大器的放大倍数要恰当，在低放大倍数时，因 M 波的偏转不锐，常难于准确确定其起始处，影响潜伏期的确定。

3. F 波 运动神经纤维在受到刺激产生兴奋时，其冲动会向近、远端双向传导。冲动沿神经顺向传至肌肉，直接使之兴奋产生动作电位，为 M 波；冲动逆向传至脊髓前角运动神经元使之兴奋，该兴奋性冲动再顺向传导至肌肉，使之再次兴奋而产生一个所谓的迟发性反应，此即 F 波。由此可以看出：①F 波的潜伏期包括激发的动作电位逆向传至脊髓前角细胞所需的时间和在前角细胞中的延迟时间（约为 1ms）以及在此引发的动作电位由前角细胞顺向传至肌纤维所需的时间；②刺激强度必须足够大，否则逆向冲动不能激活前角运动神经元，引不出 F 波；③随着刺激电极朝向近心端移动，F 波的潜伏期将缩短。正常时，在重复刺激时，F 波的潜伏期、构型和波幅会有一定程度的变化。

对 F 波的分析指标主要有以下几个。

（1）潜伏期：包括最短潜伏期、最长潜伏期和平均潜伏期。最短潜伏期反映最快速传导纤维的传导情况，其与最长潜伏期的差值称为时间离散度（chronodispersion），正常为数毫秒。平均潜伏期为测量的 10 个或更多的 F 波潜伏期的平均值。潜伏期延长表明有传导阻滞。

（2）波幅：正常为 M 波波幅的 1%~5%，其临床意义尚不确定。

（3）F 波出现率：通常为 90%~100%，出现率下降可以是神经病变的早期征象。另外，F 波的传导速度也是一个应用较广的指标，但由于在距离测量中的误差可使 F 波速度的计算产生明显误差，因此，应用时应予以慎重考虑。

（4）波宽：近几年才有对该参数的研究报道，结果表明，单痉挛性瘫痪的患者患侧 F 波波宽大于健侧。

F 波的检查可作为常规神经传导检查的一个补充，用于评估近端运动神经的传导功能。在神经根、神经丛及周围神经近端病变的诊断中具有重要的临床价值。

4. H 反射 H 反射是一种单突触性节段性反射，因其最先由 Hoffman 于 1918 年描述，故名 H 反射。H 反射是在以低于 M 波的阈值的强度刺激混合神经干时，在该神经支配的肌肉上引出的一个迟发性 CMAPs。H 波在引出后，其振幅将随刺激强度的上升而上升，在刺激强度接近 M 波阈强度时，波幅达最大，然后随着刺激强度的增大和 M 波振幅的上升而下降。

虽然 H 反射的潜伏期与 F 波相似，但二者却有着本质的区别。

下述各点有助于二者的鉴别：①H 反射的阈刺激强度小于 M 波，而 F 波则需大于 M 波阈刺激的强度方可引出。②刺激强度不变时，H 反射的潜伏期与波形保持恒定，而 F 波则否。③在低强度刺激时，H 波波幅通常大于 M 波，其平均波幅为 M 波波幅的 50%~100%。F 波波幅恒小于 M 波，仅为 M 波波幅的 1%~5%。④在正常成人中，若不采用易化方法，H 反射仅可在比目鱼肌和桡侧腕伸肌中引出，而 F 波则可在全身肌肉中引出。

H反射的检查方法：记录主电极于胫骨内侧置于比目鱼肌体表，参考电极置于跟腱，接地电极置于记录电极与刺激电极之间，刺激电极置于腘窝横纹中点的胫神经体表，阴极位于阳极的近体端，用波宽为 0.5~1.0ms 的电脉冲以 0.5~1Hz 的频率进行刺激，刺激强度应由小到大缓慢调节至恰大于 M 波阈强度，且引出的 H 波波幅达最大为止。

H反射的临床应用：已有研究表明 H 反射潜伏期是最可靠的指标，因而目前在临床上应用最多。单侧 H 反射潜伏期延长或消失见于单侧坐骨神经、胫神经或 S_1 神经根受损；双侧 H 反射异常则是多发性周围神经病的敏感指征，但需与双侧 S_1 神经根病变相鉴别，这可结合腓肠神经传导检查而达到。桡侧腕屈肌 H 反射的延迟或缺如见于 C_6 和 C_7 神经根病变。在有上运动神经元受损时，正常情况下引不出 H 反射的肌肉中可出现 H 反射。

5. 眨眼反射 在眶上切迹处刺激三叉神经眶上支时，在双侧的眼轮匝肌上可记录到 CMAPs，此即眨眼反射。正常的眨眼反射包括两个独立的电位成分：较早出现的 R1 波和较晚出现的 R2 波。R1 波仅在刺激侧的眼轮匝肌上可记录到，反映三叉神经主感觉核和同侧面神经间双突触通路的传导情况，潜伏期较稳定；R2 波则两侧均有，起源于三叉神经脊髓核与两侧面神经核之间的多突角联系，潜伏期变动较大。该反射的传入弧是三叉神经的感觉支，传出弧为面神经。

眨眼反射的临床用途：①诊断三叉神经损伤，在刺激病变侧时，表现为双侧 R1 和 R2 波潜伏期延长甚至缺如，但特发性三叉神经病患者的眨眼反射可无异常。②面神经受损，表现为患侧 R1 波、R2 波潜伏期延长或缺如，由于其全面反映面神经近端和远端段的传导情况，因而比面神经干的直接刺激检查要敏感些。

③筛查可疑性小脑桥脑角肿瘤（如听神经瘤），由于肿瘤可累及该反射的传入与传出弧，因此可使其产生异常。据报道，85% 的此类患者会在该项检查中出现阳性反应。

6. 重复神经刺激（repetitive nerve stimulation） 重复神经刺激是一种对神经进行重复的超强刺激，同时对该神经支配的肌肉的 CMAPs 进行记录和分析的方法。通过对所获得的一连串 CMAPs 的波幅的变化进行分析，可了解神经-肌肉间传递情况，为神经-肌肉接头疾病提供客观的诊断依据。

该检查中电极的置放方法与做运动神经传导检查时相同，检查可按以下步骤进行：

（1）衰减试验：以 2Hz 或 3Hz 的频率，用波宽为 0.1~0.2ms 的电脉冲超强刺激神经 6~9 次，比较第 4 或 5 次刺激时的肌电电位振幅与第 1 次刺激时的振幅。若振幅衰减 10% 以上，且该结果具有可重复性，则为阳性。衰减是重症肌无力的特征性表现，也可见于肌无力综合征、神经再支配及某些原发性肌病，但衰减试验阴性并不能排除重症肌无力的存在。

（2）激活试验：让受试者强力等长收缩受检肌 10~20s 或是以 20~50Hz 的电脉冲使受检肌做强直收缩 10s，然后进行测试，观察有无激活后易化或激活后衰减现象产生。激活后易化，在激活后 10s 内给予 2~3Hz 的超强刺激，若肌电电位波幅增高，则为激活后易化（postactivation facilitation），此为肌无力综合征的特征性表现。激活后衰竭（postactivation exhaustion），在激活后 2min 和 4min，分别给予 2~3Hz 的超强刺激。若呈现明显的波幅下降，即为激活后衰竭，在重症肌无力和肌无力综合征中均可出现。

（何建华）

第七章 运动创伤与疾病影像学评估

第一节 影像诊断学基础

一、X线成像

（一）X线成像的基本原理

1. X线成像的原理 由于X线基本性质及人体各组织器官之间存在固有的密度和厚度差异，在荧屏或胶片上会形成不同明暗或黑白灰度的对比影像。如骨骼由密度不同的皮质骨、松质骨及髓腔构成，同时骨组织与其周围软组织形成很好的对比，骨关节的X线平片具有较高的分辨率及较正确的诊断率，因此X线检查是骨骼系统影像学检查中的首选。

2. 数字化X线成像的原理 随着科学技术的发展，数字化X线成像技术的出现比古老的X线成像技术得到更广泛的应用。

数字化X线设备可分为计算机X线成像和设备数字X线成像设备，其成像原理是将透过人体的X线信息转为像素和数字，并经计算机处理，转换成模拟X线图像；其中计算机X线成像设备以影像板（image plate，IP）代替胶片，而数字X线成像用平板探测器（flat panel detectors，FPD）代替胶片作为透过人体X线信息的载体。

（二）X线图像的特点

1. 图像上的灰度反映组织的密度 X线图像由黑影、灰影和白影组成，分别称为低密度、中等密度和高密度。含气体的组织，如肺、胃泡质量最低呈低密度影，表现为黑影；骨皮质质量较高呈高密度影，表现为白影；软组织如肌肉等呈中等密度影，表现为灰影。

2. X线图像是组织结构叠加图像 当X线检查时，X线束穿透检查部位使该部位不同密度和厚度的所有组织结构投影形成平面图像，如脊椎椎体与椎弓结构影像互相叠加，故某一部位X线平片不能全面了解其病理变化。

3. X线图像阅片基本要求 由于X线平片为平面图像，在阅读X线平片时需要注意以下三点。

（1）需结合正位片及侧位片，某些部位如腕关节、踝关节等还要了解斜位、切线位和轴位片，以便全面了解其病理变化。

（2）注意观察骨骼的全貌及其周围组织，如腰椎需要了解下胸椎及上骶骨的情况。

（3）当X线改变不明显时，应拍摄对侧X线平片，以便对照。生长期儿童应常规用健侧片作对比。

二、X线计算机体层成像

（一）CT成像的基本原理

1. 基本原理 X线计算机断层成像（computed tomography，CT）主要由环形扫描机架、X线发生器及计算机数据处理装置组成。CT检查所生成的是轴位图像，或称之为"切面"。每一幅切面图像代表身体0.1~1.5cm的厚度。

2. CT优势 通过薄而连续的切面图，多排螺旋CT扫描速度快，具有较高的图像分辨率，运用重建技术得到冠状位、矢状位及斜位图像，通过图像后期处理功能进行三维重建（图7-1-1），便于观察、分析病灶内部情况、复杂的解剖结构以及重叠位置的病变。

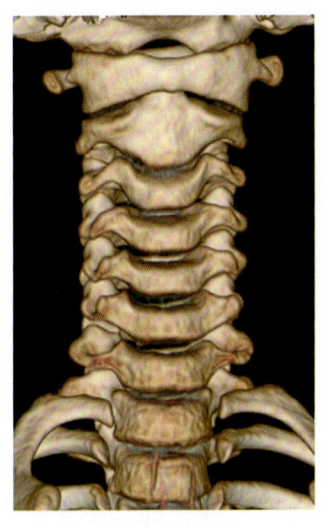

图7-1-1　颈椎CT三维重建

（二）CT图像的主要特点

与X线图像相同的是灰度所反映的是组织结构的密度；常规有多幅横断图像，其组织结构无重叠，解剖关系明确；其图像的灰度因不同的窗技术而有所不同；增强技术因有机碘含量的不同而改变组织结构的密度，增强技术是指对比增强（contrast enhancement，CE）检查，经静脉注入水溶性有机碘对比剂再做CT平扫，简称为增强检查；图像后期处理技术改变了常规显示方式。

（三）CT图像的识别

1.CT平扫图像的识别　CT平扫首先是有多幅横断图像，其次是骨皮质呈高密度的白影，而肌肉、肌腱等软组织则呈中等密度的灰影，脂肪组织则表现为较低密度的灰黑影（图7-1-2）。

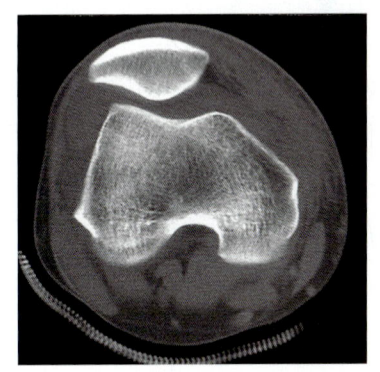
A.横断面

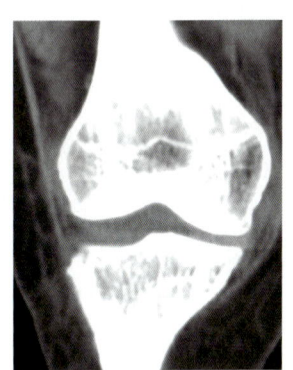
B.冠状面

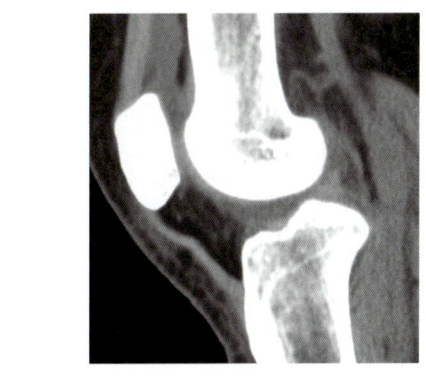
C.矢状面

图7-1-2　膝关节CT平扫

2.增强检查CT图像的识别　在平扫图像特点基础之上可见密度显著增高的血管结构，具有丰富血供的器官明显强化。

三、磁共振成像

1.磁共振成像检查的特点　磁共振成像（magnetic resonance imaging，MRI）对软组织具有良好的分辨率，如关节囊、韧带、滑膜、关节软骨等，可清晰显示其结构，易发现骨、关节及软组织的病变。目前磁共振成像是软骨、半月板、韧带、滑膜等损伤的首选影像学检查。MRI图像上的黑白灰度称为信号强度，其中高信号为白影，中等信号为灰影，低信号或无信号则为黑影。

2.成像方式　磁共振成像检查有两种基本成像方式，即主要反映组织间T1值的差异，称为T1加权成像（T1 weighted imaging，T1WI），和主要反映组织间T2值的差异，称为T2加权成像（T2 weighted imaging，T2WI）。

人体组织及其病变均有其相对恒定的T1值和T2值。

3. 注意事项　体内有金属异物（如骨折内固定物、起搏器植入后、心脏瓣膜置换术后、电子装置植入术后、眼内金属异物、颅内植入金属夹子等）或假肢的患者不宜进行磁共振检查，钛金属材料产生的影响较小，不会引起图像质量明显改变。

（周珞华）

第二节　脊柱骨折的影像学评估

一、脊柱正常影像

脊柱有24块脊椎骨、1块骶骨、1块尾椎骨，由韧带、小关节及椎间盘连接而成；除寰、枢椎及骶尾椎外的脊椎均分为前部的椎体和后部的椎弓两部分，二者之间形成椎孔，诸椎孔共同组成椎管。椎体之间由椎间盘连接，X线上表现为椎间隙。椎弓由椎弓根、椎弓板、棘突、横突和关节突组成。同侧上下两个关节突组成脊椎小关节。脊柱主要功能是支撑头部和躯干，保护内脏和脊髓，同时脊柱将重力传导至下肢，有一定范围的运动功能。

（一）生长期正常X线影像

婴儿椎体侧位像为横卵圆形，前后有横"V"字形透亮线影，椎体与椎弓分离。1~2岁椎体渐成扁方形，上下径明显短于横径，边缘钝圆；学龄前大致为长方形，角为钝角；6~9岁椎体的角逐渐变为直角；约12岁椎体上下面的环状软骨开始骨化，出现环状骨骺，因椎体前缘上下角处的环状软骨较厚，侧位上呈三角形或条状骨化影；15岁时环状骨骺开始与椎体联合；至25岁完全联合（图7-2-1）。

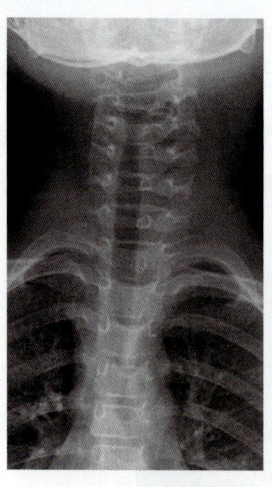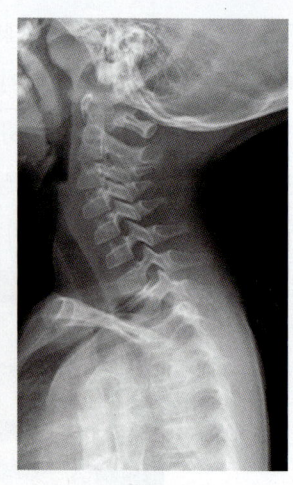

A. 颈椎正位片　　　B. 颈椎侧位片

图7-2-1　儿童颈椎X线正侧位片

（二）成人正常脊柱影像

1. 脊柱X线影像　正常成人脊柱正位像呈直线排列；侧位像显现脊柱的生理弯曲，脊椎椎体前缘连线、后缘连线、关节块连线及椎管顶连线大致互相平行。①正位片：椎体呈长方形，由上而下依次增大，其上下缘的致密线状影为终板；横突及椎弓根，椎体两侧向外突出影为横突，横突内侧环状致密影为椎弓根投影，称为椎弓环；关节突、椎弓板及棘突，椎弓环上方及下方分别为上下关节突，椎弓板由椎弓根向后延续，两侧在中线联合成棘突，呈尖向上的三角形。②侧位片：椎体呈长方形，各个角为直角，椎弓根紧接其后；椎体后由上至下的纵向半透亮区，为椎管；椎弓根与棘突之间为椎弓板，上胸段棘突斜向下方，因与肋骨重叠不易观察，腰段的棘突向后突，易于显示。在椎弓根与椎弓板连接处之上及下方分别为上下关节突；同一脊椎上下关节突之间为椎弓峡部，腰椎斜位片能清楚显示峡部；相邻椎体之间横行半透明影为椎间盘，称之为椎间隙；相邻的椎体、椎弓根、关节突及椎间盘之间形成的类圆形的半透明影为椎间孔。

（1）颈椎X线片

1）正位X线片：可显示第3颈椎至第2

胸椎的椎体、椎弓根、棘突、椎间隙、钩椎关节及其周围软组织（图7-2-2A）。

2）侧位X线片：可显示全部颈椎的椎体、椎间隙、小关节、棘突及周围软组织（图7-2-2B）。

3）斜位X线片：主要显示颈椎的椎间孔、椎弓根结构（图7-2-2C）。

4）张口位X线片：只有张口位才可显示寰椎的侧块、枢椎的齿状突及寰枢椎间关节突关节结构（图7-2-2D）。

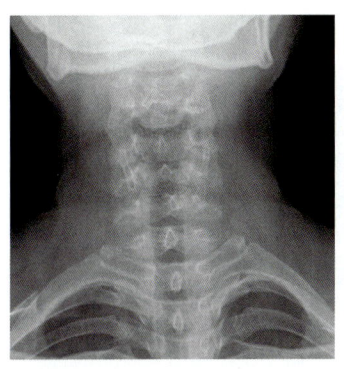 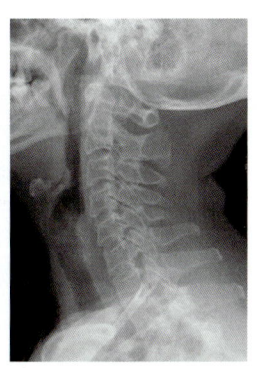 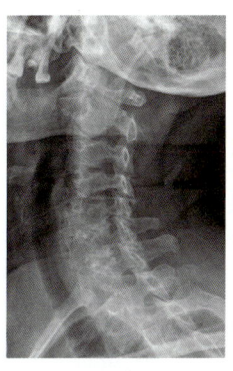 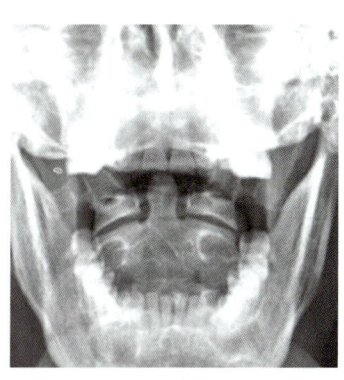

A. 正位片　　　　B. 侧位片　　　　C. 斜位片　　　　D. 张口位

图7-2-2　正常成人颈椎X线片

（2）胸椎X线片

1）正位X线片：可显示胸椎的椎体、小关节、棘突、横突、后肋、肋椎关节及周围软组织（图7-2-3A）。

2）侧位X线片：显示胸椎的椎体、椎间关节、椎间孔结构及周围软组织（图7-2-3B）。

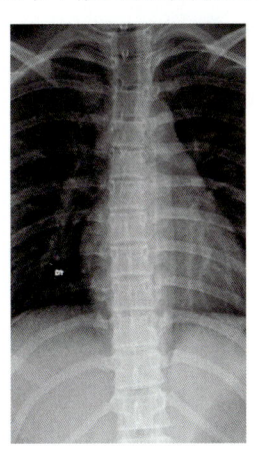 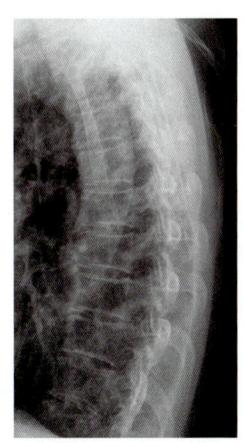

A. 正位片　　　　B. 侧位片

图7-2-3　胸椎X线片

（3）腰椎X线片

1）正位X线片：可显示腰椎的椎体、椎间隙、小关节、棘突、横突、骶髂关节、骶椎及周围软组织（图7-2-4A）。

2）侧位X线片：可显示腰椎椎体、椎间隙、小关节、棘突、椎间孔及周围软组织（图7-2-4B）。

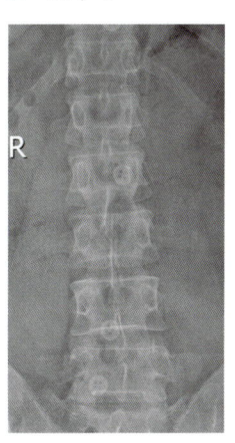 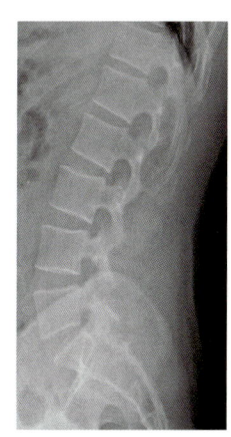

A. 正位片　　　　B. 侧位片

图7-2-4　腰椎X线片

2. 脊柱CT影像　脊柱CT影像椎体表现为薄层骨皮质包裹的海绵状松质骨，其后缘向前凹陷；椎管中央较低密度影为硬膜囊；附着于椎弓板和关节突内侧的软组织密度影为黄韧带；腰段神经根位于硬膜囊前外侧，为圆形中等密度影；下腰段椎体后外侧，上关节突前方为漏斗状侧隐窝，其内有即将穿出椎间孔的神经根；椎间盘为密度低于椎体的均匀软组织密度影。

（1）颈椎 CT 平扫

1）寰椎 CT 平扫：寰椎横断面可显示寰椎前结节、前弓、侧块、横突、后弓、横突孔，枢椎齿状突，茎突（图 7-2-5A）。

2）下颈椎 CT 平扫：经椎体中部平面横断面可显示椎体、椎弓根、椎板组成的骨性椎管，椎管内可见硬脊膜囊、脊髓、硬脊膜外腔、椎体后缘的后纵韧带、附着于椎弓板内侧的黄韧带、横突及横突孔、棘突等结构。经颈椎椎间盘平面可显示椎动脉、上下关节突、椎间关节、椎板、脊髓、钩突、钩椎关节（图 7-2-5B、C）。

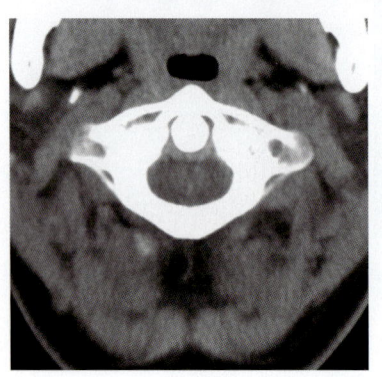 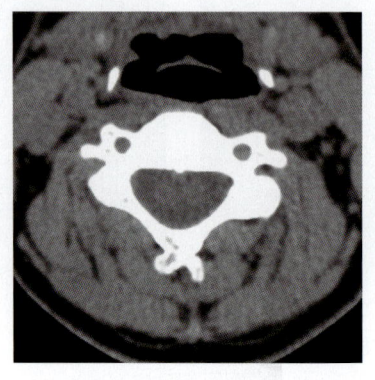 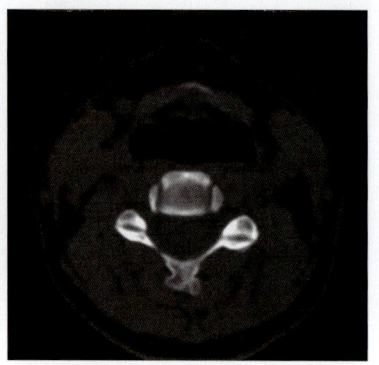

A. 寰椎横断面　　　　　　　　B. 经椎体横断面　　　　　　　C. 经椎间盘横断面

图 7-2-5　颈椎 CT 平扫

（2）胸椎 CT 平扫：经椎体平面可见椎体前的前纵韧带、胸主动脉，椎体后缘向前凹，两侧通过肋椎关节与肋骨相连，横突向后外侧展开，在横突末端有肋横关节、棘突，椎管内可见硬膜囊、脊髓等（图 7-2-6）。经椎间盘平面横断面可见胸椎椎间盘，椎体后方两侧的椎间孔、横突、上下关节突、椎弓板、棘突、椎管及其内的脊髓等。

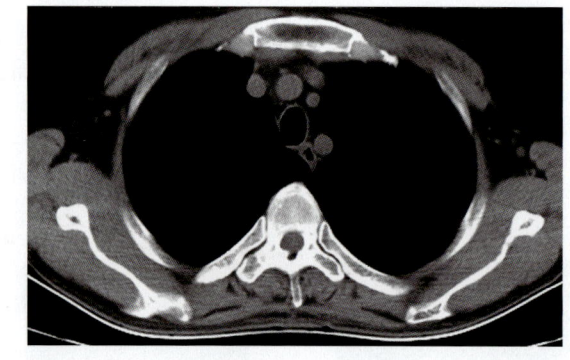

图 7-2-6　胸椎 CT 平扫

（3）腰椎 CT 平扫：经椎体平面可见椎体、椎弓根、横突、棘突、椎管（图 7-2-7A）。经椎间盘平面可见椎间盘、椎间关节黄韧带等（图 7-2-7B）。冠状面可显示椎体、椎间隙、腰大肌等。三维表面重建可显示表面形态、结构及排列。

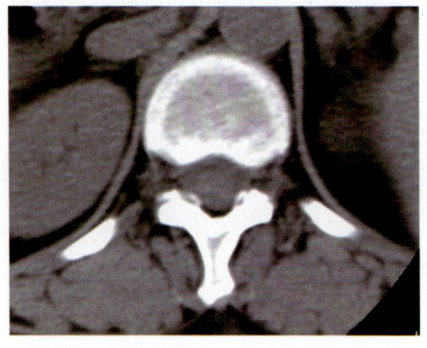 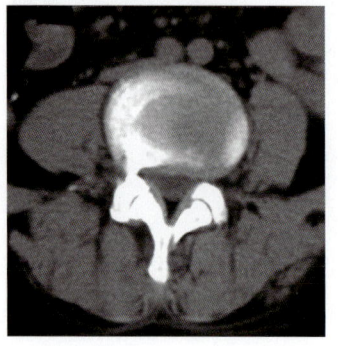

A. 经椎体平面　　　　　　　　B. 经椎间盘平面

图 7-2-7　腰椎 CT 平扫

3. **脊柱 MRI 影像** 脊椎骨性结构的皮质骨及韧带在 T1WI 和 T2WI 上均表现为黑影的低信号；椎间盘在 T1WI 上不能区分纤维环和髓核，在 T2WI 上纤维环表现为黑影的低信号，而髓核则为白影的高信号；正中矢状面 T1WI 上脊髓呈带状灰影的中等信号，边缘光滑、信号均匀，位于椎管中心部位，其前后为低信号的脑脊液；T2WI 上脊髓仍为中等信号，其前后的脑脊液呈白影的高信号。横断面上可清楚显示脊髓、脊神经及其与周围的关系（图 7-2-8）。

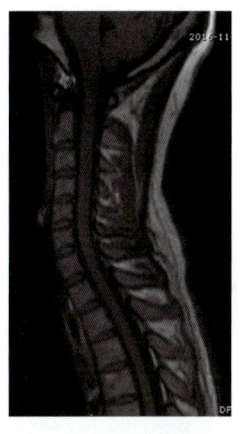
A. 颈椎矢状面 T1WI

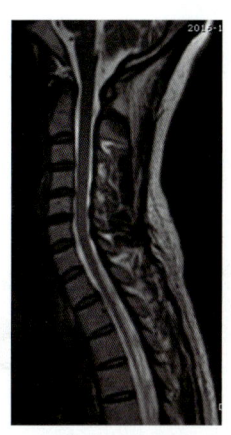
B. 颈椎矢状面 T2WI

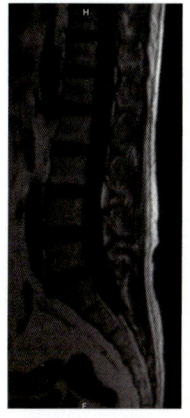
C. 腰椎矢状面 T1WI

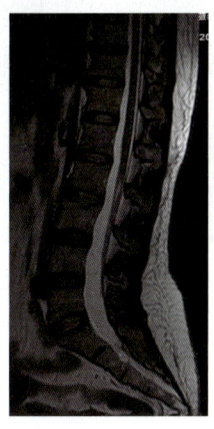
D. 腰椎矢状面 T2WI

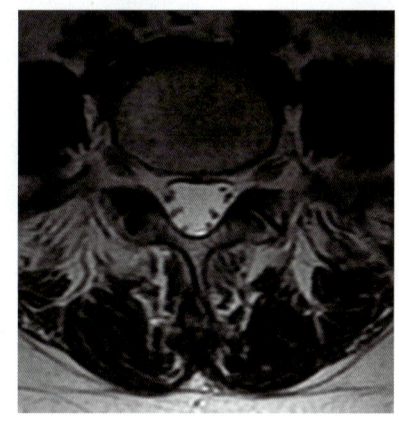
E. 腰椎横断面

图 7-2-8 正常脊椎 MRI 影像

二、脊柱骨折影像学诊断

脊柱骨折患者多有高处坠落时足或臀部着地，或重物冲击头肩部的外伤史。脊柱受伤时因过度曲屈，受向前下合力的作用使椎体发生压缩性骨折，常见于活动范围较大的 C_5、C_6、T_{11}、T_{12}、L_1、L_2 等部位。

（一）寰椎骨折

1. **概述** 寰椎骨折较少见，最常见的骨折是寰椎后弓骨折，其次为一侧前部骨折和对侧的侧块后部骨折，造成浮动侧块。

2. **影像学检查** 一般根据创伤机制和 X 线表现分为两种类型，即后弓骨折和侧块分离骨折。颈椎侧位片可显示寰椎后弓骨折的断裂；侧块分离骨折也称 Jefferson 骨折，是由于寰椎前后弓同时骨折导致侧块分离。由于寰枢椎在正位片上与颌骨重叠，只有张口位才能显示寰椎侧块向两侧移位。CT 平扫能清晰显示骨折类型及部位（图 7-2-9）。

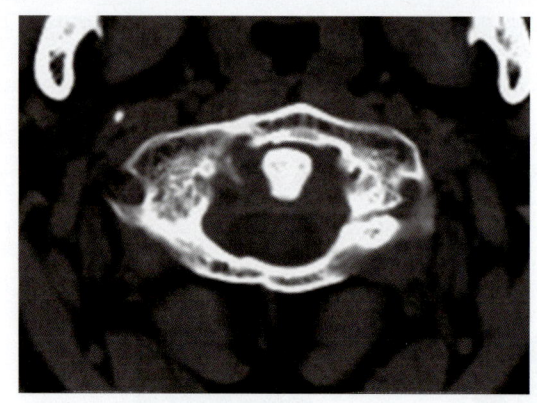

图 7-2-9　CT 平扫示寰椎侧块骨折

折可以分为三类：Ⅰ类齿状突骨折为发生于齿状突尖部的骨折，该类骨折无颈部不稳定者可仅采用颈部支具治疗；Ⅱ类齿状突骨折是指发生于齿状突中段的骨折，其骨不连发生率是 11%~100%；Ⅲ类齿状突骨折是指经过枢椎椎体的骨折，即齿状突基底部的骨折，其骨不连的发生率是 100%。

（二）齿状突骨折

1. 概述　齿状突由枢椎椎体突起形成，是维持寰椎稳定性的重要结构。一旦骨折，其稳定性严重破坏，易导致寰椎脱位。齿状突骨

2. 影像学检查

（1）无移位齿状突骨折：好发于基底部，少数发生于齿状突的尖部及腰部。X 线张口位片可显示骨折部位（图 7-2-10A），侧位片齿状突对位良好，未见移位（图 7-2-10B）。CT 平扫能清晰显示骨折部位（图 7-2-10C）。

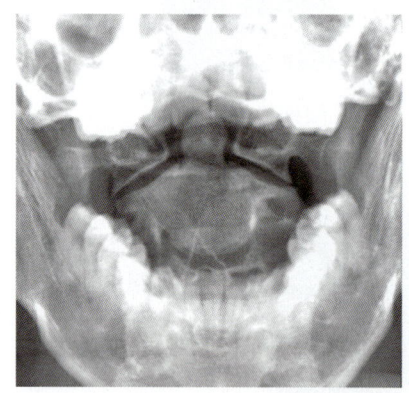

A. X 线张口位片示齿状突骨折

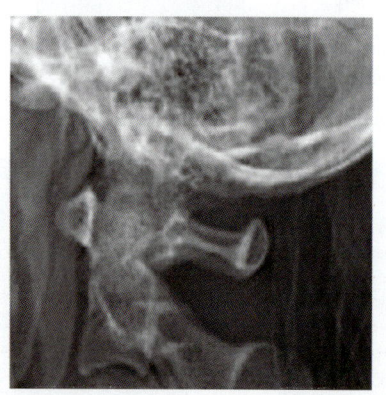

B. X 线侧位片无骨折

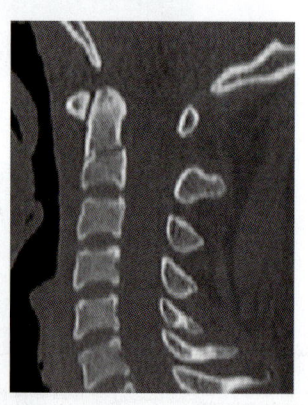

C. CT 平扫齿状突基底骨折无移位

图 7-2-10　齿状突骨折影像学检查

（2）齿状突骨折伴寰椎脱位：伴寰椎前脱位者，侧位片可见齿状突伴随寰椎向前移位（图 7-2-11A）；伴后脱位者侧位片可见齿状突向后移位。CT 检查可清晰显示骨折移位（图 7-2-11B）。

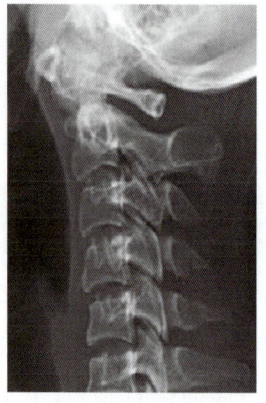

A. 侧位片示齿状突前倾

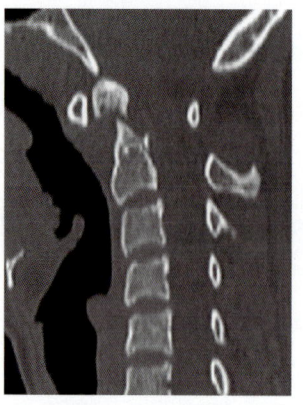

B. CT 矢状位示齿状突基底部骨折断端移位

图 7-2-11　齿状突骨折伴寰椎脱位影像学检查

(三) 单纯压缩性骨折

单纯压缩性骨折多见于胸、腰椎，常因坠落、车祸、体育运动引起，其致伤机制主要是因屈曲合并压缩暴力造成椎体前部损伤。

1. X线平片　X线平片表现为椎体前缘变短，侧位片椎体呈楔形，无骨折线，其上下椎间隙通常保持正常（图7-2-12）。

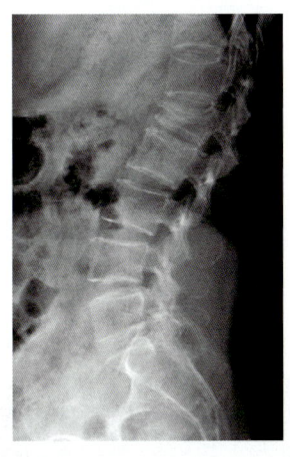

图7-2-12　X线侧位片显示压缩性骨折

2. CT扫描　侧位像见椎体呈楔形，少数后凸畸形；横轴位显示椎体前半部骨皮质断裂，椎体后缘骨质连续，椎管无狭窄（图7-2-13）。

3. MRI检查　矢状位椎体楔形变，椎体内信号异常，椎管内结构正常无狭窄；脊柱生理弯曲无变化，椎体后缘骨质连续。

(四) 爆裂性骨折

胸腰椎爆裂性骨折主要是受到垂直方向暴力或垂直方向合并屈曲压缩暴力导致椎体破裂，并向四周膨出、移位。

1. X线平片　脊椎受到垂直方向暴力的作用椎体可发生粉碎性骨折。椎体压缩变扁，椎体及附件的骨折片向前后左右各方向移位。X线对爆裂性骨折的显示不如CT检查（图7-2-14）。

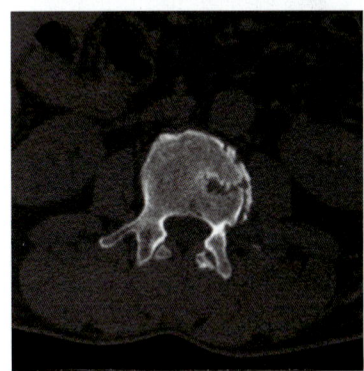

A. CT平扫腰椎压缩性骨折

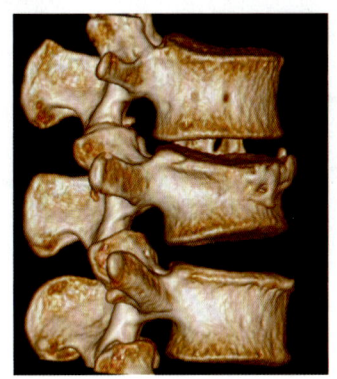

B. 腰椎压缩性骨折表面三维重建

图7-2-13　CT示腰椎压缩性骨折

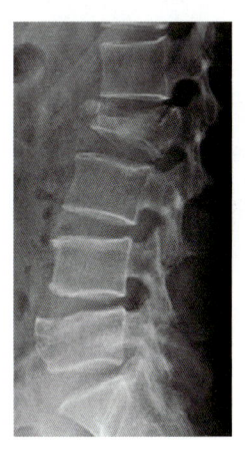

图7-2-14　X线平片示腰椎爆裂性骨折

2. CT检查　脊椎骨结构复杂，互相重叠，CT应用图像后处理技术，可清晰地显示脊椎骨折类型、骨折片移位程度、附件骨折、小关节脱位、椎管变形及狭窄等变化。而CT检查的重点是观察脊髓有无受压情况。

（1）脊椎骨折：显示椎体、椎板、上下关节骨折及其移位，严重者椎管内可见骨碎片，椎管狭窄。

（2）椎管内血肿：①硬膜外血肿，血肿呈半圆形高密度影，硬膜囊变形较局限；②硬膜下血肿，血肿呈半圆形高密度影，形态不规则，边界不清楚；③脊髓内血肿，脊髓内高密度影，形态不规则，边界不清楚。

（3）创伤性椎间盘脱出：显示椎间盘局限性突入椎管使硬膜囊变形、脊髓移位（图7-2-15）。

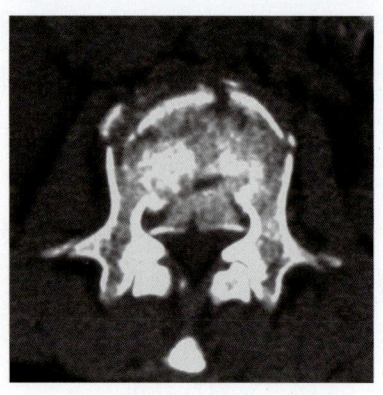
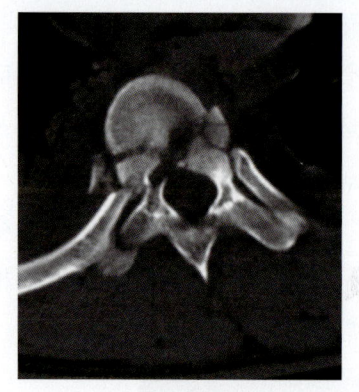

A. 腰椎爆裂性骨折　　　　　　B. 胸椎爆裂性骨折

图 7-2-15　CT 示爆裂性骨折

3. MRI 检查　MRI 能清楚显示脊髓及神经根损伤、韧带、椎间盘及软组织损伤等。损伤的椎体呈粉碎性破裂，椎管断裂、变形；矢状位椎体有不同程度移位，椎间盘破裂并移位，骨折脊椎成角畸形；急性期损伤的脊椎均伴有骨挫裂伤，相邻的脊髓受压变形（图 7-2-16）。

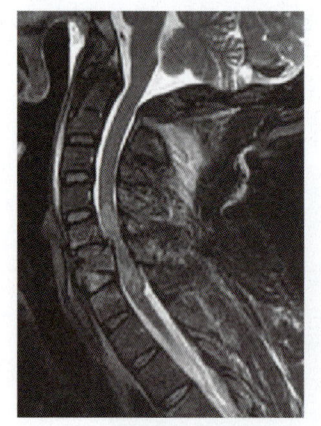
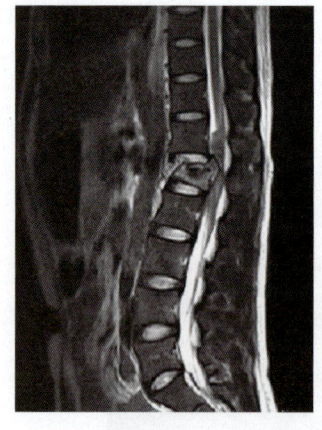
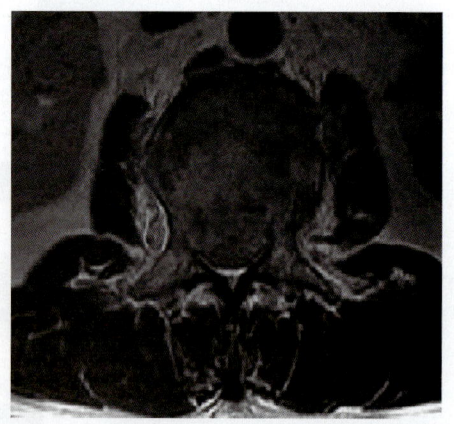

A. 颈椎爆裂性骨折　　　B. 第 1 腰椎爆裂性骨折　　　C. MRI 示腰椎爆裂性骨折

图 7-2-16　MRI 示爆裂性骨折

（五）骨折并脱位

骨折并脱位指骨折伴有椎体脱位、上下关节突绞锁。游离骨折片可突入椎管。严重者可发生脊椎后突成角、侧移。骨折并脱位主要表现是损伤椎体压缩呈楔形或轻度压缩变形，椎体明显脱位，常超出下一椎体上面的一半以上，严重者脱位椎体完全超出下一椎体的前方；下一椎体也可出现前缘骨折，骨折碎块随上一椎体前移。常伴有附件如关节突、椎弓等骨折，小关节常半脱位及交锁；严重者可伴有脊髓损伤（图 7-2-17）。

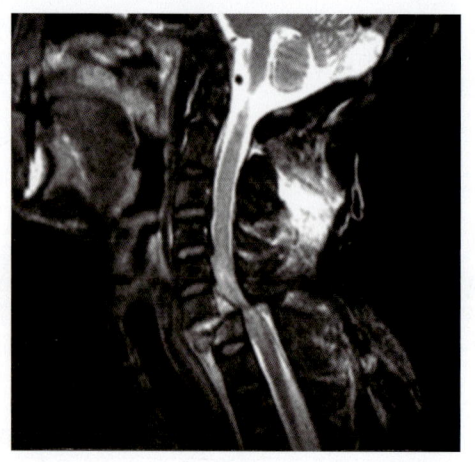

图 7-2-17　MRI 示第 7 颈椎骨折并脱位

（周珞华）

第三节 四肢骨折的影像诊断

一、四肢骨及关节正常影像

（一）生长期儿童正常影像

1. X 线影像 生长期儿童四肢骨骼最大的特点是形成骨化中心及骺软骨，原始骨化中心位于骨干，继发骨化中心位于长骨的两端；出生时长骨大部分骨干已经骨化，其两端则为未完全骨化的骺软骨。

（1）生长期长骨的结构：由骨干、骨干两端较粗大的干骺端、骨骺与干骺端之间的软骨不断骨化变薄而形成的板状结构即骺板以及长骨末端未完全发育的骺软骨即骨骺组成。

（2）生长期长骨的 X 线特点：骨干可清晰显示皮质骨及松质骨，骺软骨不显影，骺板呈较宽的横行透亮带，随年龄增长，骺板变窄形成的线状透亮影则称之为骺线（图 7-3-1）。

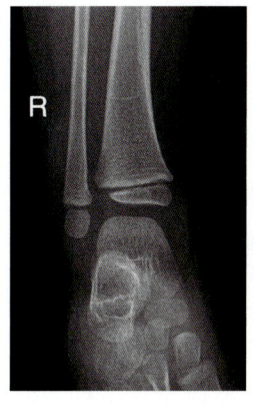
A. 2 岁儿童踝关节正位片

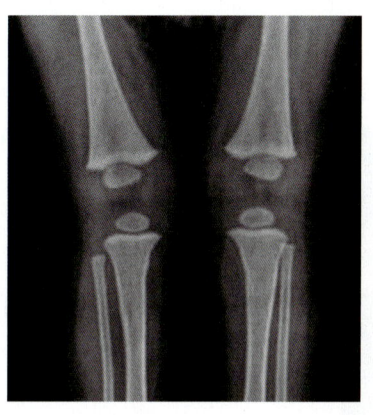
B. 正常儿童膝关节 X 线片

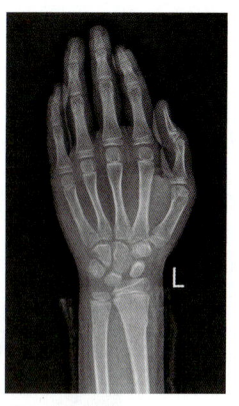
C. X 线示正常儿童手及腕

图 7-3-1　正常儿童 X 线片

2. CT 影像 骨皮质为致密线状或带状影，干骺端骨小梁交错构成细密的网状影，骺软骨为软组织密度影，其骨化中心的结构和密度类似干骺端；骺板和骺线与骺软骨类似。

3. MRI 影像 骨皮质和骨小梁在 T1WI 和 T2WI 均表现为低信号影；干骺端因红骨髓含有一定量的骨小梁而信号低于骨干区的髓腔；骺软骨表现为中等信号，骨化中心则与干骺端类似；骺板及骺线与骺软骨类似（图 7-3-2）。

（二）成人正常影像

1. X 线影像 成人 X 线影像可显示骨干及骨端，骨皮质较厚且密度高；骨松质的骨小梁的分布、密度及排列方向因所承受重力、肌肉张力以及功能活动的不同而不同（图 7-3-3）。

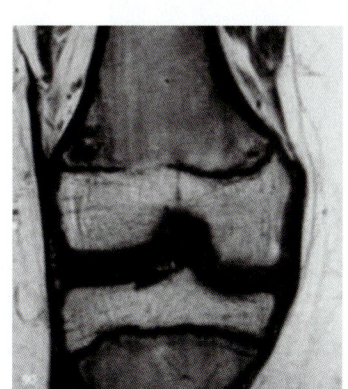

图 7-3-2　儿童膝关节 MRI

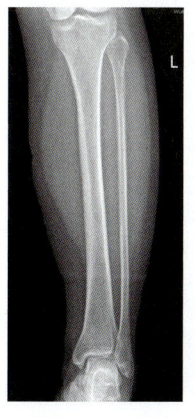

图 7-3-3　成人胫腓骨 X 线正位片

2. CT 影像 CT影像可显示致密线状或带状影的骨皮质；骨小梁交错构成细密的网状影（图7-3-4）。三维重建可清晰显示骨折类型及部位（图7-3-5）。

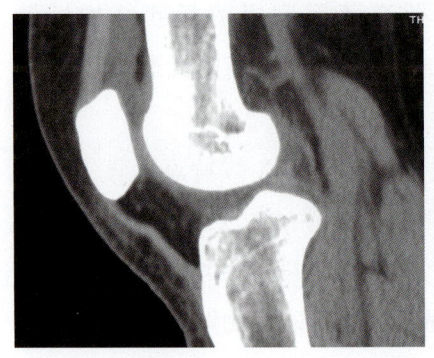 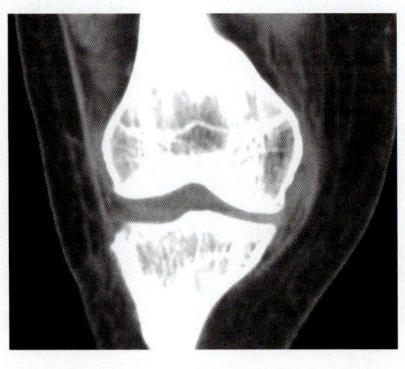 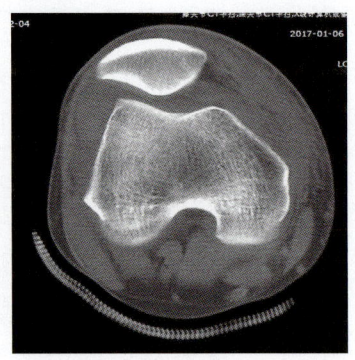

A. 矢状面　　　　　　B. 冠状面　　　　　　C. 横断面

图 7-3-4　正常成人膝关节 CT 平扫

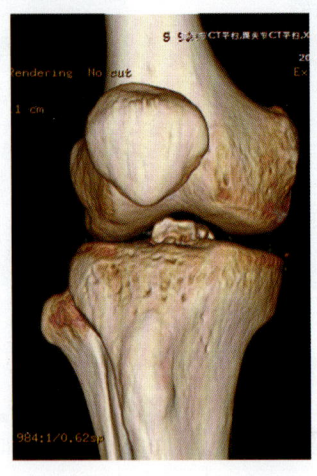

图 7-3-5　成人膝关节 CT 三维表面重建

3. MRI 影像 骨皮质和骨小梁在T1WI和T2WI均表现为低信号影；因骨髓中的脂肪随年龄增长而增多，其骨髓信号较儿童高（图7-3-6）。

二、四肢骨折影像学诊断

骨折是指骨的连续性中断，包括骨小梁和（或）骨皮质的断裂。四肢骨折的断裂多为不整齐的断面，X线平片上断端间隙可呈不规则的透明线，称为骨折线；其中骨皮质断端可清晰显示，而骨松质断端则表现为骨小梁中断、扭曲、错位。

（一）生长期四肢骨折影像学诊断

儿童多为青枝骨折和骨骺骨折。

1. 青枝骨折 青枝骨折在X线平片上表现为局部骨皮质和骨小梁扭曲、皱折、凹陷或隆起，而没有明显骨折线（图7-3-7）。

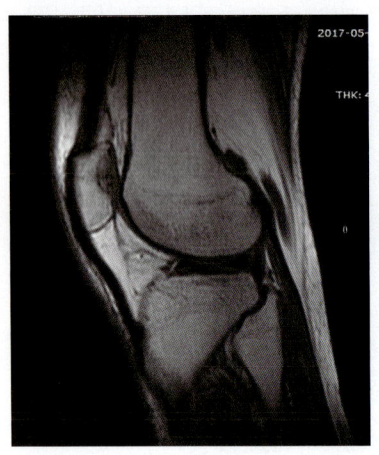

图 7-3-6　成人膝关节 MRI

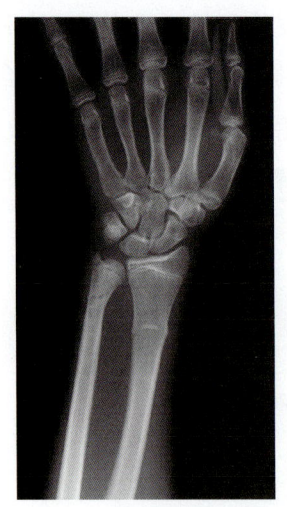 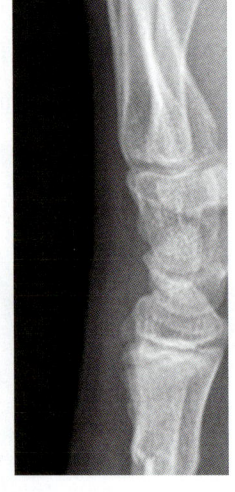

A. 正位片　　　　B. 侧位片

图 7-3-7　桡骨下段青枝骨折 X 线片

2. 骨骺骨折　骨骺骨折指发生在骨骺的骨折。X线片上骺软骨不显影,其骨折后的表现是骨骺与干骺端的对合关系异常,与对侧片比较可发现不易观察到的骨骺骨折(图7-3-8)。MRI检查可清晰显示骨骺骨折(图7-3-9)。

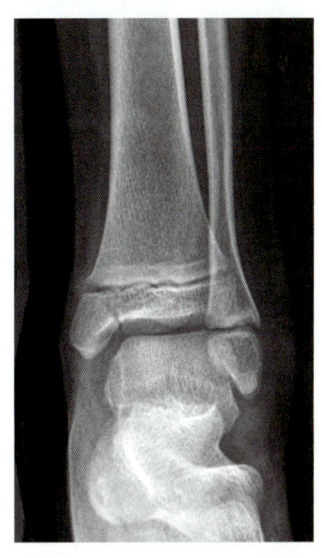

图7-3-8　胫骨下段骨骺骨折X线片

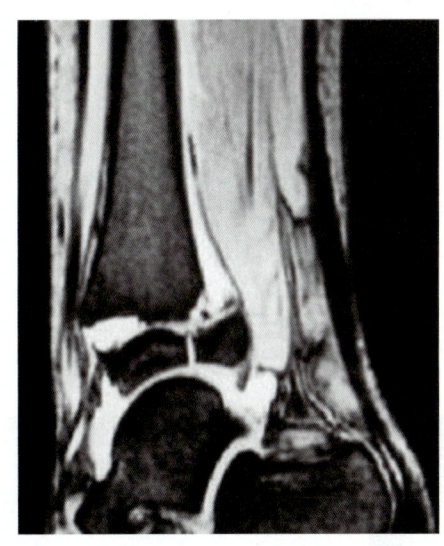

图7-3-9　胫骨下段MRI矢状面示骨骺骨折

(二)成人四肢骨折影像学诊断

1. X线检查　骨折在X线上主要表现为骨质的连续性中断以及断端的移位或成角。骨折中断后其断端分离,在X线平片上形成透亮的骨折线。

(1)骨折分类:因骨折线类型不同,成人骨折可分为不完全性骨折和完全性骨折;①不完全性骨折是裂缝骨折(图7-3-10);②完全性骨折可分为横形、斜形、螺旋形、粉碎性骨折(图7-3-11),另外因骨折线在X线平片上呈"T"形或"Y"形而称为T形骨折或Y形骨折(图7-3-11E);嵌插骨折和压缩骨折因骨折断端重叠,骨折部位表现为高密度带,而不是透亮的骨折线(图7-3-12)。嵌插骨折好发于松质骨较丰富又有较坚硬的皮质骨的股骨颈,压缩骨折好发于松质骨较多的椎体及跟骨。

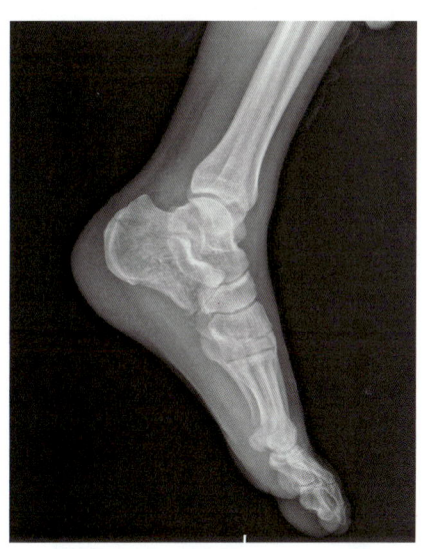

图7-3-10　跟骨裂缝骨折X线片

(2)骨折的稳定性分类:根据骨折后骨折端是否再次移位分为稳定性骨折及不稳定性骨折。①稳定性骨折包括裂缝骨折、横形骨折、嵌插骨折及儿童的青枝骨折;②不稳定性骨折包括斜形、螺旋形、粉碎性、"T"形、"Y"形骨折等。

长骨骨折以近端骨为参照物,评价骨折远端的移位情况,如果骨折断端出现横向或纵向移位,则称为对位不良;如骨折断端间出现异常成角,称为对线不良。

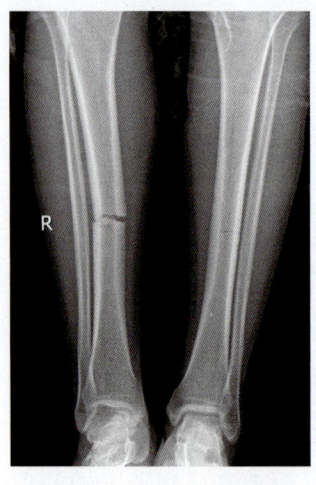 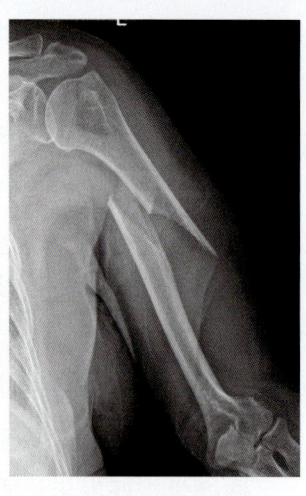 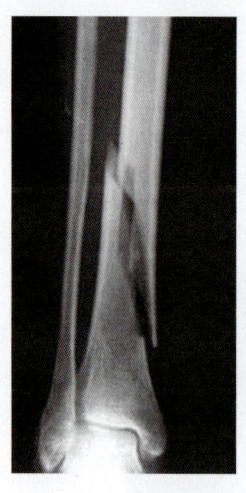 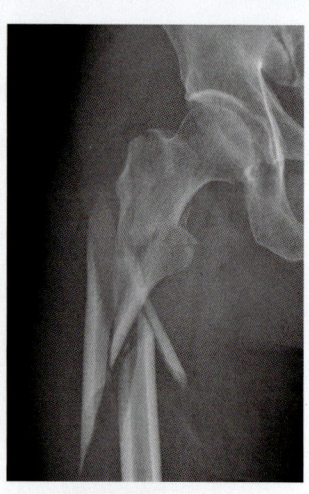

A. 右侧胫骨横形骨折与左胫骨裂缝骨折　　B. 肱骨斜形骨折　　C. 胫骨螺旋形骨折　　D. 粉碎性骨折

图 7-3-11　不完全性骨折和完全性骨折

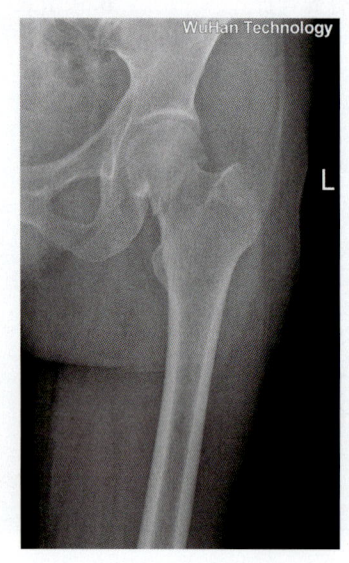

图 7-3-12　嵌插骨折

2. CT 检查　CT 不是骨折的常规检查方法，通常只对骨盆、髋、肩、膝、腕等关节及脊柱、面骨解剖结构比较复杂、X 线上骨结构重叠的部位进行检查（图 7-3-13），也可作为这些部位的首选检查方法；CT 对于 X 线片难以确定的骨折和软骨骨折有助于明确诊断。三维重建可清晰显示骨折部位及类型（图 7-3-14）。X 线不能早期发现轻微裂缝骨折，CT 检查可及时显示。

3. MPI 检查　MRI 对骨损伤诊断的优势是能发现 X 线及 CT 不能发现的骨挫伤、隐性骨折、软骨骨折，更重要的是可以鉴别病

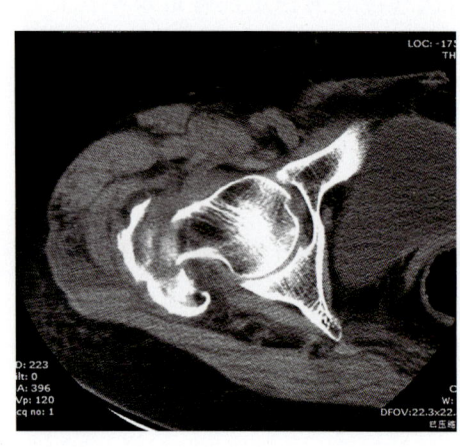

图 7-3-13　CT 示股骨粗隆间骨折

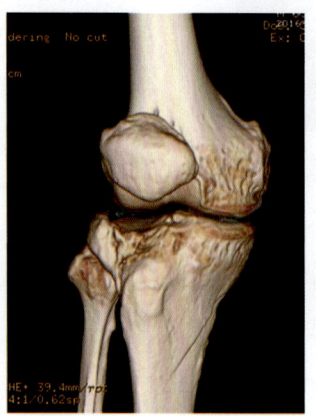 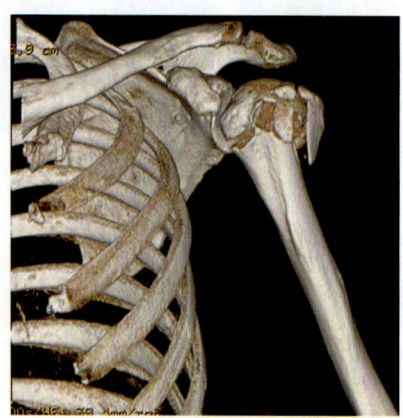

A. 膝关节 CT 三维重建可见平台骨折　　B. 肱骨外科颈骨折 CT 三维重建

图 7-3-14　CT 三维重建

理性骨折。骨挫伤是指因外伤导致骨小梁断裂和骨髓水肿及出血；在T1WI上呈模糊不清的低信号区，在T2WI上呈高信号区（图7-3-15）。MRI上由于骨髓信号的衬托骨折线显示为低信号，并可清晰显示骨折断端及其周围出血、组织水肿及软组织损伤情况（图7-3-16）。

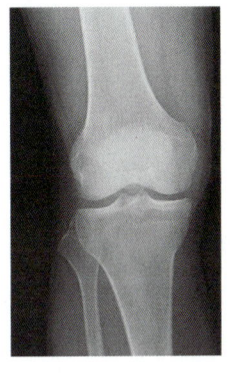 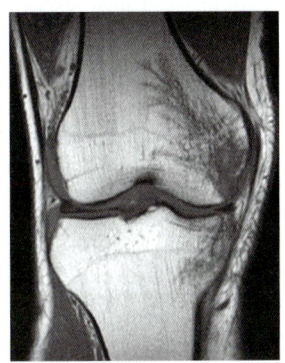

A. 膝关节X线无异常发现　　B. MRI清晰显示骨挫伤

图7-3-15　膝关节骨挫伤

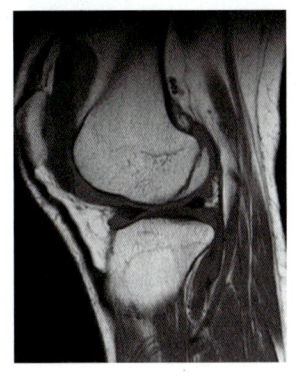 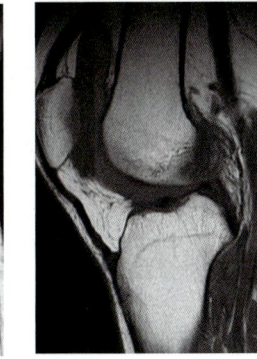

A. 股骨髁骨折　　B. 关节囊内积血

图7-3-16　股骨髁骨折MRI

（三）四肢常见骨折

1. 肱骨髁上骨折　肱骨髁上骨折是发生于肱骨内、外髁上方的骨折，是5~8岁儿童肘关节最常见的骨折，分为伸直型和屈曲型。①伸直型最多见，因跌倒时肘关节半屈曲位或伸直位手掌着地，暴力向上传导引起骨折；②屈曲型较少见，跌倒时肘关节屈曲位，肘关节后部着地，暴力由后下方向前上方传导，骨折远端向前移位。

粉碎性骨折多见于成年人，多为肱骨髁间骨折，其骨折线可为"T"形和"Y"形或粉碎性骨折。肱骨髁上骨折为关节外骨折，及时治疗，功能恢复良好（图7-3-17）。

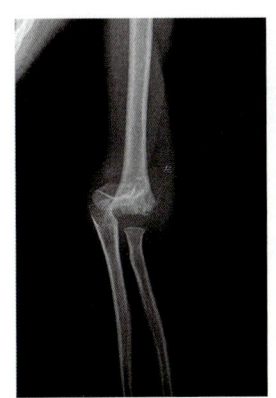 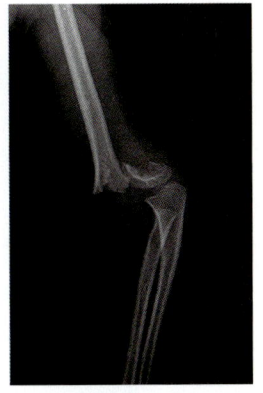

A. 正位片　　B. 侧位片

图7-3-17　肱骨髁上骨折X线片

2. 尺、桡骨干双骨折　尺、桡骨干双骨折多见于青少年。由直接暴力引起，双骨骨折线在同一平面（图7-3-18），多呈横形、粉碎性或多段骨折；少数为跌倒时手掌着地暴力向上传导所致，骨折线不在同一平面。因前臂肌肉丰富，应特别注意有合并骨筋膜室综合征的可能。

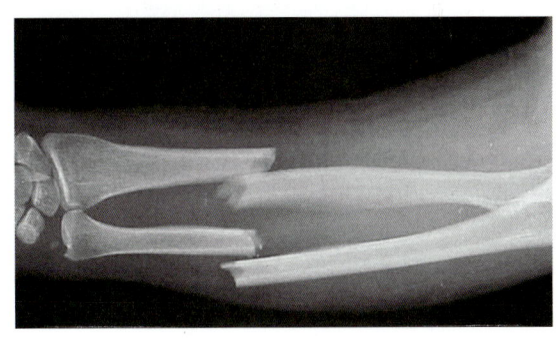

图7-3-18　尺、桡骨干双骨折X线片

3. Colles骨折　Colles骨折指发生于桡骨远端关节面2~3cm处的骨折。多为间接暴力引起，其发生机制是跌倒时处于肘关节伸直、前臂旋前、腕关节背伸位，手掌着地暴力向上传导导致桡骨远端骨折。多数病例骨折远端向背侧、桡侧移位，也有无移位的骨折，常伴尺骨茎突骨折（图7-3-19）。

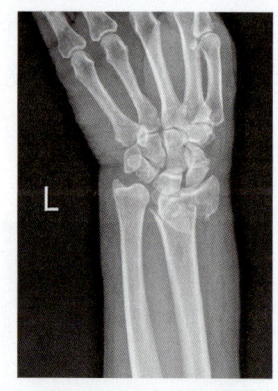
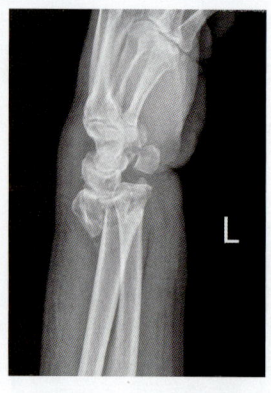

A. Colles 骨折正位片　　B. Colles 骨折侧位片
骨折段向桡侧移位　　　骨折段向背侧移位

图 7-3-19　Colles 骨折 X 线片

需要特别注意的是，受伤机制和骨折远端移位方向与 Colles 骨折均相反的桡骨远端骨折称为反 Colles 骨折，又称为 Smith 骨折，其复位及固定与 Colles 骨折完全相反。

4. 股骨颈骨折　股骨颈骨折多见于老年女性，根据骨折解剖部位分为头下型、经颈型和基底型。骨折断端常发生错位或嵌插。头下型骨折因破坏了股骨头血供导致骨折愈合缓慢，甚至发生股骨头缺血性坏死（图 7-3-20）。

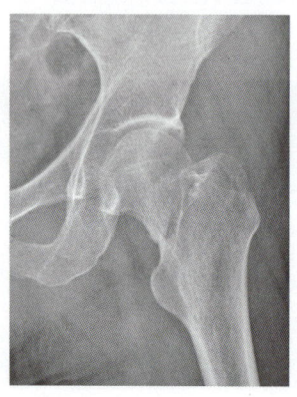

图 7-3-20　股骨颈骨折 X 线片

（周珞华）

第四节　骨关节炎的影像诊断

骨关节炎（osteoarthritis，OA）是一种以关节软骨磨损为主并影响到软骨下骨、滑膜及关节周围支持组织的非炎症性、慢性关节疾病，是由于关节退行性变和长期积累性关节磨损所造成的。OA 的临床特点是受累关节疼痛、变形以及活动受限，按病因可分为原发性骨关节炎和继发性骨关节炎。本病好发于 50 岁以后人群，其患病率随年龄的增长而升高，女性多于男性。最常发病部位是膝、髋、手指、腰椎及颈椎等关节。

一、骨关节炎的影像学表现

1. X 线检查　早期主要是骨性关节面模糊、中断、消失；随病程进展出现关节间隙不对称性狭窄，分布于关节承受最大压力的区域，伴有软骨下骨骨质囊变，表现为骨性关节面下骨内圆形或不规则透亮区（图 7-4-1），关节面骨质增生硬化（图 7-4-2）；在关节非负重部位形成明显的骨赘（图 7-4-3），严重者引起关节变形；晚期可出现关节半脱位和关节内游离体。

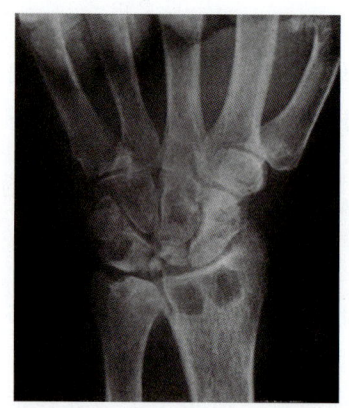

图 7-4-1　腕关节面下骨质囊变

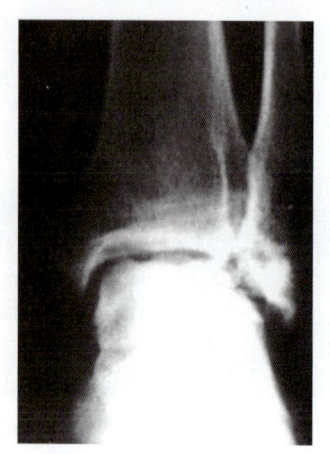

图 7-4-2　关节面骨质增生硬化

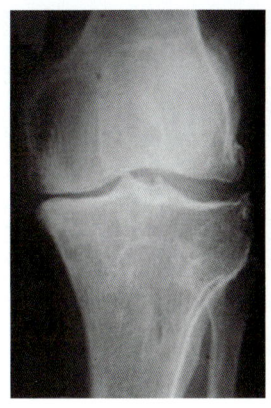

图 7-4-3　骨赘形成

2. CT 检查　X 线上的征象在 CT 上均可表现，而且更加清楚。

3. MRI 检查　MRI 检查可较早发现病变，可明确显示关节软骨变薄或缺损，关节间隙变狭窄；可显示骨性关节面中断或局部增厚；关节面下的骨质增生在 T1WI 和 T2WI 上均为低信号；骨赘的表面是低信号的骨皮质，其内是高信号的骨髓；关节面下的囊变区呈长 T1 长 T2 信号，大小不等，边缘清晰。

二、常见骨关节炎的影像学表现

1. 膝关节炎　膝关节炎特异性的 X 线表现是骨赘形成和髁间棘变尖锐等退行性变。关节间隙非对称性狭窄，关节面不光滑，骨质硬化，关节边缘骨质增生；CT 平扫与 X 线有相同的表现。（图 7-4-4）。

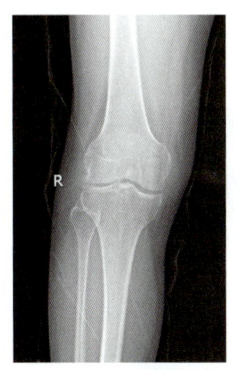

A. X 线片　　　　B. CT 平扫

图 7-4-4　膝关节炎影像

2. 髋关节炎　髋臼外上缘增生，关节间隙狭窄。

3. 脊椎骨关节炎　脊椎骨关节炎包括脊椎小关节和椎间盘的退行性改变；X 线检查即可确诊。椎体后缘骨质增生，椎间隙狭窄，边缘花边样增生，椎体内有边缘硬化的空洞形成。脊椎上下关节突变尖，关节面骨质硬化，关节间隙狭窄（图 7-4-5）。颈椎骨关节炎可累及钩椎关节。椎间盘处的椎体边缘出现骨赘，上下椎体的骨赘可连成骨桥，髓核退行性变导致椎间隙狭窄，上下椎体可相对移位；脊柱曲度变直或侧弯。

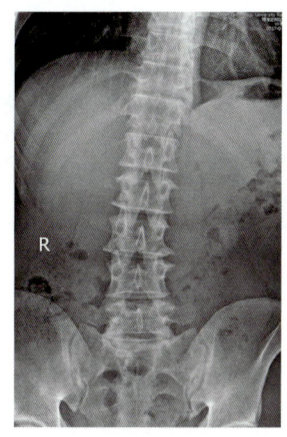

图 7-4-5　腰椎退行性骨关节炎 X 线片

（周珞华）

第五节　肌腱和韧带损伤的 MRI 检查

MRI 检查是肌腱和韧带损伤的最佳影像学检查方法。正常肌腱和韧带在 MRI 上均表现为低信号带状结构，边缘清晰光滑。肌腱和韧带损伤可分为不完全性撕裂和完全性撕裂。

一、膝关节 MRI 检查的优缺点

1. 膝关节 MRI 检查的优点　对软组织分辨率高，能显示软组织肿块及水肿；能很好显示关节软骨、纤维软骨、韧带及肌腱等膝关节正常结构；能很好显示骨折、骨挫伤及骨髓病变；对关节内及周围囊肿、关节滑膜病变、关节炎、骨与关节肿瘤的诊断具有优势。

2. 膝关节 MRI 检查的缺点 显示关节边缘层次不理想（图 7-5-1）。膝关节的关节软骨为透明软骨，覆盖于股骨远端、胫骨近端及髌骨，其边缘光滑规整，是膝关节重要承重结构，厚约 2mm，覆盖于髌骨的关节软骨较厚，约 7mm（图 7-5-2）。

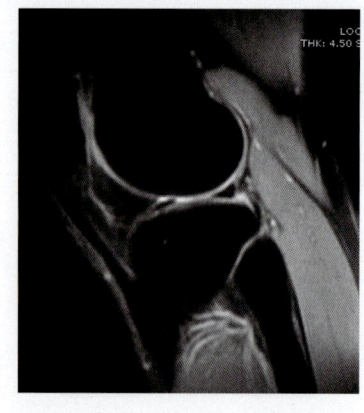

图 7-5-2 膝关节的关节软骨 MRI

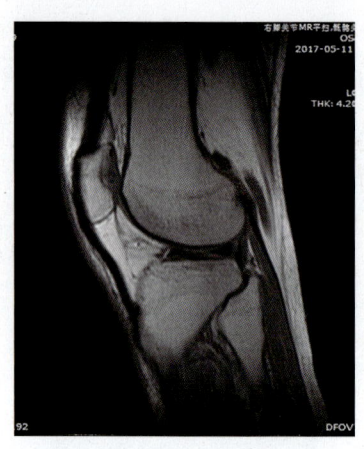

图 7-5-1 膝关节矢状面 MRI

二、膝关节正常 MRI 表现

（一）膝关节各层面解剖结构的 MRI

1. 膝关节矢状面解剖结构的 MRI 膝关节矢状面 MRI 可显示整段髌韧带，前、后交叉韧带（图 7-5-3）和外侧副韧带，是诊断半月板损伤最关键的层面，侧重显示半月板前后角，显示胫骨软骨的中部。

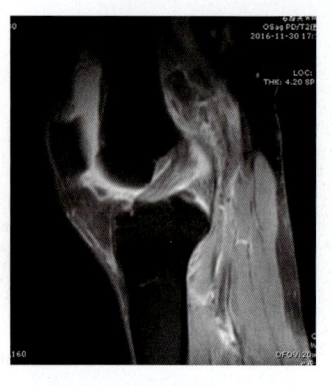 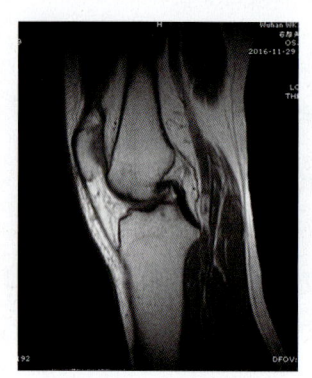 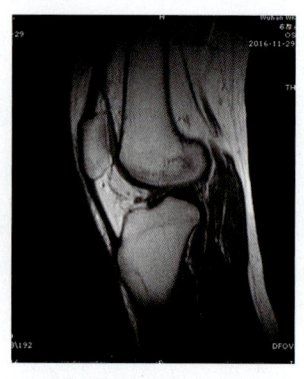

A. 前交叉韧带　　　　　　　B. 后交叉韧带　　　　　　　C. 髌韧带

图 7-5-3 膝关节矢状面解剖结构的 MRI

2. 膝关节冠状面解剖结构的 MRI 膝关节冠状面 MRI 主要用于显示内、外侧副韧带，腘肌及拱状韧带有无信号和结构改变，是诊断内、外侧副韧带病变的主要切面。它虽然能显示交叉韧带，但是因既不是横截面像，也不是纵切面像，故易误判，导致误诊。侧重显示关节胫骨软骨的两边和半月板的体部（图 7-5-4）。

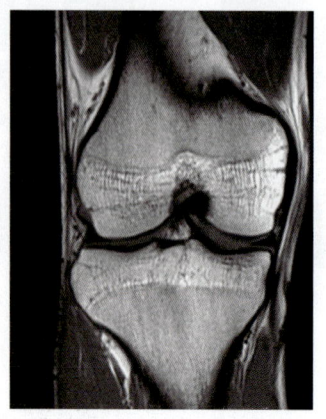

图 7-5-4 膝关节冠状面解剖结构的 MRI

3. 膝关节横断面解剖结构的 MRI 膝关节横断面 MRI 是评价髌骨后缘软骨的最好层面，同时也能很好显示各韧带与肌腱病变，准确显示髌骨内外侧关节面（图 7-5-5）。

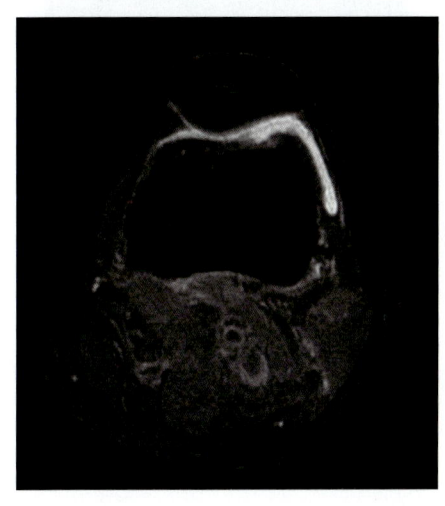

图 7-5-5 膝关节横断面解剖结构的 MRI

（二）膝关节结构正常 MRI 表现

1. 半月板 半月板在 T1WI 与 T2WI 均为无杂质的低信号结构；矢状面其前角及后角均呈三角型（图 7-5-1），冠状面其体部呈三角形，前后角显示连续；矢状面可观察前后角损伤，冠状面观察体部损伤。

2. 交叉韧带 前交叉韧带呈中等信号，完整的前交叉韧带具有平行的外缘，在股骨与胫骨固着处可见清晰的纤维条纹；后交叉韧带在矢状面上呈环弓向后，轴面上呈环状，无论是 T1WI 还是 T2WI 均表现为低信号。在 MRI 上显示交叉韧带最好的角度是外旋 15°（图 7-5-3）。

3. 其他 胫、腓侧副韧带为低信号；关节软骨为中等信号；正常厚度的滑膜不显示；周围肌肉在 T1WI 上为中等信号，而在 T2WI 侧是低信号；皮下脂肪在 T1WI 上信号最高，而在 T2WI 上信号衰减（图 7-5-4）。

三、半月板损伤 MRI 表现

半月板撕裂在矢状面及冠状面上均表现为半月板内线形高信号延伸至关节面，如果线形或球形高信号不延伸至关节面则是半月板慢性损伤或变性。目前，诊断半月板病变的首选方法是 MRI。通常内侧半月板损伤较外侧半月板损伤常见，后角损伤比体部损伤常见。

1. 半月板撕裂的基本类型

（1）纵向撕裂：MRI 显示半月板内高信号方向与半月板长轴方向平行。

（2）桶柄状撕裂：桶柄状撕裂为纵向撕裂的特殊类型；半月板纵行破裂后，其内侧片段发生移位类似于水桶柄，未移位的外侧片段为桶，故称为桶柄状撕裂。多发生于内侧半月板，当撕裂发生后，半月板的宽度变小，并向关节内移位。MRI 矢状面残余的前角及后角变小或截断，信号可增高，可见"双前交叉韧带征""双后交叉韧带征"，在冠状面上髁间窝内有低信号的半月板。

（3）放射状撕裂：MRI 显示半月板内高信号的方向与半月板的长轴方向垂直。

（4）斜形撕裂：是最常见的类型，MRI 显示半月板内高信号的方向与胫骨平台成一定角度。

2. 基本变化 在 T1WI 像显示半月板变性或撕裂部位信号增高，T2WI 像信号则有所减低或无改变。

3. 半月板内异常信号 MRI 分级 Reicher MA 和 Lotysch 于 1986 年首先提出 0~Ⅲ级法，因其简便易分级，很快得到广泛应用并沿用至今；八分法是由 Mesgarzadeb 于 1993 年提出的，即 0~Ⅷ级，他在 0~Ⅲ级法基础上细分八级，认为这样更有利于半月板撕裂的诊断。

（1）0级：正常半月板，表现为均匀低信号，半月板形态规则。

（2）Ⅰ级：属非关节面损伤，退行性变局限于半月板实质内。MRI 上损伤半月板内出现局限性信号升高（图 7-5-6）。

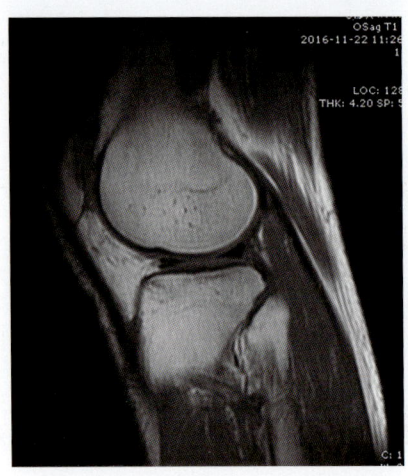

图 7-5-6　半月板损伤 Ⅰ 级

（3）Ⅱ级：半月板损伤从关节囊周围向内延伸，水平方向行走，未达到半月板尖端。MRI 上表现为损伤半月板内水平略高信号线，可从囊缘直达游离缘但不累及关节缘，为半月板内撕裂。半月板损伤Ⅱ级表现为水平、线性信号增高（图 7-5-7）。

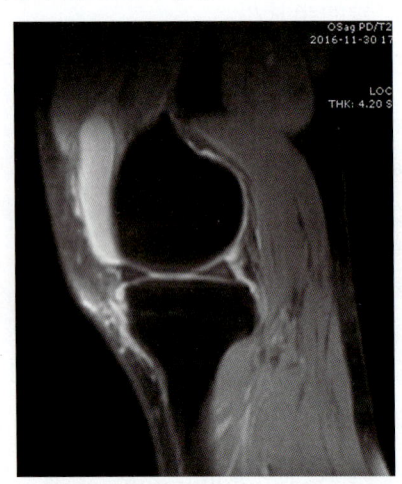

图 7-5-7　半月板损伤 Ⅱ 级

（4）Ⅲ级：半月板损伤延伸到关节面，半月板基质内可有游离的纤维软骨样间隔，5%~8% 可见明显撕裂。MRI 上损伤的半月板表现为半月板内高信号线累及半月板的关节缘，半月板撕裂。表现为线性高信号达到关节边缘，或不规则高信号影达到关节边缘（图 7-5-8）。

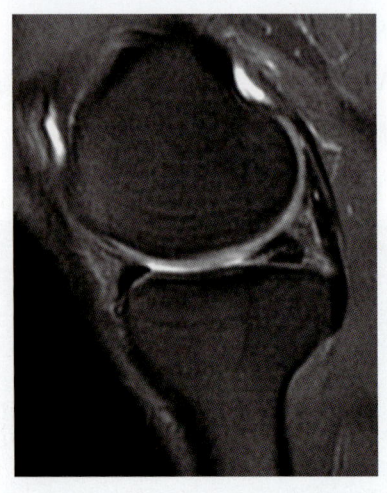

图 7-5-8　半月板损伤 Ⅲ 级

4. 半月板内高信号改变与其损伤的关系

（1）Ⅰ级和Ⅱ级信号改变不诊断为半月板撕裂。

（2）半月板内Ⅲ级信号改变：年轻患者并有明确外伤史，伴交锁及其他专科体征阳性者诊断为半月板撕裂；而无症状又无明确外伤史者，诊断为退变；老年患者，首先诊断为退变，如果有典型的临床症状，可考虑退变基础上撕裂。

5. 盘状半月板　当半月板在冠状面上中部显著增宽，其宽度与同侧胫骨关节面宽度的比率（板/胫比率）大于 50% 时即称为盘状软骨，或称盘状半月板，以外侧盘状半月板较常见（图 7-5-9）。盘状半月板易发生撕裂及囊变。

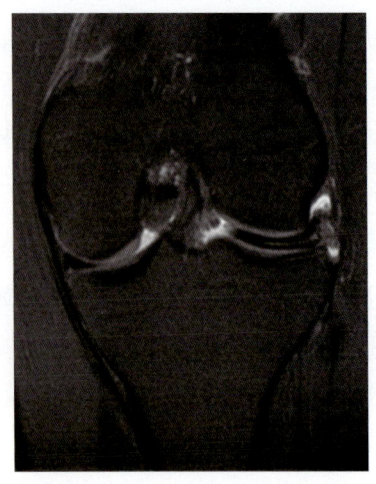

图 7-5-9　外侧盘状半月板

四、交叉韧带损伤MRI表现

1. 前交叉韧带损伤 前交叉韧带又称前十字韧带（anterior cruciate ligament，ACL），是膝关节最易损伤的韧带。ACL损伤时表现为前缘因被关节液所充填而呈不规则或波浪状外形，在T2成像为高信号，并与前交叉韧带实质不连续；断裂回缩后可与后交叉韧带形成双弧征。

（1）部分撕裂：前交叉韧带连续性存在，MRI上韧带条内可见条状或斑块样信号增高及韧带增粗和松弛，可见短T1WI高信号，纤维带缺损或平行的外缘断裂，多位于股骨髁附着处外侧，T2上韧带撕裂处水肿呈高信号，前交叉韧带后弯、松弛（图7-5-10）。

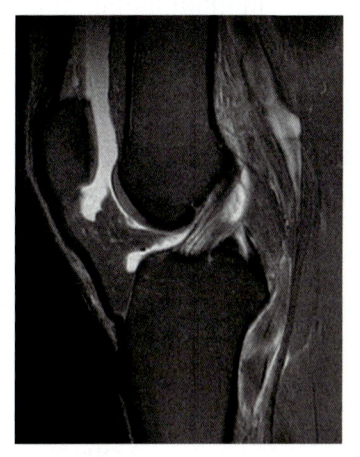 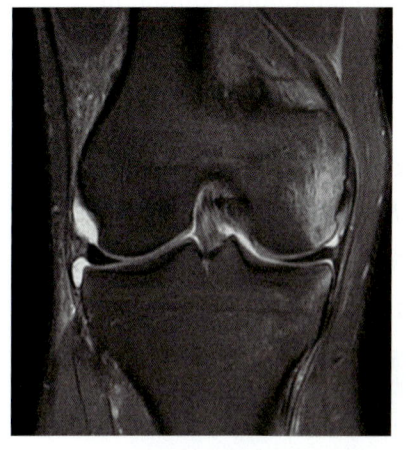

A. 矢状面示前交叉韧带平行外缘断裂　　B. 冠状面示前交叉韧带部分撕裂

图7-5-10　前交叉韧带部分撕裂

（2）完全撕裂：急性期MRI检查显示韧带失去连续性，信号增高，韧带增粗，断裂处形成形态不一的团块，韧带松弛，走行异常，或呈波浪形；陈旧性撕裂表现为前交叉韧带缺失（图7-5-11）。

皮质后缘的垂线与胫骨平台后缘垂线之间的距离大于7mm，表示胫骨前移（图7-5-12）。

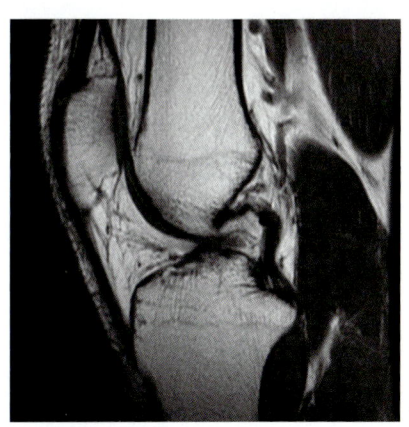 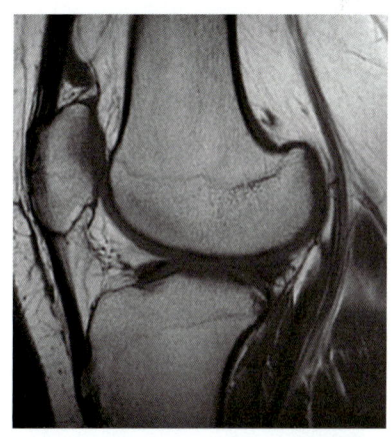

图7-5-11　前交叉韧带缺失

图7-5-12　前交叉韧带缺失间接征象

间接征象可见后交叉韧带成角和胫骨前移等；在外侧股骨髁中部矢状位，股骨外侧髁骨

2. 后交叉韧带损伤 后交叉韧带又称后十字韧带（posterior cruciate ligament，PCL）。损伤概率小于前交叉韧带，MRI对其撕裂较易诊断（图7-5-13）。

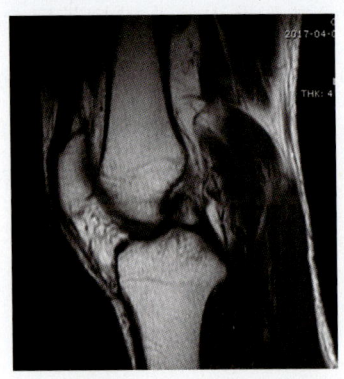

图 7-5-13　后交叉韧带损伤

四、其他肌腱和韧带损伤

（一）跟腱断裂

1. 跟腱正常 MRI 表现　跟腱由胶原纤维和肌腱细胞组成，因含水量少，各序列均呈均匀低信号（图 7-5-14）。

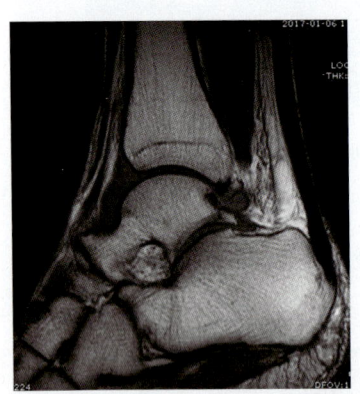

图 7-5-14　矢状面示正常跟腱呈均匀低信号

2. 跟腱断裂 MRI 表现　矢状面或冠状面上 T2WI 显示最佳，表现为跟腱不连贯，断端增宽，跟腱回缩，信号增高。在横断面上正常扁平的跟腱变为圆形（图 7-5-15）。

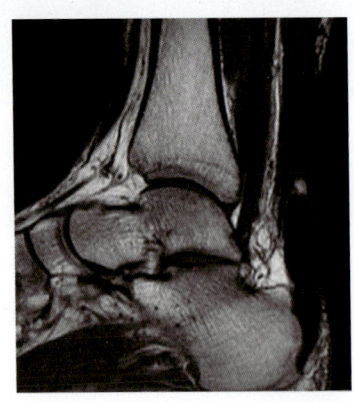

图 7-5-15　矢状面示跟腱断裂

（二）侧副韧带损伤

1. 内侧副韧带（medial collateral ligament，MCL）　MCL 又称胫侧副韧带，呈扁宽三角形，基底向前，是膝关节关节囊纤维层的加厚部分。有深浅两层，两层之间紧密结合无明显缝隙，深层较短并成为膝关节囊的一部分；浅层较长，起于股骨内上髁顶部的收肌结节附近，止于胫骨上端的内侧面。

内侧副韧带损伤较常见，通常在膝关节屈曲时，受外力打击小腿或膝关节的外侧，使股骨内收、内旋及膝外翻，导致内侧副韧带断裂。常见断裂部位是股骨髁的附着处，其次是韧带的中段，而发生于胫骨附着处少见。当内侧副韧带损伤时，可伴囊韧带、内侧半月板及前交叉韧带联合撕裂，形成 O'Donoghue 三联征，即内侧副韧带撕裂、前交叉韧带撕裂、内侧半月板撕裂。MRI 冠状面能很好地显示其损伤（图 7-5-16）。

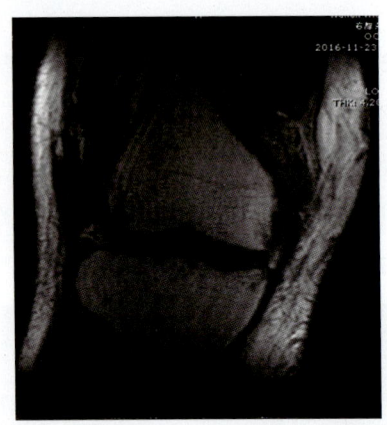

图 7-5-16　MRI 冠状面示内侧副韧带撕裂

2. 外侧副韧带（lateral collateral ligament，LCL）　LCL 又称腓侧副韧带，为一长约 5cm 的圆索状结构，近端附着于股骨外上髁，向下后方止于腓骨头尖。LCL 损伤比较少见，多因暴力作用于小腿外侧使其内收所造成。

（三）髌韧带断裂

髌韧带附着于髌骨的下缘及后面的下部，与股四头肌腱、髌骨共同组成膝关节伸直装置，并止于胫骨结节。髌韧带可因直接或间接暴力发生断裂，可发生于屈膝跌倒时强力收缩肌肉导致髌韧带断裂。髌韧带断裂部位可在髌下、韧带中部或其附着点。当髌韧带完全断裂时，伸膝功能随即消失（图7-5-17）。

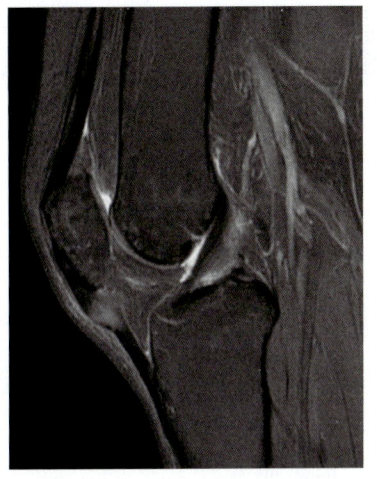
A. 髌韧带断裂

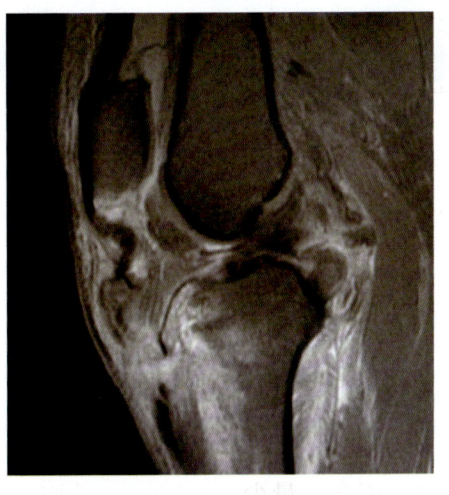
B. 髌韧带附着点处断裂

图7-5-17　髌韧带断裂

（周珞华）

第八章 假肢概论

第一节 假肢及其发展历程

一、假肢的基本概念

假肢（prosthesis）是应用工程技术的手段和方法，为弥补截肢者或肢体不全者缺损的肢体而专门设计、制造和安装的一种体外人工假体，用于替代整体或部分缺失或缺陷的肢体，使他们恢复或重建一定的生活自理、工作和社交能力。国外也有人把假肢称为"artificial limb（人工肢体）"。假肢包括上肢假肢与下肢假肢。研究假肢及其应用的学科称为"假肢学（prosthetics）"。

二、假肢技术的发展历程

（一）假肢技术发展史

早在远古时代，人们就开始制作一些简单的器具来补偿失去的功能。欧洲科学家Gaius Plinius Secundus记载：假肢由制造铠甲和武器的工匠制作，最早的假肢用木材、竹子等未加工的天然材料制成。

假肢使用的最早记载者是希腊历史家Herodotlis，公元前848年，比利时军人Hegistatu被俘虏，当听到死刑宣判时，他截断了自己的下肢，以后又装了木制假肢，作为一个寓言家又再次活跃起来。

1858年意大利出土了一条公元前300年左右的大腿假肢。该假肢用木材制成，用皮革、青铜和铁加固。

第一支假手出现于公元前218—公元前201年罗马与迦太基的战争中，一个将军失去了一支手，他配置了一支假手，以便能继续去战斗。

15世纪，由于欧洲工业革命兴起，铁代替木头成为制作假肢的主要材料，制作者是制造武器和铠甲的工匠们。中世纪时期假肢制造材料逐渐用金属代替了部分木材。如图8-1-1所示为16世纪中期Ambroise Pare设计的人工假肢。

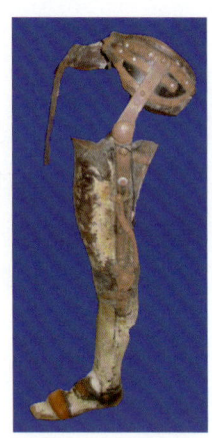

图8-1-1　16世纪中期的人工假肢

17世纪，出现木制的假腿接受腔。接受腔是用于容纳残肢的腔体，连接残肢与假肢，传递残肢与假肢之间的力。此时期还出现了用金属制作的膝关节假肢，完成了假肢的一次大飞跃。

19世纪开始出现用牛皮制成的假肢。

第一次世界大战后，成千上万的截肢者促使假肢制造、配置成为一个有相当规模的行业。战争成为了推动假肢研究与发展的不可获缺的重要因素。

20世纪40年代，人们开始用当时先进的制造飞机的薄铝板制作假肢。

第二次世界大战后，由于现代科学技术、康复医学的迅速发展，特别是社会对残疾人事业的关注，许多国家社会保障事业的发展，使假肢制造、配置从一门古老的传统手工艺技术发展为一门由现代工程技术（包括生物力学、高分子材料、精密机械、电子学、计算机技术等）与现代医学技术相结合的边缘性学科——假肢学，成为现代康复工程学的重要内容。

1945年，美国退伍军人管理局资助了髌韧带承重小腿接受腔与四边形大腿接受腔的研究。之后，加拿大多伦多的桑尼布鲁克医院则对假肢进行了进一步的研究。

20世纪60年代，开始出现了骨骼式假肢。在越南战争期间，美国退伍军人管理局在假肢领域内有新发展，如骨骼式假肢以及模块化假肢。

20世纪60年代，合成树脂/碳素纤维问世。

20世纪70年代，合成树脂假肢实现了真正科学装配，各种膝关节纷纷问世。

20世纪80年代，高分子材料硅橡胶用于制作内衬软接受腔。美国人发明了西雅图脚等储能脚。

20世纪90年代，以德国C-LEG为代表的第一代商业化微电脑控制膝关节假肢问世。

进入21世纪后，国际上出现了很多具有联想学习与自适应功能的更加智能的膝关节假肢，同时上肢肌电假肢产品技术也进入了一个新的发展阶段。

（二）肌电假肢的发展史

1947年，"控制论"的创始人维纳第一次提出用肌肉电信号控制假肢的可能性。

1955年，英国伦敦的盖伊医院由巴蒂首次制成电子管肌电控制假肢的模型。

1957年，苏联科学院机械研究所开始研制实用性前臂肌电假肢。

1960年，有人研制出实用的肌电假手，重1.2kg，电池和控制部分在身体外部。

1969年，美国成功研制出肌电控制上臂"波士顿臂"。

20世纪70年代开始，肌电假手向多自由度多维协调控制的方向发展，美国的盐湖城犹他大学制成了带有微电脑控制的"犹他臂"，肘关节屈伸由微处理机控制。

1977年，日本研制出全臂假肢，在肩部、肘部装有5个液压马达。

20世纪80年代以后，随着微处理器技术的进步，单片机开始应用于肌电假手控制，使肌电假手控制系统更小型化，实现更多功能。

进入21世纪之后，肌电比例控制技术的出现使得假肢能够用意愿控制假手运动的速度与握力，实现了更加"随心所欲"的抓握动作。同时多关节仿生手指的设计及控制技术使肌电假手在结构与功能上的仿生性进入了一个崭新的发展阶段。

（三）我国假肢的发展历史

近年我国的假肢工作者在早期齐家文化的随葬品中发现了陶土制作的假肢，据考证它出现于为黄河流域上游新石器时代晚期到青铜时代，距今4000多年。

国内最早的假肢文献记载是《晏子春秋》中的"踊贵而屦贱"（公元前539年，齐景公9年），"踊"就是春秋以前受刖足之刑者所用的一种特制鞋，即现代所说的假肢。

20世纪30年代初，在上海、北京、汉口等大城市中，一些刚建立骨科的医院便设立了假肢支具室，服务于临床，为中国培养了早期的一代假肢矫形器制作师。另外北京的"万顺"，上海的"天工洋行"，上海、北京等地的"科学整形馆"等规模很小的假肢矫形器作坊，制作简单的假肢矫形器和支具，形成我国最早的假肢矫形器行业。

抗日战争时期，出现了金属假肢和矫形器，多以铝材、皮革等材料，制作技术主要学习苏联，通常称这些假肢为传统假肢。1943年，为适应抗日战争的需要，晋察冀边区政府成立了义肢装配组。1945年晋察冀边区政府在张家口建立了我国第一所公立假肢厂。

新中国成立以后，国家又有计划地安排各地分批建厂、布点，有的省还建立了假肢装配站，而且假肢厂的服务对象也由面向革命伤残军人转为面向全社会的肢残者。一直到20世纪70年代末，我国的假肢矫形器行业经过建厂、布局，发展扩大到每个省会城市都有了假肢厂，从单纯生产假肢到生产包括各种矫形器和辅助器，从面向荣誉军人扩大到为社会残障人服务。在全国形成了一个专门为肢体残疾人制作装配假肢、矫形器、轮椅车等辅助器具的假肢矫形器行业。

1981年，我国第一只全臂肌电假肢问世。

进入21世纪后，我国的假肢设计与制造技术取得了长足进步，尤其以上肢假肢技术为标志，如上海理工大学与丹阳假肢厂有限公司合作相继研发了比例控制肌电假手、语音控制假手等高性能与创新性的产品。目前，国产上肢假肢占领了国内大部分市场，并出口到南美、东南亚及许多发达国家。

我国现阶段各地的假肢厂主要是以配置为主，真正生产假肢的厂家较少，且大部分是传统的机械式下肢假肢，材料以碳钢、不锈钢为主，碳素纤维材料、钛合金、镁合金材料还应用很少；虽然液压以及智能控制的产品在2015年后开始出现，但总体上来说，目前国内假肢技术与世界先进水平还有较大的差距。

（喻洪流）

第二节　假肢分类

一、上肢假肢分类

（一）按截肢部位分类

按截肢部位可分为肩离断假肢、上臂假肢、肘离断假肢、前臂假肢、腕离断假肢、手部假肢。

1. 肩离断假肢（图8-2-1）　适用于肩关节离断、上肢带解脱术（肩胛骨和锁骨截肢）及上臂高位截肢、残肢长度小于30%（通常为肩峰下80mm以内）的截肢者。

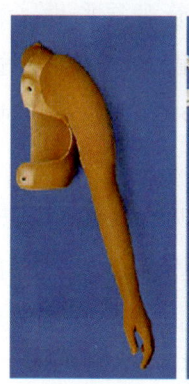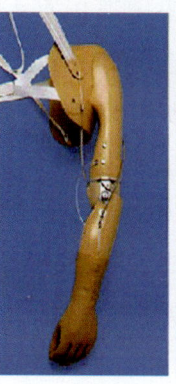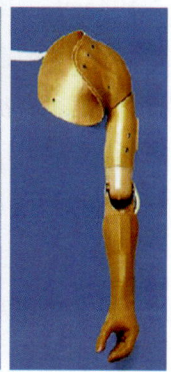

A. 装饰性　　　B. 索控型　　　C. 混合型

图8-2-1　肩离断假肢

2. 上臂假肢（图8-2-2）　适用于上臂截肢，上臂残肢长度保留30%~80%（通常为肩峰下90~240mm）的截肢者；其中上臂残肢长度为肩峰下90~160mm的患者，需安装上臂短残肢假肢。

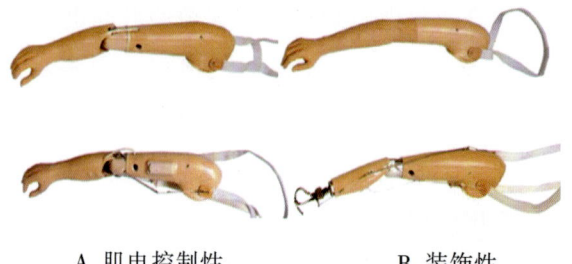

A. 肌电控制性　　　　　B. 装饰性

图8-2-2　上臂假肢

3. 肘离断假肢（图8-2-3）　适用于肘关节离断或上臂残肢长度保留85%以上（通常为距肱骨外上髁50mm以内）的截肢者。

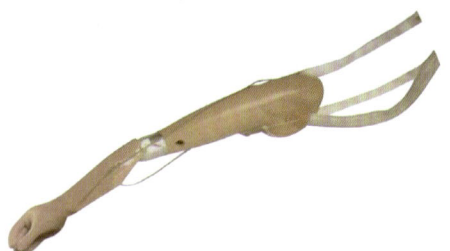

A. 索控式

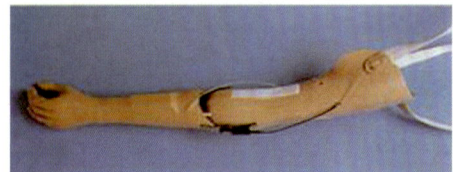

B. 混合型

图 8-2-3　肘离断假肢

4. 前臂假肢　用于前臂截肢的假肢，适用范围为前臂残肢长度的 35%~80%（通常为肘下 80~180mm）的前臂截肢者。

5. 腕离断假肢　用于腕关节离断及前臂过长残肢（保留了前臂 80% 以上）的截肢者。

6. 手部假肢　用于部分手或手指截肢的假肢，包括部分手假肢与假手指。指掌关节离断、掌骨远端截肢的患者只能装配类似假手指的装饰性假肢；而第 1 腕掌关节（拇指腕掌关节）离断和掌骨近端截肢，且腕关节屈伸功能良好的患者可以装配掌骨截肢假肢。这是一种特殊的功能性假手，手部由多轴连杆系统构成，依靠患者的伸腕、屈腕运动来操纵假手的开闭。

假手指是用于手指截肢的装饰性假肢，例如拇指全缺、2~4 指全缺或个别手指缺损。由塑料、皮革和硅橡胶等材料制成，形式多样，主要用于弥补手指外形，又称为装饰指。如果指掌关节保存完好，也可以装掌指关节驱动的自身力源功能性手指。

（二）按假肢结构分类

1. 壳式假肢（图 8-2-4A）　壳式假肢又称为外骨骼式假肢。壳式假肢是由壳体承担假肢的外力，且壳体外形制成人体形状的假肢。传统假肢都是壳式假肢，多用木材、皮革、铝板或塑料制作。

2. 骨骼式假肢（图 8-2-4B）　骨骼式假肢又称内骨骼式假肢，其结构与人体肢体相似，由位于假肢内部的连接管或支条等承担外力，外部包裹用泡沫塑料等软材料制成的整形装饰套。这种假肢适于制作组件式假肢，它由各种标准化、系列化的假手、关节及连接件组合而成。

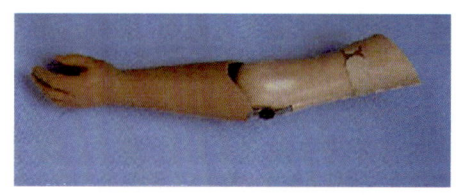

A. 壳式

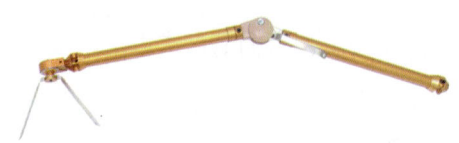

B. 骨骼式

图 8-2-4　壳式与骨骼式肩离断假肢

（三）按假肢的使用目的分类

假肢可分为：装饰性假肢、功能性假肢和专用假肢（运动假肢、工具手等）。

1. 装饰性假肢　装饰性假肢又称美容假肢。装饰性假肢是以装饰为主要目的，注重外观形状的假肢。装饰性假肢外观近似健肢，但无手指开闭动作等，主要用以弥补外观的缺陷、平衡肢体，重量较轻，多用于高位上肢截肢的患者。

2. 功能性假肢　功能性假肢即功能性的肌电假肢，内装有微电脑，由患者大脑神经控制的肌肉发出肌电信号，通过假肢的传感器接受信号来控制假肢的动作。

3. 专用假肢（图 8-2-5）　如钩状手，因其手部采用两指钩结构而得名。它实际上也是一种牵引索控制的机械手，能主动地开手持物，但由于不具有手的外形，也可以看作是一种"万能"的工具手。这种假手具有较强的实用性，在夹取、钩取性能方面往往胜于普通的机械假手，只是受其外形的影响，不被一般患者所接受，故生产装配的数量也很少。

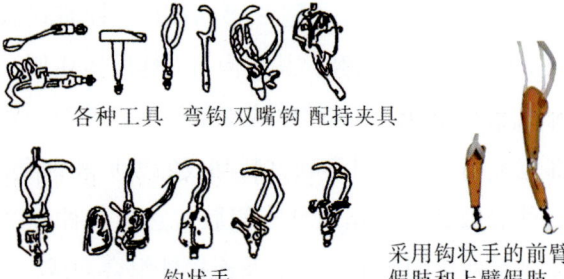

各种工具　弯钩　双嘴钩　配持夹具

钩状手

采用钩状手的前臂假肢和上臂假肢

图 8-2-5　专用假肢

（四）按截肢后康复时间阶段分类

按截肢后康复时间阶段可分为临时假肢（包括术后即装假肢）和正式假肢。

1. **临时假肢**　用临时接受腔和其他基本假肢部件组装的简易式假肢。一般用于残肢训练、促使残肢定型或检查假肢的对线情况及功能。

临时假肢用于截肢术后早期安装，其接受腔多用石膏制成（也有用微型塑料板材），远侧连接供训练使用的末端装置（上肢）。在残肢逐步达到定型的过程中有时需要换一个或一个以上的接受腔。临时假肢具有促使残肢早日定型，使患者及早开始功能训练、增加对假肢的适应能力，促进截肢者心理康复等作用。

2. **正式假肢**　正式假肢是指为长期正常使用而制作的定型假肢，也称为永久性假肢。安装正式假肢的条件是经过包括安装临时假肢在内的各种截肢术后处理，残肢已基本定型。这种假肢安装完毕后一般不再需要过多的修改和调整。除材料选用、制作工艺、接受腔合适以及对线调整均须达到一定的要求外，还具有较好的外观。

（五）按使用材料（接受腔）分类

按使用材料可分为木质、铝制、皮革、合成树脂、塑料、碳纤维复合材料、硅胶假肢等。

（六）按控制假肢的力源分类

按控制假肢的力源可分为体外力源假肢和自身力源假肢。体外力源假肢是由体外力源驱动的假肢，通常采用电能作为动力。自身力源假肢是由截肢者本身提供操纵、控制假肢所需动力的假肢。

二、下肢假肢分类

（一）按下肢假肢结构分类

1. **壳式假肢**　壳式假肢是一种传统假肢，亦称外骨架假肢（exoskeletal prosthesis），是指那些由木头、皮革与金属铰链、铝或树脂材料连接的结构体系（图 8-2-6）。通常制作这种假肢的原材料是木头、金属、铝、树脂和棉毡等。

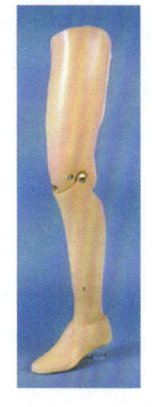 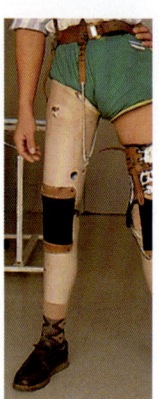

A. 木质假肢部件组装图　B. 最终完成的传统式大腿假肢

图 8-2-6　壳式假肢

2. **骨骼式假肢**　现代假肢系统都是骨骼式假肢，亦称内骨骼假肢（endoskeletal prosthesis）。大体由两种元素组成：承担承重功能的元件和实现外观效果的装饰件。

承重是通过体积小型化了的关节件和相关连接件，其在中心结构的基础上相互叠加在一起，并通过海棉把内部结构包裹起来，起到装饰外形的作用。

现代假肢的组成部分：接受腔、接受腔连接件、髋关节、膝关节和踝关节、管连接件、调节连接件、连接管、脚、装饰套等。

（二）按下肢截肢平面分类

1. **髋部假肢**（图 8-2-7A）　用于髋关节离断、大腿极短截肢和骨盆切除的假肢。适用于髋关节离断、转子间截肢、半骨盆切除以及大腿残肢过短（坐骨结节下 50mm 以内）的截肢者，其中为半骨盆切除安装的髋离断假肢又称为半骨盆切除假肢。

2. 大腿假肢（图 8-2-7B） 用于膝关节以上（包括膝关节离断）至髋关节以下（包括髋关节离断）截肢者使用的假肢。适用于从坐骨结节下 100mm 至膝关节间隙上 80mm 范围内的截肢者。

3. 膝部假肢（图 8-2-7C） 用于膝关节离断（或经股骨髁部截肢、Gritti 法截肢）、大腿残肢过长（距膝间隙 8cm）、小腿残肢过短（膝间隙下 4cm 左右），以及膝关节有严重屈曲挛缩的小腿截肢者装配的特殊大腿假肢。国家标准中也将其归入大腿假肢范畴。

4. 小腿假肢（图 8-2-7D） 用于小腿截肢者（膝部以下、踝部以上截肢）使用的假肢。适用于膝关节间隙下 80mm 至内踝上 70mm 范围内截肢的患者。

5. 踝部假肢 主要用于赛姆截肢术后的假肢，又称赛姆假肢。个别情况也用于皮罗果夫截肢等经足踝部截肢术后。这种假肢实际上可看作是一种特殊的踝部截肢小腿假肢。

6. 足部假肢 用于因创伤、疾病造成足部不同部位截肢，包括行踇趾、部分或全部足趾截肢、跖部截肢（Sharp-Jage-Bona 截肢）、跗跖关节离断（Lisfranc 离断）、跗间关节离断（Bona-Jager 离断）或跗横关节离断（Chopartr 离断）等患者的假肢，也称为部分足假肢。

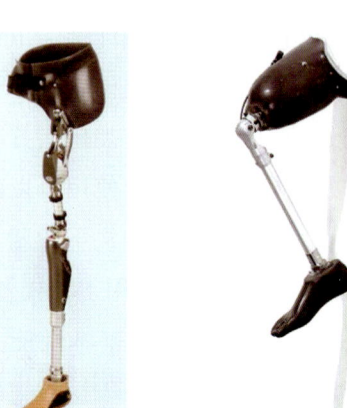
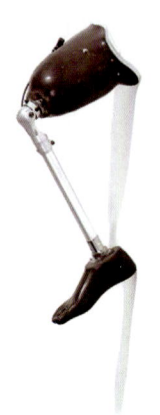
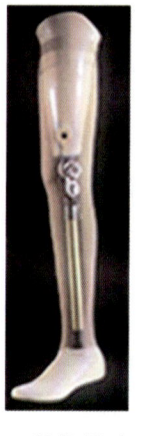
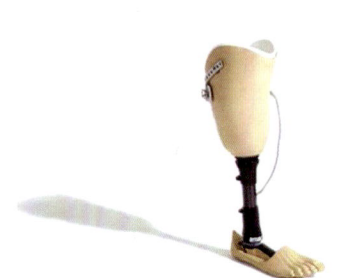

A. 髋部假肢　　B. 大腿假肢　　C. 膝部假肢　　D. 小腿假肢

图 8-2-7　按下肢截肢平面分类的假肢类型

（三）按接受腔材料分类

按接受腔材料分类可分为皮制接受腔假肢、木制接受腔假肢、铝制接受腔假肢、树脂接受腔假肢、塑料接受腔假肢。

（四）按截肢后装配时间分类

1. 术后即装假肢 截肢手术完成后立刻安装的假肢，一般用石膏绷带作接受腔，安装简易的假肢用于下地负重站立，以减轻水肿，加快残肢康复。这也是一种特别的临时假肢。

2. 临时假肢 临时假肢一般是在截肢术后半个月，伤口愈合良好、拆线后安装的一种简易假肢。一般由残肢接受腔及其他必要的假肢零部件构成，如机械膝关节、连接件、假脚等。临时假肢的接受腔可以用高温板材、热固型树脂或石膏绷带材料制作。装配临时假肢可以早日下地负重、预防关节屈曲、外展畸形，改善全身状况，预防长时间卧床引起的并发症；可以早日进行使用假肢的站立、步行训练，缩短康复时间，促进残肢早日定型，早日定制正式假肢；假肢制作师可以通过对临时假肢的使用观察、修改，制作出更为适合患者穿戴的正式假肢。

3. 正式假肢 正式假肢是在截肢术后待伤口愈合、拆线后，出院回家等数月或者半年后，残肢水肿消失，残肢定型后安装的长期正式使用的假肢。临床上一般在穿戴临时假肢两周后，残肢的周长测量无变化或假肢不再增加袜套，石膏接受腔和树脂接受腔不再添补材料，即可视为残肢基本定型，可以定制正式假肢。

（五）按使用功能进行分类

1. 作业用下肢假肢 适用于耕种农田、重体力劳动、洗澡等。

2. 日常用下肢假肢 适用于日常行走、活动等。

3. 运动型下肢假肢 参加某种体育运动专用假肢。

（喻洪流）

第三节　假肢的结构

假肢的基本结构包括接受腔、功能性部件、连接部件、悬吊装置和外装饰套。

一、接受腔

接受腔（socket）是假肢上最重要的部件，其作用是包容残肢、悬吊假肢、传递力和传递运动。一具好的假肢离不开良好适配的接受腔，接受腔与残肢之间相互配合的状态，功能上符合解剖学、生理学以及生物力学原理。

（一）假肢接受腔材料

制造假肢接受腔的主要材料包括塑料、木材、皮革、织物等。

1. 常用塑料材料

（1）热固性树脂增强塑料：也可称为层叠塑料，根据其增强塑料的不同而有不同的称谓。如用玻璃纤维织物增强的称为玻璃钢。这类材料的树脂单体分子为链性结构的大分子，常温下呈液态，加入一定量的交联剂和催化剂后，在常温下经过一定的时间可以交联成立体结构，即常温下固化成形。热固性树脂增强塑料的机械性能主要取决于增强材料的机械性能。用于制造增强塑料的各种增强材料，包括棉纤维袜套、腈纶袜套、涤纶袜套、尼龙袜套、玻璃纤维织物和碳素纤维织物等。增强热固性树脂，主要用于制造假肢的接受腔，玻璃纤维织物、碳素纤维织物增强塑料，特别是碳素纤维增强塑料具有非常高的机械强度，而且质量又很轻。常用于制造热固性树脂增强塑料的树脂单体主要有2种。

1）丙烯酸树脂：在假肢行业通常使用的丙烯酸树脂是热塑性的，在加热后可以使树脂软化，并且局部在一定范围内可以重新塑形，以达到接受腔的良好适配。丙烯酸树脂可以配合使用各种增强织物、增强纤维，主要用于制造各种残肢的接受腔。这类树脂制品机械强度好，人体很少产生过敏。这类树脂分软树脂、硬树脂，以不同的比例混合使用可以制成不同硬度的塑料制品。另有一种快干树脂，由于其固化时间非常短，特别适合用于粘接各种材料。

2）不饱和聚酯树脂：基本性能、用途与丙烯酸树脂相近，其不同在于这类树脂的价格比丙烯酸树脂低。不饱和聚酯树脂缺点是单体中含有苯乙烯单体，操作中毒的概率较高。不饱和聚酯树脂是热固性树脂，因此不能用加热的方法使其重新塑形，对于接受腔适配不良的截肢者来说不是件好事情，只能重新制作接受腔。

（2）热塑性塑料板材：假肢制造中使用的热塑性塑料以板材为主。这类塑料板的特点是经过一定的温度加热后塑料板可以变得比较透明，具有良好的变形性能。应用热塑性塑料板材，通过石膏阳型的负压模塑成型，可以制造出与石膏阳型非常服帖的接受腔。

热塑性塑料接受腔的制造工艺比较简单。假肢制造中常用的热塑性塑料板材有以下3种。

1）聚丙烯板（polypropylene，PP）：时常用塑料密度最低的，仅为 0.9~0.91g/cm³，呈白色半透明状，有高的强度、硬度和刚性，但抗冲击性能较差。目前多用聚丙烯和聚乙烯的共聚物（PP Copolymer），其不但具有良好的强度、刚性，而且还有相当好的抗冲击性能，主要用于制造假肢接受腔，成形温度约为 180℃（烘箱）或 215℃（平板加热器）。

2）聚乙烯板（polyethylene，PE）：在热塑性塑料中聚乙烯的分子结构最简单。按其分子量的不同可分为高分子量、中高分子量、低分子量多种类型。分子量越高，刚性、硬度、机械强度就越好，而成形温度也比较高。低分子量聚乙烯板呈乳白色半透明状，触摸表面有蜡样感，有良好的柔韧性，成形温度约为 165℃，主要用于制造大腿假肢的框架式接受腔（ISNY 接受腔）。这种接受腔比较薄，在步行中可以不妨碍残肢肌肉的收缩。中高分子量聚乙烯由于具有良好的机械性能，适用于这种假肢的外接受腔。中高分子量聚乙烯板成形温度约为 185℃。

3）低温塑化板（也叫低温热塑板）：这是一类广泛应用于矫形器的材料，种类很多，共同特点是在温度 70℃时即可具有良好的塑化性能，可以在皮肤上直接塑形，目前在假肢制造中主要用于制造部分临时性假肢的接受腔。

（3）热塑性泡沫塑料：多为聚乙烯经发泡、切片成形后的板材，重量轻，多为肤色，可以热塑成型。热塑成形温度约为 110℃，主要用于制造残肢的内接受腔。

（4）聚氨酯泡沫塑料：聚氨酯泡沫塑料有很多种，在假肢行业常用的有如下 3 种。

1）硬质聚氨酯泡沫塑料：俗称硬泡剂，由 A、B 两组分组成，通常 A 组分是发泡剂，B 组分是固化剂。A 组分中的含水量又决定了发泡的密度。在常温下将两组分按照规定的比例混合、搅拌、浇筑及发泡成形，主要用于制造壳式小腿假肢接受腔与踝部部件、大腿假肢接受腔与膝关节部件之间的连接，也可用于外形的补偿。具有重量轻、加工性能好的特点。

2）软质聚氨酯泡沫塑料（俗称海绵）：这是一种密度很低的、开孔的泡沫塑料，呈长条形或肢体形状，具有良好的回弹性，质量很轻，主要用于制作假肢外形。

3）聚氨酯模型材料：也叫仿形树脂，为两组分的模型材料，在空气中按照厂家说明书规定的比例将两组分混合后浇注，室温固化。主要用于复制接受腔的内部形状。

（5）硅橡胶：高分子量的硅氧烷聚合物一类的化合物，可以制成半透明的、具有良好屈服性能的弹性体。硅橡胶按工艺可分为高温硫化硅橡胶和室温硫化硅橡胶两类。硅橡胶主要用于制作假手的外部手套、假手指、各类残肢的残肢套、内接受腔、残肢末端和骨凸起部位的减压垫。

（6）聚乙烯醇薄膜：也叫 PVA 薄膜，无色、透明，易溶于水，可用其水溶液粘合边缘，再用电熨斗热合，制作成聚乙烯醇薄膜套。现在已有成品的聚乙烯醇薄膜套，其是在恒温恒湿的室内，按照需要的尺寸裁剪后直接用加热的方式进行热合即可制成 PVA 薄膜套。这种套子放在湿的毛巾内，卷紧后经过约 10min 即可具有良好的延展性，主要用于假肢接受腔的真空成型工艺。

2. 木材　木材重量轻，容易雕刻，多应用椴木或杨木。椴木是传统假腿、假手制造的常用材料，特别是木腿，其接受腔、膝关节、踝关节铰链、假脚芯等部件都是用木材制成的。现代假肢中，木材主要用于假肢的踝部和假脚芯。木质踝部部件的特点是重量轻，材料来源广泛，价格便宜。为了防止木材变形，部件制作前必须经过严格的干燥处理，制作后其表面必须做防潮湿处理。

3. 皮革 皮革分面皮、里皮和带子皮。传统假肢中的皮腿接受腔、大腿的皮上鞘、腿的外形、假脚都用皮革制成。现代假肢中，皮革主要用于制造髌韧带小腿假肢的皮上鞘、大腿假肢的腰吊带。另外在传统假肢中的靴形脚也是由皮革扮演着重要的角色，这种假肢重量很轻，穿着很舒适；由于皮革很薄，所以不会引起假肢侧与健侧不等高。

4. 织物 假肢制造、装配、穿用中应用的织物有很多种类，常用的织物如下。

（1）各种尼龙带：多为白色或黄色，有弹性和非弹性之区别，广泛应用于上肢假肢的悬吊带。

（2）用于制造增强塑料用的各种增强袜套，包括棉纤维袜套、腈纶袜套、涤纶袜套、玻璃纤维袜套或织物、碳素纤维袜套或织物等。

（3）弹性织物：多为聚氨酯弹性纤维织物，主要用于制造小腿假肢和大腿假肢的悬吊装置，例如小腿假肢的弹性护膝和大腿假肢的悬吊裤。

小腿假肢的弹性护膝采用了特殊的编织方法并充分利用了材料的弹性，使弹性护膝不但在横向完美地体现了材料的弹性带来的大弹力，还在纵向具有很好的弹性，可以使截肢者在膝关节弯曲时护膝和皮肤之间没有摩擦阻力，保证了假肢的舒适性。

（4）外装饰套织物：多用薄的皮肤颜色的尼龙丝袜套，用于假肢的外层，作为装饰性覆盖物。如果在装饰性外套织物的外面再喷涂一层弹性的聚氨酯树脂，则假肢可以具有一定的防水性能。

（5）尼龙搭扣：由钩面和毛面组成，用于假肢悬吊装置的搭接或特殊假肢盖板的固定。尼龙搭扣的固定一般用空心铆钉铆接于假肢的相应位置或用缝纫机将尼龙搭扣与尼龙带缝合或其他材料制成的带子上，也可用氯丁胶粘接于假肢上。现在有一种尼龙搭扣的背面已经在出厂前粘好了背胶，这样可以直接粘接在假肢上，如果用热风枪稍稍加热，粘接的效果会更好。

尼龙搭扣产品还出现了带有弹性的，可以在一定范围内拉长尼龙搭扣，特别适合于需要柔性固定的位置，例如上肢假肢中的美容式肩离断假肢的固定。

（二）下肢假肢接受腔

1. 足部假肢 部分足假肢的接受腔是与假肢一起制作的，不能单独存在。部分足假肢主要有如下两类形式。

（1）靴形假半脚：适用于经跗骨截肢或跗跖关节离断后，残肢无马蹄畸形、足底承重功能良好的截肢者。与残肢接触的内衬由皮革制成，脚前部由软橡胶材料磨成脚的形状，用来弥补外观缺陷，在跖趾间插入弹性橡胶材料，脚面用皮革包裹粘贴，脚后跟处用鞋带固定（图8-3-1）。现代也可以用硅橡胶工艺制作，形状更加逼真（图8-3-2）。

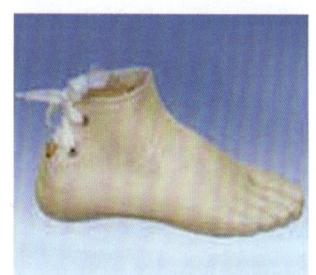 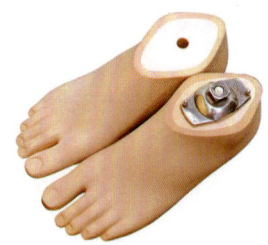

图8-3-1 靴形假半脚　图8-3-2 硅橡胶假半脚

（2）踝足矫形器式假半脚（AFO假半脚）：适用于跗跖关节离断、跖间关节离断、残足有马蹄畸形、末端承重功能差的截肢者。此假肢的特点是在靴形假半脚的基础上增加了塑料板材或树脂材料制作的小腿部分，以减少残足末端的承重。内衬用软泡沫材料制作。为穿脱方便，后侧可开口（图8-3-3）。

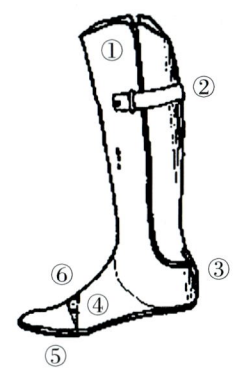

图 8-3-3　AFO 假半脚

2. 塞姆假肢（Syme prosthesis） 塞姆截肢和彼罗果夫截肢后残端都有良好的承重能力，锤状残肢有利于悬吊和固定假肢。塞姆假肢的外观和功能都比AFO假半脚好（图8-3-4）。

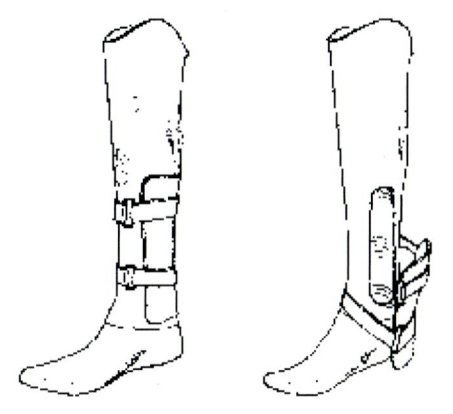

图 8-3-4　塞姆假肢

3. 小腿假肢（below knee prosthesis） 近年来国际上称之为经胫假肢（transtibial prosthesis，缩写为 TT prosthesis）。

（1）传统小腿假肢：用皮革、金属支条制成。多为开放型，主要承重部位理论上为胫骨内侧髁、胫骨嵴两侧和残肢后面的软组织；但残肢萎缩时，残肢容易在接受腔内窜动，造成与接受腔壁的摩擦，皮肤易磨破。大腿处的皮上鞘除悬吊假肢外也可承担部分体重，起到稳定膝关节的作用，也是接受腔不可分割的重要组成部分（图8-3-5）。

传统小腿假肢的缺点是皮上鞘束缚大腿会引起残肢侧大腿肌肉萎缩和影响残肢血运，截肢者不舒服，穿脱不便。

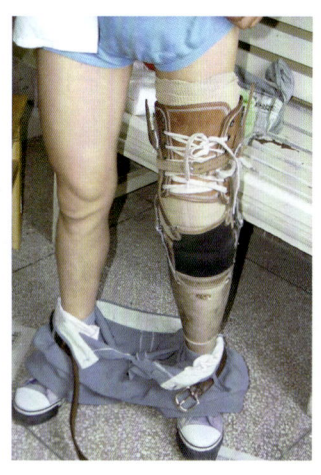

图 8-3-5　传统小腿假肢

在现代假肢中，小腿极短残肢也可以采用这种方法，来解决假肢侧向不稳定的问题。

（2）髌韧带承重小腿假肢[patellar tendon bearing，简称PTB小腿假肢（图8-3-6）]，其与传统小腿假肢的区别是取消了膝关节铰链和皮上鞘，完全由残肢承重，靠髌上环带悬吊。PTB小腿假肢接受腔都是闭合式，主要承重部位在髌韧带，经过内侧髁、胫骨前嵴两侧、腘窝和小腿后方的软组织。

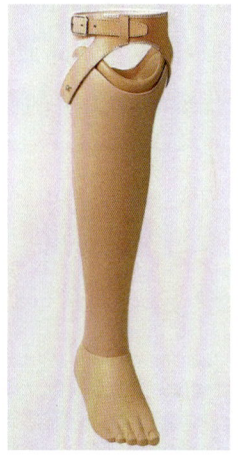

图 8-3-6　PTB小腿假肢

（3）包膝式小腿假肢[（prosthesis tibiale emboitage supra condylien，简称为PTES小腿假肢（图8-3-7）]，特点是接受腔前缘、侧缘高，包容了髌骨和股骨内外髁。于膝关节屈曲位穿假肢，依靠髌骨上缘和股骨内外髁悬吊假肢，适用于短残肢。PTES小腿假肢主要承重部位与 PTB 假肢相同。缺点是屈膝 90°时接受腔前缘支裤子，影响外观，不适合于爱美的女性。

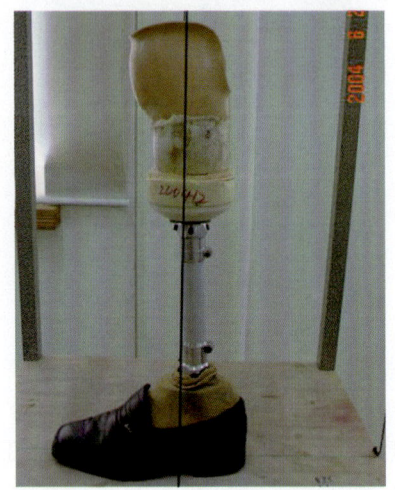

图 8-3-7　PTES 小腿假肢

（4）踝部插楔式小腿假肢［kondylin bettung munster，简称 KBM 小腿假肢（图 8-3-8）］。KBM 小腿假肢首先应用于德国明斯特矫形外科医院。KBM 小腿假肢特点是接受腔内、外侧缘高至股骨内、外侧髁上方，内上壁有一可拆卸的楔形板，扣住内侧髁。依靠包容肱骨内外侧髁的接受腔上缘悬吊假肢。主要承重部位与 PTB 小腿假肢相同。KBM 假肢适用于小腿中段截肢或残肢短于膝关节间隙下 110mm 的截肢者。

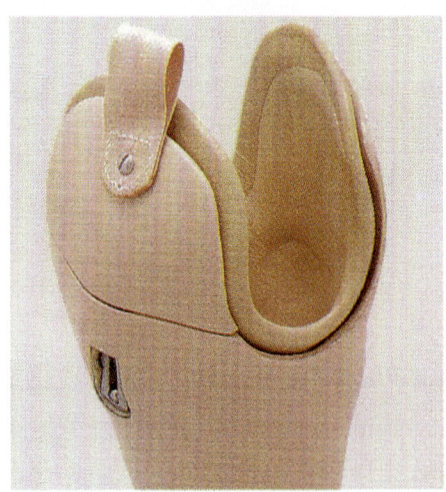

图 8-3-8　KBM 小腿假肢

（5）全面承重型小腿假肢［total surface bearing，简称 TSB 小腿假肢（图 8-3-9）］，其特点是接受腔是封闭式的，与残肢全面接触、全面承重。这样不但扩大了承重面积，而且可以预防由于残肢末端不接触、不承重，长期使用假肢后由于负压作用常引起的残肢水肿。另外全面承重的小腿假肢也提高了悬吊假肢的性能。

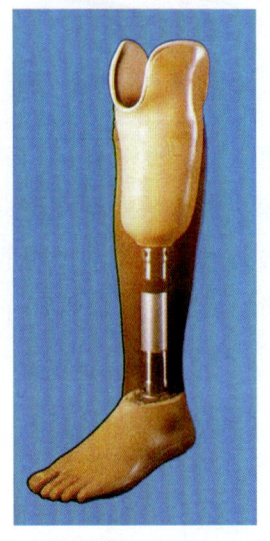

图 8-3-9　TSB 小腿假肢

（6）PTK（prosthesis tibiale kegel）小腿假肢：它对 KBM 小腿假肢接受腔进行了改进（图 8-3-10），其特点是接受腔内衬套做成整体包膝式，接受腔的两侧壁向上紧紧抱住股骨内外髁，但在髌骨处开槽。两侧壁稍有弹性，以便于穿脱假肢。PTK 小腿假肢承重和悬吊功能与 KBM 小腿假肢相同。

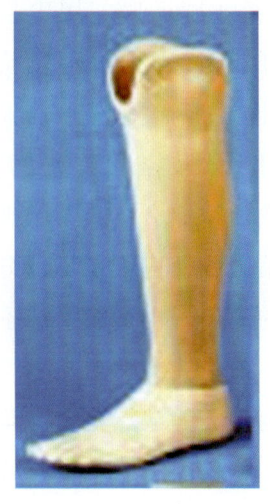

图 8-3-10　PTK 小腿假肢

（7）负压悬吊式小腿假肢：这是近几年才发展起来的一种新型假肢的悬吊方法（图8-3-11）。该假肢是在TSB小腿假肢接受腔的基础之上，在接受腔的远端安装一个单向阀门，这个阀门只能出气，而不能进气；在接受腔的外面套一个由聚合凝胶材料制成的护套，起到封闭接受腔口形的作用，从而达到将接受腔内部的空气全部排出的目的，大大解决了小腿假肢的悬吊问题和小腿假肢在走路时残肢在接受腔内部上下窜动的问题。

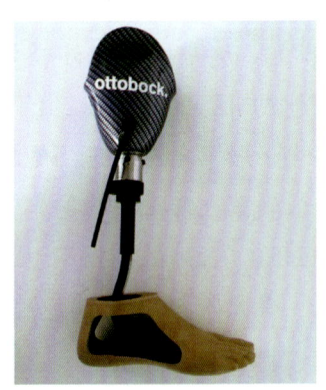

图8-3-11　负压悬吊式小腿假肢

4. 膝离断假肢（knee disarticulation prosthesis）　膝离断假肢适用于膝关节离断、股骨髁上截肢（膝关节间隙之上80mm以内）和小腿极短残肢（膝关节间隙之下50mm以内）的截肢者。

传统的膝离断假肢接受腔为皮革制成（图8-3-12），前开口系带子，膝关节为侧方铰链式，上部通过金属支条连接在皮质接受腔上，下部与小腿部位连接。该假肢重量较重，外观不好，无法解决大腿部位肌肉萎缩的问题，但是悬吊非常可靠。

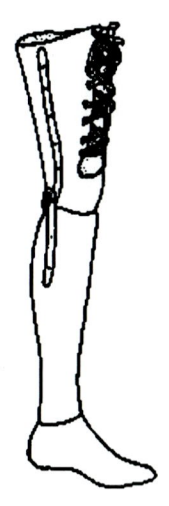

图8-3-12　传统的膝离断假肢

现代膝离断假肢接受腔分为内、外两层。内层接受腔由软聚乙烯微孔海绵板模塑而成，可以使残肢末端完全承重。在内层接受腔的股骨髁上凹陷处用软聚乙烯微孔板填补，这样可以很好地解决接受腔的穿戴和悬吊问题。外层接受腔为合成树脂真空成形制成（图8-3-13）。在外层接受腔的远端1/3处用硬树脂真空成形制成，而其余部分使用软树脂真空成型制成，可以适应截肢者行走和坐下时残肢形状的变化，极大地提高了舒适性（图8-3-14）。

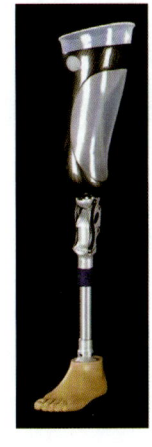

图8-3-13　现代膝离断假肢的双层接受腔

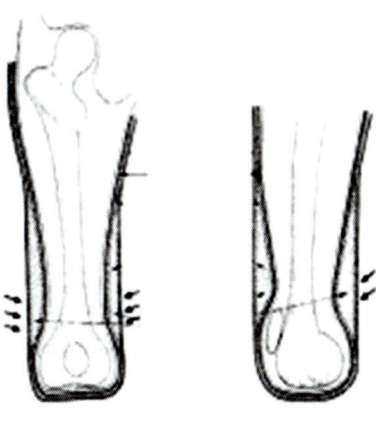

图8-3-14　现代膝离断假肢

5. 大腿肢（above-knee prosthesis） 近年来国际上称之为经股假肢（transfemoral prosthesis），缩写为TF假肢（图8-3-15）。大腿假肢由假脚、踝关节、小腿部、膝关节、大腿部、接受腔、悬吊装置和外装饰部等组成。

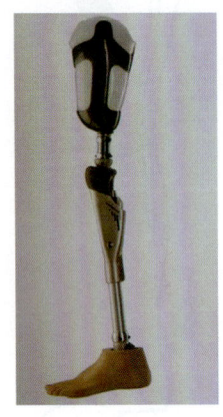

图 8-3-15　大腿假肢

（1）传统插入式假肢接受腔（图8-3-16）：末端是开放的，传统假肢中的铝大腿、上皮下铝大腿使用此种接受腔，往往不能确保坐骨承重；常用加残肢套的方法解决耻骨联合部位和假肢其他部位的不适，但仍然容易引起该处皮肤损伤。由于此种接受腔不是按照生物力学原理设计的，无从谈起接受腔的适配，就更无法很好地控制假肢。

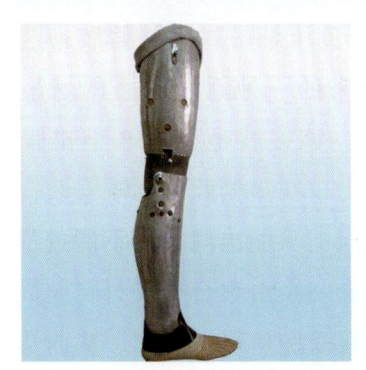

图 8-3-16　传统插入式大腿假肢

（2）四边形接受腔（total contact quadrilateral socket）：常称为吸着式接受腔（suction socket）（图8-3-17）。这是一种内外径大、前后径小（ML径大于AP径）的接受腔。由于前后径小，在其前壁相当于股三角部位适当施加压力可以保证坐骨结节坐落在后壁上缘的坐骨托上。接受腔有四个凹陷，合理的制作不引起内收肌起点、股直肌、臀大肌、腘绳肌过分压迫和限制肌肉的收缩。

这种假肢接受腔的承重部位是坐骨结节和大腿上部周围的肌肉组织。接受腔底部可根据残肢的实际情况设计成与残肢末端全面接触，通过负压作用起到良好的悬吊作用。四边形接受腔是目前广泛使用的接受腔之一。

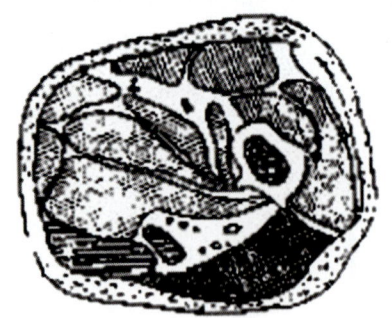　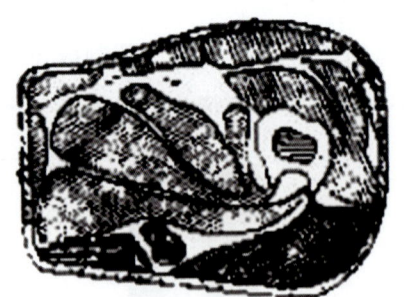

A. 坐骨结节下方残肢横截面（右腿）　　B. 坐骨结节下方接受腔的设计

图 8-3-17　大腿假肢、四边形接受腔的横截面

（3）ISNY 接受腔（icelandic swedish-New York socket）：形状上采用四边形或坐骨包容式全接触式接受腔，接受腔结构上分内、外两层。内层接受腔为透明柔性聚乙烯板材制成，外层接受腔为碳素纤维复合材料制成的承重框架。由于内层接受腔柔软，穿着舒适，不妨碍残肢肌肉的运动（图8-3-18）。

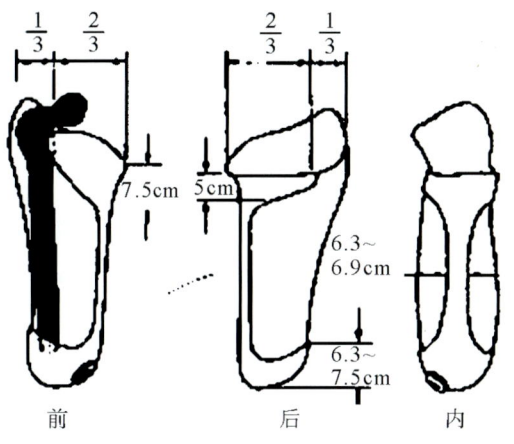

图 8-3-18　ISNY 接受腔

（4）CAT-CAM 接受腔（contoured abducted trochanter-controlled alignment method socket）（图 8-3-19）。早在 20 世纪 70 年代人们已发现四边形接受腔的缺点。

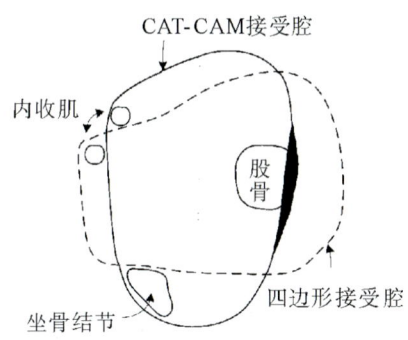

图 8-3-19　CAT-CAM 接受腔

1）当承重时由于残肢外展的力量使坐骨托位置外移（图 8-3-20）。

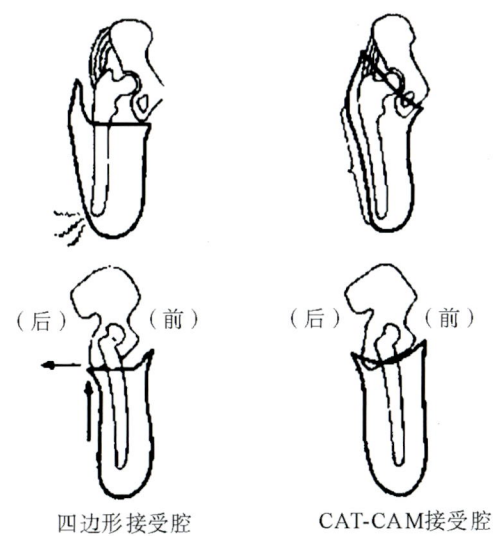

图 8-3-20　四边形接受腔与 CAD-CAM 接受腔的受力比较

2）当屈髋位，足跟着地时坐骨不能承重。

为此美国 J.Sabolich 提出 ML 径小而 AP 径大的接受腔，使坐骨内侧面与大粗隆下部同时承重，同时后壁上沿包住坐骨结节。他将它命名为 CAT-CAM 接受腔，目前许多国家在使用中不断摸索，又有了新的改进和变化。由于该类接受腔的特点是包容坐骨，故现在统一命名为坐骨包容式接受腔，亦称 IRC 接受腔（ischial ram containment socket）。

6. **髋部假肢（hip prosthesis）**　髋离断假肢包括半骨盆切除、髋关节离断和大腿极短残肢（会阴下 50mm 以内）的假肢（图 8-3-21）。

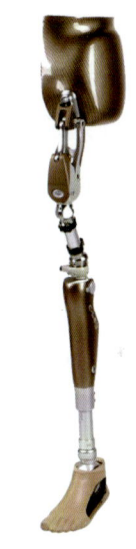

图 8-3-21　髋部假肢

接受腔用皮革或合成树脂加增强材料制成，包容着全部截肢端。接受腔前部开口以利于假肢的穿脱，一般用牛皮带固定接受腔。接受腔依靠髂嵴来悬吊整个残肢和坐骨承重。近年来为了更好地控制假肢，发明了一种坐骨包容式髋离断假肢接受腔，其特点是在坐骨内侧制作出一个隆起，这个隆起从坐骨内侧将坐骨包容起来，很像大腿假肢坐骨包容式接受腔的包容部分，从而控制假肢接受腔的横向移动，可以确保残肢的接受腔内稳定，对控制假肢的稳定性起到了很好的作用。

(三) 上肢假肢接受腔

上肢假肢比下肢假肢的受力要小很多，残肢的关节活动范围比较大，而假肢的功能又非常有限，因此接受腔的对线不是十分重要，只要遵循对称的原则就可以了。所以上肢假肢的接受腔种类也不多，主要是按照材料和截肢平面分类。

1. 按照材料分类 按照材料分为塑料板材接受腔和合成树脂接受腔。塑料板材接受腔的特点是制作时间短，可以在石膏阳型没有烘干的情况下进行接受腔的加工制作。而合成树脂接受腔要求在石膏阳型烘干的情况下才能制作接受腔，否则将无法保证接受腔的质量，甚至可能造成软树脂不固化的情况出现。但是合成树脂接受腔的明显优势是在接受腔中存在预埋件时，其处理起来就非常方便了，特别是肌电控制假肢的预埋件比较多，比如电极、电池盒等部件。

2. 按照截肢平面分类

（1）部分手假肢：部分手截肢的假肢由于类型有很多种，因此没有固定的接受腔形式。通常单个手指截肢且保留至少一个指间关节的假肢不需要接受腔，用塑料或硅橡胶材料制作的假手指可直接套在残肢上（图8-3-22）。多个手指截肢的假肢与单个手指截肢的假肢类似，一般不需要接受腔。

掌骨截肢假肢通常是按照残肢的形状用丙烯酸树脂制作接受腔，之后再将其他部件安装至接受腔。此类假肢的悬吊主要是依靠残肢的膨出、接受腔加盖的方式。对于需要安装肌电假肢的患者来说，他们应当克服由电池和电极及其控制电路所带来的外观不佳的现象。这种假肢由于截肢的部位千差万别，因此接受腔也没有固定的形式（图8-3-23）。

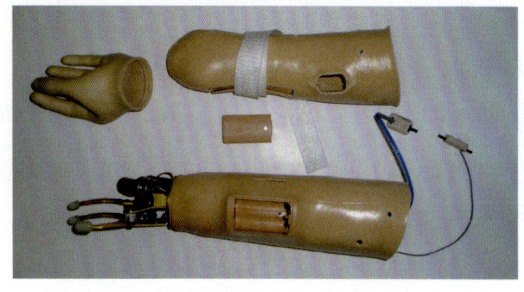

图8-3-23 掌骨截肢假肢

（2）腕离断假肢：标准的腕关节离断截肢的假肢接受腔都是双层的，内层接受腔是用软树脂加增强材料制成。装饰性假肢、索控式假肢和肌电控制假肢，都是按照双层接受腔制作的，接受腔的上部不超过肘窝线及尺骨鹰嘴。腕离断假肢是靠残肢的尺骨茎突和桡骨茎突来悬吊的，因此，在内层接受腔制作时采用软树脂并在尺骨茎突和桡骨茎突的近端开口，以保证假肢可以顺利穿脱；而在此处应预埋塑料片，以便安装悬吊固定带。悬吊固定带安装在开口处，且绕残肢1周后从外层接受腔的内侧穿出到外层接受腔外部，之后在外层接受腔外部用尼龙搭扣粘接固定（图8-3-24）。

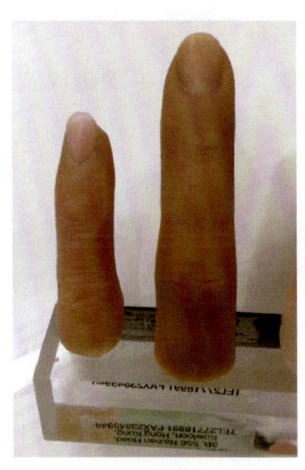

图8-3-22 单个手指假肢

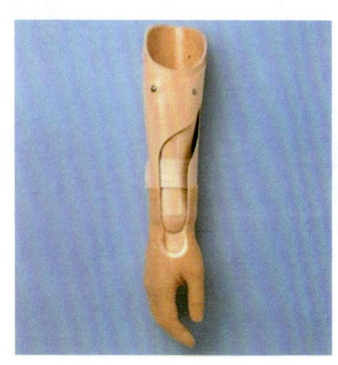

图8-3-24 腕离断假肢

腕离断假肢的悬吊主要依赖于尺骨茎突和桡骨茎突凸起，而有些截肢者在做截肢手术时，将尺骨茎突和桡骨茎突都切掉了，这样就无法悬吊，这时的残肢等同于前臂长残肢截肢，因此接受腔的设计应按照前臂假肢接受腔的方法来设计。

（3）前臂假肢：前臂假肢接受腔的设计受到3方面因素的制约：一是悬吊机制；二是前臂的旋转功能；三是稳定适配的要求。随着假肢技术在材料、工艺方面的发展，出现了各种形式的接受腔，这些接受腔的产生都是由综合解决上述几个因素而获得的。

①插入式接受腔：适用于残肢比例55%~80%的中长残肢截肢者。依靠较大面积的残肢与接受腔的接触而稳定悬吊和控制，同时避免了包容肘部，妨碍残肢旋转功能的利用，在短残肢时往往需要加吊带。

②全接触式接受腔：采用全接触式前臂接受腔时，原则上接受腔的四壁应与残肢全面接触。根据残肢的长度，接受腔上缘的高度应有变化。短残肢时接受腔的上缘要高些，长残肢时上缘要低些。

③明斯特式接受腔（muenster socket）：明斯特式接受腔是一种包髁式前臂接受腔，是德国的 Hepp Kuhn 于1950年发明的，采用包容肱骨髁和鹰嘴上部悬吊，接受腔口型尽量接近肱二头肌肌腱口形成一个腱槽，可省去固定于上臂的皮围背带、环带和肘关节铰链。明斯特式接受腔适用范围广，长残肢、短残肢者均可适用，尤其适合于安装前臂肌电假肢（图8-3-25）。

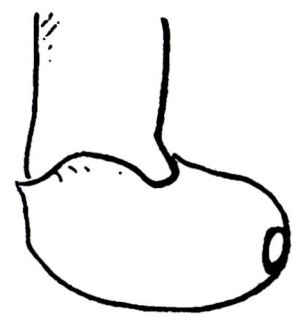

图 8-3-25　明斯特式接受腔

④西北大学式接受腔（Northwesten university socket）：西北大学式接受腔也是一种包髁式前臂接受腔，是由美国西北大学于1971年开发的接受腔，它与明斯特式接受腔的区别在于接受腔的前臂肘弯处根据前臂残长割出一定的口型。由于前侧的开口形状更适宜肘关节的屈伸运动，此外对髁部的包容性更好。因此，更适合于中、长残肢的截肢者（图8-3-26）。

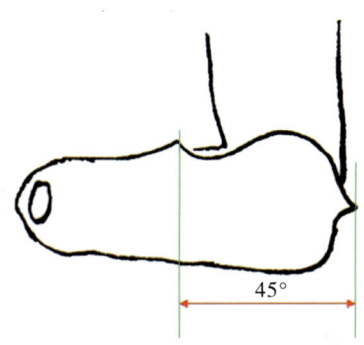

图 8-3-26　西北大学式接受腔

⑤负压悬吊式接受腔：这种接受腔是最近几年由德国 ottobock 公司发明的，其是在接受腔的底端安装一个单向阀门，这个阀门只允许出气，不允许进气。截肢者穿假肢时必须用牵引的方式穿戴，穿戴好后将阀门盖紧，就可以起到悬吊的作用（图8-3-27）。

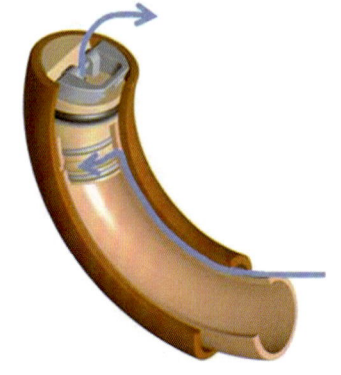

图 8-3-27　负压悬吊式接受腔原理

（4）肘离断假肢：通常肘关节离断的假肢接受腔也是双层的，其结构类似于腕离断假肢接受腔。肘离断假肢的悬吊方式是依靠肱骨内外髁的膨出来悬吊的。因此，在制作内层接受腔时应当采用软树脂材料，在适当的位置开口，以便穿脱假肢。如果是索控式假肢或混合型假肢，因为需要牵引控制，所以牵引带可以起到悬吊的作用。牵引带需铆接在外层接受腔适当位置，这样皮肤不与金属铆钉接触，避免了由于出汗造成金属氧化所带来的不必要的皮肤损伤。当制作装饰性假肢时，可采用单层接受腔，将铰链式肘关节粘接于接受腔中层（在接受腔真空成型时预留空间），接受腔为开口式，用尼龙搭扣固定接受腔开口处的盖板，以达到固定和悬吊假肢的目的（图8-3-28）。

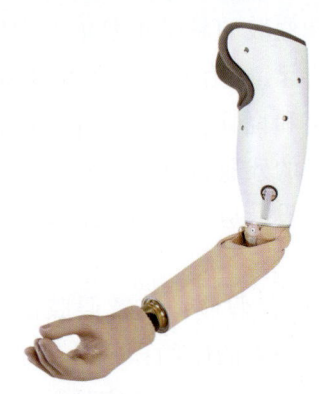

图8-3-29　上臂假肢

（6）肩离断假肢：肩离断假肢的接受腔为包肩式，通常半肩甲带离断的截肢者的假肢接受腔需要包裹更大的面积，以便有效的悬吊。肩关节离断截肢者应当首选装饰性假肢，其他类假肢的装配效果还有待于进一步探讨（图8-3-30）。

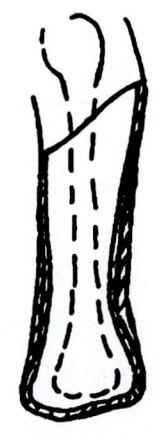

图8-3-28　肘离断假肢接受腔

（5）上臂假肢：所有的上臂假肢接受腔都必须制作成双层的，主要原因是截肢者穿戴假肢后残肢会出汗，这些汗水不能直接流到假肢部件上，如果流到金属部件上，将会造成金属部件的氧化，使之无法运动；汗水流到电子部件上将会造成短路，甚至烧毁部件，使假肢无法使用。

上臂假肢的接受腔应包住肩关节，这样肩关节也可以起一定的悬吊作用，尤其是索控式假肢接受腔，增大的接触面积对控制假肢是非常有利的。上臂长残肢的截肢者的假肢接受腔不能太高，这样可能会影响假肢的穿脱，有可能接受腔的外侧上缘要露出三角肌（图8-3-29）。

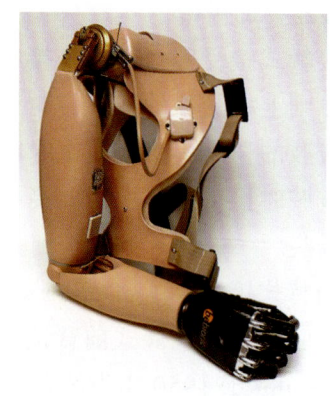

图8-3-30　肩离断假肢

二、功能性部件

（一）下肢假肢功能性部件

1. 假脚与踝关节　假脚与踝关节，亦称下肢假肢的踝足机构，是各种下肢假肢所共有的基本部件，种类很多，有各种不同的特点和适用性。目前使用最多的假脚是单轴脚和静踝脚（SACH脚）。近年来假脚的结构发展有两个主要方向：一是多轴动踝脚；二是"储能"假脚。随着电子技术的介入，智能假脚已经进入了假肢行业。

（1）静踝脚（solid ankle cushion heel）：

简称SACH脚（图8-3-31）。SACH脚与单轴脚不同，SACH脚没有一个活动的踝关节，假肢的小腿和脚是用螺丝固定在一起的。假脚整体用橡胶或聚氨酯材料制成，脚后跟处有一个楔形的、弹性好的软垫。行走时，这一软垫起的作用与单轴脚的跖屈缓冲块的作用相似，而类似于单轴脚背屈缓冲块的作用则是靠胶质假脚前掌的整体变形来实现的。假脚的整体都具有一定的弹性，SACH脚能允许一定的内外翻和水平转动。由于其结构简单，基本上不需要维修，重量很轻，因此降低了运动时的能量消耗。SACH脚的外观可以做得与真实的脚一样，在脚和小腿之间没有像动踝脚那样的缝隙。SACH脚的缺点是其不能像单轴脚一样很方便地调整脚的跖屈和背屈角度，如果鞋的后跟硬，在不平的路面上行走，穿SACH脚的稳定性不如万向脚好。随着橡胶材料的老化，SACH脚会逐渐失去弹性，脚前部跖趾关节处也会因反复折曲而断裂。

脚。单轴脚的主要优点是其可以允许假脚有比较大的跖屈和背屈运动。单轴脚动踝后方的跖屈缓冲块硬度较低，使脚跟落地时的冲击力大部分被吸收，因此有助于提高膝关节的稳定性。通过调节前后缓冲块的弹性，可以使假脚适应不同截肢者的需要。足趾部分在受力时的弯曲变形，使行走较为自然、舒适。单轴脚的缺点是只能有跖屈、背屈运动，无法实现内外翻及水平面上的转动，所以在不平路面行走时不能补偿其他方向的受力。与固定踝类的假脚相比，单轴脚较重，其外观也不如固定踝假脚好。

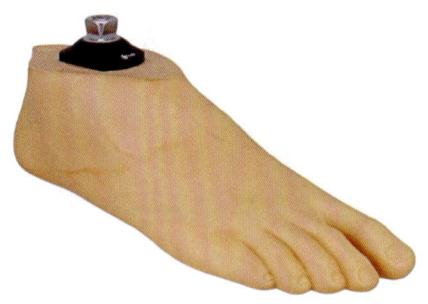

图8-3-32　单轴脚

（3）万向脚（multi-axis foot）：通常是用一块可以允许任何方向运动的弹性块作为假肢小腿部分与假脚之间的连接件，如图8-3-33所示的德国的万向脚——Greissinger脚的基本构造，这种假脚能够减少假肢其他部件在侧向和水平面上的受力，实现内外翻及水平转动，适合于截肢者在不同路面上的行走。万向脚的缺点是结构复杂，维修需求高，价格较贵，重量较大。

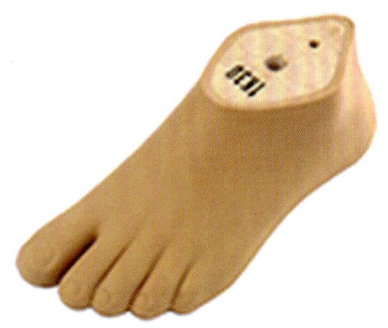

图8-3-31　静踝脚

（2）单轴脚（single foot）（图8-3-32）：单轴脚是一种动踝脚，主要机械部件是一根垂直于矢状面的旋转轴。假肢的小腿部分和脚之间可以围绕这根旋转做相对转动，从而实现假脚的跖屈和背屈。在旋转轴的前后各有一块用硬橡胶做的弹性缓冲块，以适应假脚踝关节所受的跖屈和背屈的力。假脚的主体部分是用杨木制成的，其底面及前部足趾部分则是橡胶或聚氨酯材料制作的，因此称为木胶脚或聚氨酯

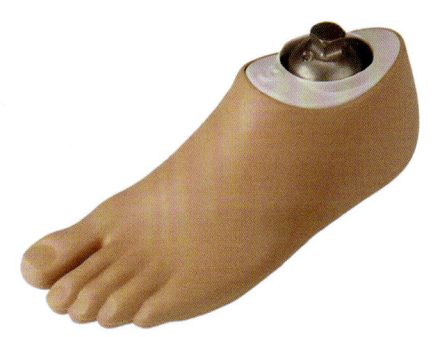

图8-3-33　万向脚

（4）"储能"脚（storage foot；图 8-3-34）："储能"脚为 SACH 脚的变种，属于固定踝类的假脚，其样式很多。图 8-3-34A 表示了 Seattle "储能"脚的内部结构。"储能"脚主要特征是有一个用特殊弹性材料做的脚芯，称为"龙骨"，外面用聚氨酯铸成脚的形状。"储能"脚是为了适应截肢者运动的需求而发展起来的。使用弹性"龙骨"是为了让假脚具有良好的回弹性或称"储能"性。这样假脚就能在运动时对人的小腿有一个助力，部分地代偿截肢者失去的腿部肌肉的功能。"储能"脚（图 8-3-34F）由 ABS 工程塑料或碳素纤维材料制作，质轻、回弹性好，适合于下肢截肢者活动量较大者选用。

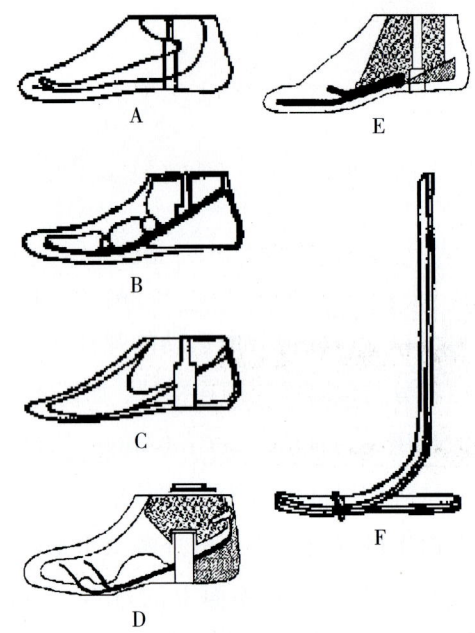

A. Seattle "储能"脚；B. STEN "储能"脚；C. 动力"储能"脚；D. SAFE "储能"脚；E. Carbon Copy Ⅱ "储能"脚；F. Modular Ⅲ "储能"脚

图 8-3-34 "储能"脚

（5）智能假脚（图 8-3-35）：这是一种由计算机控制的假脚，其主要结构是由碳素纤维材料制成，具有"储能"脚的所有特性。智能假脚最大的特点是踝关节由计算机控制，可以根据坡路的坡度自动调整踝关节的跖屈或背屈角度，还可以在截肢者坐下时自动调整踝关节在跖屈角度，使假脚更自然地平放在地面；截肢者可根据不同高度的鞋跟自行调节假脚的鞋跟高度，从而可适应在外社交场合穿高跟鞋而回家又需要穿拖鞋的情况。截肢者也可以用手机 APP 自己进行个性化设置，以达到参数的最优化。

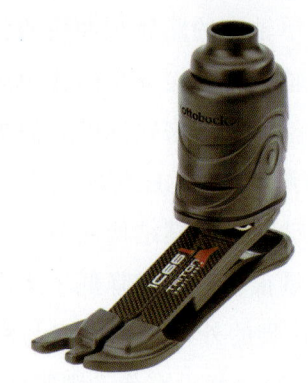

图 8-3-35 智能假脚

2. 膝关节　膝关节的功能在大腿假肢中起到至关重要的作用，对于假肢的安全性尤其重要，也是假肢良好步态的基础，其核心地位仅次于接受腔。

（1）人在行走及其他活动中对膝关节运动性能的要求如下。

1）稳定性要求：膝关节在受力条件下要稳定，不能造成截肢者跌倒。

2）助伸要求：在向前迈步时能够代偿股四头肌的功能，带动小腿向前摆动。

3）摆动期控制要求：在摆动初期，大腿前摆，小腿落后，脚后跟不能抬得过高；在摆动中期使小腿加速；摆动结束时能使小腿减速，不让腿伸直时有过大的冲击，引起膝关节的碰撞声。另外还有体积小、重量轻、强度大、寿命长等要求。不过在假肢实践中，膝关节的功能、体积和价格总是绕不开的矛盾。

4）支撑期控制要求：在支撑初期脚跟着地时，膝关节不能弯曲或在可个性化设置膝关节支撑期屈曲阻尼的前提下可弯曲。

（2）膝关节的分类：膝关节分类有很多种方法，主要有下面几种。

1）按照默认状态分类：可分为默认支撑期膝关节和默认摆动期膝关节。

默认支撑期膝关节是指假肢始终处于支撑期的大阻尼状态，只有当假肢满足进入摆动期的条件时，才可进入摆动期的小阻尼状态。当假肢进入支撑期时，膝关节可以屈曲，但是必须有可个性化设置的支撑期屈曲阻尼；这样可以保证在一个步态周期中膝关节在支撑期可以模拟正常人的支撑期屈曲功能，为完美的步态创造了必要条件，大大节省体能的消耗。这类膝关节的主要区别是膝关节的支撑期屈曲阻尼与摆动期的屈曲阻尼不同，且可分别个性化设置。

2）按照材料分类：可分为塑料膝关节、铝合金膝关节、不锈钢膝关节、钛合金膝关节等。

塑料材料膝关节在现在已经很少见到了，由于其综合机械性能较差，基本被市场淘汰了。铝合金膝关节重量轻，机械性能优越，特别是超硬铝合金具有显著的特点，高档假肢膝关节大部分采用超硬铝合金材料。不锈钢材料较重，对于不太关注假肢重量的截肢者还是很实用的，其低廉的价格更是普及型假肢的首选。钛合金材料的造价很高，其综合机械性能比铝合金要好，适合中高档假肢选用。

3）按照阻尼机构分类：可分为机械摩擦阻尼膝关节、气压阻尼膝关节和液压阻尼膝关节等。

机械摩擦阻尼膝关节很多都采用摩擦方式来调整阻尼力矩，应用比较广泛的是定摩擦式，它一般在假肢装配时根据截肢者情况一次性调定，关节转动过程中阻尼力矩固定不变。由定摩擦式发展出了一种可变摩擦式阻尼器，其原理是利用电机等驱动装置控制摩擦阻尼机构，使关节阻尼力矩可以根据需要进行自动调整。

气压阻尼膝关节有两种主要形式，一种是气压缸两端分别于大腿和小腿的假肢部件相铰接，屈伸膝时气缸缸体随之摆动的摆动缸式；另一种是气缸活塞的推杆有一个活动的铰链，气缸缸体在小腿上固定不动，屈伸膝时气缸缸体不随之摆动的固定缸式。无论是哪种方式，当膝关节转动屈伸膝时，活塞推杆都推动活塞，使气缸内的气体经过节流阀流出形成阻尼。通过调节节流阀面积的大小，就可以达到调控阻尼改善摆动期步态的目的。

由于气压阻尼的最大值不能达到支撑期屈曲控制所需要的阻尼值，因此气压阻尼膝关节就不可能控制支撑期的稳定性，气压阻尼的膝关节在支撑期的控制只能采用其他方式。

液压阻尼膝关节与气压阻尼膝关节的工作原理基本相同，主要区别在于缸内的介质是液体。由于同样截面积的液压缸比气压缸提供的阻力要大，因此液压膝关节不仅可以用于控制假肢的摆动期，而且还可以控制支撑期的稳定性。

4）按照助伸装置的位置分类：可分为内助伸膝关节和外助伸膝关节。

内助伸装置是绝大部分膝关节都采用的，由于其助伸装置在关节体内部，其体积可以做的比较小巧；而外助伸装置的膝关节，助伸装置在膝关节外部，当其作用时会影响到与相接触部件的寿命，可能还会发出声音，因此现在已经很少采用了。

5）按照膝关节轴分类：可分为单轴膝关节和多轴膝关节。

单轴膝关节是指只有一个回转轴的假肢膝关节，其优点是摆动期灵活，缺点是支撑期稳定性差（承重自锁、手动锁和具有支撑期控制的液压膝关节除外）。单轴膝关节比较适合活动量大、残肢长、控制能力良好的年轻截肢者，以实现比较高的运动功能要求。

多轴膝关节是指有多个回转轴的膝关节，其优点是：①膝关节转动中心随屈膝角度变化，如果轴心位置设置合理，可以很好地模拟正常膝关节的运动轨迹，膝关节转动中心随膝关节屈曲角度的变化而变化，这种变化叫作瞬时转动中心。②在支撑期，瞬时转动中心位置比单轴膝的要高和后移得多，使安全性能更高。③由于膝关节瞬时转动中心的变化，使多轴膝关节假肢末端的离地间隙较大，有利于在不平路面上行走；④在摆动期中期或者坐下时，膝关节下降到正常位置，能有效改善截肢者的坐姿。单轴膝关节与多轴膝关节转动中心的变化如图 8-3-36 所示。

多轴膝关节通常由多个连杆机构组成，四连杆机构的膝关节是最为典型的设计。

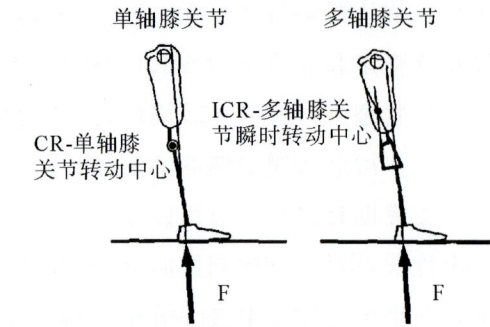

CR（centre of rotation）：转动中心；ICR（instant centre of rotation）：瞬时转动中心；F（force）：地面反作用力

图 8-3-36　单轴与多轴膝关节转动中心的变化

6）按照功能分类：详见表 8-3-1。

表 8-3-1　膝关节按功能分类

	1 类：没有摆动期控制功能的膝关节
0 型	A. 没有摆动期控制机构的手动解除式锁定膝关节 B. 没有摆动期控制机构的自动解除式锁定膝关节
	2 类：具有摆动期控制功能的膝关节
1 型	C. 在摆动期间加一定屈伸阻力的单轴膝关节（定摩擦膝）
2 型	D. 在摆动期间的特定时间加大屈伸阻力的单轴膝关节（可变摩擦膝）
3 型	E. 具有液压摆动期控制机构的单轴膝 F. 具有气压摆动期控制机构的单轴膝
	3 类：具有摆动期和支撑期控制功能的膝关节
1 型	G. 可转变为定摩擦摆动期控制膝关节的手动解除式膝关节 H. 在定摩擦机构中增加承重制动机构的单轴膝关节 I. 具有定摩擦摆动期控制机构的多轴膝关节
2 型	J. 在可变摩擦机构中增加承重制动机构的单轴膝关节
3 型	K. 具有液压摆动期和支撑期两种控制机构的单轴膝关节 L. 在气压摆动期控制机构中增加承重制动机构的单轴膝关节 M. 具有液压摆动期控制机构的多轴膝关节 N. 具有气压摆动期控制机构的多轴膝关节

（3）假肢膝关节的支撑期稳定性控制机构

1）手控带锁膝关节是最简单的控制膝关节支撑期的稳定性的机构。一旦锁上，膝关节就保持在伸直位，不能屈曲，确保了膝关节在站立和行走时的稳定。当需要坐下时，用手把膝关节锁打开，膝关节就可以弯曲（图 8-3-37）。

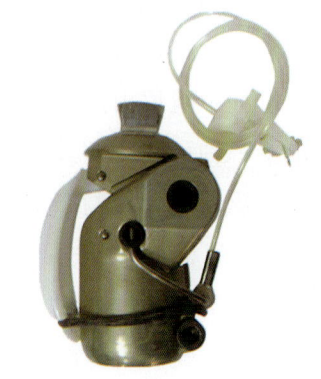

图 8-3-37　手控带锁膝关节

2）力线封锁是传统上最常用的保证膝关节支撑期稳定性的方法，即在假肢装配对线时使膝关节轴心位于假肢承重线的后方，靠重力的作用使膝关节在支撑期初期到中期保持稳定。根据截肢者的活动程度和控制能力不同，对力线偏移的调整要求也不同。通常气压式膝关节设计成多轴机构，在支撑期时的稳定性也是由于瞬时转动中心的存在而保持稳定。

3）承重自锁关节一般有两个可以相对运动的摩擦面，在平常状态下两层不接触；当假肢支撑重力时，靠重力使摩擦面压紧，摩擦力就阻止了进一步的相对运动（图8-3-38）。设计得好的承重自锁机构能使膝关节在有一定屈曲角度时仍能保持稳定。如果假肢承重不足，则稳定性不能保证。

4）液压膝关节的支撑期稳定机构有以下几种类型。

①单轴液压膝关节：由于膝关节本身是单轴结构，支撑期的稳定性主要由截肢者自身在支撑初期（即足跟着地时）的髋关节伸展来控制（具有支撑期屈曲阻尼控制的膝关节除外），这里要求膝关节在对线时，承重线一定要位于膝关节转动中心的前面（图8-3-39）。

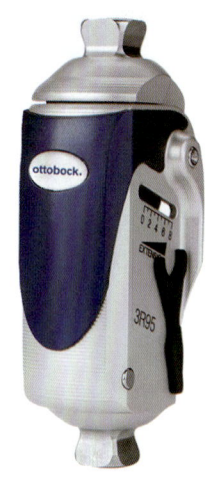

图8-3-39　单轴液压膝关节

②多轴液压膝关节：由于多轴液压膝关节的瞬时转动中心位于承重线后面，这是由膝关节自身的结构来决定的，其稳定原理与多轴普通膝关节一样（图8-3-40）。

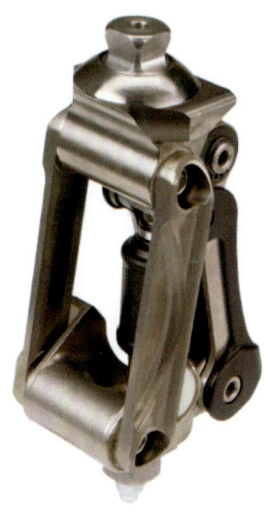

图8-3-40　多轴液压膝关节

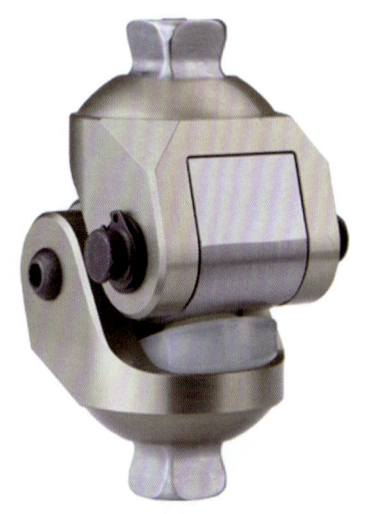

图8-3-38　承重自锁膝关节

③弹性屈膝保险：弹性屈膝保险的功能是当假肢处于支撑初期时，由于膝关节受到体重对于它的作用力，这个力会让膝关节在约15°的范围内屈膝，在屈膝的同时膝关节还提供可根据体重进行调节的支撑期阻尼，这样既有膝关节的屈膝，又有可控的屈膝阻尼，可以保证膝关节在一个步态周期内有两次屈膝，完美地模拟正常人的步态，对减少截肢者穿假肢行走的体能消耗提供了有力的保障(图8-3-41)。

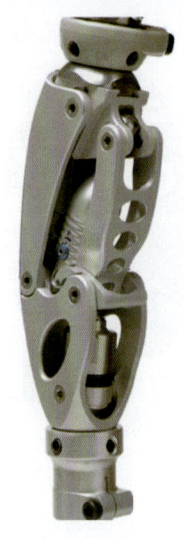

图 8-3-41 带弹性屈膝保险的膝关节

④支撑期屈曲阻尼控制（通常是单轴膝关节）：指膝关节的支撑初期受到由体重作用在膝关节的力，如果这个力大于可调节的膝关节启动承重量，膝关节将进入支撑期的屈曲阻尼状态，且这个阻尼可根据截肢者的体重个性化设置，从而使这个膝关节可以具有交替下楼或斜坡的功能。而当膝关节进入支撑末期时，由于膝关节所受的力小于膝关节的启动承重量，使膝关节不能进入支撑期控制，只能处于摆动期。

这种膝关节是一个单轴膝关节，其可以分成以下几个部分（图 8-3-42）。

c.带伸展辅助机构和小腿连接管夹紧套的下关节体。

d.关节中部一方面通过膝轴与上关节体相连接，另一方面它又通过摆动轴与下关节体相连接。关节承重时，上、下关节体会绕着摆动轴做相对运动，位于其间的橡胶缓冲块就会受到压缩，进而使"支撑期节流阀门间隙"变窄，液压阻尼变大，直至达到事先调节好的最小间隙为止，这样就可以使关节在支撑期得到一个确保关节支撑稳定性的屈曲缓冲阻尼。通过改变节流阀门最小间隙的大小，可以根据关节的承重量来调节这个确保关节支撑期稳定性的屈曲阻尼的强度，这个屈曲缓冲阻尼的大小不随关节在支撑期的屈曲角度的变化而改变，这个支撑期屈曲阻尼在假肢前脚掌触地或关节的承重量消失时，会自动被取消。

⑤智能控制：由 CPU 根据传感器提供的数据，判断膝关节的状态，从而控制膝关节的阻尼；当满足膝关节进入摆动期的条件时，膝关节进入摆动期控制；当膝关节不满足摆动期条件时，膝关节进入支撑期控制或安全模式（进入安全模式还需满足其他条件）。膝关节的屈曲和伸展阻尼在膝关节处在不同的角度时是实时变化的，特别是当膝关节处于伸展末期时，会自动增加伸展阻尼，从而可以有效地控制膝关节伸展时的撞击，确保步态的完美（图 8-3-43）。

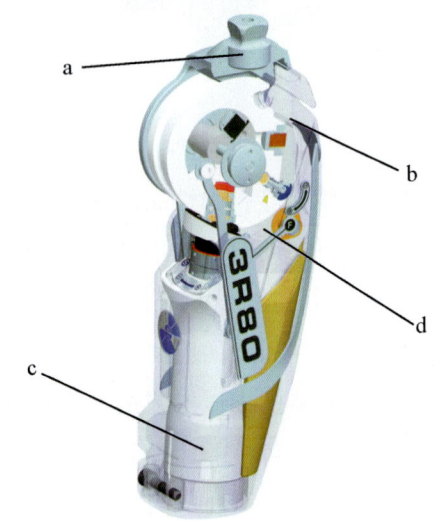

图 8-3-42 带支撑期屈曲阻尼控制的膝关节

a.带可调四棱锥芯的上关节体。
b.作为回转式液压控制装置外罩的关节中部。

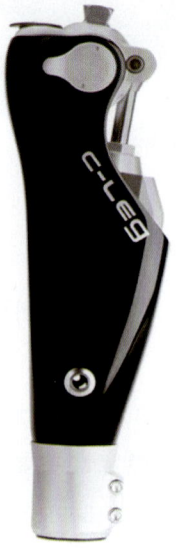

图 8-3-43 智能控制膝关节

（4）假肢膝关节的摆动期控制机构：传统的膝关节摆动期控制方法是利用滑动摩擦

阻尼，即让膝关节相对运动的表面具有一定的摩擦力。在摆动初期，大腿前摆，小腿落后，膝关节有屈曲运动趋势，摩擦力对抗这一运动趋势，帮助带动小腿前摆；而在摆动末期，大腿停止摆动，小腿由于惯性机械摆动，膝关节呈伸展运动趋势，摩擦力则对抗此趋势，使小腿摆动减速。这种摩擦阻尼是不随运动速度大小而改变的，因此对于一定的行走速度，有一个最佳的阻尼状态；如果希望很快或很慢地行走，则有必要手动调整阻尼的大小。目前假肢膝关节也采用气压、液压阻尼的方式来实现假肢膝关节摆动期的控制。如图8-3-44所示，是较典型的液压摆动期控制机构，其是由一个液压缸来提供控制膝关节摆动期所需要的阻尼，与机械摩擦阻尼不同，液压装置提供液压阻尼是通过控制在连接上下缸体中间油路上的节流阀的流量来控制活塞上下移动的速度实现的，达到控制膝关节的转动速度。液压阻尼与运动速度呈正比，因此其在一定的速度范围内可以实现较好地适应步行速度的变化，大大改善了摆动期控制的性能。

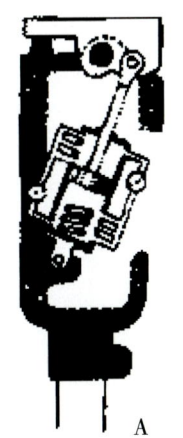 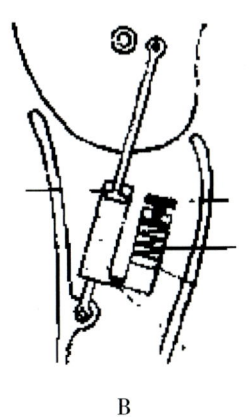

A.流量调节液压膝关节；B.终点阻尼液压膝关节

图8-3-44　两种典型膝关节液压摆动期控制机构原理图

另外一种液压摆动期控制的膝关节，可以在膝关节摆动到即将伸直位时，由于液压缸的结构设计不同，此时可以提供较大的终点阻尼，从而确定膝关节不会产生撞击。

智能型假肢膝关节的摆动期是由微处理器控制的，微处理器根据传感器提供过的数据，判定膝关节的状态，从而根据膝关节所处的状态调节液压缸的阀门，达到合理控制膝关节的摆动期阻尼的要求，其目的是使膝关节的摆动更加接近正常人的摆动。

3. 髋关节　髋离断假肢有带锁与不带锁之分，通常带锁的髋关节适用于年老体弱者、半骨盆切除者等特别需要髋关节安全稳定的截肢者。髋关节多用铝合金或钛合金制作，支撑期的稳定性由假肢的对线决定，而摆动期控制由机械或液压装置控制（图8-3-45）。

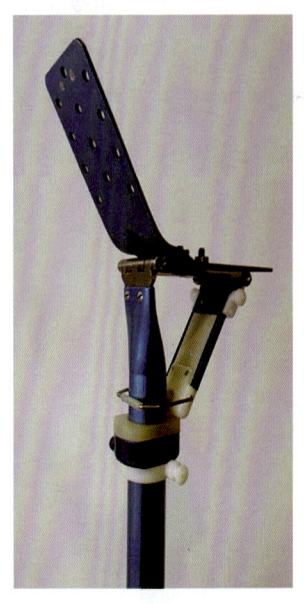

图8-3-45　机械式摆动期控制髋关节

目前大部分机械式摆动期控制髋关节安装在接受腔的下面，这样会造成截肢者在坐下时，骨盆不一样高，即截肢侧高，使截肢者长时间坐下会感觉不舒服。但是这种髋关节价格较低，也比较容易控制，可有带锁或不带锁之分。而液压摆动期控制的髋关节安装在接受腔的前下方，当截肢者坐下时骨盆是水平的，长时间坐位时不会感觉不舒适，但是在坐下时截肢侧大腿部分会略比健侧肢体的大腿部分长（图8-3-46）。

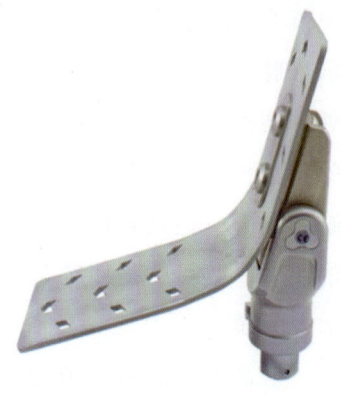

图 8-3-46　液压式摆动期控制髋关节

三维空间扭转髋关节（图 8-3-47）：我们在行走时骨盆在水平面有约 ±4° 的旋转，这无形中给假肢的步态造成很大的影响。为了弥补这个缺陷，研究人员设计了一种可以在屈伸时伴有水平方向扭转髋关节，其结果是髋关节在三维空间的扭转正好抵消人体髋关节的扭转，使假肢始终朝着正前方迈步，极大地改善了髋离断假肢的步态，其液压式摆动期控制更是使步态效果提升了一大截。

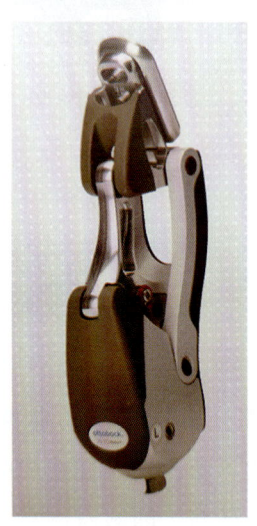

图 8-3-47　三维空间扭转髋关节

（二）上肢假肢功能性部件

上肢假肢功能性部件可以按照控制方式不同分为装饰性、索控式和肌电控制 3 类，也可将索控式与肌电控制混合安装称为混合式。

1. 手头与腕关节

（1）装饰性假手与腕关节：装饰性假手又称美容手，是为了弥补上肢外观缺陷，以恢复手外观为装配的主要目的、注重肢体外观形状的假肢。这种假手将装饰外观和身体平衡作为首要考虑的因素，多用于包括腕离断及其以上的截肢平面。

1）骨骼式假手：是将各个部件固定在支架上，具有结构简单、轻便和利用健侧手被动打开的特点，在外部套美容手套后外观较好（图 8-3-48）。有的产品还具有握力可调功能。由于这类假手具有对掌捏合功能，因此目前都设计成对掌式。

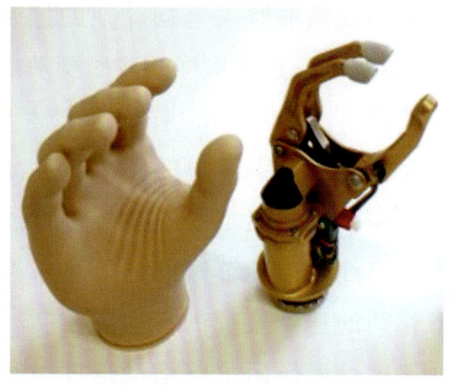

图 8-3-48　骨骼式假手

与骨骼式装饰性假手配套的腕关节主要有 3 种。

①不带屈腕式骨骼式腕关节：由铝合金及尼龙制成，通过螺纹与骨骼式假手或发泡式假手连接，旋腕的摩擦力阻力可调。这类腕关节也适合于上臂及肩关节离断截肢者安装（图 8-3-49）。

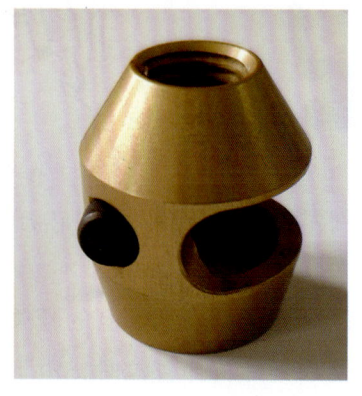

图 8-3-49　不带屈腕式骨骼式腕关节

②带屈腕式骨骼式腕关节：由铝合金及尼龙制成，通过螺纹与骨骼式假手或发泡式假手连接，旋腕的摩擦力阻力可调，且腕关节可屈腕。这类腕关节也适合于上臂及肩关节离断截肢者安装（图8-3-50）。

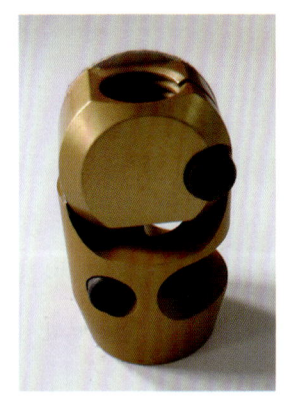

图8-3-50　带屈腕式骨骼式腕关节

③摩擦式腕关节：由尼龙、铝合金及合成橡胶制成。当腕关节旋紧时，由于橡胶圈被压缩，故在轴向产生压力，压缩橡胶圈，使腕关节在旋转时有一定的摩擦力，摩擦力的大小可以通过腕关节旋紧的程度决定。这类腕关节也适合于前臂截肢者安装（图8-3-51）。

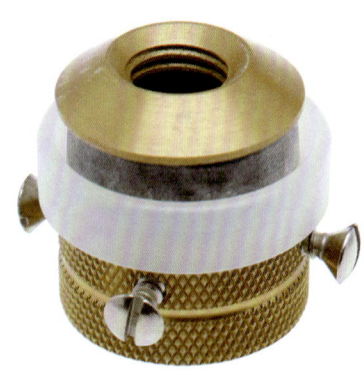

图8-3-51　摩擦式腕关节

2）发泡式假手：发泡式假手由聚氨酯类材料发泡而成，不具备捏合功能，因此可以做成与正常手一样的外形，腕部为椭圆形，与健侧腕关节形状相近。此类手的外形比骨骼式假手更加逼真，手指可以根据截肢者需要进行适当的弯曲，以达到手形更加逼真的效果，但是不具备抓握物体的功能（图8-3-52）。

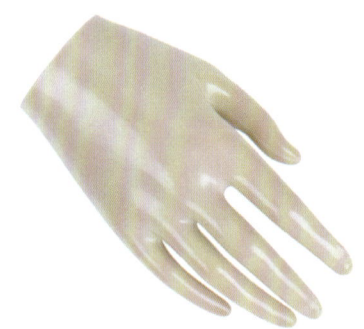

图8-3-52　发泡式假手

与发泡式假手配套的腕关节：此类腕关节由杨木及尼龙制成，可以将木制材料部分打磨成椭圆形，与发泡式假手相匹配。尼龙部分制成螺纹状，与假手相连（图8-3-53）。

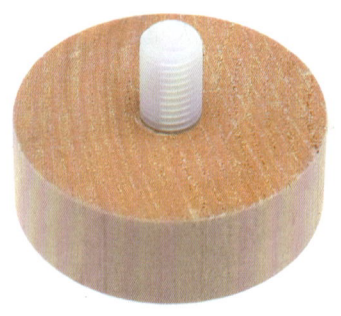

图8-3-53　发泡式假手腕关节

（2）索控式假手与腕关节

1）机械手：又称功能手或索控式假手，是一种自身力源的假手，也是主动型手的一种。索控式假手通常分为壳式和骨骼式两种。索控式假手在前臂截肢者中应用较多，可以满足截肢者日常生活的基本需要，具有手的外形，由截肢者自身的残肢和健侧肢体的关节协调运动，通过牵引索控制，完成假手的开合。

机械式假手可分为常闭式假手和常开式假手两类。常闭式假手（图8-3-54）顾名思义是指在没有外力作用下假手处于闭合状态且自锁，当有外力作用时，随着牵引索的行程增大，假手的张开距离也随着增大；当外力取消时，假手依靠手内的弹簧自动闭合或握住物体。常开式假手（图8-3-55）是指在没有外力作用时，假手处于张开状态，当需要闭合抓取物体时，随牵引索的行程假手闭合，闭合时的握力与牵引索的行程成正比，可以由截肢者自行控制，但是握力很难精确控制，因此，在抓取易碎的物体时较难掌握。当外力取消时，假手可自行张开，这种假手对于需要长时间握住物体的情况时，几乎无法控制；也有的假手设计成任意位置自锁的结构，这种假手结构较复杂。

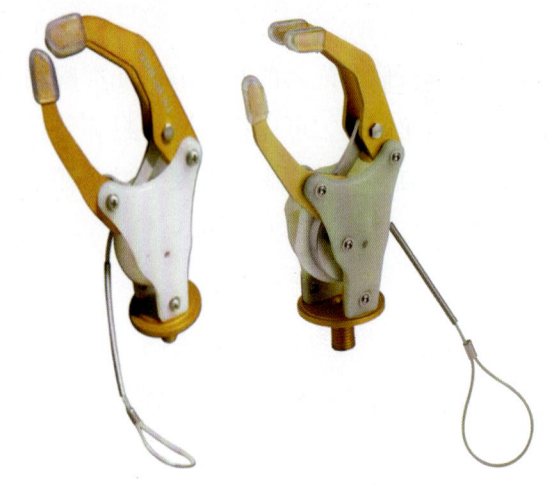

图 8-3-54　常闭式假手　　图 8-3-55　常开式假手

2）钩状手：由金属材料制成，其外部没有装饰手套，形状各异，例如钩状（图 8-3-56）、环状等。可根据患者日常生活特点选用各种不同形状的假手，各种假手之间可以快速更换。由于这类假手的形状不是手的形状，目前在国内已很少使用。

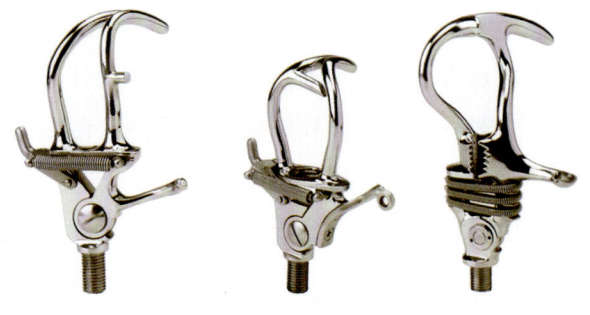

图 8-3-56　钩状手

3）工具手：由金属材料制成，其工作部分由各种生活中的实用物体经过特殊改造而成，如：牙刷、梳子、餐刀、餐匙等，这些用具的一端经过改造可以与假肢进行快速更换，从而满足日常生活的不同需要（图 8-3-57）。

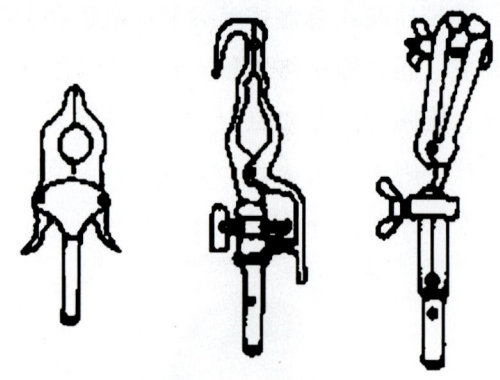

图 8-3-57　工具手

4）腕关节：腕关节的主要作用是连接手头与前臂，常用的有两种形式。①摩擦式腕关节（图 8-3-51），由尼龙、铝合金及合成橡胶制成，当腕关节旋紧时，由于橡胶圈被压缩，故在轴向产生压力，压缩橡胶圈，使腕关节在旋转时有一定的摩擦力，摩擦力的大小可以通过腕关节旋紧的程度决定。②万向摩擦式腕关节（图 8-3-58），此腕关节是在上述摩擦式腕关节的基础上增加了球面连接，使腕关节可以具有万向功能。

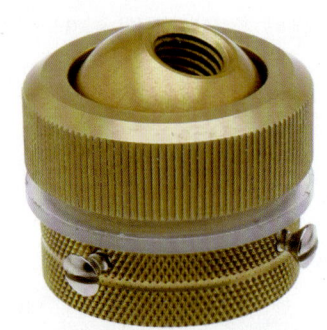

图 8-3-58　万向摩擦式腕关节

（3）肌电控制手头与腕关节：肌电式假手是用截肢者残肢发出的肌电信号控制假手的，是体外力源假肢的一种。动力由锂离子电池提供。

1）按照电极数量可分为单电极式与双电极式。双电极式假手：是指假手的控制需要两个电极，一个电极控制假手的张开，另一个电极控制假手的闭合，这种方式最符合日常生活的方式。而单电极式假手适合于没有肌电信号、只有一侧可以检测到肌电信号或双侧肌电信号无法分离的患者。

2）假手有不同的大小尺寸。控制系统的选择与截肢者的肌电信号水平有关，尺寸的大小与截肢者健侧手的尺寸有关；按照年龄与性别选择不是很好的选择方法，按照截肢者健侧手的实际尺寸选择较为准确。常见的尺寸规格见表8-3-2。

表8-3-2　常见假手尺寸规格

手头规格（″）	手掌围长（mm）	中指长度（mm）	腕关节直径（mm）	适合人群
7	177	67	40	少年
7	185	76	45	成年女性
7	197	78	50	成年男性
8	210	80	54	成年男性

3）按照控制系统信号处理方式可分为数字控制与模拟控制。数字控制方式的优点是信号在传输过程中的损耗最小，在采用微处理器控制时，可以通过软件的编程达到多种控制模式，以方便不同截肢者选择，且可靠性非常高。

4）阈值控制与比例控制模式。阈值控制适合于肌电信号较低的患者，其达不到高电平（>50μV）输出的要求，这种假手的抓握速度与握力是恒定的。而比例控制假手可以根据患者的肌电信号大小成比例地控制假手的抓握速度和握力，为精细抓握提供条件。通常采用脉宽调速的方式控制假手的运动速度（图8-3-59）。

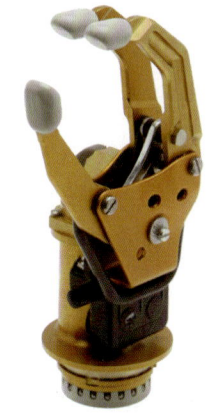

图8-3-59　比例控制假手

5）加速感应手是在假手的基础上发展起来的，其除了具有假手的全部功能外，还增加了传感器。当手中的物体重量增加时，传感器会将这一变化的信息传给微处理器，微处理器经过计算会将增加握力的信号输出给电机，使假手自动增加握力，以保证手中抓握的物体不会滑落。这一技术的采用，使抓握物体更加轻松自如，不必时刻担心物体滑落，特别是截肢者肌电信号很弱时无法用较大的握力抓握物体的情况（图8-3-60）。

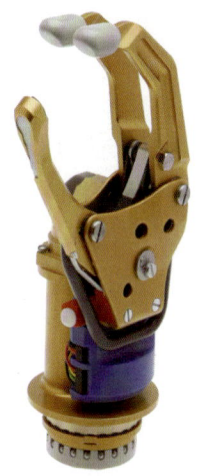

图8-3-60　加速感应手

6）超级仿生手。目前还有一种多自由度超级仿生手，每个手指都有一个电机，通过微处理器的处理将两路肌电信号的不同组合进行编码，从而达到各个手指的不同组合动作，可以实现多种方式的抓握，例如三指捏笔写字、拇指与示指的精细抓握、鼠标模式和握拳等多种动作（图8-3-61）。

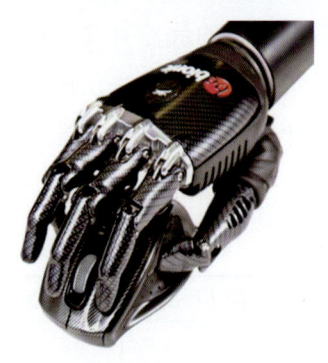

图 8-3-61　超级仿生手

2. 腕关节　肌电假肢的腕关节通常只有旋腕功能或屈腕功能，二者不能同时具备；有的厂家将腕关节与手头安装在一起，不能分离，因此在选择假肢时应当考虑残肢的长度是否允许安装腕关节；也有的厂家腕关节与手头可以分别选择。

肌电控制旋腕腕关节（图 8-3-62），可以 360° 双向旋转，旋转速度可控，并有一定的自锁力矩。

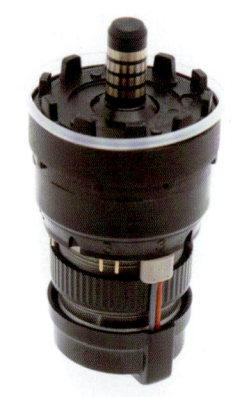

图 8-3-62　肌电控制旋腕腕关节

肌电控制可屈伸腕关节（图 8-3-63）可以由肌电信号控制腕关节的屈伸，为 0°~45°。

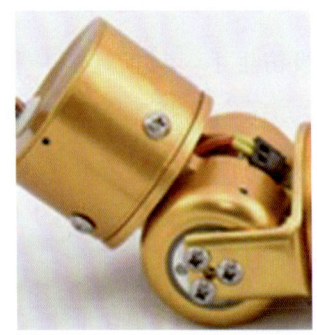

图 8-3-63　肌电控制可屈伸腕关节

腕关节由一个叫作四通道控制器的控制部件控制，可将两个电极产生的信号，经过处理变为四路信号，从而完成手头的抓握和腕关节的双向旋转（图 8-3-64）。四通道控制器可由假肢师根据截肢者的肌电信号的状态进行个性化设置，也就是说可有根据截肢者的肌电信号不同设置不同的切换方式。

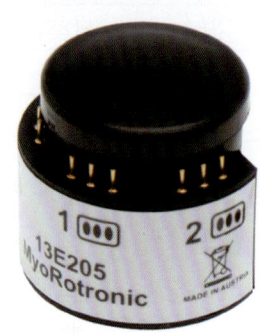

图 8-3-64　四通道控制器

方式一：不需要切换。屈腕肌群信号控制假手的闭合与腕关节的旋前，当屈腕肌群慢速收缩时，假手闭合；当屈腕肌群快速收缩时，腕关节旋前。伸腕肌群信号控制假手打开和腕关节旋后，控制方法如上述。此种方式的特点是：①手头的开合、腕关节的旋前旋后之间不需要切换，避免了很多截肢者由于手术问题造成的无法切换的难题；②控制非常容易，肌肉的收缩速递可以通过个性化设置，满足所有截肢者的要求。

方式二：需要切换。屈腕肌群控制假手闭合，伸腕肌群控制假手打开；当需要腕关节旋转时，必须在规定的时间内屈腕肌群与伸腕肌群信号同时达到规定的数值以上，这个信号促使假肢的状态由开闭手方式转换为旋腕方式，之后放松所有肌肉，此时屈腕肌群信号控制腕关节旋前，而伸腕肌群信号控制腕关节旋后，而假手不会有任何动作产生。此种方式的特点是：①手头的开合与腕关节的旋转互相不影响；②对于不能产生满足切换条件的截肢者来说是不能安装此类假肢的。

在残肢长度允许的情况下，应当优先考虑安装具有旋腕功能的假肢，这样可以使已损失的腕关节旋腕功能得以恢复，这在假肢实践中已得到证实；但是有些意见认为安装腕关节增加了假肢的重量，对假肢使用不利。其实重量只是增加了100g左右，而功能却大大提高了，对于截肢者来说，穿上假肢训练一段时间后，所增加的重量可以忽略不计，而功能的增加却是实实在在的。

3. 肘关节

（1）装饰性肘关节：装饰性肘关节是美容上臂假肢专用的肘关节，属于被动式肘关节，依靠健侧手来控制肘关节的屈伸和锁定。

1）骨骼式肘关节：这类肘关节的内部是由铝合金制作的骨骼式肘关节，外部需用塑料泡沫进行包装。骨骼式肘关节的外观可由假肢师按照截肢者健侧前臂的尺寸和形状打磨，外观优美、自然。带手动锁定装置，可锁定在不同的屈肘角度。肘关节的上部层压成型盘通过抽真空工艺与假肢接受腔相连，其肘关节可以屈伸、内外旋转，前臂部可以旋前和旋后（图8-3-65）。

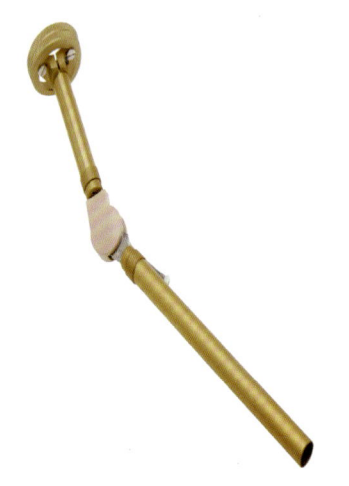

图8-3-65　骨骼式肘关节

2）壳式肘关节：这类关节的外部是预制成型的壳式结构，通常用塑料制作；内部为关节体的结构部件（图8-3-66）。

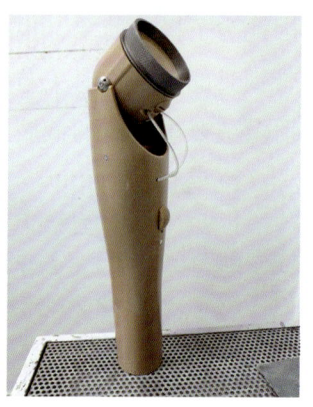

图8-3-66　壳式肘关节

3）带锁肘关节：屈肘角度可根据截肢者需求在任意位置锁定，贝伦索可以限制肘关节不能处于过伸位，上臂部可被动旋转（图8-3-67）。

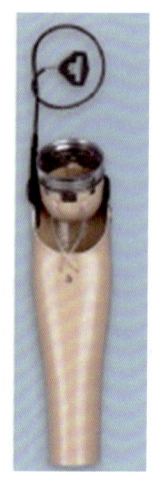

图8-3-67　带锁肘关节

4）铰链式带锁肘关节：以健侧手被动方式来实现肘关节屈曲的锁定和解除，通过棘轮锁将关节锁定在不同的屈肘位。屈肘角度可根据截肢者需求锁定，锁定位置共18个，且每隔7.2°为一个锁定位置（图8-3-68）。这种锁是由截肢者健侧手拉动锁肘牵引带来操作的，也可以使用肩背带来控制，不过若使用肩背带控制显得有些烦琐。

铰链式带锁肘关节安装在接受腔外侧，本身不占用残肢安装空间，因此可以为上臂长残肢或肘关节离断的截肢者安装使用。由于这种铰链式肘关节是双侧支条式结构，且锁具只有单侧设计，因此为了操作简单，也可以双侧支条都选用不带锁具的，这样肘关节处于自由状态，对于对肘关节要求不高的截肢者也是个不错的选择。

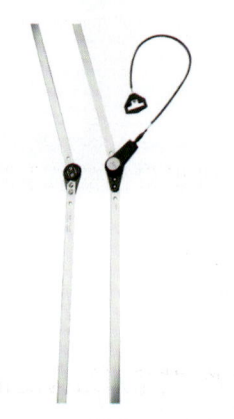

图 8-3-68　铰链式带锁肘关节

5）棘轮式肘关节：这种肘关节也是双侧支条结构，可以将肘关节通过棘轮锁定在 3 个不同的角度，且 3 个不同的角度是渐进式的；当肘关节屈曲到约 135° 时，肘关节解锁，并且回复到伸直位。肘关节的屈曲是需要借助健侧手的帮助或截肢者用抬腿的方式，触碰到前臂部以达到屈肘的目的，这样的控制方式适用于双侧上臂截肢者（图 8-3-69）。

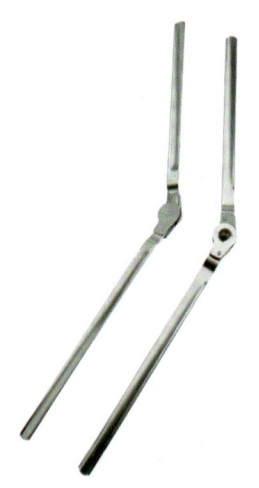

图 8-3-69　棘轮式肘关节

（2）索控式肘关节：机械式肘关节也叫索控式肘关节，是由牵引索控制肘关节的屈伸和锁定状态，对于上臂截肢者无法使用肌电控制假肢来说是个不错的选择。与体外力源型假肢相比，其具有重量轻、不需另外力源的优点，但必须佩戴索控制系统，从而影响了穿戴的舒适性。

1）铰链式锁肘关节：这种肘关节的铰链在关节体的两侧，即肱骨内外髁的位置，不占用残肢长度的安装空间，因此特别适用于肘关节离断或上臂长残肢的截肢者（图 8-3-68）。

2）组件式肘关节：这种肘关节的控制部分全部安装在肘关节体内部，因此会占用一部分安装空间，在为截肢者选择这类肘关节时，应考虑截肢者的残肢长度（图 8-3-70）。

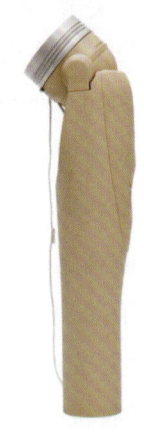

图 8-3-70　组件式肘关节

3）组件式带前臂自动平衡系统的肘关节：这种肘关节内部有一助力机构，可使前臂在摆动时自动平衡，且在肘关节屈曲时可以提供外力，帮助肘关节更容易屈曲。这个助力机构可根据截肢者情况进行个性化设置，以达到最优，尤其适合于上臂较短的残肢（图 8-3-71）。

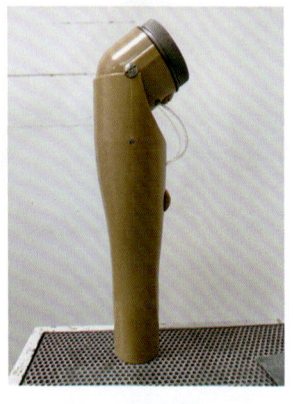

图 8-3-71　组件式带前臂自动平衡系统的肘关节

（3）肌电控制肘关节：肌电控制肘关节是由肌电信号控制的肘关节，该关节可以在肌电信号的控制下完成肘关节的屈伸，被动控制肘关节的旋转。这种关节不适合上臂长残肢和肘关节离断的截肢者安装；也有人将关节反向安装，这样可以减少上臂过长的问题。

肌电控制肘关节是上臂截肢者安装的假肢，其最少的自由度应该是二自由度，即手头的抓握和肘关节的屈伸，而三自由度增加了腕关节的旋转，这要求截肢者控制肌电信号的能力很强，必须有很好的信号切换能力，否则无法控制假肢。

1）锁定式肘关节：这类肘关节的特点是由肌电信号控制肘关节屈伸同时锁定，即肘关节在没有肌电信号时处于锁定状态，当有肌电控制信号时，肘关节可以屈伸在限定的角度的范围内（图8-3-72）。

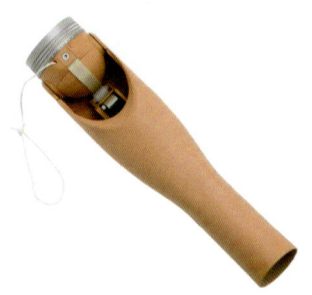

图8-3-72　锁定式肘关节

2）自由摆动式肘关节：这类肘关节的特点是由肌电信号控制肘关节屈伸同时锁定，当处于伸直状态时肘关节呈自由摆动状态，截肢者在行走时，关节可以随身体的走动而自然摆动（图8-3-73）。

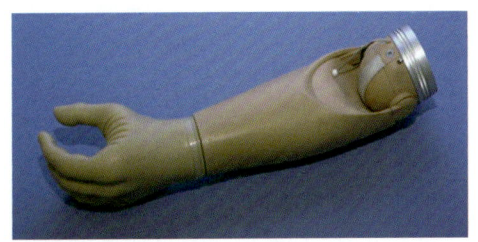

图8-3-73　自由摆动式肘关节

4. **肩关节**　装饰性假肢肩关节，这类肩关节均为骨骼式设计，该类关节适合于肩关节离断和上肢带解脱术截肢者，特别适合于放弃佩戴功能型假肢和控制功能型假肢有困难的高位截肢者。这种假肢重量轻、操作简单、只能被动运动，由组件式部件构成，并通过带连接罩的因人而异的泡沫海绵外套构成假肢的外形。包裹肩部的接受腔通过背带固定于肩胛带上。

1）万向球式肩关节（图8-3-74）：奥托博克公司的12S7是其代表作，适合于典型的肩离断截肢者，其球形结构使屈伸不受限制（安装泡沫海绵后会受到限制），外展角度受限，但不适合带有肱骨头的截肢者安装。

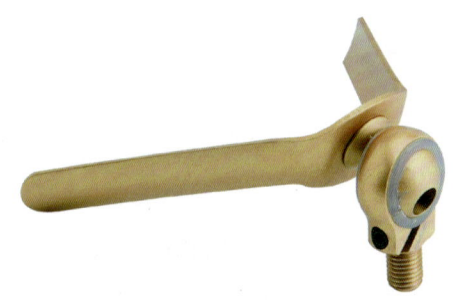

图8-3-74　万向球式肩关节

2）外展式肩关节（图8-3-75）：外展肩关节装有双轴，可完成外展和屈伸运动，且外展和屈伸运动范围不受限制（安装泡沫海绵后会受到限制），特别适合于带有肱骨头截肢者安装。肩关节可以安装在肱骨头的端部，确保假肢的肩部宽度与健侧一致。

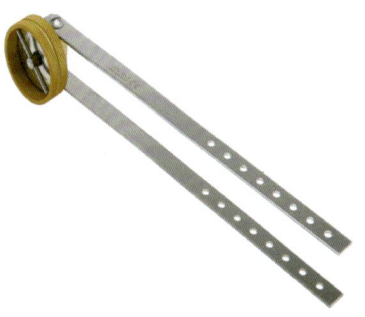

图8-3-75　外展式肩关节

三、连接部件

连接部件的主要作用是将接受腔与关节或其他功能部件之间相互连接。

1. 可旋转三爪（图8-3-76）或四爪连接器（图8-3-77） 连接器抽真空部分是由三爪形状部分组成，一般是铸钢材料制作，与其他部分的连接件是阴四棱台连接器（图8-3-78）或阳四棱台连接器（图8-3-79），适合于残肢较长的截肢者，制作简单，可在一定的范围内调整接受腔屈曲、伸展角度和内收外展角度。不足之处是一旦抽真空的接受腔制作完成，将无法改变其位置，当接受腔角度调整时，接受腔在矢状面或额状面的力线关系也随之改变，这样会大大影响整个假肢的对线。

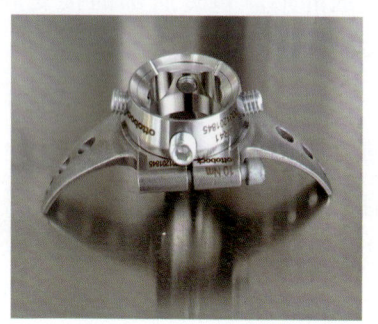

图8-3-76　可旋转三爪连接器

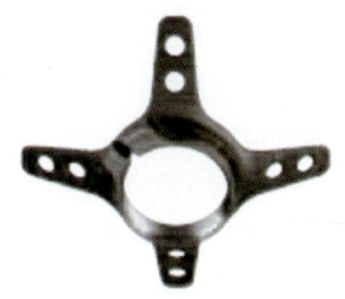

图8-3-77　可旋转四爪连接器

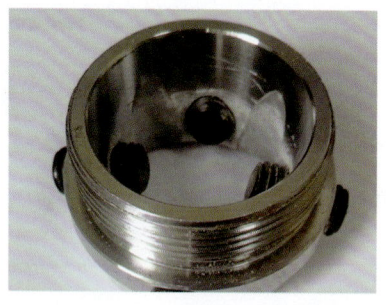

图8-3-78　阴四棱台连接器

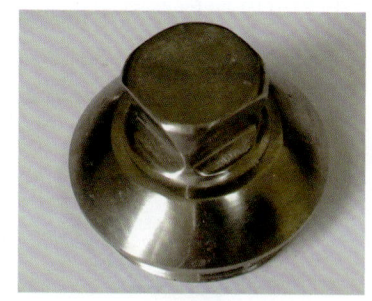

图8-3-79　阳四棱台连接器

2. 四爪连接器（图8-3-80） 四爪连接器是常见的小腿假肢连接件，一般由不锈钢、铝合金或钛合金材料制作；在接受腔的末端通过真空成型工艺一次连接到接受腔，制作简单、快速。可对接受腔在矢状面和额状面的角度进行调整。

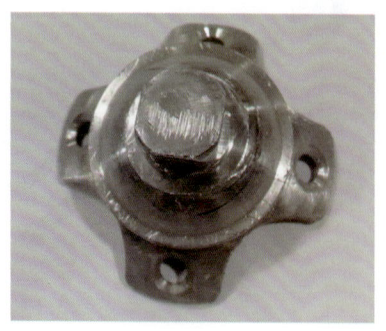

图8-3-80　四爪连接器

3. 木连接座（图8-3-81） 由杨木制成，现在也有用发硬泡的工艺制成的，另一端是塑料件里镶嵌四个螺母制成用于与其他部件的连接。适合于中等或较短残肢的假肢。需要制作两层接受腔，即在制作完内层接受腔后，在接受腔远端发硬泡，之后将木连接座粘接于硬泡端，然后将膝关节等其他部件连接。这时截肢者可以穿着整个假肢进行步态训练和假肢的对线调整。对线调整的方法是将硬泡锯开，根据对线要求重新进行粘接，这个过程可反复进行，直至达到假肢对线所需要的位置。然后再在硬泡外面进行二次抽真空，完成接受腔的制作。最大的好处是假肢的对线非常准确，为良好的步态打下了坚实的基础，也是假肢安全稳定性的基础。

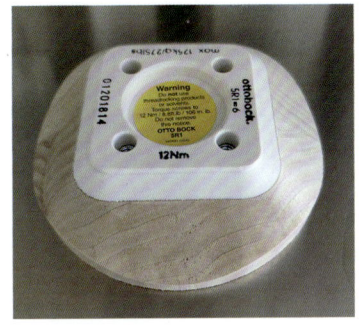

图 8-3-81　木连接座

4. 连接方盘　由不锈钢、铝合金或钛合金材料制成，连接盘的上部用四个沉头螺丝与木连接盘相连，下部是阳四棱锥或阴四棱锥结构与其他部件相连，且四棱锥结构的部件又可分为以下几种：①可旋转（图 8-3-82）或不可旋转；②四棱锥处于中心线位置；③四棱锥处于对角线平移位置；④四棱锥处于轴线平移位置。

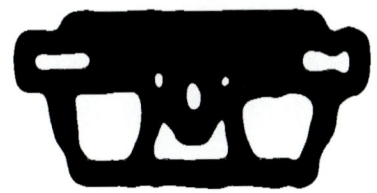

图 8-3-82　可旋转连接方盘

5. 连接头（图 8-3-83）　连接头也称为平衡调节器，由不锈钢、铝合金或钛合金材料制成，其一端是阴四棱锥结构，可与其他阳四棱锥结构件相连；另外一端是管结构，管结构有三种不同的直径，分别是 34mm、30mm 和 22mm（儿童假肢专用），可以与相应的腿管相连。

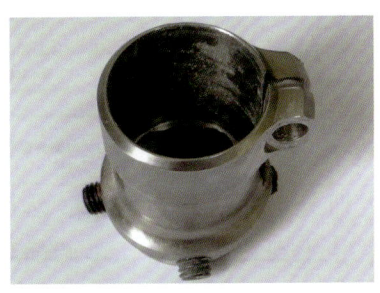

图 8-3-83　连接头

6. 连接管（图 8-3-84）　连接管分为大腿管和小腿管，只是长度不一样。连接管的一端是阳四棱锥或阴四棱锥结构，可以分别与阳四棱锥或阴四棱锥的部件相连。连接管的四棱锥部分由不锈钢、铝合金或钛合金材料制成；另外一端是管状，其直径与连接头的直径相一致，材料大部分是用铝合金制成，也有用碳素纤维制成的。

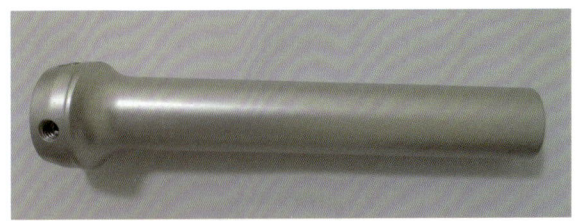

图 8-3-84　连接管

7. 盘腿器（图 8-3-85）　盘腿器的上部可与接受腔的连接件相连，下部与膝关节相连；在盘腿器上有一个按钮，按下按钮可以使接受腔以远部分可以轴向旋转，使截肢者盘腿坐下成为可能。松开按钮盘腿器可固定在规定的角度上。

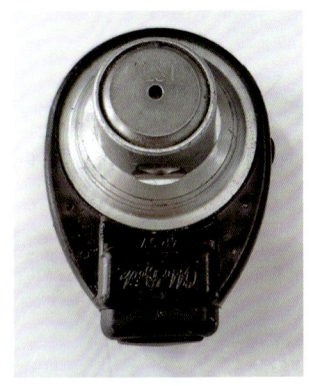

图 8-3-85　盘腿器

8. 扭力器（图 8-3-86）　在行走中髋部会以生理性旋转来代偿踩地时每条腿在长轴运动的扭转，这样会在残端引起不适或疼痛。而扭力器可以在这种不适的感觉传递到残端前就吸收了长轴运动的扭转。扭力器的阻尼可调。根据现有的位置空间可将扭力器安装在膝关节上面、下面或踝部。

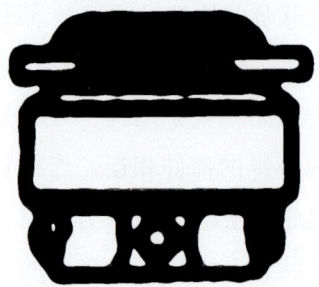

图 8-3-86 扭力器

9. 弹力扭力器（图 8-3-87） 弹力扭力器的功能是当足跟着地时对残肢、骨盆和脊椎产生纵向减震的作用，同时还要具有扭力器的作用。弹力扭力器一般安装在小腿假肢的踝部。

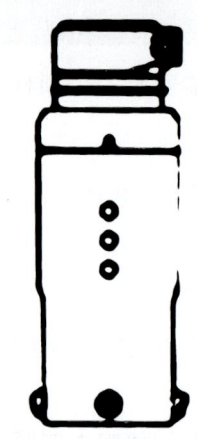

图 8-3-87 弹力扭力器

10. 双向管接头（图 8-3-88） 这个部件的特点是上下两端的连接均为阴四棱锥，特别适合小腿假肢长残肢接受腔与假脚的连接。通常这个部件由钛合金或不锈钢制成。

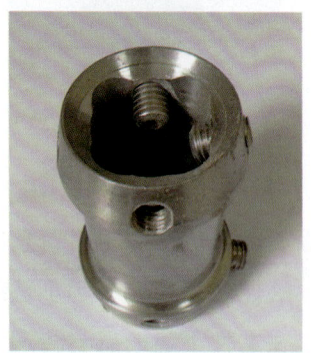

图 8-3-88 双向管接头

11. 阴阳连接器（图 8-3-89） 这个部件上部连接部分为阳四棱锥，而下部连接部分为阴四棱锥，特别适合腿管的加长。

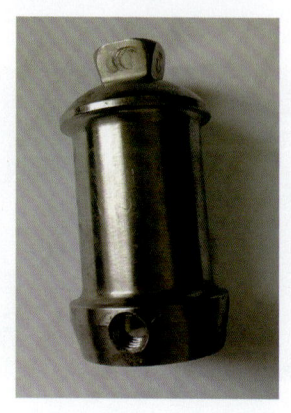

图 8-3-89 阴阳连接器

12. 肩关节连接件 肩关节连接件只有在装饰假肢中使用，这种连接件可以在肩关节或腕关节处使用，可以提高关节的活动范围，特别适合肩关节离断而带有肱骨头的装饰性假肢使用，解决了由于肱骨头的存在而使假肢左右不对称的问题。

四、悬吊装置

假肢的悬吊装置是用于特殊部位截肢的假肢的辅助悬吊，其作用是确保假肢的稳定悬吊，对控制打下良好的基础。悬吊装置可分为上肢假肢悬吊装置和下肢假肢悬吊装置两部分。在这里我们讲的悬吊装置不包括接受腔本身的悬吊机制。

（一）上肢假肢悬吊装置

上肢假肢主要靠接受腔口型与残肢的骨骼形状特点来悬吊，尤其是腕离断假肢、前臂假肢和上臂假肢的悬吊。肩关节离断用辅助材料悬吊。

1. 肩关节离断的悬吊装置 肩关节离断的所有假肢都需要辅助悬吊装置，目前主要有两类。

（1）一字型悬吊：即悬吊带从接受腔的前面胸大肌处开始，经过胸前，然后再经过健侧腋下，绕到背部直至接受腔的后面肩胛骨位置。这种悬吊方式的优点是截肢者穿戴舒适，因为健侧的压力小了；缺点是悬吊的力稍有欠缺，特点是对于肩胛带截肢术后的截肢者。对于爱美的女孩子，由于悬吊带从胸前经过，想穿低胸的衣服时，可能会露出部分悬吊带。

（2）8字交叉悬吊：即悬吊带从接受腔的前面胸大肌处开始直接绕到颈后部，之后再从后背经过健侧腋下绕到回到健侧胸前，再从胸前经过颈后部直至接受腔的后面肩胛骨位置。在交叉点处应将两根悬吊带固定在一起。这种悬吊方式的优点是悬吊的稳定性最高，对于操控假肢非常有利；解决了悬吊带从胸前经过的缺点。缺点是健侧腋下的受力较大，截肢者感觉有些不适。

2. 负压悬吊 负压悬吊适合于前臂假肢中等长度残肢和上臂假肢中等长度残肢的截肢患者。负压悬吊是利用一个单向阀门来完成的悬吊。在假肢接受腔的底端安装一个单向阀门，这个阀门只能出气，而不能进气；接受腔的口型部位尺寸要求比较小，因此此类接受腔要求截肢者用牵引方式穿戴。当穿戴好后，盖紧阀门，在接受腔内部就形成了负压，用来悬吊。另外此类接受腔的电极安装方法与普通电极不同，必须在电极的四周采用密封的方式，否则不会形成负压，也就无从谈起悬吊了。

（二）下肢假肢悬吊装置

1. 小腿假肢的悬吊装置 我们在介绍接受腔时就已经讲过，在此不再重复。小腿假肢的悬吊装置主要包括传统小腿假肢的悬吊和PTB小腿假肢的髌上环带悬吊两种，还有其他的悬吊方式，现介绍如下。

（1）弹性护膝悬吊装置（图8-3-90）：用弹性材料编织而成，具有横向和纵向双向弹性，形状与日常用的护膝相同，所以叫弹性护膝。使用时将其套在小腿假肢接受腔的膝关节处，可以起到很好的辅助悬吊作用，其纵向弹性可以抵消膝关节运动时对髌骨的摩擦。根据截肢者膝关节的围长不同，有4种不同的尺寸可选，以满足不同截肢者的需求。

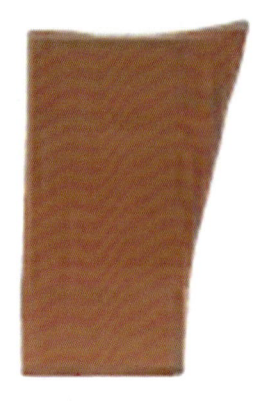

图8-3-90　弹性护膝悬吊装置

（2）硅胶套锁具悬吊装置（图8-3-91）：在硅胶套的远端安装一个锁杆，这个锁杆通过安装在接受腔内的锁具进行悬吊。在截肢者穿戴假肢时，首先应当穿好硅胶套，之后将残肢与硅胶套一起插入接受腔内，锁杆会直接插入锁具内，这时锁具内的单向锁功能发挥作用，使锁杆只能进，不能出，从而达到假肢的悬吊。当需要脱下假肢时，只需轻轻按下锁具上的解锁按钮，就可轻松地脱下假肢。

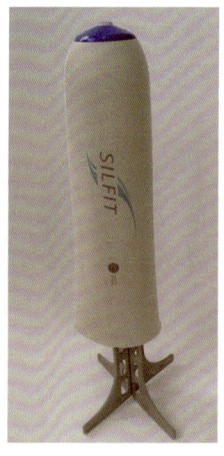

图8-3-91　硅胶套锁具悬吊装置

（3）负压悬吊装置（图8-3-92）：这里讲的负压悬吊与大腿假肢接受腔的负压悬吊基本是一个概念。在小腿假肢接受腔的远端安装一个单向阀门，再在接受腔的口型处穿戴一个由聚合凝胶制成的护膝，这样护膝将接受腔与外界的空气隔绝，而接受腔内的空气只能通过单向阀门排出而不能进入，起到了非常好的悬吊作用。

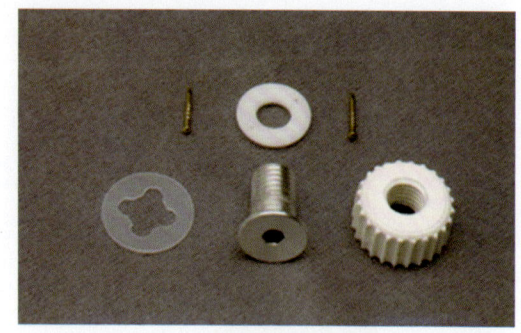

图 8-3-92　负压悬吊装置

2. 大腿假肢的悬吊装置　大腿假肢的悬吊装置主要包括两类。

（1）传统假肢的悬吊装置在介绍接受腔时已有详细叙述，在此不做重复。

（2）西莱森腰带（Silesian Belt）是用皮革制成，可与吸着式接受腔合用，适合新截肢者穿戴。由于这类截肢者的残肢还没有定型，肌肉必然会萎缩，当肌肉萎缩到一定程度时，吸着式接受腔不能产生负压，也就没有了悬吊，这时辅助悬吊就起到了至关重要的作用。这种腰带使用舒适，有一定的控制假肢旋转的功能。这种悬吊有三种形式，如图 8-3-93 所示。

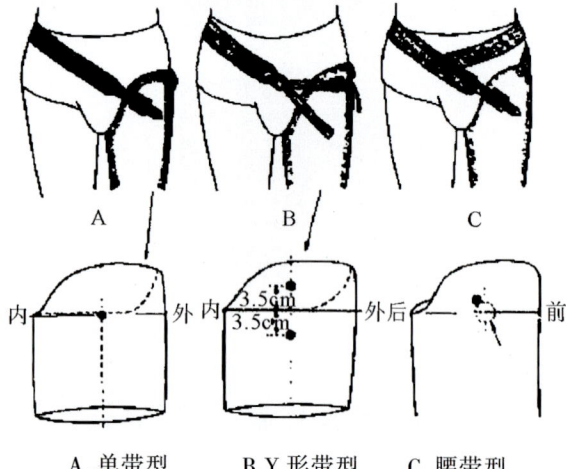

图 8-3-93　西莱森腰带的三种形式

（3）硅胶套锁具悬吊装置与小腿硅胶套锁具悬吊装置一致。

（4）无锁密封悬吊装置（图 8-3-94）：这是专门为大腿长残肢设计的。去除了原硅胶套的锁杆，所以可为大腿长残肢截肢者安装使用。在接受腔的近端安装一个密封圈，接受腔的远端安装一个单向阀门。截肢者先穿好硅胶套，之后直接通过密封圈将残肢插入接受腔内，在此穿戴过程中，空气将从单向阀门处逐步排出，而接受腔的近端由硅胶套与密封圈的紧密配合完成接受腔的封闭，从而达到很好的悬吊。

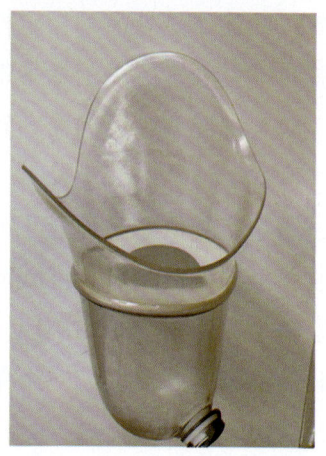

图 8-3-94　无锁密封悬吊装置

（5）悬吊裤：这是一种新型的悬吊装置，是用弹性材料编织的短裤。截肢者穿上假肢后，再在假肢接受腔外面穿一个这样的短裤，利用短裤的弹性将假肢很好地悬吊，截肢者穿着舒适，悬吊可靠（图 8-3-95）。

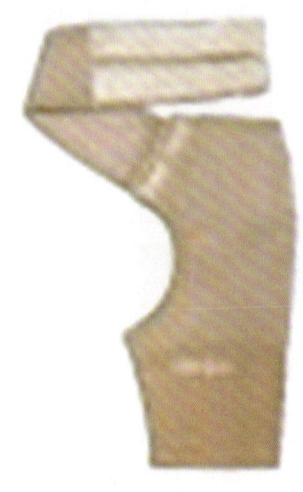

图 8-3-95　悬吊裤

五、假肢外装饰套

假肢外装饰套一般情况下是由聚乙烯泡沫塑料制成，也就是通常所说的海绵。作为假肢的外装饰套也可叫外包装或装饰海绵，可以由假肢师按照截肢者健侧的尺寸及形状打磨成型，非常有肌肉感，外形逼真。这种假肢外装饰套只适合于骨骼式假肢使用。

（一）上肢假肢外装饰套

出厂时的外形尺寸较小，内部的安装假肢部件的通孔也较小，只适合上肢假肢的肩关节离断美容假肢使用。上肢假肢其他部位截肢的，很少安装骨骼式美容假肢。

（二）下肢假肢外装饰套

下肢假肢外装饰套种类较多，按照材料的硬度可分为硬海绵和软海绵。硬海绵只适合于小腿假肢使用，而软海绵可以适合于所有下肢假肢使用。

1. 小腿假肢外装饰套 ①硬海绵外装饰套，特别有小腿的骨感，外形非常逼真，手感好，易于打磨加工，经久耐用。②软海绵比较传统，是目前市场上用得最多的。外形优美，肌肉感强，但夏天容易吸收雨水。

2. 大腿假肢外装饰套 按照大腿假肢外装饰套外形可分为预成型与非预成型的两种。

（1）非预成型大腿假肢外装饰套：其外形为一个圆锥形，中间有孔，可用于制造大腿假肢外装饰套，也可用于小腿假肢。需要假肢师打磨成形。

（2）预成型大腿假肢外装饰套：在出厂时将外形预制成一定的形状，然后再根据截肢者腿部的相应尺寸进行精细打磨，加工余量较小，容易成型。可根据截肢者的小腿三头肌肌腹位置的围长选择外装饰套的尺寸，预成型的尺寸为36cm、40cm和44cm的3种；其中还可按照膝关节预屈曲角度分为20°、30°和35°3种，通常选择预屈曲角度大一些的。

3. 假肢外装饰套的安装 不论是小腿假肢外装饰套还是大腿假肢外装饰套都不应直接用胶水粘在外层接受腔的外面，假肢一旦需要调整或维护时，将拆除外装饰套，在拆除过程中，非常容易造成外装饰套的损坏，给调整和维修都增加了不利因素。因此，在假肢外层接受腔制作好时，在接受腔外部用真空成型的方法制作一个薄的接受腔，一般称为连接罩，将这个连接罩与打磨好的外装饰套粘接在一起，再用螺丝将连接罩与接受腔固定（在制作接受腔时应当考虑在适当位置预埋齿型垫片）。如果需要调整或维护假肢，只需将连接罩的螺丝打开，就可拆卸外装饰套，对于调整和维修非常方便，而又不损坏外装饰套。这个连接罩也可以用聚乙烯薄板或聚氨酯泡沫板制作。

（高铁成）

第四节 假肢装配步骤

从医学观点来看，不仅要使机体组织得到恢复，更重要的是机体功能得到恢复；从安装假肢的角度考虑，不但对截肢者的身体和残肢给以治疗和锻炼，达到肢体上的康复，也要使截肢者的心理早日康复，从而最大限度地代偿截肢者失去的功能，恢复截肢者潜在的功能，使之早日回归社会。假肢装配步骤详见图8-4-1。

1. 假肢装配前的准备

（1）心理治疗：从心理学方面考虑应消除截肢者的不安情绪，为配合假肢治疗创造良好的心理条件；了解截肢者的心理状态，有针对性地进行心理康复。开展实例教育，理解截肢者因截肢带来的悲观情绪，说明假肢的功能特点，增强克服困难的信心。同时逐步让截肢者及其家属了解假肢的不足之处，让他们明确地知道假肢的功能发挥与截肢者本人的诸多因素是密不可分的,家属及其亲人的情绪会深深地影响截肢者本人的情绪,并影响假肢的功能发挥。

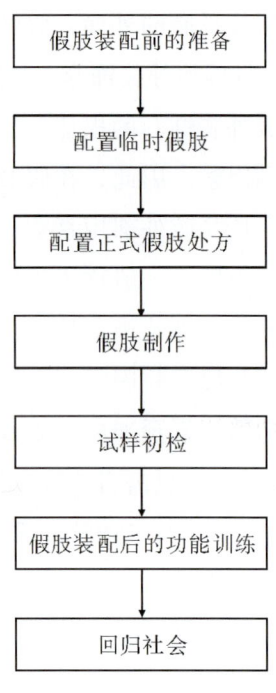

图8-4-1 假肢装配步骤

(2)运动疗法:截肢术后,需要消除残肢肿胀、加速残肢定型、增加残肢关节活动度、增强肌力,以满足配置假肢需要的良好的承重条件。及时、正确的残肢护理和训练是十分必要的。通过残肢训练,增强截肢者的残肢肌力和关节活动范围,预防和治疗残肢的并发症。

(3)弹性绷带包扎:伤口拆线后应立即进行弹性绷带包扎,预防或减少残肢水肿及过多的脂肪组织,促进残肢定型。

2. 配置临时假肢 临时假肢是一种结构简单、制造容易、价格便宜、短期使用的假肢。术后2~3周,伤口愈合良好,有条件者可配置临时假肢,可使用3~6个月。早期使用临时接受腔有以下好处:①早期训练站立,对截肢者心理有良好的治疗效果;②减少残肢肿胀,减少卧床引起的并发症,加速残肢定型;③尽早下床,可防止残肢屈曲、外展畸形,使截肢者保持一个较好的全身状态;④临时假肢早期穿戴训练,可尽快熟悉假肢,为早日安装正式假肢创造条件。

在患者穿戴临时假肢的过程中,随着残肢的不断萎缩,假肢接受腔也可随时进行修改,以便达到很好适配的目的;这样可以大大减少穿戴正式假肢时残肢的萎缩造成的接受腔适配不良。

3. 配置正式假肢处方 截肢术后经过一系列假肢配置前的准备和穿用临时假肢的训练,残肢定型后,一般手术6个月即可更换正式假肢。一个好的假肢处方,应由医生、假肢师、物理治疗师与截肢者本人及其家属共同商议决定。假肢处方的讨论应当从截肢者需不需要假肢开始,如果不安装假肢对功能恢复更有利,则应劝告截肢者接受这一决定。假肢处方的内容应该包括假肢的品种、主要尺寸、残肢长度、主要零部件选择和配置中特殊的技术要求。要注意最贵的不一定是最适合截肢者的,一定要选择适合截肢者的假肢品种和零部件。影响假肢处方的因素很多,包括截肢者的全身情况、性别、年龄、残肢条件、关节活动度、关节功能、居住环境、交通条件、文化程度、职业、假肢费用来源,这些因素应全部考虑在内。任何方面考虑不周到,对假肢的配置效果都会产生影响。

4. 假肢制作

假肢制作包括设计、测量、绘图、取型与修型、制作接受腔、组装调试、成品制作。

(1)设计:根据假肢处方确定假肢的结构形式、材料、关节的种类、使用何种附件,填写制作单或施工卡。

(2)测量及绘图:测量残肢(部位)和健肢的有关尺寸,供配置时使用,必要时可画图表示。

(3)取型和修型:一般来说假肢为保证合格,都要在截肢者相关部位制取石膏阴型,之后可根据截肢部位不同,选择是否进行阴型修补、试样。然后灌注石膏浆，凝固后剥去石膏绷带即为阳型。再根据生物力学要求及假肢装配的需要，在一定的部位填补或修减石膏，即为阳型。

（4）制作与装配：在石膏阳型上根据接受腔制作的要求，使用各种增强材料及合成树脂进行接受腔真空成型工艺，制作接受腔，也可使用其他材料如塑料板材制作接受腔。

接受腔制作完成后进行假肢部件的对线、组装，也可根据接受腔连接件的类型，在制作接受腔时就应当考虑接受腔的对线。对线一般分为3个步骤：①工作台对线：将接受腔、膝关节及脚板按照假肢部件的对线要求进行连接。②静态对线：让截肢者穿上假肢，站在测力平台上，调整人体重力线与假肢的关系。③动态调整：截肢者穿上假肢进行步态训练，同时根据截肢者的步态，对假肢的对线关系重新调整，并调整各个功能部件如膝关节的各个参数。

5. **试样初检** 初期适合性检查，此步骤可以在静态对线时进行，由物理治疗师和假肢师来完成。有条件的，原处方医生也参加试样初检，及时发现原处方中的问题和产品配置、对线及使用中的问题，以便及时修改。初步组装的产品修改容易，不太费工费料。试样的主要内容有：对照处方，检查假肢是否达到了处方中的要求。凡未达到或不适合，应及时修改；对假肢的设计、结构、配置质量、适合情况做出评估，提出修改意见；及时修改所发现的设计问题和制作配置的缺陷，达到全面适合的要求。

6. **假肢装配后的功能训练** 假肢经过试验、适配、检验、修改、加工成品后，即可开始穿戴并进行功能训练。必须对截肢者进行使用假肢的训练，以便截肢者掌握正确的穿戴方法，有效发挥假肢的功能，包括教会穿脱假肢和根据不同截肢平面和不同假肢品种进行必要的功能训练。由于在承重方式、控制方式等各个方面和健肢有很大的不同，特别是曾经穿戴过没有支撑期控制的假肢而现在改穿有支撑期控制的假肢（例如智能假肢），在支撑初期截肢者的感觉是不一样的，此种情况必须经过训练，以达到适应有效控制新假肢的目的。如果不进行正确、系统的使用训练，会形成不良步态。不良步态一旦形成，纠正起来将十分困难。

7. **假肢终检** 假肢完工后和正式交付截肢者前，应对假肢的质量、功能代偿情况、功能训练所达到的熟练程度以及截肢者身体和心理状况进行一次综合性的检查和评定，由处方医生、制作师和物理治疗师共同参加。原处方医生负责检查假肢装配是否符合原处方的各项要求和该假肢的常规装置要求，对不符合要求的项目原处方医生有权要求制作师即时修改或反复修改，直至医生满意、签字，才能交付截肢者使用。

8. **跟踪服务** 假肢使用中截肢者的情况有可能有些变化，有些假肢使用一段时间后需要检查穿戴效果，进行相应的调整，这些都要求医生做定期复查和疗效随访。特别是有些新截肢者，他们的残肢还没有定型，在假肢穿戴一段时间后，残肢会逐步萎缩，接受腔应随着残肢的萎缩进行适时的调整或重新制作，这些都是假肢配置过程中的必然现象；另外，例如承重自锁的膝关节，应当按照厂家的说明书，定期进行自锁灵敏度的调整，否则可能会造成截肢者摔跤等不良现象。

对给儿童装配的假肢，一般半年左右随访一次。复查和随访不但可以对假肢做必要的修改、调整，而且对医生、制作师总结经验教训，并根据临床实际问题、实际需要改进和开发新的假肢至关重要。

（喻洪流）

第九章 假肢设计原则及处方

第一节 截肢患者康复组

一、截肢患者康复及康复组

截肢患者康复的目的是尽量减轻患者在心理上受到的打击，尽快地促进残肢的定型，早期安装假肢，帮助患者早日恢复独立生活、回归社会。为此，截肢患者康复组不仅需要康复医学专业，还需要得到创伤骨科、矫形外科、烧伤科、小儿骨科、手外科、显微外科、血管外科、整形外科等诸多临床医学领域，以及假肢学、心理学、社会学、经济学、职业训练领域的大力协助。理想的技术合作方式是康复组的形式。

二、截肢患者康复组成员的任务

在假肢装配中，截肢患者康复组成员应分工合作，充分发挥、利用各自的专业知识和经验，以便明确患者的主动需求，结合多方面、客观的实际情况，最大限度地帮助患者发挥残肢的肢体能力及其职业能力。

1. **医生** 必须负担起从截肢治疗方案、手术、术后检查、评定、康复方案、假肢处方、假肢装配适合性检查、患者复查等全过程的管理工作。医生应该掌握有关假肢的生物力学评定知识和具有与康复组成员沟通和密切配合的能力。如果医生不能积极地负担起责任或者不注意听取康复组其他成员的意见而独断专行，则很难实现康复组的作用，患者也得不到良好的服务。

2. **护士** 在患者截肢手术前后，护士应负责稳定患者的不安情绪。术后应注意保证患者的正确肢体位置，应教会患者正确使用弹力绷带。特别是应当理解截肢的原因，帮助老年患者、伴有合并症的患者的日常生活，防止卧床并发症，并为康复组其他成员提供患者的情况资料。

3. **假肢师** 在临床治疗中，假肢师具有与物理治疗师、作业治疗师、语言治疗师同样重要的地位，作为医疗技术人员发挥着自己的作用。假肢师应了解患者的截肢原因、残肢状况及与假肢装配有关的各种因素的状况，应积极地对患者的评估、康复计划、假肢处方提出建议，负责为患者装配合适的假肢和提供假肢的维修服务，并应主动介绍假肢的新部件、新工艺、新技术及其使用范围。假肢师在患者的康复过程中的作用是其他人无法替代的，是假肢装配成功的关键因素。

4. **物理治疗师、作业治疗师** 物理治疗师、作业治疗师通过截肢手术前的评定、训练，给患者身体上和心理上的帮助，并在截肢手术后主要负责假肢的使用训练。在假肢处方、假肢装配适合性检查、从临时性假肢到正式假肢的转换，以及在定制假肢使用训练目标的工作中都起着重要作用。

5. **心理学工作者** 负责患者的心理学评估和心理治疗工作。

6. 社会工作者 负责帮助患者、患者家属与其所在单位、社会保障机构、伤残责任机构取得联系，加强沟通，争取有关机构对患者的假肢费用支持、精神支持，帮助患者维护合法权益。

7. 患者本人 患者本人是截肢患者康复组的核心角色。患者对康复组及其他成员的信任和康复的积极性是假肢装配、患者康复成功的关键因素。忽略患者的需求，不能耐心地帮助患者了解各种假肢、假肢部件的性能，不能全面地听取患者的意见，则很难取得良好的假肢装配效果。

8. 患者的亲属 亲属是患者最亲近的人，他们的言行往往能深深地影响患者的情绪，应当积极地鼓励患者逐步建立起信心，对康复的效果要实事求是，特别是要逐步让患者充分认识到假肢不是万能的，就目前的科技水平，假肢还是有很大的局限性。必须清醒地认识到患者本人的残肢条件极大地影响着假肢康复的效果。

（高铁成）

第二节　假肢设计原则

假肢设计的原则应该本着实用和经济为首选项。首先截肢者及其家属应该充分认识到自己的残肢条件，包括本身残肢的优点，特别强调要充分了解自己残肢存在的缺点及这些缺点对假肢的安装及其使用的影响是陪伴终生的，当然有些缺陷是可以通过残肢修整术得到改善的，但是这又存在二次手术所带来的痛苦和不便。截肢者的经济条件也是必须考虑的，价格高一定是产品的功能有所不同（这里不考虑虚标高价的行为），世界上没有物美价廉的产品，价廉的产品一定有你不知道的功能不足。

一、美容假肢选用原则

美容假肢的设计主要是从美容的效果考虑的，由于把美容效果放在了第一位，使用功能就不是主要考虑的问题了，因此在设计上取消了一些功能性部件，重量相对也减轻了不少。

（一）部分手假肢

部分手假肢根据截肢的部位不同有很多种，常见的有单个手指截肢、相邻的两个或以上的手指截肢、不相邻的两个或两个以上的手指截肢、四指（除拇指外）截肢、五指截肢和半掌截肢等，其主要材料是硅胶，内部用软泡沫填充。

部分手截肢的假肢以美容手指为优先的选择原则。人的手指的主要动作是掌指关节的屈曲运动，对于单指截肢或多指截肢的截肢者来说，如果第一指骨保留，则本指的基本功能也被大部分保留下来，这时选择制作指套即可达到目的；而对于掌指关节离断的截肢者来说，这个部位截肢的产品目前都没有形成市场化，很多问题有待进一步解决，例如：电池的续航能力、假肢与残肢的衔接是否美观等。即使选择使用硅胶假指，也不能完全地解决假指与残肢的衔接问题，因为这个部位截肢的假肢需要借助相邻的两侧健指进行衔接；如果是示指掌指关节离断，则需要与中指衔接（图 9-2-1）。因此截肢者必须克服心理障碍。

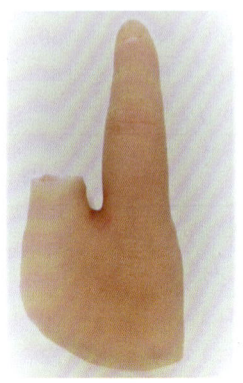

图 9-2-1　部分手假肢

（二）腕离断假肢

腕离断截肢是个标准的截肢术，有可选的标准零部件，尺寸可根据截肢者的手掌围长选择，应当遵循宁小勿大的原则选取，颜色可选略深一些的；假手总是有视觉上的误差，看起来总是比健手要大些；颜色问题主要考虑目前所使用的手套都有褪色的可能性，再者由于健手有血液流通，皮肤的颜色会随着手的不同位置有所变化。

（三）前臂假肢

以选择手头的形式为主，腕关节次之；以美容为主并注重外观的，选择发泡式假手和木制腕关节，基本可以满足要求。发泡式假手有几十种尺寸可供选择，同时手套的颜色也可根据颜色板选择18种颜色；虽然部分牺牲外观但从功能上有所补偿的，应当考虑选择骨骼式假手（表9-2-1至表9-2-6只适合于奥托博克假肢）。

表9-2-1 发泡式假手尺寸规格一览表（用于儿童假肢左手）

型号规格			实际尺寸（单位：mm）				
外手套	内手芯	规格	手掌围长(B)	中指长度(C)	腕关节围长(A)	肘关节下围长(D)	拇指尖到肘关节长(E)
8S6=	8S9=	115×38L	110	38	107	147	211
		130×51L	126	46	112	150	262
		142×50L	140	46	124	148	294
		151×58L	140	54	123	164	294
		158×54L	158	54	133	188	341
		168×68L	163	59	135	181	380
		168×70L	164	64	145	180	376
		170×65L	163	57	146	182	397

表9-2-2 发泡式假手尺寸规格一览表（用于儿童假肢右手）

型号规格			实际尺寸（单位：mm）				
外手套	内手芯	规格	手掌围长(B)	中指长度(C)	腕关节围长(A)	肘关节下围长(D)	拇指尖到肘关节长(E)
8S6=	8S9=	115×37R	113	37	107	144	215
		134×52R	133	47	113	156	263
		139×51R	141	49	125	158	277
		151×59R	142	54	126	168	298
		159×53R	159	53	134	185	352
		158×68R	160	63	140	181	355
		166×70R	161	63	142	176	360
		170×65R	165	61	142	180	370

表9-2-3 发泡式假手尺寸规格一览表（用于成年女性假肢左手）

型号规格			实际尺寸（单位：mm）				
外手套	内手芯	规格	手掌围长(B)	中指长度(C)	腕关节围长(A)	肘关节下围长(D)	拇指尖到肘关节长(E)
8S5=	8S8=	165×72L	160	68	140	200	384
		174×74L	172	67	151	190	408
		180×80L	167	72	159	225	488
		182×84L	179	73	154	204	290
		184×75L	180	66	149	226	461
		184×78L	182	70	155	221	400
		185×75L	180	70	152	202	402
		188×79L	185	77	163	225	433
		190×77L	188	66	148	210	444

续表 9-2-3

型号规格			实际尺寸（单位：mm）				
外手套	内手芯	规格	手掌围长（B）	中指长度（C）	腕关节围长（A）	肘关节下围长（D）	拇指尖到肘关节长（E）
8S5=	8S8=	190×93L	185	82	182	222	467
		192×78L	186	69	154	223	403
		194×82L	188	73	157	215	468
		195×78L	195	69	165	214	460
		195×79L	190	70	166	228	408
		208×89L	197	77	175	234	456

表 9-2-4　发泡式假手尺寸规格一览表（用于成年女性假肢右手）

型号规格			实际尺寸（单位：mm）				
外手套	内手芯	规格	手掌围长（B）	中指长度（C）	腕关节围长（A）	肘关节下围长（D）	拇指尖到肘关节长（E）
8S5=	8S8=	167×72R	165	66	149	204	394
		175×76R	170	67	148	185	410
		176×80R	173	71	156	215	470
		190×84R	187	74	157	210	285
		187×74R	181	69	153	221	407
		184×78R	184	73	153	215	426
		181×75R	180	69	157	205	405
		187×89R	185	76	160	235	433
		190×77R	186	66	152	215	438
		186×92R	184	88	178	218	464
		191×78R	189	72	163	224	395
		189×84R	185	73	156	214	488
		195×78R	194	73	167	223	437
		200×79R	196	74	178	235	405
		210×89R	201	79	180	235	458

表 9-2-5　发泡式假手尺寸规格一览表（用于成年男性假肢左手）

型号规格			实际尺寸（单位：mm）				
外手套	内手芯	规格	手掌围长（B）	中指长度（C）	腕关节围长（A）	肘关节下围长（D）	拇指尖到肘关节长（E）
8S4=	8S7=	202×74L	195	73	160	226	480
		203×83L	200	70	166	233	420
		203×85L	195	76	162	232	481
		205×81L	202	72	171	180	196
		206×80L	206	80	184	250	483
		206×87L	200	80	160	220	420
		207×86L	197	80	166	227	483
		208×85L	205	75	176	236	475
		211×88L	202	81	170	243	460
		212×93L	201	81	175	245	510
		213×85L	213	73	187	243	462
		214×82L	210	74	179	250	450

续表 9-2-5

型号规格			实际尺寸（单位：mm）				
外手套	内手芯	规格	手掌围长(B)	中指长度(C)	腕关节围长(A)	肘关节下围长(D)	拇指尖到肘关节长(E)
8S4=	8S7=	218×85L	218	75	180	233	498
		220×91L	210	77	189	236	453
		221×81L	218	68	182	245	468
		228×84L	2324	73	180	245	445
		228×88L	223	78	186	250	345
		232×94L	228	81	184	270	533
		238×92L	223	76	187	255	465

表 9-2-6 发泡式假手尺寸规格一览表（用于成年男性假肢右手）

型号规格			实际尺寸（单位：mm）				
外手套	内手芯	规格	手掌围长(B)	中指长度(C)	腕关节围长(A)	肘关节下围长(D)	拇指尖到肘关节长(E)
8S4=	8S7=	206×76R	200	73	167	212	468
		199×82R	192	72	160	227	422
		206×85R	196	76	166	236	465
		205×81R	199	76	175	180	190
		205×80R	205	80	185	255	474
		215×88R	207	81	166	240	468
		209×86R	205	82	168	231	471
		212×83R	208	76	186	240	475
		212×86R	215	81	174	246	463
		215×93R	206	85	175	239	502
		218×85R	211	76	187	245	460
		215×83R	210	71	185	246	444
		218×83R	214	75	180	240	470
		214×90R	208	78	181	230	453
		225×82R	225	76	183	239	460
		222×84R	218	79	173	244	444
		228×89R	220	86	194	247	419
		230×93R	225	80	184	250	540
		244×94R	223	76	189	255	455

任何一款假肢产品都有自己的尺寸规格，对于前臂长残肢的截肢者来说，装配的假肢总长可能会超过健侧，这是因为在手术时没有合理地选择截肢长度，只是一味地追求残肢越长越好，在此我们不讨论截肢长度的选择问题。截肢者应当明白必须要承担假肢长度与健肢不等长的结果。

（四）肘离断假肢

肘关节离断的截肢者在选择假肢时，主要应当考虑手头的功能，而肘关节的功能却次之。目前肘关节离断的肘关节只有铰链式可选，没有其他关节更适合。有人会问：听说可以将其他肘关节倒置为肘离断的截肢者安装吗？你为什么说没有选择。答案是这样的：对于肘离断的截肢者从安装的角度来讲，所有的肘关节都可以安装，只是安装后的美容效果却大相径庭，其要牺牲双侧不等长带来的影响。

影响如下：①全臂可以等长，但是上臂不等长；②当截肢者走路时上臂要摆动，这时不等长带来的影响就显现出来了；③肘关节屈曲时，前臂明显比健侧短，使手头无法接近嘴边；肘离断假肢的选择实际上可以引申到上臂长残肢截肢对假肢的选择上，原则上讲，只要肱骨的截除部分不足以安装肘关节的话，也就是说安装空间不足，就无法满足对美容假肢安装的重要需求。

（五）上臂假肢

对于上臂截肢者来说，选择假肢应当优先考虑手头的功能，上臂截肢已经损失了上肢的大部分功能，这时手头的有限功能就显得非常实用了。骨骼式手头是不错的选择，其至少还可以被动开手，手部可以简单持物。肘关节应当尽量选择可被动屈曲和被动锁肘关节，这样的选择在功能上是可有限的补偿，对于截肢者还是非常有用的。

（六）肩关节假肢

当前主流的肩离断的肩关节有两种选择：万向球面肩关节和外展式肩关节。

万向球面肩关节的主体是一个球面关节，其可以使肩关节屈伸和内收、外展及上臂部配合肘关节在水平面的旋转；屈伸角度受到外装饰海绵的限制，内收、外展受到肩关节本体的限制，此关节是骨骼式肩离断假肢的首选，大受行业内和截肢者的好评。这个关节适合于标准肩关节离断的截肢者安装，不适合保留肱骨头的肩关节离断截肢者。

外展式肩关节是圆盘式结构，可以使肩关节屈伸和内收、外展，而且外展角度不受肩关节本体的限制，但不能做上臂部配合肘关节在水平面的旋转；只受到外装饰海绵的限制。此关节可以适合所有的肩离断截肢者安装使用。

二、索控式假肢选用原则

（一）部分手假肢

目前没有成品的零部件。

（二）腕离断假肢

腕离断索控式假肢的腕关节是圆盘式的，结构尺寸要比前臂假肢略短，当截肢者不满足于腕离断美容假肢时，可以选择这款具有主动抓握功能的腕离断索控式假肢。

腕离断的手头是标准件，应考虑与健手的大小比较，常见的手头尺寸为掌围 $7\frac{1}{4}$ in 和 $7\frac{3}{4}$ in，折合为公制约 185mm 和 197mm。通常选择小一号的手头可以减少视觉误差。对于腕关节离断的截肢者选择常闭式外开手为好。

（三）前臂假肢

前臂假肢与腕离断假肢的选配原则基本一致，对于前臂长残肢的截肢者，可以考虑选用腕离断的假肢，这样可以适当地减少假肢过长造成的影响。经常抓握较轻物体的截肢者可优先考虑常闭式外开手，这款假手外观好，平时处于闭合状态，自然，美观。而对于经常抓握较重物体的截肢者应当考虑安装常开式外开手，这种假手的握力与牵引力成正比，可以产生较大的握力。

（四）肘离断假肢

肘离断假肢的肘关节只有铰链式的。

棘轮式铰链比较适合单侧截肢的截肢者选用，因为其锁定位置只有3个，不一定满足截肢者肘关节屈曲角度的需要，因此需要健侧肢体的帮助才可以达到要求；在制作时需要制作师特别注意肘关节转动中心的位置，尤其是较胖的截肢者，可能造成肘关节无法解锁的现象。

牵引式肘关节铰链可以适合所有肘关节离断的截肢者选用，截肢者可以利用形体动作控制肘关节的屈伸和锁定及解锁，且可每隔8°即有一个可锁定的位置；这种肘关节不需要健侧肢体的帮助。

肘关节离断的铰链式肘关节同样可以适用于上臂长残肢的截肢者选用。保证肘关节的同心是装配的关键，因此应当仔细、反复核对肘关节的同心度，才能保证肘关节的正确使用。肘关节的同心是制作肘离断假肢的难度所在。

（五）上臂假肢

上臂截肢的索控式肘关节常见的有拨动式锁肘肘关节和牵引式锁肘肘关节。

拨动式锁肘肘关节当需要锁肘时，需要健侧手拨动一个安装在前臂部的锁定开关扭才可完成肘关节的锁定和解锁，因此这类肘关节只适用于单侧上臂截肢或双侧截肢且另一侧是前臂截肢者使用。

牵引式锁肘肘关节适用于所有的上臂截肢者使用，其方便的屈肘使截肢者可以很好地控制假肢，牵引式锁肘可以将肘关节锁定在任意角度，方便截肢者使用。

三、电动假肢选用原则

电动假肢从控制方式上可分为开关控制、肌电控制、声音控制等。开关控制假肢是利用按压式微动开关或拉线式开关发出的开关信号来控制假肢的，适用于截肢者肌电信号无法满足要求的截肢者；肌电控制假肢是利用截肢者的肌肉收缩产生的微弱电信号来控制的假肢，是目前比较实用的控制方式之一；声音控制假肢是利用截肢者发出的声音控制信号来控制假肢，使用这类假肢的截肢者必须克服环境噪声对假肢的影响，同时截肢者在使用时还要克服心理障碍。我们这里主要讲肌电控制假肢。

（一）部分手假肢

没有成品可选。

（二）腕离断假肢

腕离断假肢是专用于腕关节离断的截肢者使用的假肢，由于腕关节离断截肢，使残肢过长，因此无法选择双自由度假肢。这种假肢也可用于前臂长残肢的截肢者。电池是肌电假肢必备的配件，由于腕关节离断没有安装电池的更好空间，电池的安装必然会加粗假肢接受腔，因此腕离断肌电假肢的外观无法满足截肢者的要求。

（三）前臂假肢

前臂假肢与腕离断肌电假肢的结构一样，控制方式也一样，不同点在于手头与腕关节的连接方式不同。当截肢者的残肢长度可以满足安装双自由度肌电假肢的空间要求时，尽量选择双自由度肌电假肢。前臂截肢后，手部的旋腕功能实际上损失了很多，我们需要尽可能多地给予截肢者功能补偿，以达到更广泛的适应生活中的需要，当然选择双自由度肌电假肢会使前臂假肢重量增加约100g。因此截肢者必须在增加重量但功能补偿多了，还是损失部分功能但重量可以减少一点之间进行选择。

（四）肘离断假肢

肘关节离断的截肢者由于截肢部位较高，没有可选的肌电控制肘关节。有人将上臂假肢用的肘关节反向安装作为肘离断的肘关节，这样安装的假肢上臂与前臂的长度比例失调，结果是上臂过长，而前臂过短，当肘关节屈曲时手部很难到达嘴部，从而无法完成截肢者最需要的吃饭功能。

肘离断假肢的肘关节只有铰链式肘关节可选，但是这个肘关节无法做到前臂的旋转，因此选择双自由度手头为最佳考虑。

（五）上臂假肢

安装上臂肌电控制假肢，至少应保留100mm的安装空间才可确保安装的假肢与健侧的长度吻合，手部选择带有旋腕功能的手头。

通常上臂肌电控制假肢有三个自由度，即假手的抓握、腕关节的旋前和旋后、肘关节的屈曲和伸展同时锁定。这三个自由度是由两个安装在接受腔内部的电极通过肌肉收缩而产生的信号经过放大处理得到的控制信号来控制的。手头、腕关节和肘关节的运动是由截肢者通过肌肉收缩得到的不同信号分别切换到手头、腕关节或肘关节，达到分别控制手头、腕关节和肘关节的目的。

安装上臂肌电控制假肢截肢者必须满足两个条件：①肱二头肌和肱三头肌所能发出的肌电信号应分别能满足控制假肢的信号最低值的要求。②截肢者具有控制假肢信号切换的能力。

上臂肌电假肢还有一种混合式假肢，即手头的抓握用肌电信号控制，肘关节的屈伸用索控式方式控制或用开关控制方式。混合式肌电控制假肢也有三种选择：①手头可以肌电控制抓握、索控式肘关节控制屈伸和锁定。②手头可以控制抓握、腕关节肌电控制旋腕、索控式肘关节控制屈伸。③如果截肢者没有肌电信号或肌电信号无法达到控制的基本要求时，可考虑使用拉线开关控制假肢（表9-2-7）。

（六）肩关节假肢

肩关节离断的肌电控制假肢不是首选项，因为这个假肢的重量很重，接受腔与残肢的接

表 9-2-7　截肢者控制信号的能力与假肢的控制方式

截肢者控制信号的能力			可选控制方式					
肱二头肌	肱三头肌	切换能力	拉线开关	手头抓握	腕关节旋转	肘关节屈伸		
						肌电	拉线开关	索控
√	√	√		√	√	√		
√	√	×	√	√			√	
√	√	×		√				√
×	×	×	√	√			√	

触面积不能太大，否则无法解决出汗的问题，而假肢的接受腔无法保持稳定的接触。就目前的技术而言，肩离断截肢者首选的应该是美容假肢。

（高铁成）

第三节　假肢处方

假肢是一种伴随截肢者终生的产品。一个好的假肢处方（prosthetic prescription），不但要考虑截肢者的身心特性和残肢的局部状态，而且还要考虑截肢者的职业特点、生活方式、生活环境、业余活动等的需要。假肢处方也与截肢者的经济条件、经济来源、截肢康复组成员的假肢知识水平、假肢师的技术水平、假肢材料、假肢部件的选择有关。因此，为了能写出相关适合的假肢处方，应该经过康复组成员仔细的讨论，特别是应当强调截肢者、截肢者家属参加的重要性。这样既能帮助康复工作者深入了解截肢者的多方面情况，又能帮助截肢者尽可能地了解现代假肢技术、品种、部件性能及其技术局限性。

假肢处方的讨论，应当从需要假肢还是不需要假肢开始。如果不装配假肢对功能恢复更有利，则应对截肢者讲清道理，劝其不必装配。

一、假肢处方的基本内容和要求

（一）截肢者的资料

1. 一般性资料　姓名、年龄、性别、身高、体重、职业特点和居住环境等。

2. 医学情况

（1）心理情况：一般情况下，人们容易看到截肢者肢体上的缺损，而常常忽略对截肢

者心理上严重创伤的理解和重视。尽可能多地了解、评估截肢者的心理状况、表现和对假肢的需求。要尽量了解和帮助截肢者提高对假肢的正确理解和应用的积极性。尽管现代假肢技术有了很大的发展，但与真的肢体相比，不论功能上，还是外形上都仍有很大的差距。而人们的积极性、潜在能力是巨大的。一个非常先进的高科技的假肢装配在一位情绪低落、没有生活积极性的截肢者身上不会有好的结果，而一个比较简单的假肢装配在一个自强不息、充满活力的截肢者身上有可能创造奇迹。

对于创伤性截肢者，他们的心理落差很大，很难接受眼前的事实，心理安抚工作应当放在首位，假肢的功能介绍尽量符合截肢者心理预期，不要过分夸大，以至于后期无法收拾。对于因病截肢者，他们已对假肢有了充分的了解（包括很多不正确的信息），要让他们了解正确的假肢的功能非常重要，充分理解假肢不是万能的，不可能保证一辈子不坏、永不摔跤。

（2）全身情况：包括体力、智力情况，站立、行走的平衡能力，肌肉运动的协调能力、视力等情况。

穿戴大腿假肢者要比常人多消耗约50%以上的体能；穿戴双大腿假肢者要比常人多消耗约60%的体能。体力差的假肢者难以安全地应用假肢，因此对于体质较差者应当提前进行体能训练，以增强对假肢的控制能力。假肢仍然是一种用具，低智力可能影响假肢的正确穿戴、训练和应用。平衡能力不良、肌力协调能力不良，会影响截肢者的站立、步行功能，需要加强平衡功能训练。必要时可建议截肢者使用拐杖过渡，改善平衡功能，一旦平衡功能有所改善，应尽早抛弃拐杖，以免形成依赖。目前的假肢，即使使用带指端压力传感器的肌电假手也仍然没有指端的皮肤触觉。假手在开手、闭手运动中手指的位置，需要依靠截肢者的视觉反馈，因此，盲人难以使用假手。

（3）既往病史、合并症的情况：应特别注意高血压、心脏病、糖尿病、肾病、血管性疾病等情况。例如：高血压、心脏病者假肢需要轻，尽量减少能耗，稳定性、安全性好；糖尿病者需要良好的假肢承重和悬吊功能，尽量减少残肢损伤；肾病者的假肢接受腔运动能适应残肢的体积变化；血管性疾病者的假肢设计、适配中应避免加重血运障碍和保护残肢皮肤。

（4）截肢原因：创伤、感染、肿瘤、血管性疾病、神经系统病变、先天性畸形和肢体缺陷。创伤性截肢者应注意有无合并创伤及其治疗和预后情况。脊柱侧凸、后凸畸形、腰前凸消失，另一侧下肢髋、膝、踝关节畸形，肢体不等长对假肢适配都会有很大的影响。

（5）全身的神经-肌肉-骨与关节运动系统功能情况：①脊柱功能，特别是应注意有无腰椎前凸消失，有无脊柱后凸畸形，有无脊柱侧凸畸形。②非截肢侧肢体骨与关节运动系统功能情况，包括关节活动范围、关节稳定性能、肌力情况、下肢的承重能力，有无肢体畸形等。③对下肢截肢者应注意其双上肢的功能情况。上肢功能不良可能影响使用拐杖和穿戴假肢。

（6）残肢的局部情况：残肢长度、残肢形状、伤口愈合情况、皮肤瘢痕大小和部位、与骨的粘连情况、皮肤感觉、皮肤温度、皮肤出汗情况、皮下组织多少及结实程度；皮肤有无压痛，压痛部位，有无放射性；有无可触及的神经瘤；残肢末端承重能力，关节活动范围，有无关节的异常活动，有无畸形；肌力情况；残肢血运情况。上肢截肢者还应注意测量残肢的肌电信号情况，肌电信号的大小、位置是否对安装假肢有影响。

3. 活动水平　可以根据截肢者的家庭生

活、职业、业余活动进行综合判断。简单地可以分为高、中、低三个水平。低水平活动者适合选用轻便、安全性高、容易穿脱、适合性好、有良好的装配服务的假肢。中等水平活动者一般适合选用常规假肢。高水平活动者适合选用各种运动功能好、坚固耐用的运动型假肢。

4. 假肢费用来源和支付能力　　目前我国截肢者假肢费用来源是多渠道的，主要包括工业企业工伤保险、社会保险、交通事故赔偿、社会保障、社会慈善使用和自费。假肢费用支付能力差异也很大。截肢患者康复组的所有成员都有责任和义务帮助截肢者，不要盲目地追求高价位假肢，应当开出功能好、实用而价廉的适合假肢处方。

（二）假肢装配的技术能力

假肢装配的技术能力包括假肢师的能力、假肢车间工艺设备水平、假肢材料和部件供应情况。

（三）截肢患者康复组成员成功和失败经验

经验的积累是假肢装配技术进步的主要因素，应当经常总结经验，汲取教训。

（四）新的截肢技术、截肢者康复知识、信息

有关截肢、假肢装配的新概念、新技术、新材料、新部件、新工艺的知识和信息。

二、影响假肢处方的主要因素

假肢处方讨论的有关截肢者医学情况（心理、全身状态、残肢情况）、社会情况（教育、文化、就业、家庭、费用支出等）、假肢制造水平（假肢师、设备、材料、部件的提高水平）等多方面的状况都是影响假肢处方的重要因素。特别强调以下几点。

（一）截肢部位

下肢假肢按截肢部位的不同可分为套式假足、塞姆截肢假肢、小腿假肢、膝离断假肢、大腿假肢、髋离断假肢。一般截肢部位越高，可能恢复的功能越差。

（二）残肢长度

按残肢末端测量点的不同，可分为残肢骨长度和残肢软组织长度；一般按残肢长度与健侧肢体的长度比例可分为长残肢、中残肢和短残肢。残肢长度越长控制假肢的能力越好。实际上，残肢的宽度对控制假肢的能力也有很大影响。因此，应用残肢长度与宽度之比，表达残肢控制假肢的能力更好些。残肢长／残肢宽＜1者为短残肢，残肢长／残肢宽＝1~2者为中残肢，残肢长／残肢宽＞2者为长残肢。常用残肢测量方法如下。

小腿残肢长度：髌韧带中点至小腿残肢末端（骨末端、软组织末端）。

大腿残肢长度：会阴部位至大腿残肢末端（骨末端、软组织末端）。

上臂残肢长度：肩峰至上臂残肢末端。

前臂残肢长度：肱骨外上髁至前臂残肢末端。

一般来讲，截肢时残肢越长越好，同时也应当考虑合理的关节安装空间；小腿截肢残肢过长时，残肢的血运不好，天冷时截肢者会感觉很冷；小腿截肢残肢过短，假肢无法保证膝关节的侧向稳定性，对于控制假肢和行走都有很大的影响。大腿截肢残肢过长，没有足够的膝关节安装空间，将影响膝关节的选择，对于假肢的对线和假肢的外观都有一定的影响，装饰海绵的寿命会大大缩短；当大腿与小腿的比例失调时，甚至会影响假肢的步态。大腿截肢残肢过短，将会影响假肢的控制能力，既然严重影响膝关节的控制能力，不如直接采用髋关节离断截肢，虽然失去了看起来很可惜的一点点残肢，却极大地提高了假肢的安全性和可控性。

对于上肢截肢者来说，前臂截肢残肢过长，

影响假肢的前臂长度,电池也没有合适的安装空间,极大地影响假肢的外观;虽然可采用内置式电池系统,但是内置式电池系统的电池容量很有限,不能保证使用时效。前臂截肢残肢过短时,当假肢屈曲时,残肢的力臂太小,使残肢不能达到最大屈曲角度的要求,从而严重地影响假肢的使用效果。上臂截肢残肢过长,无法保证合适的肘关节安装空间,就无法保证假肢的上臂与前臂的合适比例,甚至当肘关节屈曲时,手头不能够到嘴边,使截肢者无法解决吃饭喝水问题。上臂残肢过短,由于力臂太小,同样会影响假肢的肘关节屈曲角度。

(三)残肢的承重能力

穿用假肢步行中,健足处于摆动期时全部体重都会落在残肢上,因此要求残肢各部位(包括残肢末端)应当具有良好的承重能力。具有良好承重能力的残肢应当符合以下条件:

1. 残肢呈圆柱状,残肢末端有皮下组织和肌肉覆盖。
2. 皮肤表面没有大面积瘢痕,皮肤与骨骼没有粘连。
3. 残肢骨末端膨大、平整、圆滑,没有骨刺。
4. 残肢各部位没有压痛。

(四)截肢侧关节功能良好

截肢侧髋关节或膝关节屈曲畸形、异常活动、肌力弱会严重地影响假肢水平,妨碍使用假肢。

(五)年龄

一般年老、体弱、活动量小的截肢者应选择重量轻、稳定性好、穿脱方便的假肢,以避免跌倒和尽量减少使用假肢步行中的体能消耗;中青年、活动量大的人士应选比较坚固、耐用的假肢;喜欢运动的人士可选择万向脚、"储能"脚和各种高功能仿生性能好的膝关节;儿童应选每年更换接受腔和可以及时调整假肢长度的假肢。

(六)体重和活动级别

截肢者的体重和活动级别差别很大。为了适应截肢者不同体重、不同活动级别的需要,应当了解各种假肢部件结构能适应的体重级别和活动水平的级别,根据需要选择。表9-3-1描述了级别的定义,表9-3-2描述了体重的分区。

(七)生活环境

小腿截肢者如生活在丘陵地区适合选用万向假脚,以适应不平的路面;大腿截肢者如生活在丘陵地区,应选择稳定性好的膝关节,如

表9-3-1 活动级别

活动级别	活动范围	描述
一级	室内活动	有限的室内活动,较低的、单一的行走速度
二级	受限户外活动	受限的户外活动,较低的、单一的行走速度,能跨越较低的环境障碍
三级	不受限制的户外活动	不受限的户外活动,正常的、可变的行走速度,步行时间较长,可跨越大部分环境障碍
四级	不受限制的户外活动	不受限的户外活动,正常的、可变的行走速度,步行时间较长,可跨越大部分环境障碍,有特殊运动需求

表9-3-2 体重分区

体重(kg)			
≤75	75~100	100~125	≥125

带有支撑期屈曲阻尼的膝关节，以保证下坡时膝关节不会打软腿。某些大山区的截肢者，假肢并不实用，不如使用双拐。

（八）职业需要

经常需要搬运重物者的假肢应当增加金属的膝关节铰链和大腿皮上靿，用于改善承重和控制假肢的功能。农村需要下稻田者的假肢要求能在稻田中行走，需要有良好的防水性能。

（九）穿鞋习惯

穿戴下肢假肢者赤脚步行的少。穿在假脚上的鞋，对下肢的对线影响很大。一般只能根据截肢者的原有习惯，结合装配假肢后的可能，决定一种鞋后跟的高度，然后选择假脚。截肢者一般选用与鞋等同号码的假脚。为了便于将假脚穿入鞋中，也可选择比鞋号小一号的假脚。

（十）经济能力和维修条件

一般下肢假肢都是实用性很强的产品，选用下肢假肢、假肢部件时应当结合个人诸多因素综合考虑，以功能恢复为主，从长计议，连同维修条件合理选配，避免盲目追求高价位。

三、上肢假肢处方

上肢截肢者大部分是单侧截肢，康复工作中应以利手交换的训练为主。目前无论何种技术先进的上肢假肢，功能仍然有限，只能起到一定的辅助作用。因此，对于某些单侧上肢截肢者，经过多年的锻炼之后，应用一只健手已经能够很好地适应生活，可能更喜欢的是一只穿戴方便而且重量轻的假手。双侧上肢截肢或者一侧上肢截肢而另一侧肢体丧失功能者则情况完全不同。对他们来说，假肢适配和使用训练十分重要。

对于上肢假肢来说，硅胶套的使用一定要慎重，特别是肌电控制假肢。肌电假肢的电极必须与皮肤有良好的接触才能获得最佳的肌电信号，硅胶套太长，会隔离了电极与皮肤，使之无法获得肌电信号；将硅胶套剪短，可能会影响假肢的悬吊；也可以将硅胶套在电极位置开口，这样可以解决肌电信号的获取，但是会大大影响硅胶套的使用寿命。对于装饰性假肢选择使用硅胶套是不错的选择，特别是上臂截肢者，可以解决悬吊，适用于爱美的女性同胞。

（一）手掌截肢与手指截肢

1. 手指截肢（截指） 首先要考虑的原则是装配假手指后手的功能是可能改进，还是可能更不好。人的手指功能大部分体现在拇指与示指、中指的运动中。因此，拇指远节截指，示指、中指远节截指、中节截指后，如果残指皮肤感觉良好，仍存在一些捏取、侧取、握取功能，则应劝说截肢者不必装配假手指。因为外套的假手指会影响残指的末端感觉，为了一点点外观，牺牲非常重要的功能很不值得。

2. 拇指全部切除或示指、中指全部切除 装配假手指或对掌物不但可以弥补外观的缺损，重要的是改善了功能。为了轻便，建议装配装饰性假手。

3. 拇指全部切除合并示、中、环、小指切除或经掌骨截肢 只要有良好的残肢，特别是保留了良好的腕关节屈伸功能，前臂旋前功能、旋后功能，则可以建议装配带有四连杆机构的功能性腕部假手。

4. 经掌近侧截肢 为了轻便，可建议装配装饰性假手。为了功能可建议装配掌部肌电假肢。

5. 大多数掌部截肢、截指者 装配假手指是用于弥补外观的缺失，虽然只能帮助截肢者的健手扶扶、按按，但是重量轻，穿戴也方便。一般情况，只要残肢部位没有明显的指间关节、掌指关节屈曲或过伸畸形都可以装配。用于拇指远节截指，示指、中指、环指、小指中远节截肢者的假手指，根据制作材料、工艺不同可分为3种：皮革假手指、聚氯乙烯假手指和硅橡胶假手指。皮革假手指有一定的透气性、穿着舒适，保护性好，价格便宜，但外观较差，因此经常在皮革假手指外面再套上线手套。聚氯乙烯假手指和硅橡胶假手指的外观都比较好。聚氯乙烯假手指的缺点是不耐污染，另外材料的抗老化性能不好，阳光照射后颜色容易变得越来越深，因此也常常需要在外面套一层手套。硅橡胶假手指外观、耐污染性能都比较好，但价格比较高。

（二）腕关节离断

腕关节离断后保留了良好的前臂旋前、旋后功能，因此腕离断假肢不必要装配带有旋转功能的腕关节。另外，残肢末端比较宽大也有利于假肢的悬吊。

1. 腕关节离断者的假肢选用

（1）可以装配各种被动手和主动手，包括各种装饰手、索控手、工具手、肌电手，可以选用同一接受腔能快速更换各种假手的快速接头。能快速更换各种假手是指在各种工具手之间的快速更换，或肌电手与肌电控制夹钳之间的更换。

（2）由于残肢过长，选择假手时应比健手小一号，选用腕离断假肢专用部件，以尽量减少可能增加的假肢长度。

2. 接受腔的选择　残肢皮肤良好者，可以选择各种接受腔。一般接受腔应依靠残肢末端的膨大部位悬吊，不需要肱骨髁上悬吊，但要求不妨碍肘关节的屈曲运动；残肢皮肤不良者，要求应用全面接触式塑料海绵内层接受腔或硅胶套，以保护残肢皮肤。对于现在肌电控制假肢的截肢者，必须选用双层接受腔。

3. 悬吊 - 控制系统部件的选择　腕关节离断的索控式假手多应用 9 字带控制索控系统，用于控制假手的开闭。

（三）前臂截肢

前臂截肢适合装配各种主动假手和被动假手，包括各种装饰手、索控式假手、肌电假手、工具手。影响前臂假肢选择的主要因素包括：肘关节的屈伸功能，残肢长度，残肢保留的前臂旋前、旋后功能，双侧肩肱关节前屈功能，双侧肩胛骨沿胸廓向外、向前移动的功能，皮肤电极可引出的肌电信号强度。

前臂截肢后，肘关节屈曲功能至关重要，一旦合并肘关节伸直位僵直或屈曲功能严重受限，则使主动性假手难以发挥作用，不得不选用装饰性假肢。

一般的前臂长残肢（前臂残肢侧/健侧前臂长≥80%）的假肢选择与腕关节离断的假肢选择相似，可以选择各种假手。只要前臂旋前功能大于70%，可以不必装配带有旋转功能的腕关节，但要求装配全接触式的接受腔。

一般前臂中残肢（残肢长度/健肢长度 = 55%~80%）可以随截肢者的意愿选配各种假手，包括各类装饰手、工具手、索控手、肌电手，但都需要装配具有被动或主动选择功能的腕关节。前臂中残肢，如果皮肤条件好、无压痛、屈肘功能、双侧肩甲带 - 肩肱关节功能良好，可以选配双肩控制的索控假手。如果双侧肩甲带 - 肩肱关节功能障碍、肘关节屈伸功能良好，可以选用伸肘动作牵引的牵引索，完成开手。另外，还可以在肱二头肌、肱三头肌的<u>肌肉隧道成形术（cineplasty）</u>后装配肌肉 - 隧道索控假手。这类假手虽然应用的技术不是什么先进技术，但是与现代化的肌电假手相比其功能相近，结构简单，轻便，故障少，但其缺点是需要先做一次手术。装配索控假手多选用被动运动的腕关节。

前臂肌电假手由于技术的发展已经具有一定的实用价值，特别是对于双侧上肢截肢者，自身动力来源有限者更有实际意义。前臂肌电假手的选用需要先经过残肢的幻肢肌肉运动训练，然后根据肌电信号的测试情况和肌电假手试用情况决定。肌电假手的优点是控制开手、闭手的随意性好，身体运动不受限制，但是假手重量较大，不防水，也不太适合体力劳动者使用。

前臂假肢多应用尺骨鹰嘴、肱骨的内外髁悬吊。遇有截肢者需要搬运重物的，则应考虑增加肘关节铰链、上臂围箍和肩部吊带。

前臂短残肢（残肢长度/健肢长度=35%~55%）原则上各种假手都可以安装，但是由于残肢短、力臂短，控制假肢的能力就差，特别是屈曲肘关节时容易引起残肢疼痛、损伤和残肢从假肢中脱出来，残肢无法达到最大屈曲角度。就目前的技术而言，任何形式的接受腔或硅胶套接受腔均不能解决屈曲角度问题。为此，可以选用四连杆式或倍增式铰链，以帮助截肢者增加穿戴假肢后的屈肘功能。但是倍增式铰链的安装非常困难，接受腔需要两截的设计，还需要增加上臂皮鞘，外观也不好看，因此，选择使用倍增式铰链应当慎重并征得截肢者同意。有一些短残肢、极短残肢皮肤条件不好，可以考虑装配肘离断假肢，带侧方肘关节铰链和铰链锁。对于单侧前臂短残肢截肢者，各种主动假手都可以选用装配，但是应用一段时间后，往往由于感觉假肢重，穿戴烦琐，不舒服，实用功能又有限而不再使用。他们使用更多的仍然是轻便的装饰性假手。

（四）肘关节离断和上臂截肢

这一类截肢者与前臂截肢者同样可以安装各种假手，其区别是比前臂假肢增加了肘关节铰链。当然肘关节铰链使这类假肢比前臂假肢结构更复杂、更重，更难以控制了，恢复的功能也更加有限了。

肘关节离断的残肢保留了肱骨的内外髁，有利于假肢的悬吊可控制旋转，但只能选用侧方安装的带锁肘铰链。装饰性假手应选用带被动锁的侧方肘铰链。索控式假手一般选用被动式腕关节，选用带索控索的侧方铰链肘关节，通过三重力带索控系统控制假肢的肘关节屈伸、锁肘或解锁、假手的开手和闭手。

上臂长残肢可以选用侧方带锁肘铰链。

一般装饰性上臂假肢分骨骼式和壳式两种。骨骼式上臂假肢的外观好，触摸柔软，有很好的肌肉感。这类假肢多用被动带锁肘铰链、被动腕关节和装饰性假手。

一般的索控上臂假肢多选用中心型带索控的肘关节铰链。被动旋腕腕关节、被动上臂旋转机构、索控假手，应用三重力带系统控制机构，依靠双侧肩部较复杂的运动完成肘关节屈伸、锁肘和解锁肘、开手和闭手动作。

上臂电动假肢的控制比较困难，目前多用电控（包括肌电控制、开关控制）与索控的混合控制方案。一般是肘关节选用牵引索控制，旋腕、开手和闭手选用肌电信号控制，特别是某些双上肢截肢者或者一侧上肢截肢，另一侧上肢失能者可以选用牵引索控制、肌电控制、开关控制的混合控制方案。目前就假肢技术而言，主动型上臂假肢是可以装配的，对于双上肢截肢者有一定的实用价值，特别是在截肢以后的早期大多数截肢者对现代的高科技寄托了很大的期望，都有强烈的装配肌电假肢的愿望。不过，所有的上臂假肢，包括大部分索控式上臂假肢仍然存在很多缺点：操作困难、烦琐，假肢重量大，穿着不舒适，动作不随意，动作慢，功能有限等。因此，很多人在穿戴一段时间后，就放弃了这种假肢。而选用了更加轻便、舒适的装饰性假肢。

目前国内上臂假肢多采用肌电控制。肌电控制假肢是由两个电极采集肱二头肌和肱三头肌的肌电信号，通过计算机处理而控制假肢的。而手部、肘关节的动作转换是通过肱二头肌与肱三头肌共同发出的信号来切换的，这对于一个上臂截肢者来说是比较困难的，因此也是造成大部分截肢者弃用假肢的主要原因。

（五）肩关节离断

这类截肢假肢装配要求在上臂假肢的基础上再增加一个肩关节。当然，这类主动假肢比上臂假肢更重、更难控制，而帮助截肢者恢复的功能更有限。因此，几乎全部选用装饰性肩离断假肢，带有被动的肩、肘、腕关节和装饰假手。装饰性肩离断假肢分骨骼式和壳式。骨骼式的外观较好触摸时感觉柔软逼真，重量轻，穿着舒适。

（六）如何得到适合的上肢假肢处方

适合的上肢假肢处方应当是截肢患者康复组全体成员在广泛收集截肢者的各方面情况的基础上，根据该截肢者全面康复治疗方案的需求，结合本康复机构技术条件和假肢装配技术条件，经过反复细致的讨论，并与截肢者本人、家属、费用支付机构进行充分交流以后决定的最适合的假肢处方。无论如何必须强调截肢者本人及家属参与假肢处方制订的重要性。这样既能使康复组全体成员全面、深入地了解截肢者的需求，也能帮助截肢者了解现代假肢技术的局限性，以便帮助截肢者更好地认识全面康复的重要性。康复医生是康复医疗工作的主要负责人，负责假肢处方的书写。假肢处方工作中需要康复组全体成员的密切合作，分工负责。治疗师由于较早地介入了截肢者的康复工作，较多地了解截肢者多方面情况，应及时发现问题，提出解决方案，积极地参与假肢处方的制订和修改。

（七）上肢假肢处方的主要内容和格式

截肢者假肢处方的主要内容包括：假肢的品种、假肢接受腔的样式、主要材料、假肢悬吊装置的样式、各个关节或铰链的型号、规格、假脚的型号、规格，使用假肢中必要的辅助器具、用品（如硅胶套等），易耗品（如手套、电池等），不予保修的部件等。

1. 处方内容

（1）截肢者的一般情况：姓名、性别、年龄、住址、联系方式、职业。

（2）截肢情况：截肢原因、时间、截肢部位、残肢长度、身高、体重。

（3）医学情况：应写明影响假肢装配和使用的各种全身性、局部性医学情况。

（4）社会情况：应写明职业、假肢费用来源。

（5）假肢名称：按截肢部位命名。

（6）接受腔的要求：包括形式（插入式、全接触式、全面承重、密封、开放、单层、双层）、材料（树脂、板材）、悬吊方式等。

（7）假肢结构：骨骼式、壳式。

（8）假肢部件：包括假手、腕关节、旋腕方式、肘关节、肩关节、肩带。

（9）装配中特殊的医学要求和注意事项。

2. 处方格式 目前我国没有统一的假肢处方格式，有待逐一步形成、提高与统一。这里介绍的处方格式（表9-3-3）仅供参考。

四、下肢假肢处方

人体下肢功能主要是站立、步行，远比上肢功能简单得多。因此下肢假肢比上肢假肢更实用，应用更多。由于下肢假肢实用性很强，截肢者每天穿用的时间长，天天穿用，终身穿用。有的截肢者还可能每天走很长的路，背负着很重的东西。这一切就决定了，如果要得到一个理想的假肢，下肢处方工作根据多方面的条件，尽量做得全面、细致，做得合理。

（一）足的部分截肢

经跖骨基底松质骨部位截肢，只要残端部位皮肤良好，一般都可以应用矫形鞋垫，改制普通鞋或定制矫形鞋改善截肢者的站立、步行功能。因此，部分足截肢者的假肢处方讨论应

表 9-3-3　上肢假肢处方

姓名		性别		出生日期		职业	
住址					联系方式		

截肢时间：　　　　　　　　　　　　　　　　原　因：
截肢部位：（ 左　右　双侧 ）　　　　　　　残肢长度：
有关的医学情况：

假肢名称（按截肢部位命名）：

结构形式：壳　式 □　　　　　　　　骨骼式 □

接受腔：插 入 式 □　　　　　　　全面接触式 □　　　　　　　吸 着 式 □

悬吊方式：□□□

假手部件：索 控 手 □　　　　　　　钩状手 □　　　　　　　　装饰手 □
　　　　　工 具 手 □　　　　　　　肌电手 □　　　　　　　　电动手 □

腕 关 节：摩擦旋腕定位 □　　　　　固　定 □　　　　　　　　屈　腕 □
　　　　　快　换 □　　　　　　　　肌电旋腕 □

肘 关 节：单　轴 □　　　　　　　　多　轴 □　　　　　　　　带手动锁 □
　　　　　中心牵引锁 □　　　　　　侧方牵引锁 □　　　　　　肌电肘关节 □

肩 关 节：外展式 □　　　　　　　　万向式 □

肩　带：8字肩带 □　　　　9字肩带 □　　　　三重力带 □　　　　其他 □

特殊要求：

　　　　　　　　　　　　　　　　签字：　　　　　　　　　　　　　　　年　月　日

有矫形鞋技师参与。

1. 截趾、跖趾关节离断、经跖骨远端截肢　截趾、跖趾关节离断，只要残肢末端有良好的皮肤条件，一般都不需要装配假足趾，可以穿着普通鞋行走。

为了改善足残肢末端的承重能力，可以定制塑料海绵矫形鞋垫。在残趾末端部位挖个小坑，减轻末端承重。跖趾关节离断后合并跖痛者可以在鞋垫上或普通鞋的鞋底上附加跖骨头横条。经跖骨截肢者残端皮肤承重功能不良者，可以定制模塑矫形足垫，在普通的皮鞋底上附加滚动前掌，其滚动点后移到残肢末端承重点之后。为了避免普通鞋头变形，可以在鞋头内填充塑料海绵或棉花。

2. 经跖骨近端截肢与跖跗关节离断（利斯弗兰克截肢）　这类截肢的残肢长度虽然比经跖骨远端截肢短，但是仍然保留了一定的残肢长度。只要残肢末端，特别是足底、残端皮肤承重良好，残肢没有马蹄内翻足畸形，一般都可以选用靴形假半脚。传统的靴形假半脚价格便宜，较重。现代的硅橡胶制成的靴形假半脚外观近似健足，与残足全面接触，但是比较重，价格也比较贵。老年人或走路不多者可以选用海绵制成的靴形假半脚，重量较轻、假脚的前足比较柔软。

3. 跗中关节截肢（邵帕特截肢） 一般的邵帕特截肢术后保留了跟骨与距骨，踝关节仍保留一定的活动能力，但是残肢多合并有马蹄内翻畸形，残端承重功能不良，不得不选择类似小腿假肢的足支架式假半脚，免除残端承重。由于这类截肢术后肢体长度没有缩短，应尽量减薄接受腔的底部，必要时可以补高另一侧鞋。

4. 皮罗果夫截肢 皮罗果夫截肢术后保留了跟骨和足跟皮肤，具有良好的末端承重功能，残肢末端膨大也有利于假肢的悬吊，一般适合选用由后方穿用的支架式假半脚。另外，由于肢体缩短只有30~40mm，因此不穿假肢也可以短时间步行。

由于碳素纤维技术在假肢中的应用越来越广，一种很适合皮罗果夫截肢的碳素纤维假脚应运而生。这种假脚很薄，用碳素纤维材料制成，具有很好的储能作用。安装非常简单，只需将接受腔与假脚用特制的胶进行粘接即可。

（二）塞姆截肢

塞姆截肢残肢与皮罗果夫截肢残肢外形有些相似，都是末端膨大，都具有良好的承重功能。不同的是塞姆截肢后肢体缩短60mm以上，增加了安装踝关节的空间。塞姆假肢接受腔结构分两种：开窗的穿脱方便，不开窗的结构更坚固、耐用。踝部分为动踝和静踝两类。老年人多用静踝，轻便、耐用。年轻人或活动较多的截肢者适用动踝，适应不平路面的能力较好。

（三）小腿截肢

小腿假肢是目前假肢中应用最多的。小腿假肢选用中应重点考虑的因素如下。

1. 残肢长度与承重能力

（1）长残肢：控制假肢能力好，但残肢供血不好，冬季容易感觉冷，特别是铝小腿散热性强，请慎重选择。一般长残肢皮下组织较少，骨凸起较明显，残肢末端承重能力较差，需要接受腔底部有软衬垫，闭合性接受腔不得留有空间，避免残肢末端肿胀。残肢承重能力很差，皮下组织较多，经常发生肿胀的选用开放式接受腔。

（2）中残肢：中残肢是理想的截肢部位，可选用各种小腿假肢。肌肉成形术后的残端，一般都有一定的承重能力，适合选用闭合式的全面接触式或全面承重式接受腔。在可能的范围内尽量发挥残肢末端的承重能力，有利于成人改善残肢骨骼的骨质疏松问题。

（3）短残肢：短残肢对假肢的控制能力差，其外接受腔宜选用上缘高过股骨髁和髌骨的小腿假肢。某些极短残肢，末端承重功能不良或合并屈膝畸形超过45°者适合选用跪腿。跪腿结构上类似膝离断假肢，具有良好的假肢承重功能和悬吊功能，其区别是残肢膝关节屈曲90°位承重，站立位时残肢末端朝向后方，外观较差。其他方面的考虑请参考膝离断假肢的选用。

2. 活动水平

（1）低活动水平者：多为年老、多病者，适合选用轻便、安全性高、适合性好、调节方便、售后服务好的假肢。为了轻便、耐用，最好选用重量轻的静踝软跟的聚氨酯假脚或铝合金、钛合金的金属部件。壳式小腿假肢是小腿假肢中最轻的。

（2）中活动水平者：适合选用各种一般的小腿假肢。

（3）高活动水平者：适合选用功能好、适配性好、坚固耐用的假肢，如各种带有储能功能假脚的小腿假肢。

3. 合并症的影响 截肢侧下肢骨与关节畸形，对线不正常，适合选用结构上方便调整对线的假肢（如带四棱锥的骨骼式结构小腿假肢、带对线装置的小腿假肢、带踝关节的小腿假肢），同时应通过临床治疗尽可能地得到改善。

（1）膝关节屈曲畸形：多由膝关节软组织挛缩引起。长残肢屈曲畸形超过20°，中残肢屈曲畸形超过30°，则会严重地影响假肢的外形和使用。短残肢屈曲畸形超过40°，则应选用跪式假肢（结构类似香港金利达假肢）。

（2）髋关节屈曲畸形、腰前凸消失：多见于老人，经常引起健足向前迈步困难，健侧步距小，假肢侧步距大。

（3）髋关节内收或外展畸形、股骨干的成角畸形愈合、短缩愈合：常引起截肢侧肢体长度的变化。如常见的截肢侧髋外展畸形，站立位常引起健侧骨盆抬高，显得截肢侧下肢变短。因此，假肢长度测量和适配中应注意假肢长度的正确选择和调节。

（4）膝关节不稳定或残肢过短、残肢承重能力较差：这些情况需要考虑选用带膝关节铰链的大腿皮上靿的小腿假肢。为了完全免除残肢承重可以选择带坐骨承重的小腿假肢。

（5）残肢皮肤瘢痕：适合选用硅橡胶内层接受腔。残肢表面涂抹瘢痕霜剂，既能减少内层接受腔与残肢皮肤的摩擦，又有软化瘢痕的作用。另外要尽量选用承重、悬吊功能好的小腿假肢。其中带有锁具的硅橡胶内层接受腔的小腿假肢比较满意。

（6）锤状残肢：多见于初装假肢者，多为截肢手术中软组织保留过多，止血不好引起。锤状残肢适合选用弹力绷带日夜加压包扎（除了清洁和残肢训练时间）和及时装配和使用临时性假肢。

（7）残肢水肿：截肢者合并心血管疾病、肾脏疾病、内分泌紊乱都可以造成残肢水肿。在这种情况下，在残肢胫骨内侧面上用拇指持续地用力压下，可以压出明显的凹陷。一般残肢水肿早晨刚起来时表现较轻，晚上加重。要求应用弹力绷带控制残肢水肿。同时要选用适合残肢体积变化的假肢接受腔，也可以用增加或减少残肢袜套数量来改善。如果有经济条件，最好选带锁的硅橡胶内层接受腔。这类接受腔容易适应残肢体积的变化。

（8）血液循环较差的残肢：应选用全面接触、全面承重、残肢末端承重的闭合式接受腔，要尽量减少对腘动脉的压迫。

（9）糖尿病者的残肢、残肢皮肤感觉减退或丧失者：应选用重量轻、精密适合、对线方便、悬吊性能好的假肢。这一切都是为了尽量减少残肢皮肤的压伤和摩擦伤。残肢的皮肤损伤主要由于步行中残肢在假肢接受腔内的上下窜动，假肢内层接受腔或残肢套内表面与残肢皮肤表面之间的剪切力形成的摩擦伤。为此，可以在常规悬吊装置的基础上增加弹性护膝样的悬吊带。当然，能选用带锁的硅橡胶内层接受腔的小腿假肢最理想了。

4. 下肢截肢成形术后对假肢的需要

（1）胫腓骨融合术后：小腿截肢后残肢胫腓骨末端骨融合改善了残肢末端的承重能力，要求接受腔充分发挥残肢末端的承重能力，尽量减少髌韧带的承重。

（2）下肢旋转成形术后：股骨肿瘤切除后将胫骨与残余的股骨旋转180°融合，并使保留的踝关节处于膝关节水平。这是一种下肢阶段性切除，术后选用特殊的旋转成形术小腿假肢（图9-3-1）。截肢者用踝关节跖屈、背屈功能代替膝关节的屈伸功能，虽然关节活动范围受到一些限制，但可以用足跟承重，承重功能很好。

5. 职业、工作、体育运动、居住环境的需要

（1）需要站立、步行的重体力劳动者要尽量选择强度高的假肢部件和带膝关节铰链和大腿皮上靿的小腿假肢，以增加残肢与假肢之

间的支撑稳定性。

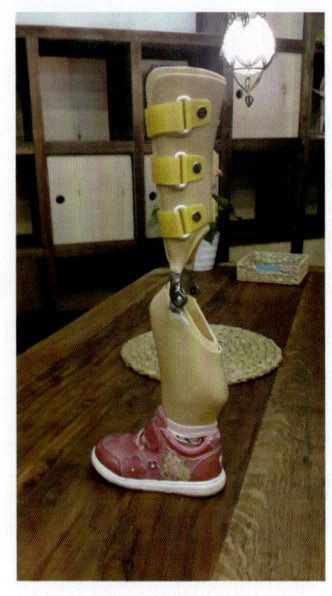

图9-3-1　下肢旋转成形术小腿假肢

（2）农村需要下稻田的截肢者适合选用壳式小腿假肢。

（3）山区截肢者适合选用带踝关节的小腿假肢，需要踝关节具有跖屈和背屈缓冲性能，跖趾关节也能有一定的背屈功能。

（4）运动专用的小腿假肢，根据运动项目选择，如用于竞赛的储能小腿假肢。

（四）膝关节离断截肢

膝关节离断后可供选择的假肢有两类：

1. 传统的上皮下铝膝离断假肢　由前面系带的皮革接受腔、铝合金板制成的小腿、侧方单轴膝铰链、单轴踝关节、橡胶假脚组成，其优点是价格比较便宜，但外观较差，重量较重。

2. 现代的膝离断假肢　都采用了塑料海绵的内接受腔，以保证残肢末端百分之百的承重功能。外部的树脂接受腔上部软、下部硬，以保证截肢者坐下时舒服，步行中不妨碍髋关节任何方向的运动；膝离断假肢的膝踝关节部件选择很重要，除了要考虑体重、活动水平之外，还应注意截肢者的年龄、合并症（高血压、心脏病）对膝关节稳定性的需要。特别是年龄大，合并腰僵、屈髋畸形者，适合选用带手动锁的四连杆结构膝关节。一般中等活动水平者适合选用无锁的四连杆结构膝关节。高活动水平，要求较好的步态者，适合选用带液压控制的四连杆结构膝关节。

经踝截肢只要有良好的末端承重功能，选用假肢情况与膝关节离断的选用方法相同。如果其末端没有良好的承重功能则不能选用膝离断假肢的接受腔，只能按照选用大腿假肢的类型选择，而膝关节的类型可以按照膝关节离断的关节选择。膝离断假肢宜选用重量轻，后跟缓冲性能好的假脚，以减少能耗，保证膝关节的稳定性。当然，最好还能选用带足部内翻、外翻、旋内、旋外功能的假脚。

（五）大腿截肢

大腿截肢后影响假肢选用的因素比小腿更多一些，可以从以下几个方面考虑：

1. 残肢末端没有承重能力　大腿假肢接受腔主要依靠坐骨承重（不包括坐骨包容式），但其残端有无承重能力仍然对接受腔的选择有影响。

（1）残肢末端没有承重能力：不适合选用密闭式全接触接受腔，适合选用底部开放式的接受腔。勉强选用密闭式接受腔，由于残肢末端与接受腔底部留有空隙，长期使用这种假肢常引起承重末端皮下组织淋巴淤滞性炎症和皮肤变性。如果残肢末端不是触觉敏感，有经济条件者可选用带锁硅胶套的接受腔，内衬柔软的硅胶垫，可以做到全面接触，避免发生残肢末端的淋巴淤滞性炎症。

（2）残肢末端具有一定的承重能力：多见于肌肉成形术、肌肉固定术后，适合选用一般的密闭式全接触接受腔或全面承重式接受腔。后一种接受腔可以更好地发挥残肢末端的承重功能。这样可以尽量发挥残肢末端的承重功能，对成人有利于改善残肢骨质疏松问题，对儿童有利于刺激股骨近端骨骺的生长。

2. 残肢长度与是否合并关节畸形

（1）中残肢：经过大腿中 1/3，特别是大腿中 1/3 与下 1/3 段之间的经股骨截肢是理想长度的截肢部位，既有足够的控制假肢的杠杆力量，又有足够的膝关节部件安装空间，可以比较容易地选择大腿假肢接受腔、膝关节和假脚。大腿中残肢合并屈髋畸形者通过加大接受腔的初始屈曲角度可以改善一些膝关节稳定性，但对老年人有合并症者还是以带锁的膝关节为首选。

（2）长残肢：远侧 1/3 段经股骨的截肢。如果残肢末端与膝关节间隙距离不少于 120mm，则可以选择如同上述的一般性大腿假肢；如果之间的距离少于 120mm，则只能选用适合膝关节离断的四连杆结构的膝关节；如果长残肢不合并屈髋畸形则可以选用无锁的四连杆结构的膝关节；如果是长残肢合并屈髋畸形，腰椎后伸功能也减弱了，这些情况常见于老年截肢者，则适合选用带手动锁的四连杆结构的膝关节，以保证步行中膝关节的稳定性。否则，步行中膝关节容易打软腿。在应用带膝锁大腿假肢的同时应努力加强残肢侧臀大肌的训练和被动矫正屈髋畸形。只有继续得到矫正，臀大肌有力了才能改用无锁的膝关节。大腿截肢长残肢，用一般的绸布带子拉穿假肢是很困难的。这种情况，适合选用易拉宝（商品名，一种用特别光滑的织物制成的穿戴大腿假肢的特殊用品），可以帮助截肢者比较容易地穿上假肢。

（3）短残肢：小粗隆以远的，近侧 1/3 经股骨截肢，为增加截肢的控制能力适合选用全面接触坐骨包容式大腿接受腔。如果残肢软组织较少，为了改善假肢的悬吊功能可以增加腰带或带髋关节铰链的腰带。

（4）极短残肢：从股骨颈至小粗隆近侧的截肢，适合选用髋离断假肢。

3. 活动水平

（1）低活动水平者：适合选用结构简单、重量轻、膝关节稳定性好的假肢。为了重量轻些选用铝合金的膝踝部件。为了保证膝关节的稳定性，适合选用带手动锁或带承重自锁的膝关节。大腿假肢的假脚重量越轻越好，步行中假脚越轻，能量消耗越少。

（2）中活动水平者：适合选用坚固、耐用、功能好的假肢，重量轻不是最重要的。这类截肢者可以选用的部件很多，几乎各种单轴的、多轴的、钢制、合金钢等材料均可选用。带有膝关节控制功能的各种关节也都可以考虑选用。

（3）高活动水平者：适合选用既坚固耐用，又重量轻，功能还要好的假肢。主要适合选用钛合金、超硬铝合金等高强度材料制成的，带有气压控制机构或液压控制机构的膝关节。带有计算机控制功能的液压膝关节更适合这类截肢者需要，其特有的摆动期和支撑期的控制功能，可以充分体现在生活中的各个方面，只有价格比较高。气压控制机构比较适合生活中使用，液压控制机构更适合运动中使用。假脚适合选用具有高储能性质的储能假脚。年轻人为了参加运动或要求能随个人意愿及时地改变步速，适合选用近年来国际上已投产的用计算机控制的液压膝关节，如 OTTO BOCK 公司的 C-leg，具有良好的步频变化跟随性。

4. 合并症 合并症中除了前面已经介绍过的残肢末端承重功能不良，残肢膝关节畸形之外，常见的残肢合并症还有以下几种：

（1）瘢痕：皮肤瘢痕的耐压性能不好，耐磨性能更差。在残肢接受腔的应用方面，大腿假肢与小腿假肢有很大的不同。穿用假肢时，一般是在小腿残肢外面套一层或两侧残肢袜后再穿入假肢接受腔，一般大腿残肢外面不用套残肢袜套，而直接将残肢用光滑的绸子布或条带包裹、缠绕，然后拉入接受腔。这样的穿戴方法使残肢表面与接受腔内表面之间受到很大的剪切应力。这种剪切应力对皮肤表面瘢痕极易形成摩擦伤。这类截肢者适合选用带锁硅胶套的接受腔。穿用假肢前，在残肢表面涂一些瘢痕霜剂，这样接受腔不但具有良好的假肢悬吊功能，减少对瘢痕的摩擦，而且硅胶套还有软化瘢痕的医疗作用。对于某些大片性粘连瘢痕也只有依靠整形外科手术了。

（2）皮肤过敏性接触性皮炎：残肢皮肤与接受腔内表面的直接接触可以形成过敏性接触性皮炎，主要表现是穿戴假肢后残肢表面很快变红，出现小疱疹、小水疱、痒感，脱去假肢这些症状可以较快消失。这种皮炎与接受腔内含有的某些树脂，特别是某种硬化剂有关。确切的过敏原诊断需要做过敏原的斑贴试验。对于有残肢皮肤过敏史的截肢者应避免选用可引起残肢过敏的接受腔材料。

（3）股动脉供血不良：因血管性疾病截肢，股动脉供血不良者适合选用纵向椭圆形的坐骨包容式假肢接受腔，以避免压迫股三角区域的股动脉。

5. 居住山区者 使用大腿假肢者上下坡的能力很差，一般只能侧着身子，像上楼或下楼一样的上下坡。如果坡度很大则很难使用大腿假肢。因此居住在大山区的截肢者宁可使用双拐也不愿意使用大腿假肢。智能假肢基本可以解决这样的问题，但是其价格昂贵是最大的障碍。其次可选用带锁的膝关节，在上下坡时将膝关节用手动锁锁住，可以大大提高使用假肢的安全性。

6. 双大腿截肢者 双大腿截肢者早期适合选用一对临时性的不带膝关节的短桩大腿假肢，用于站立、步行训练。穿用双侧短桩大腿假肢，开始时需要使用双侧拐杖，熟练以后可以不用拐杖。当截肢者具有良好的平衡功能后再改为带有膝关节的大腿假肢，使用双拐训练站立、步行。开始时双腿可以短些，身高降低一些，随着平衡能力的改进，逐步地增加下肢的长度。截肢者的身高宜接近原身高，不宜过高，以免影响站立、步行的稳定性。当截肢者能熟练地控制假肢后再更换为正式的带有膝关节的大腿假肢。

（六）髋关节离断截肢与半骨盆切除截肢

髋关节离断者适合选用骨骼式的加拿大式髋离断假肢，带有髋关节、膝关节。如果截肢者由于年龄大和（或）有合并症，为了增加关节稳定性，则适合选用带有支撑期稳定性控制的膝关节（承重自锁膝关节和液压控制膝关节）。为了确保假肢的支撑期稳定性，适合选用带锁的髋关节。为了减少步行中假肢受到的扭力，适合选用安装在膝关节下部的扭力器。这样既可以减少由于步行中接受腔与残肢之间的旋转移动引起的不适，也能延长假肢的使用寿命。另外，为了方便截肢者盘腿坐着和坐进狭窄的空间（小轿车、小的办公桌椅），适合选用与安装膝关节上方的旋转连接盘（也叫盘腿器）。

（七）下肢假肢处方格式

目前没有统一的下肢假肢的处方格式，这里介绍的只是其中的一种（表9-3-4），有待于统一格式。

五、儿童假肢处方

儿童的特点是处于成长发育阶段。儿童假肢的选用原则是尽早安装，简单、轻便，能适应生长发育的变化。

（一）早期装配，简单轻便

以不影响儿童的正常发育为原则。早期安

表 9-3-4 下肢假肢处方

姓名		性别		出生日期		职业	
住址					联系方式		

截肢时间：　　　　　　　　　　　　原　因：
截肢部位：（ 左　右　双侧 ）　　　残肢长度：

有关的医学情况：

假肢处方

截肢部位	半骨盆、髋离断	大腿	膝离断	小腿	塞姆	部分足	足趾
接受腔	加拿大式 侧铰链式 其他	插入式 全接触式 吸着式 其他	插入式 开口式 全接触式 其他	插入式 PTB PTS KBM 其他	插入式 开口式 全接触式 其他	足套式 小腿式 PTB 式	

接受腔主要材料：合成树脂 □　　　　　　塑料板材 □　　　　　　碳素纤维 □

内衬套：无 □　　　　　　　　　　　有 □
材料：皮革 □　　　　　　　毛毡 □　　　　　　　橡胶海绵 □
　　　塑料海绵 □　　　　　硅橡胶 □　　　　　　其他 □

支撑结构：壳　式：皮革与金属 □　　　　　木 □　　　　　　　铝合金 □
　　　　　　　　　合成树脂 □　　　　　　其他 □
骨骼式：□

髋关节：侧方铰链式 □　　　　　　带锁 □　　　　　　不带锁 □
　　　　液压式 □　　　　　　　　3D 式 □

膝关节：单轴膝关节 □　　　　　壳式单轴膝关节 □　　　　　助伸装置（内 □　外 □）
　　　　多轴膝关节 □　　　　　气压控制膝关节 □　　　　　液压控制膝关节 □
　　　　前方锁 □　　　　　　　侧方锁 □　　　　　　　　　承重自锁 □
　　　　恒定摩擦 □　　　　　　可调摩擦 □　　　　　　　　智能膝关节 □

踝关节：单轴 □　多轴 □　固定 □

假脚：SACH 脚 □　农田脚 □　橡胶脚 □　聚氨酯脚 □　储能脚 □　碳纤脚 □　智能脚 □

悬吊装置：肩吊带 □　髋吊带 □　腰吊带 □　骨盆带 □　腰斜吊带 □　大腿皮上鞦 □　其他 □

附　件：盘腿器 □　扭力器 □

特殊要求：

签字：　　　　　　　　　　　　　　　　　　年　月　日

装只考虑功能，不必考虑外观。儿童下肢截肢者，当用手扶着东西能站立时应尽早安装假肢，以免影响正常的发育。儿童上肢截肢者的残肢应用训练很重要。为了配合截肢儿童日常生活活动能力训练和帮助学习，可以装配简单的残肢辅助用具。对于双上肢截肢的儿童，应尽早地开始训练双脚的代偿功能。儿童双前臂截肢者适合选用带有钩状假手的前臂索控式假肢，虽然没有外形，但是功能比较好。

（二）能适应生长发育的变化

1. 下肢假肢尽量做到残肢末端承重，这样可以刺激残肢骨骺生长。

2. 下肢假肢应注意经常调节假肢的长度，新的假肢可以比健侧肢长 20mm，健侧肢体暂时补高 20mm。随着肢体的长长，逐步减少补高。即使如此，每一年还必须更换一次假肢接受腔和至少调整一次假肢的长度。

3. 正确的对线。儿童的骨骼具有很强的生物可塑性，当经常受到侧方应力时容易引起残肢的内翻、外翻、后翻畸形。

（高铁成）

第四节　假肢质量评估

假肢质量评估（prosthesis quality assessment）包括很多方面，通常由康复医生主持，假肢师、作业治疗师参与对假肢的适配性、功能和训练使用假肢的情况进行检查评估。适配性检查分为初检和终检。初检是初步完成假肢装配、试样和调整后的检查，也可伴随着假肢的制作过程随时检查。终检是在假肢制作完成后，在正式交付截肢者使用前进行的全面检查评估，包括假肢的功能和患者训练使用假肢的情况检查。只有终检合格的假肢才允许交付截肢者正式使用。

一、上肢假肢质量评估

适合性检查包括接受腔适配、假肢对线、肘关节的活动范围、假肢控制系统、假肢长度、假肢的穿脱等检查。

1. 接受腔适配性检查　应当检查接受腔与残肢的适配性和稳定性。接受腔与残肢服帖，前臂假肢在肘关节屈曲时残肢不能脱出接受腔，操作假肢或向接受腔施加压力时残肢应无疼痛感或不适。检查时模拟假肢提、拿、推、拉动作，对假肢施加一定力时残肢应无疼痛，受压皮肤无发红压痛。

2. 假肢对线检查　对线是指在空间位置上确定假肢部件之间及其和截肢者之间的相对关系。上肢假肢对线的基本要求是左右对称、美观和满足功能需要。因此应根据正常人体上肢解剖学的构造和各部分的配合关系，通过对线来调整和确定假手、腕关节、肘关节、肩关节和接受腔之间的位置和角度关系，使之既符合人体的自然肢位，又便于假手在日常生活和工作中发挥代偿作用。

3. 肘关节活动度检查　前臂假肢不应影响残肢肘关节的活动范围（前臂极短残肢除外），残肢肘关节的活动范围应与不穿戴假肢时的活动范围相同。上臂假肢肘关节被动屈曲达到 135°，达不到标准值的原因可能是控制系统不佳、肩背带或牵引带不适合过松、肘关节屈曲角度过大、残肢肩关节屈曲角度太小等原因。

4. 假肢控制系统检查　截肢者戴上假肢，固定好牵引装置后，应能有效控制假肢的传动机构，截肢者操控假肢时应无疼痛感。

（1）索控式前臂假肢的操控：肘关节伸直或屈曲 90° 时，假手能否完全打开和闭合。让截肢者把假手放在嘴边或裤子前面纽扣处、截肢者能主动控制假肢开手或闭手，假手张开的最大角度与被动张开的最大角度基本相同。

（2）索控式上臂假肢的操控：检查牵引索能否有效控制假手的打开和闭合、肘关节屈曲和肘关节锁定或解锁。与前臂假肢相同，假手在嘴边和裤前纽扣处，截肢者能主动控制假手的打开和闭合，假肢应能以最大距离张开。

5. 假肢长度检查　检查上肢假肢长度时，两肩同高，假手拇指末端或钩状手的末端应与健侧拇指末端平齐或稍短。前臂假肢中，自肘关节到假手拇指末端的长度可比健侧短，但不少于 10mm。上臂假肢中，肘关节轴与肱骨外上髁位置一致，而前臂可比健侧短，但不少于 20mm。

6. 假肢重量检查 由于手在肢体的最远端，加上持重，会产生很大的力矩作用在残肢上，因此必须限制并力求减轻假肢的重量。一般情况下：①前臂 ≤ 1kg；②上臂 ≤ 1.5kg；③肩离断 ≤ 2kg。

7. 假肢的穿脱检查 主要检查穿戴是否容易和是否能穿到正确的位置，一般应以截肢者感觉到残肢末端已接触到接受腔的底部为准。残肢穿戴不到位，有可能是接受腔的容积不够大，或残肢出现水肿等原因引起体积变大。残肢末端出现疼痛，可能是接受腔尺寸过大或残肢萎缩，体积变小引起的。

二、下肢假肢质量评估

下肢假肢的适合性检查要求截肢者正确地穿戴好假肢，从站立位、坐位和步行三个方面进行适合性检查，并在穿用一段时间后，脱下假肢，分别检查残肢的假肢。检查内容包括接受腔、对线、假肢长度、步态、假肢使用后的情况等。

（一）接受腔适配性检查

接受腔具有承受体重、传递动力、控制假肢运动和悬吊假肢的功能。检查接受腔松紧是否适合，残肢在接受腔内有无窜动，是否全面接触和全面承重（与接受腔类型有关），有无压迫和疼痛等。

1. 小腿假肢

（1）接受腔大小是否合适：①残肢应该比较容易穿到位，一般应以截肢者用力踩下后感觉到残肢末端刚刚接触到接受腔底部为准。残肢穿不到位，可能是由于接受腔局部太小，或由于残肢水肿等因素使残肢肿胀而引起的。②残肢很容易过分地抵到接受腔的底部，使残肢末端承重过大，出现疼痛，可能是由于接受腔太大或残肢萎缩而引起的。

（2）悬吊功能检查：检查残肢在接受腔内有无活塞运动，应尽可能将残肢的活塞运动控制在最小的范围内。检查者可以用拇指压在接受腔的前上缘，让截肢者反复地将全部体重放到假肢侧，然后再提起假肢。检查者通过拇指感觉，判定残肢在接受腔内上下移动的大小。要求不得有明显的移动。残肢有明显的活塞运动可能是接受腔过大、接受腔上口内外径太大或残肢萎缩引起的。残肢窜动会引起疼痛，磨伤皮肤。

（3）接受腔上缘的高度是否适当：①站立时截肢者无明显的局部不适和疼痛，特别是胫骨粗隆、腓骨小头应该没有不适和疼痛。②坐位时膝关节至少应能屈曲 90°，接受腔后壁上缘不顶住肢体，残肢应无不适和疼痛，尤其是腘窝、内外侧腘绳肌部位无压痛。两侧膝部高度相近。③应用膝上环带悬吊的小腿假肢，其环带应处于松弛状态。

2. 大腿假肢

（1）接受腔大小是否合适：①假肢穿戴应容易，穿好后无明显的局部不适和疼痛，特别是坐骨结节、内收肌腱、会阴部、残肢末端的外侧没有疼痛；会阴部的皮肤没有明显隆起。②坐骨应有良好的承重（坐骨包容式接受腔除外）：检查时让截肢者稍稍提起假肢，检查者的示指置于截肢者坐骨结节与接受腔坐骨托部位之间，再让截肢者将全部体重转移至假肢侧，要求此时示指能感到明显压力。③对于吸着式接受腔，残肢与接受腔应全面接触：打开阀门，让截肢者将全部体重转移到假肢侧，此时阀门孔内的残肢软组织应该向外隆起，且残肢在接受腔内向前后、左右活动时软组织隆起应该没有明显的不同。否则，表明残肢末端与接受腔底部存在空隙，有引起残肢末端软组织淋巴淤滞的危险。

（2）悬吊功能检查：检查残肢在接受腔内有无活塞运动。行走时残肢应无明显的活塞运动，残肢在接受腔内的活塞运动应尽可能控制在最小范围。检查时检查者可以用拇指压在假肢接受腔的前上缘，要求截肢者反复地将全部体重放到假肢侧，然后再提起假肢；检查者用拇指感觉残肢在接受腔内的上下移动，要求是检查者不能感觉到明显的移动。

（3）接受腔上缘高度是否适当：①站立时截肢者无明显的局部不适和疼痛，特别是坐骨结节、耻骨等处；②坐下时接受腔不容易脱出，残肢前上部及内侧耻骨无受压；③坐位时膝关节至少能够屈曲90°。

（二）对线的检查

1. 小腿假肢 检查时截肢者站立位，体重全部转移到假肢侧，从矢状面和冠状面检查假肢对线是否正确。不正确的对线会引起异常步态，也可能引起残肢某些骨凸起部位疼痛。①在矢状面和冠状面上：观察和询问截肢者膝部有无被假肢向前和向后、向外和向内推动的现象和感觉，正常情况下应该没有这种现象和感觉；②检查者在地面上转动假脚，假脚不易被转动；③用一张稍硬的纸，从假脚的内侧、外侧、后跟、前掌插入假脚与地面之间，要求不能插入。

2. 大腿假肢 检查时截肢者体重全部转移到假肢侧，从矢状面和冠状面检查假肢的对线是否正确。①从矢状面上：观察和询问截肢者假肢有无向前或向后倒，有无膝关节打软腿的趋势，承重时膝关节是否稳定。足跟部或足趾有无提离地面现象。②从冠状面上：观察和询问截肢者有无向外或向内倒的趋势，足底的内外侧与地面有无间隙。③检查者在地面上转动假脚，假脚不易被转动。

（三）假肢的长度和假脚的检查

原则上穿戴假肢后，截肢者的骨盆应处于水平位。假肢过长或过短都会引起骨盆倾斜、脊柱侧凸和一些异常步态。

1. 小腿假肢 一般要求假肢与健侧等长、骨盆处于水平位。①站立时：检查者的双眼平视骨盆，双侧拇指触及截肢者双侧髂前上棘的位置，以其处于近水平位为准，相差一般不超过10mm；相差过多会引起腰疼，也会影响步态。②坐位：一般要求双膝关节应在同一高度，一般相差不超过10mm。

2. 大腿假肢 同小腿假肢一样，原则上要求假肢和健肢等长。为了减少假肢侧的磕绊，允许假肢稍短一些，一般不超过10mm。

3. 假脚的检查 不论是小腿假肢还是大腿假肢，假脚的高度、后跟的硬度等均可能影响站立和步态。应检查：①鞋跟高度是否与假肢一致；②后跟的硬度是否合适；③假脚方向是否与健侧对称；④假脚是否与鞋适配。

（四）步态检查

1. 小腿假肢

（1）一般检查：检查时要求截肢者双眼平视前方，直线行走。检查者从截肢者的前方、后方、侧方进行检查。①截肢者步行中，残肢应该没有不适和疼痛。残肢在接受腔中没有明显的窜动。②膝部没有被向前、向后、向内侧、向外侧推动的感觉；观察膝部无过屈、过伸、向内移动、向外移动现象。③双脚跟落地时的横向间距不大于100mm。④假脚外旋角度与健侧对称。⑤假脚跟着地时，无假脚拍打地面现象，无假脚尖摆动现象。⑥假脚跟离地时，脚跟应该没有向内或向外摆动现象。⑦假肢支撑期躯干无明显的向假肢侧倾斜，双上肢自然摆动。⑧行走时没有明显的响声。

（2）异常步态的检查和分析：小腿假肢常见的异常步态多由假肢装配不良引起，常见的异常步态包括：①站立时膝向内侧靠，由假脚过度靠外引起；②站立时膝向外侧靠，由假脚过度靠内引起；③假脚跟过度提起，由假脚后跟太硬、假脚背屈不良引起；④假脚跟过度着地，由假脚后跟太软、磨损等引起；⑤膝过屈，由假肢接受腔屈曲角度过大、假脚过度背身等引起。

2. 大腿假肢

（1）一般检查：截肢者两眼平视前方，直线行走，检查者从截肢者的前方、后方、侧方进行检查。要特别注意脚底着地的状态、膝关节的动作及左右侧步频和步幅的情况。①截肢者步行中残肢应该没有不适和疼痛，残肢在接受腔内无明显的窜动；②双脚跟落地时的横向间距应小于150mm；③假脚尖向外旋转的角度应与健侧一致；④假脚跟着地时，膝关节没有突然打软腿的现象；⑤假脚脚尖无向内、外侧摆动现象。

（2）异常步态的检查和分析：假肢异常步态的影响因素很多，可分为两个方面。①截肢者自身因素，心理影响如怕摔倒、对假肢功能有疑问等；髋关节与残肢有异常，如髋关节屈曲或外展挛缩、外展肌力不足和残肢疼痛等；膝关节屈曲挛缩，股四头肌肌力弱等；②假肢的因素，如接受腔适配不良，对线偏差较大，关节、假脚结构和功能不合适。应针对具体原因进行处理。最常见的大腿假肢异常步态有以下几种：

1）躯干侧倾：步行中假肢支撑期，躯干向假肢侧明显摆动。引起的原因包括：①残肢过短，臀中肌无力，合并髋关节外展畸形；②假肢过短，会阴部、内收肌腱部位压痛，接受腔装配初期外展角度不够（图9-4-1）。

2）膝关节不稳：步行中假脚跟触地时，膝关节不稳，容易打软。引起的主要原因包括：①残肢短，合并髋关节屈曲畸形，臀大肌力弱，腰前凸消失；②假肢部件选用不当，接受腔装配初期屈曲角度不够等。

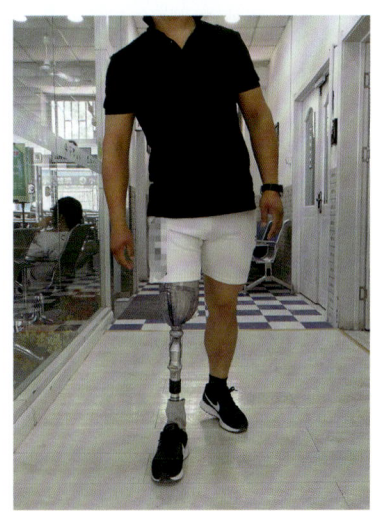

图9-4-1　躯干侧倾

3）画弧步态：步行中假肢摆动期健肢需要踮起足跟或将假肢向外画个弧形，引起的原因包括：①假肢过长，假肢膝关节屈曲和悬吊功能不好；②截肢者害怕，担心假肢膝关节屈曲，假肢膝关节不稳（图9-4-2）。

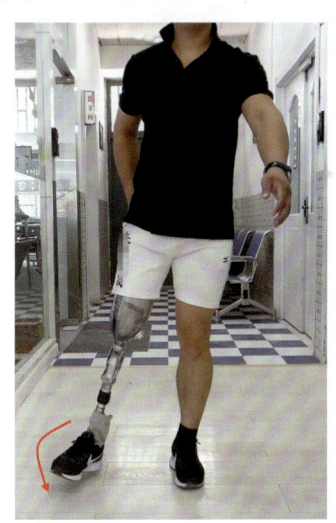

图9-4-2　画弧步态

4）腰椎过度前凸：步行中假肢支撑期腰椎前凸过大（挺着肚子）。引起的原因包括：①残肢有屈髋畸形；②接受腔装配时尝试屈曲角度不够（图9-4-3）。

5）假肢旋转：假脚跟触地时假脚内旋或外旋。引起的原因包括：①截肢者假肢内旋或外旋；②接受腔适配不良，没有充分悬吊（图9-4-4）。

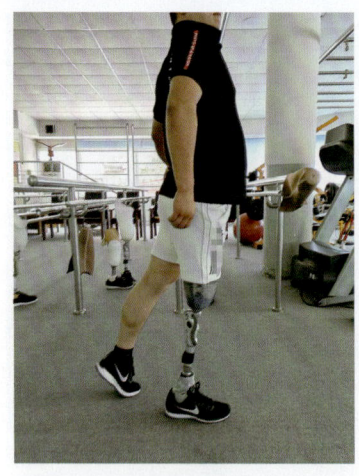

图 9-4-3 腰椎过度前凸

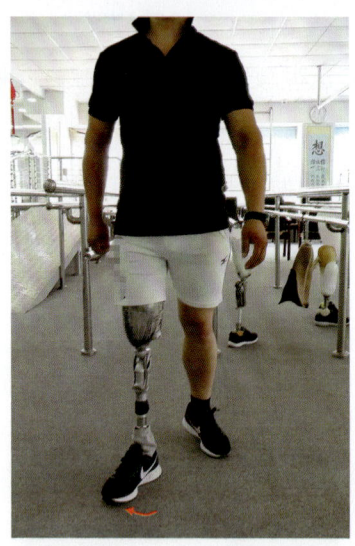

图 9-4-4 假肢外旋

6）步幅不均：步行中假肢侧迈步大健肢迈步小。引起的原因包括：①截肢者平衡能力较差，残肢承重功能、控制功能不好，假肢侧屈髋畸形，腰前凸消失；②接受腔装配时初始屈曲角度不够（图 9-4-5）。

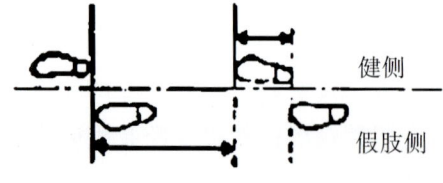

图 9-4-5 步幅不均

7）假脚抬起过高：步行中假肢摆动的加速期假脚抬得比健脚高。引起的原因可能是膝关节摩擦阻力过小（图 9-4-6）。

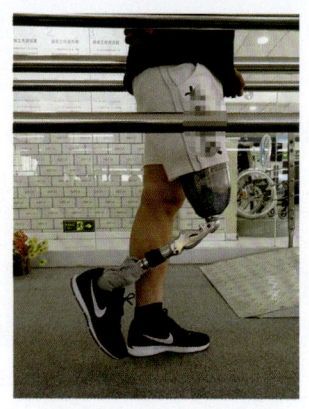

图 9-4-6 假脚抬起过高

8）假肢膝关节有撞击声：步行中摆动期末，当膝关节伸直时膝部有撞击声。引起的原因可能是助伸弹簧弹力过大或膝关节伸膝阻力过小（图 9-4-7）。

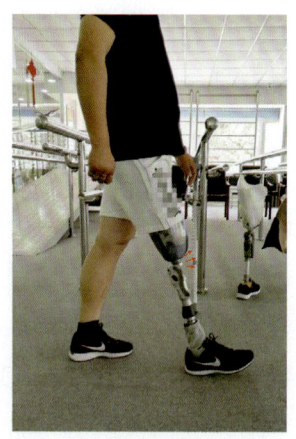

图 9-4-7 假肢膝关节有撞击声

9）外展步态：行走时两脚的间距比正常的宽。引起的原因可能是接受腔内侧沿高或接受腔内收过大（图 9-4-8）。

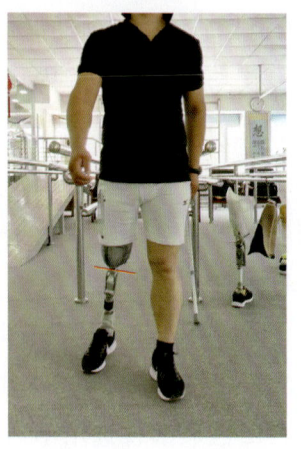

图 9-4-8 外展步态

10）脚跟内甩：下肢假肢后蹬时，假肢的脚跟突然出现向内侧扭转、抖动（图 9-4-9）。

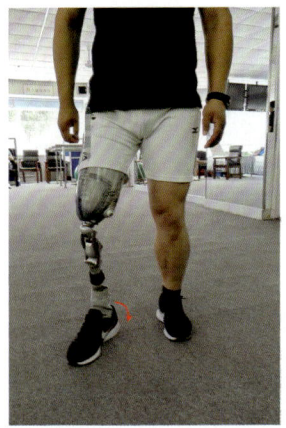

图 9-4-9　脚跟内甩

11）脚跟外甩：下肢假肢后蹬时，假肢的脚跟突然出现向外侧突然扭转、抖动（图 9-4-10）。

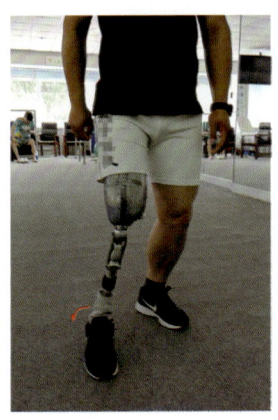

图 9-4-10　脚跟外甩

12）脚掌拍打地面：当脚跟触地承重时，脚掌急速跖屈，拍打地面（图 9-4-11）。

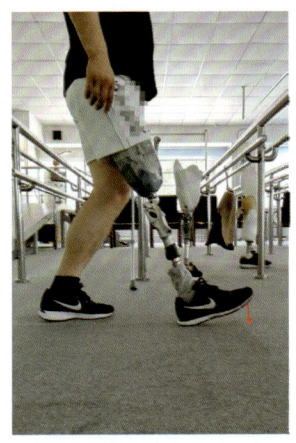

图 9-4-11　脚掌拍打地面

13）踮脚步态：健肢支撑时，脚尖踮起，脚跟跷得过高（图 9-4-12）。

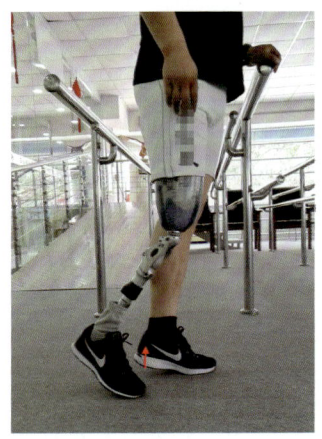

图 9-4-12　踮脚步态

14）足跟触地旋转：假脚跟部触地时，假脚呈外旋状态，可能是足跟太硬或假脚背屈过大（图 9-4-13）。

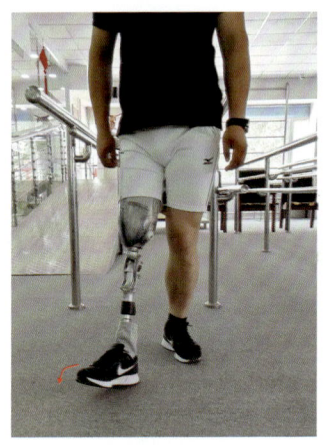

图 9-4-13　足跟触地旋转

（五）行走能力检查

一般以行走的距离、上下楼梯、过障碍物等为指标，对行走能力进行评估。截肢部位和水平不同，行走能力也各异。一般来讲，截肢水平越高，行走能力越差。

1. 小腿假肢　①单侧足部或小腿假肢的选择能力最好，基本上能以良好的步态行走，能顺利地上下斜坡和楼梯，跨越门槛和适应一些不同的路面；②双侧小腿假肢，能独立行走，步态基本正常，也能独立上下斜坡和楼梯及跨越门槛等。

2. 大腿假肢 ①单侧大腿假肢的行走能力尚可，能独立行走，步态基本正常，也能上下斜坡、楼梯和跨越门槛；②一侧小腿、另一侧大腿截肢者行走能力较差，基本能独立在平地上行走，步态较差，可能需要利用扶手和手杖上下斜坡、楼梯和跨越门槛；③双侧大腿截肢者的行走能力最差。双大腿短残肢一般需要手杖辅助行走，必须利用扶手或手杖等上下斜坡、楼梯和跨越门槛。

（六）假肢使用后的检查

穿戴假肢站立，行走1~2h后，脱去假肢，检查残肢和假肢。

1. 小腿假肢

（1）残肢的检查：①检查残肢与接受腔全面接触、全面承重的状态，新穿假肢的截肢者可以从残肢皮肤表面被残肢内衬袜套压出的纹路印痕面积大小判定。已使用多日的假肢可以从残肢皮肤表面变色、残端有无皮肤损伤和有无软组织的淋巴淤滞现象判定。②检查残肢皮肤有无变红和损伤：初次使用假肢者，残肢皮肤为适应承重和剪切力，受压皮肤会变红，但10min后会逐步消失。如果10min后皮肤变红不能消失，则必须分析并找到原因，及时修改假肢。③检查残肢末端软组织有无因静脉、淋巴回流障碍而引起的淋巴淤滞现象：淋巴淤滞现象初期表现为皮肤、皮下组织充血，变红，逐步变紫。以后软组织肿胀，逐渐变硬，皮肤也变得越来越粗糙。引起的主要原因是残肢末端与密闭的残肢接受腔底部没有全面接触，存在空间。步行中每次迈步，提起假肢时，残肢向上移动，接受腔底部的空间都形成一次负压，引起残肢静脉、淋巴回流障碍，逐步形成残肢末端的淋巴淤滞现象。

（2）假肢的检查：①假肢接受腔上缘曲线平滑，内衬套上缘应比接受腔上缘高10mm；②假脚部位的连接可靠；③铆钉固定可靠，表面平滑；④带膝关节铰链的小腿假肢：要求当膝关节屈伸时，膝铰链内、外侧支条的两个上端之间的距离变化应小于10mm。

2. 大腿假肢

（1）残肢的检查：①检查残肢皮肤有无变红和损伤，重点检查残肢侧坐骨结节、会阴、内收肌腱、腹股沟、残肢末端外侧部位。皮肤变红、应在10min内消失。②检查残肢末端软组织有无因静脉、淋巴回流障碍而引起的血液、淋巴淤滞现象。

（2）假肢的检查：①接受腔内表面平整、光滑，上缘曲线、边缘平整圆滑；②膝、踝、假脚部位的连接可靠、无松动；③带膝关节锁的，要求开锁、闭锁容易，锁住时膝关节有良好的稳定性。

（高铁成）

第十章 截肢

第一节 概述

一、截肢的定义和目的

1. 截肢（amputation）的定义 截肢是指将没有生机和（或）因局部疾病严重威胁生命的肢体全部或部分切除，其中经关节平面的截肢又称为关节离断（disarticulation）。

截肢手术后患者将会终身失去肢体的一部分，造成严重的肢体残缺和心理障碍，因此在决定截肢时必须要非常慎重。严格掌握手术的适应证，不仅术前必须取得患者及家属的同意和积极配合，使患者了解必须截肢的道理，而且术后要进行心理康复和肢体训练。一般来说，现代假肢制造技术中，下肢假肢所代偿的功能远远超过了上肢假肢，所以进行上肢截肢时要更加审慎。近年来由于显微外科技术的迅速发展使一部分创伤严重、以往是属于截肢绝对适应证的肢体得以保留。

2. 截肢的目的 截肢是将已失去生存能力、危及患者生命安全或已丧失生理功能的肢体切除，以挽救患者的生命，因此截肢是一种破坏性手术。由于截肢，患者将失去肢体的一部分，使患者丧失一定的生理功能，造成残疾；但是从康复角度来说，截肢更是一种重建与修复性手术，手术的目的是尽可能保留残肢和残肢功能，并通过残肢训练和安装假肢，代替和重建已切除肢体的功能，使患者早日回归社会。

二、截肢的原因

截肢的原因比较多，其中创伤、肿瘤、周围血管疾病和感染是截肢的主要原因。近十几年来，引起截肢的原因在逐渐变化，因周围血管疾病或同时合并糖尿病而截肢者已越来越多见，尤其是在西方国家已上升到截肢原因的第一位。在我国仍然以外伤为主，但因周围血管疾病和糖尿病而截肢者已逐年增多。

1. 严重创伤 在我国因创伤而截肢者仍然占截肢原因的首位，目前截肢手术仍然是骨科处理严重肢体外伤的一种重要方式。近年来由于骨科理论和显微外科技术水平的提高，尤其是显微血管、神经、各种皮瓣、骨移植和后期功能重建的飞速发展，且伴随着康复技术的应用，使很多严重外伤肢体得以存活，并恢复一定功能。截肢的发生率已明显降低，因此要严格掌握截肢手术的适应证：只有当肢体的血液供应受到不可修复的破坏，或者组织的严重损害导致肢体功能无法合理重建，才考虑截肢，如机械性损伤致肢体损毁、不可修复的神经损伤造成肢体严重畸形、严重皮肤溃疡、烧伤、电击伤以及冻伤后肢体已坏死等。根据实际情况截肢指征可分为绝对指征和相对指征。绝对指征是指主要动脉已经受到不可弥补的损伤，肢体远端丧失血液供应，断肢再植手术无法进行等。相对指征是指肢体的肌肉、神经、肌腱、骨与关节受到广泛破坏,可根据专科情况权衡去留之利弊。

2. 严重感染 肢体感染已经危及生命,如气性坏疽感染,发展快且肌肉损害广泛,或发生严重毒血症者应考虑截肢。另外虽然采用了包括抗感染、清创、切开引流等治疗仍不能控制,反而呈现蔓延趋势,甚至危及患者生命的感染,如慢性骨髓炎、关节结核、化脓性关节炎,以及长期反复发作难以根治,且已引起广泛破坏和肢体严重畸形、功能丧失,甚至可能诱发恶性肿瘤的慢性感染等。

3. 肿瘤 截肢常作为有效的外科治疗手段。肢体原发性恶性肿瘤未发现有远处转移者,一旦确诊应尽早截肢,以免延误手术时机。有些恶性肿瘤虽已发生转移,但若因破溃感染和病理性骨折而产生剧痛,亦应用截肢术以减轻患者痛苦。继发性恶性肿瘤如继发性软骨肉瘤,需要考虑肿瘤的部位、大小和破坏程度等具体情况,可做局部截除或整个肢体截除。某些肢体的良性肿瘤对组织的破坏范围很大,虽行局部切除亦只能残留一个无功能的肢体时,亦可考虑截肢术。

4. 血液循环障碍 发生率呈上升趋势。周围血管疾病导致的肢体缺血坏死,常见于合并或不合并糖尿病的闭塞性动脉炎。发病过程中肢体局部尤其是远端缺血缺氧导致神经末梢坏死,皮肤的敏感性受到损害,遭受外伤没有明显疼痛感,伤口感染等严重阻碍了疾病的治疗过程,这时截肢是十分必要的。供给肢体营养的主要血管因本身已病变或栓塞,引起肢体发生坏疽者,应予截肢。在欧美国家,下肢因动脉硬化症和糖尿病等血液循环疾病而截肢者占总截肢数的70%~80%,有的甚至高达90%。在日本占主导地位的截肢原因则是闭塞性脉管炎。北美、欧洲患者的血液循环障碍原因有50余种,主要原因有3种,其中动脉粥样硬化引起的血液循环障碍约占50%,糖尿病引起的占45%,位居第3的为脉管炎。2013年我国对糖尿病患者的流行病学调查显示,我国有糖尿病患者1.39亿,并且随着人口老龄化趋势,这个数字仍然在继续增长。有文献报道糖尿病足的发生在糖尿病患者中占到15%,糖尿病的血管病变使足的血液循环障碍,糖尿病的周围神经病变使足的神经营养和感觉障碍,最后导致足溃疡、感染、坏死和截肢。

5. 神经损伤或疾病 神经损伤后截肢的常见指征是感觉障碍的肢体出现神经营养性溃疡,常常继发感染或坏死,且很难治愈。长时间的溃疡也可能发生癌变或继发畸形,使肢体功能完全丧失,这是截肢和安装假肢的明确后遗症。如先天性脊髓脊膜膨出所致的脊髓栓系综合征,造成下肢神经部分麻痹,足逐渐发生马蹄内翻畸形;足部皮肤神经营养障碍,促使足负重部位破溃形成溃疡,经久不愈合,对行走功能造成严重影响,这时就需要截肢,一般是行小腿或者更高水平的截肢。麻风病有时也需要截肢,但是比较少见。

6. 小儿先天性发育异常 对于肢体先天性畸形在儿童时期的截肢手术需要非常慎重。只有明确肢体无功能或者畸形的肢体已成为累赘、预计截肢以后可以安装假肢并且可获得较好的功能,才可考虑行手术,否则就应该观察肢体生长发育的情况,到成年以后再根据具体情况做出是否需要截肢的选择。上肢畸形几乎不适合在婴幼儿时期进行截肢手术;与此相反,下肢畸形可能需要早期进行截肢手术,以利于假肢的安装和训练站立以及行走。极少有单纯因为外观需要而进行截肢的。2006年全国残疾人抽样调查流行病学特征分析结果显示,0~14岁肢体残疾儿童的主要致残原因依次为先天性疾病及发育障碍、伤害因素、疾病因素和其他因素。与1987年调查结果相比,先天性疾病及发育障碍的比例显著上升,是我国0~14岁肢体残疾儿童的主要致残原因。

7. **畸形** 肢体经过病变或创伤,发生明显畸形、功能很差时,可考虑将无用肢体早日切除。

(武继祥)

第二节 截肢术和截肢平面的选择

近年来,随着生物力学基础理论研究和生物工程学的发展,对假肢的研究也越来越深入,各种新技术、新材料、新工艺在假肢领域得到了广泛的应用。现代技术条件已允许假肢达到很高的适配性,从而满足各种各样的残肢条件和对假肢不同功能的要求。从普及型下肢假肢到全电脑控制智能仿生腿,从普通的美容上肢假肢到带感应控制的肌电控制假手,从传统末端开放型插入式接受腔到各种新型闭合的、全面接触、全面承重式接受腔。它具有残肢承重合理、穿戴舒适、假肢悬吊能力强、且不影响残肢血循环等优点。为了适合现代假肢的良好佩戴和发挥最佳代偿功能,对残肢条件提出以下要求:残肢为圆柱形的外形、适当的长度、皮肤和软组织条件良好、皮肤感觉正常、无畸形、关节活动不受限、肌肉力量正常、无残肢痛和幻肢痛等。

一、适合于现代假肢装配的截肢术

随着假肢产品、装配技术的不断发展,使原来的截肢观念发生了很多的改变,对截肢平面的选择和截肢手术的处理提出了新的要求。

1. **残肢长度** 过去由于假肢零部件品种较少,对残肢长度有一定要求,即中段截肢或中段偏长截肢。如果残肢过长,就没有合适的假肢零部件与之相匹配。假肢零部件特别是功能性部件的发展,品种的增多,使任何部位的截肢都有与之相匹配的假肢部件,使截肢部位的选择与传统观念相比有了显著的改变。截肢时不必再考虑因截肢部位不理想造成的假肢装配困难,只需要考虑最大限度地保留残肢功能。因此,对截肢部位的选择有一个总的原则,即在满足截肢要求的情况下,尽可能保留残肢长度。截肢平面越高,人体丧失的功能越多,残疾程度越高。截肢平面越低,人体丧失的功能越少,残疾程度越低。长残肢能保证残肢有足够的杠杆力和控制假肢的能力。但是,保留残肢长度必须以手术成功为前提,避免手术失败再次截肢。截肢部位的选择是对医生综合分析能力的一种检验,除了考虑患者年龄、性别、职业、生活习惯、身体状况等一般因素外,还要考虑造成截肢的原发病、各种组织的损坏情况,还需对假肢及假肢的发展有一定的了解。

2. **皮肤的处理** 不论在什么水平的截肢,残肢要有良好的皮肤覆盖是最主要的。良好的残肢皮肤应有适当的活动性和伸缩性,具有良好的血运和感觉,健康平整、少瘢痕粘连。伤口愈合所产生的瘢痕,在采用现代的全面接触式假肢接受腔后,瘢痕的位置已经不再重要。上肢截肢时,残肢的前后侧皮瓣等长,但前臂长残肢或腕离断截肢时屈曲侧的皮肤瘢痕应多推向背侧。下肢截肢时,小腿截肢传统的前长后短的鱼嘴形皮瓣目前已不再普遍采用,而更多应用的是需要加长的带有腓肠肌的后方皮瓣,实际上是带有腓肠肌内外侧头的肌皮瓣,其皮瓣的血运比较丰富,并且给残端提供更好的软组织垫。在存在循环障碍的情况下,可根据情况将血液循环良好的一侧皮瓣留长。赛姆截肢、髋离断截肢时,后侧皮瓣应保留得长些。膝离断截肢时,前侧皮瓣应留长。所做皮瓣应包括皮肤、皮下组织与深筋膜,使筋膜和皮肤共同覆盖骨端,防止皮肤和骨端粘连。

3. 血管的处理　进行截肢手术时，即使细小的血管也应完全止血，以免形成血肿。大的动静脉在切断前应先进行分离，然后双重结扎或结扎加缝扎，并且动静脉要分开结扎，要防止血管感染，而较小的血管单一结扎即可。仔细止血非常重要。在缝合截肢残端之前应该放松止血带，把所有出血点钳夹后用丝线结扎或电凝止血。而手术后一定要放置橡皮引流条或负压引流管，以减轻组织水肿、感染。

4. 神经的处理　截肢手术时对神经的处理方法尚有争议，目前多数医生认同的最好方法是将神经游离，向远端牵拉，用锋利的刀片锐性整齐切断，使神经断端向近端回缩至截骨端的近侧。对神经不要过度牵拉，否则截肢残端仍有可能出现疼痛。切断前不必向神经内注射局麻药物。注意防止神经瘤的形成和伴行血管的出血。神经用丝线结扎，然后切断。对于有出血可能的大神经如坐骨神经，采用神经外膜结扎闭锁方法：将神经外膜纵行切开，保留0.3~1cm，将神经束剥离后切除断端一段神经束或束组后，将外膜包埋神经束和束组断端并缝合，使切断的神经残端不能向外生长，防止神经瘤的形成。中国康复研究中心骨科在对经过此种方法处理过的截肢患者和因为神经瘤引起残肢痛而采用以上处理方法行神经瘤切除患者的长期随访发现，无一例再发神经瘤；也有人将神经干的外膜切开，分离神经束，将神经束呈扇形埋入邻近肌纤维内。

5. 骨的处理　一般在比截骨部位更远的平面剥离骨膜，以便封闭截骨后开放的骨髓腔，以保持正常骨髓腔内压，禁止骨膜剥离过多，导致骨端环形坏死。无法用软组织充分衬垫的骨性突起一定要切除，残留的骨的端面要处理成圆滑的外形，防止形成骨刺引起残端疼痛。Hampton指出在大腿截肢时股骨截骨端的外侧应该修成斜面，以利于截骨端与假肢接受腔外侧壁之间形成良好的压力分布，并且应保留截骨平面下的一段骨膜，截肢后将骨膜缝合覆盖骨断端，使骨膜和骨膜之间形成一个闭合腔。小腿截肢时为获得残端良好的负重，可增加残端负重面积，避免腓骨继发外展畸形，并且增加残肢外侧方的稳定性，利于承受假肢接受腔的外侧方压力。截骨端的处理方法是胫腓骨等长，在截骨前确定需要保留骨膜的长度，通常是胫骨前内侧保留4~5cm、胫骨前外侧保留2~3cm、腓骨内侧保留2~3cm、腓骨外侧保留3~4cm。骨膜瓣剥离保护好后，沿着被剥离的骨膜瓣基底部已确定的水平进行截骨，将胫骨端前方突出的三角用电锯锯成斜面，边缘锉圆滑，用保留的胫骨外侧骨膜瓣与腓骨的内侧骨膜瓣互相缝合，再用保留的胫骨内侧骨膜瓣与腓骨的外侧骨膜瓣互相缝合，最好使其骨膜瓣带有薄层骨皮质。骨膜瓣在胫腓骨端之间架桥，并将截骨端的骨髓腔包埋封闭，保持骨髓腔的内压，使胫腓骨端融合，此称为骨成形术。但是这种方法被禁止用于儿童。儿童的小腿截肢，骨骼的处理仍然是采用腓骨比胫骨至少多截除2cm的传统方法。

6. 肌肉的处理　肌肉处理的共同特点是截肢时不再将肌肉全面环形切断任其回缩，而是将肌肉在截骨平面以下切断，形成肌肉瓣。按伸屈肌（上臂、前臂、小腿截肢）或按内-外、前-后（大腿截肢）的肌肉对应缝合，有的还将肌肉固定在截骨端上。这些办法可使截断后的残肢肌肉继续行使其生理功能，减少了失用性萎缩的发生。如大腿截肢时，将拮抗肌（前后内外）肌群缝合，覆盖残端，小腿截肢时将小腿三头肌瓣于胫骨前缝合。这种方法因肌肉把血运带到残肢，有利于切口愈合。肌肉在骨端缝合固定，使肌肉有了附着点，并保持一定张力，可防止肌肉回缩和萎缩，避免残端突出于皮下引起皮肤溃疡、残肢痛和触痛等。

截肢时肌肉的具体处理方法如下。

（1）肌膜缝合法：相对骨轴成直角的方向切断肌肉，皮肤与肌膜之间不剥离而缝合肌膜。这种用残肢肌膜包住骨断端的方法是传统的方法，已不被采用。因为肌肉本身固定性差，肌肉的收缩导致肌肉向残肢近端聚集，使骨端部凸出于皮下形成圆锥状残肢。

（2）肌肉成形术：目的是利用肌肉残端的互相缝合将截骨端完全覆盖包埋，使截骨断端不是直接与皮下组织接触，使残肢端可以承重并形成圆柱形残肢，避免形成传统的圆锥状残肢，可满足现代全面接触承重假肢接受腔的装配要求。此方法注重残肢的生理功能，将各个拮抗肌按截肢前的紧张状态缝合起来，截骨端被肌瓣完全覆盖包埋，并保持肌肉原有张力，减少了肌肉的萎缩，残肢的血液循环状况良好，是目前广泛采用的方法。

（3）肌肉固定术：与肌肉成形术的区别是，除了将各个拮抗肌按截肢前的紧张状态缝合起来，还要将肌肉穿过骨端部的钻孔并固定在骨端部。肌肉固定的目的是使肌肉获得新的附着点，保持肌肉的原有张力，减少肌肉萎缩，防止肌肉在骨端滑动和回缩，保持肌肉的正常生理功能状态，有利于发挥肌肉功能。但对于周围血管病变和其他原因引起的缺血，如果截肢处软组织的血运处于临界状态时，肌肉固定术是禁忌的，避免了因为肌肉的张力牵拉使已经供血不足的血管受到影响，造成残肢血运的进一步障碍，容易引起肢端坏死。这种方法在儿童时期也是被禁止的。肌肉固定的方法是将肌肉在截骨端远侧方3~5cm处切断，形成肌肉瓣，在保持肌肉原有张力的情况下，经由骨端部钻孔，将肌肉瓣与骨相邻侧通过骨孔用丝线缝合固定。

（4）肌肉成形固定术：肌肉内层采用固定术，肌肉外层采用成形术。软组织的处理：良好的软组织既有利于假肢的悬吊，也有利于残肢承重。软组织保留要适量，软组织过多，会引起残肢臃肿，影响假肢的适配和穿戴。另外截肢手术中，要避免产生关节挛缩畸形或僵直，应尽可能最大限度地保留关节活动度。

随着生物材料、组织工程、智能材料、仿生结构、电子信息等相关学科的迅速发展，假肢的智能化和仿生控制技术将会得到进一步提高，假肢技术也必将日臻完善、成熟，假肢技术的革新也必将带来截肢技术和理念的相应变革。

二、截肢平面的选择

截肢平面的名称，主要是依据解剖学部位来命名，如前臂截肢、上臂截肢、腕关节离断（经腕关节的截肢）、大腿截肢、膝关节离断（经膝关节的截肢）和小腿截肢等。以前，截肢必须在特定的平面实施，以便安装假肢。目前，随着组件式假肢关节、零部件的开发和全面接触、全面承重式接受腔的广泛应用，截肢的平面已不太重要。任何愈合良好、无压痛、有满意软组织覆盖，形态好的残肢都可以装配满意的假肢。因此，截肢最重要的原则是在满足截肢手术需要的情况下，尽可能保留残肢长度，使其功能得到最大限度发挥。截肢平面越高，人体丧失的功能越多，残疾程度越高；截肢平面越低，人体丧失的功能越少，残疾程度越轻。长残肢能保证残肢有足够的杠杆力和控制假肢的能力；但是，保留残肢长度必须以手术成功为前提，避免手术失败而再次截肢。截肢部位的选择是对医生综合分析能力的一种检验，除了考虑患者年龄、性别、职业、生活习惯、身体状况等一般因素外，还要考虑造成截肢的原发病、各种组织的损坏情况，并对假肢及假肢的发展有一定的了解。

（一）上肢截肢平面的选择

上肢假肢和下肢假肢的代偿功能完全不同，正常人上肢的主要功能是完成日常生活活动和劳动，尤其是手非常灵巧，可以从事精细的作业，并且手又是非常重要的感觉器官和与他人交流的器官。手指包括拇指、示指、中指、无名指和小指。手指的运动有屈、伸、展、收以及环转等多种动作。拇指在手指五指中活动度最大，具有掌指关节和指间关节的屈和伸、内收与外展、对掌的重要功能。拇指功能占到一只手的50%，示指、中指各占20%，无名指、小指占10%。手与腕、肘、肩关节配合，增加了活动度，扩大了运动范围。目前即使是最高级的智能型假手也不能完成上述要求，不能较好地代偿手的功能。作为一位外科医生都要牢牢记住仅保留一个正常功能的小手指也比前臂截肢后安装目前世界上最高级的假肢的功能要好的多。因此在施行上肢截肢之前一定要慎之又慎。经过外科判断和根据实际情况必须截肢时，就要想方设法地保留肢体长度。现代的假肢装配技术和新型的假肢部件已经完全改变了需要在上肢某个确定水平截肢的旧观念，残肢只要有良好的皮肤愈合和满意的软组织覆盖就能装配假肢。上肢截肢根据截肢平面的不同，可以分为手截肢、腕关节离断、前臂截肢、肘关节离断、上臂截肢、肩胛带截肢术等。

上肢截肢部位的总的选择原则是尽可能保留残肢长度（图10-1-1）。

1. 肩部截肢 肩部截肢包括肩关节离断、肩胛带截肢。由于假肢接受腔的支撑点均被破坏，肩部截肢佩戴假肢相当困难。应尽可能保留肱骨头，因为肱骨头的保留，可以保持肩关节的正常外形，从美观上讲也是需要的。圆的肩关节外形有利于假肢接受腔的适配、悬吊和稳定，有助于假肢的佩戴。在假肢装配上，虽然保留了肱骨头仍需要安装与肩关节离断同样的肩离断假肢，但从生物力学观点来看，肱骨头的保留有助于假手的活动控制。

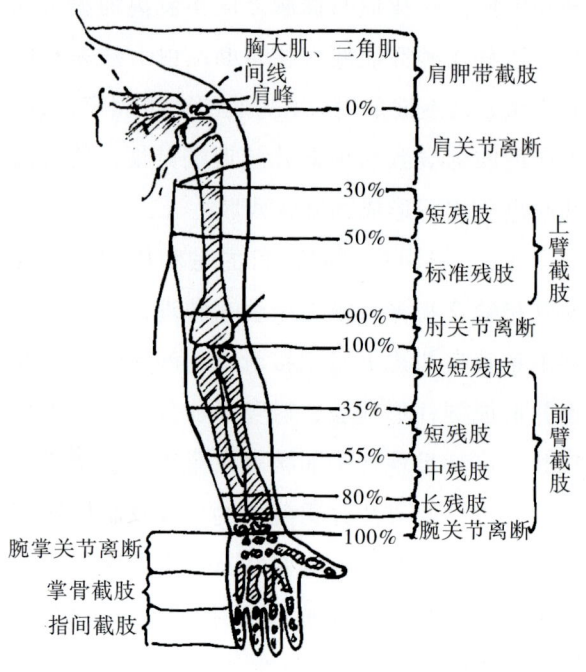

图 10-1-1 上肢截肢平面

2. 上臂截肢 应尽量保留残肢的长度，因上臂假肢的功能取决于残肢的杠杆力臂长度、肌力和肩关节活动范围。长残肢有利于对假肢的悬吊和控制。经过肱骨髁的截肢与肘关节离断两者的假肢装配方法和功能是相同的，所以当条件许可，能在肱骨髁水平截肢时，就不要在肱骨髁上部位进行截肢，因为肘离断假肢在各个方面都要优于上臂假肢。

3. 肘部截肢 如果可以保留肱骨远端，肘关节离断是理想的截肢方法。由于肱骨内外髁部的膨隆，肱骨远端比较宽大，有利于假肢的悬吊及控制，并且肱骨的旋转可以直接传递到假肢；而肘关节以上部位的截肢，肱骨的旋转不能直接传递到假肢，而是通过假肢肘关节旋转盘来完成的，因此肘关节离断是良好的截肢部位，肘离断假肢在各个方面都要优于上臂假肢。

4. 前臂截肢 保留患者的肘关节非常重

要。前臂截肢的原则是要尽可能地保留肢体的长度，即使是很短（4~5cm）的残端也要保留，残肢越长，杠杆功能就越大，旋转功能保留得也就越多。前臂远端呈椭圆形，利于假手发挥旋转功能；残肢肌肉保留得越多就越容易获得良好的肌电信号，对装配肌电控制假肢是非常有益的。

5. **腕部截肢** 与前臂相比腕关节离断是理想的截肢方法，保留完整的尺桡骨，而且不应切除尺桡骨的茎突。由于残肢远端膨大，假肢接受腔做到肘关节以下就足以保证假肢的悬吊，而且保留了前臂全部的旋转功能，使残肢功能得到最大限度的发挥。由于假肢制作和装配技术提高，腕部截肢已可以安装性能良好而美观的假肢，所以腕关节离断或者经腕关节的截肢是理想的截肢方法，其可以使残肢功能得到最大限度的发挥。

6. **手掌与手指截肢** 以尽量保留长度为原则，尤其是保留拇指的长度；当多手指需要截指时要尽量保留手的捏、握功能。掌部保留长度有利于残端功能发挥和功能恢复，掌部截肢保留了腕关节的功能，可以装配功能型假手，假手开合靠腕关节屈伸功能来控制。掌部截肢现已能装配半掌肌电控制假肢。

（二）下肢截肢平面的选择

下肢的主要功能是负重、行走、保持身体站立时的稳定。下肢截肢占全部截肢患者的85%，现代假肢要求截肢后的残肢应能具有良好的承重和控制假肢的功能。截肢平面越低，残肢对假肢的控制能力越强，患者的能耗越小。因此，在下肢截肢中，要尽可能保留残肢长度。但对于伴有或者不伴有糖尿病的周围血管疾病截肢，截肢的最低平面是要确切保证伤口愈合。

下肢截肢部位的选择原则是除小腿截肢外，均应尽可能保留残肢长度（图10-1-2）。

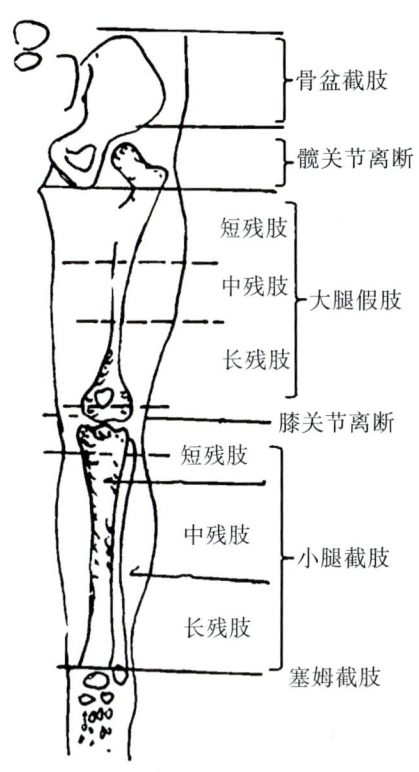

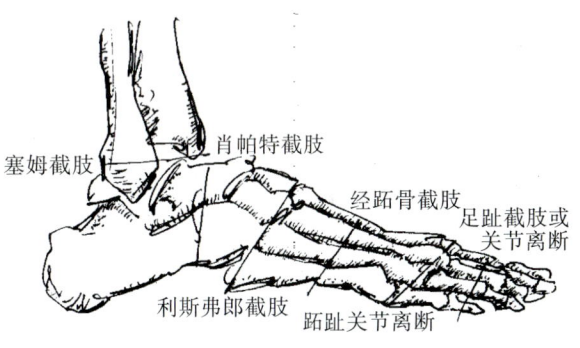

图 10-1-2 下肢截肢平面

1. **半骨盆切除** 半骨盆切除术是指沿一侧骶髂关节和耻骨联合将患侧骨盆连同下肢一并切除。大腿近端和盆骨的恶性肿瘤，在无法以更为保守的方法手术切除时，只能做半骨盆切除术。半骨盆切除后髂嵴对接受腔的适配及悬吊非常重要，坐骨结节有利于负重。因此，应根据条件尽量保留髂嵴和坐骨结节。

2. **髋部截肢** 手术时应尽可能保留股骨头和颈，在小转子以下做截肢，这样可以利用大转子的突出部位对假肢接受腔的悬吊起辅助作用，这有助于接受腔的适配和悬吊，增加假肢的侧方稳定性和增加负重面积。

227

3. 大腿截肢 大腿截肢发生率仅次于小腿截肢。在大腿截肢中要尽可能保留残肢长度，长的残肢可以提供强有力的杠杆力臂，对假肢的控制能力非常有利。即使在大腿远端截肢也应以尽量保留残肢长度为原则，即使是坐骨结节平面以下 3~5cm 处的大腿极短残肢，其功能也明显优于髋关节离断，而且带锁定装置的硅胶衬套可以较好地解决假肢的悬吊问题。由于现代假肢技术中膝关节结构的发展，大腿任何平面的长残肢，包括距离股骨髁平面 5cm 以内的残肢，均能装配适配的假肢，并能取得良好的功能和步态。

4. 膝关节离断 与大腿截肢相比，膝关节离断是理想的截肢部位，膝关节离断截肢保留了完整的股骨和大腿肌肉。股骨远端有宽大的承重面，末端承重功能好，保留的股骨髁不但有良好的悬吊功能，而且有良好的控制假肢旋转的功能。由于主要靠股骨内外髁实现假肢的悬吊，假肢接受腔上缘高度在坐骨结节以下，髋关节的活动范围基本不受限制。膝离断假肢是残肢端负重，其负重力线与正常相同，不需要增加腰前凸，也没有侧倾步态；而大腿截肢的主要负重部位是坐骨结节，负重力线是通过坐骨结节的前外侧，可引起骨盆前倾，腰椎前突加大。因此膝离断假肢的功能要明显优于大腿假肢。

5. 小腿截肢 小腿截肢以中下 1/3 交界为佳，一般保留 15cm 长的残肢就能够安装较为理想的假肢。小腿远端因软组织少、血运不良，不适合截肢。一般来讲，因周围血管病而进行的小腿截肢不应该超过膝关节下 12.5cm 的水平。

理想的膝下截肢残端应具有运动感觉功能，肌肉稳定，末端无肌腱及粘连性瘢痕，胫腓骨融合，以增加负重。在下肢截肢患者中，保留膝关节对下肢功能极其重要，其功能也明显优于膝离断假肢。小腿近端的截肢，只要能保留髌韧带附着，在胫骨结节以下截肢即可安装小腿假肢，故在条件允许情况下应尽量保留膝关节，尤其是儿童的下肢截肢，保存胫骨近端的骨骺就更为必要。

6. 赛姆（Syme）截肢 为理想的截肢部位，虽然截肢水平相当于踝关节离断，但是残端被完整、良好的足跟皮肤所覆盖，具有稳定、耐磨、不易破溃的特点。残肢端有良好的承重能力，行走能力良好，有利于日常生活活动，其承重功能明显优于小腿假肢，但由于残肢末端膨大，假肢外观较差，但应注意踝关节离断是不可取的。

7. 足部截肢 要尽量保留足的长度，也就是尽量保留前足杠杆力臂的长度，在步态周期静止时相的末期，使前足具有足够的后推力非常重要。前足杠杆力臂的长度缩短对快步行走、跑和跳跃造成很大的障碍。足部截肢包括 Boyd、Lisfranc 和 Chopart 截肢术。

（武继祥）

第三节　康复评定

一、截肢康复程序

截肢康复应成立康复协作组，指导患者进行系统有效的康复。截肢者康复协作组由外科医生、康复医生、护士、物理治疗师、作业治疗师、假肢制作技师、心理医生、社会工作者和截肢者本人和家属组成。外科医生负责截肢治疗方案和手术。康复医生负责残肢的评定、康复治疗方案、假肢处方和假肢适配性检查。物理治疗师和作业治疗师负责残肢的康复治疗和训练，假肢装配前后的功能训练和步行训练。假肢制作技师负责假肢装配和维修工作。心理医生和社会工作者对患者进行心理康复和回归社会的工作。应重视截肢者的主动参与，截肢者对康复协作组其他成员的信任和积极的康复是假肢装配、截肢者康复成功的关键因素。

理想的截肢康复流程是：①截肢前心理治疗和假肢咨询；②截肢手术或非理想残肢矫治手术；③残肢康复训练和并发症处理；④假肢处方；⑤安装临时假肢；⑥临时假肢功能训练及初评；⑦安装正式假肢；⑧假肢适配检查；⑨假肢装配后功能训练；⑩终期适配检查和功能评定。

二、截肢者的康复评定

1. 基本情况评定 年龄、体重、环境、职业、穿鞋习惯、活动量等。

2. 全身状况评定 穿戴假肢的患者行走比正常人行走会消耗更多的能量，加重对心脏的负荷，因此需要对患者的全身状况进行评定，其目的是判断患者能否装配假肢，能否承受装配假肢后的功能训练和假肢的使用能力。需要对全身情况，包括截肢的原因、是否患有其他系统的疾病和其他肢体的状况进行评定，目的是判断患者能否装配假肢，能否承受装配假肢后的功能训练，有无假肢的使用能力。

3. 残肢评定 残肢条件直接影响假肢装配和穿戴假肢后的代偿功能。残肢可分为理想残肢和非理想残肢。①理想残肢：要求残肢要有一定长度，呈圆柱状，残肢皮肤和软组织状况良好、血液循环良好、无大面积瘢痕、皮肤感觉正常、肌力良好、无残肢痛和幻肢痛、关节无畸形，活动正常。通过良好的康复训练，理想残肢装配假肢后，残肢对假肢有良好的悬吊、承重和控制能力，能够发挥良好的代偿功能。②非理想残肢：残肢不能达到理想残肢的所有条件，影响假肢制作和穿戴为非理想残肢。对非理想残肢，需要通过康复治疗达到相对理想的状况，才能较好地发挥假肢的代偿功能。

（1）残肢外形：由于现代假肢制作技术的发展，为适应接受腔的要求，残肢形状应为圆柱状，避免出现圆锥状残肢。由于残肢外形不良，残肢不能与接受腔全面接触，导致残肢承重不均匀，个别部位承重过大，引起不适和疼痛，影响假肢的穿戴和使用。

（2）残肢畸形：如果残肢关节出现明显畸形，不宜安装假肢，即使安装了假肢，也会影响假肢穿戴和功能。大腿截肢容易出现髋关节屈曲外展畸形，小腿截肢易伴膝关节屈曲畸形或腓骨外展畸形。

（3）皮肤情况：皮肤条件的好与坏直接影响假肢的佩戴。注意检查残肢皮肤有无瘢痕、溃疡、窦道，残端皮肤有无松弛、肿胀、皱褶。残肢感觉有无减弱、皮肤的血液循环状况等。

（4）残肢长度：残肢长度影响假肢的控制能力、悬吊能力、稳定性和代偿功能。残肢长度与假肢种类的选择密切相关。长残肢患者可选用活动性高的假肢；短残肢的患者需要选择稳定性高的假肢。残肢长度的测量方法如下：①上臂残肢长度是从腋窝前缘到残肢末端；②前臂残肢长度是从尺骨鹰嘴沿尺骨到残肢末端；③大腿残肢长度是从坐骨结节沿大腿后侧到残肢末端；④小腿残肢长度是从膝关节外侧间隙到残肢末端。有文献报道理想的小腿截肢长度为膝下15cm左右，理想的大腿残肢长度为25cm左右。

（5）关节活动度检查：上肢截肢应检查肩、肘等关节的活动范围，下肢截肢应重点检查髋、膝等关节的活动范围。关节活动受限影响假肢的使用，严重的关节活动受限，需通过康复治疗或手术治疗，改善关节活动度后，才能装配假肢。

（6）肌力检查：肌力检查包括残肢和健肢以及躯干的肌力，重点是检查残肢肌力。上臂或前臂截肢后要注意检查残留的屈肌肌力和双侧肩关节周围肌肉的肌力。肩和肘部肌力减弱，会影响假肢的穿戴和对假手的控制。残肢肌电信号弱，会影响肌电假肢的装配和使用。大腿截肢后要重点检查髋关节周围肌肉的肌力，如臀大肌、臀中肌、髂腰肌等；小腿截肢后还要检查股四头肌和腘绳肌的肌力，这些肌肉肌力弱会影响患者对下肢假肢的控制和使用，导致明显的异常步态。

（7）残肢痛：引起残肢痛的原因很多，评定时应详细了解疼痛部位、程度、发作时间、诱发因素，以确定引起残肢痛的原因，如残肢端骨突出或骨刺、皮肤瘢痕增生、残肢端血液循环不良、神经瘤等都是造成残肢痛的常见原因。

（8）幻肢痛：幻肢痛的发生率为5%~10%。患者残肢出现钳夹样、针刺样、灼烧样或切割样疼痛。幻肢痛的原因尚不清楚，目前大多数人认为幻肢痛可能是运动知觉、视觉、触觉等的一种涉及心理学、生理学的异常现象。

4. 其他肢体评定　其他肢体评定对假肢装配和使用很重要。检查内容包括肌力、关节有无畸形、活动度范围和有无损伤等情况。一侧肢体截肢，另一侧肢体有功能障碍、关节活动受限均会影响假肢的使用。

三、截肢康复处方

根据评定意见，由主管康复医生具体开出康复处方，如为增强肌力、改善关节活动度和增强全身体力等的运动治疗或作业治疗处方，促进残肢肿胀消退、软化瘢痕的物理治疗处方，术后即装假肢、临时假肢或永久假肢的处方，穿戴假肢后的康复训练处方等。

（武继祥）

第四节　康复治疗

一、截肢前的康复

截肢者的康复应从截肢手术前就开始。截肢手术前，如患者病情允许，应尽早开始训练。

1. 关节活动范围训练　一些长期患病或年老的患者，由于局部疼痛、长时间卧床，很容易出现关节僵硬、活动受限，术前应尽早预防。因此应根据患者的情况每日行2次全关节范围的主动或被动运动，每个关节做10次。对于已出现关节挛缩，活动受限的患者，需进行关节松动术、持续的被动牵拉等治疗，以改善关节活动范围，便于术后假肢的装配和使用。

2. 肌力训练　术前加强上肢肌力训练和健侧的肌力训练，有利于患者术后早期支撑和站立，使用拐杖进行步行训练。

3. ADL训练　①对于上肢截肢者，术前可进行将利手改变到对侧手的"利手交换训练"，以便术后健手能完成利手的功能；②对于下肢截肢，截肢术前可进行健侧单足站立平衡训练或拄拐步行训练，练习使用拐杖的方法，如三点步、迈至步、迈越步等，以便为术后早日康复打下基础。

二、截肢后的康复

截肢后为了获得较为理想的残肢，获得假肢的良好适配，并且能使假肢发挥最佳代偿功能，从完成截肢手术一直到安装好假肢，做好截肢后的康复治疗是非常重要的。

1. 心理治疗　不论什么原因造成肢体的丧失，对患者都是极大的心理创伤，其心理状态的变化一般经历震惊、回避、承认和适应四个阶段。在前两个阶段中,患者表现出悲观、沮丧、痛苦、自我孤立于社会的状态。在家庭、婚姻、工作和生活等问题上忧心忡忡。心理治疗的目的在于帮助患者迅速渡过前两个阶段，认识自我的价值，重新树立自尊、自强、自信、自立，对现实采取承认态度、积极投入恢复功能的训练中去。因此应通过向患者讲解假肢知识和功能、介绍一些穿戴假肢的患者、通过各种方式帮助截肢者面对这一现实，使其认识到肢体失去后必然造成不同程度的残疾，但是只要能够热爱生活，直面现实，自强不息，积极配合各项康复训练，就一定能够重返社会。

2. 保持合理的残肢体位 下肢截肢后由于肌力平衡受到破坏，致使残肢短时间内可能在错误肢位下造成挛缩，对安装假肢造成不良影响。①大腿截肢后，髋关节应保持伸直位，避免外展。仰卧位时不要在腰部下面放入枕头或在两腿之间放入枕头，站立时不要将残肢放在腋拐的扶手上，以防止髋关节屈曲外展畸形；

理想的大腿截肢后的良肢位应该是仰卧位时髋关节保持伸展、内收位，侧卧位时以患侧在上方的卧位，使髋关节内收为宜，还可采取俯卧位的睡觉姿势（图10-4-1，图10-4-2）。②小腿截肢，卧位时膝关节应伸直，不要在膝部的下面垫枕头，不要躺在床上将小腿垂在床边，也不要坐在床边或轮椅上下垂小腿。小腿残肢的正确肢位应当是保持膝关节的伸直位（图10-4-3，图10-4-4）。

3. 残肢皮肤护理 截肢术后手术创伤面积

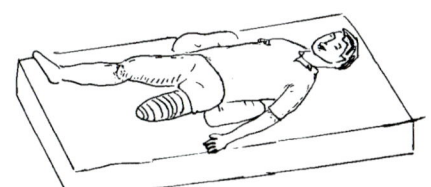

A. 腰下垫枕头

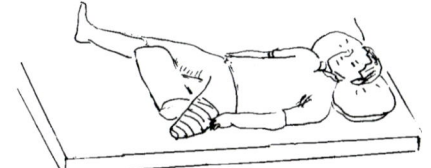

B. 两腿间放枕头

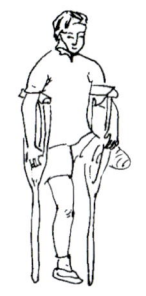

C. 残肢放在拐杖扶手上

图10-4-1 大腿截肢术后错误体位

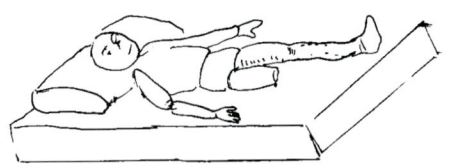

A. 仰卧位髋关节内收

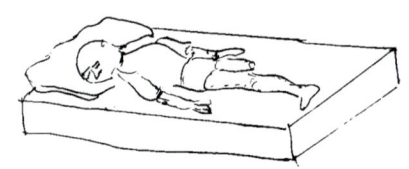

B. 俯卧位髋关节伸直

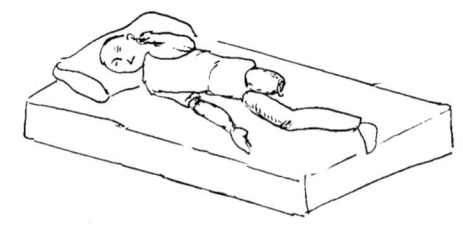

C. 健侧卧位

图10-4-2 大腿截肢术后正确体位

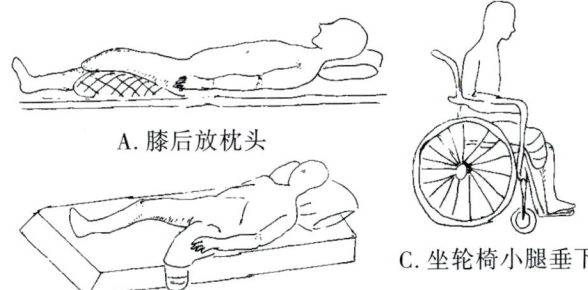

A. 膝后放枕头

B. 小腿残肢垂于床下

C. 坐轮椅小腿垂下

图10-4-3 小腿截肢术后错误体位

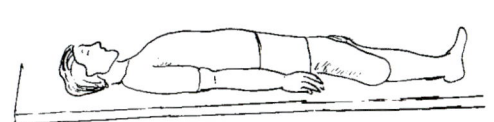

图10-4-4 小腿截肢术后正确体位

大，血液循环差，再加上术后需使用弹力绷带缠绕，皮肤通透性差，残肢皮肤易出现水疱、汗疹、皮肤擦伤、细菌或真菌的感染。一旦发生以上问题，将影响肢体的功能训练及穿戴假肢。因此，要保持残肢皮肤清洁、干燥。具体做法：每日睡前清洗残肢，用干毛巾擦干。残肢套应保持清洁、干燥，每天至少更换一次，如出汗多或有其他问题，应增加更换次数。穿戴残肢套时一定要注意防止出现皱褶。一旦残肢出现水疱、汗疹等应及时采取措施。局部用外用药涂抹，暂时不穿戴假肢。为了加强术后残肢末端的承重能力，开始用手掌拍打残肢和残肢末端，待局部皮肤能适应时，进一步采用沙袋与残肢皮肤接触、碰撞、承重。开始时少量承重，逐渐增加承重重量。

4. 避免残肢肿胀 截肢术后两周残肢伤口基本愈合，由于残肢的血液循环低下，容易出现残肢肿胀。

（1）弹性绷带包扎技术：截肢术后或伤口折线后，持续进行弹性绷带包扎残肢，是预防或减少残肢肿胀，促进残肢定型的最普通、最重要的方法。具体方法如下：用15~20cm宽的弹性绷带包扎残肢，包扎时先顺沿残肢长轴包绕2~3次，再从远端开始斜行向近端包扎，缠绕时应以斜8字形方式缠绕。不能环状缠绕，压力从远端向近端应逐渐减小，否则会使末端肿胀加重。对于大腿残肢，应缠绕至骨盆部，对于小腿残肢应缠绕到大腿部。弹性绷带要有足够的弹性，使用时应不用或尽量少用内衬垫物，拉伸不宜过大，一卷绷带不够长时可以端对端缝合另一卷绷带。该方法的优点是便于观察截肢伤口的愈合情况，不影响肌肉收缩和关节运动，弹性绷带包扎时应采用远端紧、近端较松的方法，不要像止血带那样中间部位缠绕过紧，反而会妨碍淋巴静脉回流。每4h可以改缠绕一次，夜间可持续包扎（图10-4-5，图10-4-6）。

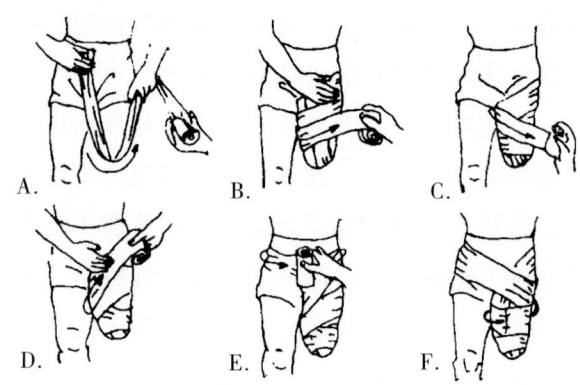

图10-4-5 大腿残肢弹性绷带包扎方法

A. 从前方腹股沟部开始，完全绕过残端到后方臀大肌沟部，至少往返2次
B. 从后方折返后，绕大腿数次，以防滑落
C. 从残端向上呈8字形缠绕，远端紧，近端松
D. 绕到对侧髋部上方，在残肢外侧交叉缠绕
E. 从骨盆斜下缠绕至少2次，以覆盖会阴部肌肉
F. 最后绕过腰部结束

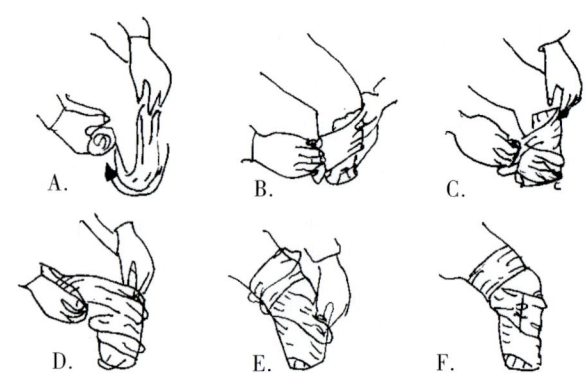

图10-4-6 小腿残肢弹性绷带包扎方法

A. 从前方开始，绕过残端到腘窝后方，至少缠绕2次
B. 从后方折返后，绕小腿数次，以防脱落
C. 8字形缠绕残肢，远端紧，近端松
D. 残肢缠绕后绕到股骨髁上方
E. 在髁上缠绕，暴露髌骨，以免影响膝关节活动
F. 继续向下缠绕，最后返回膝关节上方固定

除弹性绷带外，还可使用弹力袜套。弹力袜套适用于四肢高位截肢术后，常规方法不易包扎者，该方法具有包扎可靠、压力均匀、操作简便等优点，但加压效果不如弹力绷带。

（2）硬绷带包扎技术：硬绷带包扎技术是截肢手术后，使用普通石膏绷带或弹力石膏绷带包扎残肢,以减少残肢肿胀,促进残肢定型的方法。具体方法是先用纱布包扎截肢伤口,再用U形石膏绷带包扎固定。由于石膏固定确保了肢体的正确体位,小腿残肢的U形石膏应该在残肢的前后方成U形,石膏夹板超过膝关节,将膝关节固定在伸直位。大腿残肢的U形石膏应该在残肢的内外侧成U形,外侧石膏夹板增加厚度并且超过髋关节,保持髋关节伸直、股骨放在15°的内收位,避免髋关节发生屈曲外展挛缩畸形。手术后48h或72h将石膏固定暂时去除,打开敷料,拔除引流物,换药后重新包扎并应用U形石膏夹板固定。术后硬绷带包扎的时间为2~3周,切口愈合拆线后改用弹性绷带包扎。与弹性绷带包扎技术相比,硬绷带技术更能有效地减少渗出和肿胀,更利于残肢的尽早定型,其缺点是不便于观察残肢的血液循环。

5. 残肢脱敏 残肢术后常出现残肢皮肤感觉过敏,耐压耐磨能力差,穿戴使用假肢时容易出现疼痛、皮肤破损。因此在手术创面愈合后,应进行残肢皮肤的脱敏和耐压耐磨训练,以消除残肢感觉过敏,增加残肢耐压耐磨能力。残肢脱敏方法包括:①残端手法按摩按压,可用较软的毛巾、棉布反复按摩和按压残端皮肤,增加皮肤耐磨耐压能力;②残端拍打,应教会患者用手反复拍打残端,感知皮肤承受的压力和耐受力;③残端在不同硬度的表面负重,先从较软的表面开始,逐渐过度到较硬的表面负重,从部分负重开始,逐渐过渡到完全负重。这些训练对假肢的穿戴非常重要。

6. 肌肉柔韧性和牵伸训练 预防肌肉缩短和关节挛缩的柔韧性或牵伸训练,可采用本体神经肌肉促进技术。通过反复牵伸肌肉,收缩-放松或保持收缩-放松等方法,增加肌张力和肌力、增加关节活动范围。每次牵伸姿势至少应维持20s。

(1)牵伸髋关节:可以在仰卧位或俯卧位下做。①俯卧位时,健足可以放在地板上,伸直膝关节以更好地伸展残肢侧的髋关节。髋关节伸展时膝关节屈曲将引起跨越两个关节的股直肌被拉长。②仰卧位时,残肢侧的髋关节可离开床或治疗桌子,后伸髋关节。治疗师一手压住健侧膝关节,屈膝屈髋,另一手压住残肢远端,后伸髋关节(图10-4-7)。

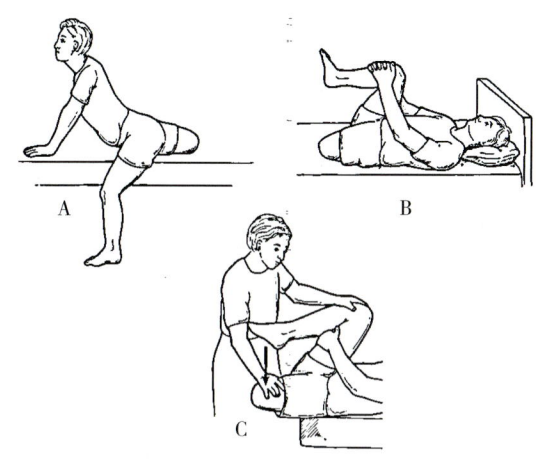

图10-4-7 牵伸髋关节

A.残肢主动后伸;B.健侧屈髋,残肢后伸;
C.被动后伸残肢

(2)牵伸腘绳肌:可以在仰卧位或者长坐位下进行。长坐位时,屈曲躯干,通过髋关节和膝关节两个关节牵伸腘绳肌(图10-4-8)。

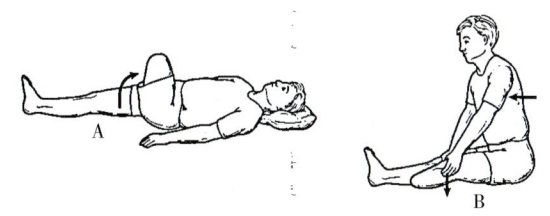

图10-4-8 牵伸腘绳肌

A.主动屈髋;B.主动下压膝关节,
躯干前倾牵拉腘绳肌

(3)牵伸股四头肌:可以在仰卧位或俯卧位做。仰卧位时,屈髋用力屈膝,牵伸肌四头肌。俯卧位时,后伸髋关节,膝关节屈曲,将使股直肌通过髋关节和膝关节两个关节被牵伸(图10-4-9)。

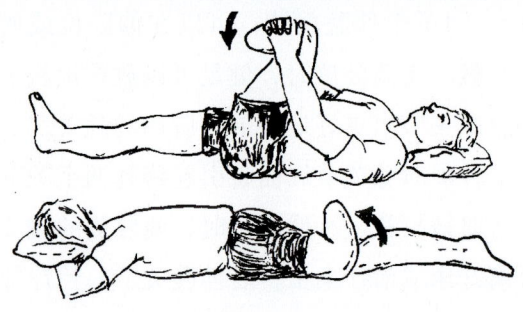

图 10-4-9　牵伸股四头肌

7.肌力训练　肌力训练是残肢康复极其重要的部分，残肢良好的肌力有助于假肢的控制和使用。肌力训练时，需根据患者的具体情况，制订个性化的训练方案，包括运动的方法、强度、频率、速度和患者采取的姿势等。训练中要做到循序渐进，逐渐增加阻力和运动量，并根据治疗情况及时调整治疗方案。运动过程应避免患者出现疼痛、运动过度和损伤。原则上运动过程中不能有明显的、不能耐受的疼痛，运动后 2h 内局部的疼痛可完全缓解。

（1）上肢的肌力训练：包括残肢和健肢的肌力训练，应重点训练肩胛带和上臂伸肌的肌力。训练时可采用主动运动或抗阻运动，以增强相应肌肉的肌力。如俯卧位，双手上举杠铃，训练三头肌和胸部肌肉力量。坐位时双手支撑，让臀部离开治疗床，训练三头肌和背阔肌肌力（图 10-4-10）。

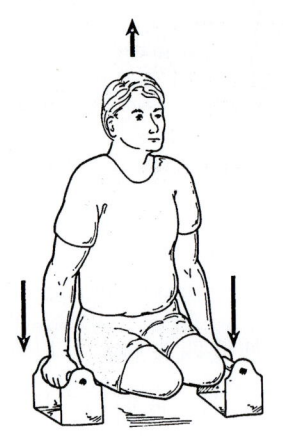

图 10-4-10　训练三头肌和背阔肌肌力

（2）下肢肌力训练

1）大腿截肢的肌力训练：大腿截肢后应重点训练髋伸肌、内收和内旋肌的肌力。训练方法包括等长运动、主动运动、抗阻运动和等速运动。术后 1~2d 患者就可进行臀大肌的等长运动。患者取俯卧位，绷紧臀大肌，做等长运动（图 10-4-11）。

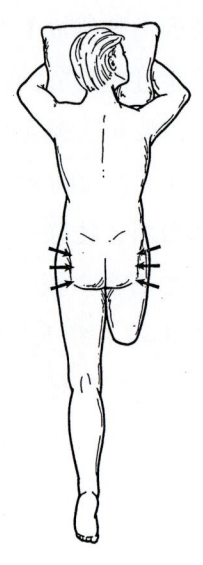

图 10-4-11　臀大肌的等长运动

术后 6d 开始主动伸髋练习，术后 2 周若残肢愈合良好，开始髋关节内收肌和外展肌的训练。训练时，患者仰卧位，双手抱住健侧膝关节屈曲，残肢用力下压治疗床，伸髋，以训练臀大肌肌力。健肢和残肢伸直，在两腿间放入枕头，残肢用力挤压枕头，以加强内收肌肌力。患者健侧卧位或俯卧位，阻力施加于残肢末端，做抗阻运动，以增强髋外展肌或臀大肌肌力。长残肢患者也可采用等速运动来训练残肢肌力（图 10-4-12）。

2）小腿截肢的肌力训练：小腿截肢后应重点加强伸膝肌的肌力训练。训练方法包括等长运动、主动运动和抗阻运动。术后早期就可开始行股四头肌的等长运动。训练时患者仰卧位，尽力伸直膝关节，绷紧大腿压床，做股四头肌的等长运动。残肢创面愈合后，做股四头肌的抗阻训练。训练时，患者取仰卧位或坐位，利用徒手、沙袋或股四头肌训练仪进行抗阻运动。

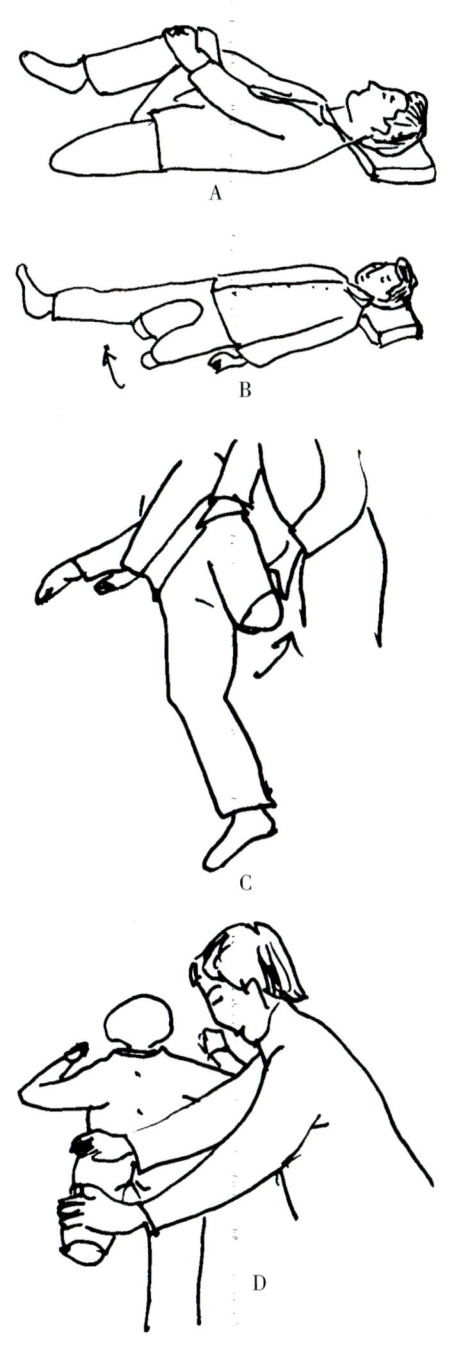

图 10-4-12　髋关节的肌力训练
A.仰卧位主动伸直髋关节；B.仰卧位主动内收髋关节；
C.侧卧位抗阻外展髋关节；D.俯卧位抗阻后伸髋关节

3）健侧下肢的肌力训练：下肢截肢后，其残肢侧的骨盆侧大多向下倾斜，致使脊柱侧弯，患者初装假肢时往往感觉假肢侧较长，因此应尽早进行站立训练、连续单腿跳及站立位的膝关节屈伸运动。要在镜前站立，注意矫正姿势，并以在无支撑的情况下能保持站立10min、连续屈伸膝关节10~15次为目标。

（4）躯干肌的肌力训练：下肢截肢，尤其是髋关节离断的患者，腰腹部肌力对假肢使用极为重要，因此应加强腰腹部肌肉的肌力训练，包括躯干回旋、侧向移动和骨盆提起等活动。训练时，患者俯卧位，分别或同时做挺胸抬头、下肢伸直后伸的动作，训练腰部肌力。仰卧位时，患者下肢直腿抬高，训练腹部肌力。患者取站位时，训练躯干的旋转（图10-4-13）。

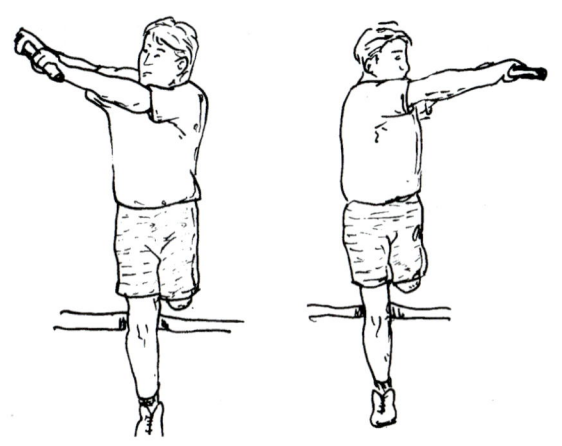

图 10-4-13　躯干肌的肌力训练

8. 关节活动范围训练　残肢关节良好的活动范围对假肢装配和使用极为重要，但由于截肢术后，残肢关节周围肌力不平衡，容易出现关节的挛缩畸形。因此应尽早开展关节的主动或被动活动，以维持或改善关节的活动度。在进行关节活动训练时，动作要缓慢柔和，每天至少2次的全关节活动范围训练。治疗师行关节松动术时，要缓慢加力，逐渐增大活动范围，避免动作粗暴，引起关节及软组织的损伤。

（1）上肢关节活动的训练：上肢关节活动训练包括肩胛胸廓关节、肩关节和肘关节活动训练。

1）肩胛胸廓关节活动训练：索控式上肢假肢的操作经常需要肩胛胸廓关节的活动来完成。而肩关节离断和上臂截肢后很容易忽视肩肩胛胸廓关节，出现该关节的挛缩，影响假肢的使用。因此术后早期就应开展肩胛胸廓关节的活动训练。训练时，患者取坐位，作业治疗师一手固定肩胛骨下角，另一手握住残端，让患者主动耸肩，使肩胛骨向上移动；患者残肢主动外展上举，使肩胛骨向外移动（外展）。残肢主动向脊柱靠拢，使肩胛骨向内移动（内收）。训练时患者躯干要保持稳定，防止出现代偿动作。如有该关节活动受限，应由治疗师行关节松动术（图10-4-14）。

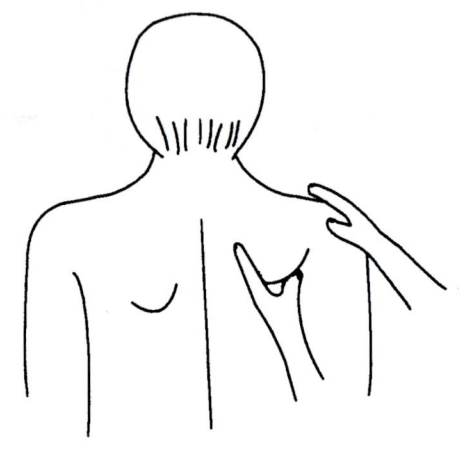

图10-4-14　肩胛胸廓关节活动训练

2）肩关节活动训练：肩关节是人体活动范围最大的关节，包括前屈、后伸、外展、上举、内旋和外旋等活动。训练时，患者取坐位，健侧上肢和残肢分别做外展上举、前屈上举、后伸和内旋外旋活动。如有关节活动受限，应由治疗师行关节松动术。

3）肘关节活动训练：肘关节活动受限、挛缩、畸形会明显影响前臂假肢的装配和使用。训练时，患者取坐位，残肢用力做肘关节的屈曲和伸直活动，防止肘关节僵硬挛缩。

（2）下肢关节活动的训练：下肢关节活动训练包括髋关节和膝关节训练。

1）髋关节活动训练：大腿截肢后髋关节容易出现屈曲和外展畸形。因此髋关节活动训练应重点训练髋关节后伸和内收。训练后伸时，患者俯卧，治疗师可一手置于患者臀部，另一手置于大腿残端后侧。让患者尽力主动后伸残肢，扩大关节活动范围。如有关节活动受限，由治疗师被动向后牵伸髋关节。训练内收和外展时，患者取仰卧位，用力主动内收和外展残肢。如关节有挛缩，由治疗师行髋关节内收和外展活动，以增大关节活动范围。

2）膝关节活动训练：小腿截肢后很容易出现膝关节的屈曲挛缩，因此应尽早行膝关节的活动训练。训练时，患者取坐位或卧位，尽量伸直膝关节。如有关节挛缩，患者取仰卧位或俯卧位，由治疗师被动牵伸膝关节。

9. 平衡功能训练　下肢截肢患者，尤其是大腿平面以下截肢患者，常出现平衡功能下降，影响假肢的使用。

（1）坐位平衡训练：训练时，患者坐于平衡板上，双手向前平举。治疗师站在患者身后，一手放在患者肩部，另一手扶住患者骨盆，左右摇摆平衡板，诱发患者头部、双上肢和躯干的姿势反应，实现平衡。平衡板训练能有效提高患者的坐位平衡能力。

（2）跪位平衡训练：训练时，患者采用双手和双膝支撑于治疗床上的四点跪位，治疗师站在患者健侧，分别向患侧和健侧推或拉躯干，诱发姿势反应，实现平衡（图10-4-15）。

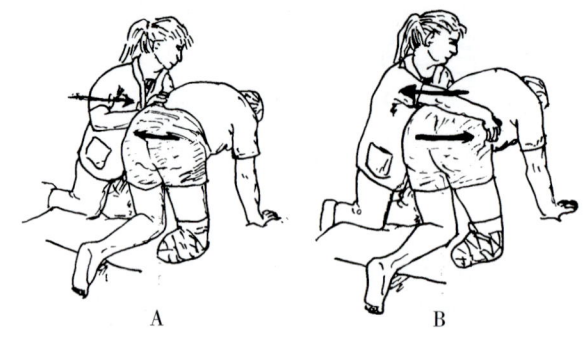

图10-4-15　四点跪位平衡训练
A. 推向患侧，诱发姿势反应
B. 拉回健侧，诱发姿势反应

当患者能轻松实现四点跪位平衡后，进行两点跪位平衡训练。训练时，患者双膝跪于治疗床上，治疗师双手扶持患者骨盆，左右推动躯干，诱发姿势反应，实现平衡（图10-4-16）。

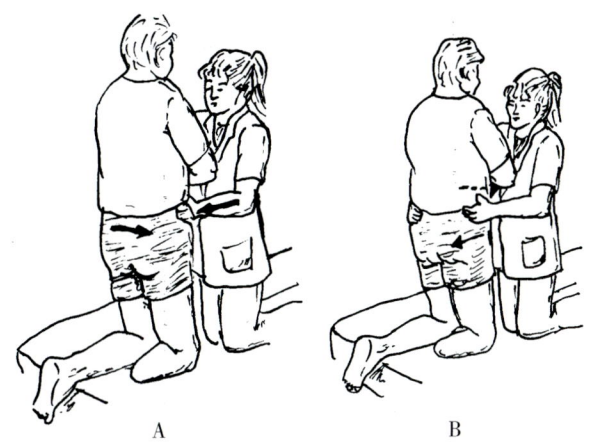

图10-4-16　两点跪位平衡训练
A. 推向患侧，诱发姿势反应
B. 推向健侧，诱发姿势反应

10. ADL训练　术后应根据患者病情尽早开始ADL训练，如翻身、坐起、上下床、使用轮椅或腋拐转移、如厕、洗漱和穿衣等日常生活动作。要让截肢者尽早掌握截肢后的转移方法，尽早开始转移训练。训练中要注意观察患者的反应和全身状况，以免发生危险。

三、残肢并发症的处理

1. 残肢皮肤破溃、感染和形成窦道　截肢术后由于残肢血液循环差，神经营养不良，以及假肢接受腔的摩擦和受压，残端皮肤张力过大，很容易引起皮肤破溃、感染和形成窦道。

（1）常见原因：引起残肢皮肤破溃的原因包括两方面的因素，包括残肢自身因素和假肢因素。①残肢自身因素，残肢条件差，尤其是因外周血管疾病和糖尿病造成的截肢，残肢创面不容易愈合，容易破溃和感染。残端瘢痕增生，由于瘢痕表面凹凸不平，耐磨能力差，也很容易破溃。②假肢因素，假肢接受腔不适配，残肢窜动、局部受压过大，均容易引起皮肤损伤和感染。

（2）处理方法：处理方法包括控制好原发疾病，如糖尿病，改善营养和全身状况。加强创面换药，进行紫外线、超短波等物理治疗。经久不愈的窦道需进行手术扩创。对残肢瘢痕可使用硅凝胶套，避免和减少皮肤瘢痕受压或摩擦。对接受腔不适配，需修整或更换接受腔。

2. 残端骨外突、外形不良　残端骨外突多由截肢手术处理不当引起，或儿童截肢后骨残端的过度生长引起。对较大的骨刺需手术切除。对较严重的圆锥形残肢，如果有足够的长度，可将突出的骨端切除，同时行肌肉成形术或肌内固定术，以形成圆柱形残肢。

3. 残肢关节挛缩

（1）常见原因：术后残肢关节挛缩的常见原因有4个。①术后关节长期置于不正确的体位，如小腿截肢术后膝关节屈曲、膝下垫枕头；②没有尽早进行关节的被动活动和主动活动；③关节没有做合理的固定，如大腿截肢术后，髋关节应置于伸直内收位；④残肢关节周围瘢痕增生挛缩。

（2）处理：截肢术后预防关节挛缩最有效的方法是术后将残肢关节置于功能位，尽早开展关节的被动和主动活动，以维持关节的活动范围。如已发生关节挛缩，应进行关节松动术，拉伸挛缩关节，改善关节活动范围。严重的关节挛缩畸形需行关节松解手术，术后再行康复治疗。

4. 残肢痛

（1）常见原因：引起残肢痛的原因较多。①残肢有神经纤维瘤，由于神经残端过度生长，形成神经纤维瘤，患者可出现明显的疼痛、触痛和压痛；②残端血液循环障碍，尤其是因糖尿病和周围血管疾病引起的截肢，容易出现残肢缺血、缺氧和诱发疼痛；③残端有骨刺，压迫残端皮肤，引起疼痛；④残肢有感染，引起残肢红肿、疼痛，严重时可有全身中毒症状；⑤残肢瘢痕增生粘连，刺激末梢神经，引起疼痛；⑥假肢接受腔不适配，容易损伤皮肤，引起感染，出现疼痛。

（2）处理方法：残肢痛的处理方法包括消除病因、对症处理和修整接受腔等。①消除病因包括治疗好原发病，如控制好血糖，改善残肢血液循环；抗感染治疗，消除局部炎症；手术切除神经纤维瘤、削平骨刺；抑制瘢痕增生，松解粘连；②对症处理包括使用镇痛药物、超短波和低中频电治疗、石蜡疗法和残肢按摩等治疗方法；③修整接受腔，对于接受腔不适配引起的疼痛，应修整接受腔，缓解残肢疼痛。

5. 幻肢痛 截肢术后，几乎所有患者都有缺失肢体依然存在的幻觉，这种现象称为幻肢觉。幻肢觉的持续时间约为6个月到2年。5%~10%的截肢患者出现幻肢痛，多数为闪电样刺痛，少数为灼烧样痛。上肢截肢后幻肢痛的发生率较下肢截肢后高。大腿截肢的幻肢痛发生率高于小腿截肢。6岁以前儿童截肢术后不发生幻肢痛。

（1）原因：幻肢痛的机制尚不十分清楚，目前大多数人认为幻肢痛是运动知觉、视觉和触觉等都牵涉在内的一种心理学、生理学上的异常现象。

（2）处理方法：幻肢痛的治疗方法较多。①心理治疗，利用催眠、松弛、合理情绪疗法等；②物理治疗，包括石蜡疗法、红外线疗法、超声波疗法、经皮神经电刺激疗法、低中频脉冲电疗法等；③针灸疗法，常用头针、耳针和体针进行治疗；④药物治疗，包括使用中枢性镇静药和镇痛药。中枢性镇静药主要为三环类抗抑郁药，如阿米替林、丙咪嗪和卡马西平等；⑤术后早期残肢弹力绷带包扎和尽早穿戴假肢有助于促进幻肢痛的消失，而且越早穿戴假肢，幻肢痛消失也越快。

（武继祥）

第十一章 假肢制作工艺技术

第一节 制作设备与工具

一、常用假肢制作设备

假肢制作设备根据制作工艺流程有取型设备、修型设备、接受腔制作设备、假肢对线设备。

（一）取型设备

1. 取型架 为了假肢取石膏模型时操作方便和科学而特定设计制作的专用设备，但没有它们还是可以照样取型，只不过需要的是更好取型技术或者其他人帮助而已。

2. 气压取型仪 利用气压原理，并根据假肢接受腔生物力学原理而制作的专用取型设备。由气泵、压力表和内外部双气囊组成。能够代替手法取型，并能根据需要调节不同区域压力、模拟残肢受压状态下进行取石膏模型。目前只有气压式小腿假肢取型仪投入临床应用。

3. 水压取型仪 利用水压液体流动原理，根据假肢接受腔生物力学原理而制作的专用取型设备。由水泵、压力表以及内部硅胶囊和外金属缸体组成。水压取型仪的主要特点是患者在站立位承重状态下进行取型，并能模拟石膏定型前站立期周期下肢运动承重状态下承重取型，更接近患者动态承重下残肢受力状况。目前小腿假肢和膝关节离断水压仪已投入临床应用。

（二）接受腔制作设备

接受腔制作设备有抽真空设备及相应的专用设备。常用的有真空泵、秤、电烙铁、假肢专用打磨机等设备，其中电烙铁是用于制作假肢树脂接受腔抽真空时所需要的PVA薄膜套的焊接制作设备。常用真空泵有普通型和数字型两种。接受腔抽真空成型时还需真空管，真空管一般采用镀锌铸钢制作。接受腔边缘加工修正，主要是专用的假肢打磨机及相配套的各种用途的打磨头配件。

1. 秤 主要用于接受腔树脂成型技术中，各种化学物品的配方匹配与称量。常用的称量工具有电子秤和台式秤两种。

2. 真空泵 产生负压的装置，分有小型、中型和集中型真空泵。

3. 震动锯 用于切割接受腔和石膏的专用工具。

4. 曲线锯 用于板材下料的切割工具。

5. 板材成型架 由板材固定框和石膏模型托盘组成，主要用于PP、PE等各种板材接受腔成型。

（三）假肢对线设备

假肢对线设备分工作台对线、静态对线以及动态对线设备。工作台对线设备对于假肢初次安装对线尤为重要，其要求完全按照人体生物力学的原理和假肢组装的相关知识进行操作，技术性极强。为了简化、高效科学地完成这些复杂的技术操作，一般利用对线装置进行假肢组装。常见对线设备及工具有：

1. 游标卡尺、钢板尺和直尺 主要用于长度和高度测量以及确定接受腔对线参考点位置、假肢高度、膝关节高度、跟高。钢板尺和直尺还可用来画直线，帮助确定接受腔的角度。

2. 水平尺 判定水平、等高工具。常用的水平尺上有一个横向玻璃管、一个竖向玻璃管、一个带角度玻璃管，玻璃管中间有个游动的水泡，将水平尺放在被测物体上，水平尺水泡向哪边偏，表示那边偏高，即需要降低该侧的高度，或调高相反侧的高度，将水泡调整至中心，就表示被测物体在该方向是水平的了。原则上，横竖都在中心时，水泡也自然在中心了。

3. 三维对线架 用来确定相互垂直的两个空间面的位置关系。由一个上正方形框架和下方的水平底板构成。上方框架的每个边中点各下垂一根吊线锤。前后和内外相对应的两个吊线锤相互重叠构成两个互相垂直且垂直于底板（水平面）的面。它们分别构成了假肢对线所需要的矢状面和冠状面。使用时，将假肢立于对线架上，分别从前、后、内、外观察垂线在假肢上的投影，借以判断假肢的对线是否正确。

4. 激光对线仪 利用激光亮度高、定向发光的特性制作而成。激光投射在假肢上形成一条垂直的激光束，通过假肢各部件与激光束之间的偏移量，确定假肢各个零部件的位置关系，可视性较强，但在使用前需要进行校正。

5. 假肢智能对线系统 现代假肢智能对线仪将信息收集、通讯和基于患者数据分析集为一体，通过接受腔压力测量实时分析系统、精确定量化分析假肢对线状态。假肢智能对线系统能够测量假肢的实时步态数据并优化假肢对线。智能对线系统中计算机测量分析软件通过蓝牙无线连接，并利用系统内在数据库，收集、分析已装配好的假肢的微小变动，统计出接受腔调整的优化对线方案。高级的计算机分析模块还可以通过测量假肢行走时接受腔的反作用力状态、预测假肢对线是否存在着错误。图 11-1-1 为 Compas 假肢智能对线系统，图 11-1-2 显示假脚在整个步态周期中足尖、足跟、足内侧、足外侧压力曲线。

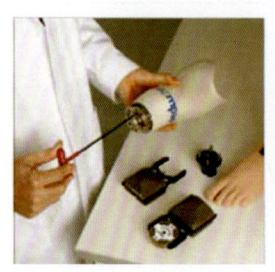
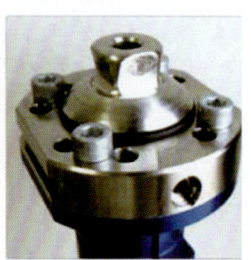

图 11-1-1　Compas 假肢智能对线系统

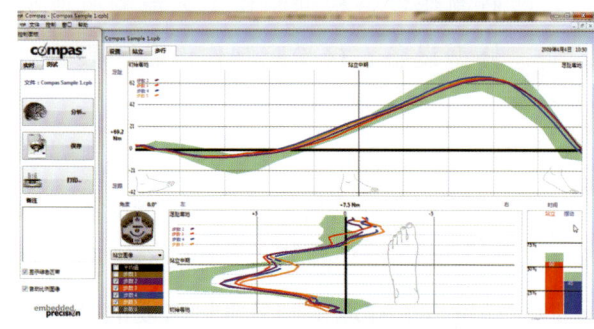

图 11-1-2　显示足部运动状态及参数曲线

（四）步态分析设备

截肢者穿戴假肢后步态评价，一直是假肢界和医学界的研究热点。目前国内外对假肢者步态评估方法分为定性分析法（目测步态分析法）和定量分析法（仪器分析法）两大类。

1. 定性分析仪 这种方法是由假肢工程师以及医务人员用肉眼观察患者行走过程，然后根据所得印象或按照一定观察项目逐项得出评价的结果，得出步态分析的结论。目测步态分析不是定量分析步态，评估应由受过训练和有丰富临床经验的临床医生和假肢工程师进行，才能确保分析结果的合理性。

2. 定量分析仪 步态分析系统一般分为二维（2D）和三维（3D）步态分析系统（图 11-1-3，图 11-1-4）。二维步态分析系统操作相对简单、所得参数能反映步态的基本特征，在步态分析中应用较为普遍。二维步态分析系统是假定人体步行时髋、膝、踝关节的运动均在同一平面内进行，因此所需的仪器设备较少，获取和处理图像数据较容易、直观，测试时间较短，方便假肢工程师和康复医生评定假肢步态。三维步态分析系统在国外应用较为广泛，该步态分析系统将关节中心的选定从二维数据转换为三维数据，从而可以测量关节多个平面的运动数据，能够更准确地反映步态身体具体节段的关节角度和力学特征。随着计算机技术和生物力学新技术的迅速发展，三维步态分析系统得到进一步的发展和应用。

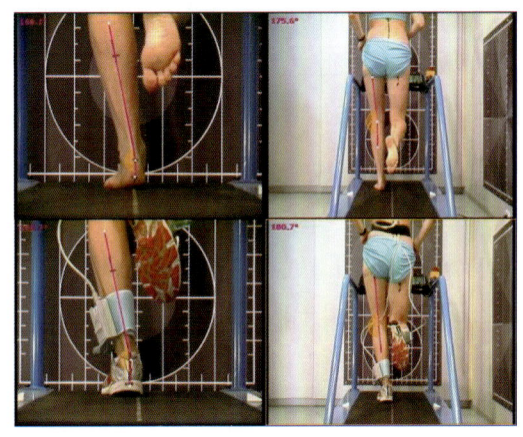

图11-1-3　二维步态分析设备

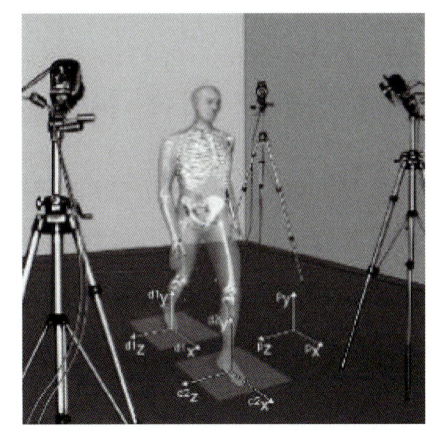

图11-1-4　三维步态分析设备

3. 肌电信息采集仪（图11-1-5）　记录人体肌肉在动态或运动时肌电图活动状态，能提供肌肉活动同步计时及有关肌肉张力的信息。

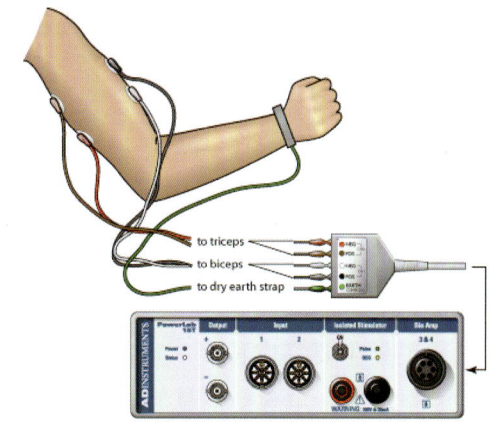

图11-1-5　肌电信号采集仪

4. 支撑反力测量法　通过测力台，来获得步行时三维方向支撑反作用力、冲量等指标（图11-1-6）。

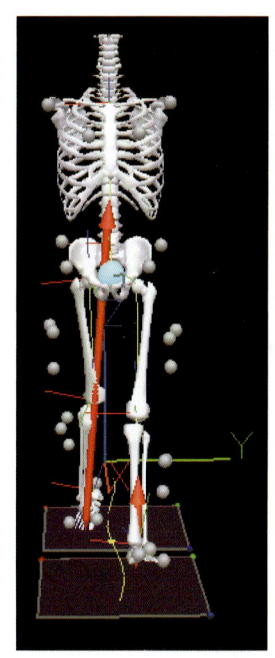

图11-1-6　计算地面反力

5. 足底压力测量系统　常用的有力板式、测力台式和压力鞋及鞋垫式足底压力分析仪，是在换能器、传感器基础上发展起来的足底压力测量系统。力板与测力台可以准确测量足或鞋底压力及分布，但无法评定"足-鞋界面"的受力情况。一般的力板与测力台的面积较小，通常只能测量人体站立或一个单步时的足底压力参数。压力鞋与鞋垫则是将传感器安置在鞋或鞋垫中，由于鞋或鞋垫与足底贴服，可以测量"足-鞋界面"压力的连续参数,并进行实时监测和反馈。

二、常用假肢制作工具

常用假肢制作工具按工艺流程可分评估测量工具、取型修型工具及其他工具等。

(一)测量工具

测量工具主要完成长度、宽度、高度、围长和角度测量,常用测量工具如下。

1. 皮尺 一般规格为长15mm,宽10~20mm左右,精度为毫米。皮尺主要用于测量长度、残肢围长和高度测量。有些皮尺使用时间长了,因长期拉伸精度会出现误差,所以在使用前应先检查、校准。

2. 卷尺 一般要求为软性卷尺,应用范围和使用方法同皮尺。另外,有一种特殊假肢专用卷尺,其可以在测量围长的同时,对拉力大小也进行评估。

3. 宽度卡尺 小腿假肢制作测量时,要记录膝关节髁部最宽处和髁上悬吊出的宽度,一般使用特制下肢假肢专用宽度卡尺。

4. 角度尺 残肢取型需要测量残肢屈曲角度和内收外展角。

(二)取型修型工具

1. 取型工具 最常用为记号笔。记号笔为一种特殊水印笔,使用时笔芯需在有水的环境下才可以清晰显示。

2. 修型工具 常用修型工具有石膏调刀、石膏半圆锉、石膏圆锉和石膏平锉,铁或铜纱网、水砂纸等。修型工具还包括下面几种。

(1)内径尺:用于测量接受腔内径和深度的测量工具。

(2)厚度测量计:钢或铜合金制作的刻度计,精度为1/10mm。测量为0~15mm。

(3)内径仪:一般由不锈钢制作,主要用于测量石膏阴型和接受腔的内部围长,测量为0~500mm。

(4)肢体游标卡尺:专用于测量肢体各个部位的宽度和厚度,测量为0~600mm和0~400mm。

(5)水平尺:由轻金属制作,主要用于设备的安装和假股于矫形器对线工作台的水平测量,测量时应该将水平尺沿对角线放置在测量平面的中间。

(6)骨盆水平测量仪:主体为铝合金制作,上有水平尺,两侧由可活动的柄组成,主要用于测量肢体是否等高和水平的测量工具。测量时将两边可动的塑料柄卡在骨盆两侧髂脊上,通过测量骨盆的水平度来判断下肢等高。

(7)跟高补高块:一般由木材或塑料制作,主要用于下肢测量时等高进行高度补偿和假肢在矫形器的工作台对线的跟高调节,补高块厚度分有5mm、10mm、15mm、20mm、25mm和30mm 6种系列。

(三)其他工具

1. 吊线锤 用于假肢对线,通过眼来观察对线情况。使用时正对测量物。

2. 激光对线仪 通过发出的红外线来确定对线情况。使用时激光对线仪应保持水平状态。

(汪 波)

第二节 假肢制作主要材料

假肢每个部分都需要选用恰当的材料来制造,从而保证制成的产品具有最佳外形、颜色和性能。

一、接受腔制作材料(表11-2-1)

传统假肢接受腔主要是用皮革、木材或铝等制成,现代假肢接受腔主要材料有丙烯酸树脂、橡胶、纤维织物、塑料、硅胶等,其中各种高分子材料的广泛使用是假肢制作技术发展的重要标志,常用的高分子材料有尼龙、丙烯酸树脂、不饱和聚酯树脂、聚丙烯、聚

表 11-2-1　适合制作接受腔及软内衬套的材料（选自《截肢与假肢》 日本 泽村等著）

名称	材料种类	特征
软内衬套	天然皮革	用单宁酸、铬盐等鞣革材料处理的牛皮，具有耐水和耐腐性。单宁酸鞣革比铬革质地致密
	合成皮革	多是用发泡聚氨酯和针织、无纺布三层构造制作而成。拉伸强度没有天然皮革好，伸长率大。最近合成皮革的透湿性能有所提高，防水性强，不易弄脏这一点比天然皮革要好
	发泡聚乙烯	低温、柔韧性和反弹性好，不易吸水，也作为 PE 衬套和 Superplight 等矫形器材料使用
	硅素树脂	按油、树脂、橡胶等分类，热稳定性能好。不会因温度变化而影响材质的特性，具有优良的界面材质性能，特别从具有防水性好，不易污染特性这一点来看，适合用于制作软内衬套和残肢远端垫等
接受腔	甲基丙烯酸甲酯	材质透明，适合各种气候，硬度高。机械强度好，但是碰到强烈撞击时会破裂。丙烯酸树脂作为接受腔材料使用广泛，毒性也比不饱和聚酯小
	不饱和聚酯	黏度低，耐寒，适合各种气候变化。抗碱性弱，比起其他热可塑性树脂耐热性能低。硬化时可以混入水分，用于制作多孔接受腔
	聚乙烯	低密度（软塑、硬塑）、中密度（polyroyal）、高密度、离聚物（surlyn）、EVA 共聚物（乙烯—醋酸乙烯酯共聚物）等聚乙烯的种类很多；聚乙烯加工性能好，不易吸水，熔接之外的黏结比较难
	聚丙烯	与聚乙烯材料类似重量轻，可以反复弯曲。成型后收缩量小。不容易黏结，低温环境下的耐冲击性比聚乙烯低。受紫外线照射后材质会劣化，防湿性强。在东南亚和非洲地区当地可以生产，因为价廉被广泛使用
增强材料	玻璃纤维强化塑料	最一般性的复合材料，玻璃表面施行化学处理，与塑料的亲和性好
	碳素纤维强化塑料	有 PAN（聚丙烯腈基碳纤维）、PITCH（沥青基碳纤维）等种类。通常比强化玻璃的强度、弹性高，且重量轻，但是生产性能不好，也不能着色
	聚酰胺纤维强化塑料	拉伸强度高，耐热性能好，且强韧。有很好的耐强酸和耐强酸以外的药物性。在紫外线照射下强度会降低，延伸率比强化玻璃小

乙烯、聚氨酯、泡沫塑料、硅橡胶、增强纤维等。

（一）板材接受腔

板材接受腔成型技术是 20 世纪 80 年代以后发展起来的，由于其成型快速、环境污染较低，深受广大假肢制作师和患者喜爱。板材制作假肢接受腔制作时间短，特别适合对假肢安装时间要求快的患者，但由于其强度不高、弹性较差、可塑性不强，所以常常仅限于临时假肢接受腔制作。目前有多种不同的塑料板材可以制作接受腔，各种塑料材料具有各自的优缺点。我们主要介绍最常用的 PP 和透明板材的加工特点。

（二）常用接受腔板材的材料特性

1. PE 接受腔腔板材 PE 板材制作假肢接受腔，通常使用 5~6mm 厚 PE 高温板材，一般只用于假肢临时测试性的接受腔制作。PE 板的加工温度为 180℃左右，也有将 PE 板材预制成底厚上边缘较薄的桶状，可以用于正式假肢制作。

2. PP 接受腔腔板材 PP 板材制作假肢接受腔，通常使用 10~14mm 厚、400mm×400mm 的四方形接受腔专用透明板材。PP 板在平板加热器中加工温度为 195℃左右，一般只用于测试性假肢临时接受腔制作。

3.透明接受腔测试板材 透明接受腔测试板材是一种专门用于检验接受腔适配性的特殊接受腔热塑性板材，一般由 PE 改性制作而成。对于短残肢，选用 8~10mm 厚、400mm×400mm 方形的接受腔专用透明板材，对于残肢较长，最好选用 12mm 以上的透明板。烘箱中加工温度为 160℃~180℃。

（汪　波）

第三节　接受腔的制作工艺

假肢制作工艺主要包括假肢接受腔制作、假肢组装与对线调整和假肢成品制作这三大部分组成。接受腔制作工艺包括模型制作、接受腔制作两个部分。

假肢接受腔分为内接受腔和外接受腔，内接受腔一般用软性材料制作，如泡沫和硅胶材料。如小腿假肢由泡沫材料内软接受腔（也称为内衬套）和树脂制作外硬接受腔组成。外硬接受腔制作分为树脂接受腔和板材接受腔两种制作工艺。

上肢假肢接受腔通常采用树脂接受腔和皮革接受腔，下肢假肢接受腔通常分为树脂接受腔和板材接受腔。板材接受腔通常作为试样检测和临时接受腔。树脂接受腔一般作为永久性接受腔。

一、上肢接受腔制作工艺

（一）手部假肢制作工艺

1.硅胶美容假手指制作工艺 一般安装美容性假手指，其制作流程主要是通过测量指部残肢围长、长度和健侧对应尺寸数据以及患者皮肤的颜色选用半成品硅胶手指。具体步骤如下：

（1）画图测量：分别画健侧和患侧的手形轮廓图，测量与截肢侧对应的健侧和患侧手指长度及围长。

（2）颜色确定：通过色板对照检测手皮肤颜色，选择适合颜色色板，确定颜色。

（3）选型打磨：根据测量尺寸及颜色，裁剪选定硅胶手指，并用砂轮机打磨边缘，填充空余部分带上即可。

2.部分手制作工艺

（1）半掌制作工艺：一般用皮革制作与残肢相适配内套，并在外面填充橡胶海绵或其他类似材料，根据掌指关节和大拇指基底关节轴向与功能要求，用与不锈钢丝性能类似的材料、做出手指形状及功能位置，最后打磨好外形，用皮革或者橡胶手套、硅胶手套套上。

（2）硅胶部分假手制作工艺与假手指制作工艺类似。

（二）前臂假肢制作工艺

前臂假肢接受腔制作工艺 前臂假肢合成树脂接受腔需要用到的工具与材料有：真空泵、电熨斗、PVA 薄膜、薄膜焊接用尺板、夹子、PVA 薄膜融液、剪刀、丙纶纱套、玻璃纤维纱套、碳素纤维布、金属星形垫片、工作台、台钳、量杯、丙稀酸树脂（快干胶、软树脂）、胶布、浴巾、细砂纸、毛刷等。前臂接受腔一般为双层接受腔，具体操作步骤如下：

（1）将干燥好的石膏模型表面用细砂纸打磨光滑并测量出石膏模型的最大和最小处的围长尺寸。

（2）根据测量尺寸制作 PVA 薄膜。

（3）内层接受腔制作：分为两步，第一次抽硬树脂，用快干胶树脂完成接受腔下端硬性部分成型，快干胶硬树脂边缘范围要求至前臂肱骨内外髁和鹰嘴下 10mm 处。第二次抽真空，通过软树脂完成肱骨和鹰嘴上悬吊部分的软性部分树脂成型，完成整个内层接受腔制作。

（4）外层接受腔制作：根据对线要求对接受腔发泡加长，磨好外形走向并确定好外形尺寸。一般外形尺寸比健肢围长小 10~20mm，套上 PVA 膜完成硬树脂成型。

（5）修整接受腔口形边缘：具体要求，①接受腔口形上缘距鹰嘴肱骨内外髁约 40mm；②接受腔口形呈 U 形开口，前侧下缘应不妨碍屈肘至 90°的运动；边缘应留有 5mm 翻边；③接受腔口形边缘部位翻边过渡自然，且边缘圆滑，曲线顺畅。

（三）肘部假肢接受腔制作工艺

与膝离断假肢制作工艺相同。

（四）上臂假肢接受腔制作工艺

上臂假肢合成树脂接受腔一般也是与前臂假肢一样采用双层接受腔。需要用到的工具与材料有：真空泵、电熨斗、PVA 薄膜、薄膜焊接用尺板、夹子、PVA 薄膜融液、剪刀、丙纶纱套、玻璃纤维纱套、碳素纤维布、金属星形垫片、工作台、台钳、量杯、丙稀酸树脂（快干胶、软性树脂）、胶布、浴巾、细砂纸、毛刷等。具体操作步骤如下。

（1）将干燥好的石膏模型表面用细砂纸打磨光滑并测量出石膏模型的最大和最小处的围长尺寸。

（2）根据测量尺寸制作 PVA 薄膜。

（3）内层接受腔制作：分为两步，第一次抽硬树脂，用快干胶树脂完成接受腔下端硬性部分成型，快干胶硬树脂边缘范围要求在肩峰下和内侧边缘下 10mm 以下范围。第二次抽真空，通过软树脂完成肩部悬吊部分的软性部分树脂成型，完成整个内层接受腔制作。

（4）外层接受腔制作：根据对线要求对接受腔发泡加长，磨好外形走向并确定好外形尺寸，一般外形尺寸比健肢围长小 10~20mm，套上 PVA 膜完成硬树脂成型。

（5）修整接受腔口形边缘：具体要求，①接受腔口形上缘距肩峰约 40mm；②接受腔口形前侧缘应距乳突头约 30mm，且向上呈 45°；③接受腔口形后侧缘应距肩胛骨边缘 50~60mm，向上呈 60°；④接受腔口形内侧缘应平行于腋窝，且边缘应留有 5mm 翻边；⑤接受腔口形边缘部位翻边过渡自然，且边缘圆滑，曲线顺畅。

（五）肩部假肢制作工艺

接受腔也是采用双层接受腔，制作工艺与上臂假肢接受腔类似。

二、下肢接受腔制作工艺

（一）常见下肢假肢制作工艺

下肢假肢制作工艺与上肢假肢一样包括假肢接受腔制作、假肢组装与对线调整和假肢成品制作三大部分组成。

（二）足部假肢制作工艺

1. 接受腔制作工艺　制作赛姆假肢合成树脂接受腔。

（1）制作开口式接受腔具体步骤：①按照制作小腿假肢内衬套的工艺，测量模型尺寸，制作内衬套。②如果需要用螺栓与脚相连，此时应在底部放置螺栓的预制垫块。③按照制作小腿假肢合成树脂接受腔的工艺，制作合成树脂接受腔。注意在踝部开口部位用碳素纤维加强；④将对线参考线复制到接受腔表面。⑤去除石膏，修磨接受腔边缘。⑥取出内衬套，对接受腔进行选择性地开窗口。窗口底端应接近踝部最宽处，上端超过与踝部最大宽度等宽的部位，以保证顺利穿入。注意开窗前一定要设计好窗口的大小，开窗要一步到位，不能损坏接受腔的任何部位，切下的部分还需要作为窗口盖来使用。⑦将窗口及窗口盖边缘打磨光滑。注意不要去掉太多材料，以保证将窗口盖重新合上时，没有太大的间隙。

（2）制作全接触式接受腔：①制作内衬套，将内衬套中间凹陷处用同样的材料补平，使内衬套外表呈上大下小的圆锥形或圆柱形；

②如果需要用螺栓与脚相连，此时应在底部放置螺栓的预制垫块；③制作合成树脂接受腔，踝部可适当用碳素纤维加强；④将对线参考线复制到接受腔表面；⑤去除石膏，修磨接受腔和内衬套边缘；⑥在侧面沿纵向将内衬套切开一条直线，两端钻3mm的小孔，防止切口撕裂。

（三）小腿假肢接受腔制作工艺

小腿假肢接受腔加工工艺一般分为以下三个步骤：内衬套制作、PVA膜制作、丙烯酸树脂或者热塑板材成型。

1. 制作小腿假肢热塑板材外层接受腔 制作好内衬套后完成以下操作。

（1）制作流程：①放置连接盘，固定石膏模型；②加热板材、热塑成型；③去石膏，打磨加工板材接受腔。

（2）注意事项：①若模型底端围长尺寸大于上端围长尺寸时，中间会出现较细的凹陷部位。对此情况，在制作内衬套时，应在外表面粘贴一些板材，使整个内衬套的外表呈上粗下细的圆锥筒状或圆柱筒状。②将板材粘接成套筒时，接缝处应平整，不能出现褶皱。整个内衬套里外表面应清洁干净。③所有粘接处应粘接牢固。④套筒塑形时，应特别注意模型上凹陷部位的塑形。

2. 制作小腿假肢树脂接受腔 具体步骤：①焊接PVA膜；②套内膜；③套纤维增强材料；④套外膜；⑤检查外膜；⑥计算树脂用量；⑦灌树脂；⑧去石膏、修磨接受腔；⑨接受腔边缘和内衬套的精细加工。

（四）大腿假肢接受腔制作工艺

1. 制作合成树脂大腿假肢接受腔 制作合成树脂大腿假肢接受腔与制作小腿假肢接受腔的操作步骤和方法基本一样。但是，在合成树脂成型操作的过程中，大腿假肢接受腔制作时有其特别需要注意的地方：第一，大腿接受腔通常没有内衬套，由于接受腔内面要求非常平整、光滑；因此内膜焊缝也要求非常平整，不能有皱褶、气泡、飞边等现象。第二，大腿模型坐骨圈部位的截面形状和尺寸变化较大，吸附内膜时，经常出现皱褶，或将空气封闭在其中，内膜贴不到模型上。操作时，应防止这些现象的发生。第三，坐骨支撑处容易出现爆聚和大的气孔的现象。内膜不伏贴、擀料不匀、积料过多均可导致以上结果。加工时应特别加以注意。

大腿假肢接受腔的二次树脂成型，操作步骤与小腿假肢接受腔的二次树脂成型的基本相同。不同之处在于大腿假肢接受腔需要钻阀门孔。因此需要增加如下操作：①在灌石膏时，为了方便二次树脂成型后钻阀门孔，可将阀门孔处的石膏修成凹陷型，树脂抽完后就会形成一个凹陷，这样能够便于确定阀门孔的位置。②在将接受腔边缘打磨好之后，用直径合适的阀门钻通阀门孔。最后进行接受腔边缘的精细加工、阀门孔精细加工，假肢组装。不过现在已经有预制的阀门模型块，制作更简单、方便和美观。

2. 制作大腿假肢热塑板材内层接受腔 操作步骤：①放置阀门模块；②固定石膏模型；③加热板材；④板材热塑成型；⑤去石膏；⑥打磨加工板材接受腔，磨出阀门孔，安装阀门。

（五）膝部假肢制作工艺

1. 制作膝离断假肢合成树脂接受腔

（1）按照制作小腿假肢内衬套的工艺，测量模型尺寸，制作内衬套。末端用12mm厚的柔软板材封底。内衬套中间凹陷处用同样的材料补平，使内衬套外表呈上大下小的圆锥形，或圆柱形。

（2）将底端磨平，使底端平面与对线参考线垂直，以保证接受腔对线角度。

（3）按照制作小腿假肢合成树脂接受腔的工艺，用硬树脂制作合成树脂接受腔。如果将膝关节连接板放置其中，要注意：①按照对线位置放置；②用碳素纤维增强；③连接板与模型之间不能有间隙；④对连接板上的孔隙进行防护处理，防止树脂进入。

（4）去除石膏，修磨接受腔和内衬套边缘。

（5）如果连接板在接受腔内，则需要将其上与关节的连接部位清理出来。如果没有放置连接板，则需要将接受腔底端磨出一个与对线参考线垂直的平面，以放置连接板。

2. 制作软树脂接受腔 制作软树脂接受腔通常采用将连接板抽在接受腔内的工艺技术。需要注意的是，残肢末端承重部位及固定连接板部分的树脂是硬性的，而且要有足够的强度。其他部位树脂是软性的。操作时，一定要控制硬树脂的范围。操作要点如下：①按上述方法制作好内衬套，底端磨平。②按照合成树脂成型工艺，套好增强材料。将弯制得与模型伏贴的连接板放入其中，局部用4层碳素纤维加强。③灌入快干胶，范围控制在残肢末端和连接板周围。注意配方时应考虑适当延长快干胶的固化时间，便于下一步操作。④在快干胶固化之前，灌入软树脂，成型整个接受腔。⑤树脂固化后，去除石膏，修磨接受腔。

（六）髋部假肢接受腔制作工艺

制作髋离断假肢合成树脂接受腔工艺如下：

1. 准备工作 具体步骤：①将模型干燥后，在石膏阳型上钻导气孔，分别通向两侧髂嵴、健侧底端。②根据模型形状，焊制内外PVA膜。内膜光滑平整，外膜留出浇料口。③根据模型形状打磨修整髋关节连接板，使之与模型形状吻合。用轻腻子将螺纹孔填平。在两侧的孔内穿入玻璃纤维，以增强成型后同接受腔连接的牢固程度。④根据模型前侧高度准备一块厚约1mm宽约40mm的软塑料片，将边缘修光滑、该塑料片在树脂成型时，被放在前方开口处，用来制作一个搭接的开口。⑤将健侧底端的通气孔用块纱布盖住，用胶带固定在阳型上。⑥制备两个细长的灌料带，用于灌软树脂。

2. 放置增强材料 具体步骤：①将内层薄膜浸透后套在模型上，开启真空泵，将其平整地吸附在模型上、检查是否漏气，一定保证密封；②套丙纶纱套和玻璃纤维；③放置连接板局部用玻璃纤维或碳素纤维增强，再整体套上玻璃纤维和丙纶纱套；④在前侧开口处增强材料的中间放置塑料片；⑤在残肢侧前后各放一块金属片，用于以后固定外装饰软套；⑥将灌软树脂的灌料带放好；⑦套外膜，将灌软树脂的灌料带从外膜浇料口中引出；⑧检查外膜是否漏气，并保证其密封性。

3. 灌树脂 具体步骤：①残肢的底端、前后楔形面、外侧面等主要承重面以及连接板用硬树脂浇灌，其余部分用软树脂浇灌，注意控制两种树脂的范围；②将软树脂从灌料带中注入健侧的前后面，髂嵴等部位之后，抽出灌料带；③从浇料口灌注硬树脂；④控制树脂的流动范围，保证需要强度的地方灌硬树脂，柔软的地方灌软树脂。

4. 修整接受腔 先将健侧端面和模型端面割开，抽出前侧的塑料片，插入一薄钢片作为防护垫、用锋利刀沿边缘将表层接受腔切割开，然后倾斜着将里层接受腔切割开。取下接受腔，修磨边缘。

（汪　波）

第四节　假肢的组装流程

一、假肢组装流程

假肢组装包含接受腔对线和假肢组装与对线两个部分。接受腔对线工艺是确定接受腔在三维空间位置的过程。假肢对线工艺是指假肢接受腔及零部件相互之间的三维空间位置关系的过程。

二、上肢假肢组装

(一) 假手组装与对线

假手指及部分假手组装时，除了长度、外观尽量保持与健手一致外，重要的技术要求是关节角度与功能位，比如各指关节、掌指关节于45°，拇指基底关节与四指之间处于对掌功能位。

(二) 前臂假肢组装与对线

具体工艺过程如下：

1. 组装

（1）部件与工具：组装装饰性前臂假肢需要的部件与工具有装饰性假手连接件及手皮套、前臂筒、接受腔、"一字"型螺丝刀、"十字"型螺丝刀、线锤、螺丝钉、铅笔、记号笔、ϕ2.5和ϕ3钻头、手电钻、M3丝锥、电炉、金属丝等。

（2）技术要求：①假肢在自然下垂伸直位时，前臂部位屈曲5°±1%；②腕关节部位，无自旋现象；③原则上假肢侧允许比健肢侧短10mm；④前臂内、外层接受腔应配合紧密，连接处用螺丝钉紧固；⑤前臂内、外层接受腔口形边缘应圆滑，曲线过渡自然、顺畅。

（3）具体操作步骤：①根据测量截肢者健肢侧前臂肱骨外上髁到尺骨茎突下缘的长度尺寸，确定假肢前臂筒的长度；②前臂臂筒长度确定好后，在接受腔表面上的四个星形垫片位置，用ϕ2.5规格钻头打孔，用M3规格的丝锥攻丝；③将接受腔与前臂筒按准确的位置套在一起，找出前臂筒的连接孔位置，并用笔画上标记后，把金属丝用电炉子烧红、烫孔；④将接受腔与臂筒套在一起用螺丝固定；⑤安装假手，将已装有腕关节的假手安装在前臂筒上，先转动腕关节机构的旋盘，按照前臂假肢的对线原则，将手部位置确定好后，用笔在臂筒腕关节部位标注四个孔的位置取下假手后，用3mm规格的钻头打孔。将假手与前臂筒用螺丝连接固定，戴上手皮套，完成假肢组装，等待试穿。

2. 工作台对线原则
装饰性前臂假肢的装配对线，主要是确定腕关节的安装位置与角度的设定。

（1）额状面对线：从额状面观察，由肩峰引下的垂线通过腕关节连接盘的中央位置。腕关节连接盘面与水平面呈5°~10°的内收角。

（2）矢状面对线：从矢状面观察，残肢的中心线通过腕关节连接盘的后缘。腕关节连接盘面与水平面呈倾角，保持5°~10°的屈曲位。

(三) 肘部假肢组装与对线

具体工艺步骤如下。

1. 组装

（1）部件与工具：组装装饰性前臂假肢需要的部件与工具有装饰性假手连接件、肘关节及手皮套、前臂筒、接受腔，工具同前臂假肢类似。

（2）技术要求：①假肢在自然下垂伸直位时，前臂部位屈曲5°±1%、肘关节屈曲10°左右；②假手虎口向前，腕关节部位无自旋现象；③假肢侧允许比健肢侧短10mm；④上臂内、外层接受腔应配合紧密，连接处用螺丝钉紧固；⑤前臂内、外层接受腔口形边缘应圆滑，曲线过渡自然、顺畅；⑥肘关节转动轴与残肢肱骨内外髁连线一致。

（3）具体操作步骤：①根据测量截肢者健肢侧前臂肱骨外上髁到尺骨垄突下缘的长度尺寸，确定假肢前臂筒的长度和肘关节安装轴心位置；②将前臂接受腔与上臂筒按肘关节准确的位置套在一起，按照对线的要求画出肘关节支条在前臂筒和上臂接受腔的连接孔位置，并用笔画上标记，将接受腔与上臂筒套在一起用螺丝固定；③安装假手，方法与前臂假肢一致。

2. 工作台对线原则 肘离断假肢的装配对线，主要是确定肘关节的安装位置，前臂假手安装要求与前臂假肢一致。

（1）额状面对线：从额状面观察，由肩峰引下的垂线通过肘关节内侧边缘位置。肘关节关节连接盘面与水平面呈5°~10°的内收角。

（2）矢状面对线：从矢状面观察，残肢的中心线通过肘关节连接盘的后缘。腕关节连接盘面与水平面呈倾角，保持5°~10°的屈曲位。

（四）上臂假肢组装与对线

具体工艺过程如下。

1. 组装

（1）部件与工具：需要的部件有上臂接受腔、上臂臂筒、前臂连接件、装饰性假手连接件及手套、肩背带；工具除需要"一字"型螺丝刀、"十字"型螺丝刀、线锤、铆钉、铆钉冲、铆杠、郎头、平基螺丝钉、皮革打孔器外，其他与前臂假肢所需工具一样。

（2）技术要求：①假手、前臂筒和肘关节要求与前臂和肘部假肢要求一致；②整体假肢允许比健肢侧短10~20mm，其所短的长度尺寸，应在前臂部减去；③上臂接受腔及臂筒口形边缘圆滑，曲线过渡自然、顺畅。

（3）操作步骤：①将接受腔表面上的四个星形垫片用直径2.5mm规格的钻头打孔，再用M3规格的丝锥攻丝；②将接受腔与上臂臂筒按照正确的位置套在一起，找出臂筒上与接受腔表面上的四个星形垫片相对应的位置，把金属丝放在电炉上烧红、烫孔；③根据截肢者健肢侧前臂肱骨外上髁到尺骨茎突下缘的长度尺寸，确定假肢前臂的长度后，用切管器将多余部分管材去掉，将假手与前臂连接件连接在一起；④根据上臂假肢对线原则，将前臂连接件与上臂筒连接在一起，然后把接受腔与上臂臂筒用螺丝连接；⑤让截肢者站立位，穿上假肢后，确定肩背带的位置，分别画出标记，用直径3mm规格钻头和直径3mm规格皮革冲分别打孔（注意："8字"型肩背带的正确位置，一端在臂筒口形部位，前侧距锁骨外侧2/3处下缘70~80mm处，后侧在距肩胛冈外侧2/3下缘70~80mm处）；⑥将肩背带与臂筒用螺丝连接好，等待试穿。

2. 假肢对线 上臂装饰假肢的装配对线，包括在制作接受腔时，肘关节连接盘位置的确定和装配过程中腕关节的安装位置与角度的设定。

（1）肘关节对线：①额状面对线，从额状面观察，自肩峰引下的垂线通过肘关节连接盘中心，且连接盘面与水平面内收5°~10°。②矢状面对线，从矢状面观察，自肩峰引下的垂线通过肘关节连接盘的后缘，连接盘面与水平面呈5°~10°的前倾角。

（2）装饰性上臂假肢的装配对线要求：①上臂前屈5°~10°；②前臂前屈5°~10°；③手部内收5°；④前臂部不得接触到身体的骨盆。

（五）肩部假肢组装与对线

1. 组装 装配过程除了肩关节组装有相关要求，其他基本与上臂假肢一致。

2. 对线 肩部装饰假肢的装配对线，包括在制作接受腔时，肘关节连接盘位置的确定和装配过程中腕关节的安装位置与角度的设定。

三、下肢假肢组装

（一）足部假肢组装与对线

足部截肢假肢安装类型较多，一般可以分为以下几种类型。

1. 假足趾 由于足趾截肢除了跗趾截肢对蹬离时步态影响较大以外，相对来说其他四趾截肢对人体的运动功能影响较小，装配硅胶假足趾弥补肢体缺损后的外观，是较为理想的选择。硅胶足趾一般需要取石膏模型，然后定制。

2. 足套式假半足　适合于跖部截肢或跗跖关节离断的截肢者。主要是使用硅胶或聚氨酯材料制作（图11-4-1），脚的后端可设有拉链，便于穿脱。另外，在假半足中可嵌入碳纤板。根据截肢者个体差异，根据尺寸表和石膏模型进行定制。

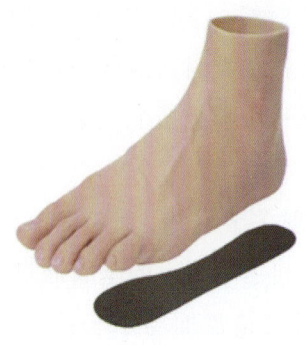

图11-4-1　硅胶半足及其内部嵌入的碳纤板

3. 肖帕特脚板　肖帕特（Chopart）、利斯弗朗（Lisfranc）、皮罗果夫（Pirogoff）、波依德（Boyd）截肢术的截肢者可以使用的肖帕特脚板，厚1~20mm厚的鞋垫状碳纤板（图11-4-2），同时也适用于超长残肢或半足截肢患者。

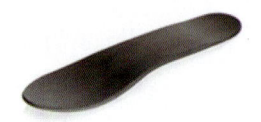

图11-4-2　肖帕特碳纤脚板

4. 塞姆假肢　适合于塞姆截肢术，由于截肢部位比较靠近踝关节近端，这就给假脚的安装留出了一定的空间，假脚部件选择可以针对需要弥补的运动功能采用更加多样化的设计。

木胶脚是使用较早的塞姆假肢，如图11-4-3所示其基本组成部分是一块横截面为不规则菱形的粗糙木块。组装时需要先把塞姆接受腔制作出来，然后根据接受腔对线要求和其形状，确定在木胶上的位置。在铣磨床上使用铁刺头，对假脚毛坯铣出适合接受腔末端的近似半球状的凹槽，如图11-4-3A所示，小腿部接受腔与假脚之间在矢状面和冠状面上的位置。

木胶脚修整完毕就可以给截肢者进行静态对线，调整接受腔的内收和外展、前后屈曲角度、水平面上的旋内旋外，一切调整就绪后做好标记，如图11-4-3B所示；之后将接受腔与假脚按照静态对线的位置粘接牢固，如图11-4-3C所示，然后对假肢做比较精细的铣磨，力求达到最好的外观效果，最后抽第二遍真空得到塞姆假肢成品，如图11-4-3D所示。

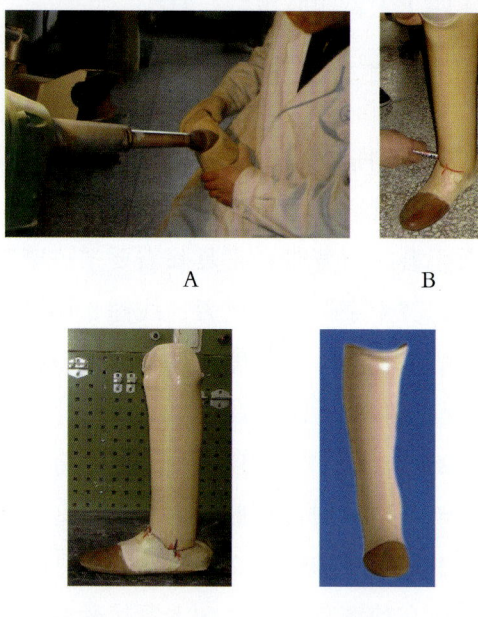

图11-4-3　木胶塞姆假肢制作流程
A. 打磨木脚连接处；B. 形状适配；
C. 对线粘接；D. 二次树脂成型

这种塞姆假脚价格低廉，橡胶前脚掌能够在蹬离期实现一定变形并储存能量，模拟正常脚掌蹬离期的后蹬功能；由于该假脚的后跟部位的材质主要是木材，表面黏附的橡胶材料较薄，而且踝关节是固定的，在足跟触地到全足着地的冲击吸收期踝关节起不到缓冲作用，只能靠膝关节的协调动作来进行一定的缓冲，所以从支撑期到摆动期的过渡不够协调，容易使截肢者产生打软腿的感觉；另外这种假脚外形的加工对于操作者的技艺有较高要求，而且假脚和接受腔一旦粘接完毕再想做对线调整是很困难的。

5. 碳纤塞姆假脚 这类假脚的主要材质是碳纤增强树脂的复合材料，市场上常见Flex-Symes赛姆截肢专用脚和1C20 ProSymes碳纤储能脚。

（1）赛姆截肢专用脚Flex-Symes：Flex-Symes脚板适合塞姆截肢者使用，皮罗果夫截肢者也可以，为适应截肢后留下的较小的安装空间，这种脚板专门采用了低结构高度设计，整体高度约为53~57mm。

如图11-4-4所示碳纤材质的后跟②与前脚掌碳纤板①相连接，受力可被动偏转并储能，从而使足跟着地时具有良好的减缓冲击的效果，由于碳纤脚板的特性，步行较为省力。这种脚板配有不同硬度的楔块，将其塞入脚跟碳纤板与上部脚掌碳纤板之间并固定，可以得到不同硬度的脚跟，以适应不同体重、不同活动等级的截肢者。

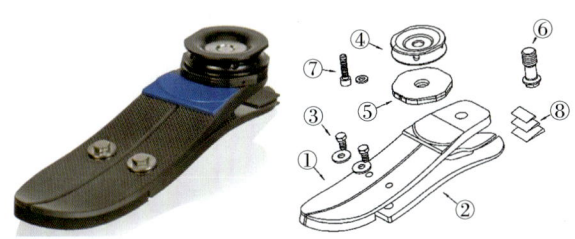

图11-4-4　Flex-Symes赛姆截肢专用脚及其构造

这种脚板的脚掌和后跟都采用了分趾设计，如果假脚的左侧或右侧踩到不平的地面，相应的碳纤板发生较大变形，缓冲受力，减少整个脚板发生侧倾，影响身体平衡，在一定程度上以另一种方式代偿了脚踝的万向运动功能，极大地提高了脚板的地形适应性。为了消除磨擦引起的磨损和噪声，配备了足跟分隔垫⑧用以分开足跟中间部分。

（2）1C20 ProSymes碳纤储能脚（图11-4-5）：1C20 ProSymes碳纤储能脚是为赛姆截肢者专门设计的，不太适合彼罗果夫和肖伯特截肢者，结构高度为43mm。主体结构由上下两块碳纤板中间夹聚氨脂夹层组合而成。在行走过程中脚跟提供减震和能量吸收，随后脚板平稳滚动，蹬离期时脚板变形储能并在脚尖离地时释放，为假脚提供向前的推动力。

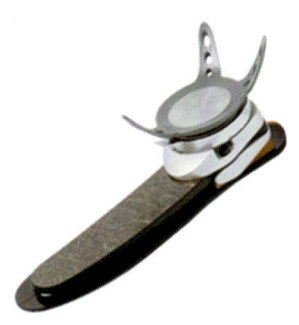

图11-4-5　1C20 ProSymes碳纤储能脚

（三）肖帕特与赛姆假肢对线和调整操作

1. 碳纤肖帕特脚板的安装对线方法

一般情况下，碳纤肖帕特脚板的安装对线方法如下。

（1）首先确定合适的跟高。

（2）确定合适的接受腔额状面上的内收或外展角度和矢状面上的屈曲或伸展角度。

（3）在额状面上，从接受腔中心处引出的承重线应通过假脚中心位置（图11-4-6）。

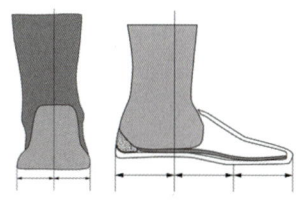

A. 对线示意图　　　B. 成品

图11-4-6　肖帕特脚板安装

（4）设置合适的脚尖旋转角度。

（5）在矢状面上，将假脚长度平均分成三份，承重线应通过中间和后部的三等分分界点（图11-4-6A）。安装碳纤肖帕特脚板的半足假肢成品如图11-4-6B所示，由于足踝部的膨大，这类假肢的外观通常不是太理想。

现代碳纤脚一般都采用碳纤脚板与脚皮分

离的设计，碳纤肖帕特脚板也不例外，在假肢制作完成之后应该将胶皮套上，使之具有健康肢体的外观。

2. 碳纤赛姆脚板的安装对线与调整

（1）碳纤赛姆脚板的安装对线：碳纤赛姆脚板的对线方法与碳纤肖帕特脚板的对线方法基本一致。在此以 Flex-Symes 脚为例进行说明（图 11-4-7），具体如下：①首先确定合适的跟高；②确定合适的接受腔额状面上的内收或外展角度和矢状面上的屈曲或伸展角度；③在额状面上，从接受腔中心处引出的承重线应通过假脚中心位置；④设置合适的脚尖旋转角度；在矢状面上，将假脚长度平均分成三份，承重线应通过中间和后部的三等分分界点。

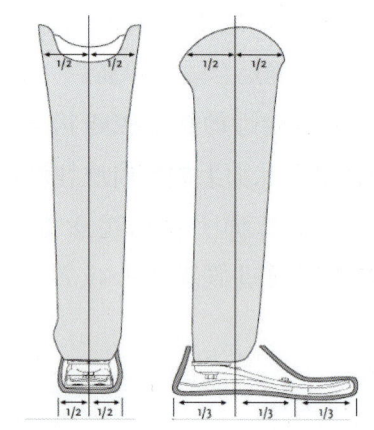

图 11-4-7　Flex-Symes 脚对线方法

（2）碳纤赛姆脚板的调整：由于安装空间受限，肖帕特假肢在对线组装完成之后是无法进行接受腔角度调整的，而碳纤塞姆假肢的组件中一般都有接受腔角度调整机构，其结构主要有两类。①环形对线楔块如图 11-4-8A 所示，为在脚板安装之后可以对假肢对线进行微调，Flex-Symes 脚配备了环形对线楔块，之所以称之为楔块是因为这种对线垫片一侧厚一侧薄，楔块可以自由旋转，通过不同方位厚度的组合，这种楔块可在内外/前后平面上实现调整 6°的角度调整（图 11-4-8B）。避免了脚板和接受腔直接固定后对线无法调整的弊端，给假肢师的工作带来了很大的便利。②球形对线滑块结构：为解决塞姆假肢的对线调整问题，1C20 ProSymes 脚板在脚板与接受腔的连接部分采用了球形滑块结构，允许用户在试装时，甚至假肢完成后矫正对线。如果赛姆截肢者脚板对线不正确，只需要调节滑块，将接受腔调节到正确的角度。

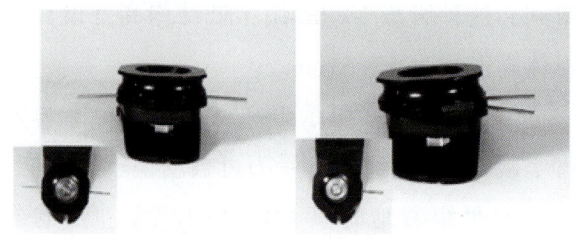

A. 环形对线楔块　　B. 调整方法示意

图 11-4-8　碳纤赛姆脚板的调整

脚板调节主要结构，辅助调节板可以帮助调节对线并且决定了跖屈、背屈方向的最大调节范围。在 12°以内可以不受限制地进行调节，同时也可以适应不同跟高。抽真空连接板内的滑块能够进行其他移动，允许接受腔外展（+6°）、内收（-6°）和转动（±30°）。预设的摩擦表面对移动产生阻力，便于控制调节。脚板与抽真空连接板分离后，仍然可以实现这些移动。

（二）小腿假肢组装与对线

1. 接受腔对线

（1）操作步骤：①使用游标卡尺测量树脂接受腔髌韧带高度处的前后宽度，分别在内侧面和外侧面标记其前后中点的位置。②在前面的髌韧带中点和后面的腘窝中点作标记。③经过髌韧带中点和腘窝中点在接受腔前面和后面画出接受腔纵向轴线。④经过标记的内侧和外侧中点在接受腔内侧面和外侧面画出接受腔纵向轴线。⑤以实际测得的患者残肢的内收或外展角度为基准，将接受腔摆放成相应的内收或外展角度，分别经过髌韧带中点和腘窝中点在接受腔前面和后面画铅垂线。该铅垂线就是小腿接受腔额状面内的前侧对线参考线和后侧对线参考线。⑥在矢状面内，将接受腔摆放成一定的曲屈角度。对于中等长度残肢，接受腔屈曲约5°；对于短残肢，适当增加曲屈角度；对于长残肢，适当减小屈曲角度。分别经过髌韧带高度的内侧中点和外侧中点在接受腔内侧面和外侧面画铅垂线，该铅垂线就是小腿接受腔矢状面内的内侧对线参考线和外侧对线参考线。

（2）技术要点：①前、后、内、外侧的中点标记准确；②内收或外展的角度准确，屈曲角度选择适当。

2. 组装　常见有两种组装方式：

（1）用连接座组装小腿假肢：①调整三维对线仪，使对线仪的工作台面水平。②按照要求选用相应的假脚和踝关节等功能部件，以及支撑管和管连接器，将其组装起来，然后再与树脂小腿接受腔进行连接。③将组装好的小腿假肢放置于三维对线仪上，在假脚后跟垫上与有效跟高相同的垫块，调整假肢组件，额状面内使假脚的踇趾中点、踝中点、小腿支撑管的中点，接受腔额状面对线参考线位于一条直线上，矢状面内使假脚的对线参考点和接受腔矢状面对线参考线位于同一条直线上。④调节支撑管的长度，测量假肢髌韧带中点至脚底的距离，使之与测量的健肢尺寸相符。

（2）用木连接组装小腿假肢：①发泡准备，使用厚度为0.5mm的PE塑料板按照小腿树脂接受腔残端的围长卷成筒状，套在小腿树脂接受腔末端，接缝处用透明胶带粘牢。注意PE塑料筒的走向与小腿树脂接受腔上所画的对线参考线一致，切不可按照残肢走向来确定。②计算发泡长度，根据测量的健肢小腿长度尺寸和接受腔及所选配件的高度尺寸计算所需发泡的长度。③调发泡剂，调配过程中先将两种成分按照比例倒入容器后，剧烈搅拌均匀；注意观察配料颜色变化。当配料从浅黑色转变为浅黄色再转变为浅黑色时，迅速将其倒入准备好的PE塑料筒内。变色的过程很快，只有几秒钟的时间。在变色的过程中还伴有发热的现象。要求搅拌的速度快而均匀。倒料的时刻一定要把握准。④打磨端面，使用平面砂带打磨机将树脂接受腔发泡的端部磨成一个平面。该平面应与树脂接受腔的额状面对线参考线和矢状面对线参考线垂直。

3. 假肢组装　按照要求选用相应的假脚和跟关节等功能部件以及支撑管和管连接器、木连接座等进行组装。

4. 对线

（1）工作台对线：调试三维对线仪，使对线仪的工作台面水平。对线检查与调整将组装好的小腿假肢放置于三维对线仪上，在假脚后跟垫上与有效跟高相同的垫块。调整假肢组件，额状面内使假脚的踇趾中点、踝中点、小腿支撑管的中点，接受腔额状面对线参考线位于一条直线上，矢状面内使假脚的对线参考点和接受腔矢状面对线参考线位于同一条直线上。

（2）高度检查与调整：测量髌韧带中点至脚底的距离。通过调节支撑管的长度使之与测量的健肢尺寸相符。

（3）作定位标记：用记号笔在接受腔和木连接座部位划定位线，以便粘接时定位。

（三）膝部假肢组装与对线

1. 接受腔对线　穿上接受腔，站在试样架上，在确保高度正确情况下，患者双脚均匀负重，确定接受腔三维对线走向，并标记在接受腔上。一般接受腔内收角度会大于股骨内收角度，髋关节适当屈曲5°。

2. 组装　根据连接板安装方式分有两种组装形式：一种是将离断膝关节的连接板事先按照对线要求固定，树脂抽真空直接固定在接受腔内；另一种是在接受腔制作完成后再在其底部、根据对线和试样结果直接铆接离断膝关节的连接板,或者进行第二次抽真空加固。前者操作简单,但是一旦放置位置出现偏差,就难以改变对线;后者虽然操作复杂,但对线方便调整,能确保对线效果,连接强度也可以得到保证。但不足之处是增加了膝关节的安装尺寸,膝关节高度降低,加剧了两侧膝关节不等高。如果采用前一种方法放置连接板,接受腔与连接板固连在一起成为一个整体,成为了假肢的一个组件。组装假肢时,只需简单地将各组件按照对线要求组装起来即可。对线也只能在组件结构本身所允许的范围内调整。

方法一的具体步骤:画出接受腔对线,按照对线要求直接连接膝下其他部件。

方法二的具体步骤:①划线,按照对线原则在接受腔表面画对线参考线。②修磨底端,树脂成型接受在试样后腔的底端通常需要修整。修磨底端的要求是平整,底端平面与对线参考线垂直,以保证对线。③在保证强度的前提下尽量多打磨,以减小装配尺寸。④确定连接板位置,弯连接板。⑤连接接受腔与连接板。⑥后期试样合适后,直接铆接或者再进行第二次树脂成型加固。最后根据对线连接膝下部件。

3. 对线

（1）膝关节与假脚的对线,参见大腿假肢有关章节的叙述。考虑到膝离断残肢比大腿残肢控制假肢的能力强,稳定性高,膝关节的对线可适当靠近承重线。膝关节和假脚的对线可以更多地考虑穿着假肢步行时的灵活性。

（2）接受腔的对线,一般按照承重取型时所画的参考线进行对线。额状面内,接受腔应有一定的内收角度;承重线通过接受腔末端承重部位的中点。矢状面内,接受腔应有一定的初始屈曲角度;承重线大约通过接受腔上缘中点。

根据测量的膝关节高度,按照对线原则组装膝关节和假脚。最后将膝关节同关节连接板组装起来,便得到可以试样调整的假肢。

（四）大腿假肢组装与对线

1. 接受腔对线　画接受腔对线参考线,操作步骤如下:

（1）使用游标卡尺在坐骨平台高度测量接受腔内侧面和外侧面的中点,然后将其同时向后移5~20mm。移动后的点将是内侧和外侧的对线参考点。用记号笔将其标记。

（2）使用游标卡尺在坐骨平台高度测量接受腔内外宽度的距离,找出距内侧40%外侧60%的分点,将该分点分别投影到前侧边和后侧边上,它们将是前侧和后侧的对线参考点,使用记号笔做标记。

（3）分别在额状面内和矢状面内画出接受腔中心线。

（4）将接受腔摆放成屈曲内收的角度。内收角度以实际测得患者残肢的最大股骨内收角度为基准,一般约为5°。接受腔的坐骨平台处于水平状态。屈曲角度一般约为5°。残肢越短,屈曲角度越大;残肢越长,屈曲角度越小。

（5）分别经过前后内外参考点在接受腔前侧面、后侧面、内侧面和外侧面画铅垂线。该铅垂线就是大腿接受腔额状面和矢状面内的对线参考线,分别称为前侧对线参考线、后侧对线参考线、内侧对线参考线和外侧对线参考线。

技术要点:①坐骨圈平面的对线参考线位置准确;②屈曲和内收角度选择适当。

2. 组装　分为三步骤,具体如下。

（1）组装膝关节和小腿。①准备部件:根据假肢处方准备膝关节、踝和假脚、支撑连接件、阀门等假肢部件。②准备跟块:准备一块厚度与截肢者有效鞋跟高度一样的平垫板作为跟块。对线时始终将假脚后跟置于跟块上。③计算膝关节高度:根据所测量的健侧膝间隙的高度计算假肢膝关节的高度。假肢膝关节转动点高度等于膝间隙高度加上约20mm。④组合假脚与膝关节：结合患者的实际情况，按一般对线原则或制造厂家推荐的静态对线关系，用静态对线仪将假脚与膝关节装配起来。⑤安装木连接座：安装连接膝关节与接受腔的木连接座，将上端面磨水平。⑥检查对线：将组装好的连接座以下的假肢部分放在静态对线仪上，检查假脚与膝关节的静态关系正确，连接座的端面保持水平。⑦标记对线参考线：在木连接座的前、后、内、外侧面标记出对线参考线的位置。

（2）安装接受腔。在木连接座上安装接受腔，以组成假肢。①标记对线参考点：在接受腔口型圈边缘分别标记出前后内外四个方位的对线参考点的位置。②计算发泡延长长度：根据假肢长度和连接座端面的高度计算接受腔的装配长度和延长长度。接受腔的装配长度＝假肢高度－连接座端面高度。接受腔的延长长度＝接受腔的装配长度－接受腔的实际长度。注意，所有长度均以接受腔上的坐骨平面为基准。接受腔的延长长度必须大于或等于零。对于长残肢，可能出现延长长度的计算值小于零的情况，则必须通过减少连接座的厚度来降低连接座端面高度，以保证接受腔的延长长度大于或等于零。③延长接受腔：按照计算的延长长度在接受腔底端进行发泡，以延长接受腔的长度。发泡加长的时候，还应充分考虑接受腔的内收和屈曲角度，便于接受腔与下面部件的对线连接。④画出接受腔对线：将加长部分的底端磨成平面，放在静态对线仪上进行接受腔对线。通过磨底端平面使接受腔满足屈曲内收的对线要求。底端平面与前面所画的接受腔对线参考线垂直。在接受腔发泡剂表面画出接受腔对线参考线。⑤组装接受腔和木连接座：将接受腔放在已准备好的木连接座端面上，使接受腔对线参考线与木连接座的对线参考线重合。画出接受腔与连接座的木连接位置标记，将两者牢固粘接起来。

（3）组装假肢：按照对下肢的要求，连接接受腔以下假肢部件。

（4）钻阀门孔：按照方便患者穿脱假肢及美观的原则，选择在接受腔的前外侧或前内侧钻阀门孔。从接受腔内部看，阀门孔位于接受腔底部的中央位置最佳。这样，在用绷带穿假肢时，最有利于残肢软组织均匀地被拉入接受腔中。

（5）本体检查：对假肢做试穿前的本体检查，以保证假肢牢固安全，并进行必要的准备，以备试穿之用。内容包括：①检查假肢连接足够坚固；②检查接受腔内表面足够光滑；③适当修整外形，避免发生假肢大腿部分摩擦健肢的情况。

（6）假肢高度调整：大腿假肢长度由大腿长度和小腿长度两项组成。大腿假肢高度调整最终落实到大腿部分长度的调整和小腿部分的长度调整。小腿长度为膝关节到地面的高度；大腿长度为坐骨结节到膝关节的高度。如果小腿部分过长，用切管器将支撑管多余的高度截去。如果小腿部分长度不够，应更换较长的小腿支撑管。如果大腿部分过长，用带锯经过发泡部分将接受腔与木连接座锯开，去掉相应高度的发泡剂材料后再进行粘接。如果大腿部分长度不够，将接受腔与木连接座锯开后，在接受腔底端继续发泡延长所缺的长度，重新对线粘接。

3. 检查对线 整体检查假肢的工作台对线（表11-4-1），对不符合要求的对线进行调整，使之符合工作台对线要求。

（五）髋部假肢组装与对线

1. 组装 由于组件式髋离断假肢的髋关节连接板通常固连在接受腔内，假肢的组装较为简单。先将髋关节通过连接板与接受腔组装起

表 11-4-1　四边形大腿假肢装配工作台对线检查表

水平面高度	膝关节旋转角度	□内旋 □外旋
	假脚外旋角度	□合适 □否
	接受腔内侧边旋转度	□内旋 □外旋
	有效鞋跟高度	mm
	坐骨结节高度（含鞋跟高）	mm
	膝关节高度（含鞋跟高）	mm

来，再按照对线要求将接受腔、髋关节、膝关节与脚组装起来。根据测量的膝关节高度和坐骨结节高度，判断需要缩短的部位（大腿或小腿），计算需要截短的尺寸，达到高度要求。最后，再次根据上述对线要求对假肢进行对线检查。

2. 对线

（1）确定高度：直立情况下，坐骨结节高度和膝关节高度与测量值相符。

（2）额状面对线：对线参考线（承重线）通过髋关节中心、膝关节中心、踝部中心。

（3）矢状面对线：接受腔承重底面水平。对线参考线通过接受腔底端承重面中点，位于膝关节前。矢状面对线更多地要考虑稳定性。膝关节越偏后，越稳定；假脚越靠前，越稳定。在考虑稳定性的同时，也要考虑灵活性，即穿着假肢能够迈步。稳定性和灵活性，是下肢假肢装配中的一对矛盾。对线时，需要在这一对矛盾中寻求平衡。安装髋离断假肢尤为如此。有经验表明，安装加拿大式髋离断假肢时，髋关节与膝关节的连线位于脚跟后方 25mm 左右较为合适。

（4）水平面对线：髋关节与膝关节轴线平行，假脚外旋，呈自然的外旋角度，接受腔应无扭转。

1. 假肢接受腔制作流程图

1.1 丙烯酸聚树脂接受腔假肢制作流程图

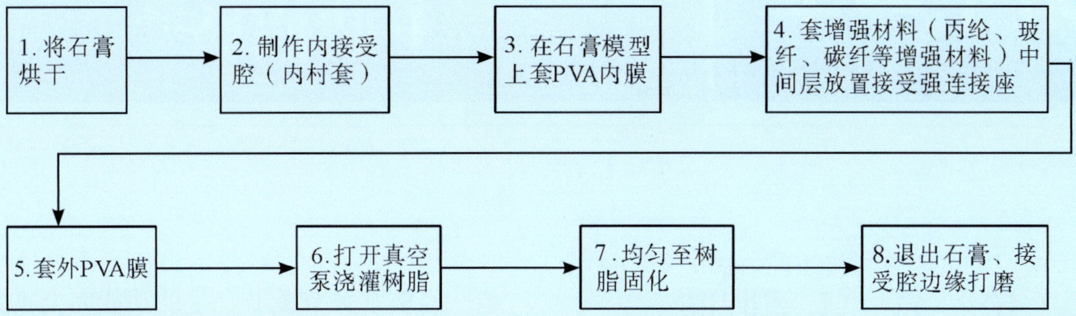

1.将石膏烘干 → 2.制作内接受腔（内村套） → 3.在石膏模型上套PVA内膜 → 4.套增强材料（丙纶、玻纤、碳纤等增强材料）中间层放置接受强连接座 → 5.套外PVA膜 → 6.打开真空泵浇灌树脂 → 7.均匀至树脂固化 → 8.退出石膏、接受腔边缘打磨

1.2 板材接受腔加工流程图

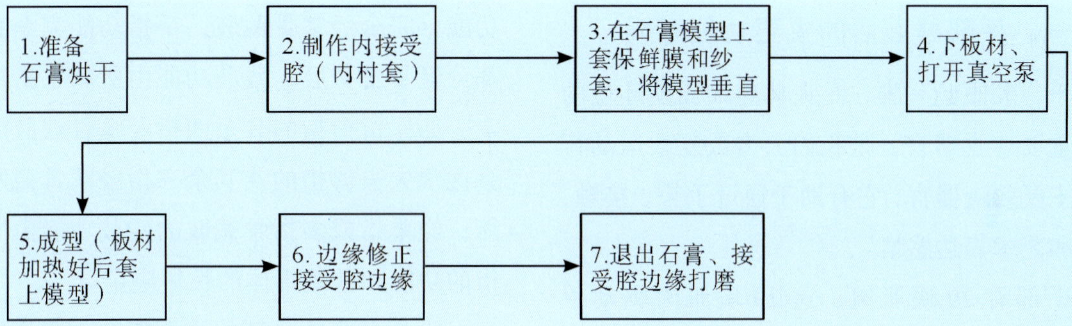

1.准备石膏烘干 → 2.制作内接受腔（内村套） → 3.在石膏模型上套保鲜膜和纱套，将模型垂直 → 4.下板材、打开真空泵 → 5.成型（板材加热好后套上模型） → 6.边缘修正接受腔边缘 → 7.退出石膏、接受腔边缘打磨

2. 假肢工作台组装流程图

2.1 上肢假肢组装流程图

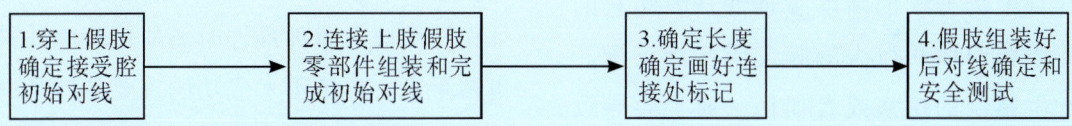

1.穿上假肢确定接受腔初始对线 → 2.连接上肢假肢零部件组装和完成初始对线 → 3.确定长度确定画好连接处标记 → 4.假肢组装好后对线确定和安全测试

2.2 下肢假肢组装流程图

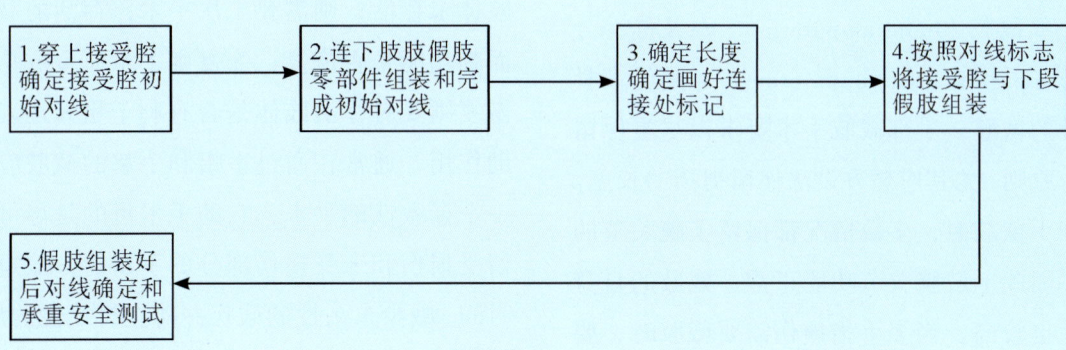

1.穿上接受腔确定接受腔初始对线 → 2.连下肢肢假肢零部件组装和完成初始对线 → 3.确定长度确定画好连接处标记 → 4.按照对线标志将接受腔与下段假肢组装 → 5.假肢组装好后对线确定和承重安全测试

（汪 波）

第十二章 上肢假肢

第一节 手部假肢

一、手部截肢后的主要功能障碍

手,和眼睛一样,是人体感知周围环境的一个重要感觉器官,是我们大多数复杂运动行为的主要效应器官,它有助于通过手势、接触、音乐和艺术表达感情。

手部有29块肌肉,这29块肌肉驱动手上的19块骨和19个关节。在生物力学上,这些结构凭借着高超的熟练程度相互配合。由于具有生物力学的高度复杂性,因此它的功能需要相对面积较大的脑皮质区域支配。对手产生影响的疾病或者损伤,通常会导致手的能力相应程度地丧失。

手部截肢(hand amputation),又称部分手截肢(partial hand amputation),是经掌骨或指骨的截肢。手部截肢手术要求以尽量保留长度为原则,尤其应想方设法保留拇指的长度。在部分手截肢时,多数情况都保留了腕关节的功能,因此上肢腕关节功能正常,残肢的自身功能性也较高。当多手指损伤需要截肢时,要充分保留手指捏和握的功能。

手部截肢原因不同导致残肢功能会有所不同,冲压伤导致的手部截肢功能可能会比热压伤或烧(烫)伤导致的手部截肢功能较好些。

手部截肢的截肢水平直接决定了残肢的功能。经腕掌关节截肢,手的功能完全丧失,功能近似腕离断截肢,可保留腕关节的部分屈伸功能;完全经掌骨截肢,手指功能完全丧失;部分经掌骨截肢,残肢功能由所剩手指功能决定,如保留拇指的其余四指经掌骨截肢的功能会优于失去拇指的及其余三指经掌骨截肢的功能;经单指或多指骨截肢的残肢功能由所剩残指的功能和被截指体的长短决定。

手具有非常灵巧的协调能力,能从事粗大和精细的作业活动,手部任何部位的截肢都会因肢体的缺失而失去相应的功能。对手的急性外伤性截肢在条件准许时要应用显微外科进行再植手术。再植手术成功的首要条件是再植肢体的存活,其次是存活肢体的功能恢复。再植肢体未存活,则需要二次手术;存活的肢体也面临功能是否恢复,恢复则手术完全成功,未恢复则要看存活肢体是否有利于粗大运动的辅助作用。通常,通过手指和手掌的截肢应该是一个拯救性的手术,它的手术目的是尽可能保留受损伤和未受损伤部分的手功能,缩短愈合时间,减少永久性的残疾并防止持续性的疼痛,在容许的情况下要努力做到保留残肢的长度、关节的活动度和皮肤的感觉,当需要进行多指截肢时要尽量保留手粗大运动功能,如捏、握功能。每一位进行手部截肢手术的外科医生都应该记住:能保留的手部功能尽量保留,因为不管多先进的手部假肢,其功能相对手的精细运动都是有限的。

二、手部假肢的结构与应用

(一) 手部假肢的结构

手部假肢主要是指假手指和半掌假肢。按运动模式可分为被动型手部假肢和主动型手部假肢。对假手指来讲,被动型假手指主要是指装饰性假手指,患者对这种假手指接受度高,其实用性强、仿真度高;而主动型的假手指市场上少见,主要是因为手指空间少,安装动力及驱动繁杂,美观度受限,功能意义有限。对于半掌假肢,患者对美观要求高的,选择被动型装饰性半掌假肢的较多;而对功能有要求的患者,主动型的半掌肌电假肢可满足患者的一定要求,但美观度要患者能接受。在肌电假肢发展之前,自身动力源式索控式半掌假肢满足了患者对功能的部分需求。对于手部截肢患者来讲,不管是截指还是经掌骨截肢,安装装饰性假手指或假手的接受度较高。现代装饰性手部假肢多采用内骨架外套仿真皮肤的结构。例如用钢丝或铰链、发泡泡沫填充做成手指内骨架,可达到手指处于自然屈曲位的手外形;外套多采用由硅橡胶制作的外形、肤色、指纹、静脉纹路都近似于健手的仿真手套,早期也有采用PVC塑料制作的外套。

1. 装饰性假手指 装饰性假手指又称美容假手指,多用于单指或多指截指,截指水平经近端指间关节以远或残指长度大于1cm的适配悬吊效果较好,其结构由高仿真硅橡胶外套和内泡沫(或泡沫加钢丝)骨架组成,如图12-1-1所示。

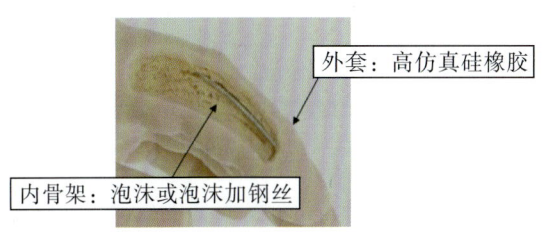

图 12-1-1 美容假手指

美容假手指的定制可采用标准定制和半定制的方法。标准定制是指根据所测量残肢的尺寸、肤色以及患者需求等,选择最接近患者健侧的指体样式进行定制,一次成型。半标准定制是指根据所测量的尺寸、取模、肤色、照片及患者的需求意见,先进行试样产品的定制,如图12-1-2。试样产品先不做指甲的颜色及阴影部分,只做基底的颜色并按尺寸的大小制作。假肢师或患者在试用试样产品后,可对试样提出修改意见。制作者根据修改建议进行正式制作。

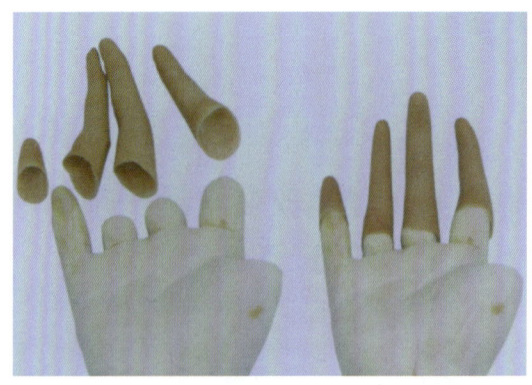

图 12-1-2 根据手阳模进行半定制试样产品

拇指截指患者,可先用低温热塑板材制作出拇指形状的内空心骨架,再在内骨架上套上硅橡胶外套。这样可以增加拇指支撑的长度并保持外观,起到对掌功能的作用。

2. 装饰性掌部假肢 装饰性掌部假肢又称美容假手套。多用于部分经掌骨、全部经掌骨截肢或者多指经掌指关节离断,其结构与手指类似,由高仿真硅橡胶外套和内泡沫海绵骨架组成,内骨架泡沫海绵内可植入铁丝或被动手指关节。植入铁丝或被动指关节的目的是让患者可以把手指弯曲到他们想要的自然外观。铰链式的被动指间关节,可以让患者轻易调整近端和远端指间关节的弯度,如图12-1-3所示。为了便于穿戴,多采用掌心侧开口,安装拉链,故又称拉链式装饰性掌部假肢,如图12-1-4所示。

装饰性掌部假肢的定制同样可采用标准定制和半定制的方法，其制作流程和美容假手指的制作流程一致。

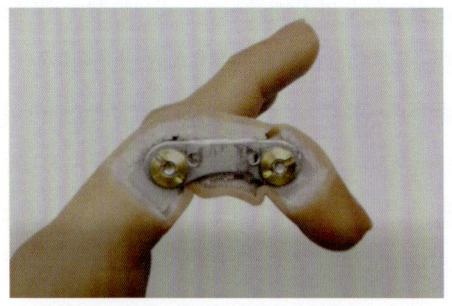

图12-1-3 被动指间关节

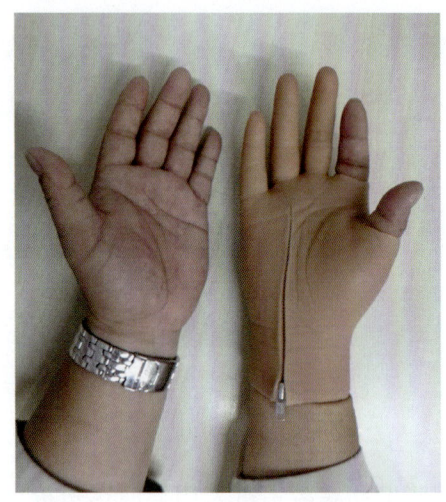

图12-1-4 拉链式装饰掌部假肢

3. 肌电控制的掌部假肢 肌电控制的掌部假肢由肌电假手、硅橡胶假手套、肌电信号采集控制系统、接受腔等部件组成。肌电控制的半掌假肢通过肌电信号控制假手的功能活动。患者通过主动的肌肉收缩，产生肌肉表皮肌电信号，肌电信号采集控制系统捕捉到一定阈值的肌电信号，控制电机的驱动，从而控制假手的活动。肌电控制的半掌假肢的接受腔由内外接受腔组成，内腔可采用软树脂或柔性板材制作，外腔由硬树脂抽真空积压成型，可采用尺侧开口的形式以便于患者穿脱（图12-1-5）。肌电手头的选择可根据截去肢体的空间定制，这样可保证假肢侧和健侧手的长度一致。肌电信号采集控制系统可采用单通道控制系统或双通道控制系统。硅橡胶假手套应在制作内外接受腔和安装好肌电手头后根据接受腔和手头的尺寸定制。

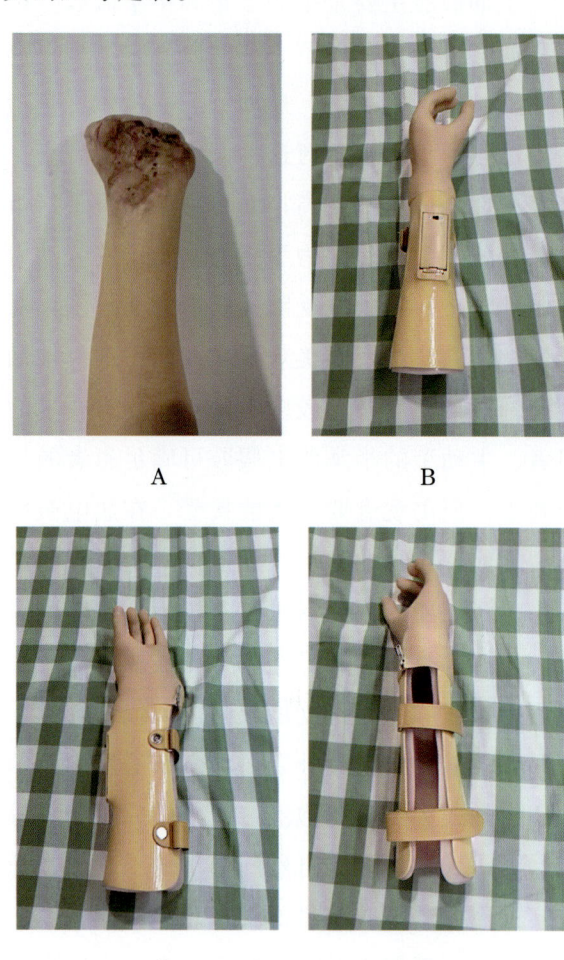

图12-1-5 肌电控制的掌部假肢
A. 残肢情况；B. 桡侧观；C. 内侧观；D. 尺侧观

4. 索控式掌部假肢 索控式掌部假肢由机械假手、背带控制索控系统、接受腔的部件组成，其通过背带控制系统来完成机械手的张合功能。与体外动力源相比，索控式掌部假肢重量较轻，但穿戴和使用的方便性有一定限制。由于肌电手的发展，索控式掌部假肢的市场使用越来越少。

5. 肌电控制的半掌肌电手 对于手掌切除一半，如保留拇指、缺失四指，半掌电动假手是为适应半掌截肢者对假手功能的需要而研制的。它依靠可充电电池供能使微型直流电机带动四指和拇指做对掌运动，实现握持功能，如

图12-1-6。

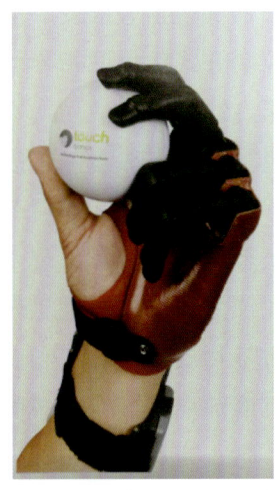

图12-1-6 保留拇指、缺失四指的肌电仿生手

(二) 部分手截肢的假肢应用

手部截肢是临床最常见的上肢截肢，90%由外伤引起，容易出现瘢痕、畸形和功能障碍。手的功能复杂，感觉敏锐，外观要求高，而穿戴假肢容易出现疼痛，并可能妨碍残手的功能，因此要获得满意的假肢装配相对困难。

1. 明确部分手截肢的假肢康复内容

（1）部分手假肢的目的：弥补残肢的缺陷，补偿已失去的手部外观和功能是手部假肢的首要目的，另外辅助健手并提高双手持物的能力和稳定性也至关重要。部分手截肢多由外伤引起，手部的软组织和血管产生损伤，假肢组件很容易对残肢产生压力损伤。部分手假肢的装配过程中，要对患者进行假肢知识的宣教，让其了解假肢的功能，并根据患者的功能需求，确定是装配装饰性部分手假肢，还是功能性部分手假肢。也可根据患者的经济情况，同时安装装饰性和功能性假肢，需达到功能需要时，使用功能性假肢，平时用装饰性假肢以达到美观的作用。

（2）部分手假肢的选择：部分假肢的选择可根据截肢平面的情况、残端的形状及患者的功能需求进行适配。对于部分手截肢的患者，可能选择不安装假肢或安装被动型装饰性假肢、自身动力源索控式假肢、肌电控制假肢或特殊功能的假肢。

假肢功能不能达到患者需求的，外观或功能不能满足患者心理要求的，或者残肢功能差导致安装困难的，患者可能不会选用假肢。

对外观要求高、残肢情况好的患者，可选用装饰性手部假肢。可采用标准定制或半定制，半定制能提高患者的满意度，但费用相对较高。

对功能有需求的，但无法承受肌电假肢的费用的患者，可选用自身动力源索控式手部假肢。

残肢肌电信号好，对操控灵敏度要求高，能接受掌部膨起引起局部外观不足的患者，可适配肌电信号控制的部分手假肢。

有特殊要求的患者，如业余爱好和职业活动需要，可根据其特定的功能活动进行合适的定制。

（3）部分手假肢装配的康复要求：假肢装配前的康复治疗是尽早安装假肢的前提。可通过物理治疗和作业治疗的方法，减轻残肢肿胀、促进伤口愈合、维持和增加关节活动度、增强肌力、残肢脱敏、减少患肢痛等。术后尽早进行康复治疗，有利于恢复残肢功能，使假肢的功能达到最佳。假肢制作师可根据残肢情况进行评估，尽早规划假肢制作的流程。对于确定做功能性假肢的患者，可在伤口愈合后制作临时性试用性假肢，促进残肢定型，增强患者使用假肢的信心。残肢稳定后，在试用性假肢的基础上，根据患者的需求和功能评估，和患者商讨正式假肢，并指导其训练和使用好假肢。

（4）部分手假肢接受腔：部分手假肢接受腔的设计原则上不能影响前臂的旋前和旋后，但有可能限制腕关节残余的屈伸功能。肌电控制的部分手假肢的接受腔要考虑患者穿脱的方便性，可采用开口式接受腔。为增加舒适性，可采用内柔性板材制作内接受腔。

2. 部分手假肢的临床应用 部分手截肢时，多数情况下都保留了腕关节的功能，上肢功能基本正常，残手残留一定的对掌、抓握等功能。因此选择假手的原则是装配的假手应更好地代偿失去的手功能，而不是妨碍残手的功能发挥。可选用假手指和经掌骨截肢假肢等。

（1）装饰性假手指和部分手截肢假手：不同平面的手指和掌部的截肢可用假手指或美容手套来弥补其外观上的缺陷。单指截肢可以佩戴仿真指套，仿真指套多由硅胶等材料制作。截肢范围较大时，配戴美容手套，美容手套由具有手形的内骨架和硅胶外手皮组成，它们在外形、色泽、表面结构上都和正常手近似。目前市场上的假手指都是装饰性假肢，有的假手指不能动，有的假手指可以被动运动，能够主动运动的假手指还未推广使用。

（2）掌部截肢假肢：掌部截肢假肢不仅要恢复手的外观，而且还要考虑恢复手的功能。掌部截肢除了像手指截肢一样可以佩戴装饰性假肢外，还可以安装自身动力源掌部假肢和电动掌部假肢。

对于第一腕掌关节离断和掌骨近端截肢，腕关节屈伸功能良好的截肢者，可以安装多轴连杆式掌部假肢。这种假肢可以利用截肢者的伸腕和屈腕运动操纵假手的闭合，不仅能弥补掌部缺失的外观，而且可以代偿抓持物体的功能。

对于手掌切除一半、拇指保留、四指缺损的截肢者可以安装电动半掌假肢，微型电机带动四指和拇指做对掌运动，实现抓握功能。

对于截肢部位在手掌靠近腕关节处，失去了五个手指，腕关节功能仍然完好的残肢者，可以安装比普通电动假手短的电动假手。对于表面肌电信号条件好的截肢者，其电动假肢可以采用肌电控制。

三、手部假肢的使用训练

部分手假肢适配后，正确使用能够有效对假肢进行保养且有利于功能发挥。对于装饰性手部假肢，主要要做好保养和护理指导。对于功能手的使用训练包括假肢安装前的功能手的知识宣教、控制方式运用的指导、使用假肢日常生活活动能力的训练。

1. 装饰性假手指/掌部假肢的使用及护理 对于装饰性手部假肢，在适配后若患者无其他意见，告知患者做好保养和护理工作，无须特别进行使用训练。保养和护理工作应做好：尽量避免接触污染物质；用温水和肥皂水清洗污渍，不用有机溶剂浸洗硅橡胶假肢；不放置于日光下暴晒；防止锋利物体刺破硅橡胶；尽量晚上脱下假肢，让残肢休息。

2. 功能手掌部假肢的使用训练 功能性部分手部假肢的使用训练主要是指索控式手部假肢和肌电控制手部假肢的使用训练。可从以下三个方面进行训练。

（1）假肢安装前功能手的知识宣教及选择指导：假肢安装前，对患者所选的功能手的工作原理、控制方式、接受腔的制作方法进行宣教和模拟示范，患者对这些内容掌握的越多，越能有效地发挥假肢的作用。

（2）假肢控制方式的训练：对于索控式手部假肢，要在假肢安装好后，再开始训练截肢者熟悉假肢和假肢控制系统。然后训练其手部的开闭动作，先在工作台上做简单的开闭动作，然后再增加水平位移动等变化高度的动作，直到截肢者熟练为止。

对于肌电控制的手部假肢，在假肢制作好之前，可使用肌电信号测试仪，检测肌电信号最佳位置。若使用双通道控制系统，则同时要考虑拮抗肌肌电信号干扰的问题，因为拮抗肌群信号也强的同时，肌电手头会出现开合紊乱，所以应选择一侧肌群信号达到控制的要求，而拮抗肌相对静息的位置为佳。若是选用单通道控制系统，则选肌电信号强、且有利于接受腔外观的位置为好，同时要以患者肌肉收缩的习惯位置为宜。确定肌电信号位置后，可使用肌电信号测试仪模拟肌电假手进行训练，或直接使用肌电手头连接肌电信号电极和电源进行训练。对于刚开始肌电信号差的残肢，在确定肌电信号位置后，可强化训练2~4周。

（3）使用功能手日常生活活动能力训练：应从掌握假肢的基本操作训练开始，然后进行日常生活活动能力应用训练，最终进入实用训练。坚持循序渐进、由易到难、由基本到复杂的动作逐渐过渡。

1）基本操作训练：训练患者使用索控系统或者肌电信号控制系统控制假手的开闭的熟练程度。可采用插桩板的训练方法，来锻炼患者使用假肢抓握物体并水平移动的熟练程度。同时可改变插桩的大小、形状（方杆、圆杆），训练患者抓握物体的适应力，以增强手部抓握各种物体的能力（图12-1-7，图12-1-8）。

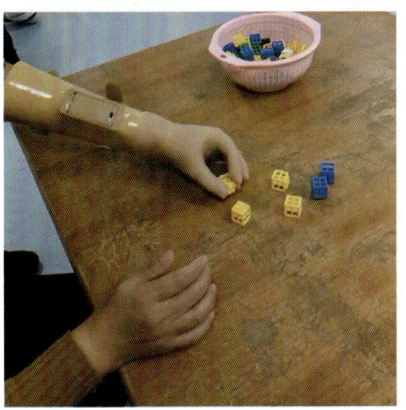

A. 抓方形物体

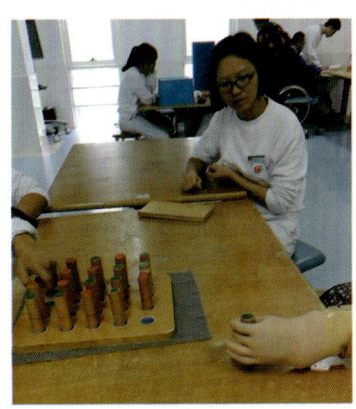

A. 插桩板训练

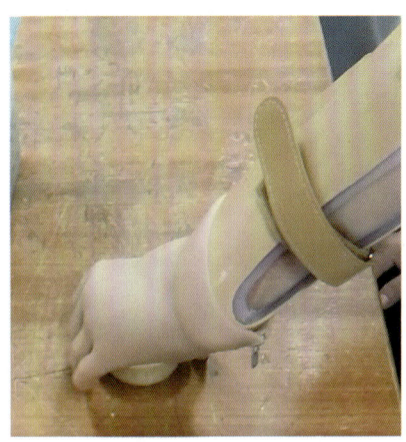

B. 抓圆形物体

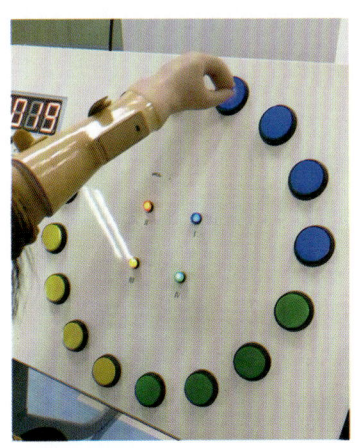

B. 触碰不同位置物体灵敏度训练

图12-1-7 使用掌部肌电假肢进行插桩板及触物训练

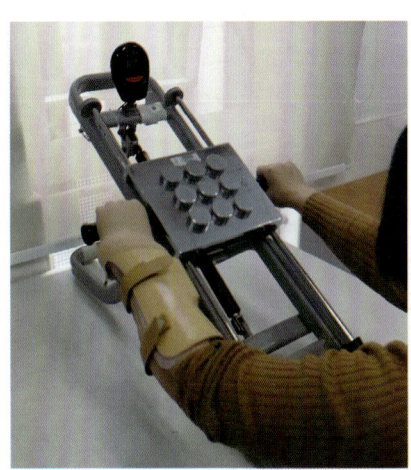

C. 辅助健手推物

图12-1-8 使用掌部肌电假肢进行各种活动训练

2）日常生活活动能力应用训练：习惯并掌握了功能手的基本训练后，可进入实际训练，训练截肢者日常生活活动需要的动作（如吃饭、喝水、化妆、更衣、扫地等）。应用训练和基本训练应分阶段进行。

截肢者在进入应用训练阶段后，应该尽可能地增加穿用假肢的时间。且除训练之外，应多用假肢，目的是增加截肢者使用假肢的适应性和习惯性，提高使用效果。

练习喝水、化妆、更衣、扫地等一系列动作（图12-1-9），可在治疗室训练指导掌握技巧，也可在日常生活环境中进行实际训练，这样有利于增强截肢者使用假肢的信心。同时，可以让截肢者做一些有趣味的作业活动，如参与一些虚拟现实的游戏活动，这也是一种熟悉假肢操作的有效训练方法。

3）实用训练：实用训练是指根据每一位截肢者不同的生活环境、工作场地，以及使用假肢状况、操作假肢能力等而专门设计的训练程序。实用训练在截肢者对假肢习惯后，并能熟练操作的情况下进行。在实用训练阶段，要最终确定正式假肢的结构，应该结合使用临时假肢进行训练的情况，对最初的假肢处方进行修改后再确定。实用训练是对掌部假肢使用状况的最终检验。

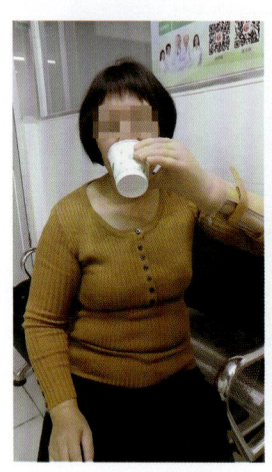 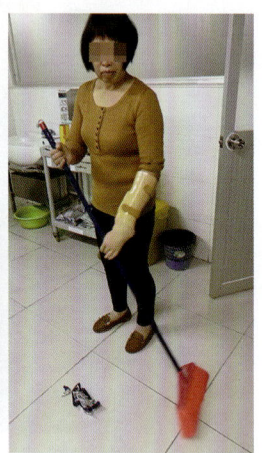

A. 喝水训练　　　　B. 扫地训练

图12-1-9　使用掌部肌电假肢进行喝水、扫地训练

四、手部佩戴假肢后的功能评定

手部假肢安装完成后，需要对假肢功能进行评定。通常由康复医师、作业治疗师和假肢师对手部假肢的外观、功能、舒适和适配等方面进行适合性检查。

装饰性手部假肢主要评估其外观是否达到患者需求，例如肤色的深浅、纹路、指甲色泽及指晕、内填充物的合适度、毛发的要求、尺寸的大小、悬吊、拉链安装位置等，同时，要检查残肢穿戴后的舒适度。如有问题，根据截肢者提出的修改意见再做修改。

功能性手部假肢的评定应包含假肢的穿脱、接受腔的适合性、假肢的对线、控制系统、假肢的长度、假肢的重量。

1. 假肢的穿脱评定　主要检查假肢穿脱的方便性和位置的准确性。单侧截肢者应能很熟练地穿脱假肢；健侧肢体有功能障碍者，辅助者应能很方便地帮助截肢者穿脱假肢。穿脱很困难的话，会极大地影响截肢者使用假肢。

2. 接受腔的适合性评定　佩戴假肢后，应检查接受腔和残肢的适合性和稳定性。接受腔的内壁和残肢的适合性要好，模拟假肢提、拿、推、拉动作对手部假肢施加一定压力，残肢应无疼痛，骨突处应无明显发红及疼痛。

3. 假肢的对线　手部功能性假肢对线主要检查手头安装与残肢的相对位置是否准确。掌部肌电手头虎口位置应与正常的生理虎口位置一致。索控手的安装应便于假手在日常生活和工作中发挥代偿作用。

4. 控制系统的检查　肌电控制的手部假肢，不管是单通道还是双通道，应检查肌电信号控制假手张合的灵敏度。同时应检查假手在不同位置是否能完全打开和闭合假手，如在嘴边或裤子前面的纽扣处。

5. 假肢的长度　手部功能性假肢应尽量保持和健侧一致，最好不要长于健侧2cm。因手部截去的空间有限，安装功能手一般可能会比健侧手长，在安装时要和截肢者说明。

6. 假肢的重量　一般情况下，假肢的重量应小于1kg。

（候力刚　艾旺宪）

第二节　腕离断假肢

一、腕关节离断后的主要功能障碍

腕关节离断术后，患者失去了手的全部功能，但保存了前臂的旋前和旋后功能，残肢本身功能性强，残肢末端可支持物体，辅助健手夹持物体（图12-2-1）。

对于腕部截肢者而言，只要有可能，应力争施行腕关节离断术或经腕骨截肢术。腕关节离断术的优点是出血少、手术损伤小，因此在伴有其他严重损伤的紧急情况下可以施行。如下尺桡关节正常，桡腕关节离断后残肢保留了前臂的旋前旋后功能，其范围可达到前、后旋转各90°。尽管只有50%的旋前或旋后功能可以传递到假肢，但对患者而言，这些动作具有极其重要的价值，因此应尽一切努力保留尺桡关节。经腕骨截肢术中，桡腕关节的屈伸功能也应保留，该功能也能被假肢利用。虽然经腕骨截肢后装配假肢比较困难，但随着假肢制作工艺的改进，现在患者完全可以安装功能良好且美观的腕关节离断或经腕关节截肢术后的假肢。

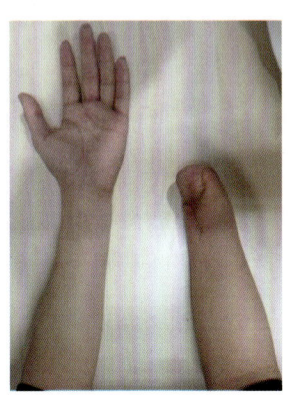

图 12-2-1　腕离断截肢术后残肢

二、腕关节假肢的结构与应用

（一）腕离断假肢的结构

腕关节离断保留了前臂旋前、旋后功能，故腕离断假肢不必装带旋转功能的腕关节，事实上，也没有足够的空间安装。

腕离断假肢的手头包括各种被动手和主动手，主要是装饰性腕离断假肢、索控式腕离断假肢、肌电控制的腕离断假肢。

1. 装饰性腕离断假肢　装饰性腕离断假肢由内被动机械手和硅橡胶假手套，或者硅橡胶假手套和内发泡填充的装饰性假手、接受腔、连接件等组成（图12-2-2），适用于腕关节离断或前臂残肢过长（保留了前臂80%以上）的截肢者。这种假肢的特点是重量轻，操纵简便，但具备有限的被动功能，可作为辅助手。该假肢配备美容手套，在外观、色泽和表面结构上都与正常手相似，外观逼真。

对于残肢末端膨出有利于悬吊的残肢，可安装拉链式硅橡胶腕离断假肢。硅橡胶手套可采用标准定制和半定制方法制作。

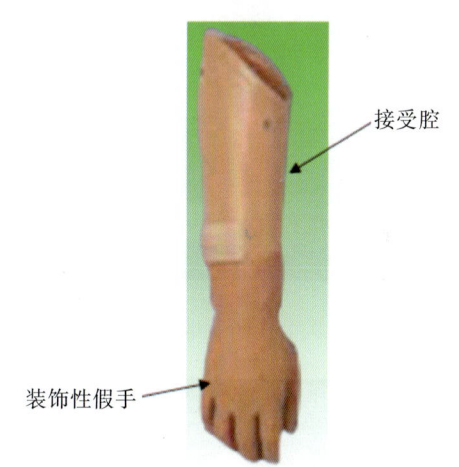

图 12-2-2　装饰性腕离断假肢

2. 索控式腕离断假肢　索控式腕离断假肢由机械假手、皮制或树脂成形的前臂接受腔和开手的牵引索控制装置构成（图12-2-3）。其工作原理：通过另一侧肩关节的活动，使牵引索产生位移的变化，变化的位移使机械手产生了相应的张合空间。

3. 肌电控制的腕离断假肢　肌电控制的腕离断假肢由肌电假手、肌电信号采集控制系统、接受腔等部件组成（图12-2-4）。肌电假手

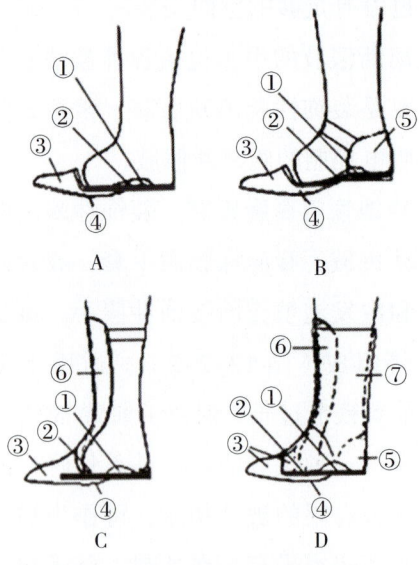

图 12-2-3 索控式腕离断假肢

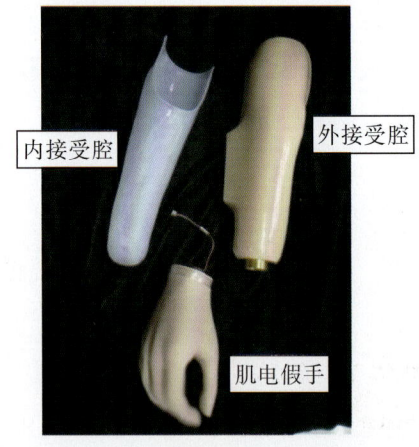

A. 腕关节离断肌电假肢构成

内接受腔　外接受腔　肌电假手

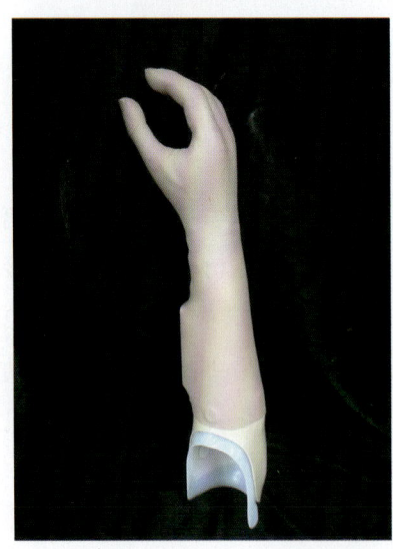

B. 腕关节离断肌电假肢

图 12-2-4 腕关节离断肌电假肢

一般选用单自由度肌电假手，不用选用带旋腕功能的肌电假手，对于经济承受能力较好的截肢者，可考虑适配多自由度仿生假手。肌电假手每增加一个自由度，原则上就得增加一个微型电机。肌电信号控制常采用双通道双电极控制系统，对于残肢拮抗肌群有一侧肌群电信号差而另一侧肌电信号达到控制要求的截肢者，也可采用单通道单电极控制系统。接受腔采用双层接受腔的制作方式，内接受腔可采用柔性板材制作或软硬树脂真空成形的方式制作。在南方常年气温偏高的地区，采用柔性内接受腔，可减少树脂散发的气味，截肢者相对舒适性满意度偏高。肌电控制的腕离断假肢工作原理：截肢者通过主动的肌肉收缩，产生肌肉表皮肌电信号，肌电信号采集控制系统捕捉到一定阈值的肌电信号，控制电机的驱动，从而控制假手的张开和闭合。

（二）腕离断假肢的应用

腕关节离断由于保留了前臂远端的下尺桡关节，残肢的自身功能较强，具有前臂全部的旋转功能。虽然仅有50%的旋前和旋后的运动功能被传递到假肢，但是这些运动对患者使用假肢、发挥功能非常重要。故腕关节离断或经腕骨截肢是理想的截肢水平。腕关节离断残肢长，末端膨大，假肢接受腔可以通过膨大的末端悬吊。通常不用经过肱骨髁的悬吊，但若截肢者对残肢末端膨大处悬吊不适应，可改用肱骨髁上悬吊。腕离断残肢的前臂旋前和旋后功能，能最大限度地发挥假肢的作用，原则上不用安装带旋腕功能的腕离断假肢部件。

为了使截肢者能够利用腕关节离断的优势，残肢在术后必须尽量维持旋前和旋后的活动范围，必须有良好的皮肤和软组织覆盖，能忍受施加在近端的悬挂力量。尽管可以为腕关节离断提供专门的终端装置，但是与经桡骨的截肢相比，它的组件选择更为有限，因此需要患者在外观和功能需要之间做出选择。腕离断假肢接受腔通常为插入式接受腔，以保证前臂的旋前和旋后。但是由于残肢末端膨大，在制作上需要克服穿脱困难的问题。腕离断假肢也可选用全接触式接受腔。为了充分发挥残肢的旋前、旋后功能，需要在适当位置上将腔壁开口制作成盖状结构，以通过接受腔远端的小窗来完成穿、脱假肢的动作。

腕关节离断截肢术后，患者可选用的假肢包括装饰性腕离断假肢、索控式腕离断假肢和肌电控制的腕离断假肢等。截肢者在安装假肢前，对各类假肢要有一定的认识，并结合自身情况和假肢师评估的客观情况，选择适应自己生活需要的假肢。随着科学技术的发展，肌电控制的腕离断假肢逐渐成为腕关节离断患者对功能性假肢的首选。

装饰性腕离断假肢具有有限的被动功能，假手可被动张开，能抓物。假手重量轻，操控简单。美容手套多由硅橡胶制作，其外形、色泽和表面结构都近似于健手，使得假肢更美观更逼真，弥补了手的缺失，在心理上、外观上给患者较大的满足，适用于不愿意佩戴功能性假肢的患者。对于外观要求高的截肢者，采用半定制方法制作硅橡胶美容手套，可增加外观的仿真度。

而索控式腕离断假肢，与体外力源假肢相比，它具有重量轻、不需要能源的特点。但是由于装配了背带和控制索系统，对穿戴的舒适性有一定的影响。由于残肢有较好的旋前和旋后功能，索控式腕离断假肢可实现假手的旋前和旋后，极大地提高了假手的功能，适用于前臂肌电信号不好，如前臂瘢痕增生明显，无法采集肌电信号，或由于经济原因，不能承受假肢装配费用的截肢者。

肌电控制的腕离断假肢，在开始制作和装配假肢前，必须对患者进行肌电信号的训练，并确定残肢上理想的肌电信号位置，以保证患者残肢有良好的肌电信号，能有意识地通过肌电信号控制假手的运动。腕关节离断术后残肢长，保留了前臂的旋前旋后功能，肌电控制的腕离断假肢原则上不需要旋腕的结构，也不需要通过肌电信号的切换来控制旋腕，患者易操控和使用好假肢。

腕离断假肢的应用与截肢者残肢情况、截肢者对假肢的认识及其工作原理的理解、接受腔的适配、使用假肢进行日常生活活动能力训练以及截肢者积极使用假肢的心态密切相关。医生、治疗师、假肢师在截肢者手术期间和安装假肢的康复期间，应给予截肢者积极的引导并帮助其建立信心，为截肢者积极使用假肢奠定基础。

三、腕关节假肢的使用训练

腕离断假肢的使用训练是假肢安装后，为使截肢者更有效地使用假肢回归生活而进行的一系列作业治疗方法。正确使用假肢能有效发挥假肢功能并对假肢进行保养。对于装饰性腕离断假肢，假肢师应主要做好对截肢者美容手套和接受腔的保养和护理的指导。对于功能性腕离断假肢的使用训练包括：假肢安装前的功能手的知识宣教、控制方式运用的指导、使用假肢日常生活活动能力的训练。

四、佩戴腕关节假肢后的功能评定

腕离断假肢安装完成后，需要对假肢功能进行评定。通常由康复医师、作业治疗师和假肢师对腕离断假肢的外观、功能、舒适和适配等方面进行适合性检查。

假肢师在初步完成假肢主要部件组装后，让患者试用，针对假肢主要部件是否满足截肢者使用要求而进行初评。初评的目的是检查假肢是否到达了处方的要求，对假肢的设计、结构、配置部件、接受腔适合情况做出评价，并根据使用情况做出修改，根据修改已发现问题，到达全面适合的目的。

在假肢全部制作完成后，正式交付患者使用前，要进行末评。末评的目的是对假肢的质量、截肢者功能代偿情况、假肢使用训练熟练程度，以及截肢者使用假肢后的身体和心理状况进行一次综合的检查和评定。

对装饰性腕离断假肢主要评估外观是否达到患者需求，例如肤色的深浅、纹路、指甲色泽及指晕、内填充物的合适度、毛发的要求、尺寸的大小等，同时，要检查接受腔的舒适度及装饰手的对线和长度。

对索控式或者肌电控制的腕离断假肢的评定应包含假肢的穿脱、接受腔的适合性、假肢的对线、控制系统、假肢的长度、假肢的重量。

1. 假肢的穿脱评定　主要评定截肢者穿脱假肢的方便性和位置的准确性。残肢末端膨大，采用开窗式接受腔，防止软组织膨出。单侧截肢者应能很熟练地穿脱假肢，健侧肢体有功能障碍者，辅助者应能很方便地帮助截肢者穿脱假肢。穿脱很困难的话，会极大地影响截肢者使用假肢。

2. 接受腔的适合性评定　佩戴假肢后，应检查接受腔和残肢的适合性和稳定性。肌电假肢应检查电极和残肢的服帖度。模拟假肢提、拿、推、拉动作对假肢施加一定压力，残肢应无疼痛，残肢骨突处应无明显发红及疼痛。

3. 假肢的对线　肌电假手应前屈和内收5°；索控手的安装应便于假手在日常生活和工作中发挥代偿作用。

4. 控制系统的检查　肌电控制的腕离断假肢，应检查肌电信号控制假手张合的灵敏度。同时应检查假手在不同位置是否能完全打开和闭合假手，如在嘴边或裤子前面的纽扣处。索控式腕离断假肢，应检查肘关节在不同位置时手的张合程度。

5. 假肢的长度　腕离断假肢应尽量保持和健侧长度一致。

6. 假肢的重量　假肢的重量一般情况应小于1kg。

（艾旺宪）

第三节　前臂假肢

一、前臂截肢后的主要功能障碍

截肢后，肢体正常的解剖结构除部分骨骼被切断以外，肌肉、神经、血管、皮肤都会根据截肢的长短而被相应地切除。被切除部分原先的生理功能也随之丧失。

上肢的主要功能是完成人的日常活动和劳动，其中主要的精细动作又是通过双手来完成的，双手具有非常灵巧的协调能力。上肢其他各关节配合手的作业，各自承担着相应的功能，如屈伸、旋转等。

前臂最重要的功能之一就是可以做旋转动作。前臂截肢后主要丧失了一部分前臂的旋前和旋后的功能。前臂残肢的长短会直接影响前臂回旋能力的大小。笔者将前臂截肢长度分为长残肢、中残肢、短残肢、极短残肢四个部分并进行详细讲解，以便让读者了解残肢长度与残肢回旋角度的关系。

前臂的长度是指在肘关节屈曲90°时，前臂回旋在中间位置的情况下，从肱骨外上髁到尺骨茎突的长度；而残肢长度的测量则是指肱骨外上髁到残肢末端的长度。

（一）前臂长残肢

当前臂的残肢长度占健侧前臂长度的80%以上时，残肢长度较长，杠杆臂也就越长。此时控制前臂旋转的肌肉，如旋前圆肌、旋前方肌、旋后肌和肱二头肌几乎没有受到影响，都被保留了下来，只有止于桡骨茎突，控制前臂屈、旋转和保持正中位的肱桡肌被切除了一小部分，但总体上控制前臂旋转的肌群都保持完整。因此，残肢的旋转范围虽达不到正常前臂旋转范围的180°，但也能保证在100°以上。在保留前臂功能、力量上来看，前臂截肢长度为长残肢的时候，是比较理想的截肢平面。

（二）前臂中残肢

当前臂的残肢长度占健侧前臂长度的55%~80%时，该范围内影响控制前臂旋转的肌群稍受影响，旋转的能力也比长残肢弱一些，残肢的旋转范围只能达到60°以上。虽然残肢的旋转能力稍差一些，但保留的残肢长度对于以后的假肢装配能发挥出比较满意的功能，也是较为理想的截肢平面。

（三）前臂短残肢

当前臂的残肢长度占健侧前臂长度的35%~55%时，残肢的旋转范围只能达到60°以下。而且该范围内控制前臂旋前的旋前方肌全部被切除，旋前圆肌只保留一部分，控制前臂旋后的旋后肌、肱桡肌、肱二头肌基本上不受影响。所以前臂短残肢的旋前功能弱，旋后功能强。

（四）前臂极短残肢

当前臂的残肢长度占健侧前臂长度的35%以下时，控制残肢旋转的肌肉基本上都被切除，所以残肢没有旋转的能力。但由于保留了肘关节，所以肱二头肌还算完整，此时的残肢一般处于旋后位。在假肢装配过程中，虽然极短残肢的装配难度较大，而且装配后发挥的功能不佳，但在截肢平面的角度来看，保留了肘关节，就保留了屈肘和伸肘的功能。这个功能对于患者来说是非常重要和有价值的，应该为了保留肘关节做出最大的努力。即便是前臂极短残肢，其发挥的功能也比肘关节离断发挥的功能要好。

二、前臂假肢的使用训练

假肢装配完成后，截肢者想要发挥出假肢的代偿功能，都需要通过一定的功能训练来完成对假肢的控制和使用。装配不同功能类型的前臂假肢，需要掌握的控制假肢的方法和难易程度也不同。

（一）装饰性前臂假肢

装饰性前臂假肢只能起到外观装饰和平衡身体的作用，需要掌握的是假肢的穿脱。

1. 单侧前臂截肢者 穿戴假肢时要求截肢侧皮肤保持干燥，将前臂接受腔前后的方向摆好，用健侧手辅助套入残肢上；脱下时，也是用健侧手辅助，将接受腔从残肢上抽出。如皮肤出汗或穿脱时发涩，可先在截肢侧皮肤上擦涂一些爽身粉、滑石粉等，一方面可使皮肤干燥，另一方面也增加了润滑作用，便于穿脱。

2. 双侧前臂截肢者 对于双侧前臂截肢者，初期穿脱由假肢师或者患者家属帮助。患者通过一定的肌力和关节功能的训练恢复后，再练习自己穿脱。穿戴时，用两侧残肢夹住假肢将其放置在桌子上，并将左右手的位置和方向摆好，然后双侧残肢伸进接受腔内，借助墙面或其他固定的物体抵住假肢，从而将残肢穿进接受腔内。脱下时，可借助一侧上肢与躯干夹住另一侧假肢，将残肢从接受腔内抽出。如皮肤出汗或穿脱时发涩，也可事先在截肢侧皮肤上擦涂一些爽身粉、滑石粉等。

（二）功能型前臂假肢

功能型前臂假肢除了需要掌握假肢最基本的穿脱技术以外，还要掌握如何控制和使用假肢发挥其功能。不同功能型的前臂假肢，其控制系统和控制方式也不相同。

1. 索控式前臂假肢

（1）手部张合的控制训练：索控式前臂假肢通过牵引索来控制手的开合。首先锻炼简单的手部张合控制方法，健侧肩关节保持不动，截肢侧的肩胛骨前移、肩关节前屈和下沉，此时前臂肩带会随着肩关节的运动来拉动开手牵引索，达到手的张开；反之，放松牵引索，则手闭合。

（2）屈伸肘的训练：掌握了如何控制机械假手后，再通过屈/伸肘动作与机械假手的张合动作相互配合。主要是满足日常生活和工作的需要，分别适用于近体工作（喝水、吃饭、日常洗漱等）和远体工作（有距离限制的抓取物体、作业等）。

（3）腕关节的操作训练：由于索控式前臂假肢的腕关节只能做被动的屈伸和旋转，所以需要用健侧手或别人的帮助来操作。腕关节被动旋转、屈伸只有与手部装置的动作相互配合，才能更好地完成日常生活和工作中的基本动作。

2. 电动前臂假肢 电动前臂假肢是通过残肢在接受腔内摆动触碰到假肢的控制系统，从而达到假肢手部的张合。

（1）手部张合的控制训练：截肢者装配电动前臂假肢后，在假肢师的指导下，通过残肢在接受腔内左右摆动来控制假肢手相应的张合动作。

（2）屈/伸肘的训练：与索控式前臂假肢一样，先掌握如何控制手部装置，再通过屈/伸肘动作与假手的张合动作相互配合。动作上有别于索控式前臂假肢的是：索控式前臂假肢同时做手部动作与屈/伸肘时，主要是肩关节与肘关节之间的动作配合；电动前臂假肢同时做手部动作与屈/伸肘时，主要是肘关节与前臂残肢之间的动作配合。

（3）腕关节的操作训练：电动前臂假肢的腕关节基本上也只有被动的旋转和屈曲功能，与索控式前臂假肢一样，需要另一只手或别人辅助。

3. 肌电前臂假肢 肌电前臂假肢想要控制好假手的张合，需要通过残肢的肌力和肌电信号源训练。只有增大残肢肌力、关节活动范围和增强肌电信号源，才能为更好地控制手部装置打下基础。

（1）残肢的训练：前臂残肢的功能障碍与残肢的长度有关，故残肢的长短直接影响前臂屈/伸肌群的肌力和旋转的活动度。在截肢之后就应进行早期的肌力和关节活动度的恢复。

（2）肌电信号源的训练：在增大残肢屈/伸肌群肌力的同时，还要进行肌电信号源的训练，这也是为了让患者能够深刻体会出，通过控制残肢动作而传导到肌电电极发出的肌电信号水平之间的相应关系。通过生物反馈法，反复启发、训练和鼓励，增强截肢者控制假肢的信心。训练的方法有自我意识训练和实物操作训练两种，例如：①自我意识训练：让截肢者自己做腕关节的屈/伸动作，主要是进行前臂前群浅层肌群和前臂后群浅层肌群的收缩运动。一次做15组动作后，再进行放松练习。②实物操作训练：将肌电信号测试仪的电极与截肢者的前臂残肢肌电信号的位置相连，用宽松紧带固定牢固。让截肢者分别做腕关节的屈/伸动作，通过肌电信号测试仪上肌电信号表指针的摆动或指示灯的变化，感觉自身肌电信号发放水平与控制残肢动作而发生的相应变化。也可以将残肢与肌电假手的手头相连，用皮肤表面电极直接控制假手的开合动作。从中悟出要领，也能不断增强截肢者的信心。

三、佩戴前臂假肢后的功能评定

前臂假肢装配完成后，对于假肢的评定主要来自于两个方面，其一是截肢者对于假肢外形、穿戴的舒适度、所能发挥的功能等的主观评价；其二是假肢师对截肢者假肢的代偿效果及使用假肢的日常生活活动能力和社会生活能力的客观评价。

虽然假肢的外形、穿戴的舒适度等主要反映假肢装配的适配度，不属于假肢的功能范围，但假肢的适配度却直接影响假肢功能的发挥。故在评定前臂假肢的功能前，也要先评定假肢的适配度。

（一）前臂假肢适配度的评定

1. 佩戴后是否影响肘关节可屈曲的角度。
2. 佩戴后是否影响前臂的旋转角度。

3. 接受腔的适配度是否有不适感和疼痛感。
4. 假肢的重量是否尽可能地减小。
5. 外观是否尽可能地小巧、美观。

（二）前臂假肢功能的评定

前臂假肢功能的评定主要是对截肢者穿戴前臂假肢控制假手的能力进行评定，这里体现在日常生活的能力。可以通过日常生活的基本动作，如假手握持一些抽象形状物品的能力、握力和捏力，也可以通过实际的动作，如从瓶子倒水、拿杯子喝水、从盒子中倒物、分别拿起轻/重的物体、用钥匙、拉拉链、系鞋带、拧门把手、与人握手、写字等，将每个动作完成的时间转化为分值，最后据此对前臂假肢进行功能评定。

（赵立伟）

第四节 肘离断假肢

一、肘关节离断后的主要功能障碍

肘关节是一种复合关节，主要的功能为绕额状轴做屈曲和伸展运动，其活动范围由伸展0°到屈曲140°。它是由肱骨远侧端和桡尺骨近侧端的关节面组成，包括三个关节：①肱尺关节，由肱骨滑车与尺骨滑车切迹构成滑车关节；②肱桡关节，由肱骨小头与桡骨头凹构成球窝关节；③桡尺近侧关节，由桡骨环状关节面与尺骨的桡切迹组成圆柱关节。肘关节离断术后，桡尺骨的近端关节面以下全部被切除，屈伸运动功能完全丧失。

如果能保留肱骨远侧端，肘关节离断是非常理想的截肢部位，其肱骨髁的骨性膨隆，远端比较宽大，对假肢的悬吊和控制能力都是有利的，还可以将肱骨的旋转直接传递到假肢上，不用再附加肘关节旋转盘。但是在实际临床中，很少有人施行标准的肘关节离断手术，通常会将肱骨髁的骨性膨隆进行修整，外观上虽然美观，但是破坏了对假肢的骨性悬吊机制。

二、肘关节假肢的使用训练

（一）装饰性肘关节假肢

装饰性肘关节假肢也只能起到外观装饰和平衡身体的作用。在实际生活中，很多截肢者感到使用装饰性肘关节假肢并不能协助他们代偿部分上肢的功能，反而会增加他们的不便利因素。因此，装饰性肘关节假肢不仅需要掌握假肢的穿脱技术，还需进行肘关节动作的训练和指导。

1. 单侧肘关节离断截肢者

（1）穿脱训练：要求截肢侧保持皮肤干燥，用健侧手辅助将接受腔前后的方向与肩带的松紧度调节好，然后将残肢伸入假肢的上臂接受腔内并调节肩带位置。脱下时，也是用健侧手辅助，按照穿戴相反的顺序进行。

（2）肘关节的训练：肘关节一般可以自由运动，假肢师告知患者肘关节打开和锁定的方法，让患者熟练掌握。

2. 双侧肘离断截肢者

（1）穿脱训练：对于双侧肘关节离断或一侧肘关节离断另一侧为前臂截肢的截肢者来说，很难通过自身来完成假肢的穿脱。应由假肢师帮助并指导患者家属掌握穿戴假肢的方法。

（2）肘关节的训练：参照单侧肘关节离断截肢者。但想使用肘关节打开和锁定的功能，还需借助假肢师或截肢者家属的帮助来完成。

（二）功能型肘关节假肢

功能型肘关节假肢的结构较复杂，所以操作使用也较为困难，除需掌握假肢穿脱、假手的张合训练，还要根据不同形式的控制系统来掌握相应的屈肘、锁肘方法。

1. 索控式肘关节假肢

（1）假肢的穿脱训练：参照装饰性肘关节假肢的训练。

（2）双重控制系统的训练：①开手，肘

关节锁住后，双侧肩胛骨围绕胸廓前移，肩肱关节前屈牵拉背部的牵引线，进行屈肘的动作转换为开手；②闭手，放松背部牵引线，假手依靠手内弹簧的弹力闭手；③屈肘，与开手动作一样，双侧肩胛骨围绕胸廓前移，肩肱关节前屈并适当外展牵拉背部的牵引线进行屈肘；④锁肘，当达到需要的屈曲角度时，下降肩胛带可以锁住肘关节；⑤开肘锁，肘关节锁住后，再次下降肩胛带即可打开肘锁。

（3）三重控制系统的训练：①开手，肩关节后伸，肘关节屈曲，当肘关节屈曲到一定角度自锁定位后，肩关节屈曲会牵拉到开手牵引索来开手；②闭手，放松开手牵引索，假手内的弹簧恢复原来形状达到闭手；③屈肘，残肢用力后伸拉动屈肘牵引索，肘关节可以屈曲；④锁肘，肘关节达到所需要的角度时，放松屈肘牵引索即可达到锁肘的功能；⑤开肘锁，升高残肢侧肩胛带动肘锁牵引索，打开肘锁。

2. 混合式肘关节假肢　为了能更方便地控制假肢，混合式肘关节假肢肘部牵引装置已经简化。在肘关节上引出牵引线连接到前臂臂筒上的开关，通过开关可以控制肘关节活动和在几个角度上的限位。所以主要还是要完成控制假手张合的训练。

（1）假肢的穿脱训练：参照装饰性肘关节的穿脱方法。

（2）肌电信号的训练：鉴于混合式肘关节主要是通过肌电信号控制假手的张合，所以，有足够强的肌电信号是使用混合式肘关节的先决条件。

针对肌电信号的训练可参照前臂肌电假肢的肌电信号训练。训练方法相同，区分正确的肌电信号位置即可。

（3）牵引索的训练：也是肘关节屈曲、开/锁肘的训练。假肢师告知截肢者肘关节索控开关的位置和开关方向与屈肘、开/锁肘的

关系，截肢者自行操作熟练即可。

三、佩戴肘关节假肢后的功能评定

不论装配什么类型的肘关节假肢，最后所能达到的代偿上肢功能的效果都远不及前臂假肢。截肢的平面越高，装配假肢后能发挥代偿上肢功能的效果就越弱。

对于装配后假肢的功能评定，不光是评定所代替肢体的功能，还要评定截肢者使用假肢的日常生活活动能力和社会生活能力。

装配肘关节假肢后的评定也来自两个方面，其一是假肢的控制功能，即使用假肢来控制假手张合、肘关节屈曲锁定的能力；其二是假肢的使用功能，即使用假肢在日常生活活动中所发挥功能的能力。

（赵立伟）

第五节　上臂假肢

一、上臂截肢后的主要功能障碍

肱骨近端与肩胛骨关节盂结合，构成肩关节；远端与尺、桡骨结合，构成肘关节。所以上臂的运动通常是与肩及肘关节共同作用达到的。上臂截肢后，肘关节的运动功能丧失，只可配合肩关节做运动。残肢保留的长短也直接影响肩关节运动的能力。

上臂的长度通常是指从肩峰突起为基点到肱骨外上髁的距离。残肢的长度是指以肩峰突起为基点到残肢末端的距离。按照残肢长度占健侧长度百分比残肢分为上臂长残肢、上臂中残肢（标准残肢）、上臂短残肢和上臂极短残肢。

（一）上臂长残肢

当残肢长度占健侧上臂长度的90%以上，即截肢平面在肱骨髁的范围之内时，残肢长度较长，只破坏了极少部分主要控制肘关节运动的肌肉。所以，上臂长残肢对于肩关节的运动没有什么影响，其假肢装配和功能与肘关节离

断相同，但为保证假肢装配后的美观性，假肢肘关节的选择类型较少。

（二）上臂中残肢

当残肢长度占健侧上臂长度的50%~90%时，该范围区间内几乎没有影响到控制肩关节做内收/外展和旋转动作的肌肉。而部分控制肩关节屈曲/伸展的肌肉，例如肱二头肌、肱三头肌等，虽然屈肘的功能完全丧失了，但保留下的部分对于肩关节屈曲/伸展没有太大的影响。通常也称在该区域范围截肢的残肢为标准残肢，其长度和外观形状是上臂假肢装配最理想的状态。

（三）上臂短残肢

当残肢长度占健侧上臂长度的30%~50%时，上臂肌群都受到了影响，肩关节的屈曲/伸展、内收/外展和旋转功能均受到影响。假肢装配也有很大的难度。

（四）上臂极短残肢

当残肢长度占健侧上臂长度的30%以下时，截肢平面多相当于腋窝部位，有效残肢较短，屈/伸、旋转功能基本上可以忽略，易处于外展位，其假肢装配和功能与肩离断假肢相同。在腋窝褶皱水平或更近端的截肢必须安装肩离断假肢，但是其肱骨近端被保留，这是非常有价值的，它保留了肩关节的正常外形，从美观上是需要的，同时对肩离断假肢的适配、悬吊和稳定性也有利。

二、上臂假肢的使用训练

装饰性上臂假肢、索控式上臂假肢、混合式上臂假肢的训练方式与肘关节假肢的相同，都可参照肘关节假肢的训练来操作。

区别在于，肌电上臂假肢是由不同的信号分别控制手部装置和肘关节的运动，假肢师要指导截肢者掌握切换肌电信号的方式，特别是三自由度肌电上臂假肢，不但要控制假手的张合与肘关节的屈曲，还要了解腕关节的旋转功能。

上臂肌电假肢的功能越多，操作起来也就越复杂，要指导患者减少错误动作，从而保证引出正确的信号来控制相关假手或肘关节运动。

三、佩戴上臂假肢后的功能评定

上臂假肢所发挥的功能基本与肘关节假肢的功能相同。随着截肢平面的增高，丧失的肢体功能越来越多，患者控制假肢的能力也越来越弱。

装配上臂假肢后所发挥的功能要低于其截肢平面以下的，如肘关节离断、前臂、腕关节离断和部分手截肢装配假肢后所发挥的功能。但大体上都是从两个方面来综合考虑，其一是假肢的控制功能，即使用假肢来控制手部装置、腕关节和肘关节的能力；其二是假肢的使用功能，即使用假肢在日常生活活动中所发挥功能的能力。

（赵立伟）

第六节　肩离断假肢

一、肩关节离断后的主要功能障碍

我们称之为"肩"的部分，是由肩胛骨和锁骨组成的上肢带以及肩胛骨和肱骨间的复合关节构成的。锁骨的一端与胸骨连接，构成胸锁关节；另一端与肩胛骨的肩峰突起相连，构成肩锁关节，其关节盂与肱骨头连接形成肩关节。

肩关节是全身最灵活的球窝关节，可以做屈、伸、内收、外展及环转运动。肩关节离断后，截肢者整个该侧上肢的运动功能全部丧失。这种截肢后保留了上肢带，上肢带的运动在肩胛骨较为明显，故以肩胛骨的运动来表示。肩胛骨的运动有：①上提、下降，是肩胛骨在额状面向上与向下的移动，向上为上提，向下为下降。②外展、内收，是肩胛骨沿肋骨所做的移动。肩胛骨顺肋骨向前移动，内侧缘远离脊柱称为外展，反之为内收，两者之间移动距离可达15cm。③上回旋、下回旋，是肩胛骨在额状面内绕矢状轴旋转。肩胛骨关节盂向上，下角转向外上方称为上回旋，反之为下回旋。

肩关节离断后，假肢装配的种类仍然可以有装饰性和功能型两大类，但由于功能型肩关节假肢的装配技术难度高、重量较重、操作也较复杂，因此在肩离断假肢的装配中，截肢者还是多选择装饰型。

二、肩关节假肢的使用训练

1. 穿脱训练

（1）单侧肩关节离断截肢者：通常情况下，单侧肩关节离断无论装配的是何种类型的假肢，其穿戴的方法都相同，可以自行完成。在穿戴假肢之前，用健侧手将肩部背带的松紧和假肢的方向都调整好，然后将接受腔套在残肢上，并调整肩带松紧。脱下时，采取与上述相反的顺序进行。

（2）双侧肩关节离断截肢者：因整个双侧上肢的功能都丧失了，所以假肢的穿戴要完全借助于他人。

2. 控制系统的训练
控制系统的训练主要是针对于功能型的肩关节假肢。对手部装置、腕关节、肘关节的运动控制系统与上臂假肢的控制系统原理相同，略有区别的是控制相关运动的方式或位置不同。假肢师要告知截肢者控制相关运动的方式，其训练步骤可参照上臂假肢。

三、佩戴肩关节假肢后的功能评定

肩关节截肢后，作用到假肢上的力源非常有限，对于假肢所能发挥的功能只能力争达到与上臂假肢一样，能熟练地控制肩关节的屈曲和外展、肘关节的屈曲、肘锁的开闭、手指的张合等活动。最终的使用效果取决于多方面因素，对单侧上肢截肢者来说，应练习用健侧肢体来完成日常生活中的主要活动，而假肢侧则作为辅助之用；对于双侧上肢截肢者来说，不管使用什么类型的假肢，所发挥出的功能都是有限的。

对于佩戴肩关节假肢后的功能评定，我们依旧按照两个方面来综合考虑，其一是假肢的控制功能，即使用假肢来控制手部装置、腕关节、肘关节和肩关节的能力；其二是假肢的使用功能，即使用假肢在日常生活活动中所发挥功能的能力。

（赵立伟）

第十三章 下肢假肢

第一节 下肢假肢的功能结构

下肢假肢由接受腔、假脚、连接部件、关节（小腿截肢以上的截肢平面）等构成，下肢假肢的功能主要是站立、行走，另外，运动假肢还可以满足残疾人运动员运动的需求。适配良好的接受腔、假脚、关节等部件合理地组装在一起，经过静态试样、动态调整之后才能得到功能良好的假肢。

一、接受腔

接受腔是连接残肢与假肢的重要部件，也可以看作是"人–假肢"之间重要的"人–机"界面。接受腔有包容残肢、传递力量、传递运动以及悬吊等功能，其中对残肢的良好的包容是实现其他功能的基础。假脚、连接部件、关节等都有系列化、标准化产品，截肢者可以根据自身的具体情况与需求选用合适的产品。接受腔是根据截肢者的残肢因人而异完全个性化定制的，适配良好的接受腔对截肢者穿戴假肢的舒适性、实现假肢的功能起着非常重要的作用。

现代的假肢接受腔理念要求残肢全面承重，包括残肢末端也要尽可能承重，可以改善残肢末端的血液循环状况，改善残肢末端的本体感觉，避免因为残肢末端长期负压而造成淋巴淤滞性炎症，严重时会导致皮肤粗糙、角质化（图13-1-1）、破溃（图13-1-2），甚至需要二次截肢以进行残肢手术修复。

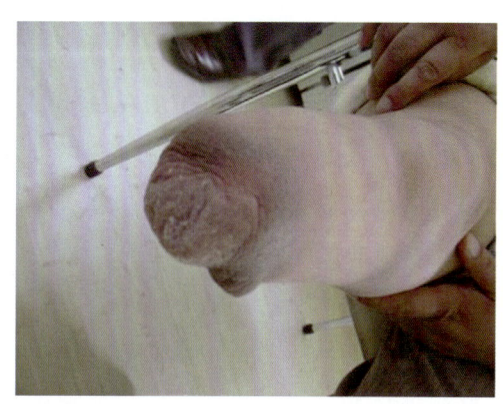

图13-1-1 残肢末端皮肤角质化

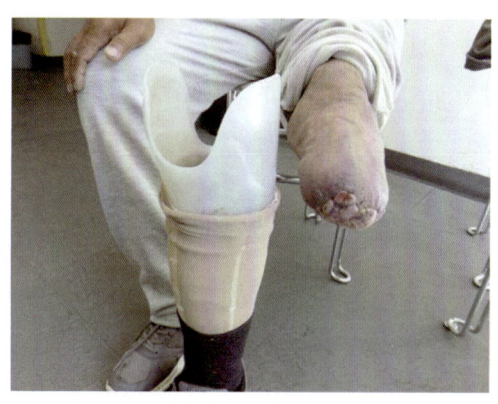

图13-1-2 残肢末端皮肤破溃

接受腔的制作方式主要有两种，一种是采用传统的手工取阴型、修阳型的方法制作假肢接受腔；另一种是利用计算机辅助设计与制造（CAD-CAM）的方法制造接受腔，可以通过残肢三维扫描（图13-1-3）或者测量尺寸利用模型库得到数字化的阳型（图13-1-4），然后利用数控雕刻（图13-1-5）或3D打印的工艺制作假肢接受腔。由于材料的限制及打印

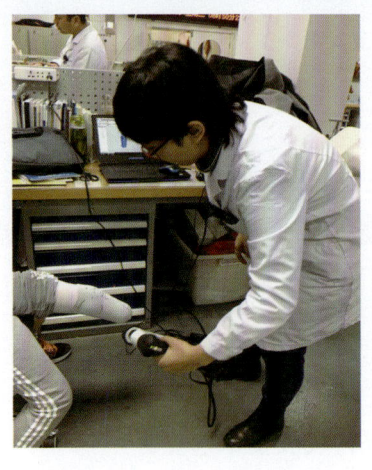
图 13-1-3　扫描残肢

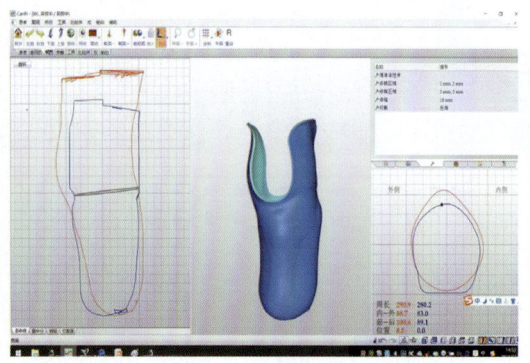
图 13-1-4　设计阳型

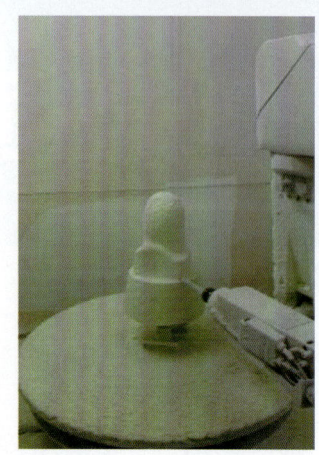
图 13-1-5　雕刻阳型

时间过于漫长，目前主流的 CAD-CAM 制作假肢接受腔的方法是利用数控雕刻得到阳型，然后利用成熟的树脂成型技术或者塑料板材成型技术制作接受腔。

（一）小腿假肢接受腔

小腿截肢者站立及行走时，身体的重量通过残肢传递给假肢接受腔。小腿残肢可以承受力量的部位（图 13-1-6）主要有髌韧带（不建议髌韧带承受太多的力量）、胫骨嵴两侧、胫骨髁部、小腿后侧的软组织。如果截肢手术较成功、残肢末端处理得当的话，残肢末端也能承受部分力量。小腿残肢压力敏感部位（图 13-1-7）主要有胫骨粗隆、髌骨边缘、胫骨嵴、腓骨头、腘窝两侧的肌腱、股骨内髁、残肢表面敏感的瘢痕、胫腓骨末端（根据具体截肢手术情况）。适配良好的接受腔必须让残肢

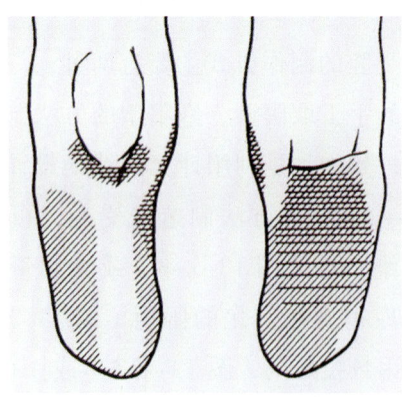
图 13-1-6　小腿残肢主要受力部位

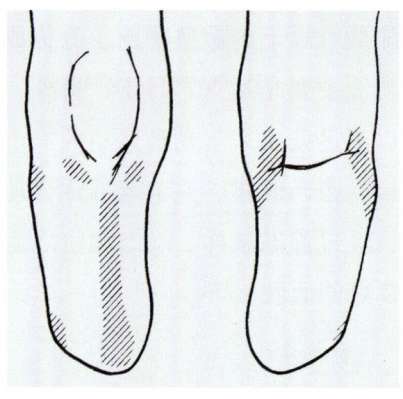
图 13-1-7　小腿残肢压力敏感部位

表面尽可能多地承受力量，以减少局部压力过大，同时对于残肢压力敏感的部位进行免压处理，以免引起不适甚至造成残肢皮肤磨损。

1. 带有膝关节铰链大腿皮鞘的小腿假肢接受腔　传统的小腿假肢（见图 8-3-5）都是采取这种形式的接受腔，接受腔本体由铝板及皮革制成，由于传统工艺技术的限制，接受腔与残肢之间的适配性差，主要承重部位是髌韧带部位及大腿软组织。随着技术的发展，利用现代的假肢接受腔技术也可以给小腿截肢者制作带有膝关节铰链大腿皮鞘的小腿假肢接受腔（图 13-1-8）。大腿皮鞘既有悬吊假肢的功能，同时还承担体重并稳定膝关节，不足之处是束缚截肢侧大腿部位会引起大腿肌肉萎缩和影响残肢血运。这种假肢接受腔适用于小腿残肢承重能力差、残肢膝关节不稳定、残肢膝关节严

重过伸、残肢膝关节炎以及负荷较大等情况。

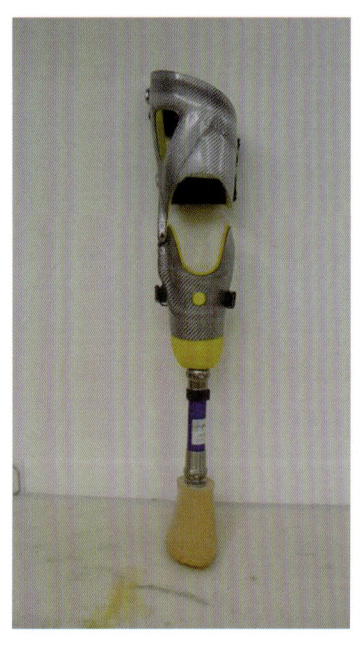

图 13-1-8 现代带有膝关节铰链的小腿假肢

2. 髌韧带承重小腿假肢（PTB 小腿假肢）接受腔　PTB 小腿假肢是最早的不用大腿皮鞘的小腿假肢，其利用髌韧带及残肢其他可承重的部位承重，用髌上环带悬吊。PTB 小腿假肢接受腔（见图 8-3-6）内外侧上缘高度在髌骨中间，低于股骨髁部。相对于膝关节铰链大腿皮鞘的接受腔，PTB 解放了对残肢侧大腿部位的束缚，改善了残肢的血运。除了残肢过短、残肢膝关节不稳定、残肢膝关节过伸等情况之外，PTB 小腿假肢接受腔适用于大多数小腿残肢。

3. 髁部插楔式小腿假肢接受腔（KBM 小腿假肢）　KBM 小腿假肢（见图 8-3-8）接受腔是由德国明斯特（Münster）大学矫形外科医院库恩（Kuhn）教授发明的，承重方式与 PTB 小腿假肢接受腔类似，内外侧上缘高度稍高于股骨髁部，内侧上部有一个可以拆卸的楔形板，正好包容股骨内上髁，起到良好的悬吊假肢的作用。穿假肢时，先取下楔形板，穿上假肢，然后安上楔形板；脱假肢时，先取下楔形板，然后脱下假肢。

4. PTK（prosthese tibiale kegel）小腿假肢接受腔　接受腔前臂一般在髌骨下缘，两侧高度在股骨髁部，内侧包住股骨内髁，起到悬吊的作用，接受腔两侧有弹性，便于穿脱假肢。PTK 小腿假肢（见图 8-3-10）接受腔的承重方式同 KBM 小腿假肢接受腔，悬吊方式为髁上悬吊。

5. 包膝式（PTES）小腿假肢接受腔　PTES 小腿假肢接受腔前侧缘包住髌骨，内侧缘包住股骨内髁，起到悬吊作用（见图 8-3-7）。适用于残肢较短，及残肢膝关节轻度过伸者。不足是屈曲 90° 时，接受腔前缘会支起裤子，对外观有一定的影响。

（二）大腿假肢接受腔

1. 插入式大腿假肢接受腔　传统大腿接受腔末端通常都是开放式的，传统的铝制大腿假肢（图 13-1-9）往往采用这种形式的接受腔，不能确保坐骨承重，有时耻骨联合处也受力，会引起不适感。现在制作的插入式大腿假肢接受腔一般采用泡沫板材内衬套外加树脂或塑料接受腔，采用四边形口型，能够保证坐骨承重，舒适性较传统工艺提高。插入式大腿假肢接受腔都是通过吊带进行悬吊。

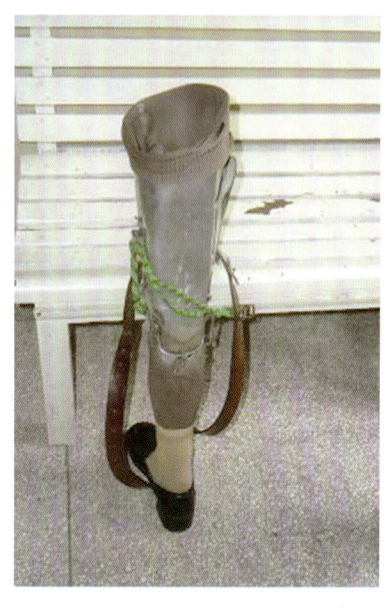

图 13-1-9　传统大腿假肢接受腔

2. 四边形大腿假肢接受腔（quadrilateral socket） 四边形大腿假肢接受腔的特点是前后径小，内外径大。在接受腔前臂股三角部位有一个适当的压力，以保证坐骨坐在接受腔后侧的坐骨平台上。如图13-1-10所示，这种形式的接受腔分别有前、后、内、外四个面，同时还有四个通道，分别容纳内收肌、股直肌、臀大肌以及股二头肌、半腱半膜肌等。根据截肢者残肢情况，往往制作末端全接触接受腔，利用气阀负压悬吊，也可以利用硅胶套加上锁具进行悬吊，或者选用密封圈硅胶套进行负压悬吊。

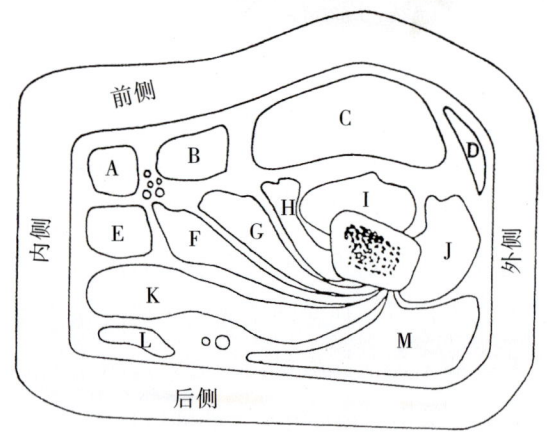

图13-1-10　四边形大腿假肢接受腔

A. 长内收肌；B. 缝匠肌；C. 股直肌；D. 阔筋膜张肌；E. 股薄肌；F. 短收肌；G. 耻骨肌；H. 股内侧肌；I. 股中间肌；J. 股外侧肌；K. 大收肌；L. 腘绳肌腱；M. 臀大肌

3. 坐骨包容大腿假肢接受腔（ischial containment socket/ischial ramal containment socket，IC/IRC） 四边形大腿假肢接受腔承重时残肢股骨外展的力量会带动接受腔坐骨平台外移（图13-1-16A），导致假肢侧在支撑相的稳定性不足；四边形接受腔股三角部位的压力对于有些截肢者特别是血运不好的截肢者是不利的。美国的Long，Sabolich等人提出了一种前后径大于内外径，并且将坐骨从内侧包住的大腿假肢接受腔方案，逐渐形成了现在的坐骨包容大腿假肢接受腔。坐骨包容接受腔通过对坐骨的包容、对髋关节外展肌部位的压力以及对股骨外侧的压力，形成了一个骨性锁定机制（图13-1-16B），避免假肢侧承重时接受腔外移，改善了骨盆稳定性。

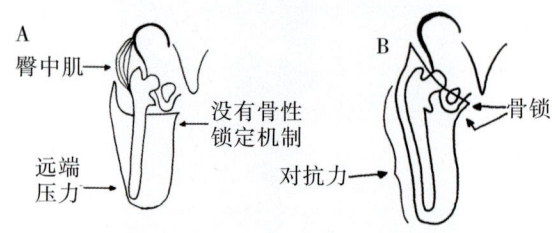

图13-1-16　坐骨包容接受腔骨性锁定机制

4. 马洛解剖接受腔（marlo anatomical socket，MAS） MAS是在坐骨包容假肢接受腔的基础上由墨西哥假肢工程师Marlo Ortiz发展而来。MAS并不同于传统的坐骨包容接受腔，其将接受腔的坐骨包容部分前移（图13-1-17），以包容坐骨内侧支。MAS没有坐骨承重平台，坐骨内侧支也并不是承重部分，而是假肢软组织整体流体静压承重，因此截肢者不会感觉到坐骨处受到过大的压力。在坐骨包容部分，为保证舒适度，最多允许有5mm的活动范围。

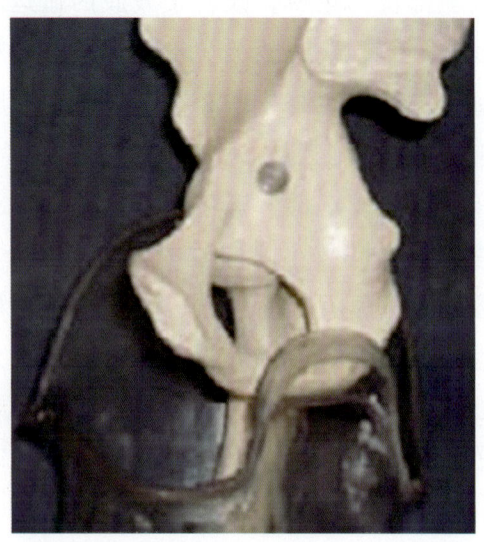

图13-1-17　接受腔的坐骨包容部分前移

MAS在口型圈边缘线的设计方面也有所

不同，在传统的坐骨包容假肢接受腔设计中，口型圈边缘线的范围包容了部分臀大肌。而在 Marlo 的设计中，接受腔后侧的高度降低至臀沟处，臀大肌得到释放（图 13-1-18）。不仅仅是接受腔口型圈后侧边缘线的高度降低了，而且接受腔口型圈前侧和内侧的边缘线高度也降低至坐骨平面以下，这将为患者提供更大范围的运动幅度和更好的穿戴舒适度（图 13-1-19）。

二、假脚

假脚零部件是绝大多数下肢假肢必须有的部件，假脚的功能对假肢的性能起着非常关键的作用。足部截肢平面可能性多种多样，不同的截肢平面需要用不同的假肢装配方式。赛姆截肢术后残肢长度非常长，这种截肢平面由于安装空间的限制，假肢零部件的选择比较少，只能选择结构高度很低的假脚（图 13-1-20~图 13-1-22）。

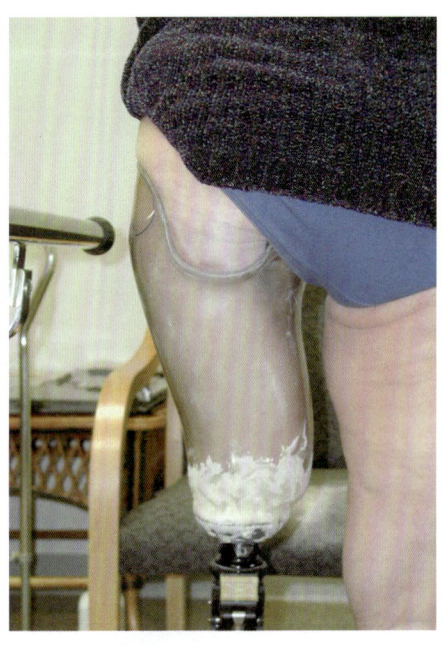

图 13-1-18　马洛解剖接受腔

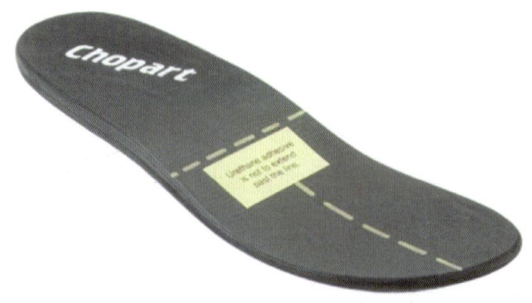

图 13-1-20　肖帕特假脚

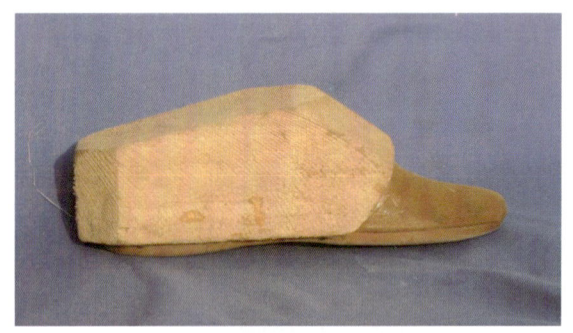

图 13-1-21　赛姆木胶脚

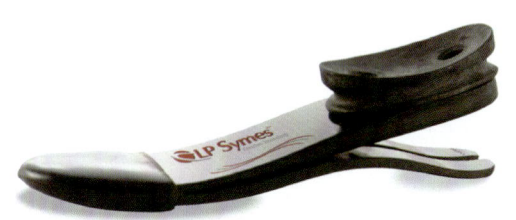

图 13-1-22　赛姆碳纤脚

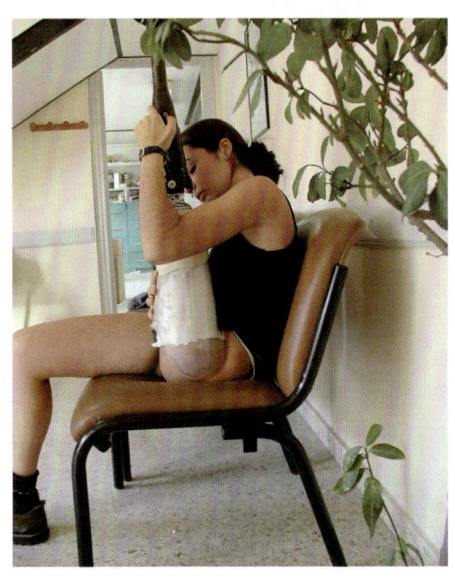

图 13-1-19　患者配戴马洛解剖接受腔

小腿及以上截肢平面由于有足够的空间安装假脚，因而假脚的种类繁多，是本节重点介绍的内容。假脚的主要功能包括在脚跟着地时吸收冲击、站立期承受力量、平滑滚动、适应不同形式的路面以及行走时能量储存与返还。假脚按照用途可以分为日常用假脚及运动假脚（图13-1-23）；按照结构可以分为无关节假脚及有关节假脚；根据能量吸收与返还特性还有储能脚。市面上有些商家将碳纤维脚底板带有踝关节的假脚也称为储能脚，但由于踝关节部位的橡胶缓冲块的缓冲作用，其碳纤维脚底板的能量吸收与返还特性大打折扣，因此这类假脚不能称为储能脚。

（一）无关节假脚

1. 定踝软跟脚 定踝软跟脚也称为SACH（solid ankel cushion heel）脚，这种假脚没有活动的踝关节。假脚整体用聚氨酯弹性体发泡而成，脚后跟处有楔形弹性软垫（图13-1-24），在脚跟着地时有一定的弹性变形，通过弹性变形实现良好的滚动以及轻微的内外翻运动。结构简单，重量轻，价格便宜。

2. 储能脚 储能脚的形式多种多样（图13-1-25~图13-1-27），其主要材料是碳纤维复合材料。碳纤维复合材料具有良好的能量返还特性，将跟着地、站立中期人体的动能转化为势能，在蹬地期将势能转化成动能，从而减少截肢者在行走时的能量消耗。有的储能脚有分趾结构设计，可以实现一定程度的内外翻功能（图13-1-28），改善在不平路面上行走的平稳性。

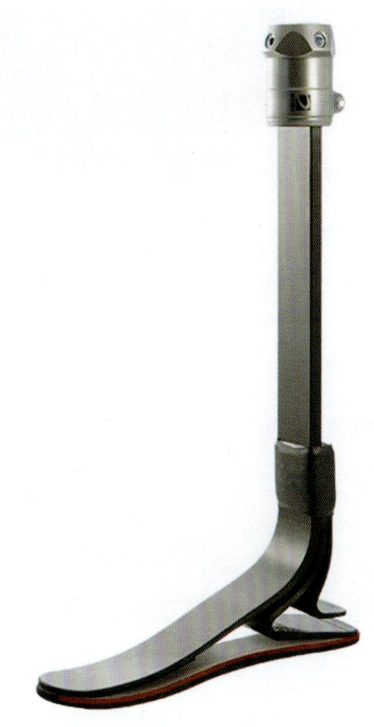

图13-1-25　碳纤维储能脚（1）

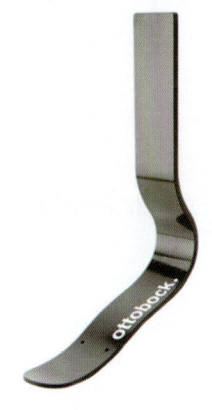

图13-1-23　运动假脚

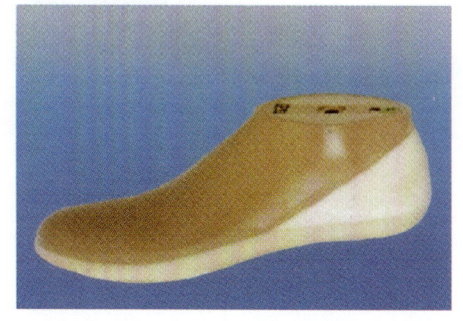

图13-1-24　SACH脚

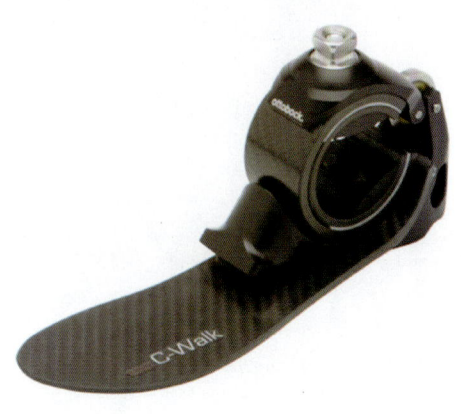

图13-1-26　碳纤维储能脚（2）

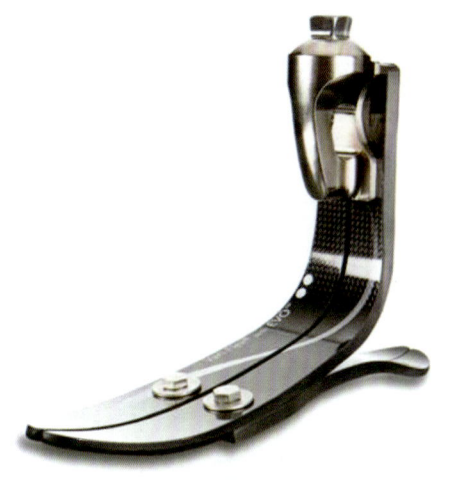

图 13-1-27　不同形式的储能脚

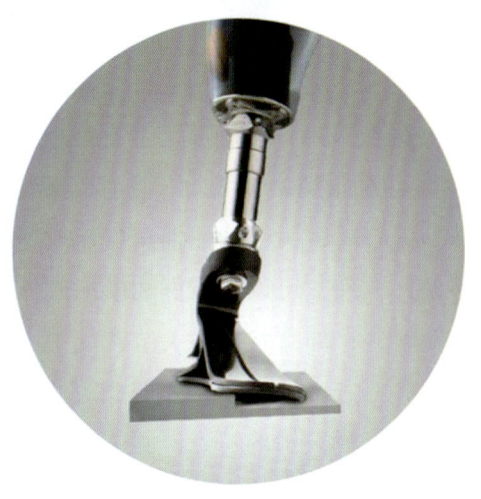

图 13-1-28　分趾设计储能脚

（二）有关节假脚

有关节假脚允许假脚在矢状面内有一定幅度的跖屈背屈运动，或者在其他平面内有一定范围的运动，可以更好地适应不平坦的路面。

1. 单轴脚　单轴脚允许踝关节在矢状面内有一定幅度的跖屈背屈运动，通常跖屈运动的范围要大于背屈运动，这样可以保证膝关节的稳定性。踝关节的后侧有橡胶弹性缓冲块，弹性块可调整，以适应不同的体重及行走习惯（图13-1-29，图13-1-30）。

2. 多轴脚　多轴脚可以在多个平面内有一定的运动，即具备矢状面内的跖屈、背屈功能，具备额状面内的内翻、外翻功能，有的同时还具备在水平面内的旋转功能（图13-1-31~13-1-32）。

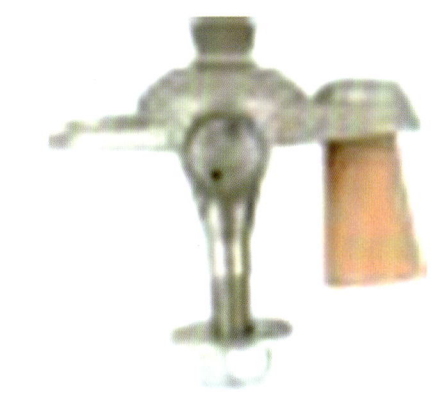

图 13-1-29　单轴踝关节

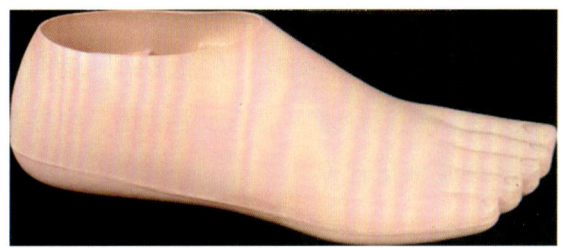

图 13-1-30　单轴脚

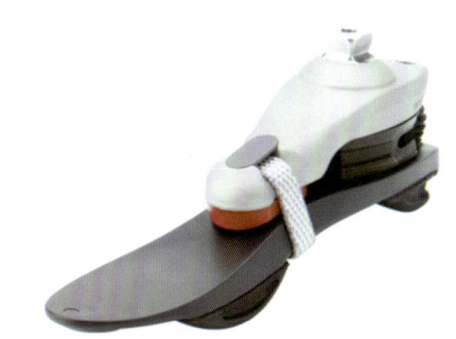

图 13-1-31　多轴脚（1）

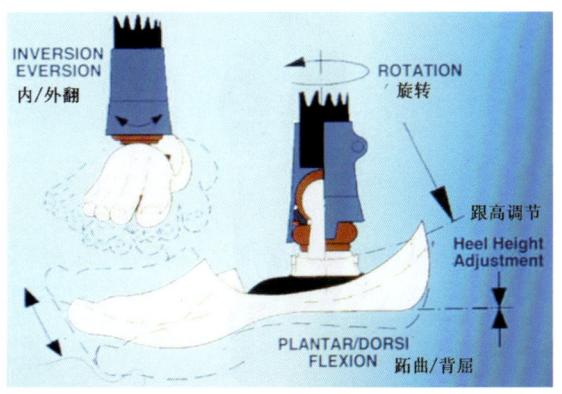

图 13-1-32　多轴脚（2）

三、膝关节

膝关节是大腿假肢、膝部假肢、髋部假肢的重要功能部件。膝关节种类及形式繁多，站立期的稳定性和摆动期的灵活性是设计膝关节、衡量膝关节性能的重要性能指标。本节从膝关节结构、站立期和摆动期控制方式三个方面介绍膝关节的种类及功能特点。

（一）按膝关节结构分类

1. 单轴膝关节 单轴膝关节是只有一个转动轴的假肢膝关节（图13-1-33~图13-1-35），优点是摆动期灵活性好，不足之处是支撑期稳定性较差。单轴关节的站立期稳定性可以通过假肢的工作台对线、假肢关节支撑期稳定控制的一些设计来实现（如手动锁、摩擦制动、大阻尼液压缸等）。

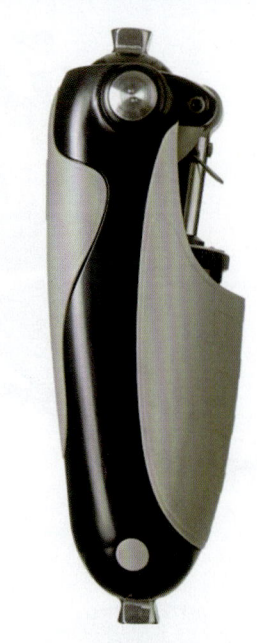

图13-1-35　单轴膝关节（3）

2. 多轴膝关节 多轴膝关节有多个转动轴（图13-1-36~图13-1-38），具有以下特点：关节转动中心随着关节的屈曲角度而改变，如果轴心设计合理，可以比较好地模拟人体膝关节的运动轨迹；伸直状态膝关节转动中心位置在膝关节后上方，有利于站立期稳定性；由于多轴膝关节连杆结构的特点，膝关节屈曲时，假肢整体长度比处于伸直状态时缩短，有利于假肢穿戴者迈步。

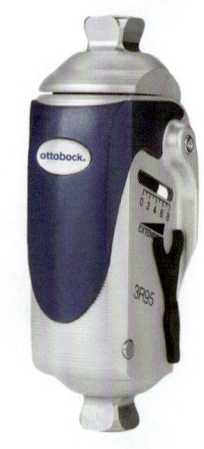

图13-1-33　单轴膝关节（1）

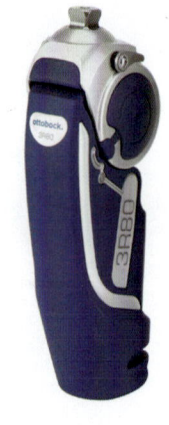

图13-1-34　单轴膝关节（2）

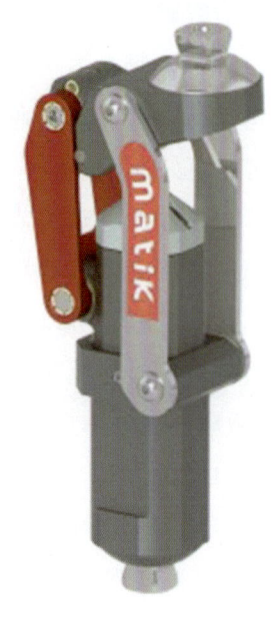

图13-1-36　多轴气压膝关节

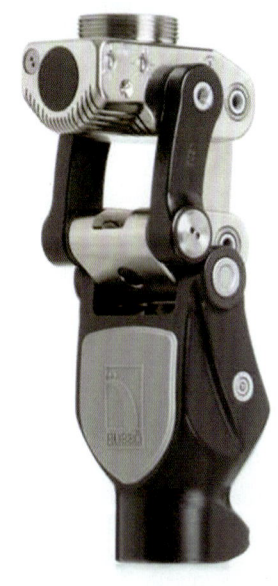

图13-1-37　多轴液压膝关节

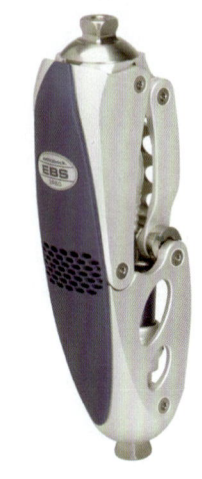

图13-1-38　多轴膝关节（3）

（二）按膝关节站立期控制分类

正常人体行走时在站立初期膝关节有大约15°屈曲，有几款多轴膝关节可以实现站立初期膝关节弹性屈曲的功能。大部分膝关节在站立期保持膝关节伸直的功能，以保证截肢者的安全。

大腿假肢穿戴者行走时站立期的假肢安全控制分为随意控制及机械控制。随意控制是指截肢者行走时通过控制臀大肌伸展运动来辅助膝关节的稳定，同时也可以通过假肢的对线来增加膝关节的稳定性；机械控制是依靠膝关节的机械装置来保证稳定性。

机械控制膝关节的稳定性主要有如下几种：

1. 手动锁膝关节　手动锁膝关节一般具有锁定器，行走、站立时需要安全性，将膝关节锁定，坐下时，解除锁定，膝关节弯曲（图13-1-39，图13-1-40）。此类膝关节一般适用于体弱老年截肢者及残肢短、控制力量弱的截肢者。

2. 承重自锁膝关节　在站立期体重传递到膝关节上，力量使膝关节轴上面的抱轴见图13-1-42构变形，夹紧膝关节轴（图13-1-41~图13-1-42），或者摩擦鼓变形制动（图13-1-43，图13-1-44），膝关节轴不能转动，膝关节不能屈曲，从而稳定膝关节。这种膝关节一般用于活动度中等偏下、对安全性要求较高的截肢者。由于制动机构解锁的滞后性，有时不能平顺地过渡到摆动期。

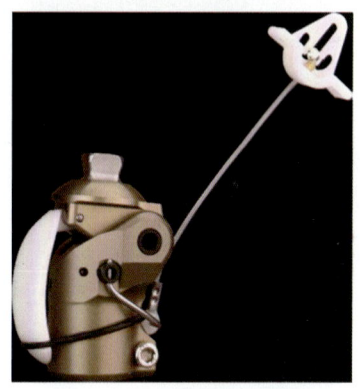

图13-1-39　单轴手动锁膝关节

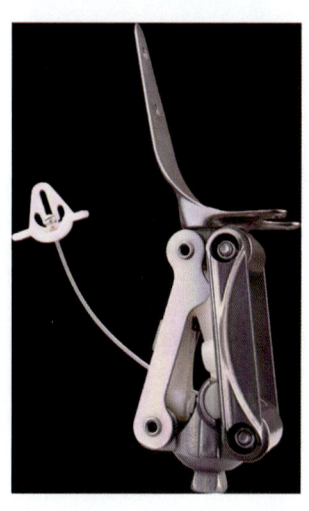

图13-1-40　多轴手动锁膝关节

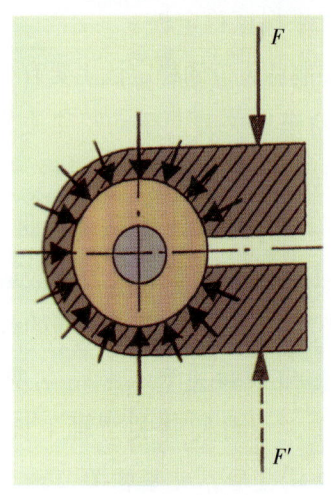

图 13-1-41　承重自锁膝关节抱轴结构

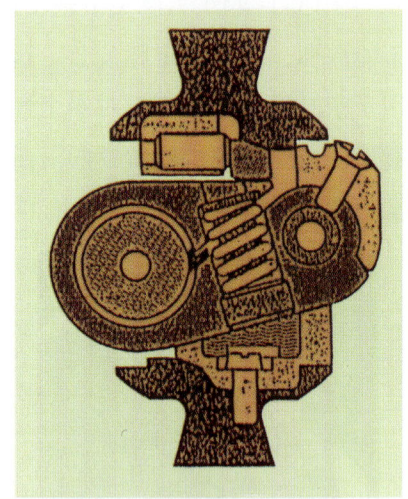

图 13-1-42　抱轴机构承重自锁膝关节

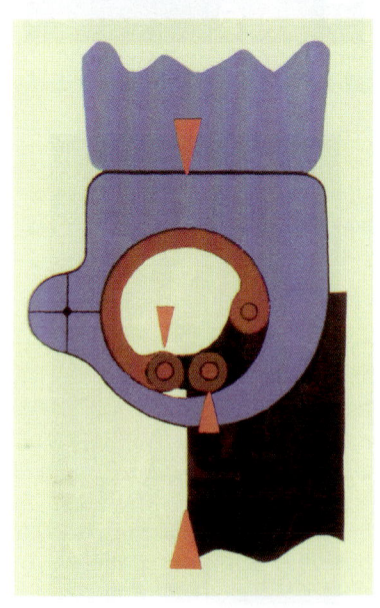

图 13-1-43　承重自锁膝关节摩擦鼓变形制动结构

3. 流体站立期控制膝关节　有些膝关节含有流体控制单元，可以对站立期的阻尼进行控制，如液压、磁流变等。有的关节有电子智能控制功能，检测处于站立期的什么状态，从而自动调整关节的阻尼甚至在需要的时候完全锁定，确保安全。有的液压控制膝关节液压部分有手动锁，需要的时候可以完全手动锁定，以保证安全（图 13-1-34~13-1-35）。

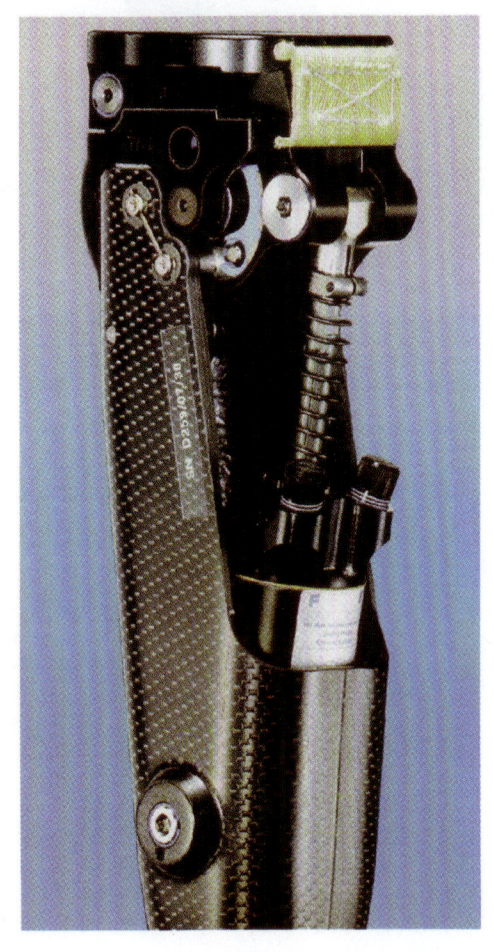

图 13-1-44　摩擦鼓变形制动承重自锁膝关节

（三）按膝关节摆动期控制分类

假肢摆动期控制的目的是使假肢的摆动接近人体膝关节的正常摆动，以达到步态自然、美观以及左右两侧步态对称的目的。膝关节摆动期控制是调整膝关节摆动的阻尼，阻尼的调整有手动调整与自动调整两种方式。

手动调整是指根据截肢者通常的步速调整阻尼设定参数，结构简单，不能适应多种步速，特别是步速变化较大的情况。自动调整是指膝关节检测到截肢者步速的变化，实时自动调整摆动期阻尼的大小，这类膝关节通常称为智能膝关节。

1. 机械摩擦阻尼膝关节 很多膝关节采用摩擦方式调整阻尼，常用的是恒定阻尼。即根据截肢者的步速进行调整，关节转动过程中摩擦保持不变（图13-1-42）。由于技术的原因，智能摩擦调整膝关节至今未面市。

2. 气压膝关节 使用气压缸对膝关节摆动期的阻尼进行调整，当膝关节屈曲或者伸展时，活塞杆推动活塞，使气压缸内的气体经过节流阀流出，调整节流阀的大小就可以调整阻尼，从而达到改变摆动期步态的目的（图13-1-36）。

3. 液压膝关节 液压膝关节同气压膝关节的工作原理基本相同，主要区别在于缸内的介质是液体。由于液体的不可压缩性，同样截面的液压缸提供的阻尼要比气压缸提供的阻尼大，因此液压膝关节适应步速变化的范围大，大型的液压缸还可以提供站立期的控制（图13-1-34，图13-1-35）。

上述气压膝关节以及液压膝关节都有智能调整的种类上市（图13-1-45，图13-1-46）。

4. 磁流变膝关节 磁流变液是由高度饱和磁化强度的铁磁性细微颗粒、载液、表面活性剂及助分散剂等组成的稳定悬浮液体。在外部磁场的作用下，其黏度能迅速发生明显变化，而且这种变化是连续的可逆的。外部磁场发生改变时，剪切片之间的磁流变液黏度发生改变，关节的阻尼从而发生改变。这种磁流变阻尼的调整也是关节根据截肢者行走的特征自动及时智能调整（图13-1-47）。

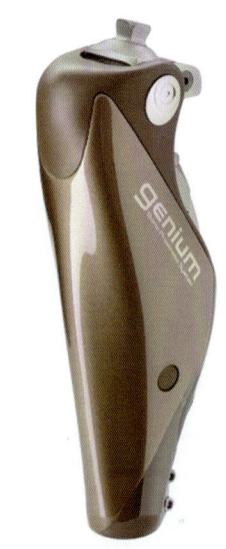

图13-1-46　智能液压膝关节

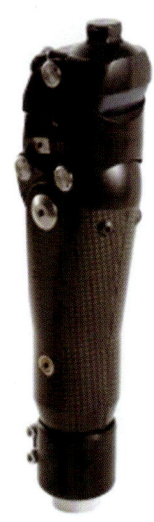

图13-1-45　智能气压膝关节

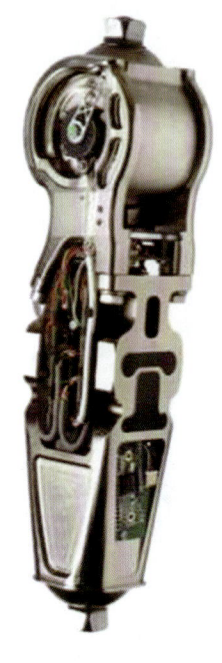

图13-1-47　智能磁流变膝关节

四、髋关节

假肢髋关节用于大腿极短残肢、髋关节离断、半骨盆切除等截肢者。相对假肢膝关节而言，髋关节种类较少。

髋离断假肢髋关节的安放主要是在接受腔的前下方。由于髋关节转动中心位于承重力线的前面，因此髋关节在矢状面内可以做屈曲运动，但伸展运动是被限制的。

髋关节的结构有单轴髋关节（图13-1-48，图13-1-49）和多轴髋关节（图13-1-50），有的髋关节带有液压控制摆动期的功能（图13-1-51，图13-1-52）。

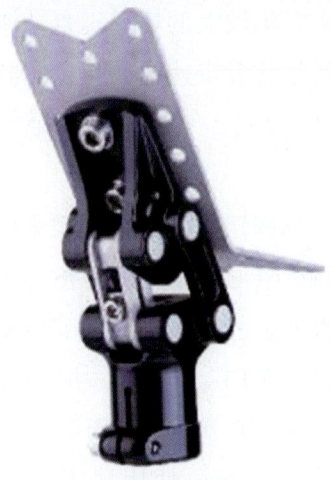

图13-1-50　多轴髋关节

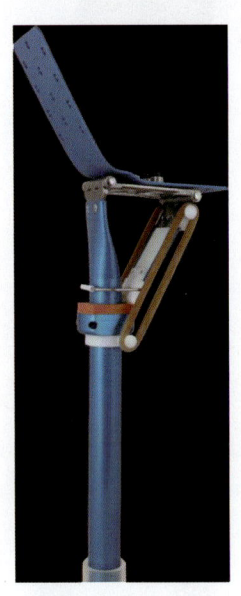

图13-1-48　单轴髋关节

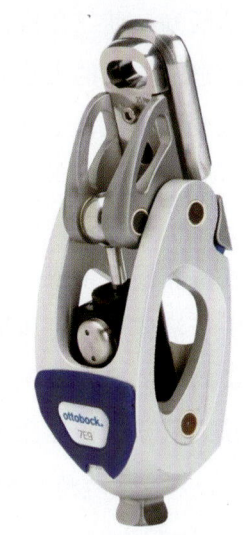

图13-1-51　单轴液压髋关节

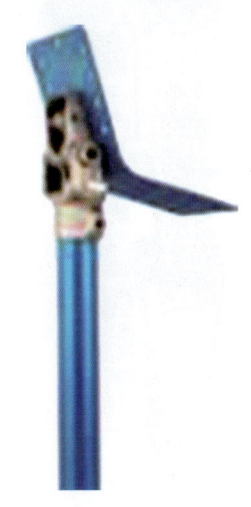

图13-1-49　单轴髋关节

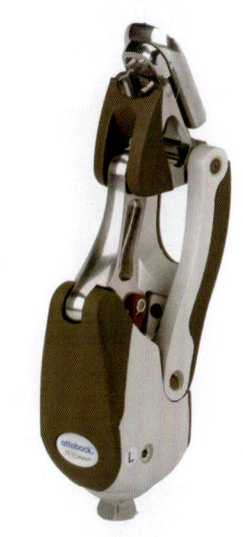

图13-1-52　多轴液压髋关节

（刘劲松）

第二节　足部假肢

一、足部截肢后的主要功能障碍

足部截肢部位越靠近近端，足的功能障碍就越严重。足部截肢的功能障碍涉及承重能力、稳定性和活动功能三个方面。足任何一个部位的截肢，都会减少前足的承重面积，降低承重能力。①单独一个足趾的截肢对站立和步行的影响较小，不同足趾截肢对足的功能影响有所不同。姆趾缺失后对正常站立和行走影响较小，但对快速行走或跑就会产生较大影响；由于失去了姆趾的推力，对跳跃能力的影响最大。第二趾截肢后会伴有姆趾的外翻畸形。全部足趾缺失对慢走影响不大，但明显影响快速行走、跳跃和下蹲，无法用脚尖站立。②近跖骨头的截肢会降低足内外侧的稳定性，使残肢前足明显旋后，如果不予治疗，会不可避免地导致后足代偿性的旋前。③通过跖骨的截肢会引起明显的功能障碍，越靠近跖骨近端部位的截肢，由于丧失了第一和第五跖骨头的推力，越影响行走和步态。通过跖骨更近水平的截肢，失去了前足的承重，足的内外侧稳定性明显下降，对行走影响大，尤其对快走、跑步和跳跃会产生明显影响。中足截肢，足正常三点承重结构被破坏，仅有足跟承重，明显影响单足站立的稳定性和行走，不能快速行走、跑和跳跃。前足大部分和中足截肢后，仅存足后部或踝的功能，足的功能障碍更明显，而且容易出现足的畸形。④里费朗斯截断由于失去了足背伸肌的附着点，会导致背屈肌和跖屈肌产生极度不平衡，后期容易出现足的马蹄畸形。⑤肖帕特截肢后，因杠杆臂变短，步行时辅助背屈的外力变弱，后期容易出现马蹄内翻畸形。

二、足部假肢的结构与应用

足部假肢是指用于包括姆趾、部分或全部足趾截肢，跖部截肢，跖跗关节离断，中跗关节离断，后足截肢（如 Boyd 截肢、Pirogoff 截肢等），塞姆 (Syme) 截肢等截肢者的人造肢体（图 13-2-1）。主要目的是：为身体提供支撑、平衡和维持步态稳定；适应不平整路面。足部假肢的作用原理是：在行走时，足部假肢在足跟着地时，吸收和缓冲跖屈力，防止膝关节突然屈曲，防止后蹬时膝关节突然屈曲，产生前进的驱动力。

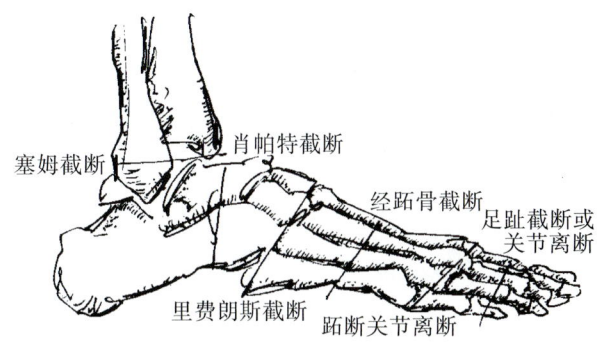

图 13-2-1　足部截肢分类

（一）足部假肢的结构

1. 假足趾　一般采用硅橡胶或聚氯乙烯树脂模塑成形，也可用皮革缝制成假足趾套，套于残足上，属于一种装饰性的足趾套。适用于部分或全部足趾截肢患者，尤其是姆趾截肢者。足底没有疼痛感的足趾截肢者在佩戴假足趾后能穿用普通鞋步行（图 13-2-2）。

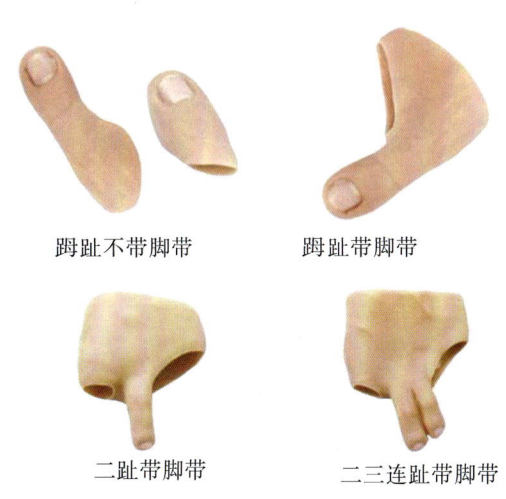

图 13-2-2　各种假足趾

2. 假半脚 适用于跖部截肢、跖跗关节离断、中跗关节离断等截肢者。

（1）分类：典型的类别包括足套式假半脚、拖鞋式假半脚、靴形式假半脚和小腿式假半脚等（图13-2-3）。

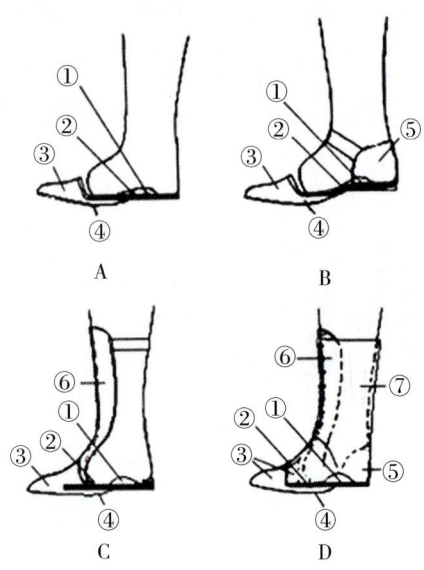

图13-2-3 各式假半脚的结构
A.鞋垫式假半脚；B.拖鞋式假半脚；C.护板式假半脚；D.靴套式假半脚；①残肢垫；②足底板；③假半脚部分；④滚动边；⑤护跟；⑥小腿鞋舌板；⑦足护套

（2）结构和功能：①残肢垫，根据残肢的长度设法保证钩状足样式，材料一般选用软木或抗压性能好的泡沫塑料。②足底板，用于足底的加固，材料选用铝合金或玻璃纤维材料、碳素纤维材料和树脂等。③假半脚，直接与足底板相连，材料通常选用高弹性的橡胶和泡沫海绵，外观上模仿正常足的结构。④滚动边，最高点紧靠残肢后。⑤护跟，如果患者穿的是软面鞋，就需要安装一个皮革或者塑料材质的护跟。为了固定脚，可以制成靴式的，在靴后面系鞋带。⑥小腿鞋舌板，覆盖小腿前面1/3的面积。为了避免产生过大的压力，可以加衬垫和在边缘部位用软皮镶边。⑦足护套，从小腿后面包住脚的后跟，这样可以稳定踝关节，以便患者穿便鞋和拖鞋。

（二）足部假肢的应用

1. 假足趾 假足趾又称装饰性足趾套，用于部分或全部足趾截肢的患者，用来恢复正常足的形状和防止鞋的畸形，达到稳定、舒适和美观的目的。一般采用硅橡胶或聚氯乙烯树脂材料模塑成形。①部分足趾缺失：大多数足趾截肢的假肢由足趾填充物（假足趾）组成，套在残足上只是进行装饰性补缺。②全部足趾截肢和经跖骨远端截肢，前足承重面积减少，残端承重加大，容易出现不适和疼痛。为了改善残端的承重可以定制塑料海绵矫形鞋垫，鞋垫由软的、与皮肤相近的、对压力敏感的材料组成，并由更坚固、更持久的基底层加强，以提高功能，延长使用寿命。

2. 鞋垫式假半脚 适用于跖部截肢、跗跖关节离断的患者。外形似拖鞋，合并跖痛者可以在假脚上或者普通鞋的鞋底上附加跖骨头横条。踝关节动作自由，穿戴方便，是主要用于室外步行的假肢。

3. 拖鞋式假半脚 用于跖部截肢或跗跖关节离断的患者，其作用主要是补缺。传统的做法是按照石膏型用皮革制作残足接受腔，再与带底革垫的橡胶足端部和海绵（代偿跗跖关节）等材料黏合而成，在后面或侧面开口，用鞋带或者松紧带系紧固定。现在多采用聚氨酯树脂模塑制作，不仅重量轻，易清洁，而且外形好，便于配穿各种鞋。

4. 靴套式假半脚 靴套式假半脚是与矫形鞋配合使用的部分足假肢。多用于跖部截肢、跗跖关节离断，伴有足底疼痛或足部畸形的患者，也可根据患者（特别是穿惯皮靴的患者）的要求专门订做。它与普通补缺矫形鞋的不同之处在于，这种鞋要有跗跖关节的代偿功能，而且当穿用这种鞋步在行中难于后蹬时，可将鞋底设计成为摇掌鞋底。

5. 小腿式假半脚 小腿式假半脚是与小腿矫形器或小腿假肢结合起来的产品，多用于部分足截肢后足的功能损失严重或伴有足部畸形的患者，如跗跖关节离断、中跗关节离断截肢。这种截肢后往往产生脚后跟向里、向后歪，残肢的承重功能不好（残肢踩地疼、皮肤易破）等问题。小腿矫形器以前多采用支架式，是采用皮革制作接受腔，与橡胶制的前足部粘接为一体，再用金属支条增强，用束紧带固定在小腿部。它存在着重量重、易使小腿肌肉萎缩的缺点。现多采用热塑板材制作，如鞋拔式。当残肢不能承重时，则需像制作小腿假肢那样，利用髌韧带承重，接受腔按照塞姆假肢的做法开有窗口，前足部采用聚氨酯或橡胶制的假半脚。

6. 其他（鞋底装置） 指附加在各种足假肢的装置，如鞋底加滚动垫、跖骨条垫等。通常是用于穿用假肢后仍不能实现理想的蹬离地面动作，或者由于足下垂、足内翻严重导致残肢远端压力过大而难以完成后蹬动作的患者。

三、足部假肢的使用训练

参照小腿假肢的使用训练。

四、佩戴足部假肢后的功能评定

参照小腿假肢的功能评定。

（刘 巍）

第三节 塞姆假肢

一、塞姆截肢后的主要功能障碍

塞姆截肢后足的功能完全丧失，仅保留了残端的负重能力，但由于全足的丧失、负重面积减小、肢体短缩，足的平衡和稳定作用减弱，足对地面的缓冲机制丧失，对步行的影响极大。截肢者不穿戴假肢基本不能长时间站立，更无法行走。但塞姆截肢后不会出现马蹄内翻畸形，也有较好的假肢装配空间，截肢者穿上适配假肢后能独立行走、跑步，并有良好的步态。

二、塞姆假肢的结构与应用

（一）塞姆假肢的结构

塞姆截肢后选用的假肢称为塞姆假肢，由接受腔、内衬套和假脚构成。接受腔的类型有前护板式、夹板式、后开窗式、侧开窗式、插入式、长筒靴式等。近年来在接受腔内增加软的内衬套或气囊结构，如硅橡胶内衬套，既能缓解残肢的压力，也有利于假肢的穿脱，接受腔不用再开窗，提高了假肢的整体性能和耐用性（图13-3-1）。

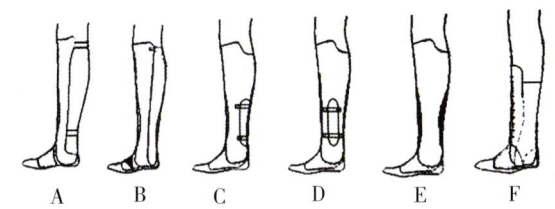

图13-3-1 塞姆假肢接受腔

A.前护板式；B.夹板式；C.后开窗式；D.侧开窗式；E.插入式；F.长筒靴式

塞姆假肢必须配备专用的塞姆假脚。高性能的塞姆假脚一般采用弹性高、强度高、重量轻的碳纤维板制作，具有高储能和运动的功能，足跟在触地和跖屈运动时有良好的缓冲作用，可以最大限度吸收脚跟着地时的地面反弹力，储存和释放能量。足趾和足跟具有动态性能，踝部有一定的万向功能，适宜在各种路面行走。通常塞姆假肢的假脚与接受腔直接相连，外面套有装饰足套（图13-3-2）。

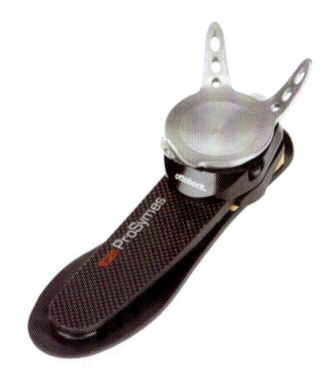

图13-3-2 奥托博克塞姆假脚

（二）塞姆假肢的应用

塞姆假肢适用于踝关节离断、塞姆截肢、Pirogoff 截肢、小腿长残肢的截肢（其残肢长度大于 80% 的截肢，即踝关节上 5cm 以内的截肢）等截肢者。塞姆截肢被认为是功能平面保留最好的截肢，接受腔在设计上可以利用残肢末端的膨大进行悬吊。同时由于残肢较健侧肢体短，也保留了装配假脚的空间。且因为残肢能完全承重，因此患者装配假肢后，步态较为自然，活动范围大，能量消耗也比较低。但是在步行周期中，残肢会承受来自接受腔不同部位的压力。脚跟触地时残肢后面的压力大；足放平时，由于胫骨的旋转，残肢两侧的压力较大；站立末期和足离地时，残肢前面的压力巨大。因此在设计和制作接受腔时应让胫骨近端适当承重。

三、塞姆假肢的使用训练

参照小腿假肢的训练方法。

四、佩戴塞姆假肢后的功能评定

参照小腿假肢的功能评定。

（刘 巍）

第四节 小腿假肢

小腿假肢是指用于小腿截肢后，残肢长度为 30%~80%，即范围在膝关节间隙下 8cm 至内踝上 5cm 内截肢者的人造肢体。

一、小腿截肢后的主要功能障碍

由于起膝关节伸展作用的主要肌群股四头肌止于胫骨粗隆，而起屈曲作用的主要肌群几乎在同样高度分别止于胫骨内髁和腓骨小头部，因此，小腿截肢对膝关节的屈伸范围和肌力并无太大影响。但是，小腿截肢后足踝部全部缺失，下肢的站立和行走功能完全丧失，截肢者必须穿戴小腿假肢才能重新站立和行走。单侧小腿假肢者，多能恢复正常站立、行走和跑步能力，拥有较好的步态，外观方面也不会有明显差别。但是在同等条件下，同样的速度行走同样的距离会比正常人多消耗 25%~40% 的能量。如果残肢条件良好，假肢适配，双侧小腿假肢者也可以有较好的站立和行走能力，甚至可以快步走和跑跳，但是会比正常人多消耗 40% 的能量。一侧小腿、一侧大腿截肢步行能耗增加约 100%。对于年老体弱、残肢条件差的患者，行走时可能需要手杖等助行器。

二、小腿假肢的结构与应用

小腿假肢适用于下肢膝关节和踝关节之间部分截肢后或天生肢体缺失的患者，主要是用于装饰和代替小腿及足的部分功能作用。小腿假肢的工作原理是通过悬吊装置将假肢悬吊于残肢部位；通过包容残肢的接受腔传递人体的重力。

（一）小腿假肢的结构

1. 壳式小腿假肢 壳式小腿假肢通过壳体来承受载荷，并且壳的外形制成人体肢体的外形，其制作材料通常是玻璃增强材料、碳纤增强材料或聚乙烯板材等。这类假肢的优点是强度高，耐用性较好，结构较为简单，便于维修和保养，而且可以制作成游泳假肢或者供患者洗澡时使用佩戴；缺点是假肢制作完成后调整较为困难，而且使用了硬质外壳，与人体真实的皮肤感觉差异较大，其制作过程也更为繁琐（13-4-1）。

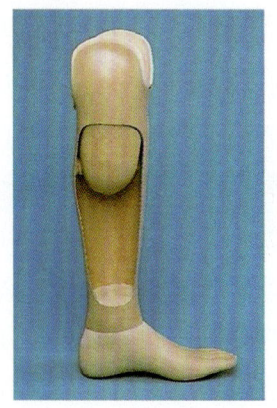

图 13-4-1 壳式小腿假肢

2. 骨骼式小腿假肢 骨骼式小腿假肢通常由假脚、踝关节、小腿连接部分、接受腔及悬吊装置等组成，通过金属管或塑料管制作的连接管传递身体重力。为使假肢更加美观，一般还采用柔软的海绵制作外套进行装饰。这类假肢的优点是：①可以根据患者的情况，选择适合患者的各种部件；②便于调整假肢的对线和更换假肢的零配件；③使用泡沫海绵和袜套装饰，外观较好。缺点是：①价格比较昂贵；②假肢中的组件螺丝容易损坏；③假肢怕水，因海绵装饰套有吸水作用，下雨天穿戴骨骼式假肢会因为海绵吸水而导致假肢非常笨重，同时也加速了海绵的损坏（图13-4-2）。

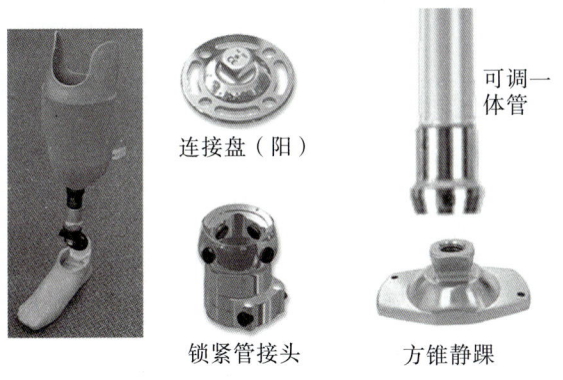

图13-4-2 骨骼式小腿假肢

（二）小腿假肢的应用

1. 小腿假肢安装前的评定 康复人士需要在假肢师的指导下选择合适的假肢。假肢师通常根据康复人士的具体情况为其提供2~3种装配组合方案，并详细讲解各方案的特点供其及家属选择。因此，在确定假肢装配方案前，还需要先做以下假肢安装前的评定。

（1）截肢后全身状况的评定：穿戴假肢的患者行走时比正常人消耗更多的能量，心脏负荷加重，因此需要对患者的全身状况进行评定。其目的是判断患者能否承受装配假肢后的康复训练和有无终生利用残肢活动的能力，包含截肢者躯体状况的评定、心理状况评定以及其他一些不适于装配假肢的因素的评定。①患者的年龄：作为评价活动量的因素有重要意义。一般年老、体弱、活动量少的截肢者应选择重量轻、稳定性好、穿脱方便的假肢，以避免跌跤和尽量减少使用假肢步行中的体力消耗；中青年、活动量大的人应选择比较坚固、耐用的假肢；喜欢运动的人可以选择万向假脚、储能假脚和各种高功能仿生性能好的膝关节；儿童应选择每年能便于更换接受腔和可以及时调节假肢长度的假肢。②体重活动水平：截肢者的体重和活动水平差别很大，为了适应截肢者不同体重、不同活动水平的需要，应当了解各种假肢部件结构能适应的体重级别和活动水平的级别，根据需要进行选择。③生活环境和职业情况：评估患者的生活环境和职业情况对假肢配件的选择非常重要，例如小腿截肢者生活在丘陵地区，适合选用万向假脚，以适应不平的路面；大腿截肢者生活在丘陵地区，应选择稳定性好的膝关节，以保证下坡时不会打软腿。④穿鞋习惯：鞋子的跟高对下肢假肢的对线影响很大，所以需要根据截肢者的原有习惯结合装配假肢后的可能，决定鞋后跟的高度，然后进行假肢对线。⑤经济能力和维修条件：假肢部件的选择应当结合个人诸多因素进行综合性的考虑，避免盲目追求高价。

（2）躯体状况：①截肢原因，对末梢循环障碍造成的截肢，最重要的是不能使皮肤受到损伤。这对于接受腔设计所使用的材料具有指导意义，例如对于恶性肿瘤截肢患者，应选择可调性好、重量轻的骨骼式小腿假肢。②是否存在合并伤，如电击伤所致前臂截肢患者常伴臂丛神经损伤，枪弹伤所致髋关节离断截肢患者常伴内脏器官损伤。③是否伴有其他肢体功能障碍，其他肢体的功能对患侧的假肢装配与训练会产生显著影响，如一侧大腿截肢患者，若伴有对侧上臂截肢，由于其对称平衡功能破坏，患者无法扶拐行走，穿脱假肢也变得非常困难。

（3）心理状况：不论什么原因造成肢体的丧失，对患者都是极大的心理创伤，其心理状态的变化一般经历震惊、回避、承认和适应四个阶段。在前两个阶段中，患者表现出悲观、沮丧、痛苦、自我孤立的状态。在家庭、婚姻、工作和生活等问题上忧心忡忡，这些负面情绪都将严重影响截肢患者康复的进度，所以全面的心理、行为、社会资源的评估，对于客观评价患者术前状态，决定手术方案、确定截肢与假肢治疗后康复训练计划、判断预后等方面十分重要。①焦虑、抑郁情绪测量：当患者面临截肢时，由各种压力导致的焦虑抑郁情绪往往较严重，超出患者的自我调节能力时，就会导致各种心理问题的出现。通过焦虑抑郁情绪的测量，可以及时掌握患者的情绪变化，及时给予心理干预，防止严重心理问题的出现。②人格与认知观念测量：不同人格类型的人在气质、能力、性格等方面均不相同。因此在面对危机事件时的反应也各不相同，面对截肢的事实，抱有消极认知模式的人会觉得绝望、不平衡，觉得命运对他不公平，对别人都比对他要好，焦虑、抑郁等不良情绪和烦躁易怒、过度依赖他人等行为问题自然随之而来；而抱有积极认知模式的人则相反，他们觉得很幸运，虽然失去部分肢体但保住了性命，一定是命运的特别眷顾，因此，他们会积极努力配合截肢治疗，主动参加康复训练，力争早日回归家庭和社会，恢复正常生活。③社会家庭环境及生活质量测量：每一个人都生活在各自的、相对稳定的社会家庭环境之中，扮演着一定的社会家庭角色，发挥社会功能。同时，每个人所拥有的社会家庭支持是不同的，而这些资源与其生活质量密切相关。所以拥有大量社会家庭资源的人，在面对截肢治疗时，面临的心理负担往往会比其他截肢患者少许多。

（4）不适合于安装假肢的情况：不适合安装假肢的患者包括：体质极度衰弱；平衡与协调功能严重障碍；血液病或出血性疾病；严重心脏病；严重高血压、低血压；意识障碍或无表达意思能力；视力严重障碍；严重的精神神经性疾病，如精神病、癫痫、癔病；对树脂过敏等情况。

（5）残肢评定：残肢条件直接影响假肢的安装和穿戴假肢后的代偿功能。理想残肢装配假肢后，通过良好的康复训练能够得到良好的代偿功能；非理想残肢则通常会出现假肢安装或者使用上的各种困难，甚至出现无法使用假肢的情况。对残肢的评定包括以下内容。①残肢外形：残肢外形有多种，如圆柱形、圆锥形、球根型等，为了适合现代假肢接受腔的穿戴，残肢形状以圆柱形为佳。残肢外形不良将影响残肢与接受腔全面接触和全面承重状况，引起残肢局部压力峰值过高，导致患者在使用假肢过程中感到不适和疼痛，甚至引起皮肤破溃。②残肢畸形：若截肢后肢体摆放不当或缺少必要的训练，往往会导致关节挛缩或畸形，大腿截肢者容易出现髋关节屈曲和外展畸形，小腿截肢者容易出现膝关节屈曲畸形或膝外翻畸形。畸形严重时，假肢的适配将会变得非常困难，通常需要先进行康复训练然后才能装配假肢。③残肢皮肤和软组织状况：包括评估残肢软组织的厚度和硬度；检查皮肤有无病理性瘢痕，若有病理性瘢痕或大面积瘢痕存在，应检查瘢痕的部位、大小、厚度、成熟度，以及是否愈合等；检查有无皮肤粘连，若有粘连存在，应检查皮肤粘连的范围、程度，以及对关节活动的影响；若皮肤明显有凹凸不平，应考虑给患者佩戴硅胶袜套；检查有无开放性损伤，若有开放性损伤存在，应检查其大小、形状、渗出物等；有无植皮，若有植皮，注意植皮的部位、类型、愈合程度；检查有无皮肤病，若有皮肤病存在，应先治疗皮肤病，而后安装假肢。④关节活动范围：下肢截肢应重点检查髋、膝等关节的活动范围。关节活动受限影响假肢的使用，严重的关节活动受限，需通过康复治疗或手术治疗，改善关节活动度后，才能装配假肢。⑤肌力检查：肌力大小对假肢发挥功能极为重要。肌力检查包括残肢和健肢、躯干的肌力，尤其要检查残肢肌力。上臂或前臂截肢后要注意检查残留的屈肌肌力和双侧肩关节周围肌肉的肌力。肩和肘部肌力减弱，会影响假肢的穿戴和对假手的控制。残肢肌电信号弱，会影响肌电假肢的装配和使用。大腿截肢后要重点检查髋关节周围肌肉的肌力，如臀大肌、臀中肌、髂腰肌等，小腿截肢后要检查股四头肌和腘绳肌的肌力，这些肌肉肌力弱会影响患者对下肢假肢的控制和使用，导致明显的异常步态。

（6）残肢感觉：①残肢痛：需要详细了解疼痛的程度、发生时间、诱因，如残端骨突或骨刺，残肢端皮肤紧张，残端血液循环不良，神经瘤等，以便于制订康复方案。②幻肢痛：尤其是在截肢前就存在有肢体严重疼痛者，如肢体恶性肿瘤、血栓闭塞性脉管炎，截肢后患者可能仍然能感觉到原有肢体的疼痛。幻肢痛的原因尚不清楚，目前大多数人认为幻肢痛可能是一种涉及心理学、生理学的运动知觉、视觉、触觉等的异常现象。③残肢感觉：残肢是否有感觉减弱或过敏的现象。

（7）残肢的承重能力：使用假肢步行的过程中，健足处于摆动期时全部体重都会落在残肢上，因此要求残肢各部位（包括残肢末端）应当具有良好的承重能力。一般对有良好承重能力的残肢有以下要求：①残肢呈圆柱状，残肢末端有皮下组织和肌肉覆盖；②皮肤表面没有大面积瘢痕，皮肤与骨骼没有粘连；③残肢骨末端膨大、平整、圆滑，没有骨刺；④残肢各个部位没有压痛。

2. **假脚的选择** 假脚是弥补生理脚的假肢部件，其不仅弥补肢体的损失，外观美观，更重要的是要弥补脚的功能。假脚的主要功能在于维持身体平衡与步态稳定；在行走时假脚提供脚跟着地期之吸震作用、足部着地期之能量储存、足趾离地期推进之能量释放；凹凸不平的地面行走时，假脚的脚板或者踝关节可在额状面内适当地变形以利于患者控制身体的平衡。其种类主要有以下几种：

（1）动踝脚：动踝脚可分为单轴假脚与多轴假脚两种。单轴假脚提供踝关节的活动，行走时支撑期早期，当脚跟着地时，可代偿正常肢体功能中矢状面上的跖屈、背屈功能，以提高假肢的稳定性。但是单轴脚很难实现内外翻和水平转动，所以在不平路面行走时不能补偿其他方向的受力，而且动踝脚在站立初期到站立中期，以及到站立末期两个步态阶段身体重心变化较大，因此较为消耗体力（图13-4-3）。多轴脚也称为万向脚，在水平面上踝关节可以做一定的伸、屈、内外翻等动作，能够减少假肢其他部件在侧向和水平面上的受力，适合于截肢患者在各种复杂的路面行走。

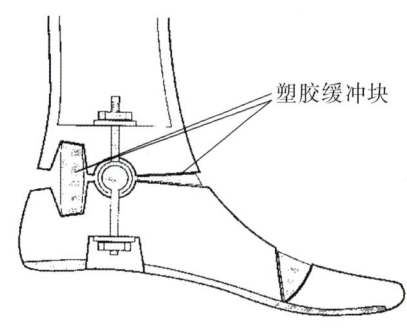

图13-4-3 单轴脚

（2）静踝脚：静踝脚通常由木脚芯和聚氨酯泡沫塑料制高回弹楔形脚跟嵌块外发泡成形，其足跟楔形橡皮垫分为软、中、硬三种密度，踝关节的动作由软质的橡皮足跟模拟产生，橡皮足跟因为荷重被压缩，所以可模拟踝关节动作吸收冲震。由于假脚的整体都具有一定的弹性，因此静踝脚也能做轻微的内翻、外翻和水平运动。主要适用于假肢控制能力较弱或中老年截肢者，但不适合于截肢患者在不平的路面行走（图13-4-4）。

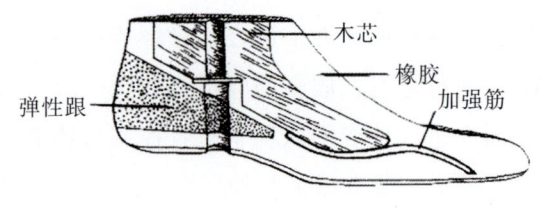

图13-4-4　静踝脚

（3）储能脚：储能脚属于不具备固定踝关节的假脚，是为了适应截肢者运动的需要而发展起来的。其设计是以碳纤复合材料作为小腿下端与足踝的基本结构，采用碳纤维材料做脚芯，称为"龙骨"，外面用橡胶或聚氨酯铸成脚的形状，重量很轻，坚固耐用。能量可以同时储存在小腿下端与假脚龙骨中，在足跟着地时开始储存能量，并在足趾离地时将能量释放出来。随着科技的发展，各种各样的储能脚不断涌现，几乎可以适用于所有的截肢患者（图13-4-5）。

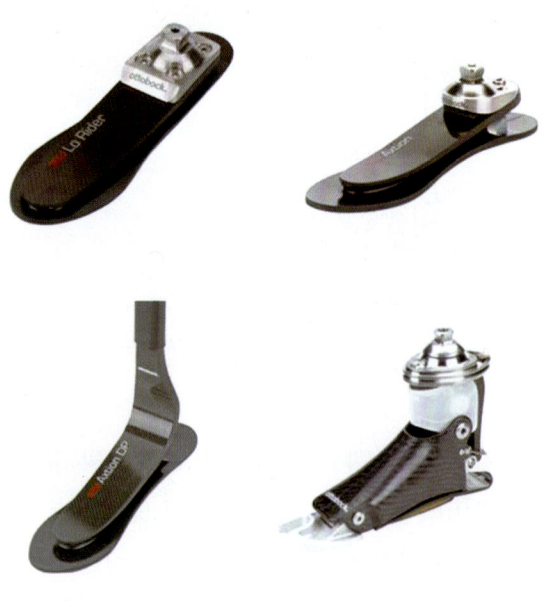

图13-4-5　储能脚

3. 内衬套的选用　内衬套是穿戴在残肢上，好像第二层皮肤一样的舒适型接受腔产品。穿戴好假肢以后，内衬套介于用户残肢和接受腔之间。内衬套有很多种，按照材料分，有软板材内衬套、硅胶内衬套、聚合凝胶内衬套、聚氨酯内衬套。内衬套的主要作用是：①可以有效保护残肢皮肤，避免残肢直接接触接受腔而产生摩擦。所以硅胶内衬套适用于皮肤过敏或者有瘢痕的残肢。②悬吊性能好。可以利用下肢假肢内静压支撑和接受腔底部的连接装置达到悬吊接受腔的效果，目前也可以利用硅胶内衬套实现小腿假肢接受腔的真空负压悬吊（图13-4-6）。

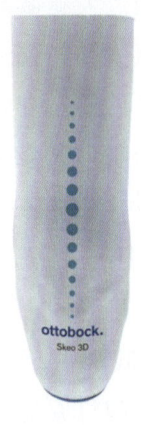

图13-4-6　内衬套

4. 小腿假肢的选择　大多数小腿假肢利用接受腔悬吊，不需要另外的悬吊装置，仅小腿极短残肢需要专门的悬吊装置。在选择上需根据患者残肢长度、活动水平、有无畸形等并发症、患者的经济状况等来选择不同的接受腔、不同假脚的小腿假肢。

（1）临时假肢：是指小腿截肢手术后应立刻在手术台上直接用石膏绷带来制作石膏接受腔，并进行安装的"临时假肢"。主要目的是让患者术后早期穿上"临时假肢"进行必要的生活起居训练。"临时假肢"的接受腔是暂时的，但其零部件也可以作为后来的"正式假肢"（又称"永久性假肢"）的零部件使用。"临时假肢"可以减少残肢水肿，加快伤口愈合，减少残肢痛和幻肢痛，加快康复速度，有利于患者心理康复。经过包括安装"临时假肢"在内的各种截肢术后处理并且残肢基本定形后，可以开始安装正式假肢。

（2）传统小腿假肢：一般采用插入式接受腔和外壳式结构，带有金属膝关节铰链和皮革制作的大腿上鞘。传统小腿假肢的缺点是：①穿戴时通过大腿上鞘固定小腿假肢，故容易影响血液循环，从而引起大腿肌肉萎缩；②接受腔的设计属于非全面接触式承重，不易让残肢均匀承重，容易在骨突部位引起擦伤；③笨重，穿戴不方便，接受腔不易清洁；④机械膝关节轴与人体生理解剖轴不一致时，屈伸运动时残肢在接受腔内的非正常活动增加。传统小腿假肢的优点是：①两侧的小腿铰链稳固膝关节，负重能力较强；②对残肢的要求不高，假肢的适用范围较广；③价格低廉，易于维修，经久耐用。根据接受腔材料不同，传统小腿假肢可分为铝制小腿假肢、皮革制小腿假肢和木制小腿假肢等，适用于膝关节不稳定的患者、有关节病的患者、对负重极其敏感的患者，以及对残肢有非常大的负荷要求的患者（见图8-3-5）。

（3）髌韧带承重小腿假肢（PTB小腿假肢）：PTB小腿假肢也称为髌上环带式小腿假肢，是继传统小腿假肢后，最早用于小腿截肢后的全接触式小腿假肢。其悬吊功能主要依赖于髌上环带。接受腔的承重区域为髌韧带、胫骨内侧面、腓骨外侧面，以及前后室间隔。需要减荷的区域为胫骨嵴、胫骨结节、胫骨外侧凸、远端胫骨和腓骨头、腓神经、腘绳肌肌腱和髌骨。PTB小腿假肢的优点是：相对于传统小腿假肢，重量减轻，穿戴方便。缺点是髌上环带会加重膝关节过伸，而且对膝关节的稳定性较差。适用于各种部位的小腿截肢患者，但不适合膝关节过伸畸形或者膝关节有异常活动的患者（见图8-3-6）。

（4）包膝式小腿假肢（PTES小腿假肢）：

PTES小腿假肢的接受腔前壁延伸到髌骨上缘，包裹住髌骨，接受腔两侧亦延伸到股骨内外髁上缘，依靠髌骨上缘和股骨内外髁上缘悬吊假肢，残肢的承重方式与PTB小腿假肢一样。优点是悬吊性能好，包膝式的设计可以加强膝关节的稳定性和防止膝关节过伸，而且穿戴较PTB而言更为方便。缺点是屈膝90°时，接受腔前缘会支起裤子，影响外观，而从坐位到站立时，易夹裤子，引起尴尬。主要用于小腿短残肢，可根据患者年龄、活动要求的高低选配不同的假脚（见图8-3-7）。

（5）KBM小腿假肢：KBM小腿假肢也称为插楔式小腿假肢，特点是接受腔外侧缘高至股骨内外髁上方，内上壁有一可拆卸的楔形块，扣住内髁，以此悬吊假肢。优点是穿着外观较PTES小腿假肢美观；缺点是其包容面较PTES小腿假肢少，楔形块保管不方便，容易遗失。主要适用于小腿中残肢或残肢长于膝关节间隙下11cm的截肢患者（见图8-3-8）。

（6）带硅胶内衬套的小腿假肢：适用于中短部位的小腿截肢，尤其是残肢有骨突和瘢痕的截肢者。由于使用硅胶内衬套，改善了残肢与接受腔的接触条件，且硅胶受压易变形，具有良好的均压能力，使压力分布非常均匀，因而极大地提高了假肢穿戴的舒适性。

（7）全接触式（total surface bearing，TSB）小腿假肢：TSB小腿假肢是小腿假肢理想的类型，其主要特点是在专门的承重取型架上的残肢承重状态下进行取型，故其接受腔与残肢全表面接触、全面承重。全接触式小腿假肢的接受腔两侧面向上适当延伸，依靠股骨内外髁进行悬吊，适用于各部位的小腿截肢者。但是对接受腔的制作提出了更高的要求，以确保残肢的全面承重。

（8）髌韧带承重全接触式（PTK）小腿假肢：PTK小腿假肢也称为内外髁悬吊式小腿

假肢。PTK 小腿假肢的接受腔取石膏模型时，要用专门的压块紧紧地压住股骨内上髁。接受腔的内衬套做成类似 PTES 小腿假肢的整体包膝式。PTK 小腿假肢的接受腔形式与 KBM 小腿假肢类似，前壁向上延伸到髌骨上缘，但在髌骨处开槽；两侧壁向上延伸到股骨内上髁且有一定的弹性，在股骨内上髁上缘有一向内凸楔状突起，起悬吊作用。优点是：接受腔承重合理，悬吊功能较好，活塞运动较小，穿脱方便。缺点是：对残肢、制作水平、材料性能要求都较高。适用于各种部位的小腿截肢（图 13-4-7）。

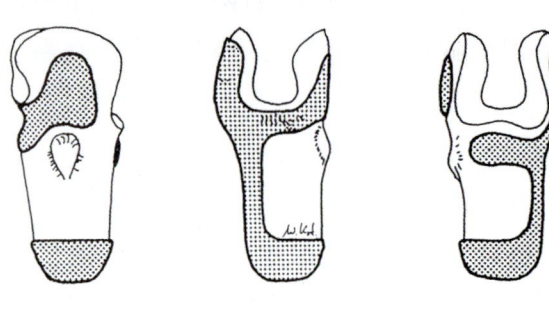

图 13-4-7　内外髁悬吊式小腿假肢接受腔

三、小腿假肢的使用训练

（一）单侧小腿截肢患者的穿脱训练

1. 穿戴假肢训练　残肢微屈位，在残肢上穿 1～2 层残肢袜，用来吸汗和调节残肢接受腔内的容积，亦可减少对残肢皮肤的摩擦。注意袜套不宜过紧，以免压迫残肢末端。再在内衬套外套上一层尼龙袜，用于保护内衬套和便于穿脱假肢。最后将上部多出的残肢袜套翻折下来，使膝上部整齐（图 13-4-8）。

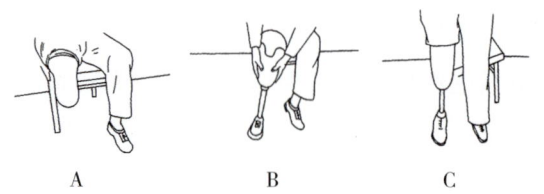

图 13-4-8　小腿假肢穿脱训练

A.患者取坐位穿上内衬套；B.残肢插入接受腔中；C.站立感觉接受腔穿戴是否正确

2. 脱假肢训练　要脱下假肢时，只要双手握住假肢向下拔出即可。

（二）小腿假肢的使用训练

1. 平衡杠内的站立训练

（1）站立平衡训练：患者保持正确的站立姿势，两脚之间保持 10cm 的距离，体重均匀地分布在双下肢上，可在健侧和截肢侧脚下分别放置 1 台体重测量仪以便于了解双腿的承重情况。为使重力线落到跖趾关节与足跟后缘的中央，站立时身体稍向前用力，不要让假肢的前缓冲器松弛。

（2）侧方重心转移训练：双足位置不变，截肢者将身体的重心反复地转移到假肢侧，同时应该保持身体平衡（图 13-4-9）。

（3）前后重心转移训练：截肢者双脚分开站在平行杠中间，双手握住平行杠。①健肢向前迈一步，挺胸抬头，躯干向前移动到假脚跟抬起为止，重心移到健肢；躯干向后移动到健肢脚尖抬起为止，重心移到假肢，实现重心的前后转移；②假肢向前迈一步，按前面的方法训练重心前后转移。在训练中要注意提醒患者挺胸抬头，两眼平视前方。

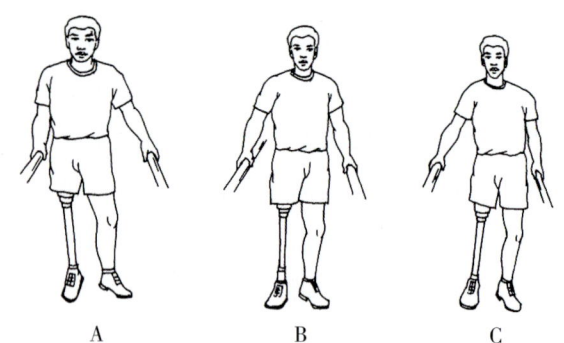

图 13-4-9　侧方重心转移训练

A.重心移向假肢侧；B.重心移回；C.重心移向健侧

（4）假肢单腿站立训练：练习时应使骨盆保持水平，假肢侧和健肢侧交替练习单侧肢体站立、平衡，假肢侧单独站立时间应能保持 3～5s。开始练习时双手扶平衡杠，逐步做到双手离开平衡杠训练（图 13-4-10）。

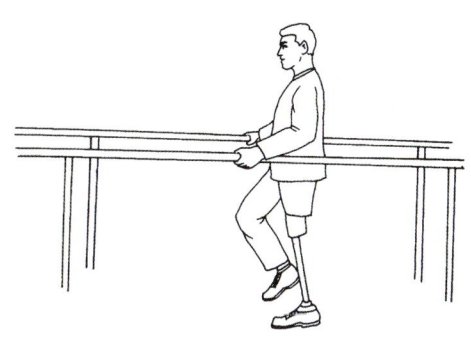

图 13-4-10　假肢单腿站立训练

（5）健肢迈步动作训练：患者手扶平衡杠，挺胸抬头，残肢侧保持不动，健侧脚迈出，脚跟着地后收回健侧脚，然后再向后呈足趾蹬地动作，步幅要求健侧脚尖在假肢后跟后15~20cm，两足内侧缘与行进方向一致，使健肢膝关节呈微屈状，身体略微向前倾，同时患肢膝关节伸直，足趾用力蹬地。

（6）假肢迈步动作训练：将假肢退后半步，使假肢负重。在假足趾触地时，将重心移向健肢，迈出假肢，使其足跟部落在健肢足尖前面，伸直膝关节，假肢负重。为使膝关节保持伸直位，臀大肌要用力收缩，防止膝关节屈曲。

（7）平衡杠内步行训练：双脚迈进时步幅节奏均匀、身体重心摆动对称，步宽控制在10cm以内，步长应尽量一致，原则上假肢侧步长可以稍短。为防止足跟着地时出现膝关节的突然屈曲，股四头肌要用力抗衡。

2. 平衡杠外的步行训练　与杠内训练相同，在使用静踝软跟SACH脚的情况下，应有后跟下陷的感觉。为了获得较好的步态，应逐渐缩小步宽，并注意行走时眼平视前方，挺胸收腹。当能够掌握好平地行走后，再进行上下阶梯训练、坡地步行训练、凹凸面步行训练。

3. 单侧小腿假肢的功能训练

（1）转身动作：一般以健肢侧为主要负重侧，将假肢向前内方迈出半步，再以假肢侧为负重侧，以健侧脚掌部为旋转中心转身，实现身体转体90°，然后重复上述动作再转体90°。

（2）坐位动作：使肢体靠近椅子，假脚放在健侧脚稍前位，并以健侧负重屈腿，同时身体稍向前倾，随之坐下。

（3）站立动作：两脚的位置与坐下时一样，身体略向前倾，同时健肢用力支撑地面站起。

（4）拾物动作：一般是先将假肢侧置于健侧前方，双侧膝屈曲将健侧背屈，并将体重主要放在健肢侧，随之弯腰拾物。

（5）上下台阶训练：上台阶时，健侧先上一层，假肢侧轻度外展迈上台阶，假肢侧负重时，健侧迈上台阶；下台阶时，假肢先下一层台阶，躯干稍向前弯曲，重心前移，接着健侧下台阶（图13-4-10）。

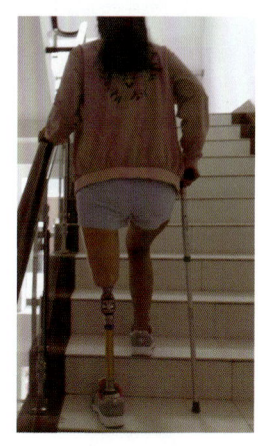 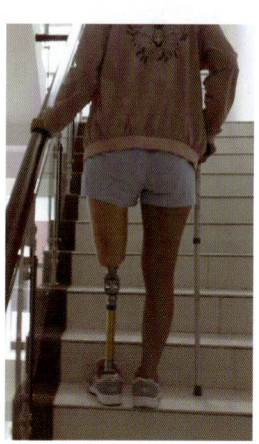

A　　　　　　　B

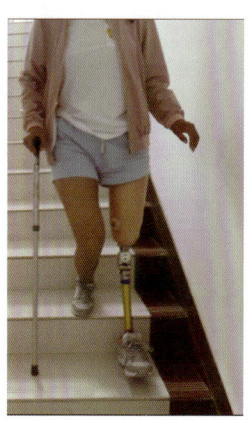 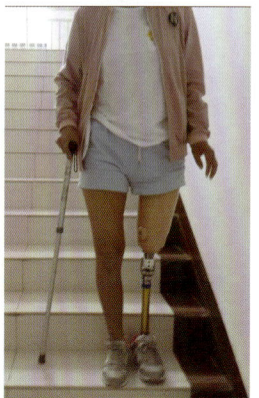

C　　　　　　　D

图 13-4-11　上下台阶训练

A. 健肢先上台阶；B. 假肢迈上台阶；C. 假肢先下台阶；D. 健肢再下到同一台阶

（6）上下坡道训练：①上坡道时，健肢迈出一大步，假肢向前跟一小步，身体稍向前倾。为了防止足尖触地，假肢膝关节屈曲角度要大一些，残端要用力压向接受腔后壁，防止膝关节突然屈曲。②下坡道时，假肢先迈一步，注意残端要后伸，以防假肢膝部突然屈曲。假肢迈步时步幅要小。迈出健肢时，假肢残端压向接受腔后方，健肢在尚未触地时，不能将上肢的重心从假肢移向前方（图13-4-12）。

（7）从地面起立动作：将健侧髋关节尽量屈曲，假肢略向前伸，髋关节也呈屈曲状，身体迅速前倾，同时上肢用力撑地，下肢健侧用力蹬地站起。

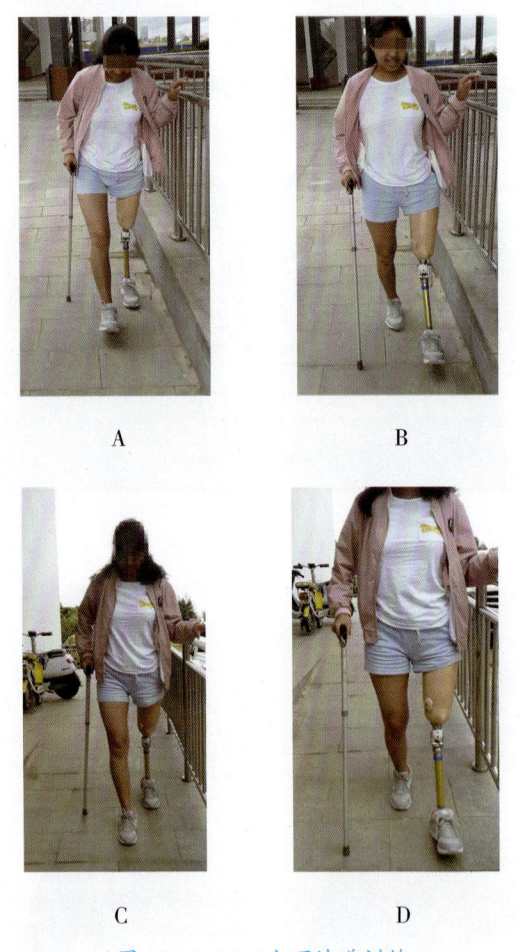

图13-4-16　上下坡道训练

A.健肢先上一步；B.假肢跟上一步；C.假肢向下迈一步；D.健肢跟着向下一步

（8）跨越障碍物训练：跨越障碍物分为横跨和前跨。①横跨：健肢靠近障碍物侧方，假肢负重，健肢越过障碍物后，健肢负重，残肢屈髋屈膝，假肢向前方抬高并跨过障碍物。②前跨：健肢靠近障碍物站立，假肢承重，健肢先跨越，然后健肢承重，身体充分前屈，假肢髋部后伸，再向前摆动跨过障碍物。

4. 双侧小腿截肢患者功能训练

（1）转身动作：先以一侧主要负重，另一侧提起，向前内迈出约半步，并将体重前移至该侧，再以开始为负重侧部位的脚掌部分为转动中心，身体向同侧转移后，移至对侧对称的位置，再转身90°；若向后转，则需同样再转90°。

（2）坐位动作：侧坐时，近椅侧手扶椅子，一侧臀部先坐下。正坐时，伤残者在椅子正前方，一侧假肢靠近椅子，另一侧假肢侧稍前些，屈体而坐起。

（3）起立动作：侧起，先一手扶着座位，身体略转向此侧，手脚同时用力支撑起立；正起，一侧靠近座位，另一侧稍前，身体略向前倾，双手自然扶膝或椅子，两腿用力支撑站立。

（4）拾物动作：两腿叉开，一前一后，膝微弯曲，弯腰拾物。

（5）上下阶梯：开始上阶梯时，可手扶扶手，身体前倾，一侧腿迈向阶梯并用力伸膝支撑，另一侧提起，迈向更高一层阶梯，注意同样用力伸膝支撑。下阶梯时应注意，当一侧假肢支撑时，膝关节要用力而缓慢地屈曲。

四、佩戴小腿假肢后的功能评定

下肢的功能主要是站立、行走、跑步和跳跃。良好的下肢假肢应穿着舒适，高度适宜，具有良好的承重受力方式，对线符合生物力学原理，无异常步态，且重量合适，外观良好。

（一）假肢接受腔的适合度评定

1. 接受腔大小是否合适　残肢应较容易穿到位，一般应以截肢者感觉到残肢末端已接触到接受腔的底部为准。

2. 接受腔上缘的高度是否适当 ①站立时截肢者无明显的局部不适和疼痛，特别是胫骨粗隆、腓骨小头应该没有不适和疼痛。②坐位时膝关节至少应能屈曲90°，接受腔后壁上缘不顶住肢体，残肢应无不适和疼痛，尤其是腘窝、内外侧腘绳肌腱部位无压痛。两侧膝部高度相近。③应用膝上环带悬吊的小腿假肢，其环带应处于松弛状态。

（二）悬吊功能检查

检查残肢在接受腔内有无活塞运动。行走时残肢在接受腔内的活塞运动应尽可能控制在最小范围。检查时检查者可以将拇指压在假肢接受腔的前上缘，要求截肢者反复地将全部体重放到假肢侧，然后再提起假肢；检查者用拇指感觉残肢在接受腔内的上下移动。要求是检查者不能感觉到有明显的移动。

（三）对线检查

检查时患者站立位，体重全部转移到假肢侧，从矢状面和冠状面检查假肢对线是否正确。①在矢状面和冠状面上：观察和询问截肢者，膝部有无被假肢向前和向后、向外和向内推动的现象和感觉，正常情况下应没有这种现象和感觉；②检查者在地面上转动假脚，假脚不易被转动；③用一张稍硬的纸，从假脚的内侧、外侧、后跟、前掌插入，要求不能插入。

（四）假肢的长度和假脚的检查

一般要求假肢与健肢等长，骨盆处于水平位。①站立位：检查者的双眼平视骨盆，双侧拇指触及截肢者双侧髂前上棘的位置，以其处于近水平位为准，相差一般不得超过1cm。相差过多常会引起腰痛，也会影响步态。②坐位：一般要求双膝关节应在同一高度，一般相差不超过0.1cm。

（五）步态检查

1. 步态检查的评定标准 检查时要求截肢者双眼平视前方，直线行走。检查者从截肢者的前方、后方、侧方进行检查：①截肢者步行中，残肢应该没有不适和疼痛，残肢在接受腔内没有明显的窜动。②膝部没有被向前、向后、向内侧、向外侧推动的感觉。观察膝部有无过屈、过伸、向内移动、向外移动现象。③双脚跟落地时的横向间距不大于10cm。④假脚尖向外旋转的角度与健侧对称。⑤假脚跟着地时，无假脚拍打地面现象，无假脚尖摆动现象。⑥假脚跟离地时，脚跟应该没有向内或向外摆动现象。⑦假肢支撑期躯干无明显向假肢侧的倾斜，双上肢自然摆动。⑧行走时没有明显的响声。

2. 异常步态的检查和分析 小腿假肢常见的异常步态多由假肢装配不良引起，常见的异常步态包括：①站立时膝向内侧靠：由假脚过度靠外引起；②站立时膝向外侧靠：由假脚过度靠内引起；③假脚跟过度提起：由假脚后跟太硬、假脚背曲不良等引起；④假脚跟过度着地：由假脚后跟太软、磨损等引起；⑤膝过屈：由假肢接受腔屈曲过大、假脚过度背伸等引起。

（六）假肢整体状况评定

对假肢部件及整体质量进行评定，目的是使患者能取得满意的、质量可靠的、代偿功能良好的假肢。膝下假肢终检评估见表13-4-1。

（七）假肢代偿功能评定

1. 步行能力

（1）6min步行能力测试：测试一般在室内进行，患者以自我感觉最舒适的速度在30m平路上来回行走6min，统计患者总步行距离，四舍五入精确到米。Lamoth等的研究让受试者以自我感觉最舒适的速度进行4次6MWT：①在体育馆沿着一个长方形(17m×21m)的路线行走6min；②受试者在执行上述任务的同时执行一项认知任务(在此研究中受试者被要求做减法运算)；③在室外的平坦路面上沿着方形路线(长260m)行走6min；④在室外不

表 13-4-1　膝下假肢终检评估表

姓名：	性别/年龄：	身高/体重：cm/kg	截肢部位：
假肢处方	假肢是否和处方一致？（如果不是，请注明）		☐
坐位时检查	患者是否可以很容易地穿上和脱下假肢？ 假肢的长度和假脚的长度是否正确？ 接受腔的近端修剪线是否正确？ 假肢悬吊是否满意？ 内后侧开窗是否太大或者太小？ 膝关节屈曲90°时，是否没有过多的软组织积聚在腘窝处而使患者感到不适？		☐ ☐ ☐ ☐ ☐ ☐
站位时检查	脚跟的中线站立时不超过15cm，患者是否感觉舒适？ 假肢的前后方/内外侧对线是否令人满意？ 假脚是否可以平放地面？ 假肢侧脚内外旋是否与健侧一致？		☐ ☐ ☐ ☐
步行时检查	患者是否可以很好地平地行走？ 标示出以下需要注意的步态偏差： 躯干倾向假肢侧　☐　　外展步态　☐ 划弧外展步态　☐　　提髋步态　☐ 内外侧晃动　☐　　假肢在足跟着地时旋转　☐ 其他　☐　　步幅不均匀　☐		☐
	假肢是否有噪音？ 足趾外旋是否和健侧相符？ 患者是否可以较好地走上下坡和上下楼梯？ 当患者提起假肢的时候，是否有活塞运动？		☐ ☐ ☐ ☐
脱下假肢时检查	在刚脱下假肢时，患者的残肢是否有擦伤、变色、过多的出汗？ 假肢承重是否分布在残肢的正确区域？		☐ ☐
患者满意度	患者对假肢的舒适度是否满意？ 患者对假肢的功能是否满意？ 患者对假肢的外观是否满意？		☐ ☐ ☐

平坦路面上沿着一个方形路线（长250m）行走6min。以上4次测试的顺序随机安排，每次测试后受试者可以充分休息。

（2）定距测试：选取室外包括各种路面（碎石子路、上下坡、草地、上下台阶、平路）组成的约1km复杂路面作为试验场地，模拟生活中的各种室外步行场景，用以反映截肢者回归社会、在室外独立活动的能力。要求受试者以自我感觉最舒适的速度在此场地上行走，重复进行2次，记录患者完成所需要的时间。

2. **步态分析**　步态分析是指通过观察、测量有关步态的资料，通过定量或定性的方法分析，在康复评定、训练与治疗的过程中，客观地评价人体步行功能。步态分析可以确定患者有无异常的步态出现，对穿戴假肢后的步态进行评定，提供准确、具有临床价值的步态评价，然后再根据结果对假肢做出调整。步态分析的定量方法比定性方法更为客观，但需要配备专业设备，包括高速摄像机的运动捕捉系统、测力平台等。

3. 生物力学评价 用于假肢评价的生物力学研究方法主要有接受腔、残值界面应力测试，计算机辅助设计和有限元分析，将这三者结合起来，可以评价假肢接受腔设计的合理性，这将直接决定假肢使用的舒适性和方便性。也可用来研究测试足底压力 (plantar pressure) 和地面反作用力 (ground reaction force)。这两个参数能反映人体腿和足的结构、功能及整个身体姿势控制等信息。

4. 能量消耗 测量患者在穿戴假肢步行时能量的消耗情况。在同等距离、相同步速情况下，能量消耗越多，说明假肢的实用性能越差。能量消耗的测量主要是利用流速传感器和代谢分析仪，结合运动心电图等全面测试患者的各项生理指标。但是单纯用能量消耗反映截肢者的步行能力不够客观，因为假肢的部件、种类和对线，以及患者自身情况都会对患者步行时的能量消耗产生影响。

5. 平衡功能 平衡功能一般分为静态平衡和动态平衡。常用的检测方法主要是观察法、量表法和仪器评定法。Berg平衡量表是目前常用的量表之一，可以评价在不同情况下患者保持平衡的能力，是判断平衡失调的常用量表。静态平衡能力测试要求受试者取立位，睁眼，双脚静止站立在足底压力跑台上，分别记录3次患者静态站立的情况。每次持续10s单侧腿站立测试 (timed one-leg balance test) 主要评价患者在没有辅助具帮助的情况下平衡状态的持续时间。方法是让受试者在睁眼状态下双腿站立，测试者从3倒数到1时发出指令，受试者抬起患肢，用健肢单腿站立，当患肢接触地面或受试者保持平衡达30s时测试结束，记录单腿站立时间，测3次；换用患肢站立，再次进行测试。功能性前伸测试主要测量患者垂直位置与伸手所能达到的最靠前位置的距离，可以用来评估虚弱患者的跌倒危险程度。

对小腿截肢者假肢辅助下行走能力的评价方法很多，每种方法各有侧重。为了更好地评价小腿截肢者的行走能力，应当根据实际需要，同时采用多种方法，从而得到更为客观的评价结果，为康复治疗计划的制订、阶段性治疗效果的评价、假肢部件的选择和评价安装假肢之后的效果提供更有价值的参考。

（八）日常生活活动能力和社会参与能力的评定

1. SF-36健康调查简表。
2. Barthel指数。
3. 截肢者生存质量及疗效评定量表：Trinity截肢和假肢体验量表 (Trinity amputation and prosthesis experience scale, TAPES)。
4. 截肢者身体意象评估表 (amputee body Image scale, ABIS)。

（刘 巍）

第五节　膝离断假肢

膝离断假肢适用于膝关节离断、股骨髁上截肢（膝关节间隙之上8cm以内）和小腿极短残肢（膝关节间隙之下5cm以内）的截肢者。

膝关节离断是理想的关节离断术，膝关节离断残肢提供了极好的残端负重，就像"站在"接受腔软衬套中一样（图13-5-1），而非坐骨结节承重。股骨髁的膨隆有助于残肢悬吊，残肢长对假肢的控制能力强，当残肢末端负重时，承重线接近重力线，不会造成腰椎前突增大。站立和行走时，其作用力直接传递到地面，容易获得假肢膝关节的稳定，对假肢控制有利。

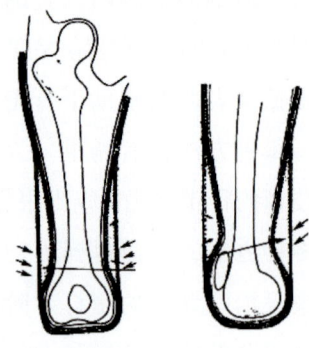

图 13-5-1 膝关节离断残肢受力方式

一、膝关节离断后的主要功能障碍

膝关节离断和股骨髁上截肢后由于失去膝关节，功能障碍程度更高。佩戴假肢的康复训练相比小腿假肢训练时间更长，假肢的代偿功能、行走的安全性和步态相比小腿假肢相差明显，能量消耗比小腿假肢多一倍。双侧膝离断将造成更加严重的残障。与单侧膝关节离断的假肢安装和佩戴训练完全不同，它需要从安装短桩临时假肢开始训练，经过训练最终过渡到正式假肢的穿戴和训练，能量消耗相比正常人要多一倍以上。穿戴正式假肢的身高相比截肢前要矮5cm左右，以保证行走的安全性并降低能量消耗。多适用于户外的短距离活动，上下斜坡和楼梯需要借助手杖辅助，通常室内和长距离活动多需借助轮椅代步。

二、膝离断假肢的结构与应用

膝离断假肢（knee disarticulation prosthesis）由假脚、踝关节、小腿部、膝关节和接受腔构成。和小腿假肢的不同之处主要为膝关节和接受腔的差异。

（一）接受腔

传统的膝部假肢接受腔由皮革（铝合金）制成，前开口系带子，膝关节为侧方铰链式，上部通过金属支条连接在皮质（铝合金）接受腔上，下部和小腿部分连接，该假肢重，外观差，但是悬吊稳定性好。现代膝离断假肢接受腔分内、外两层，内层是由聚乙烯微孔海绵板模塑而成，可以使残肢末端完全承担体重，外层接受腔由丙烯酸树脂或聚丙烯板材抽真空成形制成（图13-5-2，图13-5-3）。

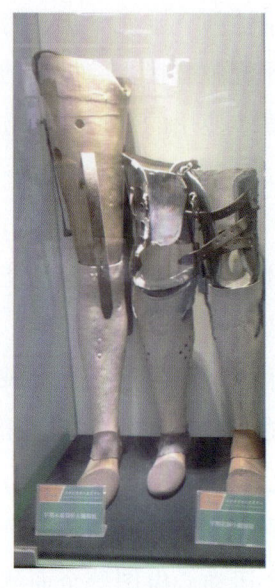

图 13-5-2 传统膝离断假肢接受腔

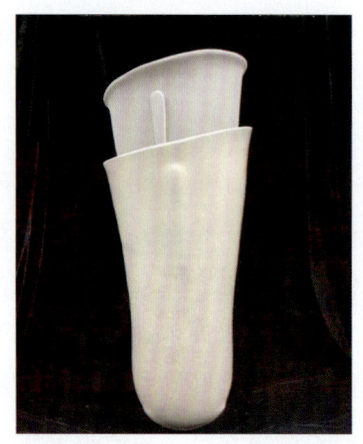

图 13-5-3 现代膝离断假肢接受腔

（二）膝关节

膝离断假关节是一种专用的多连杆膝关节，将接受腔下面用来附着它们的空间减到最小。屈曲时，它们还能在假肢的接受腔下方折叠，坐位时保证双侧膝部外侧一致，外形比较逼真。

膝离断假关节内装有不同的伸展辅助装置，用来辅助膝关节伸直，使迈步更轻快。助伸装置一般采用普通机械助伸（弹簧）、气压助伸、液压助伸三种形式（图13-5-4~图13-5-6）。

第十三章 下肢假肢

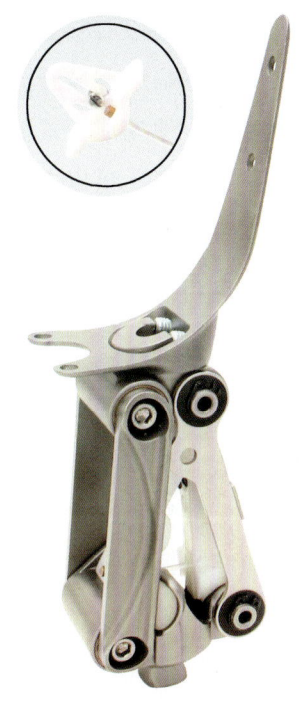

图 13-5-4 弹簧助伸式膝离断关节

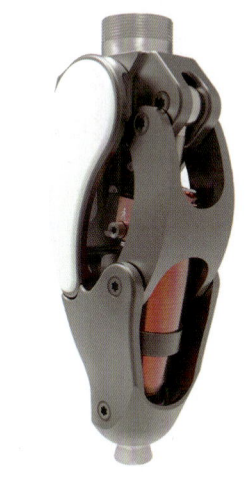

图 13-5-5 气压助伸式膝离断关节

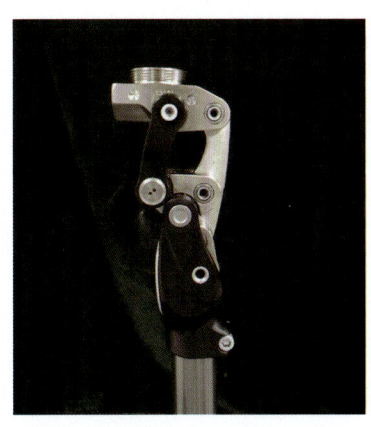

图 13-5-6 液压助伸式膝离断关节

（三）假肢的应用

膝离断假肢包括传统膝离断假肢和现代膝离断假肢。

1. 传统膝离断假肢 通过大腿部的皮带悬吊，尽管悬吊可靠，但外观差，现已很少使用。

2. 现代膝离断假肢 假肢膝关节多采用四连杆膝关节，也可选择液压或气压膝关节。脚板可选择SACH脚、动踝脚，也可选择万向脚和各种储能脚。现代膝离断假肢采用末端承重，稳定性好，假肢控制能力强，外观较好，患者可以轻松获得较好的行走能力和步态（图13-5-7）。

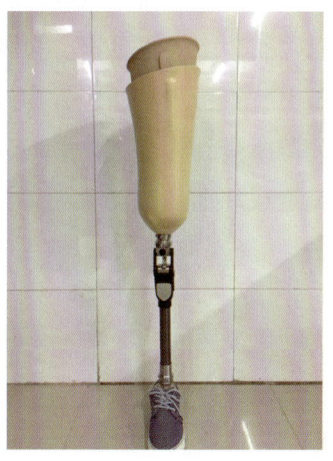

图 13-5-7 现代膝离断假肢

三、膝离断假肢的使用训练

参照本章大腿假肢使用训练方法。

四、佩戴膝离断假肢后的功能评定

参照本章佩戴大腿假肢后的功能评定。

（刘德明）

第六节 大腿假肢

大腿假肢（transfemoral prosthesis）即用于大腿截肢的假肢，适用于从坐骨结节下10cm至膝关节间隙上8cm范围内的截肢者。由于丧失了正常膝关节，大腿截肢后功能丧失较多，但装配上合适的假肢后，经过系统的使用训练，

303

截肢者完全能以较好的步态步行。如果装配高性能的假肢，不但能骑自行车，而且能跑步和参加适当的体育运动。

一、大腿截肢后的主要功能障碍

残肢的长短对髋关节的功能有很大的影响。残肢越短，髋关节越容易产生外展、外旋和屈曲挛缩，其原因：一是由于对髋关节外展起主要作用的臀中肌、臀小肌被保留下来，而其内收肌群在中部被切断，导致肌力明显降低；二是起内旋作用的阔筋膜张肌和股薄肌被切断，而外旋肌群得以保留；三是起伸展作用的大腿后肌群也被切断，与完整保留的髂腰肌之间在屈伸肌力上失去平衡。另外，大腿截肢后，由于下肢重量显著减轻，在站立位和仰卧位时髋关节所受到的使其伸展的动力大大减少，这也是造成屈曲挛缩的重要因素（图13-6-1）。

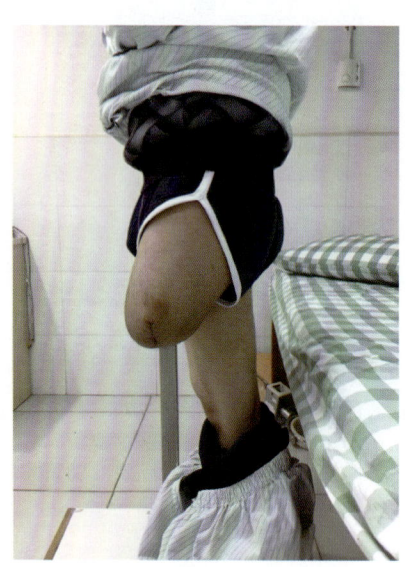

图13-6-1　大腿残肢屈曲挛缩畸形

因为患者丧失了膝关节，所以穿戴假肢的康复训练就更加困难，需要花费的时间更长。假肢的代偿功能要比小腿假肢差很多，行走的安全性和步态也差很多，行走时的能量消耗比小腿假肢要多近一倍，对日常生活活动能力产生极大影响。双大腿截肢将造成更加严重的残障，与单侧大腿截肢的假肢安装与佩戴完全不同，它需要从穿短桩临时假肢开始，经过刻苦的训练才能一步一步地完成正式假肢的穿戴，消耗的能量比正常人多一倍以上；代偿功能也很差，只适合于室内及户外的短距离活动，通常需要手杖辅助行走，假肢的使用率较低，大部分需要轮椅代步。

二、大腿假肢的结构与应用

大腿假肢由假脚、踝关节、连接部件、膝关节、接受腔、悬吊装置等几部分组成。

（一）大腿假肢接受腔的选择

接受腔是假肢上用于包容残肢、承担体重、悬吊假肢、控制假肢运动，连接残肢与假肢的腔体部件。作为人体残肢与假肢间的衔接部位，接受腔应该具有良好的承重功能，站立、步行和其他运动中不会引起疼痛；有良好的悬吊假肢功能，当抬起残肢时假肢与残肢间不允许有明显的上下移动，以免引起皮肤损伤；要求残肢对假肢有良好的控制能力，让截肢者感觉有良好的一体感。随着人们对假肢穿戴舒适性要求的提高，接受腔出现了很多形式，常用的接受腔有：

1. 传统插入式接受腔　接受腔为圆锥形插入式，需用腰带悬吊，已基本被淘汰，只为少数有特殊需求的患者制作。

2. 四边形全接触式接受腔　这是一种较早并广泛推广的吸着式，采用全面接触的四边形接受腔，坐骨结节承重。

3. ISNY大腿假肢　ISNY大腿假肢又称硬框式软接受腔，是在四边形接受腔的基础上发展起来的。随着CAT/CAM大腿接受腔的推广，CAT/CAM型ISNY接受腔也开始被采用。国际上将这种CAT/CAM型与ISNY框架结构结合起来的接受腔，统称为IRC接受腔。

4. CAT/CAM大腿假肢　CAT/CAM大腿

假肢又称为"坐骨包容式接受腔""内外径（M-L）狭窄式接受腔"。从口型特点来看，这是一种纵向椭圆形接受腔。优点是穿戴更为舒适，比较容易控制，尤其适合老年及有循环障碍的截肢者使用。

5. **MAS接受腔** MAS接受腔是近几年新出的一种接受腔，与传统的坐骨包容接受腔口型圈边缘线相比降低了内侧的高度，可避免压迫坐骨支，同时在坐骨下方，接受腔后壁的压力为臀肌肌群提供了良好的支撑，后侧边缘线高度降低至臀沟处，臀大肌得到释放。这样有利于改善假肢外观和提高坐位舒适性（图13-6-2）。

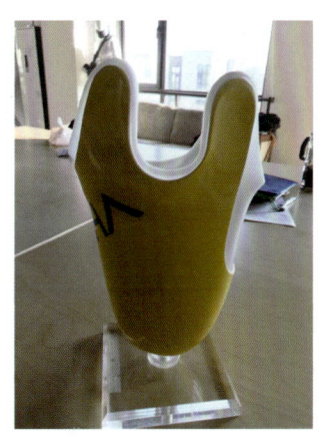

图13-6-2　MAS接受腔

（二）大腿假肢膝关节种类的选择

作为下肢假肢的主要功能部件之一，假肢的膝关节可以帮助人体实现站立的支撑和行走时的灵活与美观。理想的假肢膝关节应能保证患者在支撑期（从足跟触地到足趾离地期间）的稳定性和摆动期（从足趾离地到足跟触地的期间）的灵活性，自然地完成行走，并使患者具有良好的步态。常用的假肢膝关节有：

1. **单轴膝关节** 单轴膝关节是有指单个回转轴的假肢膝关节。比较适合活动量大，且对残肢控制力良好的年轻长残肢患者。

2. **承重自锁膝关节** 承重自锁膝关节是利用体重施加压力在膝轴上产生阻力而制动的。适用于不喜欢使用带锁膝关节的功能等级中等或较低的截肢者。

3. **几何锁控制膝关节** 几何锁控即为力线封锁，是传统中最常用的保证膝关节在支撑期保持稳定的方法。根据截肢者活动程度和对膝关节的控制能力的不同，对力线偏移调整的要求也各不相同（图13-6-3）。

4. **流体控制膝关节** 是指在单轴或者多轴结构设计的基础上，附加液压或气压阻尼控制的膝关节。适合于活动性强，特别需要动态性强的摆动期控制功能的截肢者；也适用于对功能性要求中等的大腿截肢者和肌肉功能强壮的髋关节离断截肢者（图13-6-4）。

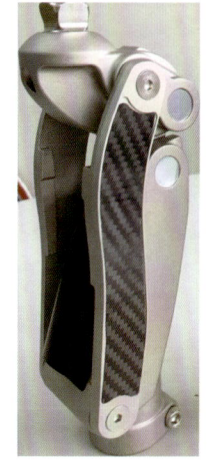 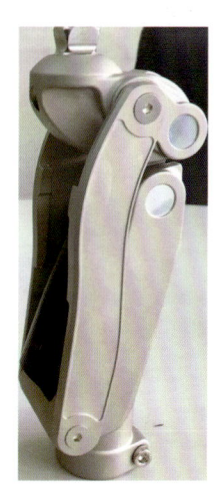

图13-6-3　几何锁控制膝关节

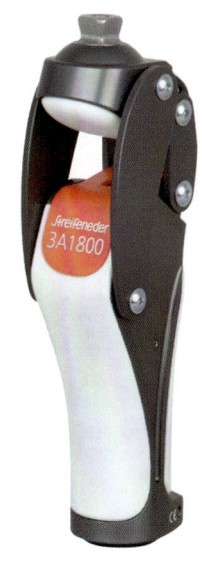

图13-6-4　流体控制膝关节

5. 智能膝关节 目前市场上比较流行的智能膝关节主要是智能仿生电脑腿，其在液压单轴膝关节的基础上加入精密陀螺仪技术、加速度计技术、角度传感器、智能微处理器等电子元件，确保在任何情况下都极致安全。可以轻松实现以下功能：交替上下楼梯、跨越障碍物、自由向后行走功能、自由支撑功能、坐下模式；有5种独立行动模式，可以选择汽车、滑雪等模式；防溅水功能等（图13-6-5）。

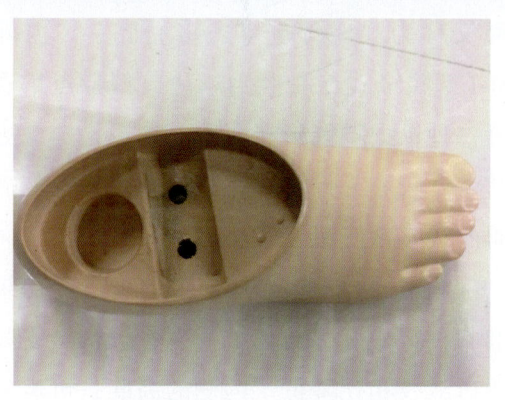

图 13-6-6 单轴动踝脚

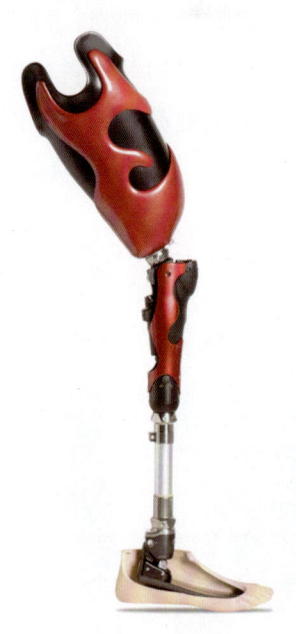

图 13-6-5 智能膝关节

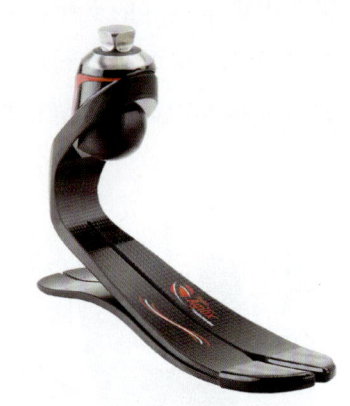

图 13-6-7 储能脚

（三）大腿假肢脚板及踝关节种类的选择

1. 脚板的种类

（1）SACH脚：SACH脚为定踝软跟脚。适用于小腿假肢患者、在平地上行走或者家庭生活环境比较简单的大腿假肢患者。

（2）单轴脚：单轴脚需要与之配套的单轴动踝关节一起实现跖屈和背曲运动。可使假脚适应不同截肢者的需要（图13-6-6）。

（3）储能脚：是SACH脚的变种，属于固定踝类的假脚，能在步行的支撑中期储能，支撑后期释能，形成一个推动人体向前的助力，从而可以部分地代偿截肢者所失去的小腿三头肌向后蹬的肌力（图13-6-7）。

2. 踝关节的种类

（1）固定踝：固定踝亦称静踝、硬踝，即不设踝关节。主要与SACH脚组合使用。

（2）万向踝关节：单轴踝关节由于无法实现内、外翻和水平面的旋转运动，万向踝关节的出现能够减少假肢在侧向和水平面上的受力，适合于截肢者在不平路面上的行走。缺点是结构复杂、维修需求高、价格较贵，而且重量较大（图13-6-8）。

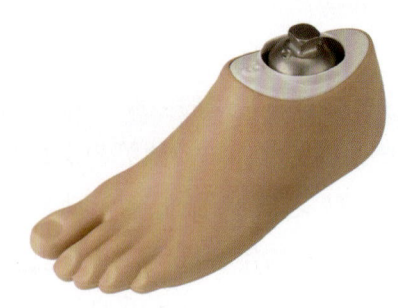

图 13-6-8 万向踝关节

（四）连接部件

连接部件是指残肢接受腔与关节、关节与假脚之间的连接部件。这种连接部件分为两类。

1. 壳体连接 由壳体承担假肢外力，壳的外形制成肢体外形。这种假肢称为壳式假肢，特点是重量轻，不怕湿水。缺点是不易调节对线（图 13-6-9）。

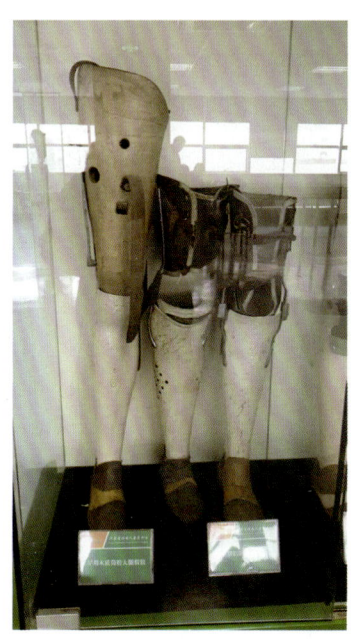

图 13-6-9 壳式假肢

2. 管连接 由铝合金管、钛合金管或碳素纤维增强管连接假肢部件，承担假肢外力。管的外层包覆泡沫塑料等软材料制成的腿型，其外再套有肤色的尼龙袜。这类假肢称为骨骼式假肢。优点是：假肢外观好，使用中假肢不易磨破裤子，易于调整对线，便于系列化、标准化的工业生产，也便于装配。缺点是重量较重（图 13-6-10）。

（五）悬吊装置

大腿假肢的悬吊方式取决于残肢的条件。

1. 吸着式悬吊 是目前采用的主要悬吊方式。在接受腔底部安装阀门，当残肢承重，向下挤压时，排出底部空气。当提起残端时，底部出现负压，使假肢吸着在残肢上，假肢不再需要专门的悬吊装置（图 13-6-11）。

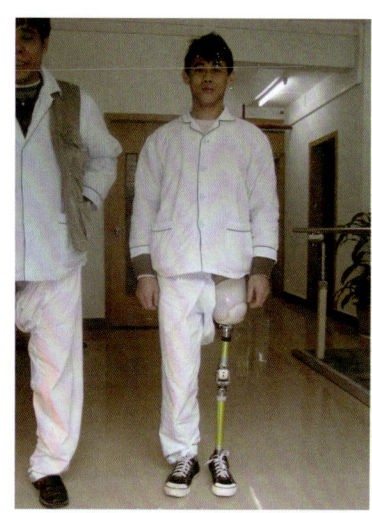

图 13-6-10 骨骼式假肢

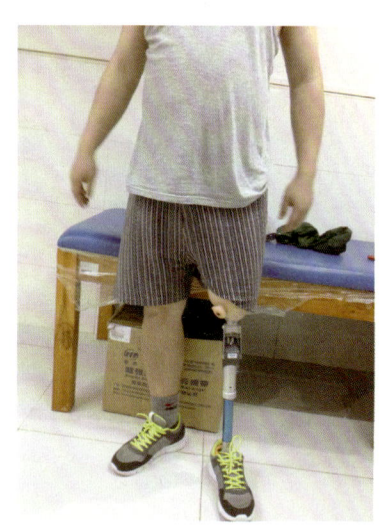

图 13-6-11 吸着式悬吊方式

2. 传统腰带 由牛皮制作，腰带附着在接受腔大转子外侧、后面和对侧髂嵴上。用于残肢太短，残肢体积小，吸着负压不足以悬吊假肢的截肢者。缺点是清洗不方便，腰带束得太紧会引起不适（图 13-6-12）。

3. 硅胶套悬吊 将残肢穿上底部带金属销的硅胶套，穿进底部装上硅胶套专用锁具的接受腔内，实现假肢悬吊。硅胶套锁具悬吊是一种舒适的悬吊方式。残肢与硅胶套全面接触，压力分散好，穿戴方便，特别适合于瘢痕增生明显、耐压力差和残肢不规整的患者。由于装配硅胶套锁具需要 7cm 以上的空间，所以长残肢患者使用会影响美观（图 13-6-13）。

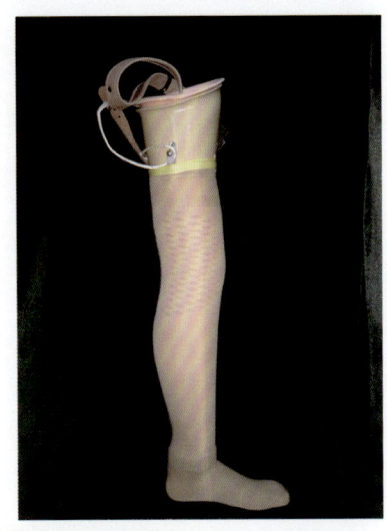

图 13-6-12　腰带式悬吊方式

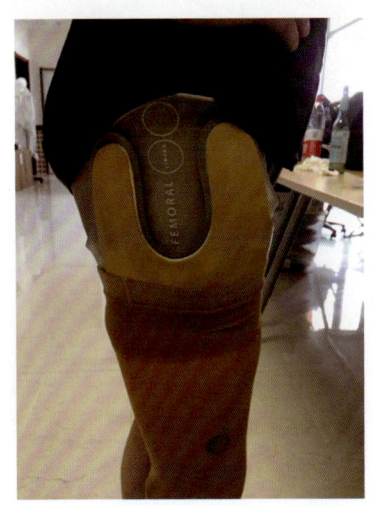

图 13-6-13　硅胶套锁具式悬吊方式

（六）大腿假肢的应用

根据患者年龄、残肢长度、有无关节功能障碍、活动水平等情况来选择大腿假肢膝关节和脚板。

1. 理想残肢　各种膝关节都可选用，各种假脚也都可选用。

2. 短残肢合并有髋关节屈曲畸形、伸髋无力者，特别是老年人，应注意选择稳定性好的膝关节，如多连杆关节，必要时可选择带锁的膝关节。

3. 活动水平高，活动量大的中青年患者，可选用活动度较高的膝关节，如单轴膝关节，

也可选用步行跟随性好的高级膝关节，如液压或气压膝关节，以及智能膝关节。假脚可选功能活动好的假脚，如碳纤储能脚。

三、大腿假肢的使用训练

（一）穿脱假肢

1. 截肢者坐在椅子上（或站着），将易拉宝（假肢专用套）套在残肢上（图 13-6-14）。

2. 将残肢插入接受腔内。

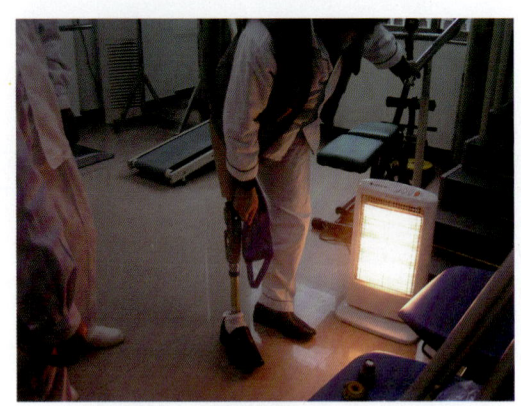

图 13-6-14　大腿截肢者穿假肢训练

3. 站起来，将假肢伸直，一手往外、往下拉出包布。

4. 将包布全部拉出后，可适当调节一下残肢皮肤在接受腔上缘周围的紧张度，然后装上负压阀门。

5. 脱假肢时应采取坐位先将负压阀门取下，双手握住接受腔边缘，用力将假肢向下脱出即可。

（二）平衡杠内的站立平衡

患者采取站立位。依次按以下步骤进行训练：

1. 将身体重心从健侧移至患侧，再从患侧移至健侧。

2. 交替屈膝，熟练掌握残肢带动假肢膝关节做屈、伸动作。

3. 前后踩脚，熟练掌握残肢带动假肢做迈步练习。

4. 侧向移动等项训练，训练中注意不要低头，眼睛平视前方，肩端平，腰挺直。

(三）平行杠内的步行训练

双脚间隔保持10cm左右。

1. 假肢的迈步训练 体会用力屈曲残肢使假肢小腿摆出和膝关节伸展时的感觉。①将假肢后退一步，使假肢承重；②在假肢脚尖接触地面的状态下，将体重移向健肢侧；③向前迈出假肢，使其足跟落在健肢脚尖前方；④为使膝关节保持伸展位，臀大肌要用力防止膝猝屈。

2. 健肢的迈出训练 健肢的迈出训练的重点是通过大幅度地迈出健肢来伸展残肢的髋关节，并掌握假肢后蹬时的感觉。①将健肢后退一步，使其完全承重；②将体重移至假肢侧，挺直腰迈出健肢，并尽量使迈出距离大些；③提起假肢后跟，使脚尖部位承重，弯曲膝关节。

3. 交替迈步行走训练 完成上述1、2项训练后，便在平行杠内做步行训练，注意健肢迈出的步长不要小、腰身要挺直，残肢要向正前方摆出。再者，在假肢支撑相，要使骨盆在假肢上方水平移动；如果能保持骨盆水平，上身就不会向假肢侧倾斜。为此，应尽量减小步行时的步宽。练习转换方向时，可指导患者将体重处于身后的假肢足趾部，以这一位置为支点做180°旋转。另外，还可以双脚后跟为轴旋转（图13-6-15）。

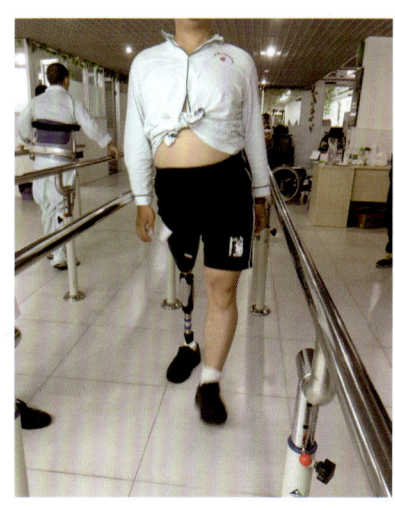

图13-6-15　单侧大腿假肢者平行杠内步行训练

（四）平衡杠外的步行训练

到平衡杠外训练时期，主要是为了进一步改善步行能力，并体会为获得更顺畅步态所需的控制技巧。单侧下肢截肢时，依靠拐杖等支撑物步行是造成不良步态的主要原因。因此，除高龄者外，其余一律必须在没有任何支撑的情况下进行训练。训练方法包括以脚尖部做回旋运动、恢复各种平衡的训练、骨盆抬高运动、膝部屈伸运动等（图13-6-16）。

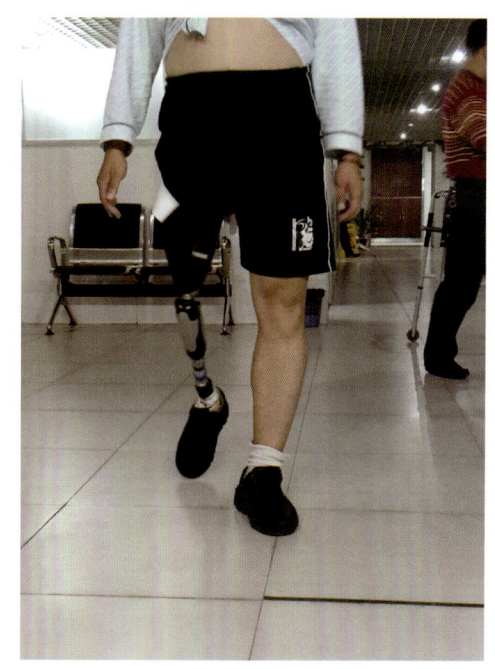

图13-6-16　单侧大腿假肢者平衡杠外步行训练

四、佩戴大腿假肢后的功能评定

下肢假肢装配完成后，需要对假肢进行功能评定。通常由康复医师、作业治疗师、物理治疗师和假肢制作师对假肢功能、适配和舒适等方面进行适合性检查。适合性检查分为初检和终检。初检是初步完成假肢装配、试样和调整后的检查。终检是假肢全部制作完成后，在正式交付患者使用前进行的检验。只有终检合格的假肢才能允许交付患者正式使用。

下肢假肢的合适性检查要求患者正确地穿戴好假肢，从站立位、坐位和步行三方面进行适合性检查，并在穿用一段时间后，脱下假肢，分别检查残肢和假肢。

1. **站立位的检查** 两脚跟中心的间隔保持10~15cm，双下肢均等承受体重。主要检查适合性和对线（图13-6-17）。

（1）患者穿上假肢后有无不适感（如有不适感，问明部位、程度）。

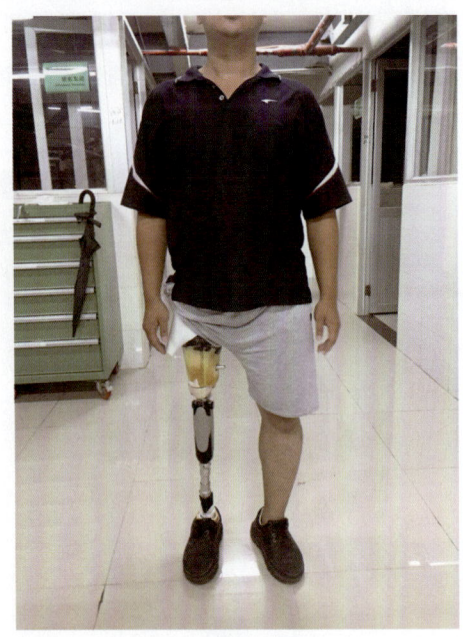

图13-6-17 站立位检查

（2）检查残肢是否完全收入接受腔内，长收肌腱是否充分容纳在接受腔的沟槽内，患者是否感受到接受腔的过度压迫（要弄清残肢是否正确容纳在接受腔内），假肢侧单腿支撑时，检查接受腔与残肢的适配情况。

（3）坐骨结节是否恰好坐于接受腔的坐骨支撑面上。

（4）假肢的长度是否正确。允许假肢比健侧短1cm以内（观察双侧髂前上棘的高度是否相等，有无腰椎侧弯）。

（5）检查假肢前、后方向的稳定性，内、外侧方向的稳定性。

（6）在垂直方向上会阴部有无压迫感，使患肢交叉在健肢前，试以承受体重。

（7）内外侧的对线：足底的外侧、内侧与地面有无间隙；接受腔上缘的内侧或者外侧有无缝隙或者压迫感。

（8）前后对线：有无打软腿的感觉，承重时膝关节是否稳定；这时患者不使残肢向后用力推压接受腔是否可保持大腿假肢的稳定；跟部和足趾有无提离地面现象；前后方向的对线是否正确；膝关节有无不稳定感，膝关节有无伸展过度的现象。

（9）假脚：鞋跟高度是否与假脚一致；假脚方向是否与健侧相对称；足跟部硬度是否合适；假脚与鞋的配合状态如何。

（10）假肢的悬吊检查：假腿抬离地面时有无明显的活塞运动，残肢和接受腔之间的活塞运动是否控制在最小程度内；吸着式接受腔阀门的位置是否在纳入残肢时便于用袜套引拉，或消除负压时用手是否容易触到（阀门位置应在残肢远端、前内侧）。

（11）接受腔前侧、后壁的高度是否适当。

（12）假腿的形状、颜色是否与健侧近似。

2. **坐位的检查**

（1）在截肢者要坐下时，接受腔是否有脱出现象，接受腔前壁上缘有无压迫，内侧对耻骨有无压迫。

（2）患者坐位弯下腰尝试用手摸鞋，臀部下方松弛时是否与接受腔适合不良，是否有后壁过厚、前壁抵住髂骨等情况。

（3）患者坐在椅子上时，小腿部分是否垂直（小腿部与地面垂直，脚底放平），假脚方向是否与健侧相对称，假脚是否翘起，有无内外翻现象，膝关节是否能至少屈曲90°。

（4）患者由坐位站起时膝、踝等机械关节是否转动自如；由地面提起假腿时，辅助伸展装置是否妨碍膝关节完全屈曲。

（5）由坐位站立时是否出现不愉快的空气音（特别要注意检查前壁、侧壁是否松弛）（图13-6-18）。

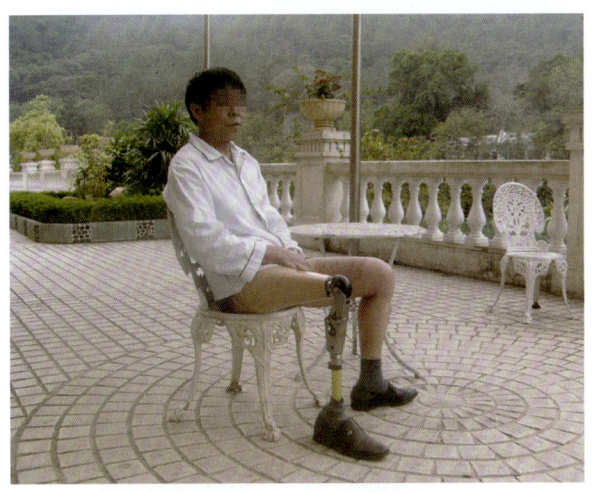

图 13-6-18　坐位检查

3. 行走时的检查

（1）一般检查：截肢者双眼平视前方，直线行走，从前后及侧面观察截肢者步行，特别应注意足底着地状态、膝关节的动作和左右侧步频。要检查在平地上行走的步态是否满意。如有明显的步态异常，要做记录，找出原因，然后改进。

（2）异常步态检查和分析：步行中出现异常步态的影响因素很多，可分为两个方面：①截肢者自身因素，如害怕摔倒、对假肢功能不信任等；髋关节和残肢有异常，如髋关节屈曲或外展挛缩、外展肌肌力弱和残肢痛等；膝关节屈曲挛缩，股四头肌肌力弱等。②假肢的因素，如接受腔不适配，对线角度差，关节、脚板结构和功能不合适。应针对具体原因具体处理。

（3）步行能力检查：①单侧大腿截肢者能独立行走 1h 左右，步态基本正常，能独立完成上下斜坡、上下楼梯和跨越障碍物；②一侧小腿、另一侧大腿截肢者行走能力较差，基本能独立在平地上行走，可能需要借助手杖或扶手完成上下楼梯、上下斜坡和跨越障碍物；③双侧大腿截肢的行走能力最差，可借助手杖完成平地行走，必须同时借助扶手和手杖完成上下楼梯、上下斜坡和跨越障碍物（图 13-6-19）。

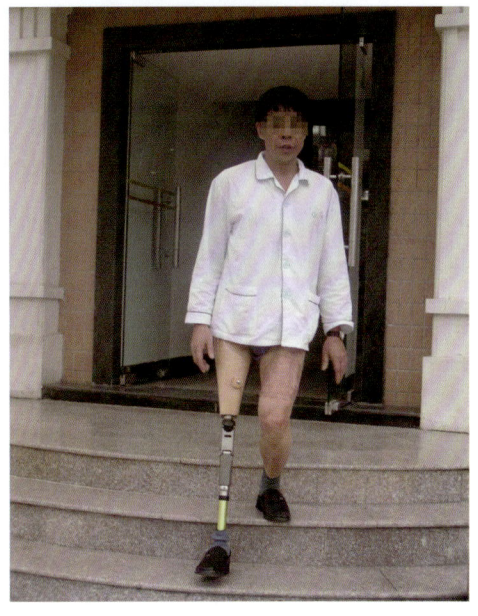

图 13-6-19　步行能力检查

4. 假肢使用后的检查　穿戴假肢站立、行走一段时间后，脱去假肢，检查残肢和假肢。

（1）残肢的检查：①检查残肢皮肤有无变红和损伤，重点检查残肢侧坐骨结节、会阴、内收肌腱、腹股沟、残肢末端外侧部位。皮肤变红，应在 10min 内消失。②检查残肢末端软组织有无因静脉、淋巴回流障碍引起的淋巴淤滞现象。

（2）假肢的检查：①接受腔内表面平整、光滑，上缘曲线、边缘修整圆滑；②膝、踝、假脚部位的连接可靠、螺丝上胶且无松动；③带膝关节锁的假肢，要求开锁、闭锁容易，锁住时膝关节有良好的稳定性。

（刘德明）

第七节　髋离断假肢

髋部假肢是用于半骨盆切除、髋关节离断及大腿残肢极短（大转子近端）截肢的假肢。传统式髋部假肢采用铝板制或皮革制接受腔，装有外侧铰链式髋关节，依靠骨盆带和肩吊带进行悬吊，十分笨重，功能也差。特别是对于半骨盆切除者，假肢的制作难度较大。1954

年加拿大多伦多市开发了一种加拿大式髋离断假肢，并很快推广，至今仍得到普遍采用。其特点是，将髋关节的位置移到前下方，髋、膝、踝三关节都处于活动状态，而且装有伸膝辅助和屈髋限制装置，使步态大为改善。另外，加拿大式髋离断假肢全接触式接受腔采用坐骨结节承重和两侧髂嵴、坐骨结节三点固定，提高了接受腔的稳定性，也减少了活塞运动。近年来，随着骨骼结构下肢假肢的推广，多种用于骨骼式髋部假肢的髋关节被开发出来，加拿大式髋部假肢也由原来的外壳式演变为现在的骨骼式结构。

一、髋关节离断后的主要功能障碍

由于全部下肢的缺如，下肢功能完全丧失，假肢的悬吊和稳定性明显比大腿假肢差，行走的安全性和步态也明显差于大腿假肢，因此要恢复患者的站立和行走功能极为困难，假肢的装配和训练也很困难。单侧髋关节离断、身体条件好、假肢适配性好的患者，能实现平地独立行走，适合于室内和户外短距离活动，通常需要手杖辅助行走。在穿戴假肢康复训练中的难点是训练假肢侧迈步，避免出现划弧步态。假肢侧长度要比健侧短2cm左右，年级较大患者，佩戴髋离断假肢较为困难。大部分患者长时间户外活动时仍选用轮椅代步。

二、髋离断假肢的结构与应用

髋关节离断和经骨盆截肢者多选用加拿大式内骨骼髋离断假肢，该假肢由接受腔、髋关节、大腿部、膝关节、小腿部和假脚等组件构成。

1. 接受腔的选择 假肢接受腔在站立期承重部位主要是依靠坐骨结节，另外对残肢软组织的适当包容、压缩，也能使其承受一部分体重，通过骨盆两侧髂嵴进行悬吊。接受腔材料选用软硬树脂结合和高温热塑板材两种形式，现阶段考虑到制作简单、维修方便，较多采用的是高温热塑板材式接受腔（图13-7-1）。

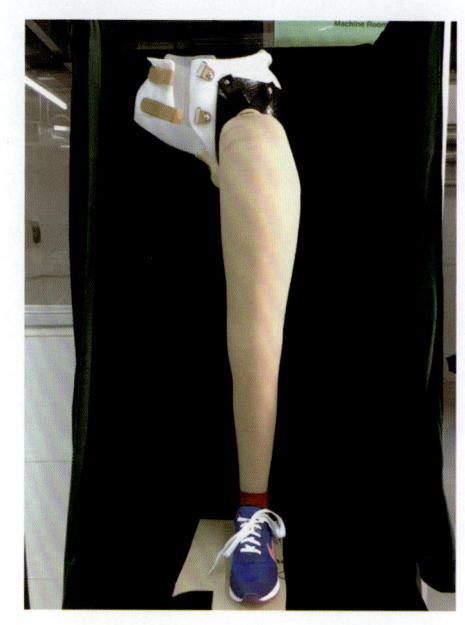

图13-7-1 高温热塑板材式接受腔

2. 髋关节种类的选择 用于骨骼结构的髋部假肢的髋关节有两种，一种是在步行中可自由屈伸的摆动式髋关节；另一种是只有在坐下时方可解除固定的手动固定髋关节。目前市场上常用的髋关节多数是单轴机械结构，液压、多轴结构和仿生液压髋关节也已经上市，但相对价格偏高，相比单轴机械关节，活动级别更高，并能提供最安全和稳定的行走功能，步态更加自然，摆动更加协调，变速行走能力极强。

3. 髋离断假肢的应用 低活动要求者建议以手动锁外助伸单轴髋关节、承重自锁膝关节和单轴脚为主；中等活动要求者建议选择外助伸单轴髋关节，其他配件可随意选择；高活动要求者髋关节建议选择液压或多轴结构的髋关节，膝关节选择多连杆液压膝关节，脚板选择碳纤维储能脚。其他诸如扭力器、旋转连接盘等辅助配件可根据患者实际需求选配。

三、髋关节假肢的使用训练

在髋部假肢步行中，多出现活塞运动现象，而且腿部摆出力不足，膝关节很少屈曲，因而产生摆动相的步态异常，且画弧步行和踮脚步行同时出现的情况比较多。但是，由于髋部假肢的侧方稳定性良好，不会发生在大腿假肢步行中常会出现的躯干侧倾现象。由此可知，在髋部假肢步行训练中，要以矢状面易出现的问题为中心来考虑。

1. 穿脱假肢训练

（1）穿假肢：在完成独立穿假肢前必须具有单腿站立平衡能力。首先单腿站立，一手抓住接受腔侧身将骨盆伸到接受腔内，使骨盆和接受腔紧紧贴合在一起，调整到最舒服位置，将接受腔上的扣带系好。

（2）脱假肢：先将接受腔扣带松开，双手拉开接受腔的开口处，侧身移出身体。

2. 平行杠内的训练

（1）站立位平衡训练：将假肢稍后一点站立，像大腿假肢训练那样，前后移动体重。体会假肢足跟提起，用足趾承重并感受腰部向下用力的感觉（图13-7-2）。

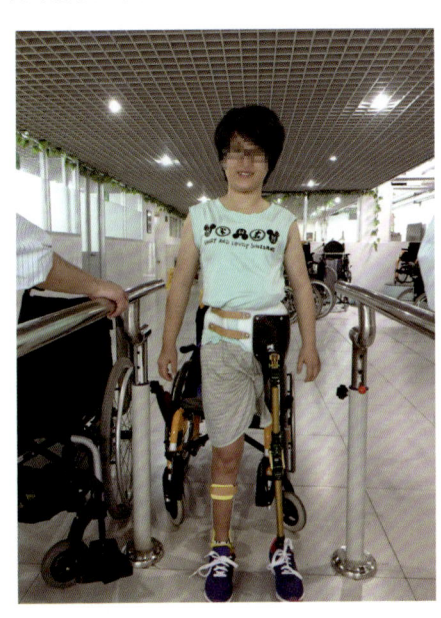

图13-7-2　站立位平衡训练

（2）假肢的摆出训练：将假肢后退半步站立，将体重全部加在假肢的足趾部（髋关节缓冲装置积蓄反弹力）。然后急速摆动假肢侧骨盆，向前摆出下肢假肢，使假肢足跟在健肢前方落地。此时，虽不能完全避免某种程度的骨盆内旋，但在截肢者意识上，一定要保持向前方摆出，不能有向内侧扭转的感觉。

（3）健肢的摆出训练：将健肢后退半步站立，边将体重移向假肢边摆出健肢。注意必须足跟先着地。

（4）步行训练：重复（1）、（2）的动作。手扶杠的位置不要太靠前，否则身体会前屈，假肢难于摆出。训练时先双手扶杠，然后单手扶杠，最后松开两手步行。

3. 平行杠外的训练

在平地慢慢练习步行，直到行动自如。步态有些异常也是必然的。如果有假肢足尖触地现象，可以将假肢长度缩短1~2cm。

注意，如果髋部假肢的接受腔适配不好，或者假肢过重，就会造成接受腔与残肢间的活塞运动过大，从而不能实际用来步行。最近使用的组件式下肢假肢比过去的传统假肢容易步行，这是因为假肢的重量已减至约3.5kg，而且膝关节的性能特别是摆动相控制装置更为完善的结果。随着储能脚和碳纤脚的出现，其步行中能量消耗减小，患者更加愿意长时间使用假肢。

佩戴髋关节假肢后的功能评定请参照本章第六节佩戴大腿假肢后的功能评定。

（刘德明）

第八节　儿童下肢假肢

人体下肢的主要功能是站立、步行、跑、跳。目前，多数下肢假肢仅能代偿部分功能。儿童安装下肢假肢的目的在于使截肢儿童尽可能地恢复失去的正常外形，重建已失去的站立和行走等功能。

一、儿童下肢假肢的特点

（一）儿童截肢特点

儿童截肢患者是截肢患者中的特殊群体，

儿童活泼好动、学得快、适应性强、生长发育变化也快，因此应当尽早装配假肢，以帮助其恢复独立生活、学习能力，否则不但影响身体生长发育，而且会对其心理和智力造成一定的影响。

对于下肢截肢的儿童，在假肢装配和使用中，一定要考虑生长发育问题。残侧肢体发育较健侧慢，长度合适的假肢半年或一年左右就显得短了很多，因此尽量要选用结构上能便于调整长度的假肢。装配时可以让假肢长一些，暂时在健足下垫上鞋垫，以后随着健肢长长了再逐渐减去鞋垫高度。

对小腿截肢的儿童，要注意其残肢骨骼生长比残肢皮肤软组织快，有时能顶破皮肤，小腿残肢腓骨比胫骨生长快，容易引起膝内翻。对于这样的儿童应当经常用双手往下推拉残肢皮肤软组织，使残肢皮肤皮下组织变长、变松，尽量避免再做截肢返修手术和推迟手术的时间。

应注意装配中的正确对线。儿童截肢后残肢本身就有一种向内侧弯的倾向，不正确的对线有可能加重畸形。

大腿截肢的儿童，1岁时，当他开始站立时就开始学习使用假肢，这时的假肢就需要加膝关节；2岁时，这时的假肢就需要带膝关节了；随着孩子长大，由于孩子生长过快，短时间内就可能需要更换新的假肢。

由于儿童生长发育及代谢旺盛的原因，对于假肢接受腔，残肢皮肤的耐压和耐摩擦能力比成人要强得多，成人不能耐受的儿童经常可以耐受。儿童的皮肤和皮下组织更能耐受在张力下缝合关闭伤口，中厚层皮肤游离植皮比成人更容易提供永久的皮肤覆盖，即使是植皮的皮肤对假肢的耐磨性能也较强。另外儿童截肢手术后的并发症也比较轻，不会出现幻肢感，神经瘤引起的症状极少需要手术，骨端常出现一处或多处骨刺，但与截骨端过度生长不同，几乎不需要手术切除。

青春期以前，儿童截肢后的心理问题罕见，但以后症状会加重，甚至达到需要心理治疗的程度。儿童可非常出色地使用假肢，对假肢应用的熟练程度随着年龄的增加而增加。由于儿童的活动能力强，再加上生长发育因素，假肢可能需要经常修理和调整，接受腔也要经常更换或安装新的假肢。

（二）儿童下肢假肢安装要求

功能良好的假肢应具有：

1. 合适的长度，一般应与健侧等长。
2. 有良好的承担体重功能，有正确的假肢承重力线。
3. 有较好的悬吊功能，步行中残肢在接受腔内窜动很小。
4. 有类似的下肢生理性关节功能的仿生机械关节。
5. 保证残肢步行稳定，步态近似于正常和有良好的步行能力。
6. 有较逼真的外观。
7. 重量尽可能轻。

二、儿童下肢假肢的种类和应用

目前市场推出儿童组件式下肢假肢，其通过相应缩小假肢零部件的尺寸、采用轻金属材料，减小假肢的自重，为2~12岁、体重轻于45kg、身高低于145cm、脚长在21cm以内下肢截肢儿童装配与他们身材成比例的儿童组件式下肢假肢。体格高大强壮的截肢儿童可采用成人组件式下肢假肢系统中的轻金属或钛合金制成的零部件进行装配。

由于儿童活动量大、生长发育变化大，下肢假肢零部件磨损较严重，需定期进行检查和保养，一般每隔三个月，至少半年要对组件式假肢零部件进行一次检修和保养。

(一)儿童下肢假肢的基本结构

1. 接受腔 儿童残肢皮肤软组织耐磨性强,髋部和大腿假肢接受腔多采用树脂材料制作硬接受腔。

小腿假肢接受腔采用柔性材料制作内衬套,外用树脂材料制成接受腔外壳。

儿童下肢假肢接受腔一般约半年更换一次,通过添加衬垫可使使用时间延长至一年。截肢残端接受腔可用至两年,常根据儿童生长发育情况而定。

2. 膝关节 常用膝关节有两类。

(1)单轴液压型关节。

(2)多轴气压型关节。

儿童活动性强、运动量大,要求膝关节灵活、轻便,多采用单轴液压型关节。

3. 假脚 儿童假脚以静踝脚为主。年龄偏小可选用儿童静踝软跟脚,年龄偏大可选用带足趾静踝儿童脚,大龄儿童可选用静踝储能脚。

4. 连接管 目前国内儿童下肢假肢尚无可伸缩性腿管,装配假肢患侧肢体与健侧肢体长度差异≥2cm时,可通过调整腿管或在健侧肢体垫高鞋底,调整下肢长度变化。

(二)儿童下肢假肢的装配

应根据儿童自身生理特点、生活环境、儿童的残肢状况及儿童的经济承受能力选配合适的假肢。

1. 尽量选择材料较轻的部件。

2. 对于活动量大的儿童选择功能好的部件,如膝关节选择单轴液压型,假脚选择静态储能型。

3. 尽量选择穿戴方便的接受腔,如小腿假肢可采用EVA泡沫板制作内衬套,穿戴方便。

4. 接受腔制作尽量选择全接触式,这样既有利于残肢末端的血液循环,也有利于刺激促进残肢骨生长。

三、儿童穿戴下肢训练

儿童假肢的康复训练分穿脱假肢的训练,假肢站立、步行训练。应本着循序渐进的方式进行训练,同时需教会儿童监护人也学会怎样穿脱、使用和维护假肢。由于儿童不同于成人,儿童会经常依赖与其亲近的人;儿童有时不能理解康复训练人员的意图,所以康复训练人员需与儿童先建立起良好的信任关系,这样有助于和儿童的交流,也有助于充分调动儿童训练的积极性。

(一)临时假肢应用

儿童穿戴下肢假肢的康复训练,对于学龄前儿童比较困难,他们常不能正确领会康复训练意图。截肢后早期应用临时假肢至关重要,儿童截肢术后伤口愈合即可安装临时假肢,尽早离床进行站立承重和步行练习。

早期穿戴临时假肢可保持运动本能,加速残肢肿胀消退,减缓肌肉萎缩。早期活动可防止肌肉挛缩,促进残肢与接受腔的磨合,促使残肢早日定型,为安装正式假肢做好准备。

学龄儿童可按成人下肢假肢康复训练方法进行训练。

(二)大腿假肢穿戴训练(以大腿全接触式接受腔为例)

1. 穿戴方法

(1)截肢者坐在椅子上(或站着),在残肢上均匀地涂上滑石粉或爽身粉。

(2)用光滑的薄的丝绸将残肢包住或将易拉宝(假肢专用套)套在残肢上。注意所包的布、袜套要平整,没有皱褶,其上缘应包住大腿根部,其后缘应包至坐骨结节。

(3)拿掉接受腔上的负压阀门。

(4)将包布或袜套的远端放入接受腔。

(5)将包布或袜套的远端从阀门孔的孔内穿出。

(6)将残肢插入接受腔内。

（7）截肢者站起来，将假肢伸直，一手压住假肢以免关节弯曲，另一手往外、往下拉出包布。在往外拉包布时应注意皮肤感觉，若感觉出残肢周围哪一侧的包布拉的不够，可用力多拉出一些。另外，如果在拉包布时，健腿膝关节能做些屈伸，让残肢在接受腔内有上下的活塞运动（即残肢能上下窜动），则更容易将残肢完全拉入接受腔内。

（8）将包布全部拉出后，可适当调节一下残肢皮肤在接受腔上缘周围的紧张度，然后装上负压阀门。

2. 如何判定残肢穿入接受腔的位置是否正确

（1）站立位时，当身体重量转移到假肢侧，坐骨结节处能感到有良好的承重；耻骨下内收肌部位无压痛；残肢的末端皮肤感觉已接触到接受腔的底部但无疼痛；步行中假脚的外旋角度与健足相近。

（2）如果穿戴后坐骨结节没有承重，残肢末端皮肤也不能接触到接受腔底部，而残肢大腿内侧部位（即接受腔内上缘处）出现大的皮肤褶皱，这些情况的出现可能说明残肢的软组织没有全部被拉进接受腔。没有完全穿进去则需要脱下假肢，重新再穿。

（3）如果穿上假肢，站立、步行中发现残肢内侧部位不舒服，步行中假肢脚尖向外旋或向内旋角度过大，说明假肢穿戴力线不正，需脱下重穿。重穿时应注意使接受腔的内壁方向与截肢者步行方向一致。

（三）小腿假肢穿戴训练（以髌韧带承重小腿假肢为例）

1. 穿戴方法
首先在残肢上套一层薄的、光滑的丝套，以减少对残肢皮肤的摩擦，保护残肢皮肤；然后再套上1~2层的棉线袜套，用来吸汗和调节残肢接受腔内的容量。如长期穿用假肢，残肢形状会有变化，残肢肌肉萎缩时可增加袜套，然后再套上软的残肢内接受腔（或称内套）；再在内套的外面套上一层较结实些的丝袜套，这层袜套有保护内套和在穿入假肢外接受腔时减少摩擦的作用。如果插入过于困难，可在尼龙袜套外面和接受腔内面涂些滑石粉再插入。

2. 如何判定残肢穿入接受腔的位置是否正确
一般以截肢儿童穿假肢站立位，感觉残肢在接受腔内能均匀承重，不感觉疼痛，同时自己感觉假肢长度也合适，为穿戴位置合适。如果穿后感觉残肢末顶着痛，假肢短了，则有可能是残肢插入接受腔过多，需要多穿1~2层残肢袜。如果穿上假肢感觉髌韧带部位没有受力，腓骨头部位有压痛感，则可能是残肢没有插到位，可试着减少一层残肢套，再穿上假肢感觉是否合适。

（四）假肢的站立和行走训练（以大腿假肢训练为例）

大腿假肢由于比小腿假肢多膝关节，训练上比较困难，需要截肢儿童配合进行刻苦训练。

站立位平衡功能训练：站立平衡功能（就是能站稳）是步行的基础。初装假肢儿童一旦穿上假肢就想行走是不对的，应当从培养残肢对假肢的感觉开始，然后经过一步步的训练，养成良好的步行习惯，得到好的步行功能。有些截肢儿童由于没有重视开始的步行训练，随便走，养成不良的步行习惯，以后改正相当困难。

1. 开始可手扶双杠（或双拐）练习正确的站立姿势
要求身体站直、双眼平视，双下肢能均匀承重站稳，双脚间宽约10cm，练习逐渐减少双手扶杠的力量至不扶杠也能稳定站立。站立中应注意收缩臀部肌肉，后伸髋关节保持假肢膝关节不会突然弯曲。当双手不扶杠能站稳后可练习在身体前倾、后仰、侧屈、转身运动中也能保持稳定，身体不倒、膝部不弯。

2. 身体重心左右移动中的平衡训练 双脚可分开 20cm 站立。双手扶杠，然后向左、右水平移动骨盆，使假肢、健肢交替承担体重，注意运动中双眼平视、双肩要平、上身要直。训练中逐渐减少手扶力量，直到不扶（图 13-8-1）。

3. 身体重心前后移动中的平衡训练 让假脚位置稍稍后退一些，让人体重心前后移动。运动时腰要挺直，上身保持垂直，体重移向假肢时应注意用力后伸髋关节，防止膝部弯曲。

4. 假肢单腿站立平衡训练 双手不扶杠，试着只用假肢单腿站立，每次站立维持时间越长越好，最好达到每次能站立 5s 以上。站立时应注意上身不要向假肢侧有大的倾斜。

（五）迈步训练

1. 交替屈膝练习 双手扶杠（或拐）练习健肢和假肢的屈膝、抬起足跟。当抬起健足跟时应注意用力后伸假肢侧的髋关节，防止膝部弯曲。

2. 健肢和假肢交替的前后运动

健肢的前后运动：站立在双杠间双手扶杠自我保护，用假肢承担体重，反复地训练将健肢向前迈和向后伸。健腿向前迈时应注意尽量后伸假肢侧的髋关节，假肢膝关节不应弯曲。

假肢的前后运动：双手扶杠自我保护，反复练习健肢承担体重提起假肢时，尽量后伸假肢，再将假肢屈膝，向前迈出一步，然后再将假肢转为后伸。用假肢向前迈步时，应注意当假脚跟落地时必须用力后伸假肢侧髋关节，防止膝关节突然弯曲（图 13-8-2）。

3. 步行训练

（1）平行杠内的步行训练：双手轻轻扶

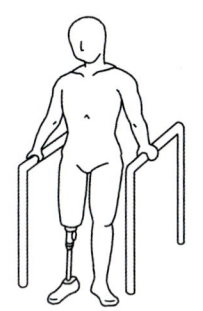 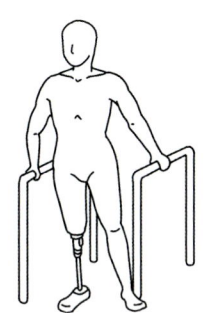 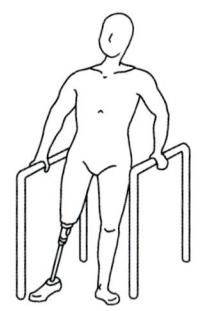

图 13-8-1 身体重心、左右移动的平衡训练

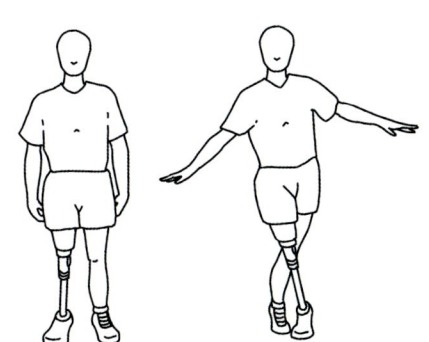 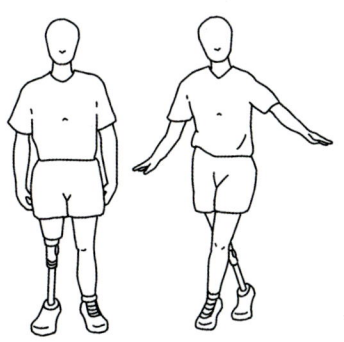

图 13-8-2 健肢侧和假肢侧侧向交替迈步训练

杠，主要起自我保护作用，面对着镜子，双眼平视。首先将体重移到假肢上，健肢向前迈出一步，再将体重逐渐移到健肢上，然后屈曲假肢膝关节，上提假肢，使大腿迈向前方。随着假肢小腿的摆动膝关节逐渐伸直，当足跟着地时，必须用力后伸髋关节，残肢压向接受腔后壁，以保证膝关节稳定。然后再将体重移到假肢上，再将健肢迈向前方，如此反复。

步行中应抬起头，双眼平视对面镜子；转移体重时应当左右移动骨盆，而不是左右摆动上身；健肢迈出的步长要尽量接近假肢迈出的步长，不应太小；双足的步宽越小越好，不应大于10cm；双下肢迈步速度应相近，不应该一快一慢，步行中健足不要一踮、一踮地走（每走一步都高提一次足跟），假腿向前迈步时不应向外画弧圈。

当能熟练地在平行杠内向前行走后，可以练习杠间的侧方行走。可先用假肢承担体重，将健肢向侧方迈出，然后将体重移到健肢上，再将假肢移近健肢。依同样方法练习向假肢侧移动（图13-8-3）。

（2）杠外步行训练：当杠内训练中截肢者不再出现打软腿（突然膝关节弯曲）时则可以转到杠外，面对镜子，沿着地面的一条直线进行步行训练。对于体弱、残肢短、控制膝关节稳定性能力差者，开始杠外训练时健侧手可轻轻扶着成人行走，防止跌跤。

（3）室外步行训练：在各种不同路面上（马路、土路、碎石路、不平的路）训练。

4. 日常应用动作训练

（1）上下台阶、楼梯：上台阶时应先迈健肢，然后健肢用力伸膝，升高身体，上提假肢到健足同一层台阶。一般的假肢只能是两步上一层台阶。上台阶时为了不让假脚碰到台阶边缘，允许假肢有轻度外展。下台阶时应假肢先下，站稳后再下健肢。下落假肢时应注意假脚一定要落在台阶的后方，脚尖不宜超过台阶的前缘，否则假肢容易打软腿（图13-8-4）。

（2）上下坡路：分正面上下和侧方上下两种方法。

正面上下斜坡（图13-8-5）：上坡时，先迈健肢，迈步要大，然后再向上迈假肢，假肢迈步要小，足跟落地时要用力后伸残肢。大腿截肢者穿用假肢，下斜坡时应防止膝关节打软腿。正面下坡对大腿截肢者相当难，先迈假肢，假腿迈步要小，残肢要尽量向后压残肢接受腔以保证膝部稳定。

侧面上、下斜坡：初学步行截肢者、年老、体弱、残肢短者正面上、下斜坡容易跌跤，宜采用侧面上、下坡。侧面上坡应侧向、向上先

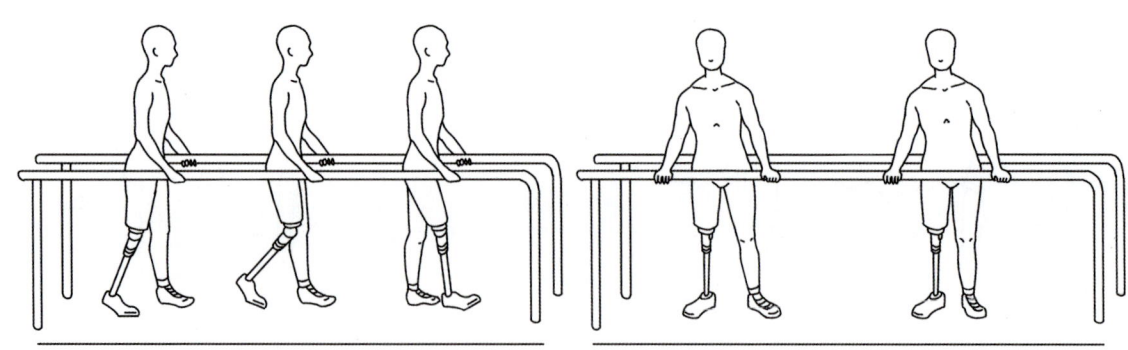

图13-8-3　平行杠内的步行训练和杠间的侧方步行训练

A. 平行杠内的步行训练；B. 杠间的侧方步行训练

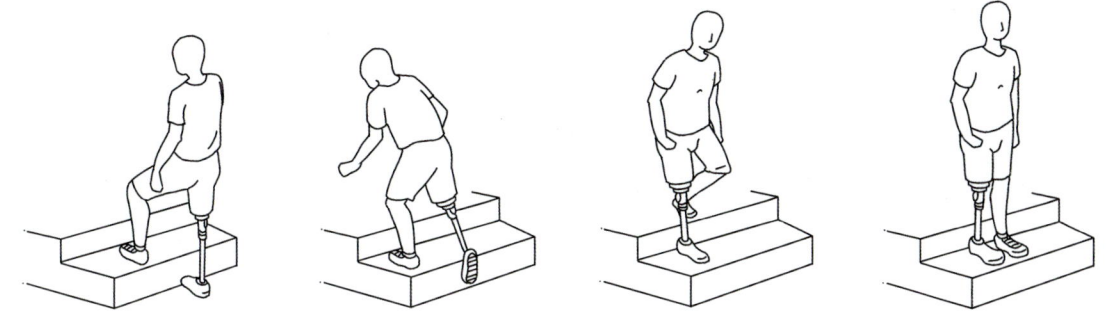

图 13-8-4　上下台阶、楼梯训练

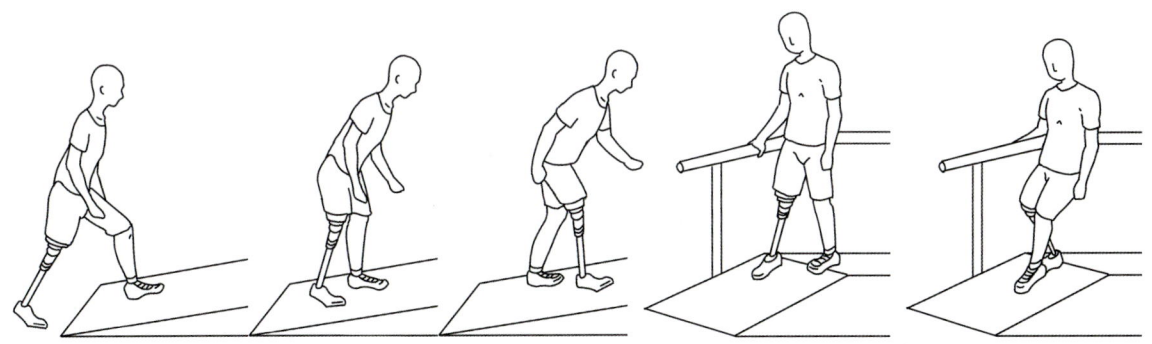

图 13-8-5　正面上下斜坡训练

迈出健肢，再使假肢向健肢靠近。下坡时应先侧向、向下移动假肢，再迈出健肢。

由于下肢假肢在承重方式、控制方式、各关节的活动范围等方面与健肢有很大不同，如果不经过专业的功能训练，一旦养成不良步态，纠正起来将十分困难。

（王晓林）

第十四章 假肢功能训练

第一节 上肢假肢功能活动训练

要发挥假肢的作用，截肢者必须能使用假肢去完成正常的日常生活活动，如开瓶、穿衣、切食物等。不管之前利手是哪一侧，假肢侧通常都会成为辅助手，相应地另一侧成为利手。功能使用训练的任务应由简单到复杂，选择的任务也应该因人而异，使患者能够有序地完成。另外，在功能活动训练中，为使截肢者的潜力得到最大化的激活，作业治疗师为其设计的功能活动就要充分考虑个性化的因素，以使截肢者在训练中充满动力。

一、单侧上肢假肢功能活动训练

对于单侧上肢截肢者来讲，他们必须学会运用假肢来辅助健手的活动，通过训练能让截肢者养成新的活动习惯，最终能良好地使用假肢完成功能活动。

1.基本日常生活活动训练 只有尽早让截肢者开始基本日常生活活动的训练，才能最快地使截肢者独立生活。对于假肢患者，所选用的生活用具可稍大一些，以便于握持，也可做一些改进，方便患者使用，如加粗汤匙的匙柄等。

（1）穿衣：①利用健手将衣服提至身前，②将假肢穿入相应侧衣袖；③利用健手将衣服拉至肩膀，④把衣领从颈后拉至健侧再将健手穿入衣袖（图14-1-1）。扣纽扣或拉拉链部分尽量让假肢作为辅助手参与到活动当中，健手可单手或利用辅具完成主要动作。

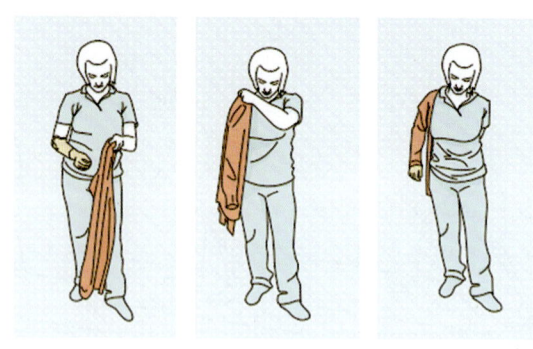

图14-1-1　穿衣训练

（2）系鞋带：①用假肢手拾起对侧鞋带——如果假肢安装在右侧，则拾起左侧鞋带，反之亦然。再将鞋带放到鞋的另一侧，即假肢侧。②用健侧手打个半节。③释放假肢手上的鞋带，健手将鞋带绕一个环放在假肢手上。④与另一只手完成绕圈，再次张开假肢手，拿起绕圈的鞋带将它系紧（图14-1-2）。

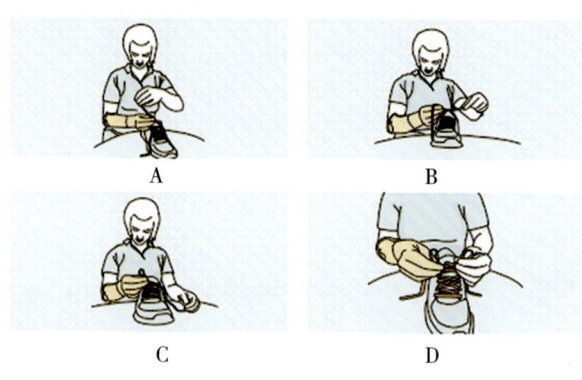

图14-1-2　系鞋带训练

（3）切食物：用假肢手拿起餐叉，用它固定住食物，健侧手持刀切食物，切好食物后健侧手用餐叉将食物放近嘴里（图14-1-3）。

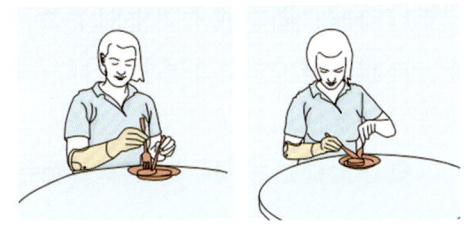

图 14-1-3　切食物训练

2. 工具性日常生活活动训练　当截肢者已经能够独立完成基本日常生活活动时，作业治疗师可对其进行工具性日常生活活动的训练，帮助其更好地重新回到家庭与社区生活中（表14-1-1）。

（1）叠衣被：选择一个舒适的站姿抓住衣被。双手协作，拿起毛巾的两个底边，对半折起后，再对折（图14-1-4）。

（2）洗餐盘：为了能最大安全程度地拿稳盘子，在洗餐盘的时候选择用健手拿盘，假肢手握住并使用洗碗巾。清洗过程中要避免将假肢手浸泡在水中，因为洗涤液会溶解假肢末端和腕部结构中的润滑油。对于经常进行餐盘清洗的假肢应该定期清洁和上油。擦拭餐盘时，健手拿盘，假肢手拿毛巾进行擦拭。

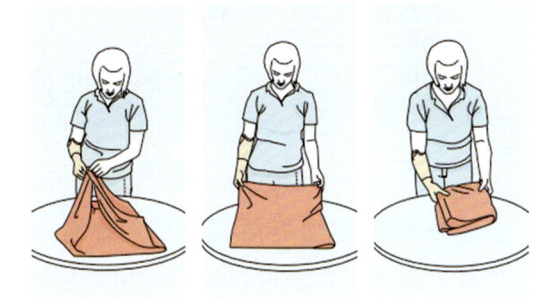

图 14-1-4　叠衣被训练

（3）使用剪刀：使用剪刀时假肢手持被剪物品，健侧手操作剪刀，为了防止物品掉落，假肢手应该尽可能持于被剪部位附近，而且假肢手要根据切角变换而重新调整被剪物品的位置。

（4）骑自行车：开始要在平坦的路面骑行。骑行中不要将车的手把完全握紧，这样可以在突发情况下自发地松开假肢手下车（图14-1-5）。

表 14-1-1　单侧上肢假肢日常生活活动——假肢手与健手的协作分工

功能活动	假手功能	健手功能
使用钥匙锁	握住锁	旋转钥匙
开门	握住门	转动门球
打电话	拿听筒	拨号码
用铅笔刀	握住卷刀	转动铅笔
开罐子	手持罐子	打开盖子
使用刀和叉	拿稳叉	使用刀切
搅拌碗里的东西	用力握住碗	拿勺子或叉搅拌
切水果和蔬菜	按住水果或蔬菜	拿刀切
打开牙膏盖	拿住牙膏	旋开盖子
拿托盘	取物品放到托盘	拿住托盘
用剪刀剪纸	拿着纸	用剪刀剪
拉上拉链	拿住拉链锁紧件	拉上拉链
系鞋带	拿稳鞋带	系好鞋带
穿袜子	拿住袜子一端	拿住袜子另一端穿上
卷皮带	拿稳皮带扣末端	拿住另一端卷上
用长柄工具（扫帚、耙）	拿住柄上较低的位置	引导并推动工具

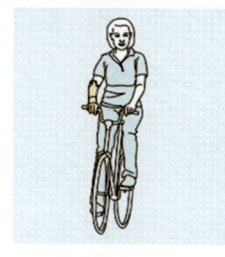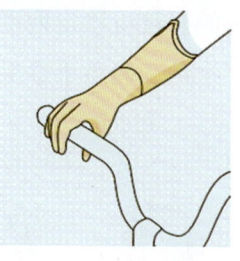

图 14-1-5 骑自行车训练

3. 个性化特定功能活动训练 体育和娱乐活动对于假肢人群来说属于特定功能活动，因为他们在完成一些需要双上肢都参与的活动时，普通假肢可能在控制力和材料强度上均无法符合活动要求，这时需要矫形器师根据截肢者的期望与实际功能、经济条件为其安装某些特殊假肢，如用于球类、射箭等运动项目的假肢。安装完成后再由矫形器师与康复治疗师协作共同对截肢者进行特定功能活动训练。

二、双侧上肢假肢功能活动训练

双上肢假肢手的功能活动训练和单侧假肢手类似，但是，双侧截肢者需要更多的时间、精力和耐心去训练。由于双侧截肢者的每只手都缺乏感觉，所以他们的训练会更加复杂。为了弥补感觉缺失，患者需要花时间去进行视觉提示训练和适应"假肢的感觉"训练。当学会基本控制动作后，患者就要开始在日常生活中把假肢的使用具体化、功能化，尤其是基本日常生活活动项目。在训练过程中，需根据患者条件和生活习惯来确定主动手，一般取残肢条件好的假手为主动手。若双侧残肢条件相同，选患者截肢前的利手为主动手。

1. 基本日常生活活动训练 双上肢截肢的患者想要获得日常生活活动的独立会面对更大的挑战。比起单侧截肢患者，双侧截肢需要更多的训练和更适应的设备。独立进食、穿衣和大小便对于双上肢截肢患者尤其重要。

（1）进食：活动分析显示独自进食是一项复杂的任务。对于一个肘上截肢的患者，该活动需要肩前屈，固定或不固定肘关节，旋转腕关节，再固定腕关节，手指抓和释放器具。起初训练时需要使用旋转叉勺，这样吃饭的时候，可以更好地促进抓握，避免器具掉落。对于高平面的经肱骨截肢或者肩关节离断术的患者，可能要通过一些辅具来进食。对患者有帮助的设备有旋转叉勺、摇臂刀、长吸管、T型手柄杯等。

（2）穿衣：前臂截肢的患者最初可能需要30min才能脱下裤子，这是一个令人沮丧并看似不可能完成的活动。但是通过康复治疗师的指导与鼓励，能够使截肢者独立完成这项活动。通常大多数双侧前臂截肢的患者可以学会在30min内完成穿衣和修饰活动。在治疗期间可能不能很熟练地完成，所以在出院后的3~6个月内要进行回访。

（3）大小便：独立大小便是双侧上肢截肢者最关心的活动之一，但并不容易实现。这项活动需要好的平衡，好的关节活动度，而且需要在卫生间可以管理好自己的衣物。当离开家到公共场所，卫生间会限制患者的大小便需要，所以很多患者会限制液体摄入量，尽管这样并不健康。条件允许的话，双上肢截肢者会选择在家使用坐式浴盆。或者，如果患者有足够的关节活动度，可在假肢的末端设备包裹上卫生纸，来回反复移动至擦拭干净。一种可冲洗的湿巾也可以放在马桶边上，患者可以将其来回移动至擦净。

2. 工具性日常生活活动训练 对于双上肢截肢者来说，当能够独立完成基本日常生活活动后，可进行一些简单的家庭室内工具性日常生活活动的训练。具体训练原则要坚持因势利导、因人而异。治疗师在训练过程中应该多鼓励截肢者，每项训练活动的选择都要贴合其回家后的实际生活，具体每项活动训练时，可要求患者在规定时间内完成（表14-1-2）。

表 14-1-2　工具性日常生活活动训练——双上肢截肢者日常生活活动要求

日常生活动作项目	前臂假肢		上臂假肢	
	完成次数	所需时间（min）	完成次数	所需时间（min）
穿衣服、扣衣扣	1	5	1	15
穿裤子、系腰带	1	10	1	20
穿袜子	1	3	1	9
系鞋带	1	3	1	3
叠被	1	1		
打开水龙头	12	1	6	1
打开牙膏盖，取牙膏	1	1	1	2
打开肥皂盒	12	1		
拧干湿毛巾	1	1		
拿起梳子	6	1		
拿起羹匙	3	1	3	1
拿起馒头	12	1	6	1
提暖瓶倒水	1	1	1	2
端起口杯	12	1	2	1
划火柴	2	1	1	2
旋转门把手	10	1	4	1
用钥匙开锁	1	2		
拿起钢笔	4	1	1	1
打电话	1	1		
开关电灯	12	1	2	1
打开收音机、电视机	12	1	6	1
从衣兜内取工作证	1	2		
拾取硬币	4	1		
解大便、小便	做到	不限时间	做到	不限时间

（陈　越　李　磊）

第二节　下肢假肢功能活动训练

一、小腿假肢患者的功能活动训练

小腿截肢患者在装配假肢后，经过站立平衡训练、重心转移训练及步行训练后，基本上就能够完成日常生活中的各种功能活动，如上下楼梯和坡道、蹲下拾物、跑步、跳远、跳高、骑车等，一般也都能够适应复杂的步行环境。在掌握一些功能活动的方法技巧之后，小腿截肢患者基本与正常人没有太大的区别。

1. 上下台阶训练　小腿假肢患者能够和正常人一样交替式上下台阶：①上台阶时，一般先由假肢侧上一级台阶，然后假肢侧用力伸膝，并稳住膝关节，同时健肢侧屈髋屈膝上抬到高一层的台阶，如此交替即可。②下台阶时，一般也是假肢侧先下一层台阶，与常人不同的是，假脚需要超出台阶的前缘半个假脚的长度，屈膝以降低身体重心，健肢侧快速下到下一层台阶。在此过程中，股四头肌收缩来稳定假肢侧的膝关节，防止摔倒。

2. 上下坡道训练 小腿假肢患者上下坡道的方法与上下台阶是差不多的，都是需要股四头肌的力量，在上坡的时候可以伸膝并升高身体，在下坡的时候可以稳定膝关节。需要注意的是，动踝关节的小腿假肢在上坡时，伸膝的同时也会导致踝关节跖屈；而静踝关节的假肢在下坡时会引起快速的屈膝动作，在训练阶段，最好有额外的支撑来维持患者的稳定。

3. 下蹲与起立训练 在日常生活中，很多时候都需要完成下蹲的动作，如拾取地面的物体、系鞋带、蹲厕等。小腿假肢患者在进行下蹲运动时，假肢侧先向前迈一小步，然后健侧腿呈曲髋屈膝背屈踝的姿势下蹲，最后假肢侧曲髋屈膝呈半蹲状；需要起立的时候，则依靠健侧腿的力量，带动整个身体完成站立的动作。

4. 跑步训练 小腿假肢患者在经过步行训练后，即可逐渐加快步行速度，然后进行加减速训练，一般都能完成跑步运动。需要注意的是，在跑步的过程中，步态周期将有所不同，需要采取全足掌着地的跳跃式方法来完成。

5. 骑车训练 骑车训练应先在室内的训练仪上进行，主要依靠健侧腿来完成蹬踏板的操作，假肢侧则在另一侧踏板的带动下，进行辅助性的运动。在室外进行骑车活动时，一般先上健侧腿，由假肢侧在地面承重，健侧腿蹬踏板向前后，假肢侧再蹬上踏板。

二、大腿假肢患者的功能活动训练

当截肢者步行能力改善后，可训练侧方、向后方行走，不同路面的行走，由坐位站起、由站位坐下、上楼（健肢先上）、下楼（假肢先下）、上斜坡（健肢长跨步，假肢短跨步，下斜坡与上斜坡方法相反）、摔倒后从地面起来、从地面拾物、跨越障碍物等实用动作的训练。

1. 上下台阶训练 ①上台阶时，健肢先上一级台阶，然后健肢用力伸膝，升高身体，使假肢上抬到健侧同一层台阶。为了不让假脚碰到台阶边缘，假肢可以有轻度外展。②下台阶时，假肢先下一层台阶，躯干稍向前弯曲，重心前移，待假肢膝关节稳定后，健肢再下台阶。下台阶时注意假脚的脚尖不宜超出台阶的前缘，否则假肢膝关节容易屈曲造成打软腿。

2. 上下坡道训练 上下坡道分正面上下坡和侧方上下坡两种训练方法，基本方法相似，但侧方更为安全。①正面上下坡道训练：上坡时，健肢迈出一大步，假肢向前跟一小步，身体稍向前倾。为了防止足尖触地，假肢膝关节屈曲角度要大一些，残端要用力压向接受腔后壁，防止膝关节突然屈曲。正面下坡较为困难，假肢先迈一步，注意残端要后伸，以防假肢膝关节突然屈曲。假肢迈步时步幅要小。迈出健肢时，假肢残端压向接受腔后方，健肢在尚未触地时，不能将上肢的重心从假肢移向前方。②侧方上下坡训练：上坡时，侧向、向上迈出健肢，再使假肢向健肢靠近；下坡时，应先侧向、向下移假肢，健肢再跟上。初学步行的截肢患者和年老、体弱、残肢短的患者采用正面上下坡容易摔跤，最好采用侧方上下坡的方式。

3. 跨越障碍物训练 跨越障碍物分为横跨和前跨。①横跨：健肢靠近障碍物侧方，假肢负重，健肢越过障碍物后，健肢负重，残肢屈髋屈膝，假肢向前方抬高并跨过障碍物。②前跨：健肢靠近障碍物站立，假肢承重，健肢先跨越，然后健肢承重，身体充分前屈，假肢髋部后伸，然后再向前摆动跨过障碍物。

三、双侧假肢患者的功能活动训练

1. 双小腿假肢的功能活动训练 双小腿截肢的患者，如果双侧的膝关节都有良好的功能，能够用力伸膝并维持稳定，其使用假肢与单侧的小腿假肢患者其实并没有太大的区别。功能训练的方法也与单侧小腿假肢相一致，一般将残肢较长的一侧或者肌肉力量更好的一侧作为健侧来进行训练。由于跪坐、蹲下等活动需要有踝关节的协调运动，因此双小腿假肢患者无法像单侧假肢患者一样完成跪坐、下蹲拾物等动作。

2. 双大腿假肢的功能活动训练 双大腿假肢患者功能丧失程度高，假肢的使用训练比较困难，因此要注意鼓励截肢者树立信心，调动截肢者的积极性，通过反复的训练实现独立行走。

（1）早期临时短桩假肢站立平衡和步行训练：截肢者在平行杠内，利用短桩假肢站立，体会假肢负重的感觉，先双足负重，再训练侧方重心转移、前后重心转移和一侧假肢独立负重。最后进行步行训练。要达到能够独立行走，一般可能需要1~2个月。

（2）正式假肢站立平衡和步行训练：装配上正式假肢后，截肢者继续在平行杠内进行站立平衡和步行训练，包括训练侧方重心转移、前后重心转移、一侧假肢独立负重和步行训练。通过平行杠训练后，逐步过渡到平行杠外，利用助行器、双腋拐或手杖步行。

（3）站起与坐下训练：双大腿截肢者坐下、站起都较为困难，需要反复训练。包括从椅子上站起和坐下，从地上站起。①从椅子上站起和坐下：站起时，用一只手和对侧拐杖支撑体重，牵引身体站起。坐下时用一只手和对侧拐杖支撑体重，然后转身坐下。②从地上站起：用一只手和对侧拐杖支撑体重，伸腰站起，站起时双侧膝关节必须伸直。

（4）上下台阶训练：①上台阶时：一般一侧手使用肘拐，另一侧手扶扶手。站在台阶前，首先肘拐上台阶，重心移向扶手侧假肢，肘拐侧假肢上台阶，然后双手支撑牵引身体向上，扶手侧假肢迈上台阶。②下台阶时：一般用一侧身体向下移动的方法。截肢者面对扶手，双手扶扶手站立，重心移向台阶侧假肢，另一侧假肢外展迈下台阶，重心随之移向下；躯干屈曲，双手扶扶手伸展下移，另一侧假肢从身体前面迈下台阶。

（陈 越 李 磊）

第三节　假肢训练中的注意事项

一、训练前后注意事项

1. 维持适当体重 现代假肢接受腔的形状、容量十分精确，一般体重增减超过3kg就会引起腔的过紧或过松，使接受腔变得不合适；下肢截肢者穿戴假肢行走，能量消耗比正常人大得多，截肢水平越高，体重越大，能耗就越大；肥胖者残肢长度与残肢横径的比值减少，残肢外形接近半球形，残肢的杠杆作用减弱，对假肢的控制能力减弱，不利于发挥假肢的代偿功能。所以，保持适当的体重非常重要。

2. 减轻残肢肿胀及脂肪沉积 配戴假肢的截肢者在不穿戴假肢时，残肢要使用弹力绷带，尤其是夜间或因某些原因有一段时间不能穿戴假肢时。这是减轻残肢肿胀及脂肪沉积的较好方法。

3. 延缓残肢肌肉萎缩 残肢残留部分肌肉的训练常被忽略。如果这部分肌肉得不到训练，残肢就会继续萎缩，这对假肢接受腔的适配及功能都不利。例如：①小腿截肢者要训练小腿残肢的肌肉，具体方法是做残肢小腿肌肉的等长收缩训练。②大腿截肢者要训练大腿残肢的肌肉，方法是做患膝关节的伸直和屈曲动作，训练残留的股四头肌和腘绳肌，以防止大腿残肢的肌肉萎缩。

4. 坚持残肢的日常护理 要保持残肢的清洁和干燥。每天晚上用温水清洗，仔细检查残肢有无伤痕或变色，防止残肢皮肤发生红肿、肥厚、角化、毛囊炎、疖肿、溃疡、过敏、皮炎等。残肢皮肤出现异常时，应暂停假肢使用，即时处理。

二、训练注意事项

1. 目标设定 假肢训练前矫形器师需要与截肢者良好沟通后共同设定训练目标。训练目标不宜设得过于宽泛和长远,最好是以 1~2 周的时间为一个短期目标。在设定过程中不但需要结合截肢者的实际意愿,也要考虑截肢者的整体功能与残肢现状,使设定出的目标得到截肢者的充分认可,这样在训练中截肢者的主观参与性将会得到显著提升。

2. 潜力最大化 在明确个性化的训练目标后,应充分发挥截肢者的潜能以达到最大限度的恢复。例如对于年龄较轻、大腿残肢长度在 50% 以上的长残肢,而且髋关节肌力特别是臀中肌肌力较好的截肢者,其行走功能可达到较高程度的恢复,那么矫形器师通过日常训练可使截肢者在平地行走的速度达到和正常人相同,并保持良好的步态。所以,要使截肢者的功能恢复到最大化,必须最大限度地激活截肢者的潜能。

3. 计划性训练 矫形器师在对截肢者进行训练前必须充分了解其功能状况,并制订出合理的训练计划,避免出现不符合功能现状、难度过大的训练活动,造成截肢者的自信心受损。

4. 任务导向训练 由于截肢者对假肢的使用目的性非常强,矫形器师需要利用任务导向训练让截肢者既获得假肢使用能力的提升,又使其习得假肢安装后的不同生活、职业操作技能。

5. 姿势选择与定位 矫形器师在对截肢者进行任务训练之前,需提前对截肢者进行任务活动前姿势选择与定位的训练。因为面对一些多关节参与的复合性任务时,假肢的多个关节很难同时被激活,这时就需要截肢者在活动前提前做好预判,选择良好的肢体姿势来开始任务活动。例如上肢假肢安装者,在执行取物转移任务时,手腕和肘部很难被同时激活,所以开始任务之前,四肢与躯干的姿势选择和定位很重要,能够帮助截肢者提高任务活动效率。

6. 活动稳定性 截肢者的活动稳定性是安全性的重要方面,怎样训练他们的活动稳定性是矫形器师在训练后期需要充分考虑的问题。通常建议截肢者将健侧肢体训练成活动优势侧,假肢作为稳定辅助侧;如果双侧截肢,则视残肢功能状况而定。

(陈 越 李 磊)

第四节 假肢的保养与维护

一、假肢部件的保养

1. 接受腔的保养 树脂接受腔在长期佩戴后,有可能会在内面产生细小的裂纹,导致接受腔裂开,容易弄伤残肢皮肤。此时,当接受腔内附着脏物或树脂变质,往往会使平滑的接受腔内面出现大小不平的瘢痕,特别是大腿吸着式接受腔内壁上端出现这种情况后,会弄伤会阴处的皮肤,应当尤为注意。

2. 假脚的保养 假脚是假肢与地的接触面,因此最容易受到水及泥土的侵蚀。当在雨天或者泥泞的路面上行走之后,应当检查假脚有无沾染脏物,并及时去除,以免损伤假脚。此外,由于假脚没有人体关节的活动范围,只能依靠材料本身的柔韧性来代偿部分活动,所以假脚的跖趾关节处容易受到过度牵拉而破损,甚至假脚在此处断开。造成此问题的最大原因就是鞋跟高度的改变,所以要听从矫形器师的建议,更换同等跟高的鞋,或者寻求矫形器师的帮助,调整假肢踝关节的角度。

3. 踝关节的保养 静踝关节由于几乎没有踝关节的活动,所以并不需要什么特别的保养。动踝关节的缓冲块由于长时间受压而容易出现老化、损坏，从而影响踝关节的性能。因此，患者需要注意避免对动踝关节的刻意跖屈，一旦缓冲块受到磨损，假肢的性能发生改变，就需要到假肢中心进行更换。

4. 膝关节的保养 膝关节的保养一般都需要由专业的矫形器师来完成，一般是通过患者感觉到关节轴灵活性的改变而发现异常，如机械式膝关节的撞击声异常，气压/液压式膝关节出现撞击声或者回弹僵硬，则该膝关节需要进行维修调节。如果是带海绵装饰套的假肢，因为海绵在老化后会成为粉状，堆积在膝关节处，同样也会影响膝关节的灵活性，有的还会因此生锈腐蚀，所以需要定期打开外包装观察膝关节的情况。

5. 外包装的保养 骨骼式假肢的海绵装饰套易吸水老化，在日常使用中应注意避免接触过多的水分，如不小心弄湿，最好脱下外包装袜，将装饰海绵晾干。大腿假肢的海绵装饰套的膝关节前面部分由于长期受到牵拉作用，最容易破裂，患者应注意在出现小的破裂时就及时加以粘补维修。可以采用在内面粘贴布条的方法加以增强，以便尽量延长其使用寿命。另外，如果穿戴短款的袜子，小腿部分的袜口处易被橡皮筋勒裂，因此，即使穿戴小腿假肢，也最好使用超过膝部的袜子。

二、假肢使用中的维护

1. 假肢的日常清洁

（1）保持接受腔内面的清洁：吸着式接受腔直接与皮肤接触，如果接受腔内面不够清洁，会增加残肢皮肤感染的风险。因此，患者最好在每天晚上睡觉之前将接受腔的内面擦拭干净。可以选择用毛巾浸入肥皂水擦拭，然后自然晾干。

（2）保持内衬套和残肢套的清洁：接受腔的内衬套、衬垫、硅胶套等，因长时间与残肢接触，容易被汗渍浸湿，附着脏物后会产生臭味，应当经常用毛巾浸药皂清洗或擦洗后晾干。残肢套则更需要随时更换和清洗。

（3）如果没有做好假肢的清洁卫生工作，有可能会引起残肢的皮肤病，如由细菌感染引起毛囊炎或者各种真菌引起皮癣等。患者一旦发现了此类皮肤病，就需要立即停用假肢，及时治疗。

2. 日常使用假肢时的注意事项

（1）假肢脱下后，要靠墙立放或平放在地面上，上边不要摆放重物，以防止变形而影响使用。

（2）假肢的关节及结合部分若产生松动，会影响使用性能和出现响声，因此应经常检查膝、踝轴螺丝及皮带的固定螺丝、铆钉，及时加固。

（3）金属轴不灵活或发生响声时，要及时加注润滑油。受潮后，应及时干燥，并注油防锈。

（4）当出现声响异常，表明假肢部件出现破损，应及时查清原因，进行适当维修，必要时到假肢中心进行修理。

（5）一般每隔半年或一年，就应该到专业的假肢中心做一次假肢的全面检查、维修，这对延长假肢使用寿命，减少残肢因长期穿戴假肢而产生各种残肢疾病是很重要的。

3. 穿戴假肢可能出现的问题及处理

（1）残肢压痛：如果接受腔部分区域挤压残肢导致疼痛，可以考虑采取挖空压痛部位的衬垫或者用毛毡填起压痛部位周围的方法来加以改善。如果长期残肢压痛而导致皮肤出现破损，则需要到专业的假肢中心寻求帮助。

（2）接受腔松弛：初次装配假肢的患者，由于残肢萎缩的较快，最容易出现这样的问题。患者可以自行通过增加残肢袜的方法来解决，如果仍然过松，可以在接受腔的四壁粘贴一层毛毡。必要的时候，需要更换新的接受腔。

（3）残肢末端红肿：现在的假肢一般都要求末端全接触，但是如果残肢末端有骨突或神经瘤等压力敏感的情况，制作的假肢接受腔与残肢末端之间就会有空隙，长时间使用假肢后，就会出现残肢末端红肿的现象。出现这样的情况，要暂时停用假肢，用弹力绷带包扎，必要时可以配合热敷或物理治疗。

（4）脊柱侧弯和腰痛：主要是下肢假肢的长度不合适导致的，也可能是假肢的训练不足、使用方法不当造成的。假肢过长或过短都会引起患者站立时骨盆倾斜、腰椎侧弯，时间长就会引起腰痛，应尽早发现，及时调整。残肢萎缩也可能导致残肢下坠，造成假肢的长度异常。此外，如果患者没有很好地掌握假肢的使用方法，就无法协调地运用所有残余的肌肉力量，会表现出异常的步态，也可能会引起腰痛。

（陈　越　李　磊）

第十五章 假肢技术新进展

第一节 上肢假肢技术的发展与新趋势

人手是人类从猿进化到人的重要标志，它的精妙程度是现代假手技术无法企及的。为肢残者安装功能先进的假手一直是专业工作者毕生奋斗的目标。对于失去手臂的患者来说，如何复制和模拟人手的功能，是迫切需要却又难以达成的一个目标。近年来，智能假肢已取代装饰性假肢和索控式假肢，成为一个重要的发展方向，目前的重点研究方向主要集中于多自由度智能假手，这种多自由度最主要的特点在于其灵活性及交互能力。上肢假肢技术的进步表现在以下诸多方面。

一、控制技术的研究与进展

在有动力的上肢假肢技术发展中，动作的自然准确、像人手一样灵活并随人意志控制是人们追求的主要目标之一。

上肢假肢的控制方式目前有：语音或语言控制、肌音控制、脑电控制、肌电控制、神经接口控制、肌肉压电控制、超声肌肉形变控制等。这些控制方式各有优缺点，简单归纳为：语音或语言控制虽易检测、识别效果较好，甚至可以进行人机交互，但实际使用时，不利于隐蔽，过于暴露，患者接受程度不高。而肌音控制和脑电控制在实际生活环境中易受干扰，误动作超出可接受范围。肌肉压电和超声肌肉形变控制则会随着肌肉萎缩或变化而产生误差，控制困难且不准确。

目前实用化的控制方式仍是肌电控制。肌肉电信号控制假手，由于可与人的意念相一致而受到人们的重视，在单自由度假肢中得到广泛应用。在多自由度假肢控制中，准确率不高是一直困扰康复工作者的一个问题。由于多自由度假肢适用于高位截肢者，而高位截肢者由于相关肌肉被截去，无法提取与特定动作相关肌肉的电信号，从而减少了可利用的信息源。

数十年来，基于模式识别的控制方法为多自由度假肢控制的实现提供了可能和希望。肌电模式识别技术基于采集多通道肌电信号，通过某种算法，从统计学角度赋予各个模式特定的含义和动作。这种技术比较成功且投入商用的案例较少，近年美国新出现的肌电手环是比较理想的实例。这种手环采用前臂近端三路信号源，可以模拟伸屈、旋转等动作，算法先进，可以控制电脑鼠标、翻页，甚至控制模型飞机悬停等。但由于受多种因素的影响和制约，此肌电手环实际应用于假肢控制中的效果并不理想。首先，利用肌电信息对多种动作进行模式识别是建立在肌电信息和动作的对应性及其良好的重复性的基础上，所以肌电信号的质量决定着假肢控制的性能。通常情况下，截肢者在行截肢术时，肌肉动作的输出端缺失，残肢肌肉均受到一定程度的损伤，且相应的肌肉和神经结构、走向都发生变化。在这种情况下，期望截肢者的残肢肌肉像正常人手的肌肉一样动作是极其困难的，同时各种动态因素（肌肉疲劳、电极位移及环境噪声等）对肌电信息的影响会降低模式识别控制的稳定性。正因为如此，肌电模式识别技术虽然自20世纪50年代就已出现，但至今没能在患者身上真正商用。但这并不代表肌电模式识别技术的研究没有未来，相反它真正的春天很可能来自于以下神经接口技术的实用化。

神经接口技术的产生和发展为肌电模式识别技术的研究工作带来了曙光。2008年，美国的芝加哥康复研究院 Dr. Todd Kuiken 成功开发了一种新的神经－机器接口方法：目标肌肉神经分布重建（targeted muscle reinnervation，TMR）。TMR 将残肢或接近残肢的比较少见的残存优质肌肉分割和隔离，将不同神经（手、腕、肘等）植入经分割的同一块肌肉，好比将一路信号变成了多路信号，达到实时控制多路动作的方法，理论上在动作的多样性、准确性、实时性方面都有优势。可以使多自由度假肢在多路肌电信号源控制下动作，甚至可以完成实时多自由度同时协调动作，更加仿生和高效。美国芝加哥康复研究院利用他们的 TMR 神经机器接口技术，在世界上第一次实现了多自由度机器人手臂的直觉控制（图15-1-1）。此项技术的实现不仅对多自由度假肢的控制具有重要意义，而且有望用于其他功能的康复。

另一种假肢控制新技术是基于运动神经信息解码控制的多功能神经假肢（neuroprosthesis），其中，脑－机接口（brain-computer interface，BCI）方法直接从大脑皮质测量神经电信号或从头皮表面测量脑电信号作为假肢控制信号；周围神经接口（peripheral nerve interface，PNI）方法通过植入肢体内的电极（阵）直接测量周围神经所传输的神经电信号，并将测量的信号传输到体外作为假肢控制信号，其中比较有代表性的有以下几种。

1. 2005年美国匹兹堡大学 Schwartz AB 教授领衔的团队在猴脑内植入电极阵列，探测猴脑内部控制机制，成功利用假肢模仿猴子手取香蕉吃（图15-1-2）。2013年2月通过美国食品药品监督管理局许可在一例52岁的女性脊髓截瘫患者身上进行了手术。并成功完成抓握、取食等动作，其首次试验所用的假肢是高速多自由度假肢，用猴脑电极阵列获取的脑电波信号控制假臂灵活动作（图15-1-3）。

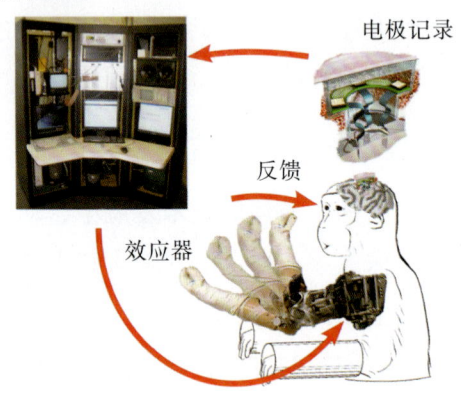

图15-1-2 猴脑控制假手

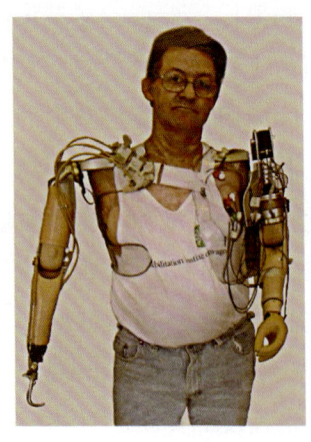

图15-1-1 TMR 用于人体的试验

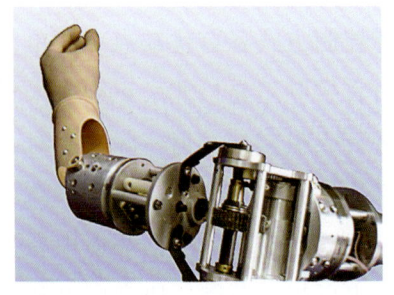

图15-1-3 猴脑实验用高速假手

2. 美国约翰霍普金斯大学应用物理研究室等单位从美国国防部高级研究计划局获得3450万美元资助，开展MPL项目，其代表作就是大名鼎鼎的LUKE手，原理是将微电极阵列植入人脑，记录和分析脑电波信号并控制假手。而它的假手部分则有高达22个的自由度，重达9磅。LUKE手肌电测试版如图15-1-4，人们亲切地称它为"路加福音"（卢克天行者）。

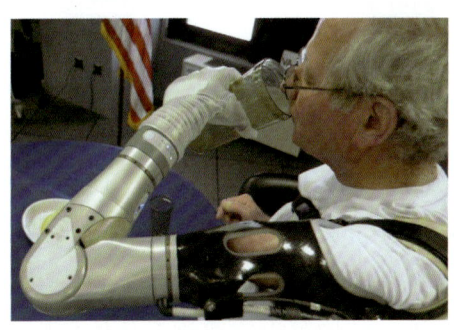

图15-1-4 LUKE手肌电测试版

3. 休斯顿大学研发出一种全新非植入式的方式来让患者的脑电波控制电子假肢（图15-1-5）。这种方式与传统方式不同，需要在患者身体上植入一个控制器才可以实现假肢操控。只要患者戴上收集脑电波的帽子，集中注意力，发出指令即可操控电子假肢。原理是通过一个大脑设备接口BMI（brain-machine interface）来解释患者的脑电波，然后转化成设备"听得懂"的语言。例如患者想捡起地上的东西，BMI接口会识别患者发出的脑电波，然后电子假肢就会采取行动。

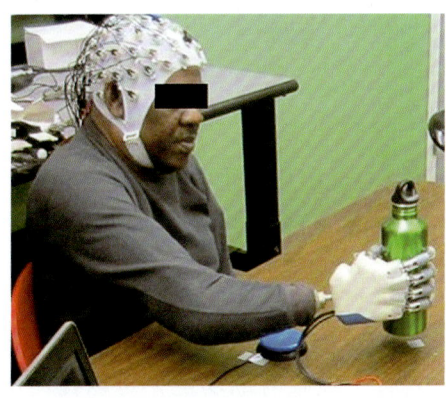

图15-1-5 BMI意念控制假肢

同时由于信号源的数量增加，肌电模式识别技术便有了用武之地，两者的有效结合很可能为未来更复杂先进的假肢产品提供可靠的信号控制技术。但在脑部植入电极并使其成为使用产品，还有很多技术和医学上的问题需要解决。

二、仿生上肢假肢研究

在上肢假肢中，除了控制方法外，还开展了工作用以研发模拟人手结构与功能的智能仿生假手中。

美国科幻大片中经常出现各种力大无比、灵巧万能的机械手，但遗憾的是这些机器背后往往有重达数吨的气压或液压设备和计算机系统，而且其耐用性和可靠性也与日常生活需要使用的假手相去甚远。虽然其某些设计思路对我们不无启发，但不是现实生活中可以接受的假肢产品。

作为假肢产品来说，简单的假手已具有拇指和其他4指对捏运动的功能，此类假手可以满足日常生活最基本的需要。对多手指假手的研究也已取得很大进展，多指的i-limb假手已投入应用。由于各个手指关节都可运动，i-limb假手具有对被抓取物体形状的适应能力。另外，具有握力、温度反馈功能和有触觉、滑觉的假手也都在研究与开发之中，其中一些功能已有相应的产品。

目前国际市场上最先进的是仿生假肢（bionic prosthesis）。事实上"仿生假肢"本身在国际上没有严格的定义，各个国家或者专业研究单位都陆续推出过多种自称仿生假肢的成果或产品，但随着时间推移和技术的进步，都会被新技术取代，其评价指标也在不断提高。综合所有自称仿生假肢的成果，都有一个共同的特点，就是相对于现有产品，其更接近人体上肢原始的功能、形态。

相对来说，智能假肢则定义更明确一些，即以计算机技术和现代机械工程技术为基础，更多的以主动的方式完成人类肢体的功能，并往往带有自适应控制功能甚至自我学习功能。

目前国际上肢假肢市场上，真正作为成熟产品进行销售的最先进的假肢仍是"仿生手"——即5个手指带有独立驱动单元的假手，其代表作有英国Touch Bionics的i-limb ultra和英国RSL Steeper公司的BebionicV3。

由英国Touch Bionics公司开发的i-limb仿生手是全球上市的首款多关节仿生手，其中5个手指分别由一个电机驱动，每个手指有两个关节，这两个关节不能独立运动，是耦合的，这种假手外观及功能方面都与真人手形似，能够进行各种抓握动作，灵活度高，具备先进的精细动作执行功能。同时，i-limb由于其特殊的将微电机置于假手指内的结构特点，也可以使其能适应半掌截肢者和部分手指缺损者。i-limb的ultra版更是具有了拇指主动回转功能，使假手功能更丰富（图15-1-6）。

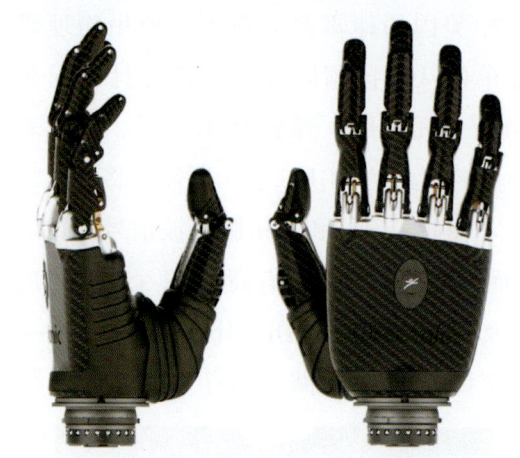

图15-1-7　英国RSL Steeper公司的BebionicV3内部图

另外成果比较突出的还有德国OTTO BOCK的Michelangelo假手。不同于一般的仿生手，Michelangelo仅仅具有2个马达，通过复杂的机械结构可以完成许多传统假肢无法完成的动作，如捧碗、夹勺等，实用性很高，患者使用评价亦很高（图15-1-8）。

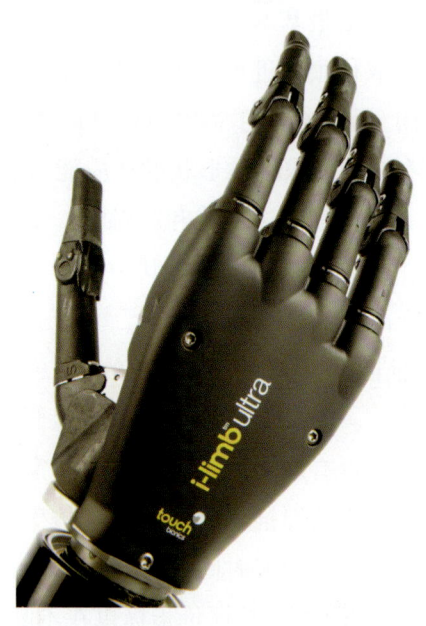

图15-1-6　i-limb ultra版仿生手

英国RSL Steeper公司推出的BebionicV3版可以说是目前国际市场上性价比最高的仿生手，而且其在结构设计、强度、力量、可靠性等方面是首屈一指的（图15-1-7）。

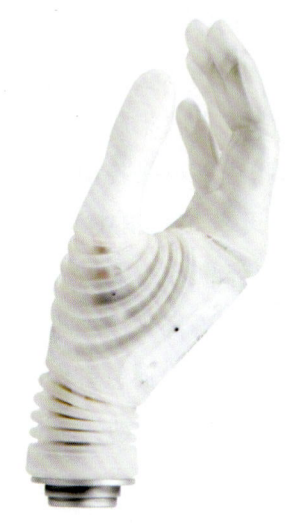

图15-1-8　Michelangelo假手

奥索（Ossur）公司的智能仿生手系列——Touch Bionic，包括全掌类和半掌类量子仿生手。与普通的美容性假手相比，Touch Bionic仿生手可以依靠手指中的电机使每个手指独立运动。它有一项独有的功能，可以让使用者一个简单姿势即可实现不同的抓握方式，大大增加了使用假手的灵活性和便利性。这使得截肢患者可以轻松完成许多精细的动作——无论是钉钉子、做家务还是用筷子夹菜——帮助截肢患者真正回归正常生活，提高生活品质。这种仿生手也可以连接智能设备，实现 APP 控制功能。只需用手机在应用市场下载配套 APP，便可在手机里预设常用动作，远程遥控手掌，还可以在 APP 里观看教学视频、反馈使用感受等。这有助于截肢患者更好地掌握仿生手的使用，更快融入正常人的生活。

对于国内的上肢假肢领域，较早开始开展上肢假肢技术的科研单位有中国科学院上海生理研究所、清华大学、上海交通大学和南京工学院（后改名东南大学）等。21世纪以来，上海理工大学、中科院深圳先进技术研究所、东北大学、河北工业大学、哈尔滨工业大学等也先后开展假肢技术的研究。目前，我国以丹阳假肢厂有限公司及上海科生假肢有限公司生产的肌电假肢最为有代表性。丹阳假肢厂近年来与多所高校合作研发了多种先进的肌电假手，其中与上海理工大学合作，先后开发了肌电动态比例控制假手、语音控制假手及国内第一个智能动态比例仿生假手等。

三、假肢装配人机接口新技术

要发挥假肢的作用，必须将其与人体的残端结合，与人形成一个整体。接受腔是人体与假肢的人机接口，直接影响到使用的舒适、安全、美观，甚至影响交互式的信息传递。

在假肢与残端接口方面，一个重要的发展是骨整合装配技术（osseo-integrated prosthesis）的出现。这种技术是在现代科学（特别是生物相容性材料发展）的基础上形成的，它摆脱了传统的接受腔方式，将人工骨植入人体，人工骨的一端与残端的骨骼相接，另一端与假肢连接。这种方法由于没有接受腔因而舒适性好，并且运动范围也因没有接受腔限制而增大。此外残端软组织不承受力，从而使受力状态也更为接近人体自然状态。目前在瑞典、英国等已有不少成功应用的实例（图15-1-9、15-1-10）。

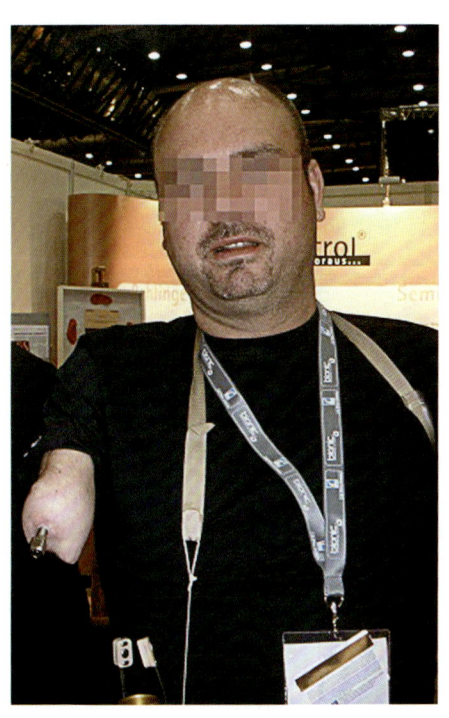

图 15-1-9　人工骨植入上肢残肢

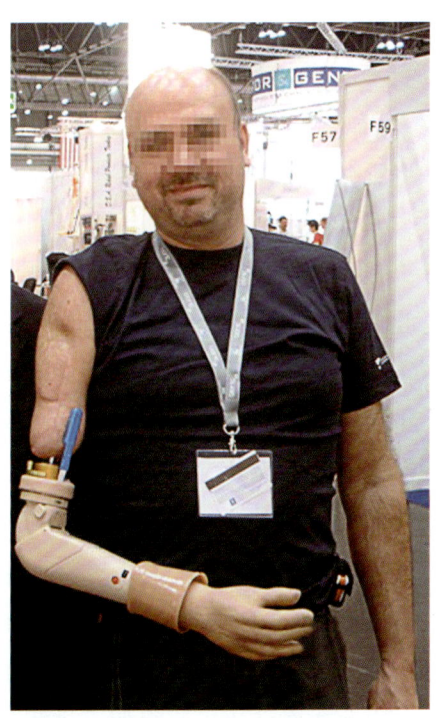

图 15-1-10　通过人工骨连接上肢假肢

另外，上肢硅胶套的应用逐渐发展起来，它的原理与下肢硅胶套大致相同。不同的是由于它的使用，接受腔不再需要以往的大面积包容和出于悬吊的考虑而跨过关节，因此，接受腔变得小巧，边缘也不必因为怕摩擦残肢而翻边，当然背带更是可以被省略，这样假肢的佩戴变得更隐蔽、美观和舒适。

此外，各种新材料、新技术在上肢假肢领域的应用也得到重视。研究者发现了具有特殊仿生功能的材料，如形状记忆合金、电致伸缩材料、压电材料等来制造仿人皮肤及人工肌肉；在假手的真实感觉方面，密歇根大学整形外科教授保罗·塞德纳研制出一种人造神经，有望帮助残疾人用假肢感觉温度，已在实验室动物身上成功运用这项技术，预期在10年内可以用于人体。

四、上肢假肢技术的发展趋势

目前，上肢假肢技术的发展趋势主要体现在如下几个方向：

1. 更大的人与假手的信息交互通道流量，提供足够而实时的各种感觉反馈，不仅包括视觉，更包括触觉、体位感觉、温度感觉等。

2. 更多的接近人手的自由度，完全随意的操控。

3. 将所有的机械电子结构置于人手的空间。

4. 与人手相当的重量。

5. 更强大的动力源。

上肢假肢技术发展的历史表明，每一次假手产品的巨变，都源自于更小型的动力源的推出。20世纪70年代，德国冯哈伯公司的可以置入手掌空间的大功率超小型马达的问世，推动了第一代肌电假手的诞生，其代表作就是德国奥托博克的8E38肌电手，它的推出宣告以自身动力源的索控假手的淡出；21世纪初，同样是德国的一家麦克松公司推出了直径仅10mm的大功率马达，使得假手进步到可以将马达置入手指的阶段，其代表作就是英国的i-limb，从此每个手指能活动且更具有仿生性的假手占据了主流舞台。可以预期，下一代假手的进步也将源于动力源的超小型化。其实，我们更期待非电机类动力源在假手上的应用，从而带来假手更本质的变化和飞跃。

进入21世纪以来，人体上肢假肢正朝着更加仿生化、智能化、精巧化等方向发展，可实现假肢的动作准确可靠，使控制方式更加自然成为可能。随着上肢假肢技术的进步，上肢假肢将在以下几方面取得发展：①获得感觉的多样性与真实性。传感技术的应用随着高性能传感器的研发，假肢将有望获得触觉、滑觉、力觉等多种感觉；这种感觉还有望与人体神经信号相连接，使人体大脑有与真实人手一样的感觉。②新材料、新技术、新工艺的应用。科研人员一直在尝试具有某些特殊仿生功能的材料，如形状记忆合金、磁致伸缩材料、凝胶等来研制具有感觉功能的仿人皮肤和人工肌肉。③控制方式及控制信息源的多样性，特别是智能控制技术的应用及生物信息到物理控制信息的转换等。随着各种控制技术的发展，假肢的动作将更加灵活。④微型机械的应用。随着计算机和纳米技术的发展，微型马达、微电极等各种微型产品及微型操作系统的产生，将实现假肢的重量减轻、外观更加优化等目标。

人手的精妙是任何现有机械无法企及的，它的形态、功能、效率是任何现有科学技术难以完全模拟和超越的。因此假手的研究和制造注定是一个漫长且无比艰巨的任务，目前人类在假手方面取得的成果仅仅是万里长征的一两步，需要我们几代人甚至更长的历史来书写和传送。

（喻洪流）

第二节　下肢假肢零部件技术新进展

下肢假肢部件包括组装下肢假肢的假脚、

踝关节、膝关节、髋关节、支撑管和连接件等，是保证下肢假肢性能、假肢使用寿命的主要因素。下肢假肢主要是围绕保证稳定性、改善步态和减少体力消耗发展的，尤其是膝关节、踝关节和假脚更为突出。下肢假肢部件的技术发展体现了下肢假肢的技术水平，反映了假肢设计在人体仿生领域的不断进步。

一、国际上下肢假肢部件的新进展

1. 假脚 人体脚的功能主要是支撑体重，在运动中产生推力和保持姿态。代偿这些功能的假脚在技术上不断发展。静踝脚简称 SACH 脚，这种脚结构简单、重量轻，没有活动的踝关节，用螺栓与假肢小腿固定在一起，脚后跟处有一个楔形的弹性软垫，能起到一定的缓冲作用，但效果有限。单轴脚具有跖屈和背屈一个自由度，万向脚具有跖屈和背屈、内翻和外翻、内旋和外旋三个自由度。常见的单轴脚和万向脚都采用硬橡胶做的弹性缓冲块，阻尼力固定，不能根据外界环境变化进行调整。在静踝脚、单轴脚、万向踝脚后出现了储能脚，假脚的发展进入了新的阶段。

所谓储能脚，就是能像弹簧一样受压时将能量储存起来，松开时能自动弹起假脚，释放能量。储能脚在人体步行蹬离地面时，通过脚内的高弹性体储存和释放能量，减少能量消耗，使步行更加轻松，甚至能进行跑跳。储能脚内的高弹性体通常用碳素纤维复合材料制作，用碳素纤维复合材料制作高弹性体的储能脚称为碳纤储能脚。

碳纤储能脚由高弹性碳纤龙骨和脚套组成，典型的碳纤龙骨如图 15-2-1 所示。碳纤龙骨由上下两片碳纤板组成，上片碳纤板主要承担前脚掌着地时的冲击，下片碳纤板主要承担脚跟着地时的冲击。碳纤板可采用从中间开口的分趾设计，有利于提供一定程度的内、外翻功能。储能脚的储能功能应按使用者的体重和日常生活中的运动程度划分为不同等级。储能脚的等级可按在一定压力下的跖屈和背屈的变形量来划分。

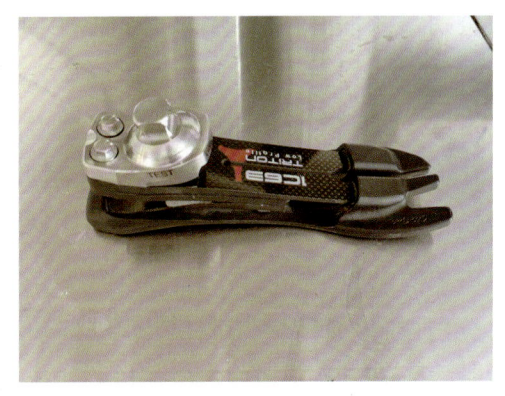

图 15-2-1 储能脚的碳纤龙骨

近来，出现了具有更多功能的碳纤储能脚，例如：双层 C 形龙骨，有平稳滚动、垂直减震的功能，一些储能脚带有弹力调节装置，还有再附加上气泵以增加缓冲力的，效果更好。此外，奥索（ossur）假肢公司推出如图 15-2-2 所示的带有扭转缓冲装置的碳纤储能脚（瑞福扭转型飞毛腿），其扭力单元可降低踝关节上的扭转力和作用到残肢上的剪切力，适合对活动量有较高要求及在不平路面上行走的截肢者使用。

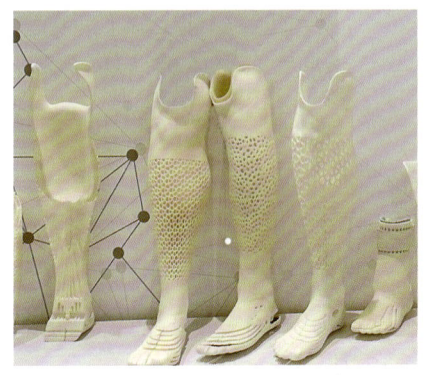

图 15-2-2 瑞福扭转型飞毛腿

2. 智能控制踝关节 踝关节是既稳定又灵活的负重关节，是人体与地面接触的枢纽。它具有跖屈和背屈、内翻和外翻、内旋和外旋三个自由度。在下肢假肢部件的开发研制中，踝关节的成果较少,长期以来只有静踝连接盘、单轴踝和万向踝。近几年才陆续有智能踝关节、动力踝关节等新产品出现。

艾伦仿生电子踝脚是英中耐（endolite）假肢公司最新推出的智能踝关节产品（图15-2-3）。艾伦仿生电子踝脚由2个感应器——踝角度感应器和重力感应器来测量倾斜度和速度,能随步行的速度改变,或是随上下坡改变,实时测量、感应、反馈各种复杂路面信息,然后由内置的电脑微处理器分析这些数据,指示马达分别控制、调节液压阻尼,调节踝关节的跖屈与背屈阻力,达到自适应环境的功能。电脑会根据环境在64种不同的阻力设定中自动选择来适应环境变化。此外,摆动期踝关节背屈增加,可保证走路时,脚板不会碰地。

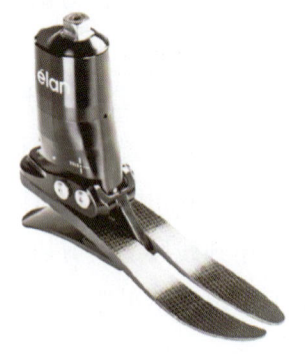

图15-2-3　艾伦仿生电子踝脚

踝关节的最新科研成果是具有动力装置的主动型智能踝关节。人体行走时依靠的是身体与大脑之间的互动,当人受到视觉或其他感觉及机械性刺激时,中枢神经系统传递和处理后发出指令,由肢体执行。截肢后,执行系统的部分功能丧失,只有具有智能控制和动力装置的假肢才能补偿这种功能丧失。美国麻省理工学院设计了iWalk PowerFoot One主动型智能踝脚,电机和多个弹簧配合为截肢者提供将脚跟升离地面时所需的动力,使走路轻松自然,增强截肢者的平衡能力。目前,可以向下肢假肢装配市场提供商品化主动型智能踝关节产品的有奥索（ossur）假肢公司的普欧仿生智能踝脚（图15-2-4）。普欧仿生智能踝脚能模仿人体截肢后自然本体感受和踝关节的运动,使用加速计技术替代身体的机械刺激感受,以每秒1600次的频率测量实时状态,用人工智能程序模仿人脑中枢神经系统快速处理数据,直接指挥带有动力的传动装置使踝关节完成坡道、不平路面、上下台阶等各种步行动作。

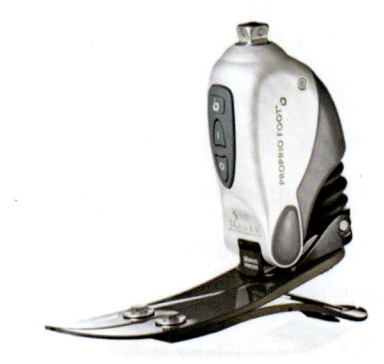

图15-2-4　普欧仿生智能踝脚

3.智能膝关节　现代智能假肢的优势主要体现在采用智能控制手段,其大大减轻了使用者的行走难度,实现自然和健康的步态。其次在设计上符合生物力学和人体下肢解剖学原理,穿戴简单,外形美观,降低了截肢者对假肢的认知难度,提高了其对假肢的接受能力,延长了假肢使用时间的意愿。另外使用及设置操作简单,降低了出现错误的可能性。

膝关节是人体中最复杂的关节,不仅是因为膝关节本身就具有转动和滑动的功能,而且在肌腱和肌肉的共同作用下,膝关节还能保证人体站立和行走时的稳定及控制步行速度。从仿生机构学的角度来分析假肢膝关节的设计,膝关节机构由单轴发展到四联杆机构,近几年又出现六联杆机构膝关节。杆件数目的增加会增加机构的复杂性,但是由于设计参数的增加,使得大、小腿的相对运动及踝关节的轨迹更加逼近正常步态,从而受到青睐。

动力学研究表明,在步行的一个周期内,

膝关节力矩是变化的，而且变化规律与步行速度、路面状况有关，为了适应这些变化，膝关节力矩应具有可控性。在传统的膝关节中，力矩可以由摩擦力、弹簧力、气动装置、液动装置提供，但它们只能在装配时根据患者情况一次调定。为了适应同一患者不同步行速度时所需膝力矩的变化，日本于20世纪80年代初，开始研究用计算机控制的智能型膝关节，并陆续开发出可供下肢假肢装配使用的智能控制膝关节。德国OttoBock假肢公司近来推出的Genium智能仿生膝关节是智能控制膝关节新产品（图15-2-5）。Genium智能仿生膝关节内置五个传感器，可以进行大量数据的计算及传递，其中科技含量最高的创新技术是陀螺仪传感器和二维加速度计传感器，使得智能假肢可以实时感知膝关节的倾斜的趋势，突破了假肢领域里的技术瓶颈，使得交替上下楼梯和跨越障碍成为可能。科技领先的二维加速度计技术，可以监视和计算垂直和水平方向的加速度变化的情况，确保使用者在出现意外时保证安全和稳定。膝关节传感器可以监测膝关节力矩及运动情况，并计算地面反作用力。踝关节传感器可以监测踝关节力矩及运动情况。承重传感器可以监测力线的位置变化及承重的大小的变化Genium智能仿生膝关节可以弥补由于下肢截肢而丧失的下肢运动功能，实现交替上下楼梯、跨越障碍物、向后行走等。

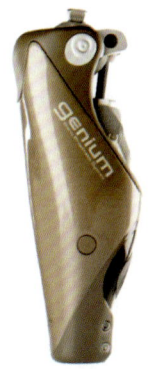

图15-2-5　Genium智能仿生膝关节

在智能假肢膝关节的研制开发中，另一种成功的途径是采用电磁感应阻尼系统。电磁感应阻尼系统是目前世界上最具竞争力的核心高科技技术，每秒1350次的精准反馈，使主动电磁感应成为反应最快、最先进的阻尼系统。采用电磁感应阻尼系统研制的智能膝关节，配合主动的电磁感应电子控制分析，通过实时分析传感器数据，提供相应的阻尼，应对各种路况，确保步态的平衡掌控，从而达到安全性能与自然的步态的结合。奥索（ossur）假肢公司的RHEO KNEE仿生磁控膝关节（图15-2-6）就是这种采用电磁感应阻尼系统的智能膝关节。

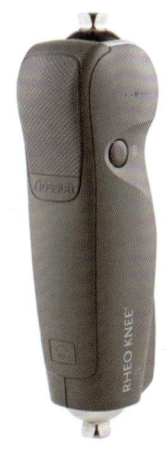

图15-2-6　RHEO KNEE仿生磁控膝关节

Ossur和Victhom Human Bionics合作推出的动力型膝关节POWER KNEE是唯一一款商业化动力型膝关节（图15-2-7）。该假肢采用电机驱动，代替原有的腿部肌肉实现假肢的主动弯曲伸展功能，克服了阻尼式假肢无法主动做功的缺陷，能更好地实现上楼梯等需要主动做功的步态。配备转矩和加速感应器，能随时感应地面的状况，并随时配合调整，致动器亦能在上下楼、弯腰、跃立时，有效抬举、刺激使用者的肌肉。人工智能功能更会随时注意人机接口的整体情况，包括安全性、稳定性及适应性等。使用者主要负责走，其他需要注意的事情，全由义肢代劳。

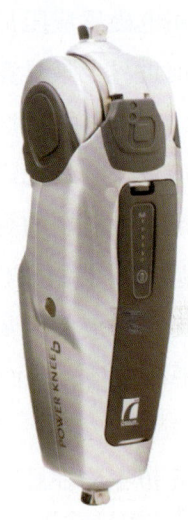

图15-2-7　POWER KNEE动力型膝关节

英国英中耐公司的Orion全智能仿生关节，具有独创的液压缸和气压缸组合装置（图15-2-8）。具有以下特点：液气双缸，高效节能；应用双核微处理系统，使关节更小巧、更轻便；可精确智能编程、实时监控；在斜坡和下楼梯时，前掌承重状态关节锁定，即提供稳定支撑；2h快速充电。

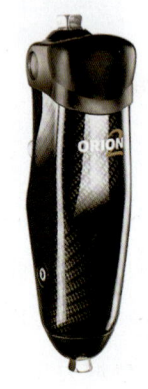

图15-2-8　Orion智能膝关节

二、我国下肢假肢部件的进展

国外下肢假肢部件的技术发展带动了我国下肢假肢部件新产品的开发和研制，在碳纤储能脚、动力踝关节和智能膝关节等方面都取得了显著的成果。

1.国产碳纤储能脚已形成系列产品　早在20世纪90年代，我国就已经开始储能脚的功能原理和临床应用的研究，用高弹性复合材料制作的储能脚为截肢患者安装了小腿假肢，储能效果很好。随后，又开始了碳纤储能脚的研发，取得成果并形成YDJ-FY系列碳纤储能脚产品投放市场（图15-2-9）。YDJ-FY系列碳纤储能脚可提供足够的运动弹力及减震功能，连接板将前脚掌与后跟紧紧相连，模仿人体脚掌设计，在行走时通过变形，使力能够有效地传递；前脚掌采用分趾设计，更加符合人体行走规律，适应崎岖不平路面，能很好地保持左右平衡。

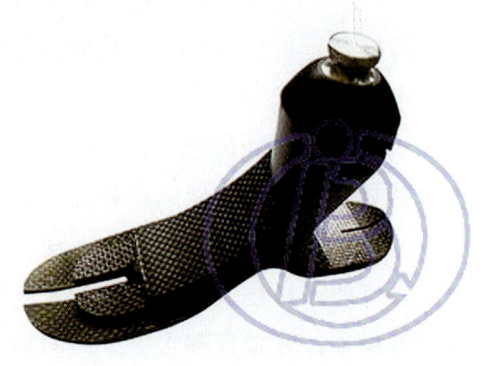

图15-2-9　YDJ-FY系列碳纤储能脚

2.研制成功主动型智能踝关节　2006年上海理工大学从生物力学、解剖学和生理学角度出发，根据人体踝关节步行时的受力特点和生理功能，建立两个自由度的主动型仿生踝关节的力学模型，以此为基础设计假肢踝关节的机械结构与控制系统，进行装置制作和调试，成功研制出了能在矢状面内做屈伸运动的主动型仿生踝关节假肢实验样机。

2014年北京大学将先进的机器人控制技术与智能假肢设计相结合，成功研制出我国首款主动型智能踝关节并已临床应用。风行者P103型动力踝脚由机电装置和电子控制系统组成（图15-2-10），以25倍人眼识别速度来扑捉传感器信号，通过计算机实现实时控制，可以模拟人体生物神经、大脑和肌肉骨骼组成的功能，实现对使用者运动环境和运动意图的判断，同时用于对步态的控制，使患者更好地恢复行走能力。

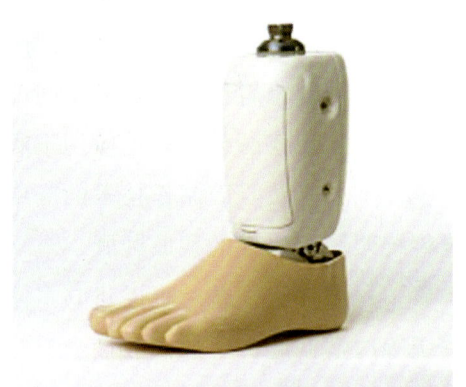

图15-2-10　风行者P103型动力踝脚

3. 智能膝关节的研究概况　我国对智能膝上假肢的研究始于20世纪80年代初。清华大学在国家自然科学基金资助下，开展电流变液和电动摩擦锥膝关节自适应阻尼控制装置的研究，并且在下肢假肢建模及其肌电控制方法方面进行了大量的研究。2006年上海理工大学喻洪流教授等研究了一种基于小脑模型神经网络控制器的步态跟随式智能膝上假肢，并在2016年，与北京东方瑞盛假肢矫形器公司合作研制了国内首个液压智能膝关节实验样机。

中南大学的谭冠政教授等人设计了智能仿生人工 CIP-I Leg，这是一种基于非线性PID控制的人工腿位置伺服控制系统，利用霍尔传感器判断步速、调节电机轴、调节针阀位置，进而调节气缸阻尼来适应步速改变。此外，国家康复辅具研究中心、河北工业大学等单位也在智能假肢膝关节领域进行了长期及大量的研究工作。

2013年9月在中国康复器具协会举办的全国康复辅具博览会上，展出了具有完全知识产权的H402型气压智能膝关节（图15-2-11）。H402型气压智能膝关节是国内第一款正式发布上市并可以批量投产的国产智能假肢产品。虽然该款智能膝关节只有一个速度传感器，与国外同类产品还存在较大差距，但是，在智能假肢的研究，特别是为假肢市场提供国产智能假肢产品中，迈出了重要的第一步，为日后国产智能膝关节的研发奠定了夯实的基础。

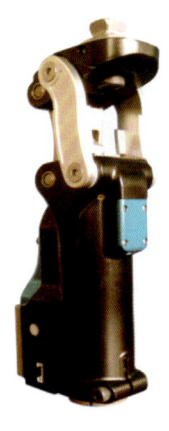

图15-2-11　H402型气压智能膝关节

三、智能膝关节的发展趋势

通过对上述智能膝关节研究现状的分析，我们可以看出现有的智能膝关节仍存在很多不足，克服这些不足还需要解决很多技术难题。智能膝关节未来的发展趋势将主要体现在如下几个方面。

1. 安全性更高，价格相对降低　膝关节假肢对于截肢患者来说是另一条腿，其安全性对患者来说是要考虑的第一要素。目前已有的高性能的膝关节，价格在30万~60万元不等，随着技术的不断进步，高性能的膝关节假肢会越来越多，价格必然会有所下降。

2. 使用方便、舒适，可多模式控制，步速可实现宽范围自动调整　现有的很多假肢患者穿戴不便，行走时会使患者感觉到不适，尤其在不同路况下。未来的膝关节假肢将会减少患者的不适，也不需要进行过长时间的训练，就能使穿戴者完成行走、蹲、坐等多姿态的适应。同时步速可以实现在宽范围内的自动调整，无须患者进行手动调整，就能适应不同的路况、不同的速度。

3. 更加智能化的控制，更高的控制精度　随着微处理器技术的进步，各国智能膝上假肢的研究在控制方法方面也取得了成就，智能控制的方式更加多样化，控制精度也在不断改进提高。从这些进步中，可以看出具有自适应、自组织和自学习功能的智能控制技术，特别是具有实时和快速学习性能的智能控制技术，是未来发展的必然趋势。

4. 能与智能髋踝关节协调控制，最终渐进于正常腿的步态　目前大部分智能假肢只考虑了膝关节的作用，髋踝关节只是作为辅助，无法完全像正常腿一样行走。要使膝关节的步态接近于正常腿的步态，必然要同样考虑髋踝关节的结构和控制的复杂性，使其也智能化，并且完成膝关节和髋踝关节的协调控制。总之，随着机械、材料、控制、康复医学等学科的进步及其不断的交叉融合，将来的假肢智能膝关节具有价格低廉、控制精度更高、智能化程度更加完善、步态趋于正常腿步态的特点。

（喻洪流）

第三节　下肢假肢装配技术的新进展

下肢假肢装配技术从传统的铁制、木制接受腔到现代树脂及硅胶接受腔，大腿假肢接受腔口型从插入式的坐骨支撑四边形发展到现代的坐骨支、耻骨支的混合包容口型，假肢对线技术从目测技术到现代智能型激光对线仪应用，假肢步态分析也从不可定性分析目测评价方法发展到今天能够定性定量的智能化计算机三维步态分析技术，这些新技术的诞生无不体现出现代高科技发展的成果。

评价一条假肢制作是否成功主要取决于假肢接受腔的制作、假肢对线和步态分析三个方面，现代下肢假肢的发展也体现在这几方面。

一、下肢假肢接受腔制作技术的发展

自从下肢假肢制作技术走进工业化社会以来，下肢大腿假肢的制作材料从重达5kg以上的铝制、铁制假肢，到现代重量仅为2kg左右的合成树脂接受腔碳纤钛合金组件假肢，极大地减轻了患者使用假肢所消耗的能量，同时也极大地提高了截肢患者使用假肢的空间范围。与此同时，许多现代医学观点也应用于假肢制作技术中，例如全接受腔制作技术的应用避免了穿戴传统假肢常出现的残肢肿胀、末端血液循环不良、残肢保温性差、难以建立本体感受反馈系统等医学问题。下肢假肢接受腔制作发展的成果主要体现在假肢接受腔的口型和假肢承重、悬吊方式及制作方式的变革。

1. 小腿假肢接受腔形式改变　接受腔的口型一直是假肢制作技术中最为核心的技术，它直接影响假肢装配的制作质量。20世纪以前，小腿假肢接受腔一直为三角形的口型形状，其设计出发点主要是基于小腿本身的骨性结构分布形状为三角形的特点，特别是为了增加髌韧带负重的可靠性需在小腿后侧施加足够压力。但由于没有更多考虑到小腿肌肉、血管、神经生理特点及机制，其结果常导致残肢出现诸多健康问题，如残肢肌肉软组织萎缩快、残肢末端麻木、残肢血液循环差、膝关节运动范围受限，特别是伸膝困难等，同时也降低了假肢穿戴的舒适性、时间和活动空间。

现代的小腿假肢接受腔的口型更接近小腿截肢患者小腿本身的生理解剖形状，更多地考虑到患者肌肉、神经、软组织生物力学状况和分布特点，尤其通过小腿接受腔后面压力的适当释放，既保证了小腿后面有足够的压力支撑，又实现了对小腿后面丰富的血管、神经压力的减轻，增加了患者残肢血液循环能力，以及膝关节活动范围，为患者赢了得更大的活动空间。如配合硅胶套使用，将极大地提高小腿假肢患者使用舒适性，减少残肢不健康和易损的概率。

小腿假肢承重方式从以前髌韧带承重到现

代全面承重模式的转变,是由于更加充分地考虑和利用残肢各组织功能作用。小腿假肢的悬吊也不再仅仅依靠骨性的结构,而是更多地考虑到肌肉功能的发挥。

2. 大腿假肢接受腔制作技术发展 下肢假肢制作技术中,难度最大的大腿假肢接受腔制作技术,一直是以四边形的形状为主,但由于大腿四边形接受腔前壁因压迫股动脉及周围神经易导致患者血液循环问题(图15-3-1A),以及假肢侧站立中期时,坐骨会在四边形口型坐骨支撑平面上向外滑动且股骨外展发展(图15-3-1B),从而常导致患者躯干向侧向倾斜,极大地影响了大腿假肢患者假肢侧站立的稳定与平衡。最早在1975年,Ivan Long发现大多数截肢患者在行走时有躯干向一侧倾倒的,并指出可能与四边形接受腔内外尺寸大、前后尺寸小有关。1985年他提出"为了假肢在步行时的侧向稳定性,股骨应像健侧一样呈内收位",并指出要设计出内外方向窄且包容坐骨的接受腔。这就是坐骨包容及近十年发明MAS的来源。1985年Sabolich等人研究出CAT-CAM,将这一理论进一步深化。1987年国际上把所有包容坐骨、坐骨支的接受腔统称为坐骨包容式接受腔,简称IRC。IRC接受腔很好地解决了因坐骨滑动引起站立期假肢侧躯干侧倾的问题和大腿残肢血液循环问题。但是假肢接受腔旋转和假肢侧髋关节活动受限的问题,直到1999年墨西哥人发明了MAS接受腔才得以很好地解决。

3. 假肢接受腔的CAD/CAM技术 假肢接受腔计算机辅助设计(computer-aided design,CAD)将肢体残端数据测量装置测量或扫描的肢体残端信息重建成三维模型数据,并将其设计成符合生物力学特征的待加工模型。接受腔计算机辅助制造(computer-aided manufacture,CAM)将CAD输出的接受腔残端三维模型数据,采用读取STL文件的方式,获取假肢接受腔的几何信息。而接受腔的工艺信息通过人机交互的方式,输入到制造系统中。为了加工接受腔,必须从三角面片生成的模型中得到数控加工时所需的模型数据点,通过一定的算法,计算加工接受腔阳模的刀位点。采用三轴联动的方式,由运动控制卡+工控机方式驱动步进电机,利用接受腔阳模专用设备进行加工。

CAD/CAM技术应用于假肢接受腔领域,被认为是一项既可以提高接受腔设计效率又可以提高接受腔产品稳定性的技术方法。该方法不仅可以克服传统接受腔制作的诸多弊端,而且可以把经验丰富的假肢制作师长期积累的经验通过计算机设计模型保存在电脑中,显著提高假肢接受腔一次制作成功率,确保产品质量,显著降低了接受腔设计和制作成本。同时,计算机还能将每个假肢患者适配的接受腔形状存储起来,方便进行多次精确修改,确保以后更换假肢时能达到最佳适配。更主要的是,它从根本上改变了过去依靠手工设计、测量、取型等落后的生产模式,迈入了自动化的工业生产体系;还可以利用网络技术建立中心工作站和分站的交互网络,使得假肢可以进行异地和远距离装配,降低装配的间接费用,实现资源共

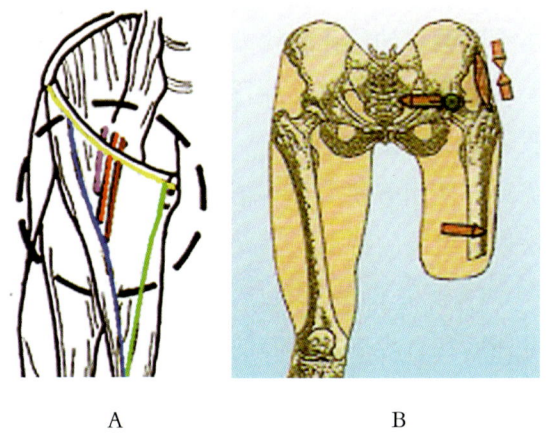

图15-3-1 大腿假肢四边形接受腔存在的问题

A.血液循环问题;B.坐骨向外滑动且股骨外展

享（图 15-3-2）。

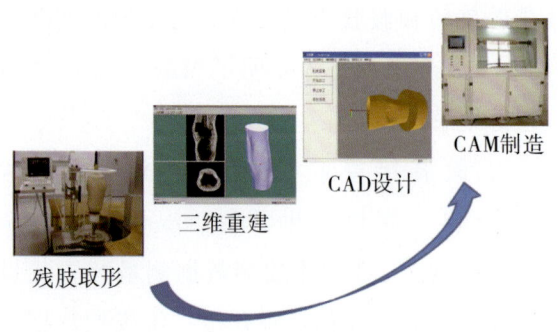

图 15-3-2　基于 CAD / CAM 的假肢接受腔设计与制造系统

近几年来通过引进的法国 Rodin4D CAD/CAM 假肢矫形器智能化制作系统来制作假肢接受腔，其中 CAD 内置各种类型的大腿假肢接受腔模型，可通过软件的尺寸修改功能、接受腔角度调整功能和模拟手动修型功能对大腿假肢接受腔进行模型修改，使内置模型符合患者的实际残肢形状，从而达到大腿假肢接受腔实际穿戴匹配。CAM 系统为一台小型三轴数控加工中心，可以加工固定尺寸的聚氨酯硬质泡沫圆柱形毛坯，将毛坯加工成设计好的大腿假肢接受腔模型。

二、假肢智能对线技术应用

假肢对线一直是鉴别假肢功能好坏的一个关键因素。虽然发明了诸多的假肢对线装置，但下肢假肢对线一直以来还是依靠假肢工程师的眼睛和经验进行评价与调整，缺乏科学的评估手段，从而影响假肢使用效果、假肢质量的评价与监控。以 Compas 为代表的智能假肢对线系统从根本上改变了传统对线方法。

Compas 由软件及接收器和智能四棱台构成计算机接受腔测力系统（图 15-3-3）。在接受腔下面安装智能四棱台，由 Compas 接收数据，通过四棱台上四个螺丝的压力测算接受腔上四个方向的力量，Compas 可以得出患者体重和不同方向的受力情况，分析数据后自动给出螺丝调节建议，为患者达到最佳对线状态提供方案，全部过程直观且使用简便。智能四棱台和一般的四棱台形状基本一致，并可以终生安装在患者的假肢上，便于全方位分析患者数据和对线调节，既适合于对假肢对线进行科学分析或进行假肢的装配技术研究，同时也适合于帮助截肢者更好地掌握假肢性能、提高步行能力。

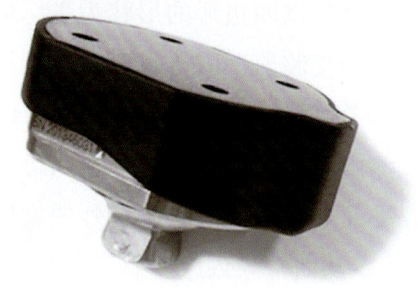

图 15-3-3　智能四棱台

Compas 通过压力测量实时分析系统还能为精确的对线提供科学指导方案。Compas 能够测量每一个假肢的实时步态数据并给出优化的假肢对线方案。Compas 步态分析软件能够自动扩展和整合一系列步态参数和反馈假肢步态分析的动力学测量的信息，并给四棱台螺丝在矢状面和额状面的最优化对线调整提供指导性量化建议。Compas 硬件和软件自动运行，假肢患者每天可以使用这个系统而不需要假肢工程师来协助。Compas 系统计算机测量分析软件通过蓝牙无线连接，利用内在数据库，收集、分析装配好的假肢的微小变动，并统计出接受腔调整的优化对线方案。高级的计算模块还可以通过测量接受腔行走中的反作用力预测假肢是否存在对线错误。Compas 智能对线系统具有使用方便简单、精度高、实时保存、轻松进行组装的特点。

Compas 四棱台智能对线系统可以实时测量残肢在行走中接受腔的反力或者力矩，集成的微处理器还会自动提供以下主要指标和参数供使用者分析：①体重；②假肢承受的体重；③矢状面和额状面力矩；④站立时间；⑤摆动时间；⑥步频；⑦压力中心前进方向。这样假肢师能够客观地验证和记录假肢的对线状态，提高截肢者对假肢使用的信心，达了最好的临床效果。

Compas这种基于假肢接受腔压力效应的对线调节方式，完全抛弃了假肢师凭借经验进行对线的传统模式，操作简单，任何新假肢师都和老假肢工程师者有机会完成令患者满意的假肢对线调整。

三、假肢步态分析技术的发展

为截肢者穿戴假肢后进行功能评价，一直是假肢界医学界的研究热点，目前国内外对假肢者步态参数的测试方法分为定性分析法（目测步态分析法）和定量分析法（仪器分析法）两大类。

1. 定性分析法　这种方法是由假肢工程师及医务人员用肉眼观察患者行走过程，然后根据所得印象或按照一定观察项目逐项评价，做出步态分析的结论。目测步态分析不能定量步态，有效的观察需由受过训练和临床经验丰富的临床医生和假肢工程师来进行。

2. 定量分析法　我国一直缺乏专门应用于假肢矫形领域中的步态定量分析实用性设备。目前，国际上常用的三维步态分析系统可以提供时空参数、运动学参数、动力学参数、肌电活动参数、能量参数及图形，利于进行深入细致的研究。但由于分析技术和操作技术复杂，后期数据处理滞后时间长，只适合专门从事步态分析研究的科研人员使用，难以临床应用与推广。

RO-vision运动分析系统是一套首次基于视频的图像序列运动分析的步态分析系统，具有硬件移动方便、软件用户界面简单清楚易学的特点，而且，无论患者处于步行、站立还是行走状态，RO-vision运动分析系统都能够提供实时处理的步态分析数据。

RO-vision运动分析系统的优点在于通过视频中捕捉粘贴在患者关节上的彩色LED标志点，自动计算身体关节角度并实时显示给假肢师，其结果可以生成多种报表，同时附有多种辅助功能来帮助假肢师评估患者步态，优化调节下肢假肢对线调整。它不仅可以向假肢师、康复评定师提供假肢装配对线和患者步态康复评估的依据，也可以直接指导患者进行步态训练。

RO-vision运动分析系统分为二维和三维两种类型。二维可以在额状面和矢状面内实时显示人体步行时躯干、髋、膝、踝关节的运动状态和位置关系（图15-3-4），三维特点是在二维功能基础上增加了在水平面上实时显示和计算上述各关节旋转运动状态（图15-3-5），所得参数完全能够更全面反映人体和截肢者步态的基本特征。RO-vision运动分析系统由于采用的是实时图像显示方式，获取和处理图像数据更为直观，测试时间也较短，更便于假肢工程师和康复医师评定下肢假肢步态时使用。

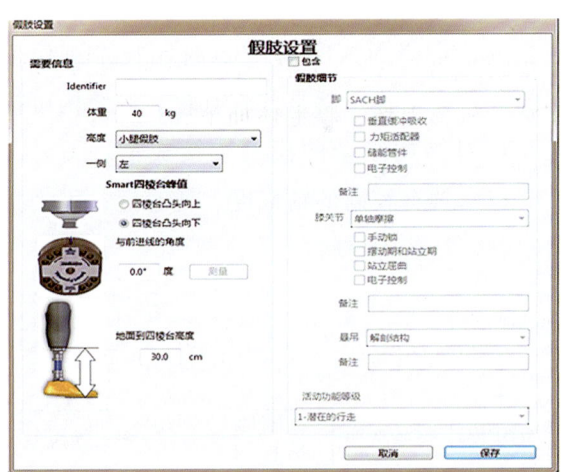

图15-3-4　Compas系统安装

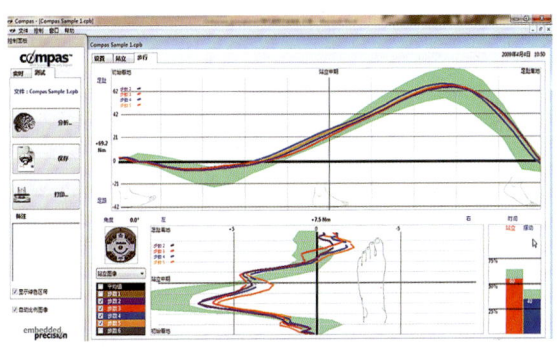

图15-3-5　Compas操作界面

四、假肢的 3D 打印技术

3D 打印（3D Printing，3DP）技术又称增材制造（additive manufacturing，AM），是 20 世纪 80 年代末期开始兴起的高新制造技术，是以计算机、数控技术、激光技术、材料科学、微电子技术等作为基础，利用材料堆积法快速制造产品的一项先进技术。在成型过程中将计算机存储的任意三维形体信息传递给 3D 打印机，通过材料叠加法直接制造出来。它从成型原理上提出了一个全新的思维。它是可将计算机上的三维模型直接通过打印机"打印"成实物的一种快速成型技术。与传统减材制造技术不同，3D 打印技术无须模具，直接将数字化设计的三维模型文件导入打印机即可完成模型制作。图 15-3-6 为 3D 打印基本流程。与普通打印机不同，3D 打印机的打印材料不是墨水和纸张，而是金属、陶瓷、塑料、砂等材料，通过电脑控制，打印机将"墨水"根据模型分层叠加，最终形成实物。3D 打印技术制作模型的一个突出优点就是，它有较高的结构可控性，可对结构复杂的模型直接成型。另外，3DP 技术具有较高的精确度，耗时短，可大批量定制，且节省材料。

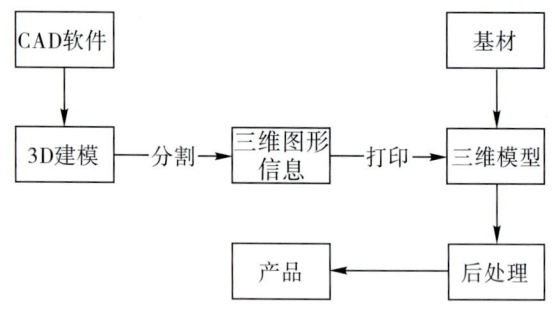

图 15-3-6　3D 打印流程

现今，3D 打印技术已经广泛应用于航空航天、汽车、消费电子、工业、建筑等领域。医疗领域已经在器官模型方面取得很多突破，特别在骨科骨骼模型方面已经得到广泛的应用，目前 3D 打印制作假肢方面，2016 年肇庆市第一人民医院首次发表了国内临床实践的公开报道。该临床实践报告的主要内容如下。

患者为 1 例 5 岁男孩，于 2012 年 9 月因绞肉机绞伤右手，腕关节以远毁灭伤，无法修复，做了腕关节离断截肢术（图 15-3-7）。患者创面愈合拆线后出院，出院后一直未安装假肢。2014 年 9 月根据该患者的个体情况利用 3D 打印技术制作前臂索控假肢。患者上臂经过固定圈固定，前臂经过绑复带固定。该假肢经过屈曲肘关节可以实现假肢手的闭合，伸直肘关节可以实现假肢手的打开。患者经过简单的宣教和训练可以实现对圆柱形、柱形物件的抓取和摆放，并对软物件抓取的力度有较好的把握，能实现圆柱件的把持，可进行自行车的简单驾驶。生活中能实现上厕所时通过"双手"自行脱穿裤子，吃饭时假肢固定甚至可以端起饭碗，健侧手拿筷子吃饭（实现"双手"吃饭），初步实现了手的基本功能（图 15-3-8）。

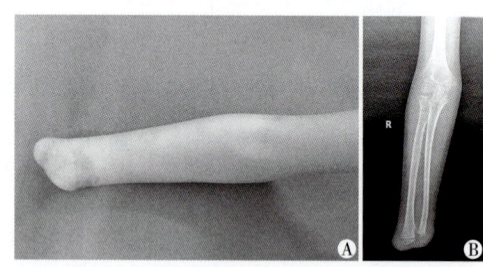

图 15-3-7　患肢截肢术后情况（腕骨已截除）
A. 外观；B.X 线片

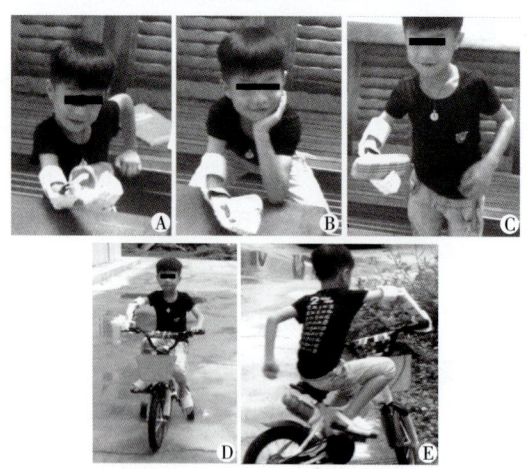

图 15-3-8　患者通过假肢代偿手的基本功能
A. 抓握软物件（一次性塑料水杯）；B. 抓握硬、圆柱形物件；C. 抓握柱形物件；D. 把持自行车把手，进行简单的自行车驾驶；E. 进行较高难度的单手自行车把手把持及转弯

在2017年中国国际康复辅助器具博览会上，湖北假肢厂展示了3D打印的下肢小腿假肢（含接受腔）系列产品（图15-3-9），受到与会者关注。

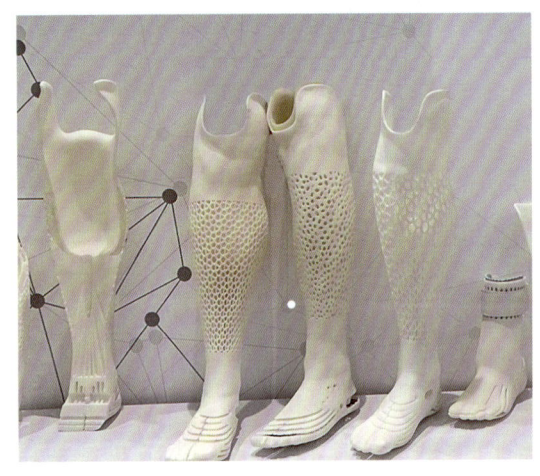

图15-3-9　3D打印的小腿假肢

相比传统假肢的制作，3D打印假肢只需要经过建模设计，借助一台满足要求的3D打印机，1d就可以生产出来。根据所用材料和设计的复杂程度，生产成本仅为传统假肢造价的十分之一甚至几十分之一。建模设计数据可以根据不同患者进行个性化调整，无须重新浇铸、倒模，在不同患者之间快速进行个性化制作。传统假肢，特别是小孩的假肢，随着年龄的增长，需要频繁更换，更换成本大，并且可能存在该型号产品所用零部件厂家停产无法更换的问题。3D打印假肢，在后续维修和零部件的更换方面有巨大的优势，只要原来设计的数据还在，零部件就能再生产，尤其是针对患者个人的个性化假肢零部件的再生产，显得非常便利、廉价。

对普通患者而言，成本低廉、快速制作、个性化定制的3D打印假肢，符合大多数人的消费水平，也能满足不同患者的不同需求。根据每个患者的个人情况个性化设计符合需求的假肢，是3D打印假肢的优势，但3D打印假肢在法律政策准入、标准、质量保证等方面还有很大的探索空间。结合临床实践，现在设计的假肢还不是很完善，在功能、外观和舒适度等方面还有很大改进空间，但是只要传统假肢能做到，经过设计，3D打印假肢也能做到。这也是3D打印在假肢制作方面最大的吸引点。相信在未来，经过各个专业领域人士的共同努力，3D打印假肢将会有更大的进步。

五、未来展望

随着数字化网络化、CAD/CAM智能化制作技术及3D打印技术的不断发展，可以预计，下肢假肢肢制作方式变将发生重大变革：以前手工制作假肢为主导的模式将向智能化网络计算机CAD/CAM制作与3D打印方式转变，制作假肢接受腔的材料更加健康环保，并具有更多的医学功能，假肢对线调整技术和步态分析技术也将实现远程操控和监控。未来假肢制作不再需要患者亲到场，一切可通过远程操作完成；下肢假肢配置也可以向电子商务一样自由进行选配；患者穿戴选配假肢更加方便快捷、舒适容易，也将赋于下肢假肢更多意想不到的功能。

（喻洪流）

第十六章 矫形器概论

第一节 概述

随着现代矫形器技术的发展，患者的各种功能障碍得到有效恢复和改善，如骨关节损伤所致的关节活动度受限通过矫形器的治疗得以恢复，关节挛缩和畸形得到防止和纠正；脑卒中患者不能完成的上肢功能活动在矫形器支持下得到改善，异常步态得到纠正；脊髓损伤患者的站立、行走困难在矫形器辅助下得到改善，丧失的功能得到代偿性恢复；周围神经损伤后，在矫形器控制下，可有效防止肢体畸形等。这种以促进患者功能恢复，提高其生活自理能力，让患者尽早回归家庭、融入社会的康复治疗技术越来越受到临床工作者的重视和应用。随着新材料、新工艺、新技术的问世，矫形器种类越来越多，矫形器的功能作用更加明确，在保持康复治疗效果的基础上，矫形器逐步向轻量化、美观化发展，不但符合病、伤、残者躯体治疗和功能活动的需要，而且能达到心理上渴望美观、舒适的要求。一些科技含量很高的矫形器，切实解决了患者生活和工作中的实际问题。

一、矫形器的定义

矫形器（orthosis）是在人体生物力学的基础上，作用于人体四肢或躯干，以保护、稳定肢体，预防、矫正肢体畸形，治疗骨关节、神经与肌肉疾病及功能代偿的体外装置。

二、矫形器的发展史

公元前640—377年，西医学鼻祖Hippocrates及其弟子就开始应用木制夹板对骨折进行外固定，以维持骨折的复位。13世纪时，希腊和阿拉伯医学迅速传播到欧洲，到16世纪初，欧洲已广泛采用木制夹板及皮革、树枝固定骨折。

我国是最早在骨伤科使用外固定疗法的国家之一。古代医学中的正骨学，将骨折后的固定或畸形矫正技术作为常用的治疗方法。公元4世纪前后，中医正骨学家提出了在骨折局部敷药后"用竹片夹裹之，勿令转动"。蔺道人（公元841—846年）在他编写的《仙授理伤续断秘方》中提到，"凡夹缚杉木数片，周围紧夹缚，留开皆一逢，夹缚必三度，缚必要紧"。"夹缚"就是我国外固定最早的名称。

20世纪30年代初，我国一些大城市的医院里设立了假肢支具室，直接为骨科患者服务，在一些地方建立了为数不多、规模较小的假肢矫形器作坊，形成我国早期的假肢矫形器行业。

中华人民共和国成立以来，相继在每个省会城市扩建或新建了假肢厂，生产、装配假肢矫形器。改革开放以来，由于吸收了许多国际先进医疗技术，特别是康复医学、高新技术及材料学的发展，矫形器有了迅速的发展。为了满足患者的需要，在一些大的综合医院、残疾康复中心建立了现代化的假肢矫形器中心，形成了较系统的一个专业，在我国矫形器学正逐步完善和提高。

三、矫形器的命名

历史上，矫形器命名繁多，曾称为支具（brace）、夹板（splint）、支持物（supporter）、矫形装置（orthopedic device）等。对于同一部位的矫形器也有多种称谓，如大腿支架、长腿支架、膝上支架。1960年美国矫形外科医师学会、美国假肢矫形器教育委员会和美国假肢矫形器学会共同制定了系统的假肢矫形器术语，经过试用、修改后成为国际假肢矫形器技术的统一术语。1992年ISO公布的《残疾人辅助器具分类》采用了系列化的矫形器术语，并几经修改，国际最新版本为ISO 9999：2011。根据矫形器所包含的关节名称，将矫形器作用于人体各关节英文名称的第一个字母连在一起，再取矫形器英文"orthosis"中的第一个字母"O"，组成不同矫形器的名称，如：CO代表颈部矫形器，HKFAO代表髋膝踝足矫形器。

（赵正全）

第二节　矫形器的分类

矫形器种类很多，有的只具有单一的治疗作用，有的则具备多种治疗功效。有的为静态式矫形器，有的为动态式矫形器。静态式矫形器不能活动，通常用来固定或保护肢体；动态式矫形器则带有铰链或弹力部件，肢体可做单向或多向的运动。矫形器分类方法很多，常用的分类方法是根据装配部位将矫形器分为脊柱矫形器、上肢矫形器、下肢矫形器三大类。

一、脊柱矫形器

（一）颈部矫形器

颈部矫形器（cervical orthoses，CO）是指主要作用于颈部伤病的矫形器，包括围领、颈托、支条式颈部矫形器、模塑颈部矫形器等。

（二）颈胸矫形器

颈胸矫形器（cervico-thoracic orthoses，CTO）是指包裹全部颈椎范围和部分胸椎的矫形器。主要作用于颈胸部的伤病。

（三）颈胸腰骶矫形器

颈胸腰骶矫形器（cervico-thoraco-lumbo-sacral orthoses，CTLSO）是指包裹范围从枕骨、全部脊椎到骨盆的矫形器。主要作用于颈胸腰骶部的伤病。

（四）胸腰骶矫形器

胸腰骶矫形器（thoraco-lumbo-sacral orthoses，TLSO）是指包裹全部或部分胸椎、腰椎和骶髂区域的矫形器。主要作用于胸腰骶部的伤病。

（五）腰骶矫形器

腰骶矫形器（lumbo-sacral orthoses，LSO）是指包裹腰椎和骶髂区域的矫形器。主要作用于腰骶部的伤病。

（六）骶髂矫形器

骶髂矫形器（sacro-iliac orthoses，SIO）是指包裹部分腰椎和骶髂区域的矫形器。主要作用于骶尾部的伤病。

二、上肢矫形器

（一）肩矫形器

肩矫形器（shoulder orthoses，SO）是指作用于肩关节的矫形器，一般用于固定肩关节于功能位。

（二）肩肘矫形器

肩肘矫形器（shoulder-elbow orthoses，SEO）是指用于肩关节和肘关节的固定或控制的矫形器。

（三）肩肘腕矫形器

肩肘腕矫形器（shoulder-elbow-wrist orthoses，SEWO）是指用于肩关节、肘关节及腕关节固定或控制的矫形器。

（四）肩肘腕手矫形器

肩肘腕手矫形器（shoulder-elbow-wrist-hand orthoses，SEWHO）是指用于肩关节、肘关节、腕关节及手固定或控制的矫形器。

（五）肘矫形器

肘矫形器（elbow orthoses，EO）是指用于肘关节固定或控制的矫形器。

（六）肘腕矫形器

肘腕矫形器（elbow-wrist orthoses，EWO）是指用于肘关节、腕关节固定或控制的矫形器。

（七）肘腕手矫形器

肘腕手矫形器（elbow-wrist-hand orthoses，EWHO）是指用于肘关节、腕关节及手固定或控制的矫形器。

（八）腕矫形器

腕矫形器（wrist orthoses，WO）是指用于腕关节固定或控制的矫形器。

（九）腕手矫形器

腕手矫形器（wrist-hand orthoses，WHO）是指用于腕关节及手固定或控制的矫形器。

（十）腕手手指矫形器

腕手手指矫形器（wrist-hand-finger orthoses，WHFO）是指用于腕关节、手、一个或多个手指固定或控制的矫形器。

（十一）手矫形器

手矫形器（hand orthoses，HO）是指环绕全部或部分手的矫形器。多用热塑性塑料和一些弹性材料制成。

（十二）指矫形器

指矫形器（finger orthoses，FO）是指环绕全部或部分手指的矫形器，多用低温塑化材料制成。

三、下肢矫形器

（一）髋矫形器

髋矫形器（hip orthoses，HO）是指环绕髋关节的矫形器。用于固定髋关节或控制髋关节活动。

（二）髋膝矫形器

髋膝矫形器（hip-knee orthoses，HKO）是指环绕髋关节、膝关节的矫形器。用于固定或控制髋、膝关节活动。

（三）髋膝踝足矫形器

髋膝踝足矫形器（hip-knee-ankle-foot orthoses，HKAFO）是指环绕髋关节、膝关节、踝关节及足部的矫形器。用于固定或控制髋、膝、踝、足关节活动。

（四）膝矫形器

膝矫形器（knee orthoses，KO）是指环绕膝关节的矫形器。用于保护膝关节或者控制膝关节的异常活动。

（五）膝踝足矫形器

膝踝足矫形器（knee-ankle-foot orthoses，KAFO）是环绕膝关节、踝关节及足的矫形器。用于控制膝、踝、足关节活动，辅助患者站立和行走。

（六）踝足矫形器

踝足矫形器（ankle-foot orthoses，AFO）是指具有从小腿到足底结构，对踝关节运动进行控制的下肢矫形器，也称为小腿矫形器。

（七）足矫形器

足矫形器（foot orthoses，FO）是用于全部或部分足踝的矫形器，主要作用是减轻疼痛、预防和矫正畸形、补偿腿或脚的长度，改善站立、步行时足底压力分布等。足矫形器包括各种矫形鞋垫和矫形鞋。矫形鞋垫是放入鞋内的矫形器，用塑料、硅胶、泡沫、皮革、金属等材料制作，是对足部疾病进行机械性治疗的一种辅助手段。矫形鞋是按照特殊鞋楦制作的适合特定患者足部的鞋。

（八）免荷性矫形器

免荷性矫形器（weight bearing orthosis）是

指站立和步行中可以全部或部分免除下肢或局部承重的矫形器。分为全免荷矫形器或部分免荷矫形器。

（赵正全）

第三节 矫形器的基本作用

一、保护作用

矫形器通过对躯干、肢体进行保护，保护受伤的关节和软组织，促进炎症、水肿吸收，减轻疼痛，避免新的损伤，促使病变愈合。矫形器可使肢体保持正常的生物力线，促进机体结构或功能恢复，如膝关节损伤应用的膝部矫形器等。

二、稳定作用

矫形器能保持肢体、关节的正常对线关系或功能位，防止挛缩。矫形器对肢体异常活动的限制，能维持骨、关节、脊柱的稳定性，有利于肢体承重能力的重建，促进病变愈合。如脊柱和四肢关节、骨折术后或保守治疗使用的各种矫形器等。

三、预防、矫正畸形

通过三点矫正原理力的作用预防或矫正肢体畸形或防止畸形的发展；预防肌肉痉挛或肢体体位不良所致的肌腱挛缩；限制关节异常活动等。通过矫形器的外力源装置，代偿已瘫痪肌肉的功能；对肌力较弱者给予助力，使其维持正常运动。

四、功能代偿

通过助动装置代偿丧失的功能，代偿已瘫痪肌肉的功能；对肌力较弱者给予助力，使其维持正常运动。如脊髓损伤患者装配下肢矫形器能代偿站立行走功能，桡神经损伤患者使用的功能性矫形器等。

五、免除肢体负荷

矫形器能使患肢或关节部分或完全免除负荷，减少受伤部位肢体或躯干的轴向承重。如胫、腓骨骨折等患者使用的小腿免荷矫形器，通过足蹬板和小腿支条，将地面反作用力直接传递到髌骨韧带，从而免除小腿下 1/2 部位、踝关节和足部的承重，保护胫骨下 1/2 部位、踝关节及足部。

六、补偿肢体长度

通过下肢矫形器或矫形鞋、矫形垫的作用，使双下肢恢复等长状态，改善站立姿势和行走步态，防止骨盆倾斜、脊柱旋转等并发症的发生。

（赵正全）

第四节 矫形器的设计要求

矫形器设计的总体原则是：以评估为基础进行矫形器的设计与制作，矫形器应符合设计标准，达到治疗目的。具体要求如下：

1. 在生物力学指导下，肢体置于功能位，关节置于生理对线位，有利于肢体功能最大限度的恢复，防止受损肢体畸形的发生并控制或矫正畸形。

2. 矫形器能释放足够的压力，压力要均衡，压力强度应循序渐进，以保证治疗效果。但是，关节或骨突起部位或创伤处应无受压，防止对皮肤、关节造成新的损伤。

3. 矫形器所用材料应有足够的强度，配件牢固、灵活，保证矫形器无安全隐患。

4. 外动力牵引肢体时，牵引力适当、牵引方向与被牵引骨处于90°，防止角度过大或过小，对关节造成牵拉或挤压伤害。

5. 矫形器光滑、颜色适中、透气性能良好，尽可能减少矫形器重量，使患者感觉穿戴舒适。

6. 患者穿卸矫形器无障碍，操作简便，使患者更愿意接受矫形器治疗。

（赵正全）

第五节　医生与矫形器师的职责

一、医生的职责

1. 装配前的分析评估以康复治疗组的形式，在医生主导下对患者进行检查，包括肢体型态评定、运动功能评定、日常生活活动能力评定等。

2. 根据患者的病损情况及总体康复治疗方案开出矫形器处方，对矫形器提出具体制造、装配要求。

3. 让患者了解使用矫形器的目的、必要性、使用方法、可能出现的问题，提高患者使用矫形器的积极性，保证使用效果。

4. 负责矫形器的初检和终检工作，以确保矫形器的制造和装配质量。

5. 患者使用矫形器治疗的追踪，不良效果的处理和修改意见。

二、矫形器处方

矫形器处方是医生进行矫形器治疗的具体方案和计划，也是矫形器师在矫形器装配中执行医嘱的依据。为了保证矫形器的医疗质量和良好的治疗效果，处方的设计应具有以下内容：

（一）一般资料
一般资料指患者的基本情况，如姓名、性别、年龄、职业、临床诊断、功能障碍和其他问题等。

（二）佩戴目的
佩戴目的即治疗目的，如是保护性的还是矫正性的，是静止性的还是功能性的等。

（三）涉及部位
涉及部位指矫形器作用的肢体部位，如某个关节或其他局部。

（四）基本材料
采用的主要材料和辅助材料有铝合金、不锈钢、塑料、皮革、石膏等。

（五）关节种类
关节种类即矫形器的关节装置，包括关节的活动形式、范围及关节的型号。

（六）免负荷形式
免负荷形式指肢体的承重形式是部分免负荷还是完全免负荷。

（七）穿戴时间
从患者开始穿戴矫形器之日起记录时间，以便确定随访时间，早期发现可能出现的问题。

（八）特殊事项
患者特殊的需要及其他需注意的方面。

（九）复查记录
患者穿戴过程中复查情况的记录。

三、矫形器师的职责

按照矫形器处方提出的装配要求，具体实施制作装配工作。

（一）评估
进一步了解患者情况，明确医生为患者装配矫形器的治疗目的，对装配矫形器部位，如肢体长度、肢体周径、关节活动范围、感觉状况、损伤与畸形的程度、皮肤状况等进行测评，在此基础上确定矫形器的具体制作方案，并分析和避免患者在穿带矫形器时可能出现的问题。

（二）制作装配

1. 结合肢体形态与轮廓、骨突起、皮纹等标志和治疗体位取石膏阴模，灌浆获取石膏阳模。

2. 根据治疗要求修整石膏阳模，该工序是保证矫形器能否达到很好治疗作用的关键步骤，技术要求高，专业人员必须经过严格的培训才能胜任此项工作。

3. 将热塑板材加温软化后在石膏阳模上塑形，打磨加工成半成品。如果是混合组装的矫形器还需装配金属支条和关节，然后让患者试穿，仔细观察试穿情况，去除不合适的部分或增加需要的部分。

4.组装配件，如固定带、衬垫、膝罩等，最后成为一个完整的矫形器产品。力图在符合处方要求的基础上，使矫形器穿着舒适、轻便、透气，穿脱方便。

（三）治疗性穿戴

将修改好的矫形器交医生评估，经医生同意后交给患者正式穿戴。此时，应认真向患者讲明矫形器的使用方法、穿戴时间、出现问题的处理方法，如肢体发红、疼痛、褥疮、皮肤破损等的处理方法。

（四）随访

在医生指导下，定期检验矫形器使用的效果，发现问题及时解决，必要时给予修改和更新。

（赵正全）

第六节　矫形器的制作流程

矫形器的制作方法和流程主要根据制作的类型和材料来确定，目前多采用塑料制品矫形器，其特点是轻便、美观、易加工。热塑材料分为高温热塑板材和低温热塑板材。使用的材料不同，矫形器的制作流程也有差异。

一、制作步骤

（一）高温热塑板材制作

高温热塑板材需要200℃或以上的温度使其软化，由于温度高，只能在石膏阳模上塑形，在塑型前要完成石膏阳模的一系列工序。高温热塑矫形器的制作过程包括：测量与定位、取石膏阴模、制作石膏阳模、石膏阳模修整、塑料板塑型、半成品组装、试样。

（二）低温热塑板材制作

低温热塑板材在60℃~100℃的温度下即可软化，由于温度低，可以直接在患者肢体上塑形，工艺过程相当简单，由于板材强度有限，一般适合作为上肢矫形器或幼儿矫形器的材料。制作过程包括：绘图、取样、塑型、安装辅助件。

二、临床适配性检查

（一）初检

初检是指对制作的矫形器进行穿戴后的初步评估，一是观察矫形器是否达到处方要求；二是患者穿戴后是否存在质量问题；三是是否影响患者功能活动和训练。只有通过初检，才能允许将其交付患者使用，若不符合上述要求则应进行调整和修改。初检的矫形器多为没完成的半成品。若未通过初检便交付患者，容易再次修改，应避免浪费。

（二）终检

终检即在随访中发现问题，及时纠正。终检工作由医生、治疗师、矫形器师等康复专业人员共同协作完成。主要目的是对矫形器实际使用效果进行评价，确定是否放弃或继续使用矫形器及更改治疗方案。

（三）矫形器的使用训练

矫形器交付患者使用后，应对患者进行适合性康复训练。治疗师和护士要指导患者正确的使用方法，通过矫形器的作用使患肢的功能得到恢复或向更高水平发展，防止因长期穿戴矫形器所致的不良作用，并告知患者其应对方法和措施。

（赵正全）

第七节　矫形器使用技术

一、适应证与禁忌证

（一）适应证

1.对肢体、躯干需要予以保护、支持及固定的患者。

2.肢体创伤或术后需采取制动以帮助消除炎症、水肿、疼痛的患者。

3.肢体畸形的预防和矫正者。

4.需要提高或恢复肌力、扩大关节活动范围的患者。

5. 为改善功能活动和功能代偿者。

6. 下肢需要减轻承重的患者。

7. 需借助矫形器提高生活自理能力的患者。

常见的有：骨折固定、炎症、水肿、疼痛的制动、各种韧带损伤、肌肉牵拉伤、腱鞘炎、关节炎、周围性神经损伤、先天性畸形、关节发育异常、痉挛性脑瘫、青少年特发性脊柱侧凸、关节挛缩、偏瘫、颅脑损伤、脊髓损伤、脑瘫、髋关节置换、肿瘤、借助矫形器作为生活辅助器具的患者等。

（二）禁忌证

因各种原因不宜穿戴矫形器者，如认知障碍、皮肤感染等。

二、穿戴矫形器的方法

（一）正确的穿脱方法

指导患者及家属掌握正确的穿脱方法，操作时按照程序逐一进行，做到安全、便利、不损害矫形器。

（二）穿戴时间

根据治疗需要确定穿戴矫形器的时间。分为几个穿戴模式：白天穿夜间可不穿，如痉挛、肌张力高的患者，脊柱结核，压缩性骨折等；夜间穿白天可不穿，如夜间使用的青少年特发性脊柱侧凸矫形器等；训练、功能活动时穿，其他时间可不穿，如截瘫、学步幼儿、功能代偿者；康复过程中持续穿戴，如骨折、关节挛缩、畸形、永久功能缺失者等。

三、注意事项

1. 按操作程序穿戴矫形器。

2. 矫形器要符合治疗要求，穿着舒适、轻便、透气，便于穿脱。

3. 穿戴矫形器后，随时观察肢体有无肿胀、皮肤颜色有无异常，特别是在初装的前2d更应注意。

4. 保持肢体清洁，防止皮肤感染。

5. 骨突处要避免受压。若有异常情况，应及时调节固定带或松解矫形器。

6. 矫形器穿在肢体上要稳定，避免辅助部件的松脱。

7. 定期复查了解患者穿带矫形器情况，提出下一阶段的治疗方案，对矫形器进行调整和修改，必要时给予更换。

8. 做好矫形器的维护与保养。

（1）防止重物的挤压。

（2）避免矫形器接触到锐器和高温，尤其是低温热塑材料制作的矫形器。

（3）不要用高浓度洗涤剂清洗，更不能接触化学物品，避免器具变质、老化。

（赵正全）

第十七章 脊柱矫形器

第一节 概 述

脊柱矫形器（spinal orthosis）是指用于头、颈、躯干部位的矫形器。主要用于限制脊柱运动，辅助稳定病变的关节，减轻局部疼痛，减少椎体承重，促进病变愈合；支持麻痹的脊柱肌肉；预防和矫正脊柱畸形。

一、脊柱矫形器的材料和基本结构

（一）脊柱矫形器的材料

1. 塑料 用于制作脊柱矫形器的主体部分。塑料的优点是轻便、美观、卫生、可塑性好、加工方便，特别是采用抽真空成型法，可根据修整后的石膏模型准确快速地成型，使制成后的矫形器更加符合生物力学要求，不仅穿戴时更加舒服，同时也提高了治疗效果。用于制作脊柱矫形器的塑料主要有两种：①热塑性材料（低温热塑材料、高温热塑材料），是制作脊柱矫形器主体部分的主要材料；②热固性材料（硬泡沫、软泡沫），常用于制作衬垫、压垫。

2. 金属 主要用于脊柱矫形器的支条、铰链等。常用的有：①钢材，具有较好的耐腐蚀性；②铝合金，具有较高的强度比和耐腐蚀性；③钛合金，具有强度高、耐腐蚀性好、耐热性高等特点，比不锈钢轻，缺点是价格昂贵。

3. 皮革 皮革多用于脊柱矫形器的固定装置，如压力带、拉力带等。常用的皮革为牛革，有时也可使用合成革。

4. 纺织纤维类 纺织纤维类材料主要用于固定装置、制作衬垫、保护肢体或作为增强材料。

（二）脊柱矫形器的基本机构

1. 软式脊柱矫形器的基本结构 软式脊柱矫形器由各种织物（如莱卡、棉布、帆布或其他弹力布）为主要材料，内加弹性支条构成（图17-1-1）。

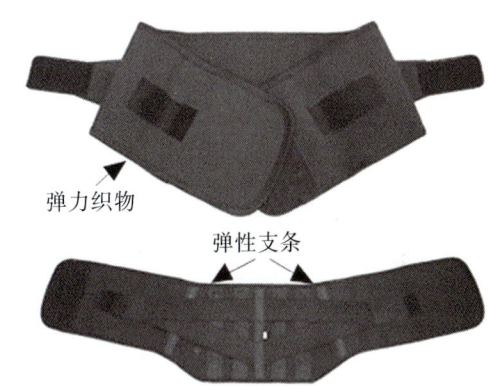

图 17-1-1 软式脊柱矫形器

2. 硬式脊柱矫形器的基本结构 临床上硬式脊柱矫形器的品种众多、功能各不相同，但结构上都是由各种单一的功能部件组装构成（图17-2-2）。以下是硬式脊柱矫形器的主要功能部件。

（1）骨盆箍：横绕于髂前上棘与大转子之间的金属条带叫作骨盆箍（pelvic band），是脊柱矫形器的重要部件。依靠骨盆箍可使矫形器稳定地固定在骨盆上，即使躯干运动时矫形器也不会移动，同时还起到承受体重的作用。

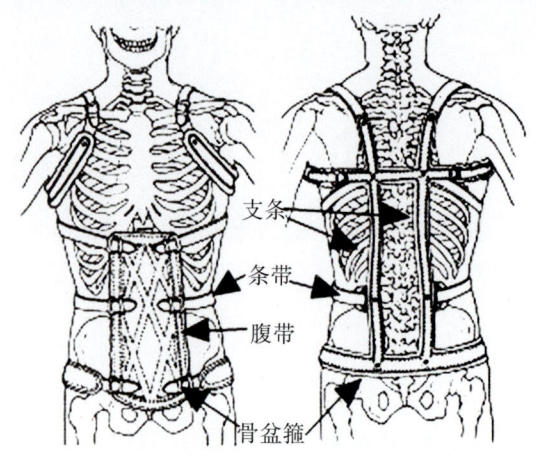

图 17-1-2 硬式脊柱矫形器的基本结构

（2）支条：脊柱矫形器中，纵向安装的条带称为 支条（upright），垂直安装在骨盆箍中央。通常，为了避开脊柱的棘突而采用两根支条。

（3）条带：胸椎条（thoracic band）安装在第 9 至第 10 胸椎的位置，肩胛骨下角的下方约 2.5cm 处。肩胛条（interseapular band）水平地安放在肩胛骨下 1/3 位置，其长为两端分别距腋下线约 5cm。肩胛条上装有 腋窝带（axillary strap）。侧支条（lateral upringt）两外侧连接着胸椎条与骨盆箍。

（4）腹带：腹带（abdominal support）是用布或网状尼龙布制成的覆盖在腹部上的软垫，其下端位于耻骨上缘向上 1cm 处，其上端到胸椎条。

现代脊柱矫形器已多采用热塑性板材制作，具有重量轻、与身体贴合性好、易清洁的特点，其部件安装位置与金属脊柱矫形器要求一样。

二、脊柱矫形器的命名

1. 按装配部位分类　按装配部位分为颈椎矫形器、颈胸椎矫形器、胸腰椎矫形器、颈胸腰骶椎矫形器、胸腰骶椎矫形器、腰骶椎矫形器、骶髂椎矫形器。

2. 按脊柱矫形器的功能作用分类　按脊柱矫形器的功能和作用分为固定用脊柱矫形器、矫正用脊柱矫形器、保护用脊柱矫形器。

3. 按矫形器所治疗部位分类　按矫形器所治疗部位分为脊柱侧弯矫形器、抗前凸矫形器、腰椎滑脱矫形器等。

4. 按主要制作材料进行分类　按主要制作材料分为硬式矫形器、半硬式矫形器、软式矫形器。

三、脊柱矫形器的力学应用

（一）支撑脊柱

1. 通过脊柱矫形器对体重进行支撑，可使椎体或椎间关节免荷。免荷的方法有：在患处的上部承受体重，并通过支条传递到下部承重，多用于颈椎和胸椎重度伤残时，免荷与固定并用（图 17-1-3）。

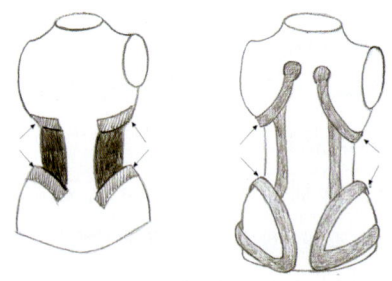

图 17-1-3　使患处的上、下部承受体重

2. 三点固定法。用于胸椎压迫性骨折等，通过使脊柱过伸展，将加在椎体上的力转移到椎弓和椎体关节，从而达到免荷的目的（图 17-1-4）。

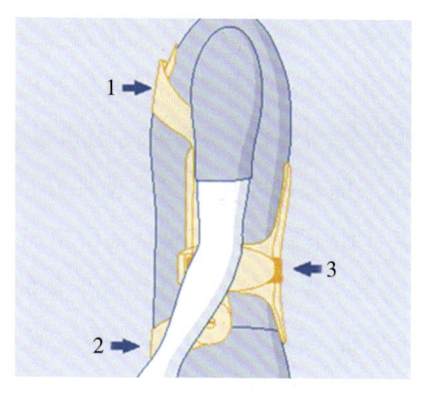

图 17-1-4　三点固定免荷

3. 提高腹腔压力以减轻脊椎负担的方法（图17-1-5）。目前作为腰椎免荷的方法，这是最有效的一种。虽然使用硬性矫形器要比软性矫形器对腹压的效果大，但同时也会更大范围地限制脊柱的运动。

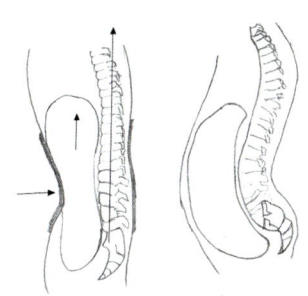

图17-1-5　提高腹压使椎体免荷

（二）限制脊柱运动

通过固定，限制脊柱的活动，以促进病变恢复（图17-1-6）。

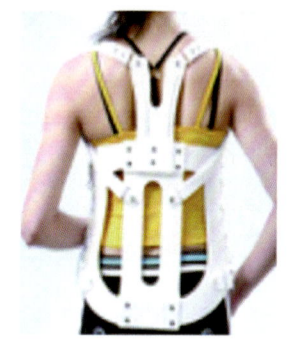

图17-1-6　限制脊柱运动

（三）改变脊柱对线

通过"三点力"矫正脊柱畸形，引导正常生长发育（图17-1-7）。

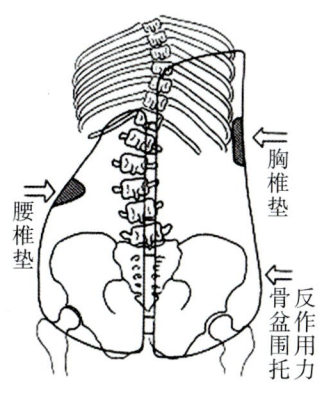

图17-1-7　三点矫正原理

四、脊柱矫形器的适应证

脊柱矫形器可以通过力的作用改变神经肌肉和骨骼系统的功能特性或结构，主要用于运动功能障碍的治疗和康复。虽然当前临床医学有了日新月异的发展，但还有很多疾病的治疗需要配置矫形器，起到保护躯干，预防、矫正畸形，缓解疼痛，促进早日康复的功效。常见脊柱矫形器的适应证如下。

1. 对脊柱疾病不宜手术需要加以限制活动时。
2. 需要减免椎体承重时。
3. 促进椎体骨折愈合时。
4. 手术后对脊柱的保护时。
5. 等待手术暂时使用期内。
6. 为减少长期卧床避免导致各种并发症时。

（邓小倩）

第二节　头颈部矫形器

头颈部矫形器是用于限制全部或部分头颈运动的矫形器。根据制作形式可分为成品矫形器，包括海绵围领、费城颈托、头环式颈椎矫形器等，可根据患者需求，快速适配。另一类是定制矫形器，如模塑式头颈胸矫形器（表17-2-1）。

表17-2-1　头颈部矫形器的生物力学效果一览表

	前屈	后伸	侧屈	回旋	免荷
围领式颈托	○	△	△	×	×
费城颈托	○	△	△	×	△
索米矫形器	◎	○	△	△	△
金属支条式颈椎矫形器	◎	◎	○	○	○
模塑式颈椎矫形器	◎	◎	◎	◎	◎
头环式颈胸矫形器	◎	◎	◎	◎	◎

◎：固定；○：有控制力；△：略有控制力；×：无效

一、围领式颈托

围领式颈托（soft foam cervical collar）根

据材质、结构不同，可分为软式、硬式颈托及高度可调和不可调的颈托。不同类型颈托对颈椎的固定程度不同，围领式颈托大多制成成品销售，分L、M、S多个尺寸，可根据患者颈部的围长直接选配。

（一）软性颈托

1. 结构 安装在颈部，围住颈椎。软性颈托多由高密度海绵或聚氨酯泡沫材料外包棉布外套制成，两端用魔术贴调节松紧（图17-2-1）。

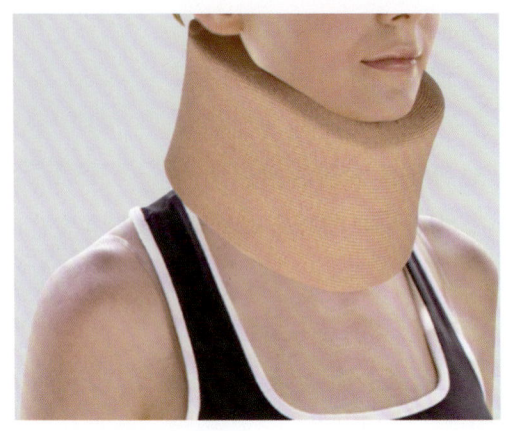

图 17-2-1 软性颈托

2. 功能作用 软性颈托只能限制中颈椎的运动，对颈椎后伸、侧屈、旋转运动的限制较小，可减轻头部重量加给颈椎的负担。适用于颈部软组织损伤、头部震颤症等轻度颈椎疾病者。

3. 临床适配性检查 应注意正确选择合适的型号。合适的颈托可帮助头部保持在双眼平视的位置，且松紧适中，不影响血液循环。

（二）硬性颈托

硬性颈托分为半硬性和硬性颈托。

1. 结构 半硬性颈托为软硬双层材料，中间部分采用硬性塑料板材（图17-2-2）；硬性颈托多以低温热塑板材量身定制而成，分前后两片，用魔术贴连接（图17-2-3）。

2. 功能作用 能更好地控制颈椎运动，减轻颈椎压力，可减轻头部重量加给颈椎的负担。适用于颈部骨折术前术后的固定、颈部韧带损伤、颈部严重扭伤、退行性病变，以及预防颈部屈侧瘢痕增生造成的挛缩。

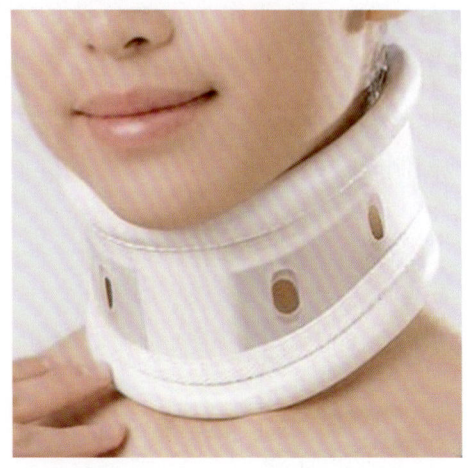

图 17-2-2 半硬性颈托

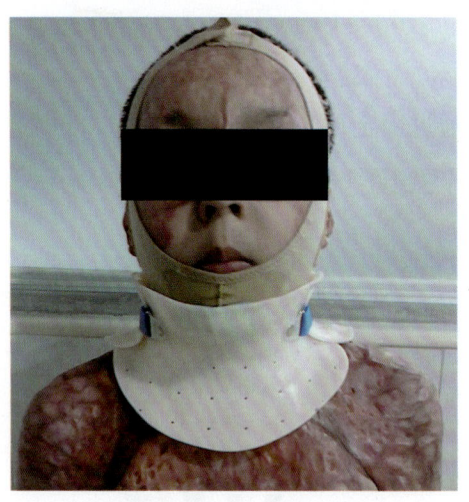

图 17-2-3 硬性颈托

3. 临床适配性检查 正确调节围长和高度，下颌部位能准确地托住下颌，前缘无压痛。

（三）其他颈托

1. 可调式颈托 可调式颈托由热塑板材制成的前后两片颈部支持部件内衬海绵衬垫组成，其前方有可以调节颈部前屈、后伸的旋钮。适用于颈部软组织损伤和颈椎病，也可用于治疗颈部屈侧瘢痕，预防挛缩（图17-2-4）。

2. 颈圈 颈圈用塑料管一层层叠加而成，适用于严重的颈部瘢痕增生的矫治（图17-2-5）。

3. 侧屈头颈矫形器 用塑料板外套软性材料制成。适用于轻度斜颈矫治（图17-2-6）。

4. 充气式颈托 充气式颈托由可充气的气囊、充气泵组成。通过充气，对颈椎有一定牵引作用。适用于慢性的或者较轻的颈椎病、颈项肌肉韧带劳损等疾病（图17-2-7）。

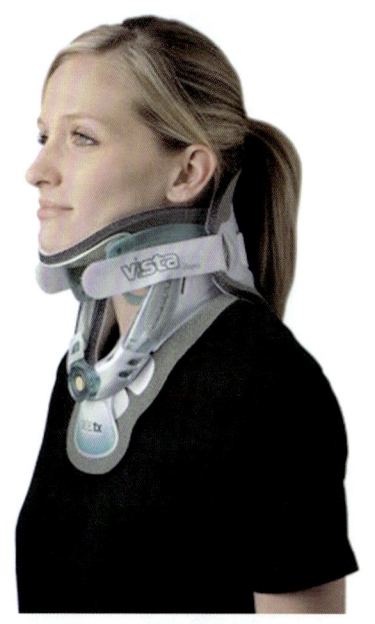

图 17-2-4 可调式颈托

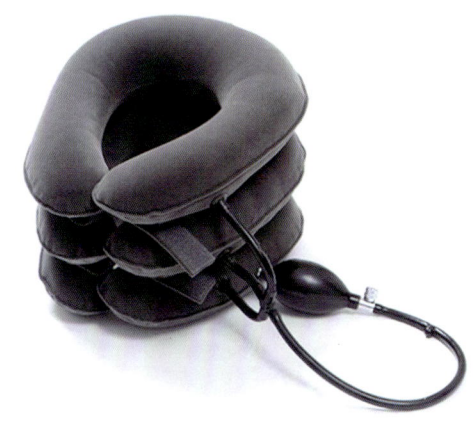

图 17-2-7 充气式颈托

二、费城颈托

费城颈托（Philadelphia collar）是一种常见的成品头颈矫形器（图17-2-8）。

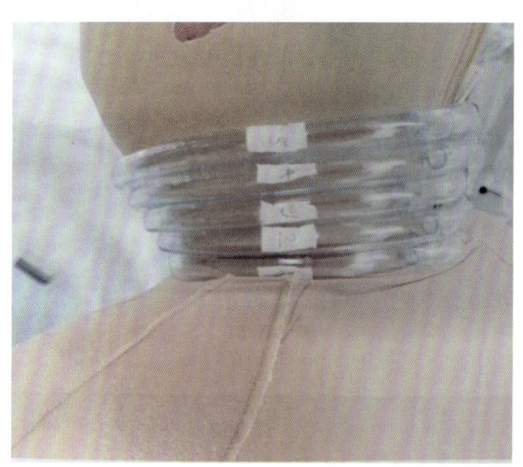

图 17-2-5 颈圈

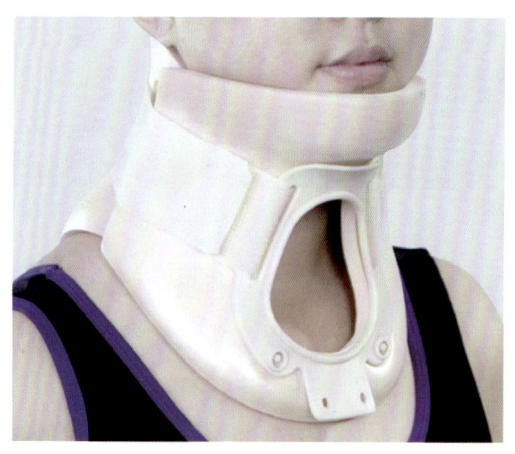

图 17-2-8 费城颈托

1. 结构 由聚乙烯泡沫板材与附加的硬塑料板增强条制成，分前、后两片。前片在颈部正中有开孔，方便气管插管的患者使用。

2. 功能作用 对颈椎正常的屈伸运动可限制到30%，对回旋、侧屈的限制力较小。因其结构与颈部形状服帖，穿戴舒适性较好，适用于中颈椎稳定性损伤，如颈椎单纯性骨折、颈椎肌肉损伤、椎间盘突出症。

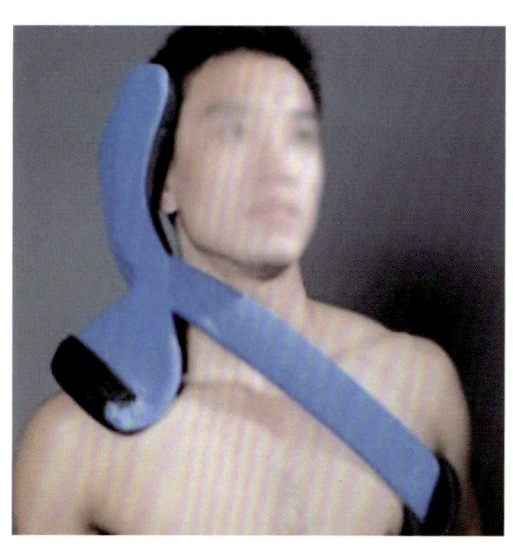

图 17-2-6 侧屈头颈矫形器

3. 临床适配性检查 应注意正确选择合适的型号，前片上缘应托住下颌，颈托的前下缘不应压迫锁骨，上缘不压迫耳朵。佩戴好颈托后，头部保持在双眼平视的位置，并调整至合适的松紧度。

三、金属支条式头颈椎矫形器

金属支条式头颈椎矫形器（cervical orthosis with upright）是一种颈椎屈曲角度可调的矫形器（图 17-2-9）。

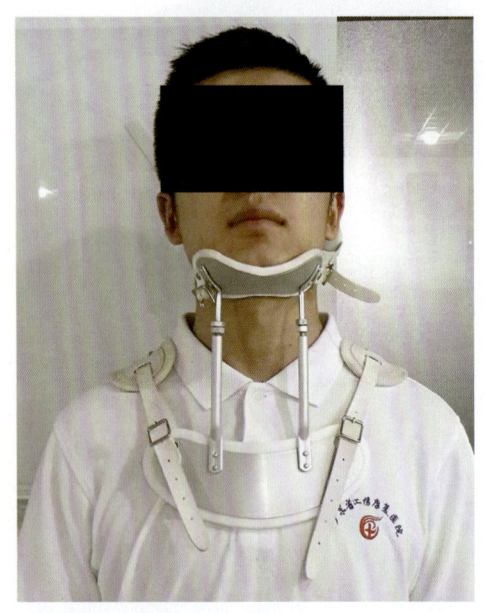

图 17-2-9　金属支条式头颈椎矫形器

1. 结构 由铝板或塑料板制成的下颌托、胸托、枕托和后背托以 2 条或 4 条可以调节长短的金属杆构成。各个连接杆的的长度可以单独调节，便于得到理想的对线和所要求的牵引程度。

2. 功能作用 能够调节颈椎的屈曲伸展角度，限制颈椎的回旋与侧屈运动，减轻头部重量加给颈椎的负荷，以及牵引颈椎；对颈椎、胸椎的第 1、2 椎体有固定作用。适用于颈椎骨折、颈椎关节炎、椎体滑脱等疾病的治疗。

3. 临床适配性检查 以下颌至胸骨切迹的距离尺寸分尺码选配，应注意调节到合适的高度，其他参照费城颈托。

四、索米矫形器

索米矫形器（sterno-oecipital-mandibular-stabilizer, SOMI brace）是金属支条式颈椎矫形器的一种，为胸骨、枕骨、下颌骨固定矫形器。通过调节连接颌托和枕骨托的金属杆，可以方便地得到所要控制颈椎屈曲、伸展的角度（图 17-2-10）。

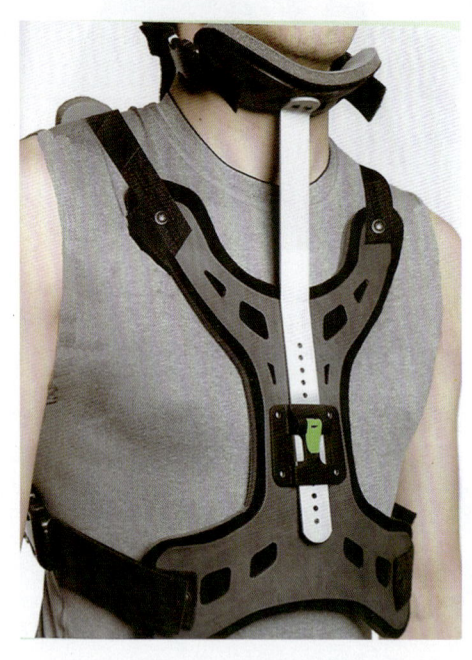

图 17-2-10　索米矫形器

1. 结构 由前片胸骨、下颌托及后片组成，该矫形器的背部用固定带连接，没有金属部件等硬物，方便卧床使用。具有容易穿脱、重量轻、体积小的特点。

2. 功能作用 可控制颈椎屈曲、伸展的角度，对颈椎侧屈和旋转运动也有一定限制作用。适用于治疗颈椎关节炎、颈椎术后固定。由于该矫形器在背侧无硬性支撑结构，故对颈椎的后伸控制较小，不适用于颈椎伸展性不稳定的患者。

3. 临床适配性检查 同金属支条式颈椎矫形器。

五、模塑式颈椎矫形器

模塑式颈椎矫形器（custom-molded cervical orthosis）是采用低温热塑板材直接在患者身上

塑形，或采用高温热塑板材在阳型上成型制成的定制颈椎矫形器（图 17-2-11）。

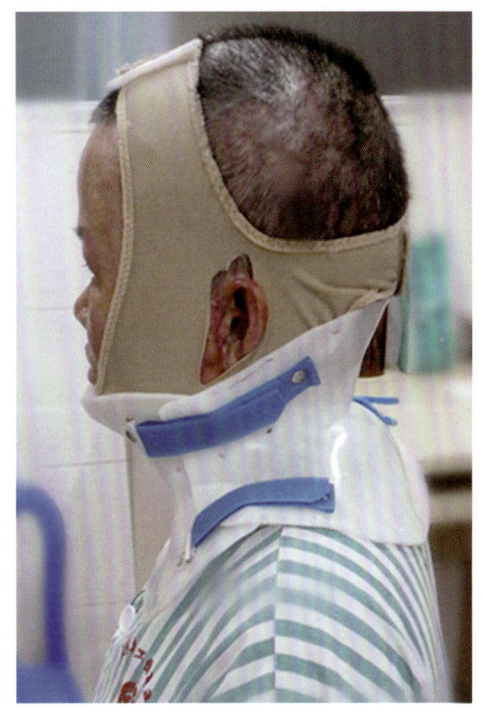

图 17-2-11　模塑式颈椎矫形器

1. **结构**　由低温或高温热塑板材制成，分为前后两片，用固定带相连。

2. **功能作用**　能较好地固定和有效控制颈部运动，限制颈椎活动。根据病情需要，可将包裹范围向上延伸至头部，向下延伸到胸廓的上部甚至下缘，制作成头颈胸矫形器，从而更好地限制颈部各个方向的活动，并借助肩部和胸部的支撑，对颈椎起到牵引作用。模塑式颈椎矫形器可用于颈椎骨折、脱位、韧带损伤、颈部严重扭伤等需要完全固定或免荷的情况，以及术后固定。

3. **临床适配性检查**　矫形器应有良好的固定功能和正确的对线；矫形器的上缘应包住下颌和枕部，下缘包住胸廓和背部；无压痛，不妨碍上肢的日常活动。

六、头环式颈胸矫形器

头环式颈胸矫形器（halo type cervicothoracis orthosis）俗称哈罗支架，因为固定了头部，是所有躯干矫形器中对颈椎固定强度最好的（图 17-2-12）。

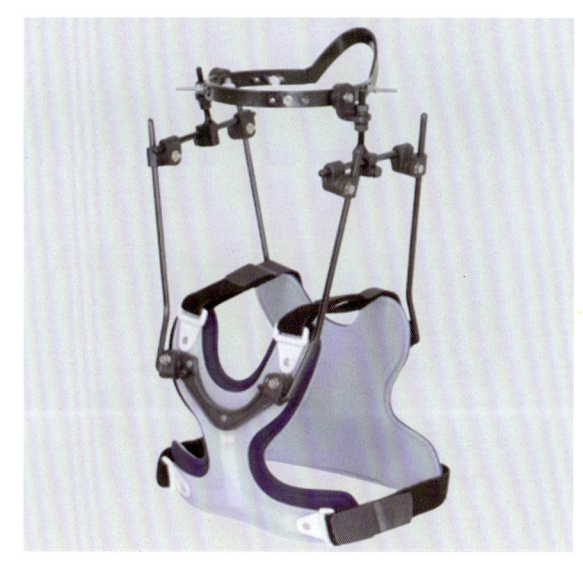

图 17-2-12　头环式颈胸矫形器

1. **结构**　分上下两部分，上部为一个带四个不锈钢尖顶螺丝的颅骨环，在佩戴时颅骨钉穿透颅骨的外板，固定头颅；下部为一个热塑板材制成的胸椎矫形器。上下两个部分以四根可调节的金属杆相连。

2. **功能作用**　能良好地限制颈椎前屈、后伸、侧屈及回旋运动，保持良好对线；通过对头部的支撑，可以减轻颈椎的负荷。适用于不稳定的颈椎骨折和颈椎骨折术后，通过有效的固定，可使患者早期进行行走，便于呼吸，促进康复进程。

3. **临床适配性检查**　在选配矫形器时颅骨环的直径应比患者颅骨的最大直径大约 10mm；前方的两个颅骨钉应位于眉弓外侧 1/3 上方 10mm，后方的两个颅钉与前方位置对称。在使用期间需做好伤口的护理工作，防止感染；定期检查所有的紧固部件，特别是颅骨钉，以防松脱。

七、头颅矫形器

头颅矫形器也被称为颅骨保护帽，是一种医用保护帽，分为成品及定制品两种。

1. **结构** 由高温热塑板材或硬度较高的泡沫板材模塑型而成（图17-2-13）。

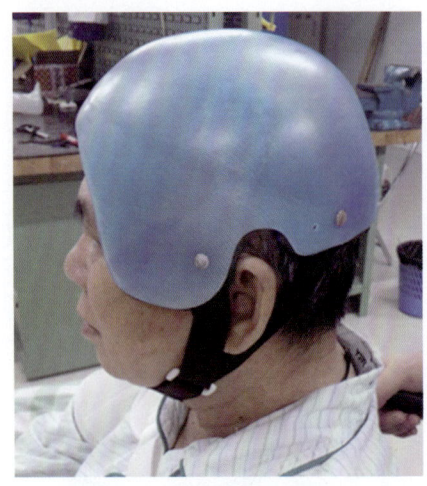

图17-2-13 头颅矫形器

2. **功能作用** 覆盖颅骨的缺损部位，保护脑部，避免损伤。用于颅骨缺损或头颅修复术后的保护；也适用于平衡功能障碍，易跌倒的脑瘫患儿；还适用于婴幼儿的先天性颅骨畸形的矫治。

3. **临床适配性检查** 保护帽的前侧不超过双眉，侧面不压迫耳朵；对于颅骨缺损的患者，保护帽应能全面覆盖缺损部位；能较好地散热。

（邓小倩）

第三节 胸腰椎矫形器

胸腰椎矫形器（thoraco-lumbo orthosis, TLO）是用于治疗胸腰椎疾病的矫形器，如青少年的姿势性驼背、鸡胸畸形等。常见的有以下品种。

一、背姿矫正带

1. **结构** 背姿矫正带采用高弹弹力带和搭扣环根据患者身体尺寸制作而成。现在多采用成品形式（图17-3-1）。

2. **功能作用** 通过位于双侧肩部弹力带的拉力提醒患者保持直立，适用于青少年姿势性驼背的预防及矫正。

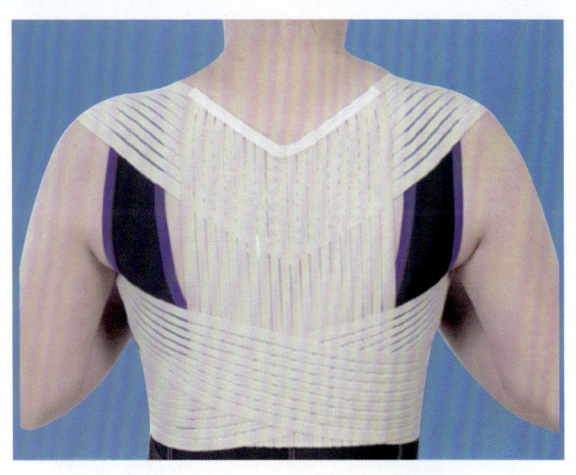

图17-3-1 背姿矫正带

3. **临床适配性检查** 弹力带的松紧应合适，佩戴后不影响正常呼吸；两侧肩部的弹力带应具有一定张力，使之对含胸的姿势起到限制作用；弹力带位于腋下的部分应有一定宽度，避免压迫腋神经。

二、肋骨带

1. **结构** 肋骨带采用高弹弹力带根据患者身体尺寸制作而成。现在多采用成品形式（图17-3-2）。

2. **功能作用** 通过对胸廓的包括起到固定、保护、促进血液循作用，适用于肋骨骨折。

3. **临床适配性检查** 弹力带的松紧应合适，佩戴后不影响正常呼吸；以损伤部位高度为中心佩戴肋骨带。

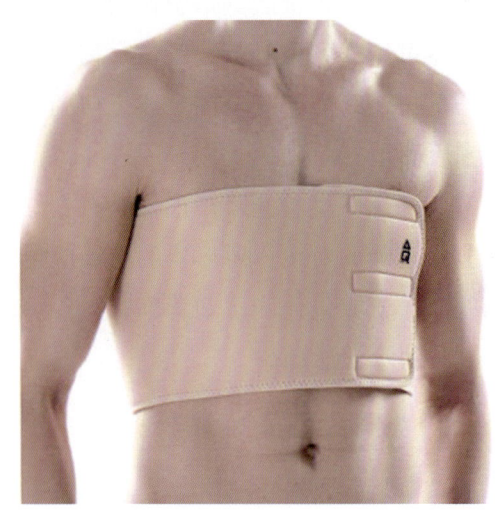

图17-3-2 肋骨带

三、鸡胸矫正带

1. 结构 鸡胸矫正带由金属或热塑板材制成的胸垫、金属支条和可调节的皮带制成（图17-3-3）。

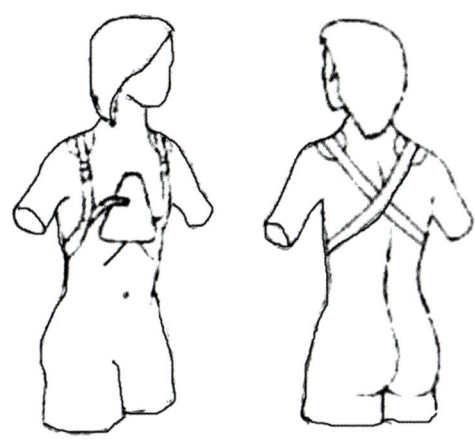

图17-3-3 鸡胸矫正带

2. 功能作用 通过调节皮带的松紧，调整胸部压垫对胸廓隆起畸形的矫正力，来达到矫正鸡胸的目的。适用于青少年畸形的矫正治疗。

3. 临床适配性检查 胸垫放置于胸骨突出的最高点，其他检查同背姿矫正带。

（邓小倩）

第四节 胸腰骶椎矫形器

胸腰骶椎矫形器（thoraco-lumbo-sacral orthosis, TLSO）是用于治疗胸腰骶部疾病的脊柱矫形器，适用于胸腰骶椎术后固定、辅助治疗类风湿性脊柱炎，预防由于老年性骨质疏松引起的脊柱压缩性骨折等。

一、软式胸腰骶椎矫形器

软式胸腰骶椎矫形器是在腰围的基础上改进的软性脊柱矫形器。这种矫形器可以包住整个躯干和骨盆，可通过调整拉力带的松紧，提高腹压，借以减轻椎间盘及其周围肌肉的承重，对腰椎起到支撑、保护作用，也可对脊柱的运动起到限制作用，常用于治疗各种原因引起的腰痛症。

（一）约翰式胸腰骶椎矫形器

1. 结构 约翰式胸腰骶椎矫形器是由皮革或热塑板材制成的腹部压力垫，由肩带组成，并用弹力带固定（图17-4-1）。

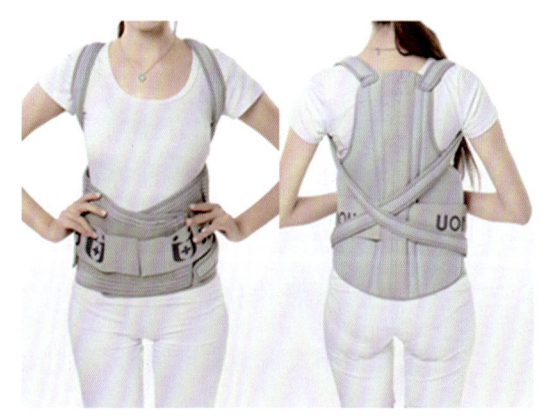

图17-4-1 约翰式胸腰骶椎矫形器

2. 功能作用 约翰式胸腰骶椎矫形器的腰骶部分可防止腰椎前凸，肩带部分可防止胸椎后凸。适用于老年人骨质疏松、老年性驼背和T_9以下椎体的退行性病变。

3. 临床适配性检查 矫形器的腹部及腰骶部不影响坐姿，其他检查同背姿矫正带。

（二）脊柱侧弯矫正带

1. 结构 脊柱侧弯矫正带由肩袖、弹力带、胸托和髋托四部分组成（图17-4-2）。

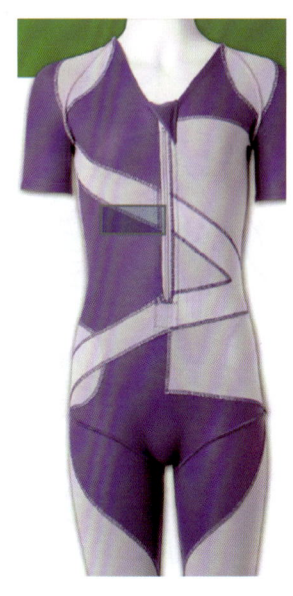

图17-4-2 软性脊柱侧弯矫正带

2. 功能作用 矫正带佩戴在人体上呈"Z"字形，构成"三点力"矫正系统，可对儿童和青少年特发性和姿势性脊柱侧弯进行辅助治疗。适用于矫治胸腰椎端侧弯角度20°以下的单向脊柱侧弯。

3. 临床适配性检查 胸托应放置在侧弯顶椎的位置；需根据侧弯的进展情况定期复查，及时调整弹力带的拉力。使用脊柱侧弯矫正带侧弯度数半年内增加10°者应立即停止，及时更换硬性侧弯矫形器。

二、硬式胸腰骶椎矫形器

（一）屈伸控制式胸腰骶椎矫形器 [TLSO flexion-extension, TLSO（F-E）]

TLSO（F-E）以泰勒式（Taylor）胸腰骶椎矫形器为代表（图17-4-3）。

1. 结构 TLSO（F-E）由背侧的胸腰骶椎支条、肩胛带支条、腹部压垫及骨盆环带组成。这种矫形器在矢状面提供了两个三点力系统，可以比较好地控制胸椎和上腰椎的活动。但实践发现，胸椎、上腰端脊柱活动受限后，颈椎、下腰椎和腰骶关节的活动会有代偿性增加。

2. 功能作用 TLSO（F-E）使胸椎伸展、减轻腰椎前凸。适用于脊柱结核、腰骶椎滑脱、预防骨质疏松引起的老年性驼背或压缩性骨折。但因穿戴矫形器对日常活动有一定限制，让老年人长期坚持佩戴有困难。

3. 临床适配性检查 佩戴好矫形器后，脊柱应处于伸直位，腹部压垫压力合适，对骨盆的固定性稳定；肩带不能过多妨碍上肢活动，腋窝无明显不适感。

（二）屈伸侧屈控制胸腰骶椎矫形器 [TLSO flexion-extension-lateral, TLSO（F-E-L）]

TLSO（F-E-L）以奈特式（Knight LSO）胸腰骶椎矫形器为代表（图17-4-4）。

1. 结构 TLSO（F-E-L）在TLSO（F-E）的基础上增加了两根侧方金属支条。

2. 功能作用 TLSO（F-E-L）使胸椎伸展、减轻腰椎前突，限制脊柱侧方运动。适用于腰椎结核、下腰痛、椎间盘突出症、中部腰椎稳定性非压缩性骨折。如用于胸腰椎损伤需配合使用TLSO固定病变部位；用于腰骶部损伤时需附件髋关节铰链及大腿矫形器部件，以更好地控制骨盆运动。

3. 临床适配性检查 矫形器的侧方金属支条应与髂棘之间有一定间隙，以免压伤皮肤。

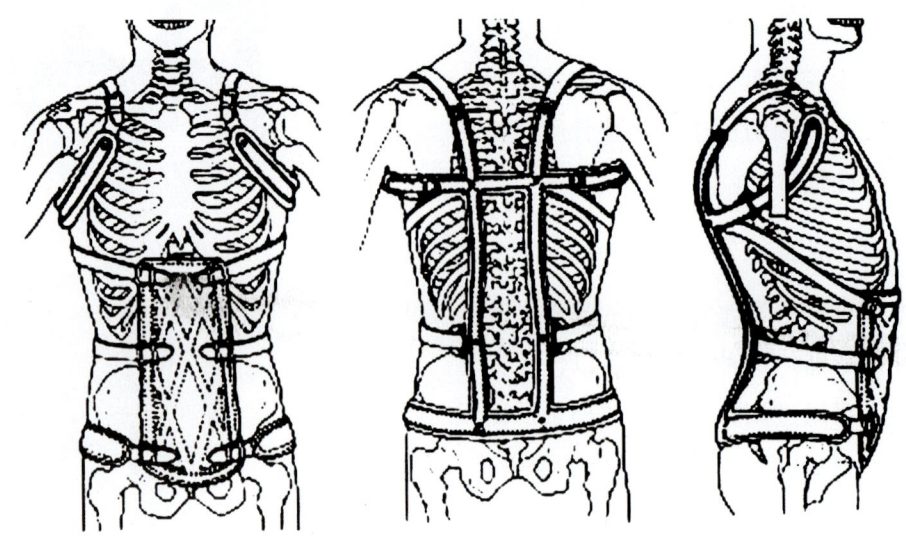

图17-4-3 泰勒式胸腰骶椎矫形器

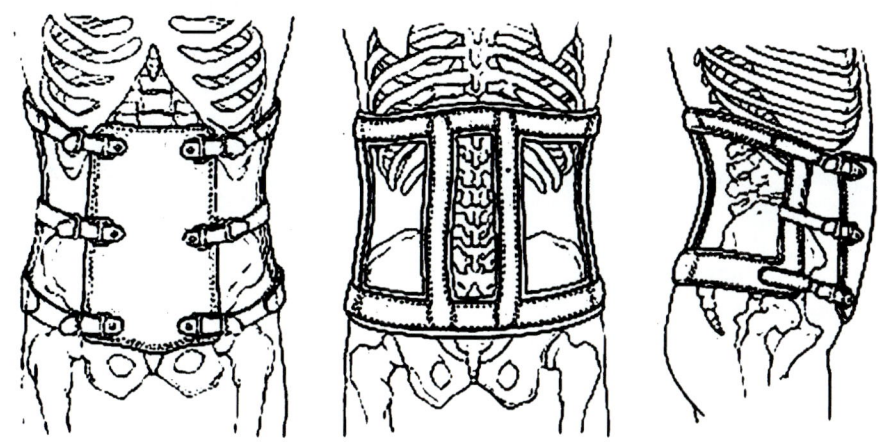

图 17-4-4 奈特式腰骶椎矫形器

其他检查参照屈伸控制式 TLSO。

（三）后伸侧屈胸腰骶椎矫形器 [TLSO extension-lateral，TLSO（E-L）]

TLSO（E-L）以威廉斯式（Wiliams type LSO）胸腰骶椎矫形器为代表（图 17-4-5）。

1. 结构 TLSO（E-L）由骨盆带、胸带、侧方支条和腹带构成，其特点是没有后背支条。

2. 功能作用 依靠骨盆带、胸带、侧方支条，利用三点力系统限制腰部的后伸、侧屈活动，但允许腰椎前屈自由活动；使患者在坐、站、步行时保护腰骶段脊柱处于屈曲位；对脊柱前移的患者，在此体位可减少骨折部位的剪切位移，保持骨折部位的稳定，防止脊柱滑脱；另外利用腹带增加腹压可减少腰椎前突，减少腰椎、腰骶关节的承重。适用于治疗腰椎的峡部裂、脊柱滑脱。

3. 临床适配性检查 矫形器佩戴后应有效限制腰椎后伸及侧屈，不影响前屈；胸带铝条与侧支条以铰链连接，侧方铝条与骨盆皮带连接。其他检查参照屈伸控制式 TLSO。

（四）屈曲控制胸腰骶椎矫形器 [TLSO Flexion，TLSO（F）]

TLSO（F）也称为过伸式 TLSO。通常使用成品矫形器，可根据患者身体的尺寸快速组装适配。这类矫形器以朱厄特式（Jewett TLSO）胸腰骶椎矫形器为代表（图 17-4-6）。

1. 结构 TLSO（F）由胸部压垫、耻骨压垫和背部压垫组成。利用"三点力"控制系统

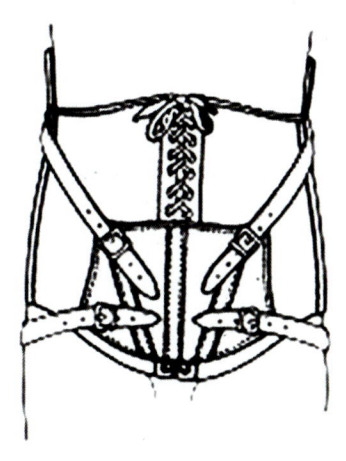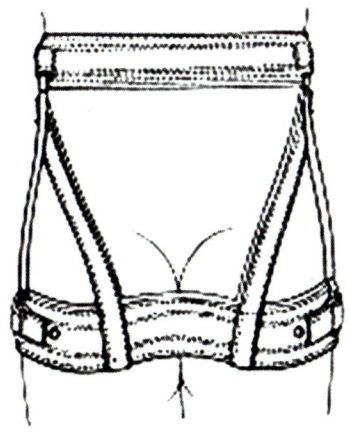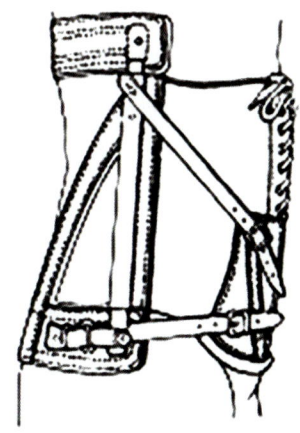

图 17-4-5 威廉斯式腰骶椎矫形器

由背部胸腰椎压垫产生向前的作用力，与胸部压垫、耻骨垫产生的向后的反作用力一起共同限制腰椎前屈，但允许自由后伸。

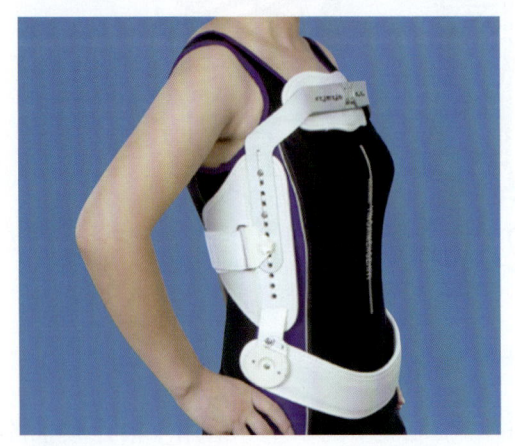

图 17-4-6　朱厄特式胸腰骶椎矫形器

2. 功能作用　限制胸腰段脊柱前屈，促进其后伸，以增加腰椎前突，对脊柱侧弯和旋转有一定限制作用。适用于治疗胸腰椎压缩性骨折、胸腰椎结核。但不适用于不稳定的骨折，如脊柱滑脱。

3. 临床适配性检查　胸骨垫位于胸骨部位，上缘不超过胸骨切迹；耻骨垫位于耻骨联合部位；胸腰垫位于胸腰部。各个压垫的面积合适，患者无明显不适感；控制脊柱于合适的伸直位。

（五）模塑式胸腰骶椎矫形器

模塑式胸腰骶椎矫形器也称为背心式矫形器（body jacket orthosis）、塑料背心或塑料背架。

1. 结构　用低温板材直接在患者身体上成形或用高温热塑板材在石膏模型上塑形而成。因为是量身定制，该矫形器与身体贴合性好，根据病情需要可设计成前开口、后开口、前后片（图 17-4-7）。

2. 功能作用　模塑式胸腰骶椎矫形器对胸、腰、骶椎有良好的固定、支撑、限制运动和保持生理对线的作用。适用于脊柱术后固定，脊柱不稳定性骨折，脊柱周围肌肉萎缩，脊柱前突、后突、脊柱侧弯，轮椅上的坐姿保持等。

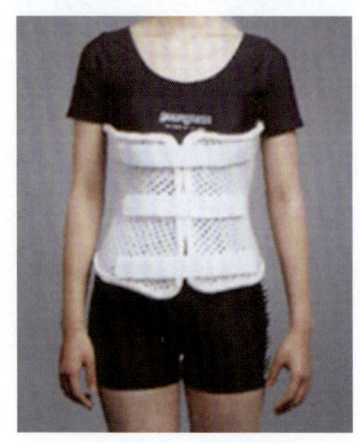

图 17-4-7　模塑式胸腰骶椎矫形器

3. 临床适配性检查　矫形器与躯干服帖，骨突部位（髂前上棘、髂嵴、耻骨联合上缘）无压痛，不妨碍呼吸；无明显影响上、下肢运动。

（邓小倩）

第五节　腰骶椎矫形器

腰骶椎矫形器（knight type iumbo-sacral orthosis），是用于治疗腰骶部疾病的脊柱矫形器，通过限制腰椎屈伸、侧屈、旋转运动，利用腹压支撑体重，达到减少腰椎承重的作用。常用于辅助治疗腰椎间盘突出症、腰椎骨性关节炎、脊椎滑脱、变形性脊柱病等腰骶椎疾病。

一、腰骶矫形器

（一）软式腰骶矫形器

软式腰骶矫形器又称软性腰围（corset），是应用最广泛的一种脊柱矫形器。腰围原本是美容用品，多用于妇女为改善姿态使用，后来逐渐用于医疗和保健方面。

1. 结构　软式腰骶矫形器由软性材料（莱卡、弹力织物、帆布、皮革等）制成，内置与腰部曲线一致的钢条或压力垫以起到增强固定效果（图 17-5-1）。该矫形器对脊柱运动的控制能力主要取决于附加支撑条的数量、材质及位置。为了增加腹部压力，可以附加腹托，以减轻腰骶椎及周围肌肉的负荷。为防止腰围上移，可增加会阴带。为了增强软性腰围对腰椎活动的控制力，可以在腰围后侧附加一片热塑板材，也可以通过"三点力"作用矫正畸形，消除疼痛。

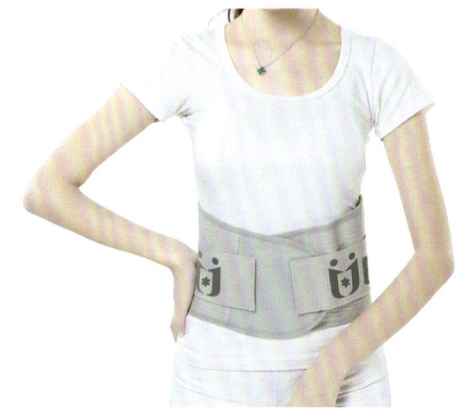

图 17-5-1　软性腰围

2. 功能作用　软性腰围主要用于治疗因各种原因引起的腰痛症，其作用原理为：利用内加金属条增强的布带束紧，给骨和软组织施加一定的压力，提高腹腔压力，借以减轻脊椎及其周围肌肉的体重负担，并限制脊柱的运动，从而达到消除疼痛的目的。在使用软性腰围期间应让患者加强腰背肌训练。

3. 临床适配性检查　注意区分腰围的上下边缘；仰卧位穿戴，系紧后站立位检查：腰围的各部分与身体轮廓相符；其前侧上缘位于胸骨剑突水平，下缘位于耻骨联合，后侧上缘位于肩胛骨下角以下，后侧上缘男性达臀部最隆起部位，女性则应达于臀皱襞。

（二）硬式腰骶矫形器

传统硬式腰骶矫形器多用金属支条构成其框架结构，以皮革做固定带，现在多以热塑板材制成，穿戴更加舒适也更轻便。

1. 奈特式腰骶矫形器（knight type lumbo-sacral orthosis）　奈特式腰骶矫形器是用于治疗腰部疾病具有代表性的脊柱矫形器，因其背部像椅子靠背，也被称为椅背式矫形器（chairbanck type lumbo-sacral orthosis）。

（1）结构：奈特式腰骶矫形器有典型的倒"T"字形结构（图17-5-2）。在躯干后面大转子与髂前上棘之间，横装有钢或铝制的骨盆箍，其两端延伸至两侧髂前上棘。背部装有避开脊柱棘突的两根腰骶椎支条，身体两侧各有一根支条。矫形器背侧的高度在肋骨下缘，腹侧有帆布或弹力布制成的腹托。

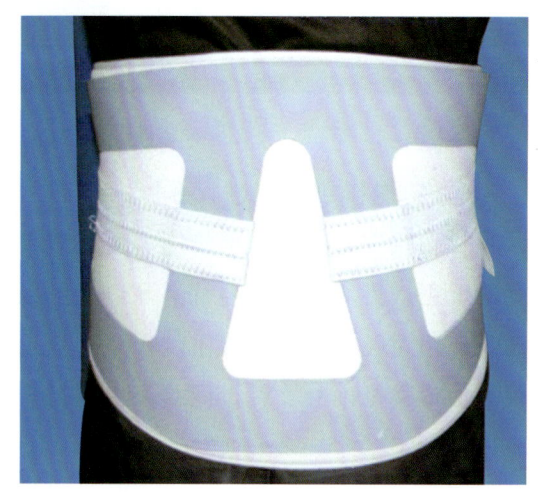

图 17-5-2　奈特式腰骶矫形器

（2）功能作用：限制腰椎的伸展、屈曲、侧屈及回旋。利用腹压支撑体重，减轻腰椎前突。因此，常用于辅助治疗腰椎间盘突出症、脊椎滑脱、变形性脊柱病等腰骶椎疾病。

（3）临床适配性检查：注意矫形器的侧方支条不应压迫髂棘，其他参照软性腰骶矫形器。

2. 贝克式矫形器（Becker orthosis）　贝克式矫形器是抗腰椎前突矫形器的代表。腰椎过度前突患者的主要特征是：腰椎前突曲度过大、骨盆前倾，椎间关节负荷增加，引起代偿性胸椎后突。抗前突矫形器的矫正原理：通过"三点力"系统，使腰椎前突消失，从而使负荷转移至椎体，实现腰椎关节免荷。

（1）结构：贝克式矫形器用高温热塑板材模塑制成，分为前后两片，前侧为腹部压力垫，后片开窗口。上缘到肩胛骨下角，下缘到臀沟。该矫形器腹部和背部的压力板用固定带连接，可根据需要调节松紧，来调节抗前突的矫正力（图17-5-3）。

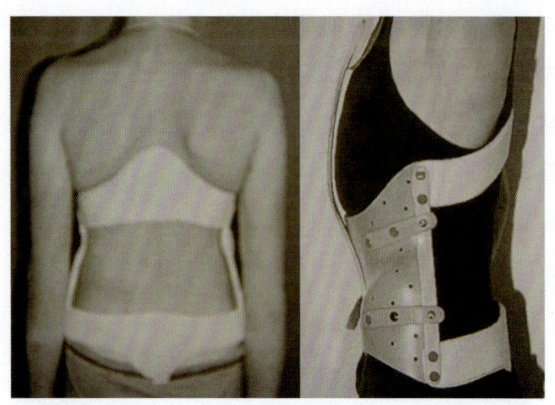

图17-5-3　贝克式矫形器

（2）功能作用：通过腹部压力垫和后侧臀大肌及胸腰椎过渡段的反作用力实现对腰椎前突的矫正；贝克式矫形器背部开口，可以通过呼吸作用对腰椎前突形成主动矫正的效果。适用于治疗腰椎前突、腰椎间盘突出症、青少年驼背等。

（3）临床适配性检查：在矫形器制作前应通过X线片了解患者脊柱的结构及主动抗前突情况，从而确定设计矫形器在躯干的包容范围。矫形器佩戴后不应影响坐位活动，固定带松紧合适。

二、骶髂矫形器

（一）软式骶髂矫形器

1. 骶髂带（sacro-lilac band）　骶髂带是围绕于髂前上棘与大转子之间的非弹性带子，可稳定骶髂关节及耻骨联合。带宽7~8cm叫大转子带（Trochanter Band），带宽达到髂骨最上部的叫作骶髂带。

（1）结构：骶髂带是由弹力布、帆布或皮革制成的条带（图17-5-4）。

（2）功能作用：稳定骨盆，提高腹压，增强脊柱的支撑力，达到缓解疼痛的目的。适用于外伤或产伤造成的骶髂关节或耻骨联合分离。也用于举重运动员比赛时的运动防护品。

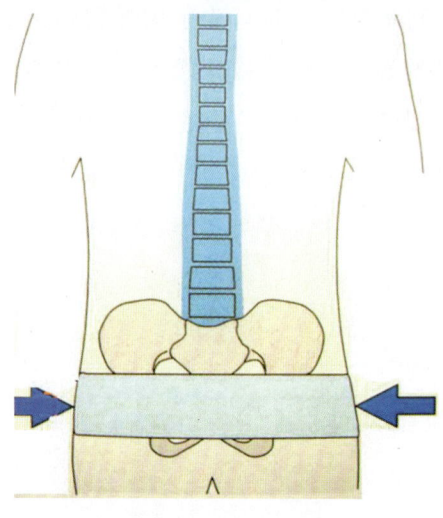

图17-5-4　骶髂带

（3）临床适配性检查：穿戴时骶髂带必须位于髂前上棘下方，坐下时不应压迫骨直肌肌腱。

2. 骶髂腰围（sacro-lilac belt）　骶髂腰围是一种软式矫形器，其宽度比骶髂带宽，因而对骶髂关节能达到更好的固定效果。

（1）结构：骶髂腰围由弹力布、帆布或皮革制成。为了增加强度，在两侧及后侧安装了硬性或半硬性的金属弹簧或塑料板，其宽度前侧上缘与髂棘水平，下缘至耻骨联合，后侧上缘到腰部，下缘至臀围上方2cm。佩戴的松紧度可通过前方、侧方的带子调节（图17-5-5）。

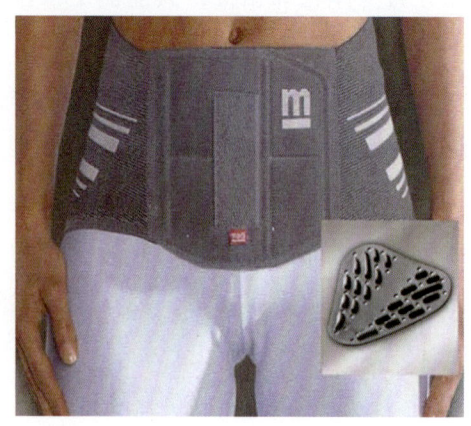

图17-5-5　骶髂腰围

（2）功能作用：利用内加金属条增强的弹力织物包裹住躯干，固定和限制骶髂关节的运动,通过给骨和软组织一定压力,提高腹腔压力,减轻椎间盘及周围肌肉的承重,减少下腰端的负荷,从而对腰椎起到支撑、保护作用。适用于产后或外伤引起的骶髂关节、耻骨联合不稳定,以及下腰部的疼痛和软组织损伤等。

(3)临床适配性检查:穿戴位置合适,松紧调节合适。

3. 孕妇带(pregnant belt) 孕妇带采用弹性或半弹性材料制成,适用于妇女怀孕时体态变化引起的腰椎前突,可预防背痛和腹肌无力,同时保持良好胎位(图17-5-6)。

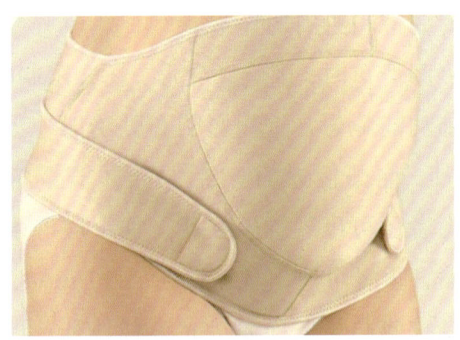

图17-5-6 孕妇带

(二)硬式骶髂矫形器

硬式骶髂矫形器采用低温或高温热塑板材量身定制,用魔术贴固定(图18-5-7)。与软性骶髂矫形器相比具有更好的固定和支撑作用,但佩戴舒适性不如软式骶髂矫形器。适用于各种骶髂关节受伤,需要牢固固定的患者。

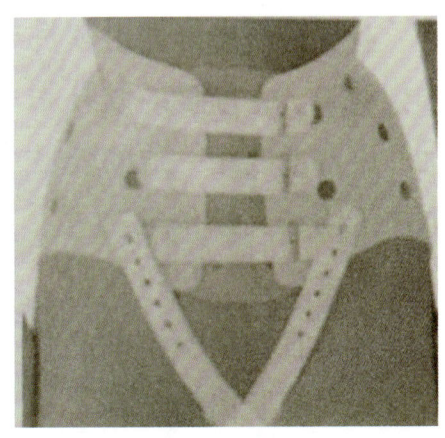

图17-5-7 硬式骶髂矫形器

(邓小倩)

第六节 脊柱侧凸的矫形器

一、脊柱侧凸概述

脊柱侧凸又称脊柱侧弯,是指脊柱在冠状面内偏离枕骨中点至骶骨棘连线的弯曲畸形,常伴有椎体旋转、生理弯曲改变或胸廓变形等畸形。

人体的脊椎共分为五段:颈段、胸段、腰段、骶段及尾段。脊椎是人体的中轴,从后面观察它是一直线,两侧的肌肉组织均匀发展,它支撑起全身,保持直立的姿势,让两侧的肋骨在呼吸时能均匀扩开,并保护中枢神经不被压迫(图17-6-1)。

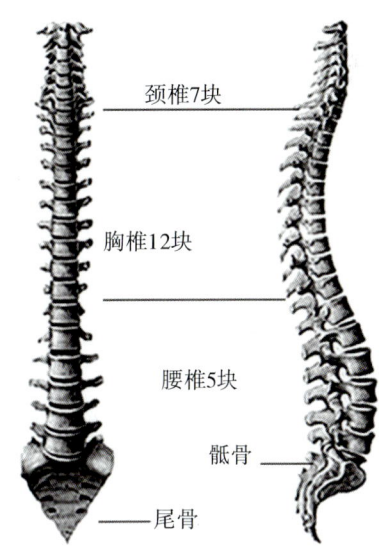

图17-6-1 人体脊柱

如果脊柱的某一段在额状面上偏离中线凸向一侧,则称为脊柱侧凸(侧弯)。轻度的脊柱侧凸,会使脊柱失去原有的平衡能力,容易产生疲劳及背痛,重者还可导致呼吸循环障碍,甚至影响到脊髓导致截瘫,是腰背痛常见病因之一。

脊柱侧凸根据病因可以分为:肌性侧凸、神经性侧凸、骨骼发育不良、姿势性侧凸、先天性侧凸和特发性侧凸等。其中特发性脊柱侧凸最常见,约占全部脊柱侧凸的80%,病因不明(图17-6-2)。

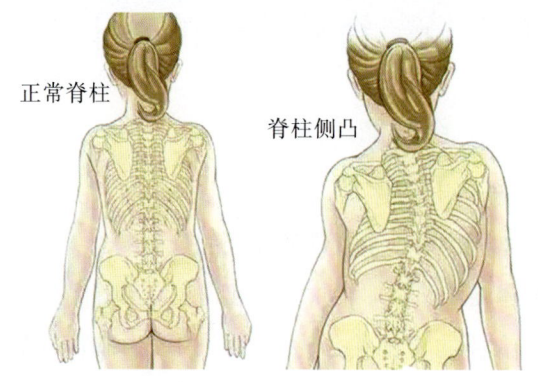

图 17-6-2　正常脊柱与脊柱侧凸

特发性脊柱侧凸（idiopathic scoliosis，IS）是最常见的结构性脊柱侧凸，指脊柱有侧弯及旋转畸形，而无任何先天性脊柱结构异常或合并有神经肌肉或骨骼疾病。一般情况下生长发育期间原因不明的脊柱侧凸称为青少年特发性脊柱侧凸（adolescent idiopathic scoliosis，AIS）。

特发性脊柱侧凸好发于青少年，女性多于男性。此病常于青春发育前期发病，快速发展至青春发育结束。多数患者成年期后发展缓慢，部分进展停止。根据发病年龄一般将特发性脊柱侧凸分为三种类型：婴儿型（0~3 岁）；少儿型（3~10 岁）；青少年型（10 岁后）。按脊柱侧凸顶椎所在的解剖位置又分为：①颈弯：顶椎在 C_1~C_6。②颈胸弯：顶椎在 C_7~T_1。③胸弯：顶椎在 T_2~T_{11}。④胸腰弯：顶椎在 T_{12}~L_1。⑤腰弯：顶椎在 L_2~L_4。⑥腰骶弯：顶椎在 L_5 或 S_1。

X 线片显示脊柱的某一段，在冠状面上持久地偏离身体中线，向侧方凸出呈"C"形或"S"形为主要表现。侧凸出现在脊柱一侧，呈"C"形；出现在双侧，呈"S"形。通常还伴有脊柱的旋转和矢状面上后凸或前凸的增加或减少（图 17-6-3）。

脊柱侧凸导致的不平衡会带来一系列继发的身体形态变化。如减小胸腔、腹腔和盆腔的容积量，还会降低身高，双肩和肋骨左右高低不等平，同时还有骨盆的旋转倾斜畸形，以及椎旁的韧带和肌肉的异常。

侧凸严重时，因胸廓变形，还会限制呼吸，出现肺功能障碍，进而影响心脏功能，出现心力衰竭。侧凸接近 100° 后易压迫脊髓神经，部分患者还可出现神经症状，如下肢麻木、肌肉萎缩，重者可能出现截瘫（图 17-6-4）。

脊柱侧凸是一种症状或 X 线体征，可由多种疾病引起，目前在我国青少年中的发病率据不完全统计为 2%~4%。脊柱侧凸历来被认为是一种影响深远的疾病。现代医学正越来越多地转向预防疾病，而不是治疗疾病，重点是及早发现，防止可能的进展。大多数病例显示：早期发现的脊柱侧凸通常易于治疗，在侧凸出现的中前期可采取保守治疗，但晚期发现的病

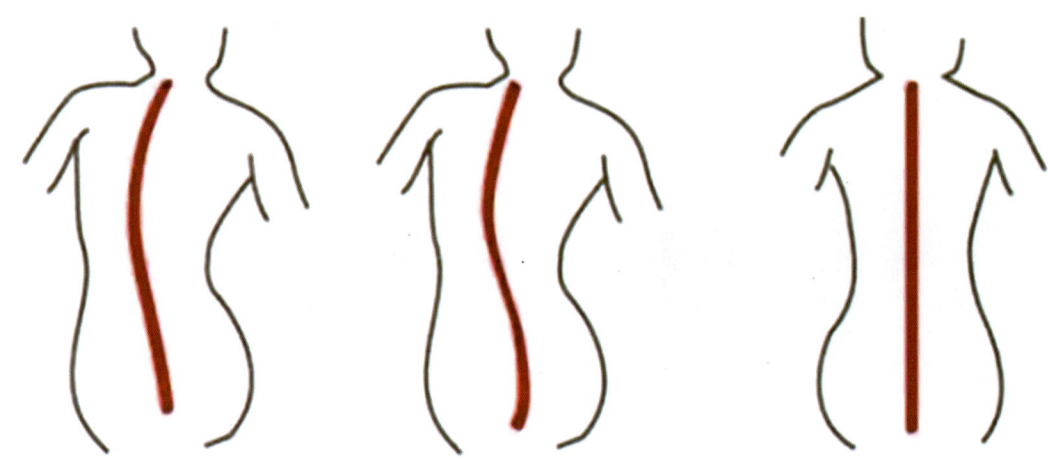

图 17-6-3　"C"形、"S"形脊柱侧弯与正常脊柱

例往往需进行手术治疗。

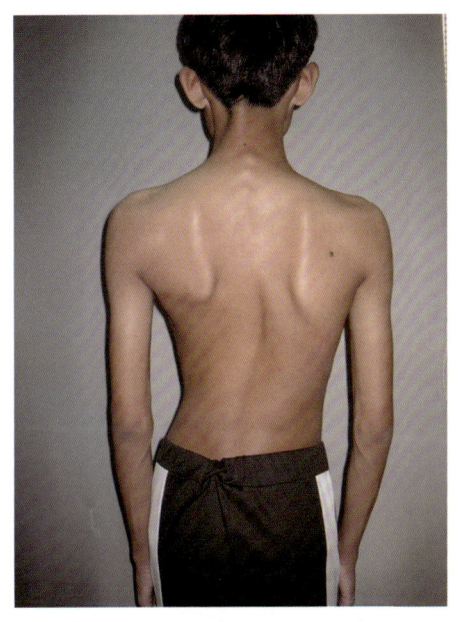

图 17-6-4　脊柱侧凸

脊柱侧凸保守治疗的目的是阻止弯曲进展、预防呼吸功能障碍、预防或治疗背部疼痛并改善外观，可使用的方法包括牵引、按摩、矫形器治疗、体操、电刺激疗法等，其中，矫形器治疗是国际上公认的有确定疗效和持续效果的治疗手段（图 17-6-5）。

矫形器治疗是一个复杂且漫长的治疗过程，患者的配合与坚持至关重要，由经验丰富的治疗小组对患者进行治疗，治疗小组包括医生、物理治疗师、矫形器师和心理医生。矫形器治疗中，教育、心理治疗、治疗结果的系统监测、患者的配合与依从是治疗成功的关键因素。通常将患者 Cobb 角进展不超过 5° 定义为渐进式特发性脊柱侧凸矫形器治疗成功。

需注意的是，由于脊柱侧凸病程长，几乎伴随终生，且大都有外观的显著改变，其同时给患者带来的心理效应也不可忽视。脊柱侧凸不仅会造成躯干的畸形、疼痛等症状，还可能由于心肺能力的受限而使患者劳动能力下降，患者不能参加正常工作，生活质量下降，同时也引发一些社会问题，如许多女性患者大龄未婚等。

二、特发性脊柱侧凸的诊断和分型

（一）特发性脊柱侧凸的诊断

特发性脊柱侧凸是一种发病机制尚未明确的脊柱畸形，目前研究认为可能与下列因素有关：①遗传因素。②激素影响。③生长发育不对称。④结缔组织发育异常。⑤神经平衡系统功能障碍。⑥神经内分泌系统异常。研究发现小鸡松果腺切除可诱发侧凸，并且这种侧凸

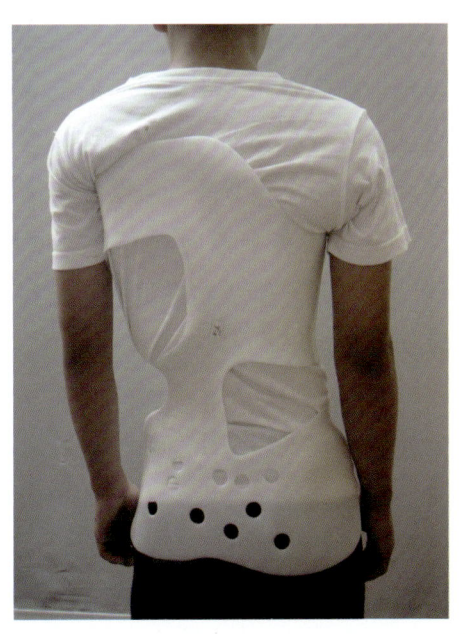
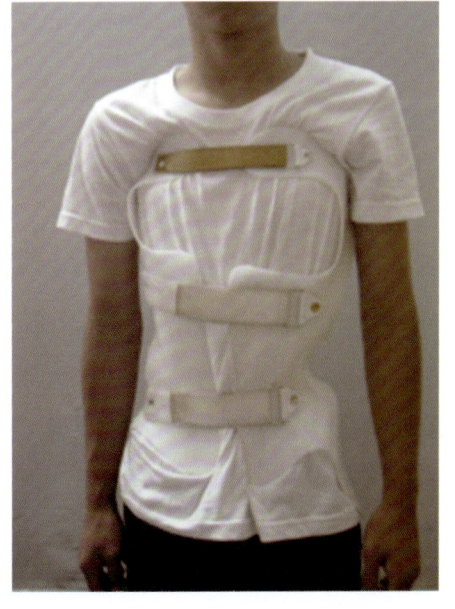

图 17-6-5　矫形器治疗

可通过应用褪黑素（melatonin）予以预防。由此可推测血清褪黑素降低可能和脊柱侧凸的发生与发展有关。也有人发现侧凸患者的褪黑素细胞昼夜分泌异常。⑦其他，如高龄妊娠和铜代谢异常。特发性脊柱侧凸通常由家长或同学无意中发现。初次发病年龄大多数为10~13岁。主要依靠病史、症状、体征和必要的影像学检查进行诊断。

1. **病史**　详细询问与脊柱畸形有关的一切情况，如患者的健康状况、智力水平、年龄等。还需注意既往史、手术史和外伤史。了解脊柱畸形的幼儿母亲妊娠期的健康状况，妊娠头3个月内有无服药史，怀孕、分娩过程中有无并发症等，对排除非特发性脊柱侧凸具有重要意义。特发性脊柱侧凸具有一定的遗传倾向，家族史应注意其他人员骨骼畸形的情况。脊柱侧凸患者的发病年龄、女性患者的月经史对评估侧凸进展和治疗非常重要。

2. **症状**　初诊时以无意中家长或同学发现背部畸形为主诉，表现为站立位双肩不等高、一侧肩胛骨向后突出、前胸高低不对称、双侧肋弓不对称等。严重者可导致胸廓旋转畸形，躯干倾斜，胸廓下沉，躯干缩短，以及由于胸廓容积下降导致的活动耐力下降、气促、心悸等；少数患者可出现腰腿痛、下肢瘫痪。

3. **体格检查**

（1）一般情况：检查过程中患者仅穿短裤，充分暴露上身，需注意保护患者的隐私，女性患者必须有第三者在场。测量患者身高、体重、双臂间距、双下肢长度。观察患者营养、生长发育状况、语音、语态、第二性征、皮肤状况，以及是否有关节的松弛或僵硬。需要注意皮肤的色素改变，有无咖啡斑及皮下组织肿物，背部有无毛发过长及囊性物，乳房发育情况，胸廓是否对称，有无漏斗胸、鸡胸、肋骨隆起及手术瘢痕等。检查者应从前方、侧方和背面去仔细观察。

（2）专科检查：患者面向检查者，站立位测量双肩是否水平对称，双胸前区是否等高，腹部有无异常隆起，双侧髂嵴是否等高，双下肢是否等长，测定两侧季肋角与髂嵴间的距离。

从患者背面观察腰部是否对称，检查腰椎是否旋转畸形。从颈7棘突放铅锤线，测量臀部裂缝至垂线的距离以表明畸形的程度。向前弯曲观察背部是否对称，一侧隆起说明肋骨及椎体旋转畸形。患者双足与肩同宽前屈做弯腰试验时，可见胸廓旋转畸形加重，伴有肩胛骨不等高，即多为"剃刀背"畸形。观察躯干在前后左右方向上的倾斜，观察患者侧屈及体重悬吊下侧凸角度的变化，判断脊柱的柔软性（图17-6-6）。

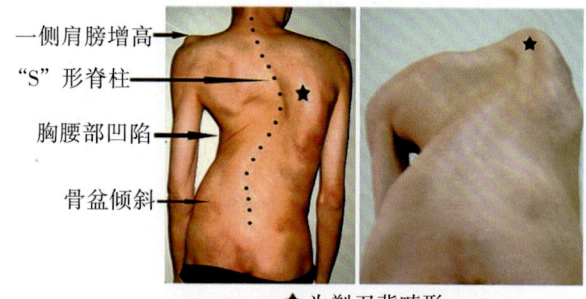

★为剃刀背畸形

图17-6-6　脊柱侧凸典型体征

侧面观察胸椎生理性后突的改变，腰椎的生理性前突是否变平，是否有交界性后突的存在。检查脊柱屈曲、过伸及侧方弯曲的活动范围。检查各个关节的可曲性有无异常等。

最后从各个方向观察患者的步态是否协调，行走时双脚步幅是否相同，有无上身的异常摆动等。

（3）神经系统检查：主要为了排除非特发性脊柱侧凸，如神经系统和肌肉系统病变引发的脊柱侧凸。注意沿着背部中线皮肤部位是否有色素病变、皮下肿块、血管瘤、局部皮肤凹陷和异常毛发分布等。仔细检查感觉运动肌力、肌张力和反射是否存在异常，尤其是双下肢。应确认神经系统是否存在损害。如果患者存在明显的肌肉无力，就必须寻找是否存在潜在的神经系统疾病。需注意并不是所有神经系统损害的患者的体征都十分明显，有时可能只是轻微的体征，例如腹壁反射不对称、轻微阵挛或广泛的肌无力。但是，这些体征提示应详细检查神经系统，建议行 MRI 扫描全脊髓。

4.影像学检查　X 线片是脊柱侧凸诊断的最主要手段，可以确定侧凸的类型、部位、严重程度和柔软性；有助于判断病因；还可以通过 X 线片确定顶椎，进行矫形器的设计（图17-6-7，图 17-6-8）。

（1）直立位全脊柱正、侧位像：直立位全脊柱正、侧位像是诊断的最基本手段。X 线影像需包括整个脊柱。照 X 线片时必须强调直立位，不能卧位。若患者不能直立，宜用坐位，这样才能反映脊柱侧凸的真实情况。

（2）脊柱弯曲像：脊柱弯曲像包括仰卧位和卧位弯曲像等，目前以仰卧位弯曲像应用最多，主要用于：①评价腰弯的椎间隙的活动度。②确定下固定椎。③预测脊柱的柔韧度。但是，仰卧位弯曲像预测脊柱柔韧度的效果较差。

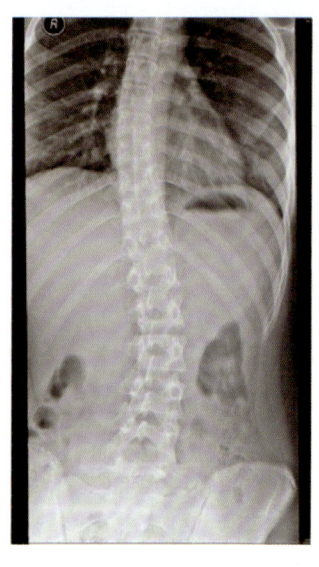

图 17-4-8　脊柱侧凸的 X 线片

（3）悬吊牵引像：悬吊牵引像可以提供脊柱侧凸牵引复位的全貌，适用于评价躯干偏移和上胸弯。需注意在检查前仔细询问患者是否合并有颈椎疾病。

（4）支点弯曲像：支点弯曲像的特点是易于操作，弯曲力量为被动力量，重复性好，能真实反映侧弯的僵硬程度，预测侧弯的矫正度数，也可以用于确定某些病例是否需要前路松解术。支点弯曲像对僵硬的侧弯患者更为有效。

（5）斜位像：斜位像用于检查脊柱融合的情况。腰骶部斜位像适用于脊柱滑脱、峡部裂患者。

（6）Ferguson 像：Ferguson 像用于检查腰骶关节连接处。为了消除腰前凸，男性向头侧倾斜 30°，女性倾斜 35°，这样可得出真正的正位腰骶关节像。

（7）Stagnara 像：Stagnara 像用于严重脊柱侧凸患者（大于 100°），尤其是伴有后突、椎体旋转者，普通 X 线很难看清肋骨、横突及椎体的畸形情况。需要摄取旋转像以得到真正的前后位像。透视下旋转患者，出现最大弯度时拍片。

（8）断层像：断层像用于检查病变不清的先天性畸形、植骨块融合情况，以及某些特

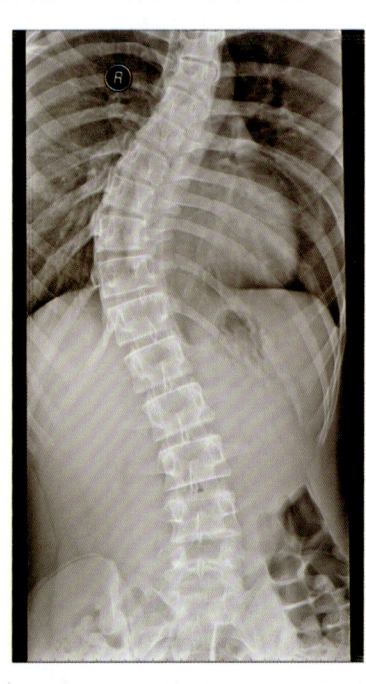

图 17-4-7　脊柱侧凸的 X 线片

殊病变如骨样骨瘤等。

（9）切位像：切位像时患者向前弯曲，球管与背部成切线。主要用于检查肋骨。

（10）脊髓造影：脊髓造影非常规应用。指征是先天性脊柱侧凸或脊髓受压、脊髓肿物、硬膜囊内疑有病变，X线片见椎弓根距离增宽、椎管闭合不全、脊髓纵裂、脊髓空洞症，以及计划切除半椎体或拟做半椎体楔形切除时，以了解脊髓受压情况。

（11）CT和MRI检查：CT和MRI检查对合并有脊髓病变的患者很有帮助。如脊髓纵裂、脊髓空洞症等。了解骨嵴的平面和范围对手术矫形、切除骨嵴及预防截瘫非常重要，但价格昂贵，不宜作为常规检查。

5. X线阅片的要点

端椎：脊柱侧弯的弯曲中最头端和尾端的椎体。

顶椎：弯曲中畸形最严重，偏离垂线最远的椎体。

主侧弯（即原发侧弯）：是最早出现的弯曲，也是最大的结构性弯曲，柔软性和可矫正性差。

次侧弯：即代偿性侧弯或继发性侧弯，是最小的弯曲，弹性较主侧弯好，可以是结构性也可以是非结构性。位于主侧弯上方或下方，作用是维持身体的正常力线，椎体通常无旋转。当有三个弯曲时，中间的弯曲常是主侧弯；有四个弯曲时，中间两个为双主侧弯。

6. 弯度及旋转度的测定

弯度测定：① Cobb法，最常用，头侧端椎上缘的垂线与尾侧端椎下缘垂线的交角即为Cobb角。若端椎上、下缘不清，可取其椎弓根上、下缘的连线，然后取其垂线的交角即为Cobb角。② Ferguson法，很少用，有时用于测量轻度侧弯。找出端椎及顶椎椎体的中点，然后从顶椎中点到上、下端椎中点分别画两条

线，其交角即为侧弯角（图17-6-9）。

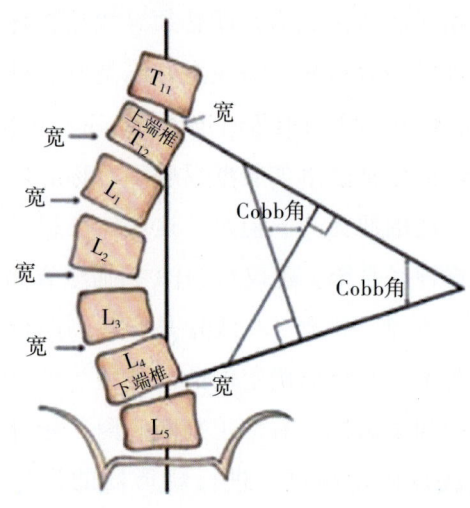

图 17-6-9　Cobb角度测量法

椎体旋转度的测定：Nash 和 Mod 根据正位 X 线上椎弓根的位置，将椎体旋转度分为5度。0度：椎弓根对称；Ⅰ度：凸侧椎弓根移向中线，但未超出第一格，凹侧椎弓根变小；Ⅱ度：凸侧椎弓根已移至第二格，凹侧椎弓根消失；Ⅲ度：凸侧椎弓根移至中央，凹侧椎弓根消失；Ⅳ度：凸侧椎弓根越过中央，靠近凹侧（图17-6-10）。

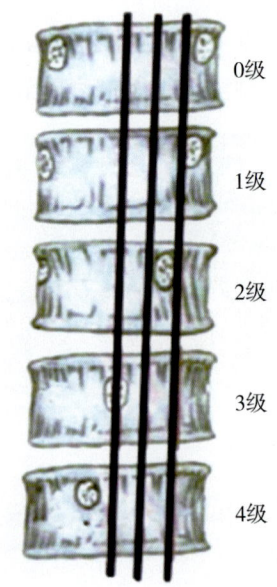

图 17-6-10　Nash-Mod椎体旋转评估法

7. 特发性脊柱侧凸的X线特征表现

（1）无脊柱骨性结构的改变；少数早发性侧凸的顶椎可有轻度的楔形改变。严重侧凸

或进入成年期的特发性侧凸，可在侧凸凹侧见到小关节窦增生融合等。

（2）侧凸的弯曲度呈均匀性改变：脊柱侧凸的弯曲弧度一般是逐渐增加、均匀一致的。一般为5~6个椎体，不会出现段弧及锐弧。

（3）具有一定的呈均匀变化的柔韧性，从顶椎到端椎柔软性逐渐增加。

（4）胸椎侧凸以右侧凸多见，绝大多数年龄在4岁以后发生的特发性侧凸是凸向右侧的，凸向左侧则更要考虑非特发性的脊柱侧凸的可能性。

（5）前突性脊柱侧凸多见，特发性胸椎侧凸在矢状面上大多呈现前突畸形，表现为胸椎的生理后凸减少或消失。如胸椎呈现后突畸形，同样也要考虑是否为非特发性脊柱侧凸。

（6）脊柱的旋转方向：特发性脊柱侧凸的前柱（即椎体）大多转向凸侧，而后柱（棘突）则是转向凹侧。如旋转方向相反，则要排除肿瘤或其他原因所致的侧凸。

8.骨骼成熟度的评价　骨骼成熟度的评价在脊柱侧凸进展和决定治疗措施中非常重要，必须根据患者生理年龄、实际年龄及骨龄来全面评估，主要包括以下几方面：①第二性征，男童的声音改变，女孩的月经初潮，以及乳房和阴毛的发育等。②骨龄，对20岁以下的患者可以摄手腕部X线片，根据Greulich和Pyle的标准测定骨龄。

骨成熟度最常使用的评估标准，是采用髂骨骨骺来进行估计，即Risser征。可将髂峰分成四等分。髂骨骨化的骨骺由髂前上嵴逐渐向髂后上嵴延伸，骨骺移动25%为Ⅰ度，50%为Ⅱ度，75%为Ⅲ度，移动到髂后上嵴为Ⅳ度，骨骺与髂骨融合为Ⅴ度，此时骨骺发育停止。此外还可根据X线侧位片上椎体的骨骺环与椎体融合程度判断脊柱生长发育的程度，骨骺环与椎体融合说明生长发育停止（图17-6-11）。

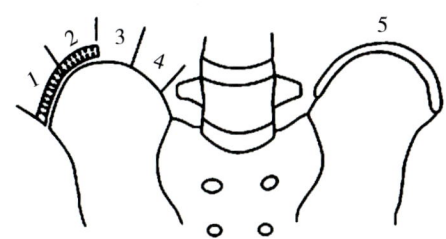

图17-6-11　骨骼成熟度的Risser征评估

9.青少年特发性脊柱侧凸患者脊柱的生长潜能评估　正常情况下，胸1（T_1）到骶1（S_1）（T_1~S_1）的平均高度：出生时19cm，5岁时29cm，18岁时43cm。0~5岁T_1~S_1高度平均增长10cm（平均每年2cm）；5~10岁T_1~S_1高度平均增长5cm（平均每年1cm）；10~18岁T_1~S_1高度平均增长10cm（平均每年1.3cm）。所以，0~5岁是脊柱的第一个生长高峰期，5~10岁脊柱生长处于相对静止期，10岁以后到18岁脊柱进入第二个生长高峰期。正常情况下，脊柱的生长潜能可促进正常脊柱的正常生长。但当脊柱出现畸形时，巨大的生长潜能可使脊柱畸形进展加重。青少年特发性脊柱侧凸正是处于脊柱的第二个生长高峰期。

特发性脊柱侧凸患者畸形的进展与脊柱生长发育密切相关，脊柱生长发育的潜能越大则脊柱侧凸进展的可能性也越大。进入成熟期以后，侧凸的进展会逐渐减慢甚至停止。临床上通常从性别、年龄、骨盆三角软骨（triradiate cartilage，TRC）、Risser征和女性月经初潮时间等方面综合考虑来评估脊柱生长发育的潜能。之所以要强调综合多方面因素来考虑，是因为这些评判标准存在个体差异。

（1）性别上的差异最明显：通常情况下，青少年期女性的脊柱生长快速期在10~14岁，比男性（13~16岁）提前2~3年。青少年期的女性过了14或15岁以后进入脊柱生长成熟期，而男性则要到17岁或接近18岁。

（2）年龄是判断脊柱生长潜能的直接指

标，但受到性别、营养条件、地域、种族等因素的影响，变异性较大。通常，青少年期女性（10~14岁）脊柱处于生长快速期，14岁以后脊柱生长开始进入成熟期。青少年期男性（13~16岁）脊柱处于生长快速期，17岁以后脊柱生长进入成熟期。

（3）三角软骨是相对比较稳定的指标。TRC有三种状态，即开放（open）、正在闭合（closing）和完全闭合（closed）。通常情况下，TRC在10岁之前都是开放的，而由开放到正在闭合再到完全闭合所经历的时间较短（大约1年），常在10~11岁（女性，男性比女性稍后）。所以，TRC由开放过渡到完全闭合可能预示着青少年期的开始，也预示着脊柱生长高峰期即将来临。从某种意义上来说，TRC开放更多地是提示脊柱尚有巨大的生长潜能，而这种巨大的生长潜能的释放（即生长快速期的来临）有可能是在TRC由开放到闭合的转化状态（open-closing-closed）时才开始的。

（4）和TRC相似，通常情况下Risser征在婴幼儿期（10岁之前）的很长一段时期都是0级。Risser征由0级到1级的时间点经常和TRC由开放到闭合状态（open-closing-closed）发生的时间点（10~11岁）相吻合，也恰逢开始进入青少年期。Risser征1级时间持续较短，很快进入2级。Risser征0、1和2级（或3级）不仅提示脊柱尚有巨大的生长潜能，还提示脊柱正处于生长快速期。对于女性患者，Risser征达到3~4级预示着脊柱生长开始进入成熟期，畸形的进展开始缓慢下来，Risser征5级脊柱生长处于成熟期，畸形可能不再进展。对于男性患者则可能不然，很多Risser征处于3~4级的畸形仍在进展中。所以，男性AIS患者Risser征有可能要等到5级，年龄接近18岁时畸形才停止进展。

（5）女性月经初潮时间不同，个体差异也很大，受营养状态和心理因素影响较大。一般来说，处于青少年期的女性，月经初潮以前和月经初潮后1.5~2年内都预示着脊柱生长处于快速期，此时侧凸有很大的进展危险性。月经初潮后2年以上，脊柱生长进入成熟期。

（二）特发性脊柱侧凸的鉴别诊断

1. 先天性脊柱侧凸 由于脊柱胚胎发育异常所至，发病较早，大部分在婴幼儿期被发现。发病机制为脊椎的结构性异常和脊椎生长不平衡。鉴别诊断并不困难，X线片可发现脊椎有结构性畸形。基本畸形可分为三型。

（1）脊椎形成障碍，如半椎体。

（2）脊椎分节不良，如单侧未分节形成骨桥。

（3）混合型，如常规X线片难于鉴别，可用CT。

2. 神经肌源性脊柱侧凸 神经肌源性脊柱侧凸可分为神经性和肌源性两种。前者包括上运动神经元病变的脑瘫、脊髓空洞等和下运动神经元病变的小儿麻痹症等。后者包括肌营养不良、脊髓病性肌萎缩等。这类侧凸的发病机制是由于神经系统和肌肉失去了对脊柱躯干平衡的控制调节作用所致，其病因常需仔细的临床体检才能发现，有时需用神经-肌电生理甚至神经-肌肉活检才能明确诊断。

3. 神经纤维瘤病并发脊柱侧凸 神经纤维瘤病为单一基因病变所致的常染色体遗传性疾病，其中有2%~36%的患者伴有脊柱侧凸。当临床符合以下两个以上的标准时即可诊断。

（1）发育成熟前的患者有6个以上直径5mm以上的皮肤咖啡斑，或在成熟后的患者皮肤咖啡斑直径大于15mm。

（2）两个以上任何形式的神经纤维瘤或皮肤丛状神经纤维瘤。

（3）腋窝或腹股沟部皮肤雀斑化。

（4）视神经胶质瘤。

（5）两个以上巩膜错构瘤。

（6）骨骼病变，如长骨皮质变薄。

（7）家族史。患者所伴的脊柱侧凸其X线特征可以类似于特发性脊柱侧凸，也可表现为"营养不良性"脊柱侧凸，即短节段的成角型的后突型弯曲、脊椎严重旋转、椎体凹陷等，这类侧凸持续进展，治疗困难，假关节发生率高。

4. 间充质病变并发脊柱侧凸 有时马方综合征、EhlerS-Danlos综合征等可能以脊柱侧凸为首诊。详细体检可以发现这些病的其他临床症状，如韧带松弛、鸡胸或漏斗胸等。

5. 骨软骨营养不良并发脊柱侧凸 如多种类型的侏儒症、脊椎骨髓发育不良。

6. 代谢障碍疾病合伴脊柱侧凸 如各种类型的黏多糖病、高胱胺酸尿症等。

7. 功能性或非结构性侧凸 功能性或非结构性侧凸可由姿态不正、神经根刺激、下肢不等长等因素所致。如能早期去除原始病因，侧凸能自行消除。但应注意的是少数青少年特发性脊柱侧凸在早期可能因为度数小而被误认为"姿态不正"，所以对于青春发育前的所谓"功能性"侧凸应密切随访。

8. 其他原因所致的脊柱侧凸 如放疗、广泛椎板切除、感染、肿瘤均可能致脊柱侧凸。

（三）特发性脊柱侧凸的分型

特发性脊柱侧凸的评定是一个需要综合考虑的范畴，包括患者的性别、年龄、骨骼发育程度、侧凸分型及脊柱柔韧度等因素。因为患者处于发育阶段，个体差异大，只有结合众多因素考虑后制订合理的治疗方案，才能更好地实施治疗并达到理想疗效。

特发性脊柱侧凸的临床分型。

1. 根据发病年龄分型 特发性脊柱侧凸根据年龄分为0~3岁的婴儿型、4~9岁的儿童型和10岁以上的青少年型。根据年龄分类的重要意义是可以帮助判断脊柱侧凸造成的胸廓畸形是否会引起以后的心肺功能障碍。5岁以前发生的脊柱侧凸早期常伴有心肺器质性病变和功能障碍。而5岁以后发病的侧凸在青少年期只引起外观畸形。因此也有人把特发性脊柱侧凸分为早发性（5岁前发病）和迟发性（5岁后发病）。

2. 根据脊柱侧凸的部位分型

（1）单个胸椎侧凸：最为常见，顶椎在T_8或T_{10}，一般为右侧凸。由于整个侧凸在胸椎区，早期可引起凸侧肋骨向背侧隆起而被发现。双肩不等高明显，有时可成为首发症状。单个胸椎侧凸发病越早，造成的胸廓畸形越明显，还常伴有胸椎后突的减少，甚至出现前突，称为前突性胸椎侧凸。

（2）胸腰椎主侧凸：顶椎通常为T_{11}或T_{12}，由于可引起明显的躯干倾斜而外观畸形严重。40°的胸腰椎侧凸造成的畸形可能比60°的双主侧凸"S"形严重。

（3）单个腰椎主侧凸：顶椎通常为L_1或L_2。由于侧凸位置低，腰椎生理弯向前，所以有时即使脊柱旋转很明显，但外观畸形轻，早期不易发现。

（4）胸腰椎双主侧凸：胸椎通常为右侧凸，腰椎为左侧凸。两个侧凸的角度、旋转及和中线的距离相近。但腰椎侧凸的柔软性常大于胸椎侧凸。由于躯干平衡好，双肩等高，外观畸形可以不明显。在两个侧凸的交界区出现后突畸形即交界性后突。

（5）胸椎双侧凸：颈胸段双侧凸少见。

3. King分型 King分型由King和Mot于1983年提出，根据胸椎侧凸累及的脊柱范围和远端代偿性侧凸的功能结构状态，把具有结构性侧凸特征的胸椎侧凸分为以下几种类型，对不同类型还确定了相应的融合水平的选择原则。但King分型对胸腰椎侧凸等类型不能加以分型，不是完善的分型标准。

（1）King Ⅰ型侧凸：约占2.9%，为S形侧凸，胸椎和腰椎侧凸均越过中线，站立位片上腰椎侧凸大于胸椎侧凸；柔软指数是负值，胸椎侧凸的柔软性大于腰椎。King和Mot认为手术时应融合腰椎和胸椎，融合下方椎体不低于L_4。

（2）King Ⅱ型侧凸约：占32.6%，为S形侧凸，胸椎和腰椎侧凸均越过中线；胸椎侧凸角度大于腰椎侧凸，柔软指数≥0，腰椎侧凸的柔软性大于胸椎；稳定椎通常为T_{12}、T_{11}或L_1。手术选择性融合胸椎，胸椎侧凸会有自发矫正，与通过手术矫正的胸椎相平衡。随访发现此手术可获得保持躯干的平衡。

（3）King Ⅲ型侧凸：约占32.8%，为胸椎侧凸，所伴随的腰椎侧凸不超过中线，即所谓的overhang。腰椎侧凸为非结构性，站立位上腰椎一般无旋转。

（4）King Ⅳ型侧凸：约占9.2%，为累及较多脊柱的长胸凸，L_5位于骶骨的正上方，但L_4倾斜进入长胸弯内，外观畸形明显。Ⅲ型和Ⅳ型侧凸应融合胸椎，第一被骶中线平分的椎体是最下方融合侧椎体。

（5）King Ⅴ型侧凸：即胸椎双主侧凸，约占11.6%，上下胸椎侧凸均为结构性，T_1向上方侧凸的凹侧倾斜，T_6常为两侧凸的交界椎体。手术时融合两个胸椎侧凸，融合下方应包括第一被骶中线平分的椎体。在King和Mot的报道中大约1%无法分型，称为未分型侧凸。特发性脊柱侧凸King分型如图17-6-12所示。

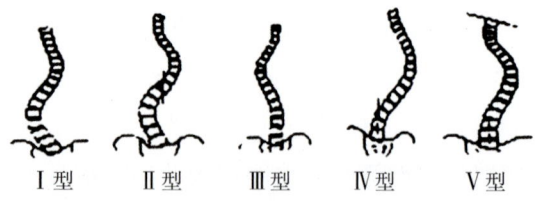

图17-6-12　特发性脊柱侧凸King分型

三、特发性脊柱侧凸的治疗

（一）脊柱侧凸的治疗历史

由于会引起明显的体态异常，人类自古就有不少关于脊柱侧凸的疾病记载。古人也曾试图以各种方式治疗该病，比如约在公元前460年至370年，被西方尊为"医学之父"的古希腊著名医生希波克拉底就曾在他的医学书籍中，第一次描述了脊柱疾病和脊柱畸形。他最初使用牵引和踩压的方法来治疗脊柱畸形，这些都可以看作是脊柱牵引按摩疗法的前身（图17-6-13）。

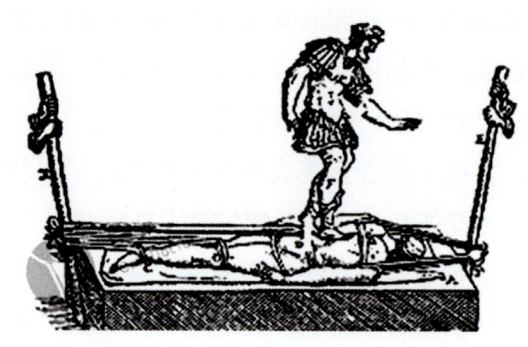

图17-6-13　最早的脊柱按摩与牵引疗法

19世纪，Lewis Albert Sayre医生尝试将患者悬吊在半空，利用患者自身重量作为牵引力，在保持牵拉的状态下为患者量身制作石膏支具，这是最接近现代矫形器治疗理念的一项治疗方式。到了20世纪初，伦琴发明的X线作为人类外科史上最伟大的发明之一，为外科医生可视化和客观的评估、矫正脊柱畸形提供了硬件基础，极大地推动了脊柱畸形治疗的发展和进步。医生们从此可以更直观地观察脊柱侧凸患者的脊柱形态，更为精准地为其设计治疗方案并判定疗效。1911年，Russel Hibbs第一次使用脊柱融合术来治疗结核引起的脊柱畸形，随后他又将其应用到婴儿麻痹性脊柱侧弯的患者。1935年，美国骨科医生John Robert Cobb（1903—1967）提出了用Cobb角的方法来评估脊柱畸形，该方法由于简单易行，一直沿用至今。

（二）脊柱侧凸的手术治疗

20世纪60年代以前，脊柱侧凸的治疗在很长一段时间内都只是以按摩和牵引或者石膏等外固定类的保守治疗为主。真正意义的脊柱畸形矫正手术开始于现代脊柱外科技术，尤其是脊柱内固定技术出现以后。1955 年，美国医生 Paul Harrington 开始使用内固定技术矫正脊柱畸形，他发明的钩－棒内固定系统被命名为 "Harrington 内固定系统"，后来被称为 "哈氏棒"。这是第一代脊柱内固定系统，使脊柱畸形的治疗水平出现了革命性的进步，Paul Harrington 被认为是现代脊柱侧凸治疗的奠基者和先驱。尽管哈氏棒系统并不完美，但其后所有的脊柱外科手术的发展几乎都是在他的理论和器械基础之上改良的。

多年间，手术术式不断改进，内固定器械的形态与材质也在逐步改良。从最初的哈氏棒手术治疗脊柱侧凸，到后来的多节段椎弓根钉植入固定三维空间旋转矫正，对重度侧弯采取前后路联合手术、多段多棒旋转加撑开、胸廓改造等复杂的技术，加上内固定矫形器械材料的不断更新，手术矫正率得以显著提升。自此，手术治疗逐渐成为脊柱侧凸的最终治疗手段（图 17-6-14，图 17-6-15）。

一般认为，Cobb 角在 40° 以上的患者，均可考虑手术治疗。但临床上并不是机械地以此为标准，而是需要考虑患者的年龄、进展速度、侧凸度数、生长发育程度、外观畸形和未来发展趋势等多种因素做综合评价。

（三）脊柱侧凸的非手术治疗

因为脊柱侧凸的手术治疗切口大，涉及的脊柱节段多，因此创伤大，并发症多，同时翻修困难。术后患者脊柱弯曲受限明显，运动能力受到极大制约。而且脊柱侧凸发病多在青少年甚至幼年阶段，术后内固定材料需长年留置

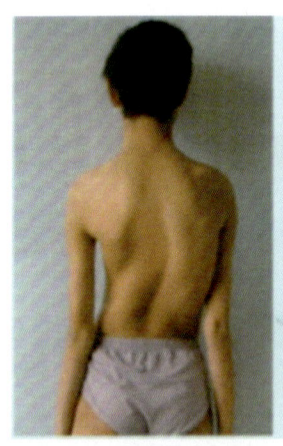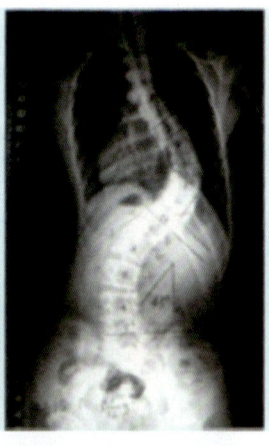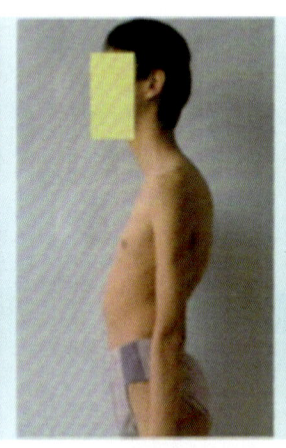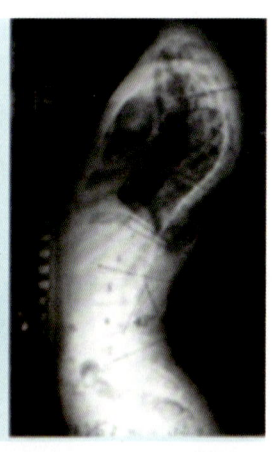

图 17-6-14　脊柱侧凸的手术治疗前

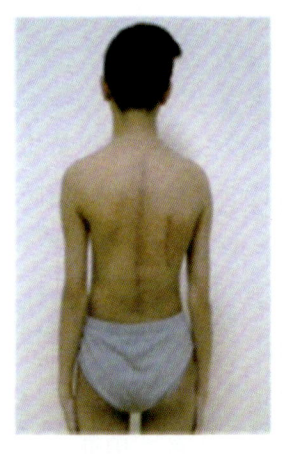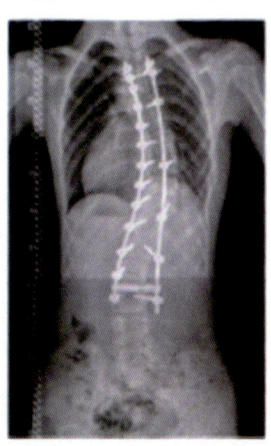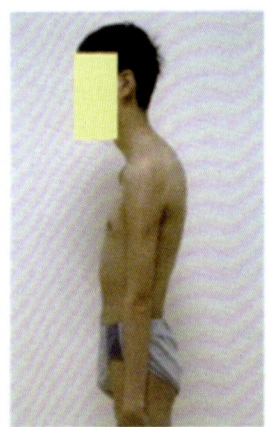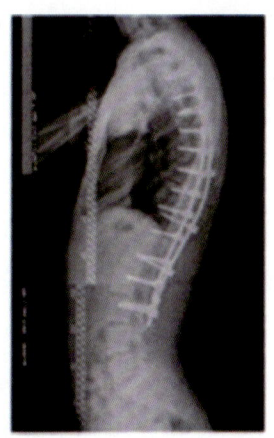

图 17-6-15　脊柱侧凸的手术治疗后

体内，也可能存在某种程度的风险，患者需承受一定的心理压力。国外还曾就脊柱矫正手术后，青少年脊柱生长发育受限，成年后脊柱形态再次改变等问题有过不少争议。因此，手术治疗的利弊问题始终没有得到很好的平衡。另外，手术治疗的巨大费用也是众多患者过早放弃治疗的原因之一。

因此，一些传统的非手术疗法至今仍是脊柱侧凸的早期优先选择。只要能及早采取科学且持续的治疗，许多青少年患者的脊柱侧凸状况都能得到改善和控制，患者的日常生活与活动基本与常人无异。对于部分侧凸严重需手术治疗的患者，非手术治疗往往也可延缓病程发展，争取合适的手术时间。为此，伴随着现代手术治疗方式的进步，非手术治疗时至今日也同样在不断地发展与改良，其疗效也得以不断改善。

常见的非手术治疗方法如下。

1. 手法按摩 有剥离韧带粘连、改善肌肉营养、增强肌肉弹力的作用，并使软组织和韧带松解软化（图17-6-16）。

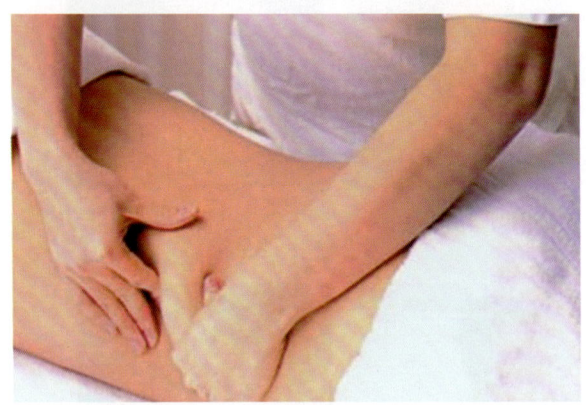

图 17-6-16 按摩治疗

2. 牵引 可加大椎体间隙，使已发生粘连的组织剥离，达到脊柱松解的目的（图17-6-17）。

3. 理疗 利用电磁疗法，改善气血循环，改善组织粘连状况等（图17-6-18）。

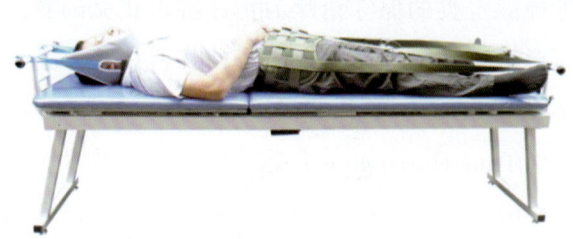

图 17-6-17 牵引

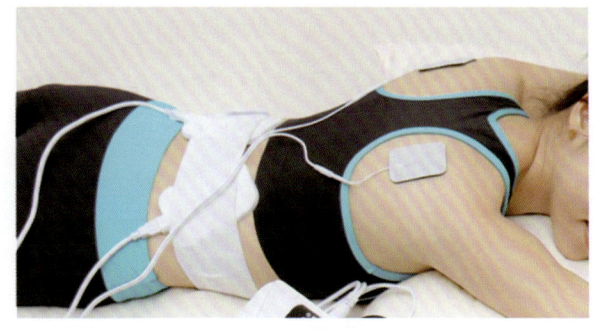

图 17-6-18 理疗

4. 矫形体操 可改善患者肌肉力量的平衡性，使失衡的腰背侧肌肉重新达到平衡状态，并松解椎体周边软组织与韧带，对脊柱侧凸的矫正有积极意义（图17-6-19）。

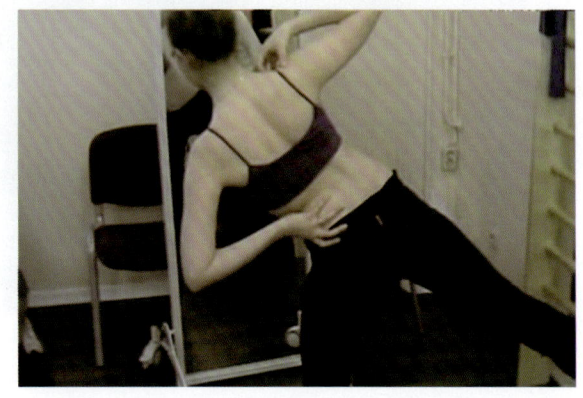

图 17-4-19 矫形体操

5. 矫形器治疗 使用必要的矫形器迫使侧凸的脊椎在一定程度内改变角度并保持稳定，不发生回缩变化，同时也有扩大椎体间隙的作用（图17-6-20）。

（四）特发性脊柱侧凸的矫形器治疗

一般的非手术治疗方式都只是短时性的，而矫形器治疗是脊柱侧凸保守治疗中唯一具有长效性且能持续提供矫正力的。因此，矫形器

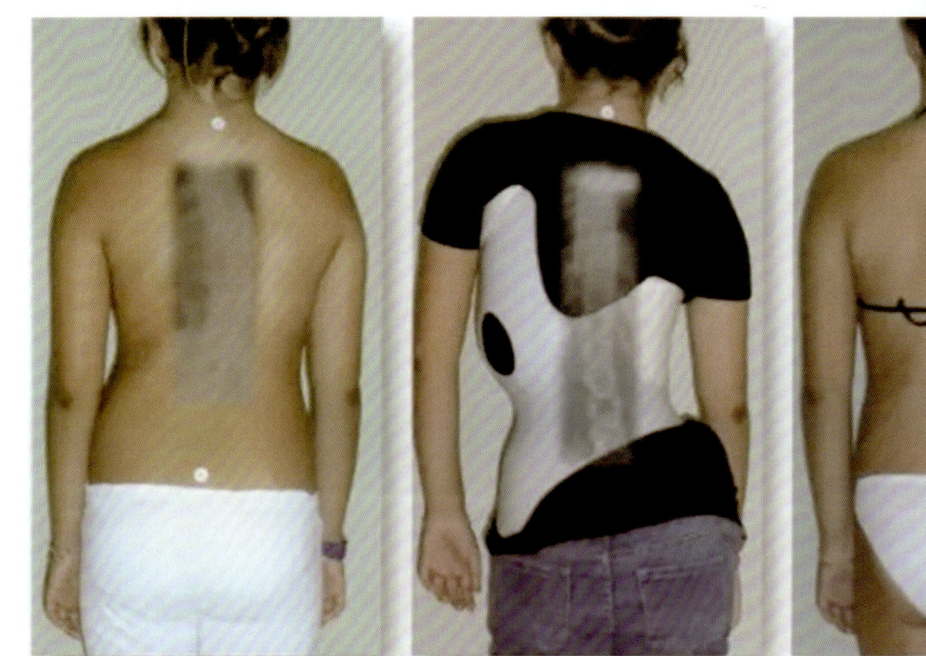

图 17-6-20 矫形器治疗

治疗一直被视作最重要和必需的非手术治疗方式。矫形器治疗的主要目的是在脊柱处于生长发育阶段时,通过被动限制或施加矫形力,矫正或阻止侧凸的进展,使侧凸在经历生长发育期后处于可接受的度数范围内,并减少后期相关并发症。

国际脊柱侧凸研究会(SRS)于 2005 年制定了针对矫形器治疗研究的统一规范的患者入选标准,包括:年龄 ≥ 10 岁,Risser 征 0~2 度,初诊度数 25°~40°,未接受过治疗,女性月经未至或初潮未满 1 年。需注意有明显心肺功能障碍的患者需慎用矫形器治疗。

脊柱矫形器的使用从几个世纪前就有文献记载。随着人们对脊柱侧凸的不断认识及材料学和制作工艺、电脑 3D 技术等条件的进步和改善,脊柱矫形器的现实应用方面将会取得更大的进展。近年已出现利用多重影像学技术将脊柱及肋骨等参数引入 3D 模型,进行三维矫形力的模拟施加,再由相应软件辅助设计出更为有效、符合三维矫正生物力学行为的个性化矫形器(图 17-6-21)。

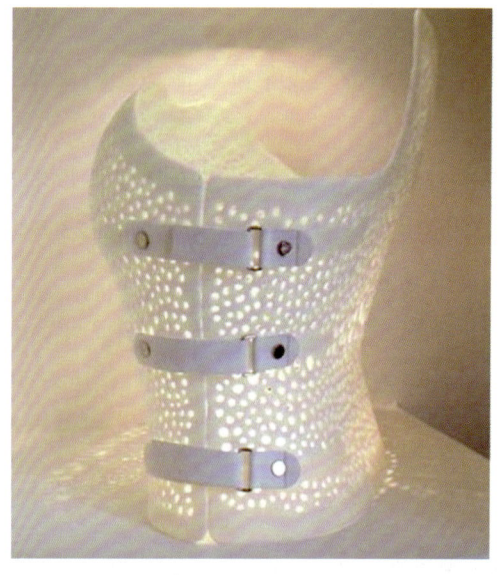

图 17-6-21 3D 打印技术制作的矫形器

四、脊柱侧凸矫形器的种类与结构

脊柱侧凸矫形器发展至今已出现多种不同的类型,根据矫正位置的高低,矫形器大体可分为两类:一类是带有颈环或上部金属结构的矫形器,通常统称为颈胸腰骶矫形器(cetvico-thoracic-lumbar-sacral orthosis,CTLSO),如 Milwaukee 矫形器,这类矫形器矫正脊柱侧凸范围可至颈椎。另一类则是不带颈部结构、高度只达到腋下的矫形器，统称胸腰骶矫形器（thoracic-lumbar-sacral orthosis，TLSO），又称为腋下矫形器，如 Boston 矫形器。这类矫形器一般只限于弯曲中心在 T_7 以下的脊柱侧凸的治疗。

（一）Milwaukee 矫形器

Milwaukee 矫形器属于 CTLSO 类矫形器，适用于顶椎高于 T_7 以上的侧凸，常用于胸弯及双弯的患者，对胸部，尤其是高位的胸椎脊柱侧弯有较好的疗效。

它的主要结构由模塑成型的骨盆围托、颈托部件（颈环、喉托、枕骨托）、3 条垂直金属条、数块腰椎垫、胸椎垫及其固定带等组成。该矫形器基本上要求全天穿戴（每天穿戴时间 20~22h，余下的时间用于功能训练、运动及个人卫生等）。该矫形器的最大缺点是，因颈部金属圈导致的舒适度下降、活动受限及自我形象不佳，使得矫形器治疗的顺应性降低；同时给大部分处于青春发育期的女性患者带来一定的心理障碍（图 17-6-22，图 17-6-23）。

（二）Boston 矫形器

Boston 式脊椎矫形系统是 1972 年，由比尔·米勒和约翰·海尔在美国波士顿市发明的。属于 TLSO 类矫形器，是一种腋下型脊柱侧弯矫形器。标准的无"上部结构"的 Boston 矫形器多用于 T_{10} 以下的轻度侧凸患者。对于高位侧凸畸形需在矫形器上方增加附件。

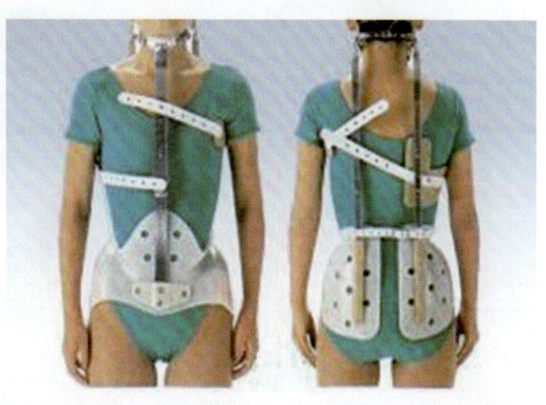

图 17-6-22　Milwaukee 矫形器（1）

最早的时候，Boston 矫形器是在不同尺寸的模具上，用高分子热塑材料制作而成的，并装配在患者身上。它的最大优点是不需要像 Milwaukee 矫形器一样有那么多的金属支条来支撑。

Boston 矫形器采用预先制好的塑料标准件（有多个系列）组装而成，可根据患者的需要加压垫、支条、颈环等部件，其作用原理是在额状面上利用三点力系统进行矫正，利用压力垫减少水平面上的扭转，利用腹托减少腰椎前凸，提高腹腔内压以产生对脊椎的牵引力。关键是腰椎垫、胸椎垫的使用要得当（图 17-6-24）。

（三）Wilmington 矫形器

Wilmington 矫形器属于 TLSO 类矫形器，

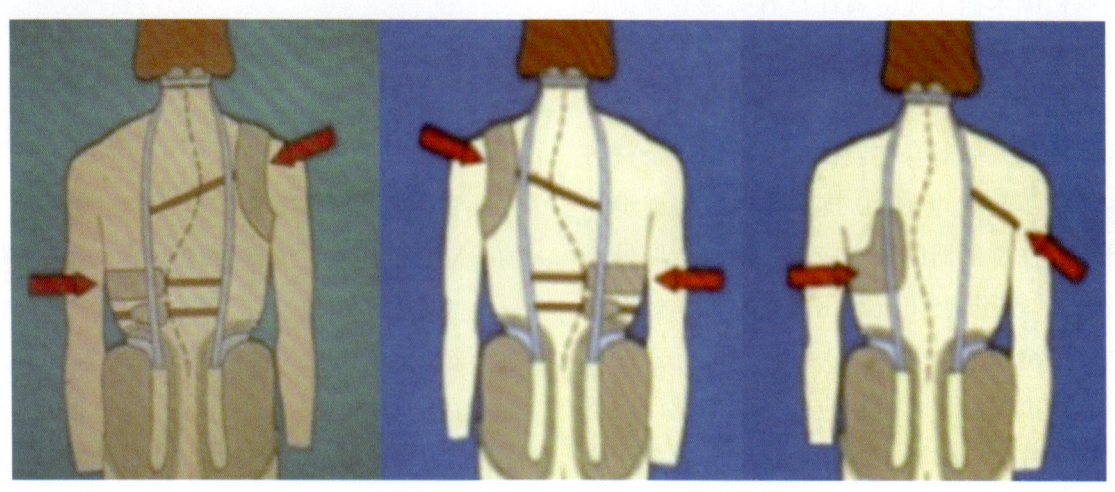

图 17-6-23　Milwaukee 矫形器（2）

由 MacEwen 设计，初衷是改善 Milwaukee 矫形器的不足，以期增加患者的顺应性。它是一种定制的腋下型矫形器，多由矫形塑料制成，外观类似一件背心。前部开放，由可调节尼龙带固定，方便脱卸。在背心的内面相应部位放置矫形衬垫，以产生矫正力。

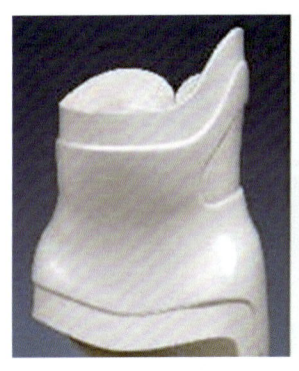
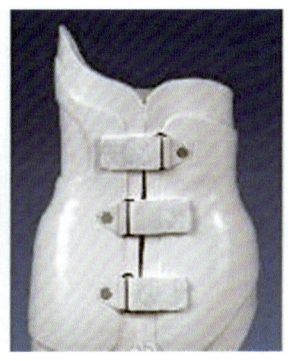

图 17-6-24　Boston 矫形器

（四）Cheneau 矫形器

Cheneau 矫形器由法国医生 Cheneau 创造，又称为 CTM 矫形器，属于 TLSO 类矫形器，是目前在我国使用和最普及的一类矫形器，俗称色努矫形器。适用于矫正侧弯顶椎 T_6 以下 Cobb 角小于 50° 的特发性脊柱侧弯患者和其他脊柱侧弯患者的保守治疗。穿戴时间每天为 20~22h。

Cheneau 矫形器是用高温热塑板在阳模上整体热塑成形的。为获得较强的矫正力，阳模的修整削减较多，因此技术的关键在于修型。色努矫形器的显著特点是具有系列的针对脊柱侧弯弯曲和扭转的三维压力垫和较大的释放空间。其作用除了像波士顿式脊柱侧弯矫形器那样，利用压力垫减少水平面上的扭转，利用腹托提高腹腔内压以产生对脊柱的牵引力之外，还增加了腋下向上的支撑力，并能通过躯干产生更大的抗旋转力。

在穿戴中通过前面的窗口进行呼吸，起到调整胸廓、脊柱形状的主动矫正作用，能增加扩张容积，有助于改善呼吸功能。其作用与 Boston 矫形器一样，减少水平面上的扭转，并产生对脊柱的牵引力（图 17-6-25）。

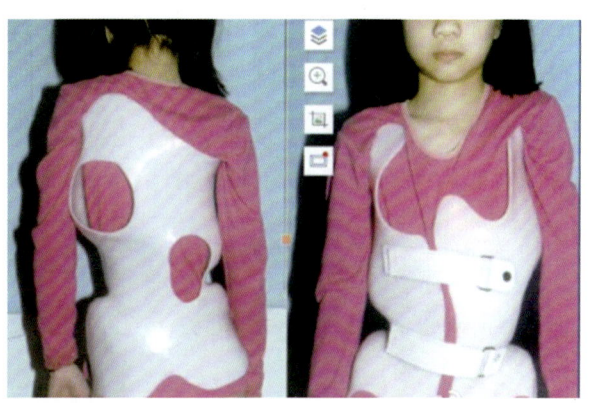

图 17-6-25　Cheneau 矫形器

（五）Charleston 矫形器

Charleston 矫形器是一种通过侧屈力使患者保持过矫正状态的定制矫形器，国内通称查尔斯顿矫形器。其通过高温热塑板在阳模上整体热塑成型，借助患者每天 8h 睡眠时间对侧弯部分进行过枉矫正，是最常见的一种夜用型矫形器。适用于 19 岁以下特发性脊椎侧弯的矫正及各种疾病引起的脊椎侧弯的固定和矫正。患者需仰卧位佩戴矫形器，并保持向侧凸相反方向的侧屈姿势，同时于顶椎区施加矫正力，该种矫形器仅在夜间佩戴，属于夜间矫形器（图 17-6-26）。

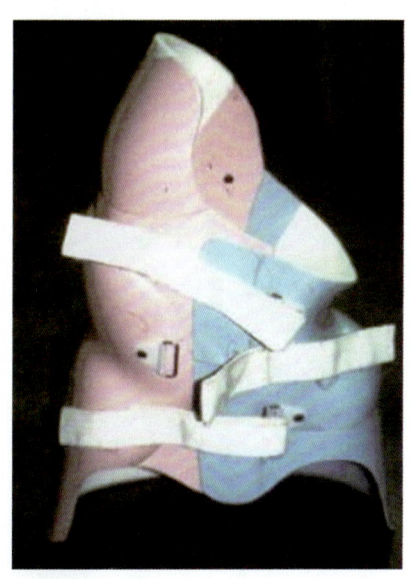

图 17-6-26　Charleston 矫形器

(六) 大阪医大式矫形器

大阪医大式矫形器又称 OMC 式矫形器,它是在波士顿式脊柱侧弯矫形器基础上进行了改良,在胸椎主弯曲对面的腋下安装上高位胸椎垫,并利用搭扣带的牵引,提供矫正胸椎弯曲的上位矫正力量。OMC 式矫形器的矫正作用的要点是以骨盆托为基础,确保对主弯曲以下部分的矫正;利用高位胸椎垫,对胸椎的弯曲进行矫正和改善脊柱的平衡。适用于矫正侧弯顶椎在 T_8 以下的脊柱侧弯患者(图 17-6-27)。

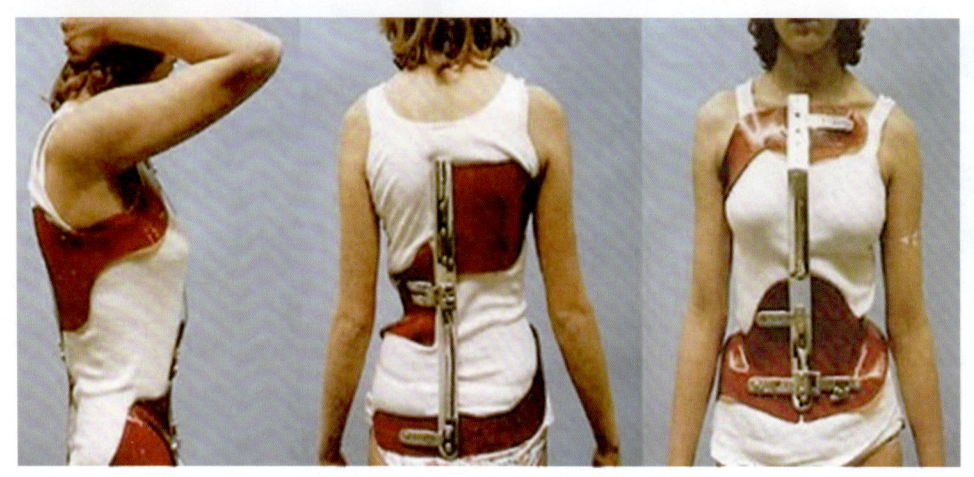

图 17-6-27 大阪医大式矫形器

(七) CBW 式矫形器

CBW 式矫形器是一种在色努式脊柱侧弯矫形器的基础上,同时又吸取了波士顿式脊柱侧弯矫形器的优点并加以改良而成的一种脊柱侧弯矫形器,在欧洲较为流行。CBW 式和色努式的主要区别:色努式为前开口,CBW 式为后开口。同样适用于 T6 以下、Cobb 角小于 50° 的特发性脊柱侧弯患者(图 17-6-28)。

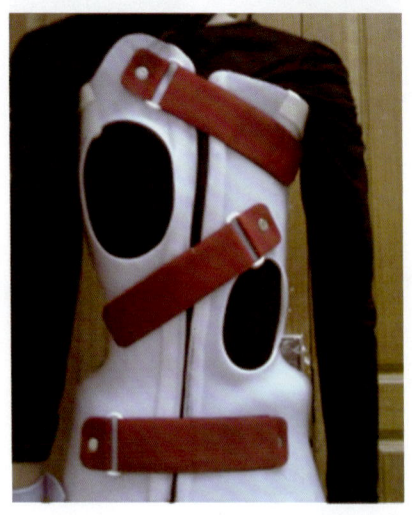

图 17-6-28 CBW 式矫形器

(八) TRIAC 式矫形器

TRIAC 式矫形器是组件式成品脊柱侧弯矫形器。采用简洁的支条和搭扣组合而成,是一种新型的脊柱侧弯矫形器。TriaC 式矫形器额状面采用 4 个力组成两组三点力作用系统,其矫正作用力较小,抗旋能力也较小,缺乏纵向牵引装置。但它轻便、贴身、隐蔽、可调性能好,且为组件式成品,在美国很受欢迎。适合于 Cobb 角为 15°~35° 的轻微脊柱侧弯(图 17-6-29)。

(九) 脊柱侧弯矫正带(动态脊柱侧弯矫形器)

脊柱侧弯矫正带是一种软性脊柱侧弯矫形器,根据尺寸制作而成,由一对三点力作用系统构成额状面的脊柱侧弯矫正系统。它在侧弯侧和对侧的肩部、髋部设置压力垫来限制畸形的发展,但不限制其他运动。适用于儿童期脊柱侧弯和轻度观察期间的脊柱侧弯患者(图 17-6-30)。

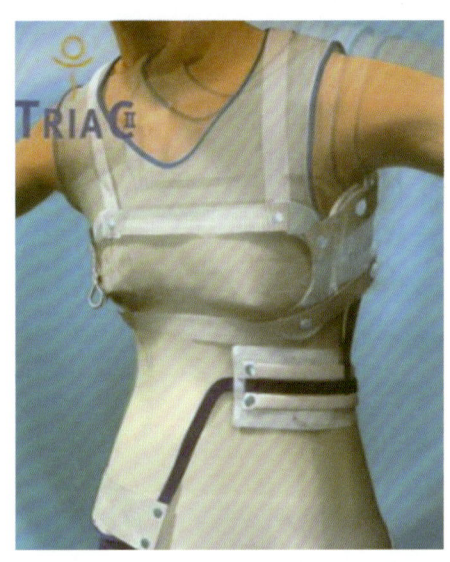

图 17-6-29　TRIAC 式矫形器

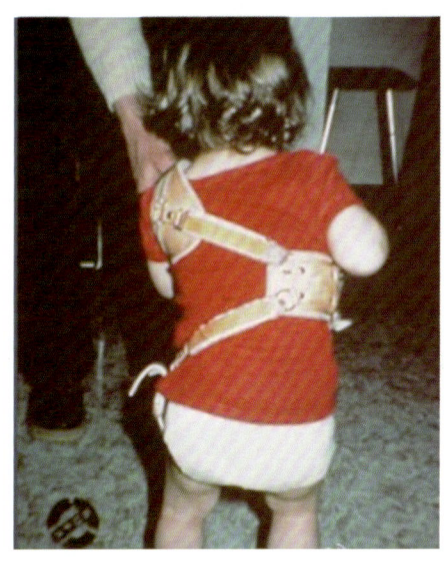

图 17-6-30　脊柱侧弯矫正带

五、脊柱侧凸矫形器的作用原理与治疗原则

研究认为，侧凸两侧负荷或压力不对称是引起椎体楔形改变，并持续加重的根本原因，进而导致脊柱侧凸的不断进展。而脊柱侧凸矫形器治疗的原理是根据生物力学三点或四点矫正原理所产生的压力，使脊柱受到水平方向的推力及纵向的拉伸力，将脊柱推向正常的位置，重建椎体结构，从而达到对侧凸矫正的目的。三点压力用于单纯胸腰段侧凸，压力置于凸侧，对抗力产生于对侧腋下及骨盆处；对于胸段侧凸，压力置于顶椎相连的肋骨上，力通过肋骨传导至脊柱；对于腰椎侧凸，压力经由椎旁肌直接作用于脊柱。四点压力用于双侧凸，其中两力作用于双弯各自顶椎区，对抗力施加于对侧腋下及相应的骨盆外侧；同时，矫形器内相应位置应加以压力对抗旋转，当矫形器内一侧加上压力后，对侧需留出空间以允许脊柱的移动（图 17-6-31）。

设计脊柱侧弯矫形器的关键是结合侧弯程度找准侧弯部位，给患者选择设计恰当的矫形器。要根据侧弯顶锥的不同部位，采用不同的设计类型，其压力点不可高于顶锥的位置，这样才能有效施力形成正向矫正力。矫形器内部压力设计的大小根据侧弯程度类形、角度大小、椎体旋转程度、脊柱的柔韧性、皮下脂肪的厚度等多个数据进行综合测量分析。通过矫形器内部压力，在脊柱侧弯的突出部位施加三点力或四点力，脊柱侧凸面向对面凹陷部位进行压力释放，在胸廓进行三维的力学矫正，将脊柱推向正常的位置，重建椎体结构，从而有效控制脊柱侧弯畸形加重和矫正侧弯程度，改善或停止进展（图 17-6-32）。

关于特发性脊柱侧凸矫形器的治疗使用原则，一般认为对于 Cobb 角在 10°~20° 的患者，可做矫正体操治疗、游泳训练等，但必须密切随访，3~6 个月复查一次，如发现 Cobb 角增加明显，就必须进行矫形器治疗。对 Cobb 角在 20°~45°、Risser 征 4 级以下的患者则应进行矫形器治疗，配合按摩及牵引治疗、矫正体操等。而对于 Cobb 角大于 45° 且 Risser 征 4~5 级的脊柱侧凸患者往往需进行手术治疗。对于年龄较小的患者可以借助体操疗法、按摩及牵引疗法和矫形器治疗延缓手术时间，选择最佳手术年龄。

结束矫形器治疗的时机，一般认为 Risser 征大于 4 级且一年内 Cobb 角未见明显变化的

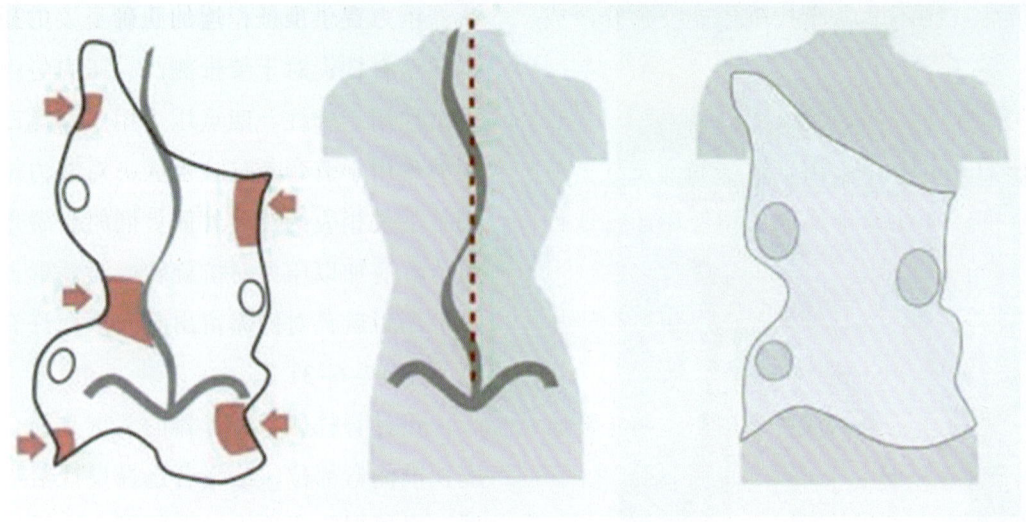

图 17-6-31　矫形器的力学作用

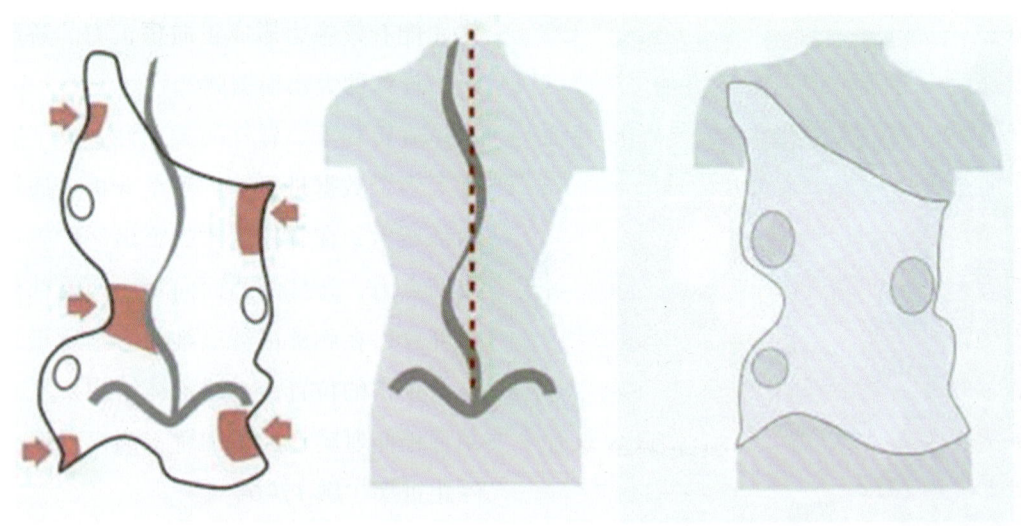

图 17-6-32　矫形器治疗

患者，可逐渐缩减矫形器的穿戴时间直至完全脱离，期间仍需密切观察。

六、脊柱侧凸矫形器的临床应用

脊柱侧凸的矫形器治疗是一个漫长且缓慢的过程，而患者身体发育、体格改变、体重变化、侧凸角度改变等因素都将对矫形器治疗的效果产生影响，因此患者需严格按照矫形医生的要求进行治疗，并按时复查。

（一）脊柱侧凸矫形器的穿戴要求及注意事项

1. 矫形器应穿戴在一件较紧身的薄棉质或者柔软、吸水性强材质的内衣外：内衣比矫形器长；内衣侧方应没有接缝，或者将接缝朝外穿着，防止皮肤损伤；女孩尽可能不要穿戴硬边胸罩。

2. 将矫形器稍拉开，患者站立位略抬起双臂，侧身穿进。应尽量将内衣拉平，使内衣在矫形器内的压力部位不发生皱褶。

3. 拉紧搭扣固定后，在腰间将矫形器向下轻压，努力使脊柱伸展后再做进一步调整。

4. 矫形器搭扣带一般要保持在矫形器制作师所交代的位置，以保证矫正效果；进餐时可以适当松开矫形器。如果穿戴矫形器后产生较严重的饭后胃肠不适，应找矫形器技师修改或更换矫形器。

5. 每天洗澡，注意皮肤清洁卫生。

6. 压力大的部位会出现皮肤局部发红，应常用温水清洁并注意干燥，切勿使用油膏或创可贴、敷料等；超过两周的皮肤严重发红或变色是由于矫形器结构不良所致，应请矫形器技师及时调整矫形器的压力。

7. 穿戴的早期需经常检查皮肤，防止皮肤破损。若皮肤出现破损与水疱等情况，应停止穿戴矫形器，待皮肤痊愈后再穿戴矫形器。反复出现皮肤破损时应请矫形技师及时修改矫形器。

8. 在最初 1~2 周的适应期内，应鼓励患者逐渐增加每天穿戴矫形器的时间（每天增加 1~4h），直至全天佩戴（20~22h）。在矫形器的适应期过后，应要求全天佩戴矫形器。

（二）临床复查的要求

1. 医生为患者定制并试穿矫形器后，患者需佩戴矫形器拍摄站立正侧位 X 线片，以观察即时效果并做出调整。

2. 在完成适应性穿戴 1 个月后拍摄 X 线片（检查矫形器的适应性、治疗效果、压力大小及皮肤状况等）。

3. 初诊后每 3 个月复查 1 次，每次复查时根据患者耐受度和脊柱的可矫正性调整，增强矫形器的矫正压力。

4. 正常情况下，医生会要求患者每 3~6 个月门诊摄片并复查矫形器使用情况，一方面根据 X 线片表现评价侧凸的进展情况，另一方面也防止患者因身高增长、体态改变等原因而出现矫形失败的情况，必要时需调整及更换矫形器。

（三）穿戴矫形器的辅助治疗

值得强调的是，在穿戴矫形器的同时配合其他治疗方法，如体操训练、牵引、按摩、理疗等，有助于矫形器治疗效果的提升。作用包括：通过增加脊柱活动度和使软组织松动为矫形器治疗提供准备；增加正确身姿的稳定性，以减少矫形器治疗结束后的矫正丧失；提高患者对矫形器治疗的依从性；避免患者因为长期穿戴矫形器引起的肌肉力量缺失等。

另外，积极的体育锻炼会给患者带来一系列对治疗极有帮助的条件，如可增强体质，使身体外观改善，提高自尊和生活质量，增强患者信心等。

（四）矫形器治疗的不良反应

矫形器治疗需注意的不良反应包括：疼痛（局部压痛或背痛），胸、腹部受压导致的腰椎生理弯曲改变，呼吸容积受限及消化功能不良，皮肤受损、压疮或溃疡，侧凸类型及躯干平衡的改变，肌肉萎缩和脊柱僵硬等。

（五）终止矫形器治疗的指征与步骤

特发性脊柱侧凸的矫形器治疗多要求一直持续到生长发育完成。判断这一终点的指标包括：6 个月内身高无增长，Risser 征 4 度（女性）及 4 度以上（男性）或者骨龄测定结果为骨骼已发育成熟。

停止使用矫形器的步骤：①在确定患者 Risser 征达到标准且矫正效果基本稳定后，增加每天脱去矫形器的时间，并增强体育锻炼与肌肉力量的练习。②采用间隔穿戴、循序渐进的方式逐步减少白天穿戴矫形器的时间，3 个月后拍摄 X 线片检查。③如效果稳定则改为仅晚上穿戴矫形器，持续半年至一年时间。④经过以上过程后，脊柱侧凸程度仍稳定的患者，可以完全停止矫形器的治疗，但仍需每半年定期复查。

需要强调的是，矫形器的治疗方案因人而异，穿戴时间常需根据侧凸进展情况和发育状态而随时调整。

（六）矫形器治疗的心理影响

SRS-22 问卷等调查研究表明，绝大多数青少年患者在矫形器治疗过程中都会出现诸如

"压力""抗拒""害怕""生气""羞愧"等不同的心理感受，这时需考虑到诸多影响因素，如家庭与学校环境、生活饮食习惯、父母失职与否、精神病家族史、患者智力认知水平等。大多数患者都是在心智尚未健全的少年时期发病，相较成人他们更容易受到心理伤害，导致过度的自卑并由此引发一系列的心理问题，如拒绝治疗、消极、孤僻，甚至厌世等极端情绪。

因此，无论是临床医生、矫形器师，还是患者家长乃至社会，均应重视采取矫形器治疗的青少年患者的心理健康。现代的矫形器治疗尤其强调患者生活质量、外观、心理幸福感的重要性，因此，特发性脊柱侧弯青少年的心理健康不能低估，这也符合"生物－心理－社会"这一新的医学模式的要求。

（林志伟）

第十八章 上肢矫形器

第一节 概述

一、上肢矫形器的分类

上肢矫形器一般采用低温热塑板材制作并装配在人体外部,通过力的作用起到固定、矫正、助动、补偿、保护及降低肌张力的作用。

1. 上肢矫形器按部位分类 如表 18-1-1 所示。

2. 上肢矫形器按功能分类 可分为静态矫形器、动态矫形器和渐进式矫形器。

静态矫形器又称固定性矫形器,在结构上没有可动的成分,如手休息位矫形器、长对掌矫形器、抗挛缩伸展矫形器等。主要作用为支持与固定关节于所要求的位置上,防止出现异常活动,维持关节正常的对线关系,从而使被固定部位获得有效休息和保护。临床适用于骨折、关节炎、腱鞘炎、烧伤、肌腱修复或肌腱移植术后等的治疗。通过渐进性系列重塑技术,静态矫形器也可用于治疗关节挛缩畸形。

动力及渐进式上肢矫形器又称活动矫形器,在结构上具有可动的部分。活动矫形器允许关节进行有控制的活动,用于辅助活动和预防畸形、帮助功能恢复。控制矫形器运动的力源分为自体力源和外力源两种。自体力源指通过使用者身体某些部位的主动性肌肉活动或肌肉电刺激来控制关节运动的力。外源力指物体的弹力(弹力橡皮带、弹簧)、滑轮牵引系统、气(如压缩空气罐)或电(如电池)所提供的动力,借助于这些外力实现对矫形器运动的控制。活动矫形器适用于外周神经损伤、手内肌松解术后、肌腱修复术后等手功能的康复治疗。

二、上肢矫形器的功能

1. 修复组织的稳定与支持 肌腱、血管、神经、关节或软组织受到损伤或出现炎症、移植物植入后,可通过限制机体的运动来保持肢体的正常对线及移植物的稳定,避免恢复期出现异常运动致修复组织再度损伤,以此促进病变愈合及移植物成活。

2. 骨及关节的固定 骨和关节损伤后缺乏稳定性,采用矫形器固定保护,可防止因重力

表 18-1-1 上肢矫形器按部位分类

分类	英文名称	英文缩写
手矫形器	hand orthoses	HO
腕手矫形器	wrist hand orthoses	WHO
肘矫形器	elbow orthoses	EO
肘腕手矫形器	elbow wrist hand orthoses	EWHO
肩肘腕手矫形器	shoulder elbow wrist hand orthoses	SEWHO
肩矫形器	shoulder orthoses	SO

作用或肌肉不良牵拉引起的骨折移位，促进损伤韧带的愈合。

3. 辅助活动　通过矫形器的助动功能，补偿上肢肌肉失去的力量、辅助无力肢体运动、替代无力或瘫痪的肌肉，使麻痹的肢体产生运动。常用于外周神经损伤、脊髓损伤、神经肌肉疾病等。矫形器还可帮助肢体功能障碍患者进行肌肉锻炼，以恢复部分生活自理能力。

4. 预防和矫正畸形　将受伤肢体维持在功能位或对抗畸形体位，以防止由以下因素产生的畸形。

（1）正常肌与瘫痪肌的不均衡。

（2）松弛性关节囊延长和缩短性关节囊挛缩。

（3）因肿胀引起的骨胶原纤维化。

（4）因烧伤后增生性瘢痕引起的挛缩。

5. 维持手术后的治疗效果及发育期中的骨骼的正常发育。

6. 保护作用　对易受伤或病变的上肢部位予以保护，防止关节、肌腱的过伸和拉伤，防止瘢痕挛缩，促进病变愈合。

三、上肢矫形器的设计

大部分现有的矫形器是按身体活动时的力量和运动形式来设计的。因此为了设计出合适的矫形器，首先需对患者做充分的评估，全面了解患者临床需要解决的问题和预期目标，主要包括：①身体活动时的应力；②病理情况下的生物力学，如方向、角度、大小等的改变；③如何应用生物力学控制系统代偿或补偿病理情况下的生物力学改变；④选择矫形成分和（或）结构。

1. 一般原则

（1）与临床医生充分沟通，了解康复治疗患者需要解决的临床问题，进行制作前评估。

（2）根据评估内容、实际测量和试样结果提供矫形器处方，内容包括患者存在的问题、制作和佩戴矫形器的目的和要求、选择的材料、佩戴部位、使用时间等。

（3）向患者及家属解释矫形器的配戴原因、预期效果和可能出现的不适和不良反应。

（4）根据病情选取合适的体位进行制作。

（5）试验配戴后检查局部是否过度受压、是否影响循环、矫形器贴附是否合适。

（6）向患者说明矫形器的戴、取时间，家中活动计划和日常护理要领。

（7）示范或以书面形式对患者进行指导。

2. 设计原则　设计矫形器时首先要注意患者身体的基本功能、受控制的动作和在康复过程中的需要。此外，尚需遵循以下几个方面的要求。

（1）个体化设计原则：充分考虑个体因素，例如，不同伤口的稳定性和相关的关节活动情况。

（2）符合生物力学原则：从生物力学角度考虑所设计的矫形器的功能和预期达到的治疗及预防作用。

（3）简易原则：矫形器的设计要尽量简单，便于调整，容易配戴和去除，使用安全。

（4）舒适原则：使患者能够得到最佳的功能作用及舒适感。

（5）美观原则：矫形器的外观要能为患者所接受，且使用矫形器后，坐、站、走均应感觉舒服，能够上厕所，穿脱方便。步行时没有异响，使用时能耗少。

3. 制作原则

（1）材料选择原则：应该根据需要，充分考虑外观，选择既符合制作要求，又美观价廉的材料。一味追求高质材料是要摒弃的观点。

（2）体感舒适原则：要考虑到配戴后对皮温的影响。是否疼痛等因素。

（3）安全原则：如矫形器的角及边缘部

位应光滑，接触区压力较大时应考虑加软垫等。

（4）稳固、耐用原则：结构连接稳定和安全。如使用铆钉或螺丝连接时要稳固，且与皮肤接触部位应用软垫隔离，以防刮伤。

4. 机械学原则

（1）最小压力原则：减少压力的主要方法如下：①加大与躯体的接触区域；②矫形器边缘要向外翻起；③避免压迫未愈合的伤口。

（2）机械平顺原则：主要指应用合适的力学系统及充分应用杠杆作用。

（3）力学分析原则：如使用正确的作用力作用于手指用于动力牵引。当动力牵引与手指面成90°时，可使关节面推、拉的力最小。考虑扭力效应：扭力 = 力 × 力臂，扭力的大小取决于关节轴与动力矫形器接触点的距离。考虑平行剪力的效果，根据三点力及杠杆原理，利用束带设计作用力的位置。

（4）减少摩擦原则：减少摩擦，避免连接处挤压引起皮肤发红或水疱、破溃等。

5. 矫形器附贴（合适）原则

（1）适应骨性突起：以防引起缺血和不适。

（2）适应掌弓：检查手或腕矫形器的横向及纵向掌弓是否存在，矫形器要适应掌弓形态。

（3）恢复解剖位置：保持矫形器与解剖结构排列一致。主要考虑：①手或腕休息位矫形器制模时防止桡侧或尺侧偏；②使用铰链时注意与关节轴排列一致；③手指屈曲牵拉方向应指向舟骨等。

（4）利用皮纹增加附贴性：如以手的掌横纹为界限制作腕关节休息位矫形器，可允许掌指关节全范围屈曲；使用鱼际纹时，以不影响拇指运动为准。

（5）留足余量：以适应运动中肌肉形状及大小的变化。

四、上肢矫形器的适配及评价

（1）矫形器是否达到预期临床评估应用目的。

（2）是否保留手的自然掌弧线。

（3）腕手各关节对线是否依据正确的解剖位。

（4）确定手指没有挤在一起。

（5）矫形器的内面、边缘、铆钉等处是否加垫以防皮肤磨损。

（6）患者使用矫形器一段时间后移去，是否有皮肤发红的情况存在。

（7）佩戴过程中是否舒适。

计算机三维有限元技术的引入拓展了矫形器治疗中生物力学研究的途径。可视化的矫形力学设计界面，为深入理解和制作更有效的矫形器奠定了基础。三维扫描成像技术的应用为精确的受力测量及分析提供了可能性。通过进一步的技术改进和交叉，人们会不断地设计出更科学、更合理、更舒适的矫形器。

五、上肢矫形器处方

矫形器处方应以患者的残缺特点、功能状况和个体差异为依据，以代偿功能、治疗疾病和矫治畸形为目的，对矫形器的装配做出明确、详细的描述和要求，由康复协作组、医生向矫形技师表达完整的矫形器治疗要求。

矫形器的处方应明确使用矫形器的目的，以及矫形器的种类、基本构造、可动范围、附件等。上肢矫形器处方可以用图表记录（表18-1-2）。

表 18-1-2 上肢矫形器处方

1. 患者的基本情况
   姓名_____ 编号_____ 年龄_____ 姓别_____ 职业_____
   病因：
   目前使用的上肢矫形器类型：
   诊断：
2. 功能评定情况

优势手	右○	左○
另一上肢状态	正常○	损伤○
步行状态	正常○	损伤○
轮椅	稳定性○	不稳定○ 斜倚○ 直立○
意识	正常○	损伤○
忍耐力	正常○	损伤○
皮肤	正常○	损伤○
疼痛	部位_____	
视力	正常○	损伤○
协调	正常○	损伤○
动力	良好○	一般○ 差○
功能	正常○	遭遇损害○ 障碍○
伴随损伤		

3. 治疗目标
   预防/矫正○ 改进功能○ 稳定○ 保护○ 抑制痉挛○ 免荷○
   其他：
4. 矫形器处方

	上肢	屈	伸	外展	内收	旋转		轴向载荷
						内	外	
肩								
肱骨								
肘								
前臂						旋前	旋后	
腕								
手 指2~5	掌指							
	掌指间							
	背根间							
	掌中						相反	
手 拇指	掌指							
	指间							

5. 矫形器类型

静态○	动态○	保护○	稳定○
助力○	矫形○	承重○	抗痉挛○
单次○	系列○	软质○	硬质○

评价：

签名　　　　日期

（易　兰　王冰水）

第二节 手指矫形器

一、手指矫形器的种类与结构

手指矫形器有静态矫形器和动态矫形器之分。手指静态矫形器用于固定指间关节,使其保持屈曲或伸直。手指动态矫形器又称功能性手指矫形器,一般采用弹簧、橡皮筋或钢丝等形式,用于对抗手指痉挛,辅助手指运动。

手损伤后可相继造成手指的畸形,包括钮扣样畸形、鹅颈样畸形和槌状指。应用槽状手指矫形器或金属丝-泡沫矫形器、管型石膏手指矫形器、弹性指矫形器等可纠正以上常见畸形。

二、手指矫形器的功能作用

1. 槌状指矫形器 槌状指由远端指间关节的伸指肌腱损伤引起,表现为指的尖端完全被动的槌状下垂和远端指间关节不完全的主动伸展(图18-2-1A)。

如图18-2-1B所示槽形手指矫形器适用于槌状指、远端指间关节伸肌腱损伤等,患手固定在远端指间关节轻微过伸、近端指间关节轻度屈曲位。槌状指、急性损伤需连续穿戴6周,慢性损伤要连续穿戴8周。

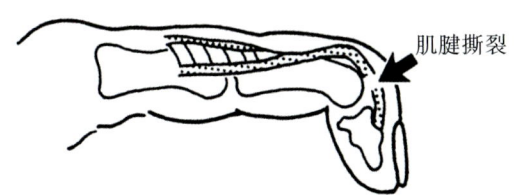

A. 槌状指

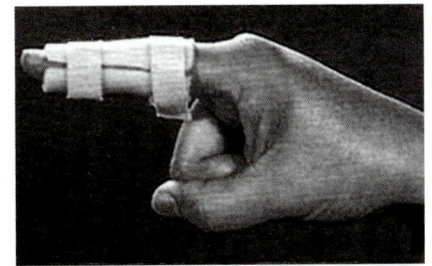

B. 槽形手指矫形器

图18-2-1 槌状指矫形器

适配检查:应使远端指间关节过伸不超过15°。

2. 鹅颈样矫形器 鹅颈样畸形表现为掌指关节屈曲,近端指间关节过伸,远端指间关节屈曲(图18-2-2A)。主要是由于手内肌挛缩、过度紧张、掌指关节屈曲挛缩、近端指间关节不稳定等因素造成。

图18-2-2B所示矫形器利用三点作用原理,将患指固定在近端指间关节轻度屈曲位、远端指间关节屈曲位,允许手指关节屈曲而限制其伸的运动。

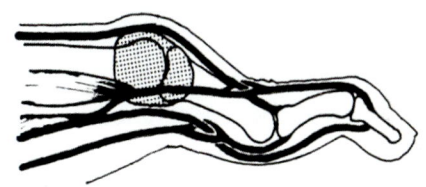

A. 鹅颈样畸形

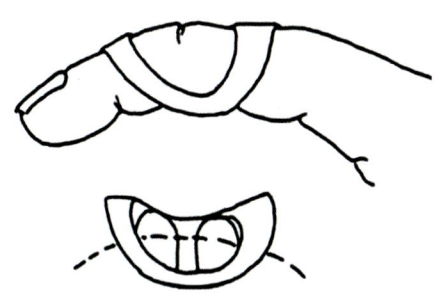

B. 矫形器示意图

图18-2-2 鹅颈样矫形器

适配检查:保持近端指间关节屈曲在25°~30°,过伸不得超过15°。

3. 钮扣样矫形器 钮扣样畸形表现为近端指间关节屈曲和远端指间关节过伸(图18-2-3A)。肌腱断裂、关节脱位、骨折、骨关节炎、类风湿关节炎等易引起钮扣样指畸形。

矫形器设计将患指固定在远端指间关节屈曲位、近端指间关节伸展位(图18-2-3B)。早期的钮扣样畸形矫形器将近端指间关节固定在自然位,通常固定6周,而远端关节不固定。

通过远端指间关节的主动和被动活动有助于侧束的解剖功能恢复正常，并能延长或缩短支持韧带。

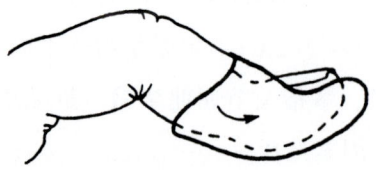

A. 钮扣样畸形

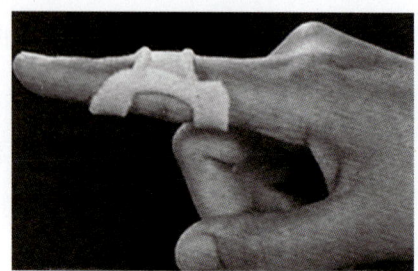

B. 矫形器示意图

图 18-2-3　钮扣样矫形器

4. 手指动态矫形器　图 18-2-4A 所示手指伸展辅助矫形器是利用弹簧或橡皮筋的弹性辅助近端指间关节伸展，属动态矫形器，目的是增加远端指间关节伸展范围或辅助伸指伸展远端指间关节。图 18-2-4B 所示则是近端指间关节伸展、远端指间关节屈曲动态指矫形器，在增加近端指间关节伸展范围的同时，辅助远端指间关节的屈曲运动。图 18-2-4C 所示为利用橡皮筋的弹性辅助指间关节伸展动态矫形器。

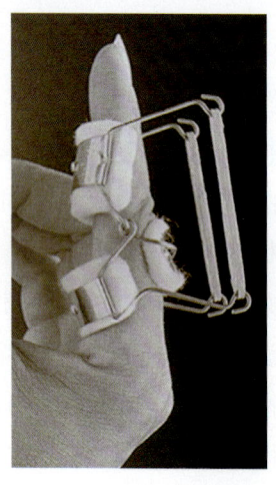

A. 手指伸展矫形器

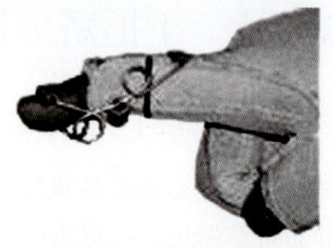

B. 近端伸展、远端屈曲矫形器

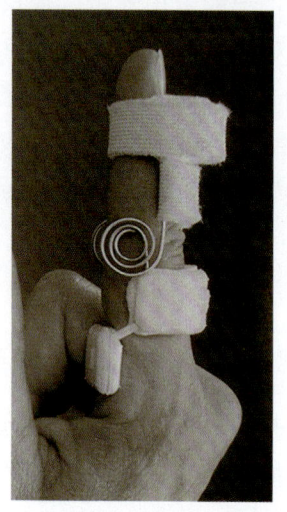

C. 指间关节伸展矫形器

图 18-2-4　手指动态矫形器

适配检查：圈簧应处在关节轴上，使关节活动不受限，注意防止产生压疮。

（易　兰　王冰水）

第三节　手矫形器

一、手矫形器的种类与结构

（一）手的位置

手的位置与手指的把持方式有关，如图 18-3-1 所示，通常有三种矫形器作用方式，即功能位、保护位和休息位。

1. 功能位　手的内外肌处于平衡状态，是手行使功能最有效的位置，通常腕关节背伸 20°~30°，掌指关节屈曲 45°，指间关节微屈 5°，拇指呈握管状的对指，尺/桡偏及旋前/后均保持中立（图 18-3-1A）。

2. 保护位　保护位是较安全的制动体位，

此时手的韧带（主要是掌指关节、指间关节侧副韧带）保持在牵长位，是最不容易发生挛缩的体位。此时腕关节背伸 20°~30°，使屈伸肌平衡；掌指关节屈曲 70°~80°，保持侧副韧带最大拉伸；指间关节伸长位，可防止挛缩；拇指保持外展，防止虎口挛缩；尺/桡偏及旋前/后均保持中立（图 18-3-1B）。

3. 休息位 腕屈/伸、掌指关节、指间关节、拇指、尺/桡偏及旋前/后均保持舒适的中立位，所有这些局部体位方向角度均可依据患者的畸形做调整，其目标是以无痛的体位为目的（图 18-3-1C）。

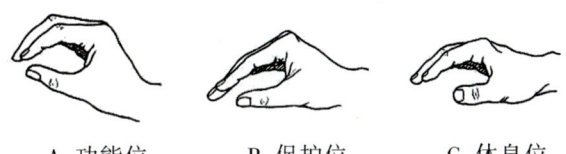

A. 功能位　　B. 保护位　　C. 休息位

图 18-3-1　手的三种体位

（二）手矫形器的种类

根据解剖结构和功能，手矫形器通常分为固定性和动力性两种基本类型。手固定矫形器亦称手静态矫形器。体位通常是 MP 关节 20°~30°、PIP 关节 20°、DIP 关节 20° 的屈曲位，拇指外展、对掌，其他手指略分，相对于握小球的自然体位。手动力矫形器又称动态矫形器或功能性手矫形器，一般采用弹簧、橡皮筋或钢丝的形式，抵抗手部痉挛、矫正手部畸形和辅助手部运动。手部矫形器的使用对手功能恢复效果明显，但因为患手功能失常存在较大的个体差异，其制作较为复杂。

二、手矫形器的功能作用

1. 静态保护性矫形器 手部由于水肿、疼痛、感染、关节内创伤、感觉障碍及肌肉萎缩等病理改变，患者往往倾向于将手放置于"舒适"体位。长时间的"舒适"体位易造成关节强直及关节挛缩，严重时可形成"爪形手"（图 18-3-2），表现为掌指关节（MCP）过伸，近端和远端指间关节屈曲，拇指内收屈曲。如果不予及时治疗，可能会造成永久性的手畸形，是影响患者恢复正常手功能的主要因素。

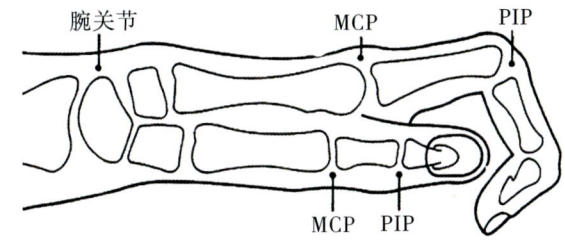

图 18-3-2　爪形手

应用保护位矫形器将手制动在腕中立位或略背伸位、拇指外展对掌位、第 2~5 指掌关节屈曲 60°、指间关节伸直位的抗畸形位置（图 18-3-3）。适用于爪形手、偏瘫、烧伤后瘢痕挛缩、缺血性挛缩等引起的手指、掌指关节、腕关节屈曲畸形等。

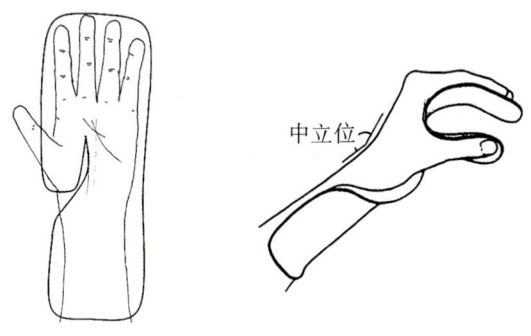

图 18-3-3　静态保护性矫形器

2. 掌指屈曲套 图 18-3-4 所示的掌指屈曲手套可以持续牵伸紧张挛缩的伸肌，对抗掌指关节的过度背伸。通常选用较厚且质地柔软的布或皮质材料制作，裁剪时注意掌指关节和指间关节处的形状，使全手受力尽量均匀。

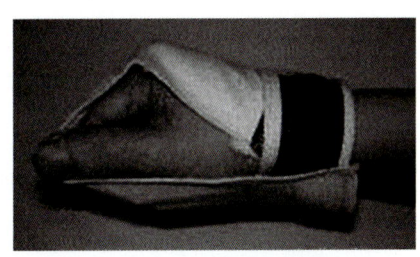

图 18-3-4　掌指屈曲套

3. 动态屈曲矫形器 它属于手动态矫形器，利用橡皮筋的弹性，矫正掌指关节屈曲受限或伸展痉挛等。如图 18-3-5 所示，以功能位手矫形器为基础结构，腕关节维持伸展 15°~25°，辅助屈曲的动力施加在掌指关节。使用皮质材料的指环套套在近端指间关节，通过皮筋的弹性辅助掌指关节屈曲，其牵拉力的方向指向腕舟骨，并保持与近端手指垂直，以获得较大的牵伸力，同时使受牵拉部位受力均匀，掌指关节可主动背伸运动；辅以牵引力下的被动屈曲运动，指间关节自主运动。使用时一定要注意保持已有的正常关节活动，如果使用了长手臂矫形器或管型固定，则必须注意患者的肘和肩关节的功能活动。

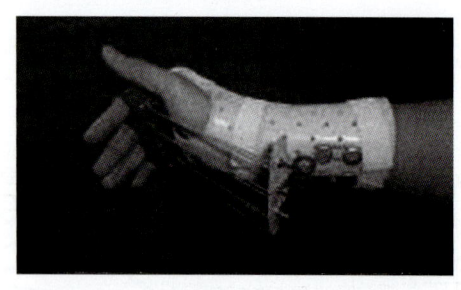

图 18-3-5　动态屈曲矫形器

4. 盘状伸展静态矫形器 水肿、活动受限、掌心挛缩、伸展受限、拇内收、腕伸受限等，严重呈"拳状手"的患手，经外科修复术后需要使用伸展矫形器或分指槽/泡沫伸位矫形器固定保持，防止手的屈曲挛缩发生。

手的位置是手指完全伸展，指蹼分开。图 18-3-6A 所示是一种盘状掌指关节伸展矫形器的设计样式，选用 1.6mm 或 2.4mm 的低温板材，制作时对各个手指分别塑形以保持手指最大限度的伸展，注意指蹼间的距离（图 18-3-6B）。手指尖处通常压力较大，需衬柔软的海绵等材料。

5. 动态牵伸矫形器 图 18-3-7A 所示为动态掌指关节伸展矫形器，借助弹性装置患者可进行掌指关节主动屈曲、被动伸展运动。

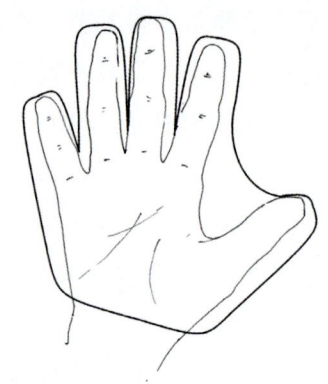

A. 设计样式

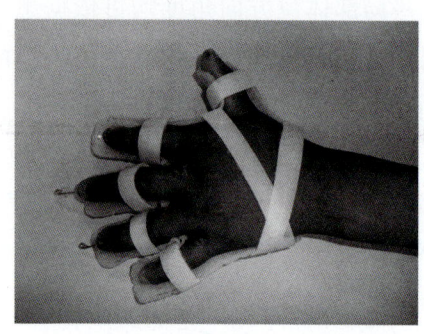

B. 辅助手的伸展

图 18-3-6　伸展静态矫形器

动态掌指关节伸展矫形器的牵引力亦保持在矢状面与手指垂直施力，作用力的大小取决于弹性材料的弹性、力矩和悬臂梁的长度等。图 18-3-7B 所示动态掌指关节伸展矫形器的支架设计样式，选择低温板材制作。使用时矫形器的固定支架通过固定束带佩戴在手背处，然后将五根手指挂接在指环套内即可。绕制弹簧和橡皮筋的弹性特征实现了手部伸展训练器的动态结构，应用动力学原理，对手部关节提供动力，通过对组织的逐渐牵拉使关节周围的肌腱、韧带、关节囊被动拉长并重新排列，从而改善手的活动范围，增强关节活动和肌力。当手受伤后累及到腕关节部位时，动态牵伸矫形器要延长至前臂 2/3 处，此时腕关节处于功能位（图 18-3-7C）。

6. 指蹼矫形器 因烧伤、正中神经损伤等引起手掌虎口挛缩时，早期治疗可使用生物敷料或硅胶填充物等支撑。通过外科手术增大虎口角度后,使用虎口矫形器可保持虎口的张开度,以维持和增大其活动范围(图18-3-8)。

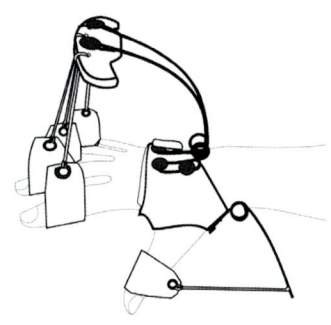

A.动态掌指关节伸展矫形器

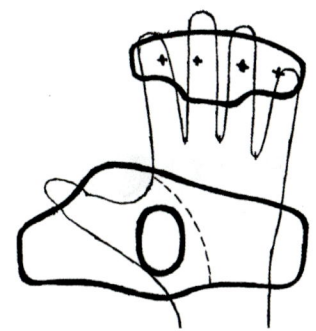

B.支架设计样式

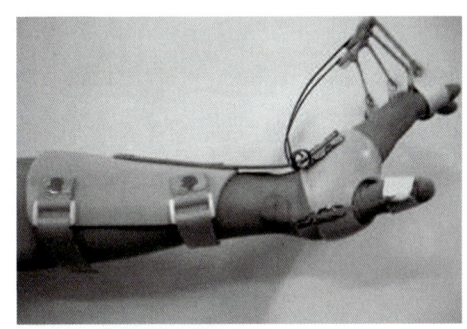

C.腕手动态伸展矫形器

图18-3-7 动态腕手伸展矫形器

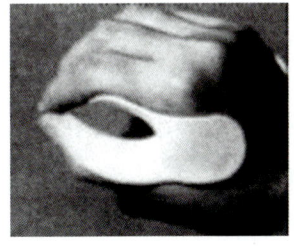 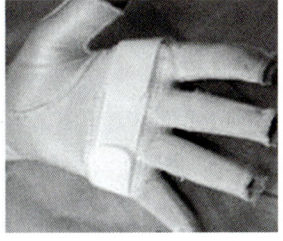

图18-3-8 动态指蹼矫形器

7. 动态对掌矫形器 合并正中神经损伤的烧伤患者,在恢复过程中手关节常因动力不均衡而出现畸形,其中拇指不能进行屈、伸、内收、外展和对掌性功能活动,出现大鱼际肌萎缩、软组织挛缩等(图18-3-9A)。图18-3-9B所示的动态对掌位矫形器可以提供拇指内收和外展的动力,完成对掌的功能活动。动态矫形器由手支架和弹簧两部分组成,手支架利用1.6 mm薄型低温热塑板制作,制作时需注意力点作用在拇指掌骨,以保证拇指的内收,并与手指呈对掌平面。食指、拇指固定架与绕制的弹簧相连,其作用是利用弹簧、钢丝、橡皮筋等的弹性力,维持拇指的外展和对掌位,辅助手指与拇指的对掌运动,也可以作为屈肌力量练习。支架通过束带固定,避免矫形器旋转或远端移动。

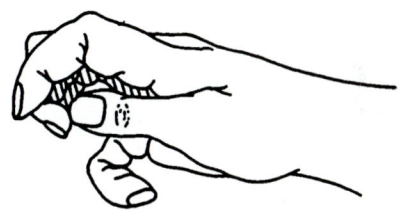

A.正中神经损伤

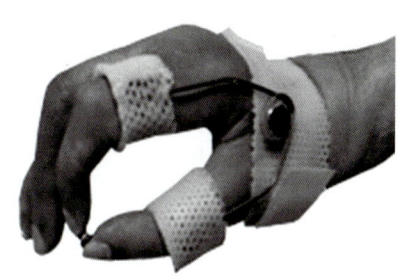

B.辅助拇指外展和对指

图18-3-9 动态对掌矫形器

动态对掌矫形器可以达到以下目的。

(1)克服因正中神经支配的肌肉瘫痪而致的拇指对掌功能丧失,预防因拇内收肌短缩所致的虎口挛缩,同时对已有的挛缩予以矫正。

(2)使拇指处于外展位并与第二、三指形成对指,借助外力维持虎口跨度,协助患手完成正常的日常生活活动。

(3)夜间佩戴功能位矫形器,使第一掌骨位于旋前位置,虎口处于最大外展位,预防虎口挛缩。

8. **腕部静态矫形器** 腕部静态矫形器用于保护受损的组织、预防畸形、减轻疼痛等。腕关节呈背伸功能位，维持伸展20°~25°腕背伸体位，有利于手的功能恢复；手指和拇指的运动及掌指关节的活动不受限，并保持对掌功能（图18-3-10）。适用于腕扭伤、腕融合术后、Colles骨折的辅助治疗。

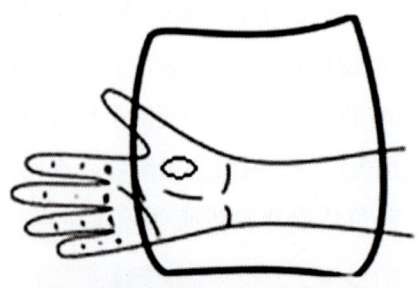

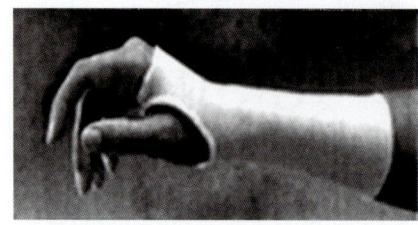

图18-3-10　腕部静态矫形器

（易　南　王冰水）

第四节　腕手矫形器

一、腕手矫形器的种类与结构

（一）静息性腕手矫形器

静息性腕手矫形器主要是将腕手部固定在功能位，用于偏瘫、脑外伤后保持腕手部正常姿势，也可用于骨折及软组织损伤后的固定及一般腕手部畸形的矫正（图18-4-1）。

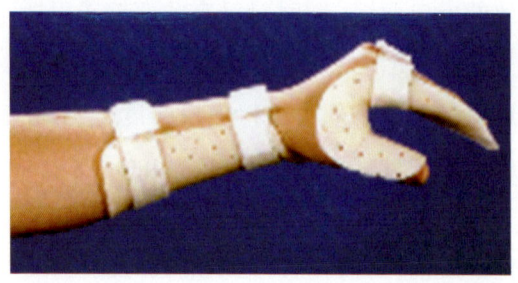

图18-4-1　静息性腕手矫形器

穿戴要求：

1. 所需固定部位须穿贴身棉质内衬织物。
2. 将矫形器穿戴到位后再粘好固定带。
3. 穿戴时间及主动活动时间须遵医嘱。

注意事项：

1. 请勿让矫形器接触40℃以上高温，以免造成变形影响使用。
2. 注意观察患肢末端及肢体颜色，如有瘢痕及压痛请及时将矫形器取下或修改调整。
3. 单次穿戴时间不宜过长。
4. 请勿自行调整折弯，以免断裂。
5. 矫形器可用湿毛巾或酒精布擦洗净。
6. 矫形器均按医生处方制作，建议适配完成后返回处方医生处检查。
7. 如有问题请及时咨询医生或矫形器技师。

（二）动态性腕手矫形器

动态性腕手矫形器是在静息性腕手矫形器的基础上，运用弹簧、橡筋等来增加腕手部各个关节活动的阻力或助力，多用于腕手部周围神经损伤后的恢复治疗，也可用于加强腕手部肌力的训练（图18-4-2）。

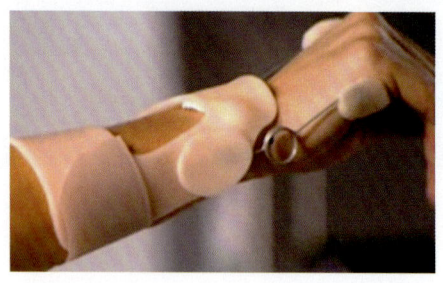

图18-4-2　动态性腕手矫形器

穿戴要求：

1. 所需固定部位须穿贴身棉质内衬织物。
2. 将矫形器穿戴到位后再将弹力牵引指套穿戴到手指，训练完成后将指套取下。
3. 穿戴时间及主动活动时间须遵医嘱。

注意事项：

1. 请勿让矫形器接触40℃以上高温，以免造成变形影响使用。

2.注意观察患肢末端指甲颜色，如有发紫发麻请及时将指套取下或调节弹力线的长度。

3.单次穿戴时间不宜过长。

4.请勿自行调整折弯，以免断裂。

5.矫形器可用湿毛巾或酒精布擦洗净。

6.矫形器均按医生处方制作，建议适配完成后返回处方医生处检查。

7.如有问题请及时咨询医生或矫形器技师。

（三）肌腱修复用矫形器

腕手部肌腱修复术后，一方面要防止肌腱再次断裂，另一方面要预防肌腱粘连。通过运用此类矫形器，可以让腕手部在限定的范围内做自由或抗阻运动，从而避免肌腱粘连，并最大限度地保证肌腱不再断裂（图18-4-3）。

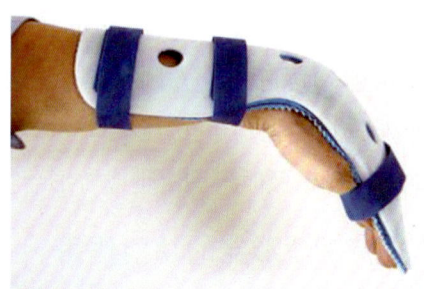

图18-4-3　肌腱修复用矫形器

穿戴要求：

1.所需固定部位须穿贴身棉质内衬织物。

2.将矫形器穿戴到位后再将带子固定好，保证患者可以在限定的范围内做自由或抗阻运动。

3.穿戴时间及主动活动时间须遵医嘱。

注意事项：

1.请勿让矫形器接触40℃以上高温，以免造成变形影响使用。

2.注意观察患肢末端颜色，如有发紫发麻请及时将矫形器做修改或调整。

3.需全天穿戴，做皮肤护理取下矫形器时要保持患肢体位。

4.矫形器可用湿毛巾或酒精布擦洗净。

5.矫形器均按医生处方制作，建议适配完成后返回处方医生处检查。

6.需根据医嘱及时调整矫形器角度以保证疗效。

7.请勿自行调整折弯，以免影响疗效及损坏矫形器。

8.如有问题请及时咨询医生或矫形器技师。

（四）分指板

对于因脑血管意外、烧伤等病因导致的手部痉挛和挛缩，可以使用分指板使腕手部保持在牵伸的位置，从而缓解痉挛，预防及治疗腕手部的挛缩，配合康复训练（图18-4-4）。

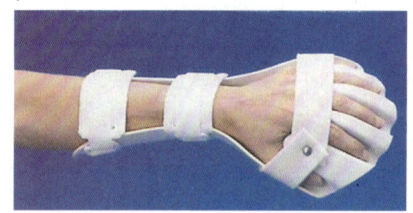

图18-4-4　分指板

穿戴要求：

1.平铺分指板，将手平放在分指板上用粘扣带固定。

2.须将分指板穿戴到位。

3.粘带扣的松紧要适中，不要过松或过紧。

4.使用时，使手指分开伸展，保持手指在正确的伸展位。

5.穿戴时间及主动活动时间须遵医嘱。

注意事项：

1.分指板可在夜间及休息时使用。

2.根据手指的粗细及痉挛程度，调节绑带的松紧程度，并随着痉挛状况的减轻，逐步将绑带适当调紧。

3.手指重度屈曲紧张者可由其他人协助完成穿戴，轻度屈曲紧张者提倡学会自行穿戴。

4.佩戴分指板时间在20min左右取下，观察手指挤压处有无压痕。

5.分指板可用湿毛巾或酒精布擦洗净。

6. 请勿自行调整折弯，以免断裂。

7. 矫形器均按医生处方制作，建议适配完成后返回处方医生处检查。

8. 如有问题请及时咨询医生或矫形器技师。

（五）腕部固定矫形器

用于腕部的扭伤和轻微骨折、腕部的术后固定等，对于腕管综合征等病因导致的腕关节疼痛也有明显的治疗效果（图18-4-5）。

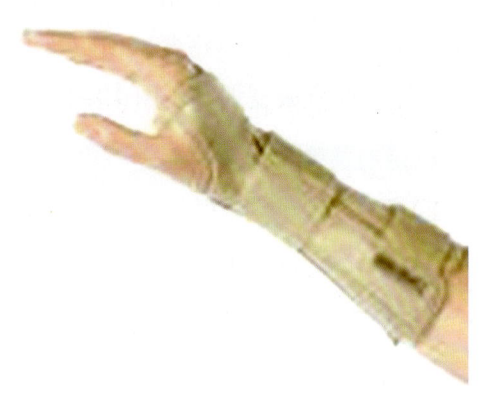

图18-4-5 腕部固定矫形器

穿戴要求：

1. 将腕部保持在功能位，然后把手腕放到合适的位置，固定好粘扣。

2. 粘扣的松紧度须适中。

3. 穿戴时间及主动活动时间须遵医嘱。

注意事项：

1. 伤口有渗出的患者尽量避免使用。

2. 如需睡眠时穿戴，应适度调节松紧度，以免影响血循环。

3. 矫形器均按医生处方制作，建议适配完成后返回处方医生处检查。

4. 如有问题请及时咨询医生或矫形器技师。

（六）拇指基底部固定矫形器

用于拇指腱鞘炎、韧带损伤等，对于因脑瘫等病因导致的拇指内收也有很好的矫正作用，从而增强手的功能（图18-4-6）。

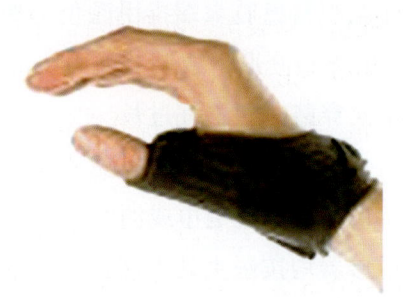

图18-4-6 拇指基底部固定矫形器

穿戴要求：

1. 使拇指保持在对掌位，然后将矫形器穿戴好。

2. 可自行穿戴。

3. 穿戴的松紧须达到固定效果。

4. 穿戴时间及主动活动时间须遵医嘱。

注意事项：

1. 穿戴不宜过松或过紧。

2. 矫形器均按医生处方制作，建议适配完成后返回处方医生处检查。

3. 如有问题请及时咨询医生或矫形器技师。

二、腕手矫形器的功能作用

腕手矫形器适用于腕骨骨折及术后固定、桡骨远端骨折及术后固定、偏瘫引起的腕部下垂、手部痉挛及挛缩、正中神经瘫痪、手部痉挛或无力等症状，还可用于腕部扭伤情况。腕手矫形器的应用范围很多，从以下几个方面介绍。

1. 在神经损伤中的应用 上肢神经损伤多发于尺神经、桡神经、正中神经，约占四肢神经损伤的60%~70%。上肢骨折中多并发神经损伤，如12%的肱骨干骨折可伴有桡神经损伤。上肢神经损伤可导致其所支配的肌肉出现迟缓性瘫痪。通过相应部位的矫形器，可以保护瘫痪的肌肉，防止挛缩和畸形。

（1）桡神经损伤：桡神经是周围神经中最容易受损伤的神经。常见损伤原因包括挤压伤、牵拉伤、挫伤、撕裂伤、切割伤等。早期采用静态腕手功能位矫形器，以防止腕关节和掌指关节的屈曲挛缩。当腕伸肌肌力部分恢复，有2~3级肌力时，可选用动态腕关节伸展矫形器。

（2）正中神经损伤：正中神经损伤较常见，损伤部位多位于前臂和腕部，常见原因包括牵拉伤和挤压伤等。可选用动态掌指关节屈曲辅助矫形器、拇指对掌矫形器、动态指间关节屈曲辅助矫形器等，以辅助屈腕、屈拇指和屈指，恢复手的抓握和捏持能力。

（3）尺神经损伤：常见于腕关节和肘部，多由锐器、挤压和牵拉伤引起。常选用静态尺神经麻痹用矫形器，使第四和第五掌指关节处于屈曲位，指间关节屈于伸展位，防止手部畸形。当屈指肌力有所恢复后，可选用动态屈曲辅助矫形器。

2. 在骨关节损伤中的应用

（1）前臂骨折：前臂骨折最常见，包括尺骨骨折、桡骨骨折，或严重损伤导致的尺、桡骨双骨折。对移位不明显或不需要手术固定的骨折，可采用前臂固定型矫形器。对移位较明显的骨折，术后早期可先用石膏管型托固定1~2周，再改用前臂固定性矫形器。

（2）腕部损伤：最常见的腕部损伤是Colles骨折，其次是桡骨茎突骨折、腕舟骨骨折等。通常情况下，多数腕部损伤后不需要手术治疗，通过手法复位后，可采用腕手矫形器固定，腕关节置于背伸30°的功能位、拇指对掌位。

（3）手部损伤：包括骨折和关节损伤、肌腱断裂、韧带损伤等。手部矫形器种类很多，要根据损伤情况进行合理适配。早期多选用静态固定类矫形器，将手指、手掌和腕部固定于功能位，以制动、保护和防止关节挛缩畸形。后期选用动态手矫形器，通过施加外在动力，进行手部的被动活动和主动活动，以维持和改善手的活动范围，增强肌力，改善手的功能。

3. 在烧伤康复阶段的应用

烧伤最易发生挛缩和畸形。手背部烧伤可使手背横向挛缩，引起拇指内收、虎口狭小并向背侧移位，而瘢痕的纵向挛缩又可引起掌指关节背伸。若有伸指肌腱中央束断裂，可出现近指关节屈曲，远指关节过度背伸，手部正常纵弓消失，腕关节掌屈形成严重的"爪形手"。早期使用矫形器预防是十分重要的措施；当已发生挛缩或畸形时，亦可应用矫形器进行矫正。常用的矫形器有：手保护位矫形器、拇指外展矫形器、对掌矫形器、屈指矫形器和分指矫形器等。

4. 在运动损伤中的应用

（1）腕关节的运动损伤：主要是腕关节周围的肌腱或韧带的扭伤，严重者还可伴随腕骨间脱位或骨折。

（2）手部的运动损伤：手部的扭伤包括韧带、肌腱、肌肉和关节囊的扭伤。

（3）腕管综合征：一般是腕管受到直接撞击或腕部的过度使用导致的。腕管综合征患者需要避免进行引起或加重症状的动作，对于较严重的患者可以通过B超检查确定腕管减压最好的腕部位置，再使用腕休息夹板限制腕手的活动，症状减轻时停止使用。

三、临床适配性检查

腕手矫形器的临床适配性检查，首先要看是否满足临床需求，如用于骨折和外伤的静态腕手矫形器，能否限制受伤部位的运动，达到制动的目的。还要检查固定的角度和部位是否有利于肢体恢复和肢体功能的康复。对骨突部位有没有做相应的免压处理，对创面有没有做相应处置。矫形器的松紧程度是否合适，排除导致肢体肿胀和压疮的风险，并指导患者及其家属正确使用矫形器。用于神经损伤和肌腱修复的动态腕手矫形器，还要注意弹力装置安装的位置是否合适，拉力方向和大小是否正确，并制订适宜的治疗流程。

（苏　强）

第五节　肘矫形器

一、肘矫形器的种类与结构

（一）网球肘矫形器

网球肘即肱骨外上髁炎，是因为肌腱在肱骨外上髁反复摩擦发炎而致。可用一根4cm宽的弹力带固定在肱骨外上髁近端，并在肱骨外上髁肌腱止点放置一个软垫，起到限制肌腱活动、减轻炎症、缓解疼痛的作用（图18-5-1）。

穿戴要求：

1.佩戴时，请将压力点压在肱骨外上髁的下方、伸肌止点下方。

2.将肘部放到合适的位置后粘好粘扣。

3.运动或休息时穿戴。

4.具体穿戴时间及主动活动时间须遵医嘱。

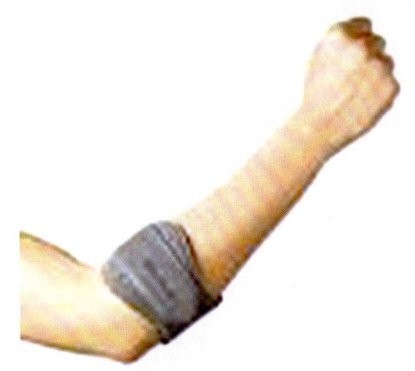

图18-5-1　网球肘矫形器

注意事项：

1.请勿夜间穿戴。

2.建议适配完成后返回处方医生处检查。

3.如有问题请及时咨询医生或矫形器技师。

（二）肘关节固定矫形器

肘关节骨折、结核、肿瘤术后，一般可采用低温热塑材料进行固定。在塑型时注意保持肘关节的功能位，即屈肘90°，前臂处于中立位（图18-5-2）。

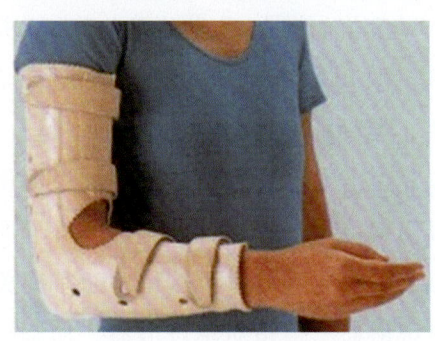

图18-5-2　肘关节固定矫形器

穿戴要求：

1.所需固定部位须穿贴身棉质内衬织物。

2.将矫形器穿戴到位后再粘好固定带。

3.穿戴时保持肘关节的功能位，即屈肘90°，并使前臂处于中立位。

4.固定带的长度可根据矫形器角度固定的要求调节。

5.穿戴时间须遵医嘱。

注意事项：

1.请勿让矫形器接触40℃以上高温，以免造成变形影响使用。

2.注意穿戴时的松紧度，过松可能会达不到固定效果，过紧可能会影响上肢血液流通。

3.注意观察患肢末端及肢体颜色，如有瘢痕及压痛请及时将矫形器取下或修改调整。

4.请勿自行调整矫形器的固定角度。

5.矫形器可用湿毛巾或酒精布擦洗净。

6.矫形器均按医生处方制作，建议适配完成后返回处方医生处检查。

7.如有问题请及时咨询医生或矫形器技师。

（三）肘关节功能训练用矫形器

对于因外伤等原因造成的肘关节功能障碍，可以运用功能训练用矫形器，并配合康复治疗，促进肘关节的功能恢复。此类矫形器一般由上臂围托、前臂围托和机械肘关节组成。通过调节机械部件，可被动增加关节活动范围，增加关节运动的助力或阻力（图18-5-3）。

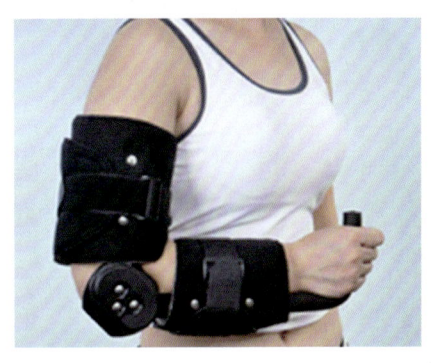

图 18-5-3　肘关节功能训练用矫形器

穿戴要求。

1. 建议固定部位穿贴身棉质内衬织物。
2. 将矫形器穿戴到位后再粘好固定带。
3. 根据医嘱调节限位角度盘，控制肘关节屈曲和伸展角度。
4. 穿戴时间及主动活动时间须遵医嘱。

注意事项。

1. 注意穿戴的松紧度要适中。
2. 可按照个体需要调节角度，对肘关节运动进行控制，允许在特定角度内活动。
3. 建议适配完成后返回处方医生处检查。
4. 如有问题请及时咨询医生或矫形器技师。

（四）肘关节保护矫形器

肘关节保护矫形器用于肘关节外伤和术后的保护，可以加强肘关节侧向的稳定性，并可以限制肘关节过度的伸展，起到支撑和保护的作用（图 18-5-4）。

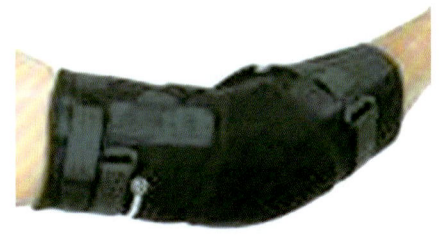

图 18-5-4　肘关节保护矫形器

穿戴要求。

1. 先将护肘套进手肘，再贴合绑带，最后进行调整。
2. 穿戴不宜过松或过紧。
3. 穿戴时间须遵医嘱。

注意事项。

1. 建议适配完成后返回处方医生处检查。
2. 如有问题请及时咨询医生或矫形器技师。

二、肘矫形器的功能作用

1. 在神经损伤中的应用　神经损伤多见于臂丛上干损伤、肩胛部锐器伤和肩关节撕脱伤等。临床上可选用静态肘部屈曲矫形器，固定肘关节于 90° 功能位，促进神经恢复；也可选用活动式肘关节矫形器，控制肘关节的活动角度，以利于手功能的发挥。

2. 在骨关节损伤中的应用　肘部损伤后可出现肱骨内髁、外髁和肱骨髁上、髁间的骨折，尺骨鹰嘴骨折。术后容易出现肘关节的屈曲或伸展功能障碍和畸形、前臂的旋前或旋后功能障碍等。术后早期可选用固定式肘矫形器，将肘关节固定于 90° 的功能位，以保护和限制肘关节活动，促进损伤的修复。后期可选用动态肘矫形器，以维持和恢复肘关节的活动范围。

3. 在烧伤康复阶段的应用　肘部烧伤是比较常见的烧伤，临床上以屈侧烧伤为多见。同时上臂或前臂的烧伤也可能会影响到肘关节的活动和功能。由于烧伤位置的不同，上肢和肘部烧伤既可导致肘关节屈曲挛缩，也可导致伸展挛缩。早期需让肘关节固定在可对抗发生挛缩的位置上，如上肢屈侧烧伤，则肘部应固定于伸展位，伸侧烧伤肘部应固定于屈曲位，若整个上肢烧伤则通常将肘关节固定于功能位。对于已发生的瘢痕挛缩或关节挛缩，通常需要使用持续静态或动态矫形器予以纠正。

4. 在运动损伤中的应用　网球肘即肱骨外上髁炎，发病原因主要是因为过多的反复伸腕动作，或在做伸腕动作时遇到更大的阻抗力量，致使伸腕肌群做离心收缩，从而导致肱骨外上髁的肌腱附着点发炎。可使用矫形器作用在外上髁，减少伸腕肌群肌腱的应力。高尔夫球肘，即肱骨内上髁炎。当上肢从事过多或剧烈的屈腕动作时，会对肘部内侧组织造成相当大的外翻性压力，这时可能造成屈肌群的拉伤、尺侧韧带及关节囊的扭伤甚至是尺神经炎等。因为这些组织都会经过或连接到肱骨内上髁，故称为肱骨内上髁炎。可使用矫形器作用在内上髁，减少屈腕肌群肌腱的应力。

三、临床适配性检查

肘关节矫形器的临床适配性检查，主要是检查矫形器的制作和穿戴是否合适。网球肘矫形器的穿戴需要先确定损伤的前臂旋前肌群肌腱的位置和走向，然后将特殊形状的压垫置于肌腱止点远端2cm处加压固定，起到限制肌腱活动和转移肌腱止点的作用，从而缓解和治疗肱骨外上髁炎。在使用肘关节固定矫形器时，尽量将肘关节固定在功能位，即屈肘90°，前臂保持在中立位，不要过度旋转，并注意鹰嘴、髁部等骨突部位的免压处理。动态可调肘关节矫形器在使用时要注意角度调节的范围，既要最大限度地帮助肘关节恢复功能，又要保证损伤部位的稳定性。

（苏　强）

第六节　肩矫形器

一、肩矫形器的种类与结构

（一）肩关节脱位矫形器

通过外力的作用，将脱位的关节回复到正常的位置。对于因偏瘫等原因形成的肩关节脱位，可采用肘伸直式肩部矫形器，以免造成肘关节屈曲挛缩（图18-6-1A）。

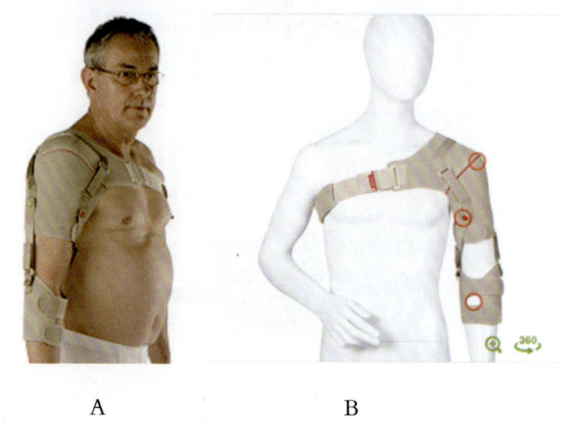

图18-6-1　肩关节脱位矫形器

穿戴要求（图18-6-1B）：

1. 需要贴身穿戴才能发挥内置硅胶贴的防滑脱功能。

2. 将肩关节保持在功能位后再进行穿戴。

3. 穿戴时患侧手肘伸直，以免造成肘关节屈曲挛缩。

4. 前臂与上臂连接的固定带位于肱骨内外侧髁部，调节松紧时注意方向，是使前臂外旋的方向，用于矫治偏瘫导致的前臂内旋畸形。

5. 穿戴不宜过松或过紧。

6. 穿戴时间及主动活动时间须遵医嘱。

注意事项：

1. 就寝时请勿使用。

2. 初次使用以2h为宜，适应后逐渐延长时间。

3. 建议适配完成后返回处方医生处检查。

4. 如有问题请及时咨询医生或矫形器技师。

（二）锁骨骨折及脱位矫形器

对于这一类的损伤，一般采用弹性材料将肩部8字形固定，以稳定骨折及脱位部位，缓解疼痛（图18-6-2A）。

穿戴要求（图18-6-2B）：

1. 佩戴前要求本人站直，双手叉腰，抬头挺胸。

2. 首先将背部衬垫放到后背正中的位置，然后将肩带拉紧并调整。

3. 可根据锁骨骨折及脱位的情况增加或调节锁骨压垫,根据患者的反馈调整位置及松紧。

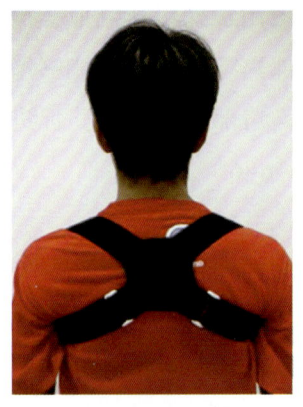

A

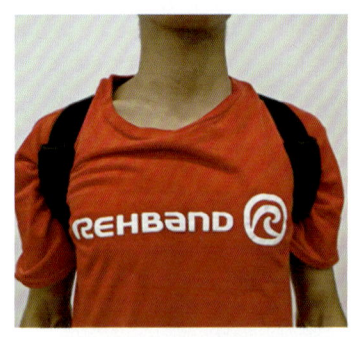

B

图 18-6-2　锁骨骨折及脱位矫形器

注意事项:
1. 锁骨骨折及脱位固定的佩戴时长请遵医嘱。
2. 建议适配完成后返回处方医生处检查。
3. 如有问题请及时咨询医生或矫形器技师。

(三)上臂固定矫形器

上臂的骨折、结核、肿瘤术后,应根据治疗需要将上臂固定在功能位(图 18-6-3)。

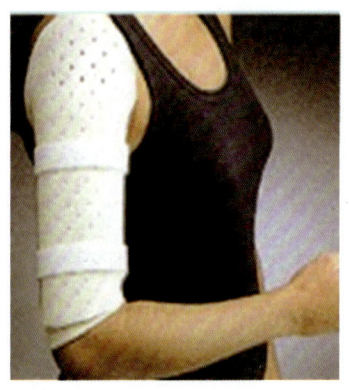

图 18-6-3　上臂固定矫形器

穿戴要求:
1. 所需固定部位须穿贴身棉质内衬织物。
2. 矫形器的上臂部分要做成管型,以保证固定效果。
2. 将矫形器穿戴到位后再粘好固定带。
3. 穿戴时间及主动活动时间须遵医嘱。

注意事项:
1. 请勿让矫形器接触 40℃ 以上高温,以免造成变形影响使用。
2. 注意观察患肢末端及肢体颜色,如有瘢痕及压痛请及时将矫形器取下或修改调整。
3. 需全天穿戴,在进行皮肤护理脱下矫形器时需保持患肢体位。
4. 矫形器可用湿毛巾或酒精布擦洗净。
5. 矫形器均按医生处方制作,建议适配完成后返回处方医生处检查。
6. 如有问题请及时咨询医生或矫形器技师。

(四)肩外展支架

肩部骨折或术后,一般采用肩外展支架,将肩关节保持在外展 60°~90°、肘关节屈曲 90°、腕关节背伸 20° 的位置,便于日后的功能恢复(图 18-6-4)。

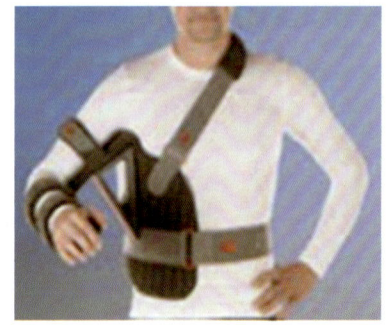

图 18-6-4　肩外展支架

穿戴要求:
1. 穿戴前将肩关节保持在外展 60°~90°、肘关节屈曲 90°、腕关节背伸 20° 的位置。
2. 将矫形器放置在腋窝部位,先将肩部的固定带拉紧,然后依次拉紧腰部、上臂、前臂、腕部的固定带。

3. 根据患者反馈对固定带松紧程度进行调整。

4. 穿戴时间须遵医嘱。

注意事项：

1. 需让患者及其家属掌握矫形器的穿戴方法。在进行皮肤护理及相关治疗需取下矫形器时，应保持患肢体位。

2. 建议适配完成后返回处方医生处检查。

3. 如有问题请及时咨询医生或矫形器技师。

（五）肩关节吊带

肩关节吊带是上肢损伤后的最常用固定和保护方式。和传统的三角巾相比，肩关节吊带固定效果更牢固，并将固定带由颈部转移到了健侧肩部，穿戴的舒适性更好（图18-6-5）。

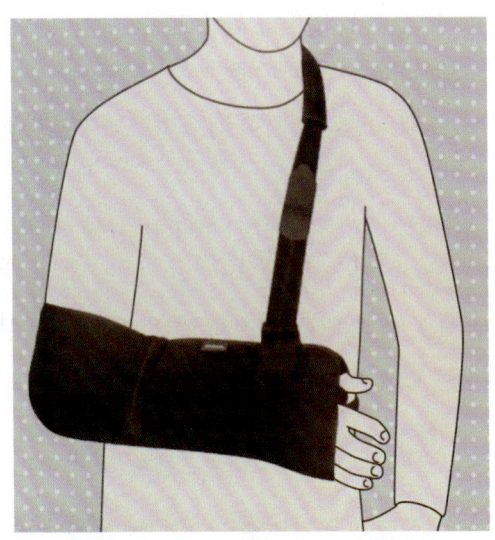

图18-6-5　肩关节吊带

穿戴要求：

1. 穿戴前将肘部屈曲90°，身体挺直。

2. 将手臂套入袖套中，再拉好肩带。

3. 调节松紧程度。

4. 穿戴时间须遵医嘱。

注意事项：

1. 可以选择将肩关节外展15°固定。

2. 肩关节须固定在内旋位置。

3. 吊带不宜过紧。

4. 建议适配完成后返回处方医生处检查。

5. 如有问题请及时咨询医生或矫形器技师。

（六）肩关节保护矫形器

护肩一般用特殊材料制成，可保持肩部的热量，有局部热疗的功效。能够增强肩关节的稳定性，提高肩部本体感觉，促进肩关节功能恢复（图18-6-6）。

穿戴要求：

1. 穿戴之前保持身体直立，抬头挺胸。

2. 先将肩部套入，然后将胸部带跨过胸部拉紧。

3. 调整固定带的松紧程度。

4. 穿戴时间须遵医嘱。

注意事项：

1. 建议适配完成后返回处方医生处检查。

2. 如有问题请及时咨询医生或矫形器技师。

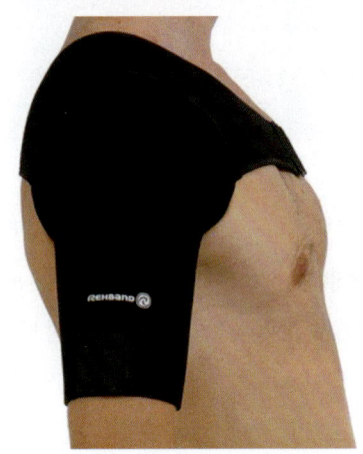

图18-6-6　肩关节保护矫形器

二、肩矫形器的功能作用

1. 在神经损伤中的应用　上肢神经损伤多发于尺神经、桡神经、正中神经，占四肢神经损伤的60%~70%。上肢骨折中多并发神经损伤，如12%的肱骨干骨折可伴有桡神经损伤。上肢神经损伤会导致其所支配的肌肉出现迟缓性瘫痪。通过相应部位的矫形器，可以保护瘫痪的肌肉，防止挛缩和畸形。

（1）臂丛神经损伤：多由外伤、撞击、牵拉伤等原因引起，导致全臂丛神经损伤和部分臂丛神经损伤。通过手术治疗和保守治疗后，应尽早穿戴肩关节外展矫形器。将肩关节固定于外展70°~90°、前屈15°~30°，肘关节固定于屈曲90°，腕关节背伸10°~30°的功能位。

（2）腋神经损伤：肩关节的骨折、脱位，尤其是肩关节后脱位、肱骨上端骨折容易引起腋神经损伤。也选用肩关节外展矫形器，固定肩关节于外展70°~90°、前屈15°~30°的功能位。

2. 在骨关节损伤中的应用　肩部受到严重损伤后会引起肩部骨折，如肱骨近端骨折、骨关节脱位等。一般需要手术治疗。术后应尽早使用肩关节外展矫形器，将肩关节固定于外展70°~90°、前屈15°~30°的功能位，以减轻肿胀和疼痛，防止肩关节功能障碍。穿戴3~4周后，再改用上臂悬吊带保护。

3. 在烧伤康复阶段的应用　肩部及腋下烧伤最容易发生烧伤后瘢痕挛缩，瘢痕挛缩可造成肩关节不同程度的功能障碍，最为常见的是肩关节外展障碍和前屈障碍。因此，伤后早期将上肢置于合适的位置是预防腋部瘢痕挛缩最有效的方法。通常需使用肩外展矫形器将肩关节固定于外展90°，并水平内收10°位置。对于已发生挛缩的肩关节，应将矫形器固定于最大外展并稍前屈10°位置。

4. 在运动损伤中的应用　当外力作用于肩关节时，可导致肩袖或关节囊的拉伤，进而导致肩关节松动或脱位等。肩关节损伤的治疗目标是减少关节的进一步损伤、重新获得关节活动度、增加肩周肌群的力量及加强肩关节的稳定性。可使用保护性肩部护具，增强肩关节的稳定性，提高肩部本体感觉，促进肩关节功能的恢复。

三、临床适配性检查

肩关节矫形器中最常见的是肩外展矫形器，一般肩部术后和肩部损伤时会使用到。在使用肩外展矫形器时，要根据病情调节肩关节外展的角度，开始时可逐步增加角度，避免肩部肌肉拉伤和肩关节位移；使用过程中要注意在腋下和患侧的髂腰部做减压处理，减轻穿戴矫形器的不适感，避免压疮；患侧上臂和前臂的固定要牢靠，避免上肢位移，腕手部注意保持功能位；嘱咐患者及其家属需掌握的正确的使用方法及需配合的康复训练及矫形器维护方式，以保障治疗效果；结束矫形器治疗时，可逐步减少外展角度，让肩关节适应固定角度的改变，更好地恢复功能。对于因中风等原因导致的肩关节脱位，在使用肩部矫形器时，要根据脱位的程度和病程选配合适的矫形器。在早期，可以使用护肩类肩部矫形器进行预防性治疗，如果肩关节已经半脱位或者脱位了，就要使用专用的肩关节脱位用矫形器。使用该矫形器时，注意穿戴的方法，保持肩部处于外旋的矫正位，肘关节伸直，避免上肢屈曲痉挛模式。

（苏　强）

第十九章　下肢矫形器

第一节　概论

下肢矫形器（lower limb orthosis）是目前矫形器中应用最多的一类，是用于整体或部分下肢的矫形器。应用下肢矫形器的主要目的是：稳定关节，改善下肢的运动功能；保护下肢的骨与关节，减少疼痛，促进病变痊愈；防止和矫正畸形；改善步态，减免肢体承重；促进骨折愈合和早期功能恢复，巩固手术疗效；用于因年龄过小，暂时不宜手术的患者；作为手术前治疗措施；补偿肢体长度等。

下肢矫形器的基本功能：通过外力固定或保护关节、减免肢体承重、控制或矫正畸形、补偿降低或丧失的肌力、持续牵拉以控制肌张力等。

下肢矫形器的主要结构由关节（髋关节、膝关节、踝关节）、支条、半月箍、骨盆箍、足套/足托、足板、固定带及其附件组成（图19-1-1）。

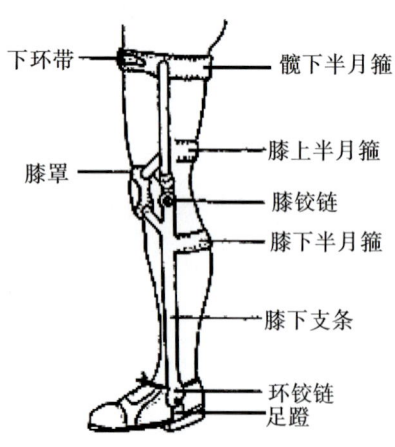

图19-1-1　下肢矫形器的主要结构

1. **关节**　主要包括髋关节、膝关节和踝关节，各个关节都有不同的类型，可满足不同功能障碍患者下肢矫形器装配的需要。

（1）髋关节：有单轴髋关节、带环锁髋关节、双轴髋关节等多种类别，多用不锈钢、铝合金、钛合金制成。单轴髋关节允许髋关节屈、伸活动，限制内收、外展、内旋及外旋活动，主要用于髋关节内收、内旋病变的患者。带环锁髋关节环锁锁闭时可限制髋关节的屈、伸、内收、外展、内、外旋活动，环锁打开时允许髋关节屈曲，一般用于髋关节手术后的固定。双轴髋关节双轴方向交叉呈90°，控制髋关节的旋转活动，允许髋关节屈、伸、内收及外展活动。主要用于强直痉挛性脑瘫等疾病引发的髋关节内收、内旋病变的患者（图19-1-2）。

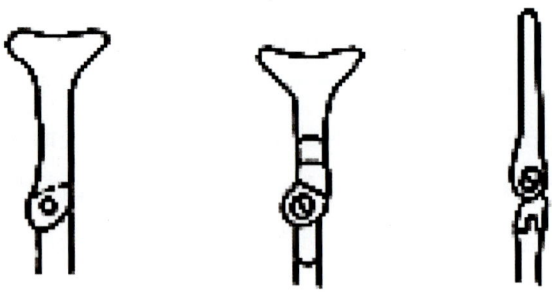

A. 单轴髋关节　　B. 带环锁髋关节　　C. 双轴髋关节

图19-1-2　髋关节的种类

（2）膝关节：膝关节主要由不锈钢或铝合金、钛合金制成，常用的有以下几种。

1）单轴自由活动膝关节：单轴自由活动膝关节（free motion knee joint）控制膝关节侧方运动，可自由屈伸（0°~140°），但不允许过伸（图19-1-3A）。主要用于膝关节内外侧副韧带损伤、侧向不稳定或膝过伸的患者。

2）轴心后置膝关节：轴心后置膝关节（offset knee joint）轴心相对于支条纵轴偏后1~2cm，可在支撑相及膝铰链伸直时保持其关节的稳定性，摆动相具有屈膝活动，可自由屈伸0°~140°（图19-1-3B）。适用于股四头肌肌力无法满足步行功能要求的患者。

3）单轴带锁膝关节：单轴带锁膝关节（single axis knee joint with lock）锁闭后膝关节始终保持伸直状态，开锁后膝关节可自由屈伸。单轴带锁膝关节分落环锁膝关节（图19-1-3C）和棘爪锁膝关节（图19-1-3D）。主要用于膝关节伸肌无力的患者。

4）单轴角度可调膝关节：单轴角度可调膝关节（adjustable knee joint）可调到不同的屈曲角度，并在此位置锁定，解锁后可自由屈伸（图19-1-3E）。可根据关节活动度受限程度或组织恢复的情况调整膝关节角度。主要用于膝关节屈曲挛缩或膝关节韧带、半月板损伤的患者。扇形角度可调的单轴膝关节（图19-1-3F）和内外齿型角度可调膝关节（图19-1-3G）也属于单轴角度可调膝关节。

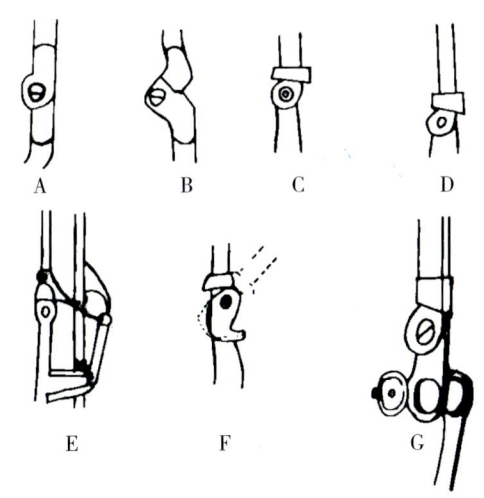

图19-1-3　膝关节的种类

（3）踝关节：主要由塑料、不锈钢、铝合金或钛合金制成，常用的有以下几种。

1）自由活动式踝关节：只控制足的内外翻，不限制踝关节的跖屈、背伸运动。常用于控制足内、外翻畸形的患者。

2）助动踝关节：对踝关节背伸助动或者跖屈背伸双向助动，并控制踝足的内、外翻。常用于周围神经损伤后或偏瘫恢复期足下垂的患者（图19-1-4）。

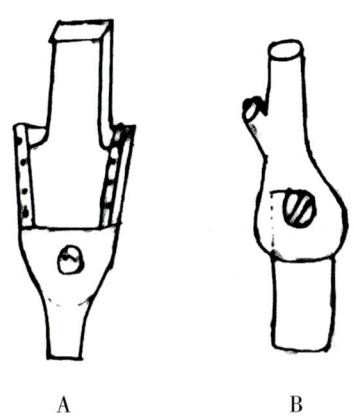

图19-1-4　助动踝关节的种类

A.踝关节背伸助动装置；B.踝关节跖屈背伸双向助动装置

3）阻动踝关节：对踝关节跖屈背伸单向或双向阻动并控制踝足内外翻，常用于下肢痉挛的患者。

4）止动踝关节：对踝关节跖背伸单向或双向止动并控制踝足内外翻，常用于下肢骨与关节损伤需固定踝关节的患者。

2.其他组件　包括支条、半月箍、骨盆箍、足套/足托、足板、固定带等。在带有金属支条、半月箍及铰链式关节的传统型下肢矫形器基础上，根据患者功能需要的不同，可选择附加臀部压垫、扭转带、丁字带、足套、步行足镫等组件。

（1）骨盆箍：骨盆箍用于髋矫形器、髋膝踝足矫形器等，起固定及保持骨盆的作用，是环绕于两侧髂棘和两大转子之间的金属条带。

（2）支条：支条用金属条杆制作，承担矫形器的外力和剪切力，同时还可作为安装铰链等其他部件及附件的整体部件。

（3）半月箍：半月箍是围绕下肢后侧或者前侧半周的呈半圆筒状的板条部件。将矫形器固定于肢体的同时，起着固定支条位置、提高矫形器强度的作用。

（4）膝压垫：膝压垫安装在矫形器的支条上，是从前向后压迫固定髌骨的部件。

（5）足板：足板支撑足底部的金属制板状部件，用于足镫或双耳架与踝铰链连接。

（6）臀部压垫：臀部压垫是安装在骨盆箍后面、包覆臀部的半圆形压垫，用以防止臀部由骨盆箍下滑出。

（7）扭转带：扭转带用布带、橡胶带或内加钢索的带子、螺旋状弹簧锁等制作，主要用于矫正下肢矫形器扭转变形。

（8）丁字带：丁字带是以矫正踝关节的内外翻变形为目的，向对侧支条拉紧的T形皮带。

（9）足套和足托：足套和足托包覆足部矫形器的一部分，由塑料板材或皮革制成，多为下肢矫形器的足部使用。主要具有对足底进行支撑、对足底的负荷进行重新分配、矫正足部畸形、增高等作用。

（10）步行足镫：步行足镫用于免荷用下肢矫形器，连接在两侧支条下端平板部的步行用后跟。

一、下肢矫形器的分类

1. 按部位分类

（1）髋矫形器：髋矫形器（hip orthoses, HO）是指环绕髋关节的矫形器。用于固定髋关节或控制髋关节活动。

（2）髋膝矫形器：髋膝矫形器（hip-knee orthoses, HKO）是指环绕髋关节、膝关节的矫形器。用于固定或控制髋、膝关节活动。

（3）髋膝踝足矫形器：髋膝踝足矫形器（hip-knee-ankle-foot orthoses, HKAFO）是指环绕髋关节、膝关节、踝关节及足部的矫形器。用于固定或控制髋、膝、踝、足关节活动。

（4）膝矫形器：膝矫形器（knee orthoses, KO）是指环绕膝关节的矫形器。用于保护膝关节或者控制膝关节的异常活动。

（5）膝踝足矫形器：膝踝足矫形器（knee-ankle-foot orthoses, KAFO）是指环绕膝关节、踝关节及足的矫形器。用于控制膝、踝、足关节活动，辅助患者站立和行走。

（6）踝足矫形器：踝足矫形器（ankle-foot orthoses, AFO）是指具有从小腿到足底结构，对踝关节运动进行控制的下肢矫形器，也称为小腿矫形器。

（7）足矫形器：足矫形器（foot orthoses, FO）是指用于全部或部分足踝的矫形器，主要作用是减轻疼痛，预防和矫正畸形，补偿腿或脚的长度，改善站立、步行时足底压力分布等。包括各种矫形鞋垫和矫形鞋。矫形鞋垫是放入鞋内的矫形器，用塑料、硅胶、泡沫、皮革、金属等材料制作，是对足部疾病进行机械性治疗的一种辅助手段。矫形鞋是按照特殊鞋楦制作的适合特定患者足部的鞋。

2. 按使用目的分类

按使用目的可分为：固定性下肢矫形器、保护用下肢矫形器、矫正性下肢矫形器、免荷下肢矫形器、步行用矫形器、牵引下肢矫形器等。

3. 按免荷情况分类

免荷性矫形器（gweight bearing orthoses）是站立和步行中可以全部或部分免除下肢或局部承重的矫形器。可分为免荷性踝足矫形器（gweight bearing AFO，又称髌韧带承重踝足矫形器）、免荷性膝踝足矫形器（gweight bearing KAFO，又称坐骨承重矫形器）。

二、下肢矫形器的作用

1. 下肢矫形器的基本作用

（1）固定：可根据不同的症状，限制某

个关节的某个方向的运动,增加关节稳定,防止和限制异常运动,辅助和引导正常运动。

（2）减轻承重：通过改变承重部位,减少下肢骨骼对体重的负荷,减轻下肢承重。

（3）矫正：应用三点力矫正的原理,通过力的作用矫正下肢畸形或预防畸形加重；对于肌肉张力较高患者,持续牵伸以降低其肌张力。

（4）补偿功能：通过矫形器上的辅助装置如液压助动装置、绳索牵引装置代偿患者功能,帮助下肢瘫痪的患者站立及行走。

（5）保护：对易伤或病变部位给予保护,防止伤病发生或加重。

2. 下肢矫形器的治疗目的　应用下肢矫形器的治疗目的是：稳定关节,改善下肢的运动功能；保护下肢的骨与关节,减少疼痛,促进病变痊愈；防止和矫正畸形；改善步态、减免肢体承重；促进骨折愈合和早期功能恢复、巩固手术疗效；用于因年龄过小,暂时不宜手术的患者；作为手术前治疗措施；补偿肢体长度等。

三、下肢矫形器的力学原理

（一）三点压力方式

矫形器以三点压力方式,对畸形部分加压,以控制畸形。但是当三点压力方式压力直接作用在关节部位时,会产生剪切力,影响关节结构。因此在实践中经常应用的是三点压力方式变化后的四点压力系统,即将关节点作用力分为关节上下的两个力（图19-1-5）。

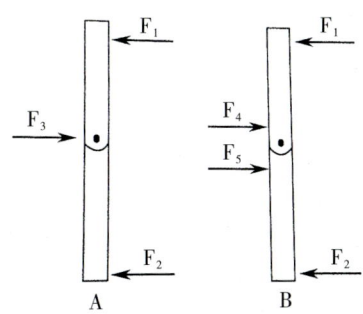

图19-1-5　三点压力和四点压力系统

A.三点压力系统；B.四点压力系统

（二）地面反作用力（GRF）方式

当接触地面时,地面反作用力由地面作用到下肢,对受力点以上的关节产生力矩。而关节所产生的运动取决于对地面反作用力力线位置及关节本身活动度。如果地面反作用力力线正好经过关节,则此关节不会产生力矩或旋转运动。如果力线正好平行于关节的一端肢体,则会产生关节运动。下肢矫形器通过不同的设计、结构和界面材料,改变地面反作用力的强度和界面压力,来控制肢体（或）关节运动。

（三）关节之间的相互位置

1. 对线　根据生物力学原理,以肢体的承重线为参考线,确定矫形器关节之间的空间位置关系。

2. 对线原则　髋关节、膝关节、踝关节、滚动边相互平行且与地面平行,与前进方向垂直；同时根据矫形器要达到的目的,确定各机械关节、滚动边的最佳位置。

（刘夕东）

第二节　足部矫形器

一、足踝部的生物力学和评定

（一）生物力学

足关节是足部骨与骨之间的间接连结形成的,包括距小腿（踝）关节、距跟关节、距跟舟关节、跟骰关节、楔舟关节、楔骰关节、跗跖关节、跖骨间关节、跖趾关节和趾骨间关节（图19-2-1）。这些关节都拥有双重作用：在小腿处于不同位置或地面坡度不同时,踝关节决定了足在矢状面上的方向,而足部各关节则保持了足底与地面的适度接触。在单腿站立时,踝关节承受的机械应力最大。

足部各关节调整了足弓的形状及曲度,使其可以适应不平坦的地形,并发挥地面与承重肢体间的减震作用,使人体步态具有弹性和适应性。第一跖趾关节在步态周期的承重阶段发挥了重要作用。

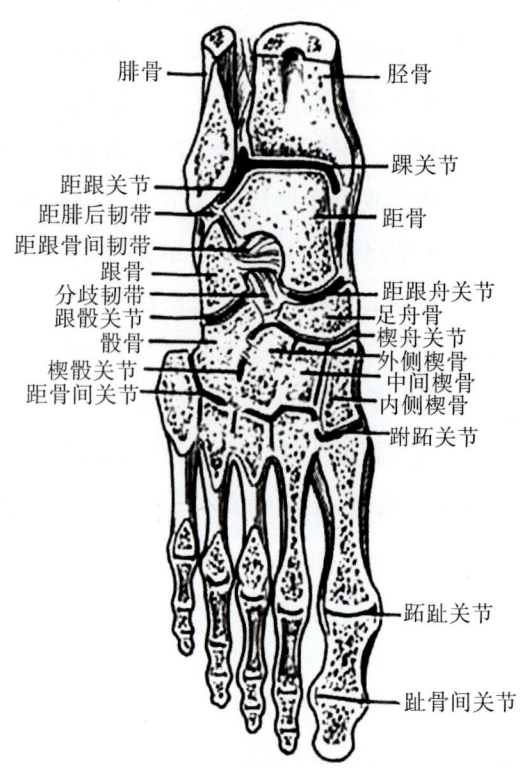

图 19-2-1　足关节

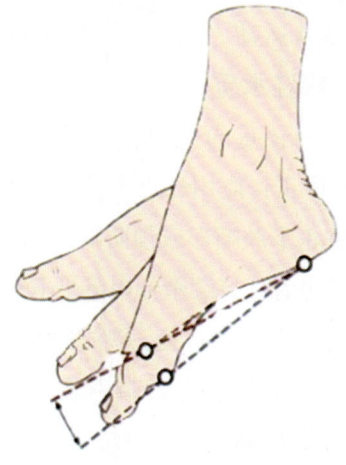

图 19-2-2　踝关节极限跖屈

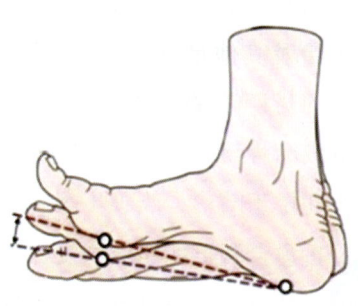

图 19-2-3　踝关节极限背伸

1. 踝关节与生物力学　踝关节由胫、腓骨的下端与距骨滑车构成，近似单轴的屈戌关节，在足背伸或跖屈时，其旋转轴是可变的。

（1）踝关节的背伸和跖屈运动和生物力学：距骨滑车前宽后窄，当背伸时，较宽的滑车前部嵌入关节窝内，踝关节较稳定。当跖屈时，由于较窄的滑车后部进入关节窝内，足能做轻微的侧方运动，关节不够稳定，故踝关节的扭伤多发生在跖屈的情况。

在踝的极限屈伸过程中，不仅有踝关节的参与，跗骨关节也可引起个体间运动范围的变化，它所起的作用虽然比较小，但依然不可忽略。踝关节极限屈曲时，跗骨关节也发挥作用，增加了一些活动角度，此时足弓是平的（图 19-2-2）。相反，在踝关节极度伸展时，额外增加的角度是源于足弓的作用（图 19-2-3）。

踝关节前后方向的稳定性及关节面之间的联合是通过重力作用实现的。重力使距骨紧紧地压在胫骨远端关节面上，胫骨远端的前后缘形成骨性制动器，可以防止距骨滑车向前后方向脱位。对于踝关节之间的联合，并行韧带只是被动地起作用，它需要肌肉的辅助作用。在关节完整无损的情况下，肌肉能主动地促进关节面之间的联合。踝关节的横向稳定性依赖于关节面之间的紧密交锁，强大的内外侧副韧带可抑制距骨围绕其自身长轴旋转。

（2）足的轴向旋转、侧方运动和生物力学：除了参与踝关节屈伸运动，足还能围绕小腿垂直轴、足自身水平轴或纵轴旋转。围绕小腿垂直轴的足部运动称为内收和外展。仅发生在足部的内收外展的运动是 35°~40°。然而在联合膝关节屈曲时小腿的内外旋动作时，或者在联合膝关节伸直时整个下肢旋转动作时，足部在水平面上的内收外展可达90°的最大值。

围绕足的长轴旋转的足部运动称为旋前和旋后。足部的旋后范围较旋前大。

一般情况下，足部的内收、外展、旋前、旋后运动并不单独出现，足部的结构使得足在任何一个平面上的运动，都伴随着其在另外两个平面上的运动。因此，足的内收必然伴随着旋后及轻微的伸展运动，当其中的伸展运动被踝关节的跖屈抵消时，足处于内翻位。反之，足的外展必然伴随着旋前和屈曲运动，使足处于外翻位置。

（3）距骨和生物力学：距骨位于后踝，身体的重量及其他足部的负荷由距骨向各个方向分配。通过距下关节的后部及跟骨的后关节面，向后跟骨结节方向传递应力；通过距舟关节，沿足弓内侧纵弓方向传递应力；通过距下关节的前部向足弓的外侧弓方向传递应力。距骨上没有肌肉附着，表面完全被关节面和附着处所覆盖，且四周被腿部到足部的肌肉所包围，故有着中转站的作用。距骨的特殊结构，使得只有中立位能够使距下关节完全相合，此时距下关节仅需借助重力就可以保持较长时间的稳定性，而不必依赖于韧带的力量。距下关节位于其他位置时都是不稳定的，需要韧带的强力支持。

2. **足的内外翻和生物力学**　距跟关节和距跟舟关节在功能上是联合关节，在运动时，跟骨和舟骨连同其余的足骨一起对距骨做内翻或外翻运动。

足的内外翻受到两种因素的限制：骨性阻挡和后足韧带系统的影响。限制足内翻的因素：足内翻时，除内踝将距骨滑车限制在原位外，没有其他骨性阻挡，足的内翻运动主要受到韧带链的限制，内翻时这些韧带链收紧，形成两条张力传递途径。限制足外翻的因素：足外翻时，距骨下关节面的后方大部分表面，在跗骨窦底面水平，沿跟骨的距下后关节面斜坡向下滑行，直至撞到跟骨上表面，同时距骨的外侧面被拉向外侧，将与外踝相撞。因此，骨间接触在限制足外翻的过程中有着突出作用。总之，足内翻时易造成韧带损伤，特别是导致踝关节外侧副韧带前束的损伤；而足外翻时，容易导致从外踝起始的踝部骨折。

3. **足弓和生物力学**　跗骨和跖骨借其连结形成凸向上的弓，称之为足弓。足弓是一个组合型的复合体，作为一个整体，足弓可以定义为由三个弓组成的拱顶。足弓并不是一个等边三角形，但它包含三条弓边和三个支撑点，尽管不对称，但仍可视为一个三角形。足弓的支撑点位于足底，即第一跖骨头、第五跖骨头、跟骨结节内外侧突起。每个支撑点都连接两条弓边（图19-2-4）。横弓最短最低，位于第一、五跖骨头之间（图19-2-5）；外侧弓长度中等，位于跟骨外侧突起与第五跖骨头之间；内侧纵弓最高最长，位于跟骨内侧突起与第一跖骨头之间，是三条边中维持足静态和动态稳定性最重要的一个。足弓的最高点明显后移，体重主要施加在后方，集中于足背中心处。人体在站立、行走、奔跑或跳跃过程中，不管地面如何不平整，足弓都能以最理想的途径，将体重向下传递。这得益于曲度和弹性的改变，足弓适应于各种不同的路面，在任何情况下都能将重力施加的负荷和压力，以最优化的力学方式传递至地面，它有减震器的作用，这对步态的灵活性至关重要。足弓曲度变大或变小都将削弱地面对躯体的支撑作用，且会影响站立、走路、奔跑和跳跃。

（1）走路时足弓的动力学形态改变：行走过程的步态站立期，足弓承载压力和形态改变，具有明显的弹性减震器的作用，且经历四个阶段。①第一阶段：足后跟撞击或接触地面，也就是足弓后支撑点接触地面。在下肢推力的

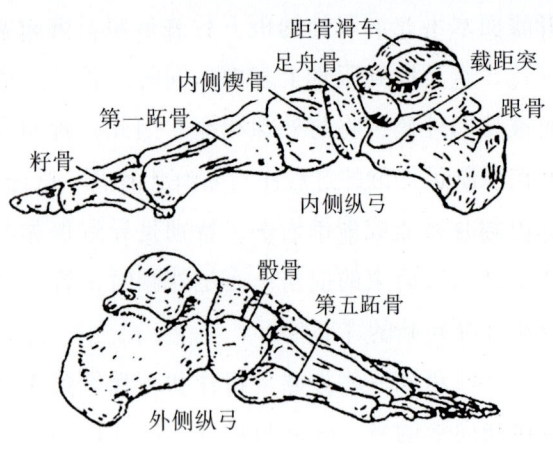

图 19-2-4　内侧纵弓、外侧纵弓

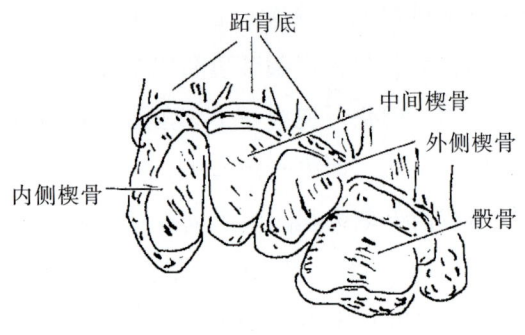

图 19-2-5　横弓

作用下,足的其余部分也即刻接触地面,踝关节被动跖屈。②第二阶段:最大接触面积。脚掌整个支撑面全都和地面接触,相当于一个脚印。在对侧足的推动下,身体第一次垂直经过承重下肢,然后运动至其前方,此为单侧下肢支撑阶段。以此方式踝关节由之前的跖屈位被动地变为新的背伸位,此时体重被施加在足弓上、使其变平。与此同时,足底的收缩对抗足弓变平,这是振动吸收的第一个阶段,足弓变平致其被轻度地拉长。③第三阶段:主动推进的第一个阶段。此时,重力线位于承重下肢的前方,踝伸肌特别是小腿三头肌收缩,抬高足后跟。当踝关节主动地伸直时,整个足弓围绕第一跖骨头转动。身体被抬升并前移,这是推进阶段的第一个也是很重要的一个时期,因其调动了强大的肌肉群参与运动。同时足弓被前方的地面、后侧的肌肉拉力和体重固定,足底各肌肉韧带共同作用抑制足弓变平,这是减震

的第2个阶段。另一方面,当足前侧承载体重时,足弓进一步被压平,前足在地面上伸展开。④第四阶段:主动推进的第二个阶段。推力产生于小腿三头肌,足被进一步向前抬高,失去后跟的支撑后全部作用于足趾,最后阶段主要作用于蹈趾。在第二个推进阶段,足底各肌肉韧带包括屈肌的作用再一次抑制足弓变平。这个阶段的终末由足底韧带筋膜储存的能量被完全释放。足离开地面,足弓在其自身弹性作用下,重新恢复初始状态和曲度。

(2)足弓对地面的适应:足弓的凹陷及形态的调整使其与地面有较大的接触,抓附于地面,以适应于不平整的地面。例如当地面向外侧倾斜时,跗骨线内外侧长度的降低引起足的前支撑部变宽;沿斜坡下行的过程中,足必须常位于内翻位,以最大限度抓住地面;在攀爬过程中,足的后部需要被固定于与斜面垂直的平面,即水平内翻位,足的前部接触斜面,充分屈曲并和斜面平行,以适应于和身体不垂直的斜面。

(二)足踝部的评定

足踝部的评定主要包括主观检查、对足踝部的客观检查、足底压力的检查及足部畸形的评定。

1. **主观检查**　主观检查主要是通过询问患者及其家属来了解患者身体情况,包括初始症状、近期状况、受伤机制、所接受的治疗及其效果、可能的禁忌证,以及对矫形器的需求、要求和担忧等。主要内容包括以下几方面。

(1)基本情况:姓名、性别、年龄、身高体重、社会及职业史、经济情况、患者动机与需求等,这一系列基本情况的了解有助于我们在设定矫形器处方时选择适宜的种类及材料。

(2)现病史:详细记载病情进程和功能损伤的病历可以提供有关诊断、预后,以及损伤程度的资料,对矫形器的设计有一定的指导意义。

矫形器的使用需随着病情的变化而变化。

（3）既往史：了解患者的基本身体状况，排除潜在禁忌证，以及了解是否存在影响矫形器使用的疾病或症状。例如伴有呼吸困难的症状时，使用轻型矫形器较为恰当。

（4）精神状况：对患者精神状态的检查可以揭示患者是否有精神紊乱状况，精神状态紊乱会严重影响矫形器的适配。

2. 客观检查 客观检查是通过一系列评估患者神经与肌肉骨骼功能状态的检查来实现的，包括肌力、肌张力、关节活动度、关节稳定性、感觉、水肿、步态评估等，对身体无碍部分进行快速评价，对有症状的特定部位进行全面评估。足踝部的客观检查主要内容如下。

（1）肌力：即使患者只表现出局部肌力弱，也应对其进行完全的肌力评估。为了准确检测肌肉或肌群，关节上部节段必须固定，阻力的拉伸方向要尽可能接近肌肉或肌群的拉伸方向。如果双侧肌力弱，则需要主观经验来判断肌力的正常情况。足踝部的肌力评定主要包括：小腿三头肌肌力（跖屈）、胫前肌群肌力（背伸、内翻）、腓骨长短肌肌力（外翻）等。

（2）肌张力：肌张力检查是检查肌肉静止松弛状态下的紧张度的一种方法。在患者肌肉松弛时，通过评定各方向活动范围内被动运动阻力出现的时刻与大小进行肌张力等级的评定。

（3）关节活动度：踝关节跖屈、背伸、内收、外展、旋前、旋后的主动、被动活动范围的测量；足弓的各关节主被动活动度的测量（图19-2-6）。

（4）踝关节稳定性：前后及侧向稳定性的检查。

（5）步态及生物力学对线评估：①静态检查，站立位，双足与肩同宽，依次检查肩部、腰部、髋、膝、踝有无不对称，两侧髂前上棘是否在同一平面，以判断肢体有无短缩。两腿并拢，检查是否存在膝内、外翻情况，观察距骨头是否处于中立位。从侧方观察站立位髋膝踝的对线，有无骨盆倾斜，膝屈曲/伸展，踝跖屈/背伸。②动态检查，分别从前面、后面、侧面观察步态周期中有无异常步态。支撑相和摆动相都可能出现异常，例如双下肢不等长、负痛步态、后跟不能着地、马蹄内翻足、膝过伸等，可借助专业仪器进行评估，如三维步态分析仪。

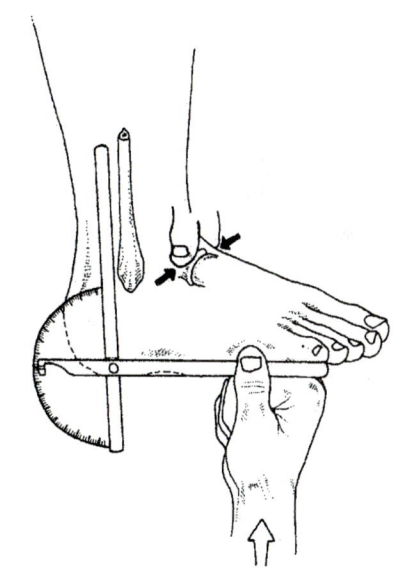

图19-2-6 踝关节屈伸活动度检查

（6）感觉、软组织情况及血液循环的评估：检查皮肤颜色是否异常、温度是否异常、软组织弹性、足部感觉是否存在敏感或失觉、有无疼痛点、有无鸡眼、胼胝等。若有疼痛出现，则需了解疼痛的程度、部位，疼痛的时间，什么状况下加重和减轻。

（7）下肢长度的检查：测量双下肢的长度并进行对比。

3. 足底压力的检查 对足底压力的检查分为静态和动态的检查，足底压力可以客观准确地反映患者在站立、行走过程中足底压力的分布与转移情况。足底压力的测量是借由电脑软件及专门的压力测试仪器完成，例如：一种基于PC机和LABVIEW软件的足底压力测量系统、footscan足底压力测试系统。

4. 足部形态的评定 正常人足部形状是由相对称的外在肌和内在肌维持其平衡。足畸形是指足部形态或结构的异常，足部畸形包括：扁平足、高弓足、外翻足、跗外翻、内翻足、尖足、钩状足（跟行足）、爪形足、马蹄足、马蹄内翻足、马蹄外翻足等（图19-2-7）。

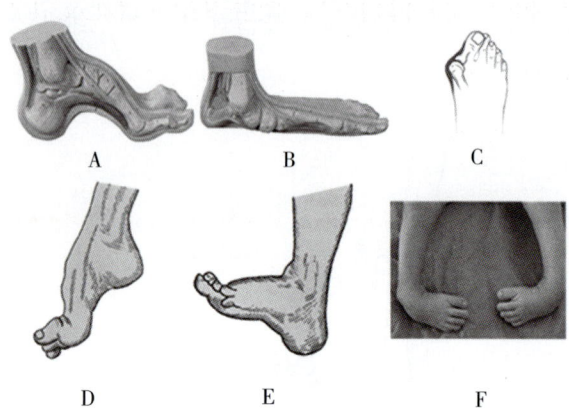

图19-2-7　足部畸形

A. 高弓足；B. 扁平足；C. 跗外翻；D. 尖足；E. 钩状足；F. 马蹄内翻足

二、足部矫形器的材料和种类

（一）矫形鞋垫的材料和种类

矫形鞋垫由适当的材料制作而成，其被恰当地放置在鞋内用以施加生物力学来达到减少或消除步行中不当的代偿动作。

1. 材料　常用材料包括：

（1）硅胶：吸震效果显著，柔软不易磨损，耐用，易清洗。

（2）防臭防菌橡胶：柔软舒适、透气、防菌。

（3）水松垫：半硬、轻便、吸震、可变形。

（4）聚氯乙烯（PVC）橡胶：吸震效果强。

（5）聚氨酯（PU）泡沫海绵：记忆泡沫塑料，压缩阻力极佳，不易压扁，吸震能力高达95%。

（6）聚乙烯（PE）泡沫海绵：柔软减压，保护感觉迟钝或过敏性足部，适用于糖尿病及关节炎患者。

（7）弹性乙烯-醋酸乙烯共聚物（EVA）：有不同的硬度、回弹性、柔韧性选择，具有良好的缓冲、抗震、隔热、防潮、抗化学腐蚀等优点，且无毒、不吸水。

选用材料的不同决定了鞋垫不同的软硬度及贴合性，使鞋垫对于足部的支撑减震作用也不同。一个鞋垫可以选择多种材料复合制作，以保证不同部位所需的效果。

2. 种类　按种类分，矫形鞋垫可分为：

（1）扁平足鞋垫：用于先天外翻或运动损伤引起的足弓塌陷（扁平足），可支撑足弓形态，分散足底压力。针对骨未发育成熟的青少年可起到一定的矫正作用，促进足弓的发育（图19-2-8）。

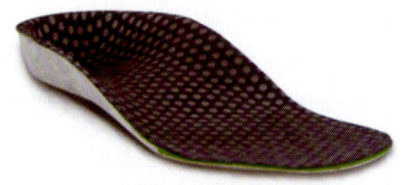

图19-2-8　扁平足鞋垫

（2）内翻足鞋垫：用于足部先天内翻、创伤或损伤引起的内翻，使用后达到矫正和恢复正常对线，恢复步态的效果。

（3）横弓垫：用于横弓受力过大引起的疼痛，分散横弓应力，解决受力不均，从而改变横弓受力分布，缓解疼痛。

（4）高弓鞋垫：用于分散足底压力，缓解后跟及第一跖骨头的压力，改善足弓的受力分布，从而放松足底紧张韧带。

（5）跖骨垫：用于缓解或减轻跖骨头处的疼痛。

（6）增高鞋垫：一般选用较为硬质的材料，弥补左右腿长度差异，防止体形改变和骨盆倾斜，一般增高最多可增加2.5cm（图19-2-9）。

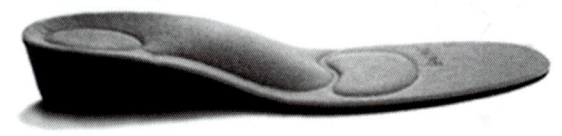

图 19-2-9　增高鞋垫

（7）跟骨垫：对足跟部的软组织有很好的防护作用，用以减轻足跟疼痛和减少足跟受力状况，起到快速减轻足部疼痛和减震作用。对韧带损伤、疲劳性足跟病变也有一定疗效。

（8）缓冲鞋垫：通过使足部的压力分布均匀，减少各种原因引起的足部疼痛进而缓解小腿膝关节、大腿、髋及背部的疼痛。按材质不同，可分为充气、充水、硅胶、橡胶、海绵等缓冲鞋垫。

（9）组合式鞋垫：是指按照足部的生物力学原理和其受力分布特点，分别采用软硬性质不同的材料组合设计制作的矫形鞋垫，使足部受力更加均匀、舒适，具有减震的功能。能很好地保护足部，避免损伤，给足部一个舒适的康复环境。

3. 电脑辅助设计矫正鞋垫　随着计算机技术的进步与发展，电脑辅助程序越来越多地应用于矫形器领域，运用电脑辅助设计矫形鞋垫就是其中重要的一项。运用电脑辅助设计矫形鞋垫具有其独特的优势：红外线 3D 扫描，模型数据更精准，避免人为手法取型等各类因素所造成的误差；计算机软件设计，大数据收集分析设计，避免石膏修型的繁琐性；机器雕刻成型，具有良好的外观和流畅性，曲线更精准。运用电脑辅助设计矫形鞋垫的主要过程包括。

（1）评估：通过对患者的评估，了解情况，制定处方。

（2）扫描：采集足底数据。

（3）计算机软件制作。

（4）雕刻成形。

（5）初检。

（6）终检。

（二）足趾矫形器的材料和种类

足趾矫形器主要应用于足趾部畸形的预防与矫正治疗。

1. 材料　常用的材料有：硅胶、凝胶、棉布、尼龙、低温热塑板。

2. 种类　足趾矫形器可分为：分趾垫、踇外翻垫、踇外翻拉带、低温热塑板足趾支具等（图 19-2-10）。

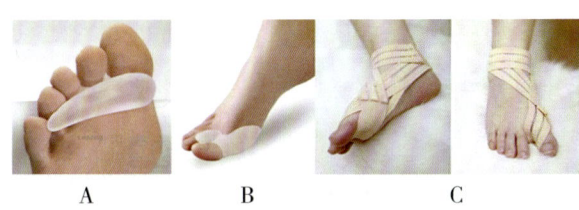

图 19-2-10　足趾矫形器

A. 分趾垫；B. 踇外翻垫；C. 踇外翻拉带

（三）矫形鞋的结构和分类

矫正鞋也称为外科鞋或整形鞋，是一种用于足部的矫形器。它用可控的方式把力施加在脚上，以预防和矫正足部畸形、减轻疼痛、限制异常的足部关节活动，代偿丧失了的关节功能。一般来说，矫正鞋有两种常用类型：量身订制的矫形鞋和成品鞋类。目前各种各样的成品类鞋已被广泛使用。

1. 结构　矫形鞋由鞋面、鞋底和后跟组成。

（1）鞋面：鞋面主要包括前帮、鞋身中段和鞋后跟支撑架三个主要部分。①前帮：鞋的前帮覆盖脚掌和足趾，组成前帮的材料通过鞋头衬或里衬加固，能从鞋底延伸到鞋头。定制的矫形鞋鞋头都很深。②鞋身中段：绕着鞋跟各个方向从鞋面往后延伸，通过内置加强板提供内外侧稳定。足跟加强板从鞋后跟支撑架向内向外延伸提供额外的支持。两个鞋身中段在鞋面的背面缝相遇，在大多数情况下，它们应该是垂直的，其上应有鞋带孔。③鞋后跟支撑架：在后跟的部分材料予以加厚或加入一定硬度的材料予以支撑鞋后跟的形状。

（2）鞋底：鞋底由鞋内底、鞋底填充物、鞋腰、外底组成。①内底：是鞋的基本组成元素。在鞋的制造过程中，这是第一个被放置的部分，鞋面和鞋底在内底的边缘连接，因此也成为鞋面和鞋底连接元件。内底多由皮革制成，因为皮革真有良好的吸湿特性。在矫形鞋的制作过程中，鞋内底和鞋面可以采用延边结构，也可以采用非延边结构（黏合上去）。②鞋底填充物：用来填充外鞋底和内鞋底之间的空隙，它作为一种减震器，允许内外鞋底之间小的相对运动来阻止鞋嘎吱作响，以及帮助脚跖面的形状更好地适应鞋。压缩的软木是鞋底填充物的理想材料。③鞋腰：处于脚后跟前边缘与接触到跖骨头的鞋底最宽部分之间的区域，它通过金属柄加固，有时根据这种支持力命名。④外底：是鞋与地面的接触部分，由皮革、微孔橡胶或橡胶制成。鞋底前侧由地面向上朝着趾尖弯曲，因此，也被称为鞋头翘度。

（3）鞋后跟：鞋后跟是在站立期鞋与地面接触的第一个区域，个人可以根据需要更改其高度。鞋后跟应该有个防滑结构。

2. 分类 矫形鞋一般可分为三大类：补高矫形鞋、补缺矫形鞋、矫正矫形鞋。

（1）补高矫形鞋：用于补偿下肢不等长。根据下肢不等长的需补高的程度，补高矫形鞋可分为内补高矫形鞋、内外补高矫形鞋和超补高矫形鞋。常用的补高方法：短缩1cm以内，可以不用补高；短缩7cm以内，采用内补高矫形鞋；短缩7~14cm，可采取内外补高矫形鞋；短缩14cm以上，需采用超补高矫形鞋（图19-2-11）。

（2）补缺矫形鞋：用于补偿足部缺损。补缺矫形鞋是为了补偿残足的负重功能而设计的。足趾截肢适合装配假足趾；经跖骨近侧1/2及其近端部位的足部截肢适合装配半足假

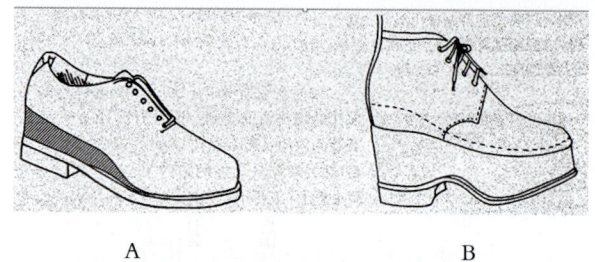

图19-2-11 补高矫形鞋
A.内补高矫形鞋；B.内外补高矫形鞋

肢；从跖趾关节远侧1/2及其远端部位的足部截肢适合装配补缺垫或补缺矫形鞋以弥补缺损，恢复功能。补缺矫形鞋鞋内放置海绵补缺矫形垫，弥补缺损并托起足弓，鞋的内底、大底间改用通长、加硬的钢板或鞋后跟前缘向前延长至跖骨残端之后，这样既可以减少残足末端承重，改善足底承重功能，又能防止鞋的变形。根据足部残缺部位及程度，补缺矫形鞋一般有以下几种：距跗关节离断（Chopart截肢）补缺矫形鞋、跗跖关节离断（Lisfranc截肢）补缺矫形鞋、跖骨截肢补缺矫形鞋。

（3）矫正矫形鞋：是指用于矫正足部各种畸形和疾病的矫形鞋。矫正矫形鞋主要用于内外翻足、扁平足、高弓足、马蹄内翻足的矫正畸形和改善足底负重功能。常见的矫正矫形鞋有：扁平足矫正鞋、高弓足矫正鞋、马蹄内翻足矫正鞋、踝与距下关节炎症矫正鞋、姆外翻和第一跖骨头内侧滑囊炎矫正鞋等。

（刘夕东）

第三节　踝足矫形器

一、踝足矫形器的种类与结构

1. 金属支条式踝足矫形器 金属支条式踝足矫形器通常是由一个或两个金属支条从小腿一侧或两侧向下连接到鞋的底部或足托上，外面以皮革覆盖，可带或不带踝铰链（图19-3-1）。由于制作程序复杂、比较少用。现在一般与矫形鞋配合应用于复杂的踝足畸形，如严

重的马蹄内翻足。

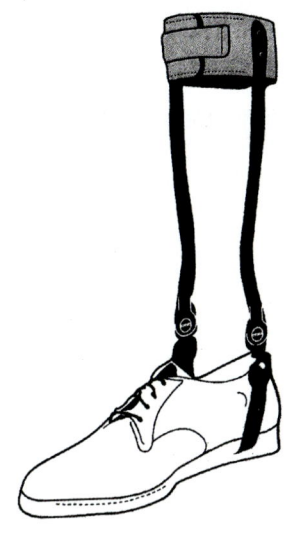

图 19-3-1　金属支条式踝足矫形器

2. 热成形塑料非铰链式踝足矫形器　热成形塑料非铰链式踝足矫形器是用塑料热塑成形，通过塑模真空方法制作。它通常与小腿后方和足底完全接触。矫形器的完整的周边被称为"切割线"。近端切割线应位于腓骨头远端约 3.5cm 以避免压迫腓神经，并在此水平线上包绕小腿的 2/3 周长。前切割线应延伸至小腿中线。踝切割线影响矫形器的硬度及关节的活动，当此切割线向踝前方移动时矫形器硬度加强，更能稳踝关节；与此相反，当此切割线向后方移动时，矫形器稳定性将下降。内侧面的切割线应稍微高过舟状骨的顶端，而外侧面的切割线应稍微超出第五跖骨轴，但远端需要固定时，通常应延伸至足趾。矫形器的切割需根据每位患者的具体要求进行调整。依照矫形器的切割线和硬度，可分为固定踝足矫形器和挠性踝足矫形器（图 19-3-2）。

3. 热成形塑料铰链式踝足矫形器　热成形塑料铰链式踝足矫形器可装配上设计不同的塑料或金属铰链，以控制踝关节活动幅度。亦可在铰链部分加弹簧、阻力装置或油压装置，以辅助或压制关节活动。阻力装置铰链式踝足矫形器，以单向离合器原理设计，防止跖屈及允许背伸，可调整跖屈幅度（图 19-3-3）。

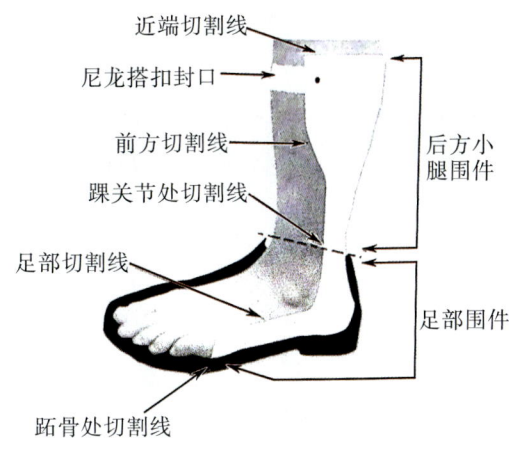

图 19-3-2　热成形塑料非铰链式踝足矫形器

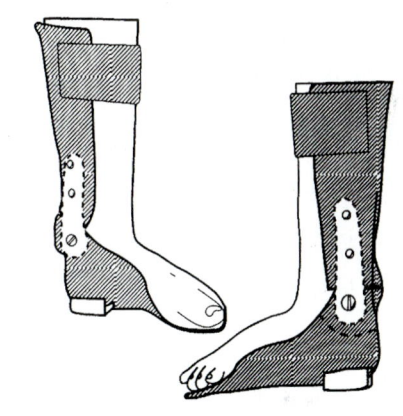

图 19-3-3　热成形塑料铰链式踝足矫形器

4. 地面反作用力反应式踝足矫形器　地面反作用力反应式踝足矫形器与一般热成形塑料踝足矫形器相反，为后开放式设计，可做固定式或带限制背伸踝铰链，作用是让地面反作用力配合矫形器的结构，产生力矩、影响膝关节及以上组织的活动。

5. 碳纤动力反应式踝足矫形器　碳纤动力反应式踝足矫形器以碳纤材料制作，重量轻，利用碳纤材料变形储能的特点，在患者站立相足跟着地时抗压，但允许跖屈；在推进前期，借着地面的反作用力把碳纤结构屈曲；然后在推进后期碳纤结构回复原状时辅助推进，通过影响踝关节的一连串活动，有效地改善患者的步态。碳纤动力反应踝足矫形器大多采用工业制造模式，设计样式多种多样，功能亦有所不同（图19-3-4）。

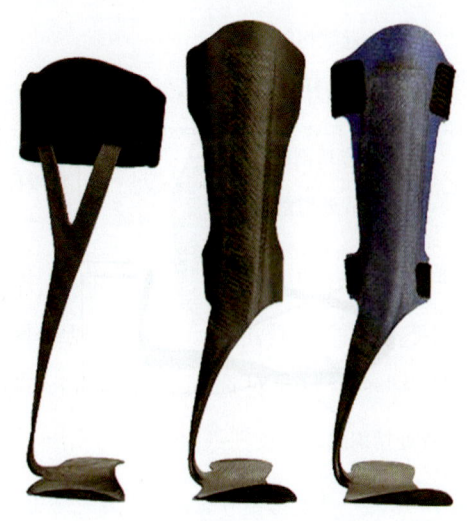

图19-3-4　碳纤动力反应式踝足矫形器

二、踝足矫形器的功能作用

1. 固定　可根据不同的症状，限制踝关节的某个方向的运动，增加踝关节稳定性，防止和限制异常运动，辅助和引导正常运动。例如踝足部骨折早期固定。

2. 减轻承重　通过髌韧带承重，可减少下肢骨骼对体重的负荷，减轻下肢承重。例如胫腓骨下端骨折中后期站立行走时用的免荷、部分免荷踝足矫形器。

3. 矫正　应用三点力矫正的原理，通过力的作用矫正足内外翻和轻度的内外旋。例如先天性马蹄内翻足矫正。

4. 补偿功能　通过矫形器上的辅助装置，如单轴机械关节、弹簧助动等装置代偿踝关节功能，帮助踝关节功能障碍患者站立及行走。例如腓总神经损伤后引起的足下垂用的动态踝足矫形器。

5. 保护　对踝关节给予保护，防止踝关节伤病加重。例如踝扭伤后期的保护。

6. 抑制踝关节站立行走时反射性痉挛　利用踝足矫形器的角度来限制踝关节的异常活动，抑制肌张力和反射性痉挛。例如限制脑瘫患儿足踝关节在站立时阳性支撑反射。

7. 牵拉作用　通过踝足矫形器上的拉带、机械绳索对踝关节进行牵拉，对于跟腱轻度挛缩或肌张力异常引起的踝关节内翻、跖屈进行限位。例如脑外伤后的牵拉式踝足矫形器。

三、踝足矫形器的临床应用

临床上踝足矫形器主要用于中枢神经病损、周围神经损伤、足踝部骨关节和软组织损伤，如脑瘫、脑卒中、骨折等疾病，以治疗畸形，改善功能。

1. 脑瘫　脑瘫是具有不同临床表现的一组综合征，而不是一种单一的疾病。主要表现为上运动神经元受损引起的四肢运动功能障碍，包括异常的运动模式、肌张力增高、肌肉痉挛或挛缩、肌力不平衡、骨骼和关节畸形、非生理的下肢力线、身体姿势的控制能力和平衡能力差等多个方面。虽然大部分患儿能走路，但大多数在站立时都无法处于良好的平衡状态，通常表现为股骨前倾角过大、髋关节过分内收、内旋及挛缩，走路时下肢内转。因垂足呈现尖足步态，膝关节反复受到膝反伸力矩的影响形成膝反张。肌张力低的脑瘫患儿，膝和髋关节都异常屈曲，以蹲步行走。与儿童正常步行比较，脑瘫患儿蹲步行走耗能增加30%左右。

（1）矫形器的应用：使用矫形器是脑瘫患儿重要的治疗手段。通过矫形器的干预，可控制患侧肢体肌肉在站立及行走时的异常活动及痉挛，改善下肢的生物力学，预防畸形。近期在下肢生物力学、软组织适应性和动作学习的研究结果，都支持矫形器干预与其他疗法同时进行，以促进脑瘫患儿的康复。在各类矫形器当中，脑瘫患儿使用最多的是下肢矫形器，用于患儿卧位、坐位、站立和行走时，以发挥不同的预防和治疗作用。能站立和行走的患儿在使用下肢矫形器时，必须配合鞋帮稳固、鞋的内腔要加深、可调松紧及防滑，以利于矫形器固定和使用。踝足矫形器是脑瘫患儿应用最多的矫形器，脑瘫患儿下肢的主要异常表现为肌张力高、足下垂、马蹄内翻、膝反张等。采用踝足矫形器预防和矫治足部的异常和畸形，是脑瘫治疗的重要内容。脑瘫用踝足矫形器的种类较多，应根据治疗需要选择适宜的矫形器。

1）前开放非铰链式踝足矫形器：多用于平衡力不足或站立不稳定、站立时不能转移重心至患肢、足部中度至严重异常、中度至严重的肌张力异常、中度的膝反张或不稳定。

2）前开放铰链式踝足矫形器：多用于只有背伸肌乏力、足踝有最低程度的被动或主动活动范围、需要背伸以完成从坐至站立或上台阶的活动。制止背伸装置可控制膝关节不稳定和屈曲，而制止跖屈装置则可控制膝反张。

3）有背伸角度的踝足矫形器：有5°~10°背伸的踝足矫形器，多用于双侧瘫和四肢瘫患儿，以帮助膝关节屈曲，对抗导致膝反张的力矩。如脑瘫患儿有异常髋、膝及踝屈曲蹲步步态，可用装有防止背伸装置的前开放式反作用力踝足矫形器来改善步态。

（2）矫形器的作用：不同阶段的脑瘫患儿使用矫形器的作用不同。在患儿能站立前，矫形器干预可防止和减小畸形的发生，维持各关节的正常活动范围，稳定躯干和平衡坐姿，从而促进患儿上肢的使用和对周围环境的适应。对于能站立的患儿，矫形器要为能站立的患儿提供合适而简单的支撑，以达到有效的平衡状态。但不要过分干预，以利于患儿功能的发育和改善。对于能行走的患儿，矫形器要能控制关节活动，提高步行能力，改善步态和日常生活活动能力。

2. 脑卒中 垂足是脑卒中常见的后遗症。由于患侧小腿胫前肌无力，在步态周期的摆动期时，足踝无法产生背伸动作，导致脚尖拖地、划弧步态、步行速度下降和耗氧量提高。由于患侧下肢的承重能力不足，健侧和患侧承重期时间不一致，在步行中跌倒及扭伤患侧脚踝的概率也相对提高。目前临床上用来改善患者行走和步态的主要方法包括动作控制和步态训练，配用不同形式、设计的踝足矫形器和功能性电刺激等。

（1）矫形器的应用：尽管不同患者有相似的临床表现，但不同患者间的表现仍有一些差异，区别这些差异对选择适合的矫形器极为重要。考虑的相关因素包括瘫痪的范围和严重程度、痉挛程度、智力情况和运动水平。

1）塑料挠性踝足矫形器：多用于仅有背伸肌乏力、垂足的患者，只需要矫正患者在矢状面的活动，以免限制内外侧运动。当患者需要在矢状面和冠状面控制关节活动时，应将踝部切割线向踝前移以加强矫形器的硬度，从而控制两个解剖面的运动，适用于中度至严重的足部变形，如马蹄足、外翻足或内翻足。也用于平衡能力差、站立不稳或站立时不能将身体重心转移到患肢的患者。中度至严重的肌痉挛和轻度膝过伸的患者，可用踝足矫形器改善步速和步频。

2）带铰链的踝足矫形器：有利于踝的被动背伸，使步态变得更流畅。多用于踝背伸肌较弱、足踝能做被动或主动性背伸、需要足踝背伸来允许由坐至立或上楼梯、需阻止背伸以控制膝部的不稳性屈曲，需阻止跖屈以控制膝部过伸的患者。带铰链的踝足矫形器是矫正卒中后偏瘫患者垂足步态的理想矫形器，能有效矫正垂足，适中地纠正足内、外翻力矩。需将踝铰链角度预设一定的角度，以配合走平路和上下楼梯，或斜坡及蹲下时所需的足关节角度；在严重病例中，先应用膝踝足矫形器来帮助患者站立和步行训练，当患者的情况改善后，再改用踝足矫形器。

（2）矫形器的作用：踝足矫形器能稳定

足踝部、降低肌张力、维持足踝活动、维持肢体及躯干的平衡，帮助患者站立和行走，改善步态。以塑料或碳纤维制造的踝足矫形器，利用材料本身的硬度、弹性，根据不同的生物力学原理设计并加适当的铰链，以控制踝关节的跖屈和背伸活动，防止脚尖拖地，稳定和改善患者步态；以全接触和抑制肌张力模式设计踝足矫形器，利于矫形器的全面接触，进行持续的牵引，降低肌张力。

3. **骨折** 小腿和足踝部骨折包括胫腓骨骨折、内踝或外踝骨折和足骨的骨折等。骨折后良好的固定有利于骨折的愈合，但长时间的固定会导致骨折愈合缓慢、骨质疏松、关节软骨退变、关节腔内的滑液分泌减少，最终导致关节的挛缩和僵硬。关节的活动对于维持关节的结构和功能十分重要。膝关节用石膏固定后的平均活动范围只有35°，而用功能性矫形器固定后的平均活动范围则有85°。

骨折用矫形器可以固定和稳定骨折部位，促进骨折愈合，使患者能尽早下地站立和步行。相对于石膏固定，有利于观察创面愈合情况和进行关节活动；容易调整，重量轻，美观好。胫骨骨折经手术治疗后，可选用胫骨骨折矫形器，该矫形器近端位于髌韧带水平，与小腿全面接触，带踝铰链。通过髌韧带可部分承重，在矫形器的包围下，黏弹性软组织表现为不可压缩的液体，施加外侧和倾斜力，使碎骨保持适当的排列，维持骨折的长度。使用骨折矫形器时患者必须使用拐杖，以减少骨折的负重。之后逐渐增加患肢的负重，1个月后可达到正常的负重水平。开放胫骨骨折治疗和愈合的时间会延长，因而使用骨折矫形器的时间也相应延后。低温塑模踝足矫形器已可用于胫骨骨折，将足踝部和整个小腿包裹，以固定和稳定骨折，促进骨折愈合（图19-3-5）。胫骨骨折后骨不连，或为了尽早下地负重、站立和行走，可选用免荷式踝足矫形器。踝足矫形器由髌韧带承重，体重从髌韧带，经两侧金属支条到足蹬板传导到地面（图19-3-6）。足部完全离开地面，达到完全免荷；足部不离开地面，为部分免荷。

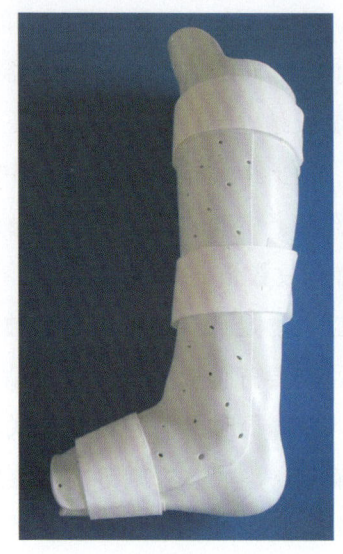

图19-3-5 低温塑模踝足矫形器

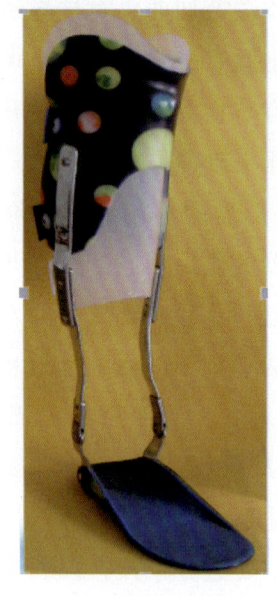

图19-3-6 免荷式踝足矫形器

4. **脊髓损伤** 脊髓损伤（spinal cord injury）是指由于外界直接或间接因素导致脊髓损伤，在损害的相应节段出现各种运动、感觉和括约肌功能障碍，肌张力异常及病理反射等的相应改变。脊髓损伤的程度和临床表现取决于原发性损伤的部位和性质。一般下腰段（L_3

以下）的脊髓损伤，当膝关节受累轻微，主要症状集中在踝关节时，可选用踝足矫形器。踝足矫形器能改善踝关节不稳的脊髓损伤患者的运动功能，包括平衡功能、步行速度、日常生活自理能力等。

5. 周围神经损伤　腓总神经比较表浅，损伤概率较高，在外伤性下肢外周神经损伤中占比较高。腓总神经损伤术后早期需要用踝足矫形器固定，防止踝关节下垂对已吻合的腓总神经造成牵拉。腓总神经所支配的腓骨长、短肌和足背伸肌的主要功能是调节步行时踝关节背伸，为足趾蹬地做准备，另外落地时也可以避免脚尖碰到障碍物而跌倒。为防止这种意外的出现，患者在步行时会采取跨越方式，脚着地时小心翼翼，给生活带来极大的不便。佩戴踝足矫形器可以解决这些问题。一般情况下，佩戴踝足矫形器后只需进行平衡和步行训练，患者就可以恢复工作、学习和日常生活。

四、临床适配性检查

1. 与处方对照　对照矫形器处方检查是否达到要求。

2. 坐位时检查　膝关节至少可屈曲90°，膝关节后面的肌腱部位没有疼痛。

3. 站立位的检查　两脚分开5~10cm，双脚均匀承重，自然站立。

（1）无不适感，稳定。

（2）矫形器前后、左右对线正确，关节位置适宜。

（3）矫形器与下肢服帖，没有较大空隙，关节两侧间隙大小适宜，与腓骨头之间有足够间隙。

（4）边缘线剪裁合适，光滑无毛刺。

4. 步行中的检查

（1）步行中无不适感。

（2）矫形器相对于下肢没有较大的滑动，固定牢固。

（3）能顺利地步行，铰链无噪音。两侧铰链活动限度是否相同，有无阻力。

（4）步态是否有异常，何种异常。

5. 脱去矫形器的检查

（1）皮肤颜色是否正常，有无红肿、受压痕迹。

（2）足底有无磨损、起泡。

（刘夕东）

第四节　膝矫形器

膝矫形器（knee orthosis, KO）又称腿背支具、膝支具，其结构涉及大腿部位至小腿部位，只控制膝关节运动。常分为塑料式、金属支条式、混合式和软性四大类。

一、膝矫形器的种类与结构

1. 金属支条式KO　传统金属支条式KO通常由双侧金属膝关节铰链、支条、大腿半月箍、小腿半月箍，膝压力垫构成（图19-4-1）。悬吊于股骨髁上和髌骨上缘，有时为了增加悬吊能力而在腰部增加腰部吊带。常用于膝关节屈曲、过伸、内翻、外翻等。临床治疗中有时也通过增加膝压力垫的方法加强矫正效果，如一些膝关节屈肌张力高或者屈曲挛缩患者。

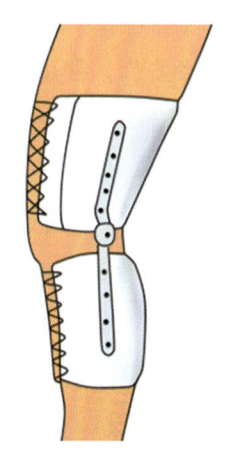

图19-4-1　金属支条式KO

2. 塑料混合支条式 KO　塑料混合支条式 KO 由石膏取型模塑外壳加金属铰链及支条构成，是目前应用比较多的方法（图 19-4-2），这种结构患者感觉舒适且固定效果好。因为膝铰链的不同塑料混合支条式 KO 分为下列几种。

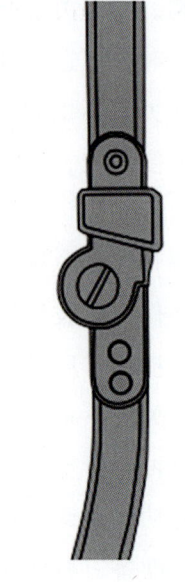

图 19-4-3　固定式铰链

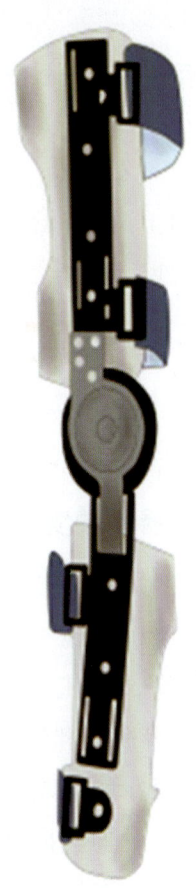

图 19-4-2　塑料金属混合式 KO

（1）固定式 KO：固定式 KO 膝关节角度通常固定在伸直位，不能调节（图 19-4-3），用于固定、保护膝关节。常用于膝关节肌肉、韧带损伤、髌骨脱位及膝关节术前术后固定。

（2）带限位装置 KO：带限位装置 KO 通过刻度盘调整膝关节角度满足治疗需要（图 19-4-4）。通常有两种用法：一种是在任意一个角度的固定，常用于膝关节骨折、半月板、关节软骨损伤及各种原因引起的屈曲和伸直挛缩的患者；另一种是在某一安全角度区间运动，常用于交叉韧带等损伤。

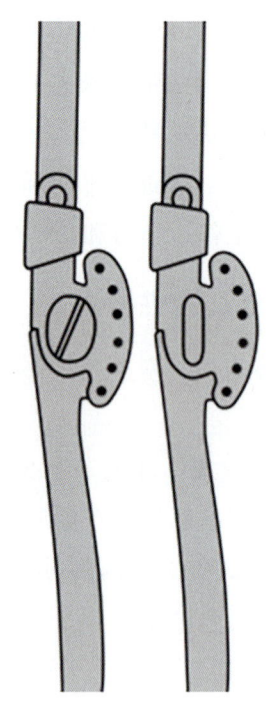

图 19-4-4　限位式铰链

（3）多轴心铰链式 KO：多轴心铰链式 KO 带两个或两个以上转动轴，限制异常活动能力较强，其运动更符合膝关节的生理运动，同时使用时可减少矫形器在腿上的移动。常用于膝过伸、内翻、外翻等（图 19-4-5）。

3. 全塑料 KO　全塑料 KO 没有膝铰链，全塑料模塑制成，控制膝关节的活动能力较强，常用于膝关节术前术后制动、轻度屈曲挛缩及膝关节无力等（图 19-4-6）。

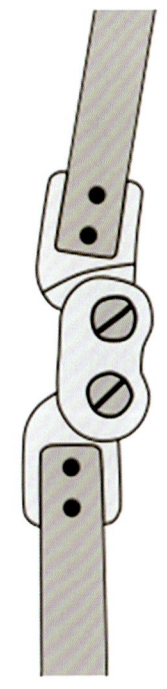

图 19-4-5　多轴心式铰链

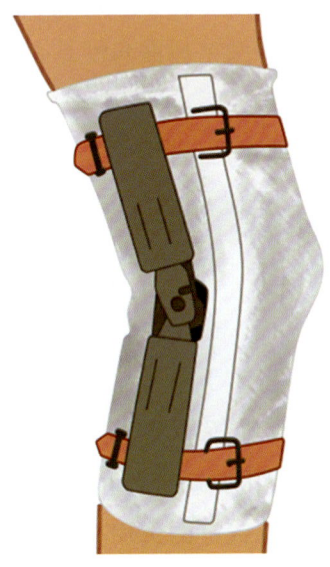

图 19-4-6　全塑料式 KO

4. 软式 KO　软式 KO 用特殊的高弹性材料制成，常用于轻度膝关节内、外侧副韧带损伤，前、后交叉韧带损伤及膝关节周围软组织损伤等。

（1）不带支条软式 KO：对膝关节施加适度压力，以稳定、保护膝关节。常用于膝关节轻度损伤、关节炎等（图 19-4-7）。

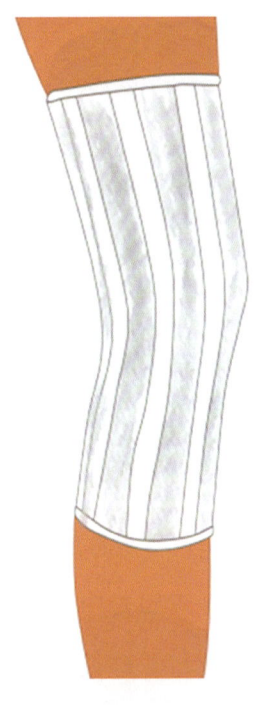

图 19-4-7　不带支条软式 KO

（2）带支条软式 KO：常用的带支条软式 KO 有两种：一种是带侧方支条（图 19-4-8），提供膝关节的侧方稳定，不影响患者膝关节的屈伸，常用于侧副韧带损伤、膝关节的侧方稳定差等；另一种是带后方支条（图 19-4-9），用于膝关节轻微损伤的固定及无力时提供稳定和支持。

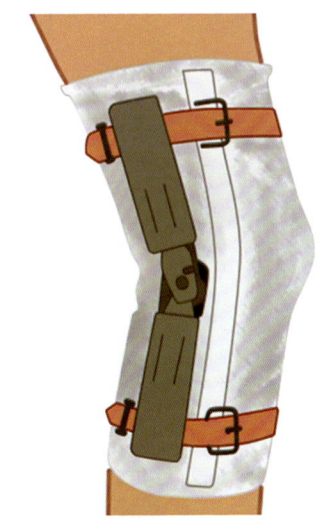

图 19-4-8　带侧支条软式 KO

（3）髌骨固定带：常用于髌骨脱位、Q 角变大及髌骨的力线调整等（图 19-4-10）。

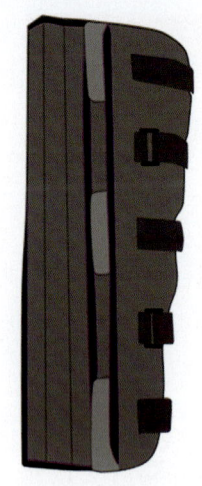

图 19-4-9　带后支条软式 KO

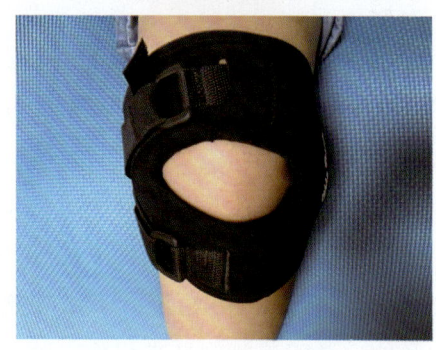

图 19-4-10　髌骨固定带

5. 瑞典式 KO　瑞典式 KO 用金属或塑料制成，呈"H"形，在步态周期中不影响膝关节的屈伸运动。主要作用是控制膝关节的异常过伸（图 19-4-11）。

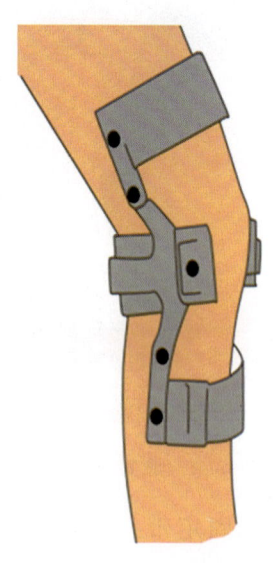

图 19-4-11　瑞典式 KO

二、膝矫形器的基本作用

膝矫形器作用于膝关节，控制膝关节矢状面的屈、伸和额状面的内、外翻。主要应用在三大方面：对膝关节损伤进行固定保护；对膝关节畸形进行矫正；对膝关节无力及异常运动加以稳定和控制。

三、膝矫形器的临床适配性检查

1. 是否与处方相符合？
2. 穿戴是否方便？
3. 膝关节铰链轴心是否与膝关节生理轴相符？
4. 腓骨小头是否受压？
5. 传统支条式 KO 的膝上箍、膝下箍与轴心距离是否相等？
6. 矫形器工艺从外观看是否满意？
7. 膝铰链锁是否安全，打开是否容易？
8. 坐下时膝关节屈曲角度是否大于 90°？
9. 脱去矫形器后皮肤有无特别压迫？
10. 悬吊是否良好？

（罗焕邦）

第五节　膝踝足矫形器

膝踝足矫形器（knee-ankle-foot orthosis, KAFO）又称大腿矫形器、长腿支具，从大腿部至足底部位，由膝矫形器和踝足矫形器组成，其中膝铰链和踝铰链的选用要根据膝关节功能障碍的情况来定。按功能分为：固定式、矫正式和免荷式膝踝足矫形器三大类。按结构形式和材料又分为：金属支条式、混合式、塑料式、免荷式、智能关节式（参照第二十章第三节）五大类。

一、膝踝足矫形器的种类与结构

1. 金属支条式 KAFO　传统金属支条式 KAFO 通常由膝铰链、支条、大腿半月箍、小腿半月箍、膝压力垫、踝铰链、足蹬构成。常用于改善膝关节支撑期稳定,控制膝关节内翻、外翻、屈曲、过伸畸形(图19-5-1)。

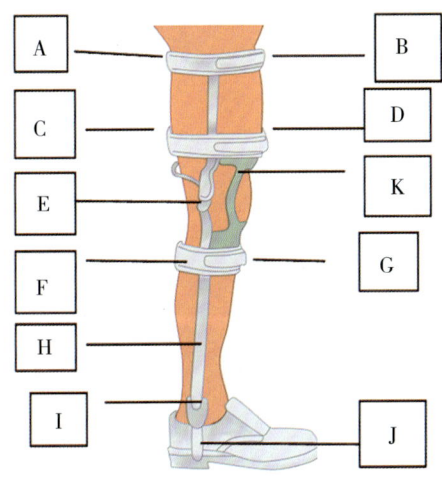

图19-5-1 金属支条式KAFO基本构成

A.髌下半月箍;B.髌下环带;C.膝上半月箍;D.膝上固定带;E.膝铰链;F.膝下半月箍;G.膝下固定带;H.支条;I.踝铰链;J.足蹬;K.膝帽

2. 塑料和金属混合式KAFO 是目前使用最多的结构。塑料部分由石膏取型模塑而成,带有金属支条、膝铰链及踝铰链(图19-5-2)。常用的塑料有两大类:树脂和热塑性的塑料板材。

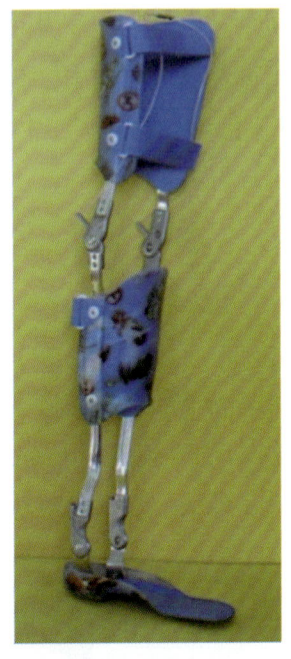

图19-5-2 塑料和金属混合式KAFO

(1)从结构上分类:单侧金属支条和双侧金属支条。①单侧金属支条:单侧膝铰链,单侧支条。根据治疗需要确定放在内侧或外侧,常用于控制膝关节的内、外翻(图19-5-3)。具体使用方法:膝内翻时,支条放在下肢内侧;膝外翻时,放在下肢外侧。膝铰链可以带锁,带锁时膝关节力线较好,抗内翻或外翻的作用较强,缺点是只能直腿行走;可以不带锁,选用自由式膝铰链,不带锁时提醒患者在步态周期中强化单腿支撑相。通常情况下,如果是单纯的膝关节内外翻则选用可自由活动的,伴有膝关节其他问题(如膝关节无力等)则选用带锁的。单侧支条具有结构简单、重量较轻的特点;缺点是强度不佳,容易变形。因此常用于儿童及体重较轻患者。作用力系统,膝关节的内、外翻是发生在额状面上的畸形。当外翻时,支条应放在下肢外侧。三点作用力:反作用力点1位于大腿近端外侧,为向内侧方向的力;作用力点2位于膝关节内侧,为向外侧方向的力;反作用力点3位于跟骨外侧,向内侧方向的力(图19-5-4)。当内翻时,支条放在内侧。三点作用力,作用力在膝关节的外侧,反作用力位于大腿内侧近端和足跟的内侧。②双侧金属支条:双侧支条带双侧膝铰链和踝铰链,相对于单侧支条其抗畸形、抗张力及稳定性更好。作用力系统如下(图19-5-5):A.额状面上三点压力,主要控制膝关节的内外翻,三点力见单侧支条KAFO;B.矢状面上三点压力。控制屈曲,膝前中部向后的作用力,大腿后上部向前反作用力,后跟处向前的反作用力。控制过伸:大腿近端正前方,向后的力;膝关节后方腘窝处,向前的力;足踝部正前方,向后的力。

(2)膝铰链种类的选用:膝铰链种类很多,膝铰链的类型决定了KAFO的作用。除一部分用于矫正外,KAFO的主要功能是治疗性

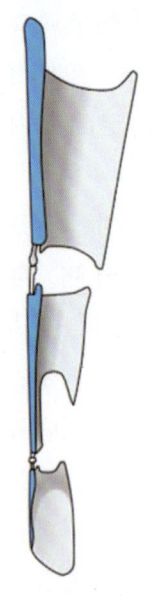 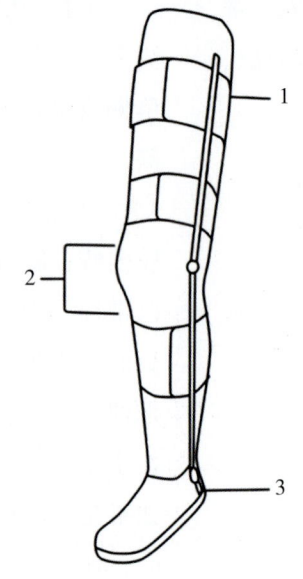 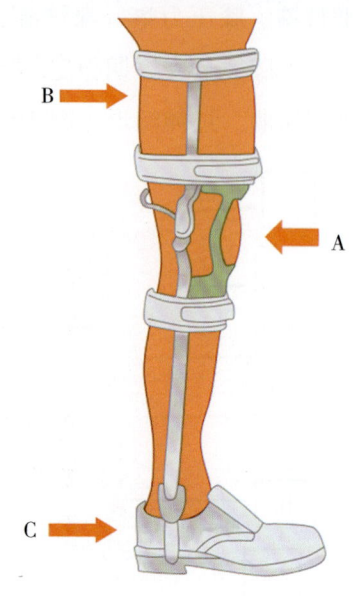

图 19-5-3　单侧支条 KAFO　　图 19-5-4　矫正膝关节外翻　　图 19-5-5　双侧支条

站立或行走。铰链通常分为自由运动式、轴心后置式、锁定式、限位式、多轴式等，近几年也常用到一些智能关节，如 E-MAG 等。①自由运动膝铰链：膝关节自由活动，不限制屈伸运动，只控制侧方运动和膝关节过伸，主要用于在运动状态中膝关节的过伸和侧方异常活动者（图 19-5-6）。②轴心后置多轴膝铰链：这种膝铰链是在矢状面上把膝关节的运动轴心放在下肢承重力线后方 1~2cm，从而增加支撑期的稳定性，但不影响摆动期的屈伸。常用于膝关节过伸、内外翻，膝关节力量在 2~3 级。这种铰链支撑期稳定性较好（图 19-5-7）。③锁定的膝关节铰链：这类铰链主要特点是在支撑期完全锁定，常用于一些肌无力及屈肌张力高的患者。常分为两大类：落环锁膝铰链（图 19-5-8）和拉线锁膝铰链（图 19-5-9）。④可调式膝铰链：可调整膝关节屈伸角度，通常 5 度调整一次，常用于膝关节的屈伸受限患者（图 19-5-10）。⑤多轴膝铰链：和膝关节的生理特性、运动特性相一致，常用于膝关节过伸及侧方稳定性差患者（图 19-5-11）。

（3）膝压垫的使用方法：因为髌骨有很

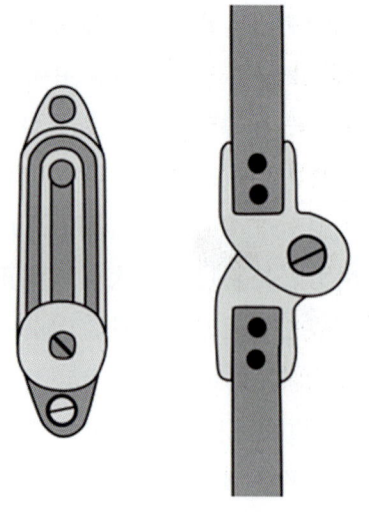 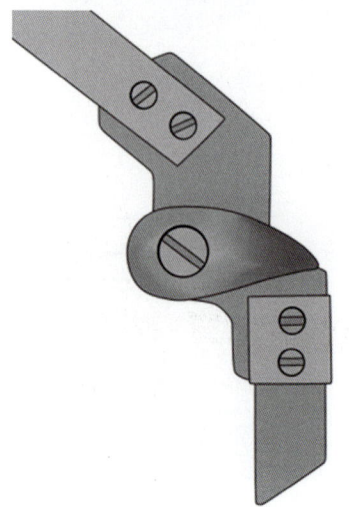

图 19-5-6　自由运动式　　　　　图 19-5-7　后置式

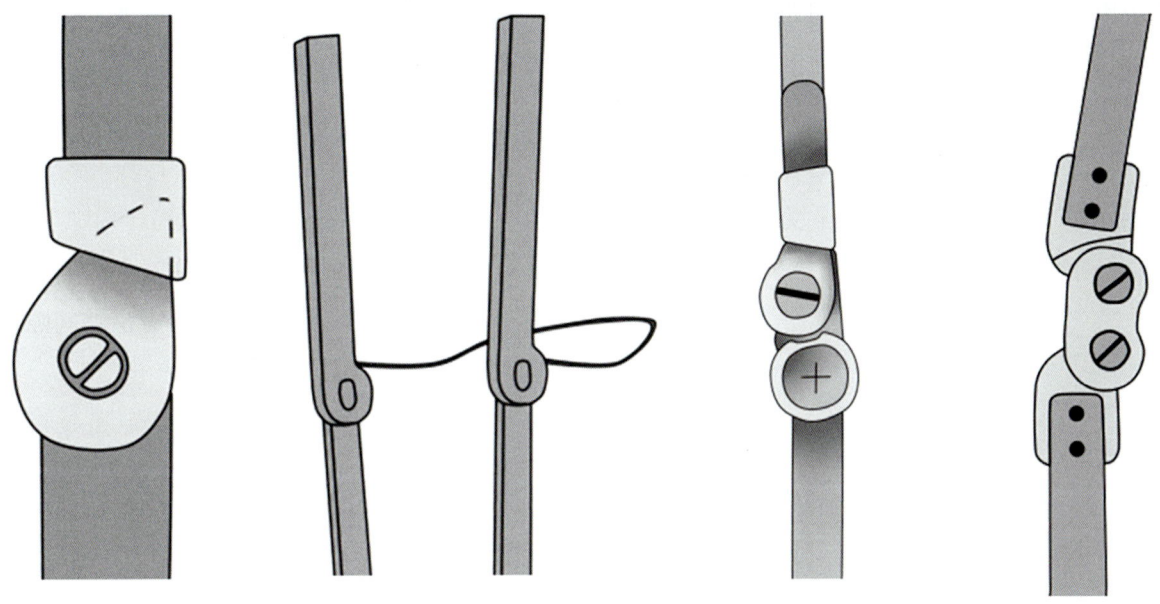

图 19-5-8　落环锁　　图 19-5-9　拉线锁　　图 19-5-10　可调式　　图 19-5-11　多轴关节

重要的生物力学作用，因而在步态周期中应尽量减少对其的压力。在临床治疗中 KAFO 常常通过调整髌上和髌下固定带的距离来加强膝关节稳定性。膝压垫适用于屈膝优势明显的患者，在使用时其中心处要挖空，以减少对髌骨的压力，在使用时与髌骨成 45°安装（图19-5-12）。伴有膝关节内外翻患者通常使用可以施加侧方压力的膝压垫（图 19-5-13）。

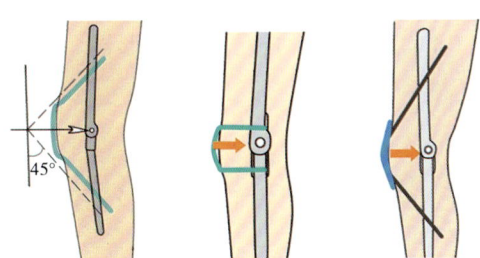

图 19-5-12　膝压垫使用方法

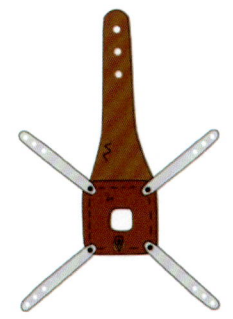

图 19-5-13　可施加侧方压力的膝压垫

3. **塑料式 KAFO**　塑料式 KAFO 全部由塑料构成，是在 KO 的基础上延长至足踝部，没有任何零部件，简单、经济。具有重量轻、贴服性好等优点。因为没有零部件，具有整体性好、穿戴方便等特点（图 19-5-14）。这种矫形器对膝关节、踝关节控制较好，常用于卧床期患者的固定及治疗性站立等。

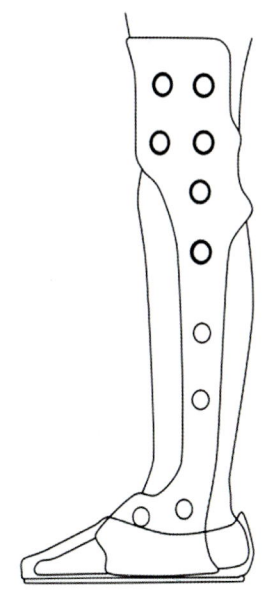

图 19-5-14　塑料式 KAFO

4. **免荷式 KAFO**　免荷式 KAFO 又称坐骨承重矫形器。特点是大腿上部有接受腔，这类接受腔像假肢接受腔一样，分为四边形接受腔和坐骨包容性接受腔。功能特点：使站立、步行中的体重通过坐骨结节传到矫形器，再传到地面，从而减轻髋关节及下肢的承重。分为部分免荷（图19-5-15A,B）和全免荷（图19-5-15C），常用于下肢骨折、股骨头坏死等。

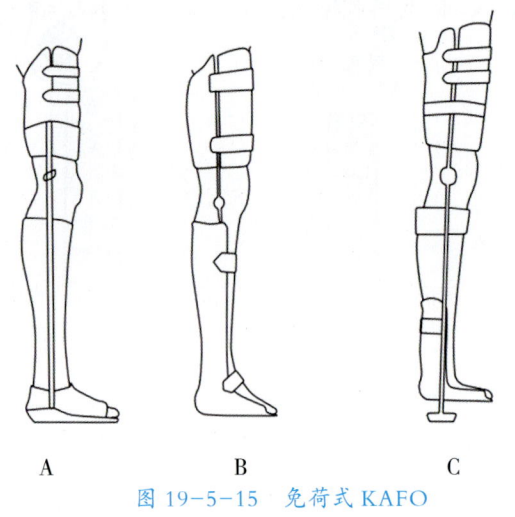

图19-5-15　免荷式KAFO

二、膝踝足矫形器（KAFO）的基本作用

KAFO作用于膝关节、踝关节及足部，控制膝关节屈伸、内外翻和踝关节跖屈、背屈、内翻及外翻运动。常用于中枢神经损伤（如截瘫、儿麻、脑瘫等）、局部损伤及局部功能障碍（如下肢骨折、下肢运动关键肌无力及各种畸形等）

三、临床适配性检查

1. 是否与处方一致

2. 外形检查

（1）双侧铰链是否平行。

（2）机械膝关节屈曲是否困难，屈曲时是否有支条的开闭变化。

（3）双侧金属铰链轴心是否与地面平行。

（4）是否有胫骨扭转角度。

（5）膝上箍与膝下箍距离膝铰链轴心的距离是否相等。

3. 站立位检查　患者穿上矫形器，双足与肩同宽，双下肢均匀负重。

（1）KAFO及鞋跟高度是否与人体重力线一致。

（2）矫形器踝铰链轴心是否位于内踝下缘。

（3）膝铰链轴心与生理轴心是否基本相符。

（4）内侧支条距离会阴是否有足够间隙，外侧金属条上端高度是否位于大转子之下。

（5）两侧金属条与腿之间的距离是否均匀合适。

（6）膝铰链锁是否容易打开。

（7）如果踝部有T形带及Y形带，矫正的力量方向是否合适。

（8）腓骨小头下2cm处是否有间隙。

4. 步行中检查

（1）步态周期中有无异常步态。

（2）有无特殊声响。

5. 日常生活活动（ADL）能力检查

（1）患者能否自己穿上矫形器。

（2）患者能否进行治疗性站立或社区功能性步行。

（3）患者能否主动检查皮肤情况。

（4）患者能否自己脱下矫形器。

（罗焕邦）

第六节　髋矫形器

髋矫形器（hip orthoses，HO）是从大腿到骨盆，控制髋关节运动的矫形器，由骨盆带或骨盆托、髋铰链、大腿套组成，为了增加力的作用通常大腿套内侧向下至股骨髁，分为固定式和矫正式。

一、髋矫形器（HO）的种类与结构

1. 髋"人"字形固定矫形器　髋"人"字形固定矫形器用热塑板材按患者身体石膏模型和尺寸模塑而成，不带金属铰链，髋关节角度

不可调。常用于髋关节损伤及髋关节骨折、脱位术前术后（图19-6-1）。

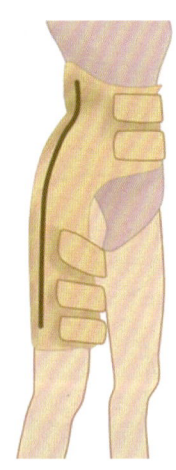

图19-6-1 髋"人"字形固定矫形器

2. 髋内收、外展控制矫形器 髋内收、外展控制矫形器由骨盆座、髋铰链组成，允许髋关节做屈伸功能性运动，控制髋关节内收、外展运动。常用于脑瘫患儿（图19-6-2）。

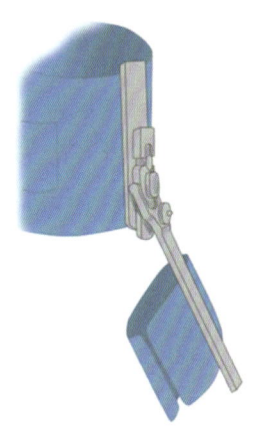

图19-6-2 髋内收、外展控制矫形器

二、髋矫形器（HO）的基本作用

HO作用于髋关节，控制髋关节的屈、伸、内收、外展和旋转。

三、临床适配性检查

1. 是否与处方一致。
2. 髋关节内收、外展铰链轴心与生理轴心是否一致。
3. 髋关节金属铰链位置是否位于大粗隆起点的上方2cm、前方1cm处。
4. 髋铰链是否安全有效，铰链调整是否方便。
5. 外观工艺是否满意。
6. 大腿部位力臂是否足够。
7. 是否方便穿戴。
8. 脱去是否困难，皮肤有无强烈压迫。

（罗焕邦）

第七节　先天性髋关节脱位及髋臼发育不良治疗用矫形器

先天性髋关节脱位及髋臼发育不良是小儿骨科常见疾病，其预后常与是否早期矫形器干预有关。在矫形器应用中，按活动程度从高到低依次为：巴甫立克吊带、图宾根髋外展矫形器、冯·罗森夹板、蛙式外展矫形器，其中巴甫立克吊带是活动程度最高的，蛙式外展矫形器是固定更稳定的。

一、种类和结构

（1）巴甫立克吊带：由布或者软性带子构成，由Anord Pavlik于1944年提出，控制髋屈曲，不限制膝关节、踝关节，通过患儿不断蹬踢腿刺激髋臼和股骨头的发育，常用于8个月以内的孩子（图19-7-1）。

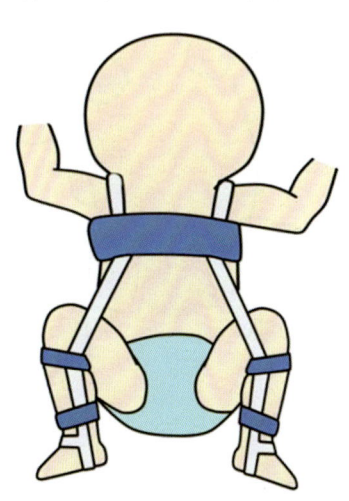

图19-7-1 巴普立克吊带

（2）图宾根髋外展矫形器：由肩带、大腿托、支条、四条连接珠链构成，通过调整珠链长度改变髋屈曲角度。通常髋关节固定在大于屈位，可调整轻度外展位，通过分腿支条调整外展角度，用于0~12个月婴幼儿髋发育不良（图19-7-2）。

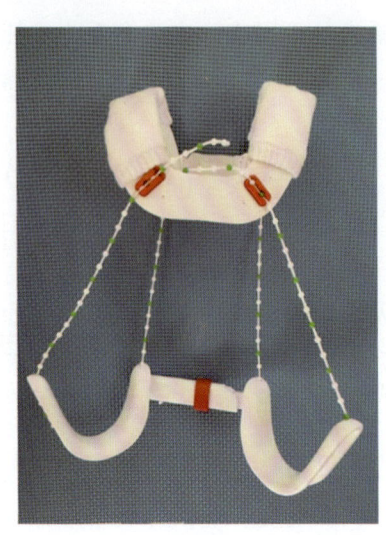

图19-7-2　图宾根髋外展矫形器

（3）冯·罗森夹板：用热塑板或铝皮勾住肩部，抱住腰部，将髋关节固定在屈曲、外展、外旋位，固定效果较好。使用时应经常检查皮肤皮肤情况。常用于6~8个月患儿（图19-7-3）。

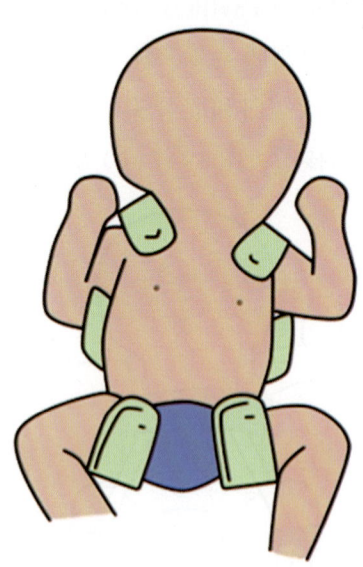

图19-7-3　冯·罗森夹板

（4）蛙式外展矫形器：蛙式支架，是目前应用比较多的一种，品种较多，由臀部托、大腿固定箍等构成，将髋关节固定在特定角度。优点是将髋关节有效地控制在屈髋、外展位，治疗效果稳定可靠，缺点是长时间固定内收肌力较高，股骨头对髋臼压力过大容易造成股骨头坏死（图19-7-4）。

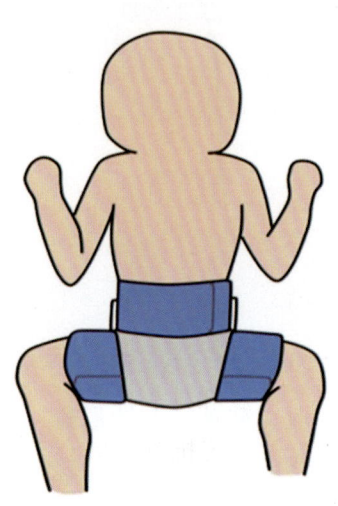

图19-7-4　蛙式外展矫形器

（5）膝上髋外展矫形器：在双侧膝上有大腿箍和固定带，双腿箍之间有一根可调节长度的连接杆，调整连接杆长度可控制髋外展角度，连接杆与腿箍之间由万向关节连接。常用于刚开始行走的孩子（图19-7-5）。

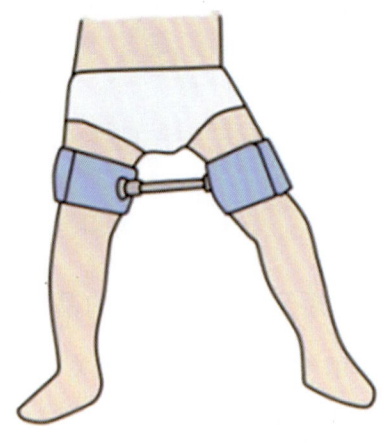

图19-7-5　膝上髋外展矫形器

二、基本作用

先天性髋关节脱位及髋臼发育不良治疗用矫形器的主要作用是在早期将髋关节固定在特定位置，维持股骨头良好位置，促进髋臼和股骨头的发育。

三、临床适配性检查

1. 屈髋的角度是否合适。
2. 外展的角度是否合适。
3. 胸部固定带松紧是否合适。
4. 腿部固定带松紧是否合适。

（罗焕邦）

第八节　下肢抗旋矫形器

下肢抗旋矫形器（torsion shaft orthosis, twister）又称抗旋支具，作用于下肢，主要是控制髋关节的内旋和外旋。常分为两大类：静态抗旋矫形器和动态抗旋矫形器。

一、下肢抗旋矫形器的种类和结构

1. 静态抗旋矫形器　静态抗旋矫形器代表矫形器是丹尼斯-布朗足板，此矫形器是马蹄内翻足的常用矫形器，因为其构造由两个可调整旋转角度的足板和可调节长度的连接条构成，旋转足板的内外旋，因而可对胫骨和股骨产生旋转作用。常在不走路时应用（图 19-8-1）。

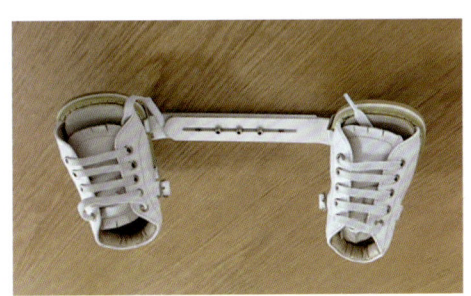

图 19-8-1　静态抗旋矫形器

2. 动态抗旋矫形器　通常是在行走时使用，其上端连接在骨盆箍或者皮带上，下端连接在足部，旋转的角度可根据患者情况调整。常分为两种。

（1）软性弹力带：由弹力布带或弹力胶带制成。用于轻度内、外旋，但因为弹力会增加屈髋屈膝，所以屈髋屈膝类孩子慎用（图 19-8-2）。

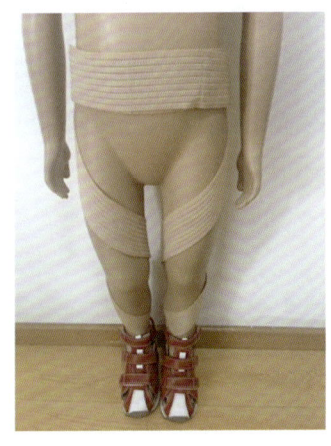

图 19-8-2　软性弹力带

（2）钢丝软轴传动轴索：用钢丝软轴传动轴索制成，上端连接骨盆箍或皮带，下端连接足部，用于比较严重的下肢内外旋（图 19-8-3）。

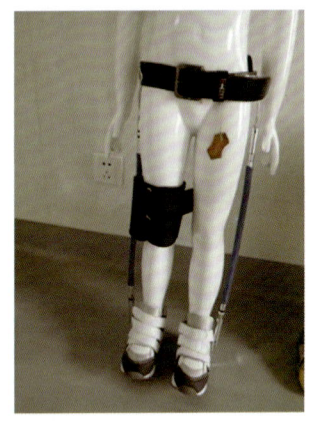

图 19-8-3　钢丝软轴传动轴索

二、下肢抗旋矫形器的基本作用

通过弹力带或钢丝轴索控制髋关节的内旋和外旋运动。

三、临床适配性检查

1. 内外旋的力量是否合适。
2. 长度是否合适。
3. 骨盆箍是否会旋转。
4. 构件是否牢固。
5. 抗旋螺丝是否坚固。

（罗焕邦）

第二十章 步行辅助装置

自主站立和行走，是人类最重要的基本运动功能。我国约有一百多万脊髓损伤患者，而且每年以万余人的速度在递增。截瘫使人丧失行走能力，是人体最严重的残疾之一。高位脊髓损伤（spinal cord injury）造成的截瘫直接影响患者的生活自理能力和社会参与能力，很多患者长期卧床或靠坐轮椅来维持生活，给自身造成了许多不良副作用。长期以来，截瘫患者唯一的代步工具是轮椅。轮椅是截瘫患者"行走"必不可少的基本工具，它是截瘫患者行走的基础，是截瘫患者除睡觉以外都需要依赖的生活工具。长期乘坐轮椅，不仅会导致压疮、关节挛缩、肌肉萎缩、骨质疏松等各种并发症，而且还会造成心脏功能衰退、血容量改变、血栓等心血管系统疾病。坐在轮椅上与人对话，总是低人一头，自尊心受到伤害，容易使患者情绪躁动，甚至焦虑抑郁。让截瘫患者从轮椅上站起来，是患者与康复工作者的梦想，他们也为此付出了艰辛的劳动。近年来，脊髓损伤的诊断、治疗取得了一定的进展，但在药物、手术治疗方面尚无重大突破，特别是完全性脊髓损伤仍难以恢复，患者需要利用康复辅助器具来辅助日常生活活动和改善全身状态，这使得矫形器的应用越来越受到重视。随着现代康复医学、康复工程学和康复辅助器具的发展，行走矫形器（walking orthosis）的应用有了明显进步，借助行走矫形器已使非常多的截瘫患者实现了站立和行走，为其生活自理和重返社会创造了条件。

第一节 截瘫行走矫形器

矫形器是用于改善使用者的神经和肌肉系统的结构和功能的外部装置，其作用在于帮助患者稳定和屈伸关节，便于直立行走和平衡，更接近正常人的移动方式。有些患者甚至不要求行走，只要求直立，这样可以使患者与他人眼对眼地平视对话，得到极大的心理满足和人格尊严。当然，直立使人手可及更高更远的地方，对于日常生活有实际的帮助。使用矫形器的基本要求是相应的关节没有明显的挛缩。普通矫形器行走的动力仍然依靠患者自身，这是矫形器使用受限的最主要原因。下肢矫形器可分为固定性矫形器（static orthosis）和功能性矫形器（functional orthosis）两大类。固定性矫形器也称静态矫形器，不含运动部件，主要用于将肢体固定于功能位，限制异常运动，或通过矫形器施加于畸形肢体的静力作用，对畸形起矫正作用；功能性矫形器也称动态矫形器或能动性矫形器，其特点是含可动构件，允许肢体在一定范围内活动，或通过可动构件带动肢体运动，以达到补偿或代偿缺损功能的目的。功能性矫形器的力源可以来自患者自身，由患者肢体肌肉的自主运动或电刺激提供，也可由外部动力源提供,如气动、液动或电动等。随着科学技术的进步和康复医学的发展,人们对性能良好、功能完善、具有高科技含量且疗效良好的功能性矫形器给予了极大关注,特别对康复治疗难度较大的脊椎损伤导致下肢运动功能障碍者所需的功能性行走矫形器,多年来各国学者做了大量研究开发和临床工作。由于站立和行走具有预防肌肉挛缩、减少骨矿物质损失和改善血液循环等优点,近年来国内外对行走器的研究与实验已成为新的热点,许多均形成了产品。

一、截瘫行走矫形器的种类

帮助截瘫患者行走的康复辅助器具手段包括配置轮椅、截瘫行走矫形器、功能性电刺激矫形器和截瘫行走机器人。它们各自不是独立的,而是经历了由先到后、由简单到复杂的发展过程。早在20世纪60年代,国外就开始研究应用截瘫行走矫形器,经过几十年的发展,常用的截瘫行走矫形器已经有不少品种。

(一)截瘫行走矫形器的分类

1. 截瘫行走矫形器 截瘫行走矫形器,亦称截瘫步行器,按照 ISO 99999 的定义为:胸腰/腰骶髋膝踝足矫形器,即围绕躯干腰部区域、髋关节、膝关节、踝关节和足的矫形器,可以包括或不包括脊柱的胸部。用途:用于完全/不完全胸腰段脊髓损伤者站立、实现功能性行走;预防和减少并发症的发生。在《中国康复辅助器具分类目录》中,该类矫形器属于:第01主类矫形器和假肢,第12次类下肢矫形器,第19支类胸腰(腰)骶髋膝踝足矫形器,包括带腰骶矫形器的髋大腿矫形器、带胸腰骶矫形器的髋大腿矫形器、下肢扭转矫形器、往复式行走矫形器、高位截瘫行走矫形器(ARGO)等。

2. 分类 根据动力源、工作原理和功能的不同,截瘫行走矫形器分为:无动力式(无体外提供动力)截瘫行走矫形器、功能性电刺激矫形器和由体外动力源驱动的动力式截瘫行走矫形器三种基本类型。

(二)无动力式截瘫行走矫形器的种类

20世纪后半叶,由于疾病、交通意外和战争等各种原因导致的截瘫和下肢功能障碍者数量不断增加,有人开始用固定双侧膝踝关节的长腿矫形器帮助截瘫患者行走。但实践证明,这种矫形器只对损伤平面较低、小腿肌力丧失的患者有效,对臀大肌和髂腰肌肌力丧失者来说无实际意义。之后有人将矫形器向上延伸至腰部,制作了髋膝踝足矫形器,患者可借助矫形器获得站立平衡,但两腿不能交替迈步。

人们将重点放在无动力式步态矫形器的研究上并很快将研究成果开发成产品投放市场。其中具有代表性的产品有:英格兰由 Gordon Rose 领导的小组开发的以髋部运动引导的步态矫形器,简称 HGO(hip guide orthosis);美国路易斯安那州立大学和 Fillaur 公司研发的带有双助动钢索的交替往复式行走矫形器(reciprocation gait orthosis,RGO);英国 Hugh Steeper 公司在 RGO 基础上进行改进,开发出具有单助动钢索的先进型交替步态矫形器(advanced reciprocating gait orthosis,ARGO)。目前按截瘫部位划分截瘫行走矫形器主要有两大类,一类是用于 T_{10} 节段以下截瘫的 Walkabout(交替行走矫形器)系统,另一类是用于 T_5 节段以下截瘫的往复式行走矫形器系统。各节段脊髓损伤适配的矫形器如图 20-1-1 所示。

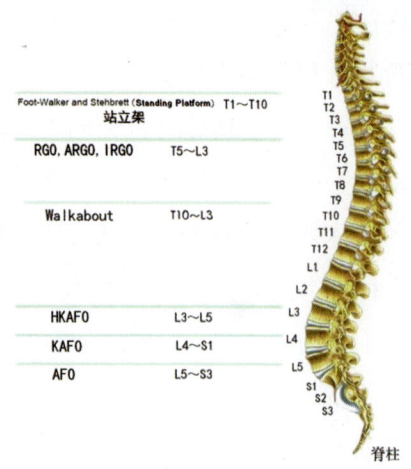

图 20-1-1　各节段（平面）脊髓损伤适配的矫形器

（三）髋膝踝足矫形器（HKAFO）的种类

HKAFO 用于髋部肌肉广泛瘫痪，髋关节松弛不稳或伴有内、外旋畸形的患者。矫形器固定于骨盆，又称作"髋大腿矫形器"。多用于脊髓灰质炎后遗症、脑性瘫痪、高位截瘫、偏瘫、肌源性或神经源性肌无力等引起的下肢瘫痪者，其作用是提供支撑、免荷，辅助站立和行走，稳定下肢关节，防止肌肉萎缩，矫治畸形，促进康复。

1. 单侧髋大腿矫形器（图 20-1-2）　单侧髋大腿矫形器适用于一侧下肢的肌肉全瘫，且肢体短缩，手术治疗无效者。这种矫形器由骨盆带、双侧支条、半月箍、足蹬和髋、膝、踝关节铰链组成，可根据不同的功能需要采用带锁或不带锁的髋、膝关节铰链。如果患侧下肢明显短缩，可附加上补高鞋。

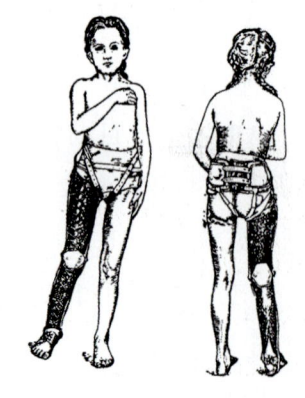

图 20-1-2　单侧髋大腿矫形器

2. 双侧髋大腿矫形器（图 20-1-3）　由腰骶椎矫形器和双大腿矫形器用髋铰链连接组成，也可视作带腰椎矫形器的大腿矫形器。适用于脊髓损伤及末梢神经麻痹引起的双侧下肢广泛瘫痪者，在站立和行走时可支撑躯干。这种矫形器有支条式的，也有塑料制的。

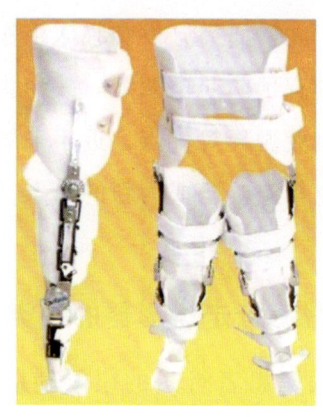

图 20-1-3　双侧髋大腿矫形器

3. 坐骨承重髋大腿矫形器（图 20-1-4）　用坐骨支撑体重的髋大腿矫形器，用于大腿骨折等，用于大腿骨折且骨折部位不负载的场合。坐骨承重髋大腿矫形器髋关节铰链以上部分相当于腰骶矫形器，以下部分相当于坐骨承重大腿矫形器。为了达到很好的免荷，足部要完全离开地面，且不固定在支条上，依靠行走足凳进行行走。上部分采用腰骶椎矫形器结构，是为了防止髋关节内外旋。

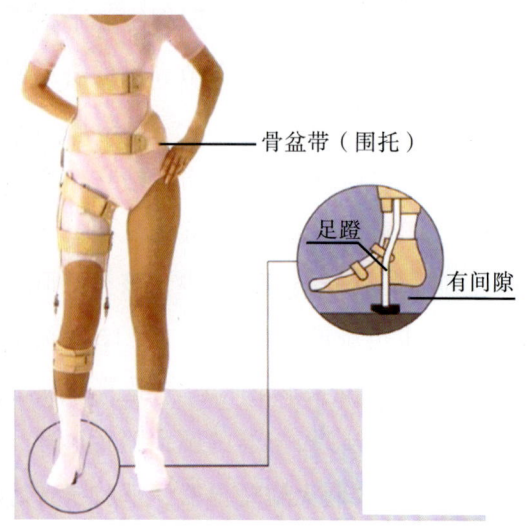

图 20-1-4　坐骨承重髋大腿矫形器

二、截瘫行走矫形器的原理结构与适配

自动力式行走器的原理是当患者穿上这种矫形器后,利用手杖或其他助行装置使身体向一侧前方倾斜,在另一侧形成脚与地间的间隙。由于在髋关节处装有摩擦力很小的铰链,腿部在重力作用下,可向前迈一小步。在髋关节和膝关节处均装有锁紧装置,以保证支撑腿的稳定性。当患者坐下时,只将膝关节在适当位置锁紧。自动力式行走器存在的问题是,行走时体力消耗大,因此不宜长时间使用。

(一) Walkabout

Walkabout 行走矫形器(Walkabout Walking System),是一种用于 T_{10} 以下节段脊髓损伤的截瘫患者的交替摆动式行走矫形器,简称 Walkabout。它最早开发应用于澳大利亚,是根据截瘫患者 Cliquet 等人 1989 年提出的的建议,由 Kirtley 和 McKay 在 1992 年研制成功。

1. 基本原理　是一种利用钟摆原理设计的交替摆动式行走器,即利用一个可交替摆动的 V 字形(又称人字梯形)铰链,作为共同的髋铰链将两侧的 KAFO 在会阴下方连接起来,通过患者重心的左右转移分别抬起一侧残肢,借助残肢的重力和惯性来实现两侧截瘫下肢的交替摆动、前移。

2. 结构特点　由左右两侧带膝关节锁的 KAFO 和一个 V 字形髋关节铰链构成,该 V 字形髋关节铰链是其关键构件。它与左右 KAFO 的内侧支条相连,保证两侧的 KAFO 可在矢状面进行钟摆式摆动,且限制侧向运动,有较好的侧向稳定性。其倒置的 V 字形结构,也有效地避免了双下肢之间的碰撞或纠缠(图 20-1-5)。优点是:髋关节铰链装在大腿内侧,没有笨重的骨盆装置,外观类似双侧 KAFO,重量减轻,容易穿脱。缺点是:髋关节铰链的轴心位置与生理髋关节不符,行走中髋关节缺少旋转运动。

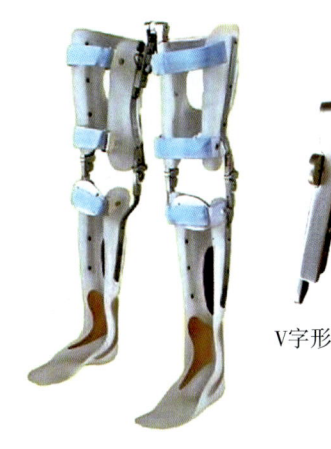

V字形髋关节铰链

图 20-1-5　Walkabout

3. 适应证　主要适用于 T_{10}~L_3 胸腰段脊椎裂、脊髓损伤的截瘫患者,也可用于较高部位脊髓损伤的不完全截瘫患者。

4. 禁忌证
(1)骨关节有严重畸形或骨质疏松者。
(2)脊柱不稳或腰段脊柱后伸、侧曲功能不良。
(3)双上肢肌力不够。

5. 适配要点
(1)两侧的 KAFO 根据患者的实际腿型和 KAFO 的装配要求进行制作,要保证站立时的稳定支撑。膝关节锁能牢靠锁定和方便打开。
(2)髋关节铰链应位于会阴下 2~3cm 处,特别是男性患者,应注意避免碰到生殖器官,而且还要考虑到不影响导尿装置的安放。
(3)髋关节铰链轴应与地面平行,且与行进方向垂直。
(4)两侧 KAFO 的膝铰链轴应处于同一水平高度。
(5)站立位具有良好的对线,并能稳定地坐在轮椅上。
(6)为加强悬吊,必要时可加装腰带。

(二) RGO 系统(RGO 及其改进型)

过去对于 T_5~L_3 节段的截瘫患者多采用髋

膝踝足矫形器（HKAFO），通过髋关节铰链将双侧膝踝足矫形器（KAFO）与硬式腰骶椎矫形器相连接构成，髋关节与踝关节带锁，踝关节采用固定方式。患者穿用矫形器进行行走训练时需将髋、膝关节锁定，再借助双拐，采取迈至步态或迈过步态，很是费力。1967年，加拿大的Motloch医生报道了用塑料矫形背心通过齿轮将双侧长腿支架相连以获得往复步态，并成功地用于脑脊膜膨出伴截瘫的儿童，称为往复式行走矫形器（reciprocation gait orthosis，RGO），后经Christinson将齿轮改为套管钢索。1978年，路易斯安那州立大学的Douglas矫形器师在Motloch医生的基础上与Fillauer合作，将此矫形器加以改进后命名为LSU RGO（LSU为路易斯安那州立大学缩写）。改进后的矫形器最初只用于儿童，至20世纪80年代中期开始用于成人。几年后，根据同样的概念，英国也设计了在膝关节处加有弹力装置并有髋膝同时解锁功能的ARGO（advanced reciprocating gait orthosis），使患者坐立时更容易。但ARGO结构复杂，且价格较昂贵，国内应用受到一定限制。1983年美国首先报道了路易斯安纳大学的交互迈步矫形器（LUS RGO）。这是一种能辅助T5节段以下截瘫患者实现独立地交互迈行走走的矫形器，是一项用于脊髓损伤康复的突破性的下肢矫形器新产品，从此真正建立了截瘫行走矫形器的概念。近年来，随着这一矫形器的推广应用及不断加以改进，多个改良品种，包括ARGO、IRGO以及奥托博克RGO等被陆续推出。

1.RGO系统的结构特点和作用原理 RGO是利用穿戴者自身的体能，在轻便助行架或拐杖辅助下实现行走的外骨骼式双足行走装置。

RGO的特点是不需要外部提供动力，没有驱动装置，结构简单。行走过程是靠身体前、侧倾，使处于摆动期的腿产生单摆效应，并通过连接两侧腿杆的联动助动钢索，相互驱动两侧腿实现交替行走动作。RGO系统由腰骶矫形器（LSO）通过两侧联动的髋关节铰链与双侧膝踝足矫形器（KAFO）相连接构成。它的特殊机械装置能使患者的髋关节在一侧屈曲状态下，另一侧能自动伸展。

RGO的功能是辅助站立、坐下和行走，增加消化系统活动，加速血液循环，防止肌肉萎缩，促进排尿，减少泌尿系统感染，提高生活自理能力。

（1）结构特点：RGO的核心构件，是由两侧的髋关节和将两侧髋关节摇柄并联在一起的传动索（或摇杆）构成的联动体，或称为联动髋关节。这一联动关节，保证了一侧髋关节后伸时带动另一侧髋关节前屈。RGO躯干部分由侧向支条、腰骶围托（或腰骶箍）及固定带组成，下肢部分由一对带膝关节锁的膝踝足矫形器组成，髋关节的上下支条分别将躯干部分和两侧膝踝足矫形器连接成一体，形成稳定体。为轻便计，两侧膝踝足矫形器通常不带内侧支条，踝足部分采用塑料制作的踝足矫形器（AFO）。站立时，该矫形器将膝关节和踝关节固定于中立位，允许髋关节在矢状面有一定的活动范围；坐下时，需将膝关节锁打开。

与传统的HKAFO相比，RGO有以下两个优点：一是节省体力，穿用RGO行走比穿用HKAFO行走消耗的体力大为减少，因而行走速度也相对较快；二是RGO的静态平衡好，使用RGO可以不借助其他辅助器保持站立平衡，这样患者就可以解放双手，从事一些其他活动。

（2）作用原理：RGO的原理是以髋骶部金属半环为杠杆支点，胸背部束带为力点。当患者将身体重心置于一侧下肢时，对侧上肢下撑，使对侧下肢离开地面，挺胸伸髋，施力于背部束带，则此下肢迈出一步。向前迈步的力量通过钢索传递到对侧肢体，转为向后蹬地的力量，同时前移拐杖，重心移向前侧方至对侧下肢，重复上述动作，迈出下一步。由于髋膝踝关节均已锁定，重心始终位于两足之间，因而双上肢除迈步下撑时用力外，大部分时间处于松弛状态，能量消耗低，故可步行较长距离和长时间站立。利用两侧髋关节的联动装置，当一侧髋关节后伸时带动另一侧髋关节前屈，反之亦然，从而实现两腿的交替迈步前行。

具体作用是：当身体向右前方倾斜，重心移到右侧使左脚离地时，配合身体的后倾、右侧髋关节后伸，通过传动索（或摇杆）带动左侧髋关节前屈，再借助患者残存的少许屈髋肌力，实现左腿向前迈出；接着，左脚着地后，再将身体的重心移到左侧，反向重复上述动作，并借助重力的惯性，实现两腿的交替迈出行走。由于 RGO 的两侧髋关节是相互关联、互动的，不同于 Walkabout 的自由摆动的 V 字形髋关节，因此将 RGO 称为交互迈步矫形器为宜。

当矫形器的髋膝关节均处于解锁状态时，患者可坐在床边、椅子或轮椅上。患者将膝关节锁定在伸直位后，借助助行器、肘拐或手杖，上肢用力下撑，同时身体前倾，使身体直立，此时髋关节即自动锁定。穿戴调整好的步行器患者，无需借助任何支持即可站立数十分钟，借用拐杖经训练后可在平地、草地及 10° 左右的坡地上行走，部分患者可上下台阶及短距离楼梯。

2.RGO 系统的主要品种

（1）RGO（reciprocating gait othosis）：RGO 这一交互迈步矫形器的设计思路最早由加拿大的 Wally Motloch 矫形器师提出。他在 1967 年报道了在由塑料腰骶矫形器和髋膝踝足矫形器组成的截瘫用矫形器中，采用齿轮将双侧髋关节相连以获得交互步态，即一侧髋关节后伸时带动另一侧髋关节前屈。由于齿轮产生过多的剪切力影响了传动效率，使得该矫形器在当时并不十分成功。后来莫特洛赫的同事，路易斯安那州立大学医学院的 Douglas Roy 于 1983 年成功地将此矫形器改由钢索传动，改进后命名为 LUS RGO（Louisiana State University reciprocating gait othosis）。这种采用两条带套管的钢索作为两侧髋关节联动牵引索的 LUS RGO，由于最早实用化，被简称为 RGO（图 20-1-6）。它的特殊机械装置能使患者的髋关节在一侧屈曲状态下，另一侧自动伸展，其功能是辅助站立、坐下和行走，增加消化系统活动，加速血液循环，防止肌肉萎缩，促进排尿，减少泌尿系统感染，提高生活自理能力，适用于全瘫、不全瘫、转移性骨髓炎、肌源性或神经性疾病，下腰部、骨盆、下肢需要支撑的患者。目前，这种采用两条挠性钢索传动的 RGO 多为采用单条挠性钢索传动的 ARGO 所取代。

（2）ARGO（advanced reciprocating gait othosis）：ARGO，即"高级 RGO"，是 1995 年英国 Steeper 公司在 RGO 的基础上改

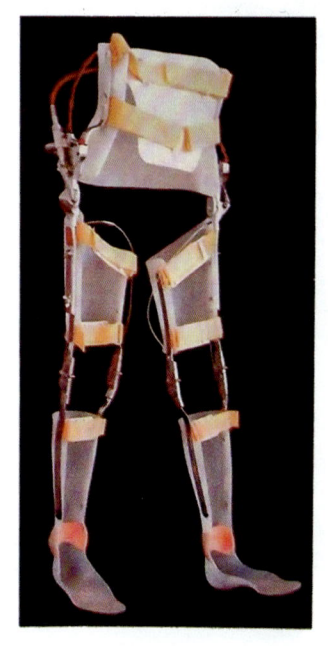
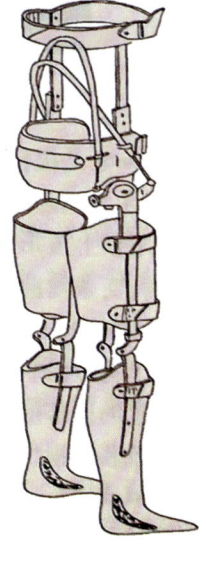

图 20-1-6 RGO

进后推出的。其主要改进是将两条连接双侧髋关节的传动索改用一条传动索连接，还去掉了下肢矫形器的内侧支条，从而减轻了矫形器重量，也给患者的穿戴使用带来便利。另外，在两侧膝铰链后侧装有气压助伸装置，可在从坐位站立时起到辅助膝伸展的作用（图20-1-7）。在ARGO的结构中设计有髋、膝联动的膝关节锁止机构。患者取坐姿时，膝关节可自由屈曲，站立时膝关节在气压弹簧作用下自动锁止。为保证安全行走过程中膝关节始终被闭锁，股骨与胫骨呈直线状，膝关节角αk=0，因此其步态辊图呈直棍状畸形。此外，由于膝关节不能屈曲，为避免摆动期足尖触地，身体需有较大的侧倾，致使行走姿态异常。国内通常将这种ARGO称为"环索式RGO"，它具有轻便、灵活的特点，常用于儿童或体重较轻的截瘫患者。

（3）IRGO（isocentric RGO）：直译为"等中心RGO"，由美国Fillauer公司生产，也是RGO的一种改进型，国内又称为"摇杆式RGO"。其特征主要是将装在背后的挠性传动索改用装在腰部的金属制弧形连杆，围绕中心轴一上一下地摇动控制两侧髋关节的一屈一伸。这种采用刚性杆传导机构的IRGO，相比采用挠性索传导机构的ARGO具有强度高、耐用性好的特点，更适合体重较大的患者使用（图20-1-8）。

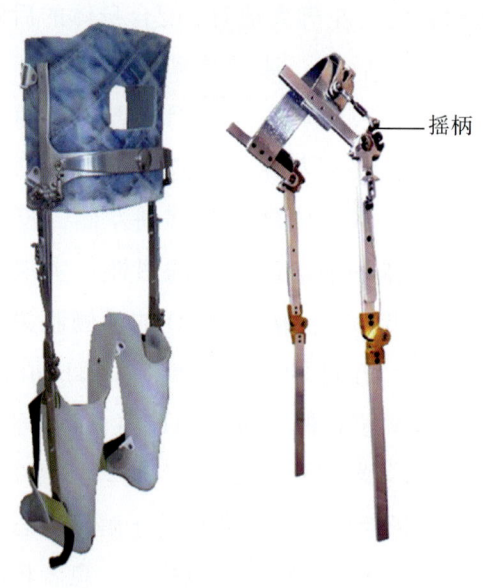

图20-1-8　IRGO（摇杆式RGO）

另外，挠性索的传动主要是靠牵拉，所以ARGO采用的髋铰链中连在大腿支条上的摇柄是位于髋轴前方的，拉动传动索时屈髋。而刚性摇杆的传动可拉可推，为便于装配，摇柄是位于髋轴后方的，推动摇杆时屈髋。也正因为挠性索的推动力微乎其微，采用两条传动索的RGO完全可以被采用一条传动索的ARGO所取代。

（4）双轴摇杆式RGO：是一种IRGO改良型，将转动中心在中间的单轴摇杆改为分别装在两侧的双轴摇杆。两个摇杆如同一对拐尺，下端用螺杆连接，我们不妨将其称为"双轴摇杆式RGO"或"双轴IRGO"。特点是，通过

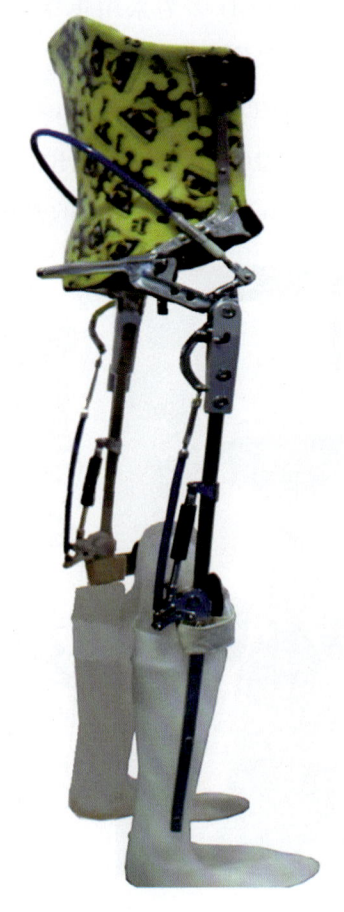

图20-1-7　ARGO（环索式RGO）

调节螺杆的长度可以改变躯干的俯仰角度，以更好地适应患者的状况和装配需要。这一产品，有膝部带气压助伸装置的，也有不带助伸装置的（图20-1-9）。

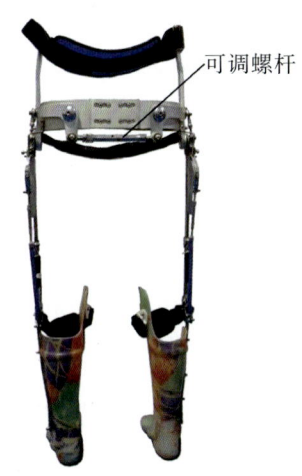

图 20-1-9　双轴 IRGO（双轴摇杆式 RGO）

（5）奥托博克RGO（Otto Bock RGO）：德国 Otto Bock 公司也相继开发出带助动机构的交替步态矫形器，并在ARGO基础上对髋关节机构进行了改进，增加了行走过程中不改变矢状面运动方向，但允许骨盆自然扭转15°的机构，以改善行走时人体的姿态。

Otto Bock RGO是德国奥托博克公司2003年推出的RGO系统。主要特点是在ARGO的基础上，两侧的髋关节采用了双轴结构，一个是在额状面保持水平的坐位轴，另一个是在额状面向下倾斜的行走轴（图20-1-10）。坐位轴铰链带有锁，坐下时解锁以便屈髋。向下倾斜时，与坐位关节轴有个35°夹角，使得屈髋向前迈步的同时还产生一个外展运动。根据这一行走轴向下倾斜35°的设计，当摆动腿随着骨盆的内旋向前迈步、足着地时，其外展角度将达到15°左右，而此时骨盆的内旋也大约为15°，二者正好相抵消，从而避免了因骨盆回旋带来的步履左右旋转，使双足交替着地时基本上保持了与行进方向的一致（图20-1-11）。这一改进，不仅使得步态变得平滑流畅、省力，也增加了矫形器的稳定性。根据奥托博克的产品说明书，这一产品主要用于8~12岁、体重最大至55kg的儿童，但国内也有体重不太大的成年人使用。

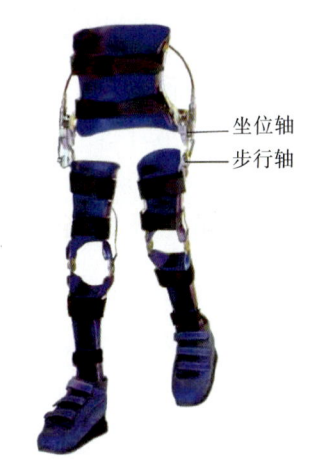

图 20-1-10　奥托博克 RGO

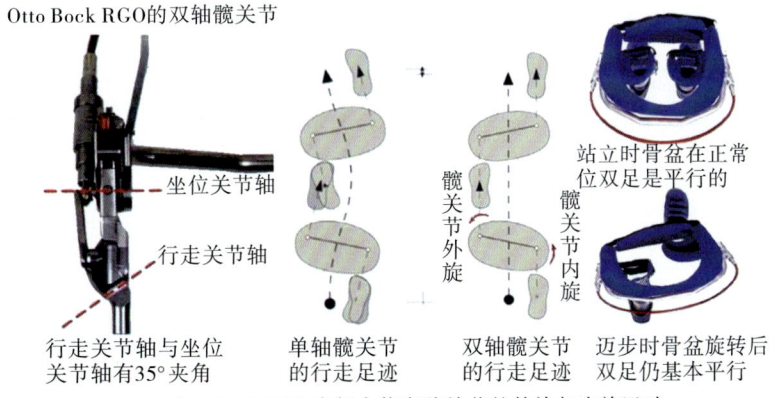

图 20-1-11　奥托博克 RGO 的双轴髋关节的作用

三、截瘫行走矫形器的临床应用与适配

最近几年，截瘫行走矫形器开始引起我国康复医学界和康复医生的关注。现在，多种截瘫行走矫形器已经在我国临床使用。在实际运用时，应根据各个行走矫形器相应特点、截瘫损伤平面的高度、功能状况及康复恢复状况合理地选择使用。经过矫形器师的精心制作和调试，并配合积极、正确、有效、系统的康复训练，一般患者都可以达到功能性行走。如配备相应生活环境设施，部分高位截瘫患者甚至可以达到生活自理。

（一）临床选用

对于截瘫的患者，可以应用助动型行走器辅助其行走，或用无助动的矫形器辅助其站立，以实现不同的康复目标。对于不同的脊髓损伤平面，可根据不同的康复目标选择装配相应的矫形器或行走器（表20-1-1）。

（二）RGO系统的适应证和禁忌证

适用于全瘫、不全瘫、转移性骨髓炎、肌源性或神经性疾病，下腰部、骨盆、下肢需要支撑的患者。对于截瘫患者而言，主要适用于T_5~T_8胸段脊椎脊髓损伤的截瘫患者，也可用于T_4的不完全截瘫者。

1. 适应证

（1）有站立、行走的愿望和要求，能配合进行训练。

（2）上肢力量足够。

（3）能保持平稳的坐姿。

（4）体重在合理范围内。

（5）能从床上转移下来。

2. 禁忌证

（1）对矫形器的可行性不了解或期望值不现实。

（2）脑瘫，运动感觉混乱，或其他不适合站立者。

（3）上肢肌力弱、运动功能欠缺，不能支撑助行架者。

（4）脊柱在额状面和矢状面活动性差，或脊柱侧凸、后突畸形。

（5）髋关节脱位或髋关节屈曲挛缩超过20°、屈髋<45°，下肢扭转畸形或膝关节屈曲挛缩超过15°、屈膝<30°。

（6）过重、过胖，超出矫形器设计限制。

（三）心理康复

创伤后，患者身心受到严重打击，因此，在手术及药物治疗的同时应积极开展心理治疗，以增强患者战胜疾病的信心。可以让患者及家属观看有关患者戴用截瘫步行器进行室内

表20-1-1 脊髓损伤平面与截瘫行走矫形器的选择

脊髓损伤平面	无助动行走器或矫形器及康复目标	助动型行走器或矫形器及康复目标
T_1~T_5	应用有骨盆带的KAFO及腋拐进行站立训练	应用ARGO及肘拐进行站立训练或训练性行走
T_6~T_{10}	应用有骨盆带的KAFO及腋拐进行训练性行走	应用ARGO及肘拐进行社区近距离实用行走
T_{11}~T_{12}	应用有骨盆带的KAFO及腋拐进行室内实用行走	应用ARGO及肘拐进行社区实用行走
L_1	应用KAFO及腋拐进行室内实用行走	应用ARGO及肘拐进行社区实用行走
L_2	应用KAFO及腋拐进行室内或社区近距离实用行走	应用ARGO及肘拐进行社区实用行走
L_3~L_4	应用AFO及肘拐进行社区实用行走	无须应用助动型行走器
L_5~S_1	应用AFO或FO及单拐进行社区行走	无须应用助动型行走器

外活动及体育比赛的图片及录像。对不完全截瘫患者，告知其在自身肌力尚未恢复之前早期开始用截瘫步行器可减少肌肉萎缩、关节屈曲挛缩、褥疮及其他合并症的发生并促进肌力的恢复。对久坐轮椅或卧床而期待步行器可使其恢复与正常人相同功能的患者，要使其了解截瘫步行器需借用上肢及躯干力量，且因需要将下肢各关节固定，步态较为僵硬，上下楼尚有一定困难等等。总之，针对不同患者的心理状态应做不同的解释工作。

（四）RGO 装配技术

1. 工艺要求

（1）制作 RGO 的金属部件多为半成品，应根据患者的骨盆宽度、腰围、身高、体重等加以选配；有的关节件是预装好的，为了确保关节机械装置的安全性，请不要随意拆动。

（2）两侧大、小腿的围托、支条及足托，应按照 KAFO 的装配要求进行制作，要保证站立时的稳定支撑，坐下时顺利、自然。

（3）膝关节锁能牢靠锁定和方便打开，带气压助伸装置的要根据体重将压力调节适当。

（4）两侧髋关节处应与大转子保持 1.5~2cm 的间隙。

（5）躯干部的腰骶围托可用热塑板材模塑成型或用合成树脂抽真空成型定制。为了便于屈髋，连接躯干部的支条可向腹侧倾斜近 10°。

（6）髋关节铰链轴应与地面平行，且与行进方向垂直；两侧 KAFO 的膝铰链轴应处于同一水平高度。

（7）用于两侧髋关节交互传动的导索或摇杆，能可靠地调节到有效位置。

（8）大腿内收肌和会阴部，以及骨突起处避免受压；胸腰部固定牢靠。

2. 操作步骤

（1）制作踝足部：按照测量、取型、修型、热塑成型的工艺，用 PP 板制作截瘫行走矫形器的踝足部。注意加强踝部。保持患者踝关节中立位，取双小腿管型石膏模型（阴模），将石膏粉浆灌入阴模内制成阳模。修整阳模，在内外踝、足跟后部及腓骨小头处各垫高约 5mm，磨光阳模，用 5mm 厚的合成聚乙烯（Coporlimor）以真空负压热成型法制成双侧踝足矫形支具（AFO），冷却 12h 后取下并修磨，使之与患者小腿及踝足相适应。

（2）画图取样：让患者仰卧，双脚分开。从腋下到脚画出患者外侧轮廓图，标记出大转子、膝关节点、踝关节点的位置。测量大转子、腰和胸部的宽度。测量盆骨、腰部的围长。

（3）弯制骨盆箍：在大转子下 2cm 处弯制骨盆箍。注意骨盆箍后部应垂直于水平面。其两端形状对称。

（4）弯制支条：根据图形弯制大腿外侧支条和躯干侧向支条。

（5）组装：按照说明书的装配图，组装髋关节及导索，并固定在骨盆箍上。同时将踝足部连接到外侧支条上。注意双导索应相互平行，两侧髋关节、膝关节高度一致。

（6）紧固：将所有连接处的螺丝、铆钉固定。

（7）适配：试样前进行工作台对线检查。试样中进行适合性检查、静态和动态对线检查。检查骨盆箍与患者臀部是否适配；患者皮肤有无受到矫形器压迫。对有压疮的患者，可在局部加厚衬垫，避免患部受力。最初佩戴截瘫步行器时，应注意身体各关节是否与步行器的关节等高，有无皮肤受压，特别是内外踝及骶部皮肤。对有褥疮的患者，可在局部加厚衬垫避免患者受力。调整矫形器的目的是使患者在无拐杖支撑情况下能平稳站立。久坐轮椅的患者站立时有后倾习惯，可通过加厚鞋跟高度，调节前后钢索张力及胸背部束带松紧度等方式使患者全脚着地。全身肌肉放松时，身体应垂直于地面。出现身体侧方倾斜时，可通过延长或缩短一侧步行器的长度或改变步行器的内收外展程度加以平衡。调整过程中，患者应借助落地镜观察自己的站立和行走姿势。

（8）功能训练：根据患者截瘫平面及身体状况，可选用助行器、肘拐或手杖以帮助患者行走。根据患者具体情况，训练时间一般为数日至数周。

3. 技术要点

（1）两侧髋关节等高、同轴，关节面应相互平行。

（2）两侧膝关节等高、同轴，关节面应相互平行。

（3）髋关节与膝关节轴线平行。

（4）侧向支条位于腋中线处。

（5）严格按照有关的对线要求，进行矢状面、额状面对线检查。

（6）制作过程中在考虑鞋的有效跟高的前提下，略成跖屈角度。

四、截瘫行走矫形器的功能训练

对于截瘫患者，因其运动功能丧失严重，要想借助行走矫形器实现重新站立、行走，在矫形器装配前、后进行针对性的康复训练是十分必要的。装配使用行走矫形器的成败，很大程度上取决于训练效果的好坏。实践证明，经过严格的训练后，可使患者恢复较有实际意义的挂拐（双肘拐）行走功能，并使患者的日常生活活动能力大为提高。但需注意，无论是矫形器装配前还是装配后的训练，都必须在治疗师的指导、监护下一对一地进行。训练中要循序渐进、经久强化，要保证患者安全，并给予必要的心理辅导。

（一）矫形器装配前训练

训练的目的是增强肌力和体能，提高运动和平衡能力，为使用行走矫形器创造条件。训练内容包括增强心肺功能，抑制痉挛，增强上肢及躯干肌力，诱发下肢肌力和肌耐力、ROM（关节活动度）、平衡功能、运动协调能力、站立、体位转移等方面的运动训练。同时进行其他综合康复训练和治疗，包括下肢CPM（持续被动运动）治疗、理疗、针灸、心理治疗等对症支持治疗。对新鲜外伤患者，术后配戴胸腰骶矫形器（TLSO），早期进行上肢力量训练；条件许可时，应坐于床旁，两足下垂以防止突然站立引起体位性低血压。对截瘫后已有轻度关节挛缩的患者，可利用手法按摩及理疗等，使髋、膝、踝关节恢复接近正常的活动度。为了能够借助助行架或拐杖练习行走，要特别强调上肢肌力增强训练，如三角肌、胸大肌、肱二头肌、肱三头肌和背阔肌的肌力训练，及各肌群间的协调与协同性收缩能力的训练。在训练中重点做好以下训练：

1. 站立训练 在站立床的辅助下进行每天2次，每次1~2h，以增强心肺适应能力和促进下肢血液循环。对长期卧床的患者，此项训练尤为重要，可防止体位性低血压。

2. 被动关节活动度训练 治疗师帮助患者进行髋关节、膝关节、踝关节等被动关节活动度练习，尤其要重视被动伸髋训练。

3. 上肢肌力训练 利用哑铃和沙袋进行三角肌、肱二头肌、肱三头肌、背阔肌等肌肉的抗阻训练，每天4次，每次15~25min，以增强上肢肌力。

4. 平衡、转移训练 在治疗师的指导下进行翻身起坐、直腿坐位平衡训练及正常坐位平衡、转移训练。根据患者的个体差异制定运动处方，一般依据训练时患者的心率及次日患者的疲劳恢复情况进行运动处方的调整。

（二）矫形器装配后的功能训练

配戴行走矫形器后，除强化装配前的训练外，应重点进行有针对性的平衡、行走步态训练以及 ADL（日常生活活动能力）训练。训练的内容包括：

1. 矫形器的适应　穿戴行走矫形器的最初 1~7d 应进行矫形器的调整，并及时纠正患者不正确的姿势，使患者尽快适应矫形器，并达到在无拐杖支撑下能平稳站立。

2. 穿、脱矫形器　穿脱行走矫形器对患者的坐位平衡、腰腹肌力量及动作的协调性要求较高，多数患者需经过一段时间的练习才能自行穿脱。通过练习，应使患者达到独立、熟练地完成矫形器的穿、脱。

在使用训练前，应向患者介绍截瘫行走矫形器的工作原理，演示穿脱和使用方法。在患者熟悉后，方可进行穿脱训练。穿脱训练对患者的坐位平衡、腰腹肌力量及动作的协调性要求较高。

穿脱方法：患者坐床边，双膝关节伸直，矫形器放在患者身边。患者一手放在矫形器的髋关节水平处，然后双上肢支撑身体平移至矫形器中，将双足放入 AFO 中。打开膝关节锁，使双腿可以在床边摆动，调整坐姿。

脱下矫形器的方法与穿戴的步骤相反。

3. 站起和坐下　结合助行架进行训练。站起前注意双足尽量前伸，双手支撑时骨盆快速后倾，站直后注意锁定膝关节。

穿戴矫形器站起的方法：患者臀部前移，坐在床沿上，双足平放于地面。躯干前倾，屈曲髋关节，将身体重心放在双足前方。双手扶持助行架，依靠双上肢向下支撑的力量缓缓站起。锁住髋关节，躯干后伸，促使膝关节伸展，锁住膝关节。

穿戴矫形器坐下的方法：患者用一只手支撑在助行架上，另一只手打开同侧髋关节锁。交替双手，打开对侧的髋关节锁。治疗人员将两侧膝关节锁打开，用手扶住患者双膝，助其安全坐下。注意打开膝关节锁后立即用手支撑稳定，防止跌倒。

4. 平衡训练　包括平行杠内平衡训练和挂拐平衡训练。此时主要进行实用的动态平衡训练，包括闭眼站立、转体、抛接球、躯干向前向后移动的控制、用拐杖在前后向或外向受力时保持平衡的方法等，重点在于前后方向的平衡能力训练。

让患者穿戴矫形器双手扶着平行杠训练站立平衡。注意纠正患者不良的站立姿势。然后逐渐过渡到单手扶杠，甚至不用手扶杠站立。待患者能自如站立后，训练患者站立时上肢的自由活动。

5. 平行杠内的迈步移动训练　在行走训练前，应先向患者解释矫形器的工作原理，演示行走的方法。开始行走的关键是培养正确的步态，让患者自己体会穿着矫形器行走的方法。根据步行器工作原理，治疗师站立于患者身后。开始时用手握腰骶部金属半环，协助患者完成迈步动作。当患者基本可以自行迈步行走并保持平衡后，改用一宽束带，松松地围在患者腰间，手握束带保证安全，仅用语言纠正患者动作而不干扰患者动作。

先让患者在平行杠内进行行走训练。在患者能够在平行杠内安全行走后，应尽早开始扶持助行架的行走训练。

让患者穿戴锁定膝关节的矫形器站在平行杠内，先练习重心转移、提髋和骨盆旋转，再练习迈步移动。迈步时，利用腰腹部的残存肌力，身体向侧前方倾斜使重心转移到支撑侧（此时踝关节应有 5°~10° 的背屈），使摆动腿离地，接着再通过躯干和骨盆的后倾、旋转，带动摆动腿向前迈出。然后将重心转移到迈出侧，使另一侧离地，再借助重力和惯性，并配合骨盆的旋转、后倾使之向前迈出，从而实现交替迈步移动。

当患者有失去平衡的倾向时，切忌拉患者手臂，因为患者用拐杖多半可以自行恢复平衡，如牵拉患者手臂，反而破坏了患者保持平衡的能力，容易跌倒。患者因足底没有感觉，在行走时总想低头看自己的脚，治疗师应解释步行器工作原理，说明低头会影响向前迈步。允许患者在结束迈步后低头观察步幅的大小。最好在开始时由镜内观察自己的动作。治疗师在患者行走时，注意保持与患者语言联系，随时鼓励患者，纠正患者的错误动作，让患者知道有人紧随其后，从而放心地训练。

6. 四点步行走训练　　训练时，先在较高大的、带轮的行走架中做减重、被动地较快行走，让患者尽量跟上节奏，体验行走的感觉。然后，在平行杠内逐渐加大步幅及步频，注重协调性和平衡能力的提高，再逐步从平行杠过渡到小的助行架，再到拐杖行走。

7. 摆过步行走训练　　如患者能较好地控制骨盆，掌握了较高的平衡技能，则可由四点步过渡到步速较快的摆过步训练。先在平地上练习行走，再进行上下坡、上下台阶及跌倒爬起的练习，让患者逐步达到在拐杖的辅助下安全行走。

8. 步态训练　　在患者熟练掌握助行架行走后，可以尝试使用肘拐行走。与助行架相比肘拐能够提供更快、更有效率的步态，适合在不平坦的路面上行走。使用肘拐行走的前提是，患者必须具有良好的平衡能力。从使用助行架过渡到使用肘拐时，可以在平衡杠内先训练一手扶杠，一手用肘拐行走，然后训练用两只肘拐行走。当患者可以在室内平地上自由行走后，天气好时可去室外。应鼓励患者在社区行走，体验真实的日常生活，增强行走的实用性。还可以尝试训练患者穿着矫形器上下坡和台阶。

如病情允许，尽量让患者自己完成穿、脱矫形器的工作，治疗师只进行示范指导，尽快让患者独立。每次穿用矫形器后均要求患者自己检查皮肤易受压部位，发现问题及时处理。

五、截瘫行走机器人及其应用

截瘫行走机器人研究与应用广泛，在巴西世界杯开幕式上，一名巴西瘫痪少年在脑控截瘫行走机器人的帮助下，为世界杯开出了第一个球。

（一）截瘫行走机器人概述

1. 截瘫行走机器人的定义　　用于截瘫患者使其能够行走的机器人称为截瘫行走机器人，它是用外部动力完成行走活动的康复辅助器具。它的基本条件是靠外力驱动关节的活动，而且必须有反馈机制使各个动作协调一致。其称谓目前国内外很多，如可穿戴式下肢机器人、外骨骼式行走器（exoskeleton walking device）、行走机（walking aid）、外骨骼康复机器人、外骨骼机械套装等，实质上是一种基于行走机器人技术（biped robotics）的特殊功能性行走装置。主要作用是：以恢复功能为目的，辅助临床性下肢运动功能障碍者进行行走训练和以功能代偿为目的，作为完全性下肢瘫痪者的代步工具，使其摆脱轮椅，实现站立和独立行走。截瘫行走机器人基于仿生原理进行设计，结合人体工程学，能舒适地穿戴于患肢，每个自由度在机器人上都对应一个单独驱动装置。因此，可以确保其运动与人体自由度运动同轴，可以实现更自然有效的康复训练。

2. 截瘫行走机器人的沿革　　出于对重要运动功能障碍者康复方法的重视，人们很早就开始对康复用行走机进行研究。1883年Wangenstein提出了气动外骨架截瘫行走机器人的设想或幻想。20世纪40年代，苏联系统运动控制学说创始人Bernstein提出了用于行走康复训练的双足行走机械的概念。1956年Battyke等研究了可控矫形器。1960年，美国国防部和康奈尔宇航实验室进行了许多可行性研究。1969年，前南斯拉夫普宾研究所（Mihail Pupin Institute）以Vukobratovic为代表的学者发表了一系列关于截瘫行走机的论文和专著，并制成多种试验装置，其中包括气动和电动式行走机。由于当时电子技术的发展水平限制，控制系统比较复杂，装置比较庞大，实用性受到一定限制。1966—1971年通用电气公司研究了内外双骨架，内架跟随肢体自然活动，外架用液压系统增强。1982年在麻省理工学院会议上提出执行元件是截瘫行走机器人研究的难点，因为很难获得高效、高功率密度、可穿戴的执行元件。

20世纪后期，由于现代设计方法、微电子技术和信息技术、神经工程技术的快速发展，许多发达国家的学者在动力式步态矫形器和行走机的研究开发方面给予了极大重视，发表了一系列有价值的论文，并以现代高新技术为依托，研究开发了一系列创新型研究成果和产品。2000年实用的上肢机器人开始出现。2004年德国Hessen公司推出一种供卒中患者和早期不完全脊髓损伤患者使用的机器人。但使用者认为该装置的下肢姿势控制能力很差，操作困难，仅仅依靠马达驱动改变足的位置，而无法充分稳定躯干和腿，对于脊髓行走模式发生器较少有生理性传入刺激。

2000年以来，截瘫行走机器人的研究得到了极大发展，现已有一些截瘫行走机器人在临床上应用。如美国的LOCOMAT系统和日本的HAL系统。前者主要目标是用于治疗机构和训练，后者目标是用于家庭训练和实用。我国在机器人产业发展十三五规划中，特别提出了"开展智能假肢与外骨骼机器人在行动障碍人群中的试点示范，大力推进服务机器人在医疗、助老助残、康复等领域的推广应用"，由此可见医疗康复领域中的机器人技术研究得到的了国家政策支持与肯定。

3. 截瘫行走机器人的基本要求 截瘫行走机器人的驱动器应满足体积小、轻便、低功耗、大功率输出等要求，同时具有响应快、低惯性、高精度和高安全性等性能。为了实现柔性外骨骼设备的可移动性，需要体积小、重量轻、效率高、清洁环保的新型配套能源技术。而且，要实现整个截瘫行走机器人的柔顺控制，需要快速的信息传感技术获取所需的控制信息，并对多信息进行高效快速融合，发出控制指令；需要尖端的人机耦合接口技术，实现操作者和截瘫行走机器人之间的数据和信息双向传递，在感知层和执行层分别实现人和机器的统一；需要研究基于"人机一体化"思想的控制策略，研究人的智慧在整个控制系统中的作用，充分考虑人在整个控制环中的影响，建立全新的人机智能系统控制理论，建立人与截瘫行走机器人之间任务的合理分配规则研究，根据人和截瘫行走机器人各自的优势，进行任务分配。截瘫行走机器人需要具有良好的可穿戴性，因此截瘫行走机器人的机械结构和自由度分布应与人体运动关节结构和自由度相匹配，同时还可非常方便地根据不同穿戴者的体形和身材进行调节。制造材料也要轻便，但必须具有足够的强度和韧性，同时不会影响穿戴者的健康。

4. 截瘫行走机器人的代表性产品 图20-1-12所示截瘫行走机器人是日本筑波大学cybernics lab开发的HAL-5（Hybrid Assistive

Limb），该产品技术比较成熟，已经开始应用于临床。其采用角度传感器、肌电信号传感器和地面接触力传感器等设备来获得外骨骼和操作者的状态信息，同时拥有混合控制系统，包括控制身体姿态的自动控制器以及舒适助力控制器等，保证了截瘫行走机器人关机运行与人体下肢肌肉运行的一致性。

境，针对不同患者在不同外界环境下的控制方式不同及人体工程学和人体生理学结构，合理简化复杂的人体肢体、关节等运动结构，设计符合人体运动学规律的行走辅助装置，防止对人体造成伤害。

2. 智能系统控制技术 在人体行走步态、运动平衡机制研究和人机耦合动力交互研究基础上，针对不同中风偏瘫患者在不同外界复杂环境下设计位置、力场、人机协同等多种行走辅助控制策略。

3. 柔性截瘫行走机器人 柔性截瘫行走机器人需要能够自适应人体复杂生理学结构和运动规律，同时允许由于个体尺寸差异导致的机构尺寸参数的变化，防止人机耦合运动的不匹配造成对人体的伤害。柔性截瘫行走机器人主体的制造采用轻型、高强度合金材料，部分关键零件采用弹性材料。

（三）截瘫行走机器人的基本构件

机器人本质上是生物机械电子系统。它由执行元件、感知元件和控制元件组成。执行元件负责行走功能；感知元件负责人机交流，也就是感知人的躯体状态和人的运动意愿；控制元件负责运动感知的输入和运动指令的输出，通过计算机编程和程序实现对运动的控制。

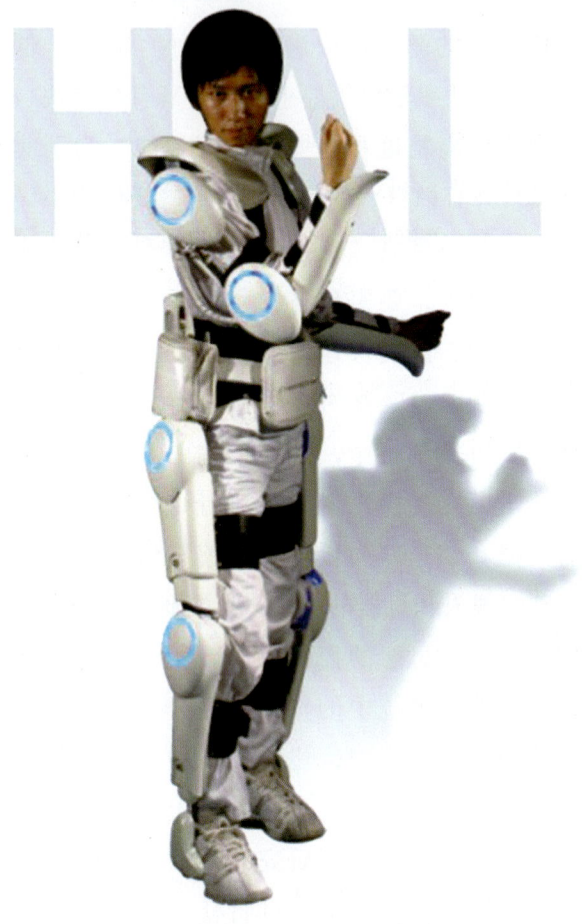

图 20-1-12 截瘫行走机器人

（二）截瘫行走机器人的基本原理

截瘫行走机器人的基本原理是让下肢残障者穿上一种可以辅助其下肢进行运动的"机械腿"，通过控制该"机械腿"的运动带动下肢残障者实现行走，具有设计简单、易于控制等特点。

1. 结构 国内外的行走辅助系统多采用传统的关节串联连杆机构，系统必须考虑中风偏瘫患者个体的生理情况和外界复杂多变的环

1. 执行元件 每个关节都有一个执行元件，或称为动力元件。对执行元件的基本要求包括：①执行活动与控制系统设立的参数要一一对应，此种对应不一定十分严格，但是基本上必须是线性的；②执行元件的稳定性良好，不受外界干扰；③执行元件必须是安全的，受人机界面控制。

对执行元件的具体要求是：①功率密度，即单位体积能够提供最大功率；②每个周期的功率密度，即每个动作周期单位体积能够提供的功；③带宽，即执行元件的时间常数；

④效率，即输出机械能量对于输入电能的比值。效率愈高则电能的需要量愈低，电池的使用寿命愈长。

（1）外骨架：截瘫行走机器人的外骨架材料是镍铬合金，并用塑料、尼龙搭扣带附着于肢体。球囊、泵、电池等执行元件固定于外骨架。外骨架含每条腿的膝关节和髋关节，在关节上安置角度计，测量关节角。每个关节都有限制器防止过伸过屈。在驱动目标关节的伸肌和屈肌上置放两个传感器以监测肌电活动。每个传感器有两个电极和一个放大器，测量人的关节屈肌和伸肌肌电活动，以估计肌肉的活动。骨架需要与肢体贴附，与肢体长度和形状匹配。外骨架与人的接触必须保证使用者的舒适，需要感知机器人作用于人体的压力和张力等。

（2）模拟肌肉：机器人以滞留步进电机的正转或反转模拟肌肉的收缩和放松，直接控制肢体的适当角度。优点是控制灵敏度高，延时少，结构简单。

（3）电池：无论是空气压力控制的气泵还是液体压力控制的液泵都需要电池供给能量，行走电机更需要电池供电。电池的容量越大，一次充电的工作时间越长，越方便使用。目前使用时间长的一次充电可以工作20h。

2. 感知元件　人的表皮有自由神经末梢感知温度和疼痛；梅氏小体感知速度和轻触；真皮有麦克尔盘感知压力和震颤，特别是5~10Hz的低频率震颤；鲁菲尼小体感知压力和皮肤牵张；皮下有环层小体感知压力变化、加速度和200~300Hz的高频震颤；压觉和力觉本质上是位移觉，感知皮肤的变形；肌肉、关节和肌腱等有本体感受器感知躯体的状态，产生位置觉、运动觉和力觉。截瘫行走机器人至少有以下一些感觉器：

（1）位置和位移感觉器：采集的是运动学参数，测量给定关节或节段位置或位移的信息。在工程上实现位置感知，只需要将传感器固定在关节侧面或躯体适当位置即可。

（2）速度、方向和位置感觉器：调节平衡或行走时需要运动，以达到需要的新的身体位置。运动需要恰当的速度，过与不及都不能达到预期目的，因此运动速度和加速度的感知很重要。现代采用微电子机械惯性传感器。

（3）加速度传感器：测量躯体或肢体的运动加速度。采用压电传感器或电容传感器，在一个元件内可以制作三维传感器。

（4）角度计：测量关节的运动。在关节两臂之间连以一个或两个电阻应变式传感器。

（5）肌肉硬度传感器：肌肉硬度也就是肌肉的弹性，是肌肉收缩程度的函数，需测量肌肉的应力应变关系。不完全截瘫患者行走时，需部分依赖患者自身的肌肉收缩，然后用外力补充自身肌力的不足。自身肌肉收缩的程度如何，需要补充多少外力，可以根据肌肉的硬度感知。

（6）张力传感器：主动或被动（外力）收缩时肌肉力量大小的另一个更加直接的参数是感知肌肉的张力。张力计可以串接、植入或贴附于肌腱。尺寸可以小到$0.11cm \times 0.1cm \times 0.1cm$。

（7）本体感觉传感器：本体感觉包括关节位置和运动觉等。即使在完全截瘫患者行走时，这些肌梭肌腱上的本体感受器仍然工作。可以将这些本体感觉的上行冲动直接从周围神经中分离出来，送入控制系统使用。也可以从皮肤表面提取神经信号，直接输入计算机进行分析综合处理。

（8）肌电传感器：不全截瘫患者行走时力量可以部分来自患者自身肌肉的收缩，肌肉收缩的时机和程度可以植入电极或表面电极感知。

（9）脑电传感器：脑电传感器的作用包括：一方面周围的感知信号不论在周围或脊髓已经或未经处理，都可能进入大脑，在脑电中检出，供综合控制使用；另一方面截瘫患者行走有其自己的意愿，最好循意执行。现代的控制学可以用意念控制机器，用意念控制机器人也会成为可能。可以在头皮提取脑电发出的通过周围神经执行的信号，也可以在周围的皮肤表面提取该信号。

（10）地面反应力传感器：行走时的足底应力是判断步态适当与否的重要依据，其感知原理简单。

3. 控制元件 机器人既是输出的装置，又是输入的装置，既要输出力量，其力量又要依从于人的意志、人的所需，补充人力之不足。机器人的人机交流和控制包括两个界面，一个是物理界面或者躯体界面，一个是认知界面。物理界面将机器人作为人的躯体局限的补充工具，使身体的功率和机器人功率结合，达到执行的要求。因此需要考虑人机之间的力和压力、人的感觉和反应。

最简单的行走也包括大腿、小腿和足的协同运动，至少涉及髋、膝、踝关节，每个关节又有1~3维的活动，涉及数十块肌肉。使这些肌肉协同运动十分复杂，再加上行走时下肢必须与上肢和躯干的活动配合，使这些运动需要符合躯体当时的状态、周围环境和个人的运动意志。因此需要采集的信息很多，需要及时综合，并决定采取相应对策，这就是人机对话，必须用快速的计算机和适当的算法。现代又增加了机器人与操作人的交流，包括躯体和认知的交互作用。机器人由小型计算机控制，其设计和编程由工程师们研究，临床医生难以深知。

（四）截瘫行走机器人系统设计

截瘫行走机器人系统设计可以划分为机械本体设计和运动控制策略两部分。

1. 机械本体设计 应综合考虑患者的病情特点、实现功能、训练模式、安全舒适性等，提高训练动作的种类，增大动作幅度，积极探索新材料技术在康复机械中的应用，使机械更加简洁轻巧，穿戴起来更加舒适。

2. 运动控制策略设计 运动控制策略设计是目前的一个难点，因为截瘫行走机器人是一个具有时变、强耦合和非线性的动力学特征的系统，加上患者在行走过程中因肌张力的变化、肌肉痉挛等造成的环境不确定性，其控制十分复杂。如果控制系统不稳定，会给疾病部位造成二次损伤。截瘫行走机器人运动控制策略从控制手段主要分为：力控制策略、力场控制策略及生物电信号控制策略。运用力传感器是直接检测机器人同疾病部位之间的相互作用力并对之进行控制的力控制策略，是机器人辅助截瘫行走运动控制中应用最广泛的一种控制策略。力位混合控制和阻抗控制又是其中最为常用的两种方法。

（五）截瘫行走机器人的技术研究

1. 国外截瘫行走机器人的技术研究 在所有的下肢康复设备中，截瘫行走机器人最为灵活、先进，它通过帮助患者完成日常生活活动来实现下肢的康复训练，如直立行走、上下楼梯和上下坡等。市场上的产品有以色列的Robotics公司的Rewalk系列、美国Berkeley Bionics公司的eLEGS、美国Ekso Bionics的Ekso GT、日本Cyberdyne公司的HAL、新西兰Rex Bionics公司的REX、法国的巴黎第六大学的MONIMAD。辅助起立式截瘫行走机器人主要是在患者起立或坐下的运动过程中提供支撑并保持平衡，训练下肢由坐到站或者由站到坐的运动功能。由于美、日等国起步早、学科资源丰富，截瘫行走机器人研发成就不少。日本筑波大学研发的版本到2016年已经历5代产品更迭，日本有150家左右的医院已累计租借过330套截瘫行走机器人；以色列研发的截瘫行走机器人已经在中国进行销售，用于截瘫患者下肢辅助行走。

（1）美国的LOCOMAT系统：包括上肢、下肢和站立床。上肢商品名为Armeo，下肢商品名为Lokomat，站立床的商品名为Erigo。Lokomat是目前报道最多的带动力的行走矫形器，包括与患者体形匹配的钢架，用尼龙搭扣固定在大腿和小腿，有两侧髋和膝关节，关节用线性马达（步进马达）驱动，行走速度接近正常人行走（3.5km/h），驱动力和患者自身保留的运动能力匹配，达到生理性步态。适用于脊髓损伤、颅脑外伤、多发性硬化、小儿脑瘫等的运动康复治疗。

（2）eLEGS：伯克利仿生技术公司以美国国防高级研究计划局（DARPA）设计、洛克希德－马丁公司制造的的HULC截瘫行走机器人模型为基础，研制出一种由电池提供动力的截瘫行走机器人，这种截瘫行走机器人可以帮助截瘫患者摆脱轮椅，自由行走。这种截瘫行走机器人被命名为"eLEGS"（图20-1-13），由一个机械框架组成，机械框架通过拐杖进行控制。该机器人通过一套拐杖"阅读"使用者的手臂姿势，模拟人类的自然步态，令截瘫患者站起来。拐杖中含有传感器，向前移动右拐杖，则左腿随之向前移动，反之亦然。"eLEGS"系统的电池能够保证使用者行走一整天，电量用完后需要换下来充电。在"eLEGS"截瘫行走机器人上，有一个粘扣带、一个背包式的夹子和肩部背带，任何人都可以在一两分钟内迅速穿上或脱下。这种截瘫行走机器人很薄、很轻，操作起来很容易。伯克利仿生技术公司首席执行官埃瑟尔·本德尔说："今天，我们为那些脊髓受伤的人带来了希望。'eLEGS'将帮助他们摆脱轮椅，重新站立起来，自由行走。"在2010年10月举行的一场发布会上，瘫痪已18年的截瘫患者阿曼达·博克斯特尔演示了"eLEGS"截瘫行走机器人的使用方法。博克斯特尔表示，"每走一步，我的信心就增强一倍。这是一种真正的解放。我常年坐在轮椅上，感觉处处低人一头。现在，我可以看到整个世界。"博克斯特尔介绍说，使用截瘫行走机器人行走，可以帮助患者随时随地进行复原。"这种设备对于肢体复原很有好处。从长期来看，它也将是一种可预防性的措施。"

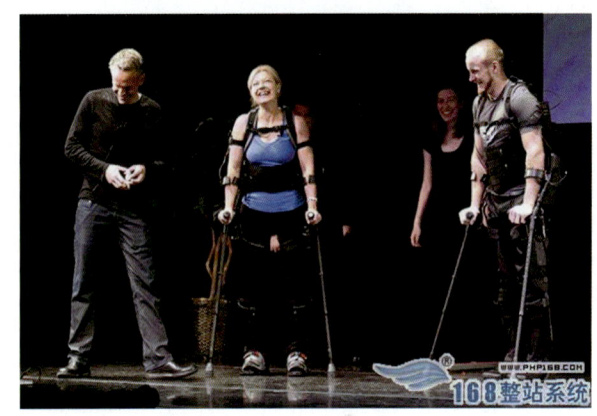

图20-1-13　eLEGS下肢助力截瘫行走机器人

（3）日本的HAL系统：HAL系统是由日本筑波（Tsukuba）大学的三阶义敬教授发明的，Cyberdyne公司生产的名为HAL（hybrid assistive limb）的机器人系统（图20-1-14）。

HAL是一种混合杂交系统，高度1600mm，全重23kg，驱动电池工作2小时40分钟。肌力放大达到10倍。HAL机器人套装的工作原理是，患者穿上该套装后，通过感知元件感知人体表面的电信号，通过控制元件的整合，发出指令驱动安装在相应部位的电动马达，辅助患者完成行走的动作。HAL的功能包括由椅站立、行走、转弯、停止、上下楼梯、持重和提重等，使用环境包括室内和室外，成功地实现了截瘫患者自主行走的梦想。HAL机器人系统现已在日本的一些康复中心为残疾人所用，它具有重量轻、易操作的优点。

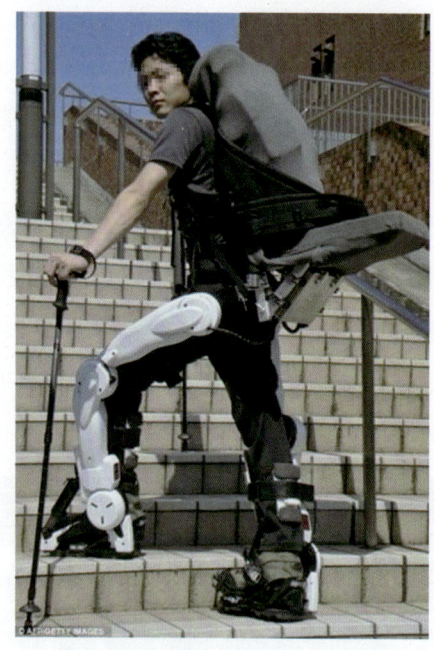

图 20-1-14　HAL（hybrid assistive limb）机器人系统

（4）新西兰雷克斯助行截瘫行走机器人：新西兰雷克斯公司生产制造的免手持、带有自我支撑与独立操控系统的助行截瘫行走机器人（图 20-1-15）在 2012 年开始上市销售。这款"穿"在腿外侧和腰部的截瘫行走机器人，在多达 29 个精密微电脑的控制下能够帮助行走不便者或常年坐轮椅的人独立地站立起来，并辅助完成行走、爬坡等动作。它的操作极其简单，只需先设定工作模式，然后操纵遥控杆便可向任何方向前进或后退。尽管这套设备重达 38kg，但对于患者来说并无一点压力，它还承担了近 60% 的人体体重，大大提升了易用性。患者可在医生的监护和帮助下逐渐恢复腿部功能，建立康复的信心。最新版的外骨骼助行设备还能够通过部件微调，迅速匹配不同患者的身体需求，与之前个人定制的版本相比，大大降低了生产成本，给更多渴望行走的患者带来了福音。

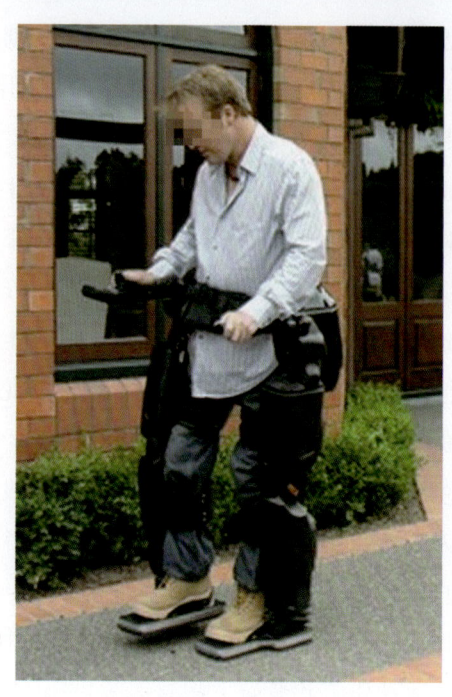

图 20-1-15　雷克斯助行截瘫行走机器人

（5）以色列 Rewalk 个人装备：一位腿部瘫痪男子穿着一双机械腿，自行走出酒店大门，融入纽约曼哈顿汹涌的人流中。这位名叫罗伯特·宇的男子是在展示以色列 Rewalk 机器人公司的最新截瘫行走机器人产品——Rewalk 个人装备 6.0（图 20-1-16）。当他身着光滑的黑色装备走在路上时，有几个人好奇地看了他几眼——但也仅此而已，匆忙的纽约人并没因此减慢自己的步伐，或者给他让路。

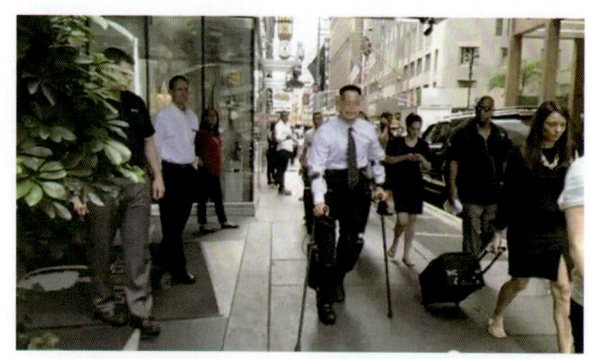

图 20-1-16　Rewalk 个人装备 6.0

美国政府曾经授予 Rewalk 上一款针对脊髓疾病者的截瘫行走机器人产品以医疗设备许可、个人使用许可，这意味着它是第一台真正走出医院、走向日常生活的智能康复辅助器具。新产品 Rewalk 6.0 仍然是在髋部和膝盖使用伺服电机提供行走的动力，用加速度计数据判断患者是否在前倾身体准备下一次迈步。但此次有一些重要的硬件升级：腿部的固定带变得更细，位置更低，让其能更均匀地分担重量；装处理器的背包也变得更小。这次的用户 Woo 是一名建筑师，他因为一次事故而双腿瘫痪。拥有敏锐感觉的他尝试过在各种场合穿戴 Rewalk 截瘫行走机器人，并提出很多改进意见。在新版里，对受力进行了重新分配，将力更多转移到了腹部和大腿上。Woo 也同时建议产品不仅关注截瘫行走机器人的效果，也要关注如何让截瘫行走机器人容易穿戴。这一点将决定产品是成为每天生活的必需，还是会被最终扔进壁橱。针对这一考虑，Rewalk 重新调整了腿部的固定带，将之前内外各一对卡扣的设计改为仅在外部设置卡扣。同时，增加的腹部支撑让用户不必担心摔倒地弯腰，可自行穿上腿部分。现在用户可以在 10min 内独自穿好这套设备并站起来。软件的更新，让 Rewalk 能走出更为顺畅的步态（不再像士兵踢正步那样），能更容易地停下，极大改进了上下楼梯的能力。用户只需要佩戴一块像手表一样的控制器，手动切换坐下、行走、站立及楼梯模式。Woo 过去只能坐在轮椅上在纽约凹凸不平的人行道上移动。几年来的经历和医学测试让他相信，截瘫行走机器人对他的健康有益。截瘫行走机器人让他能够经常站起来走路运动，这让他摆脱了讨厌的麻醉治疗，消化系统有所改善，肌肉痉挛也明显减少。

（6）脑控截瘫行走机器人：脑控截瘫行走机器人（图 20-1-17）能够实现骨骼、肌肉与神经系统之间的交互作用，所有骨骼和肌肉都由大脑直接控制。脑控截瘫行走机器人由美国密歇根州大学的神经力学试验室设计。

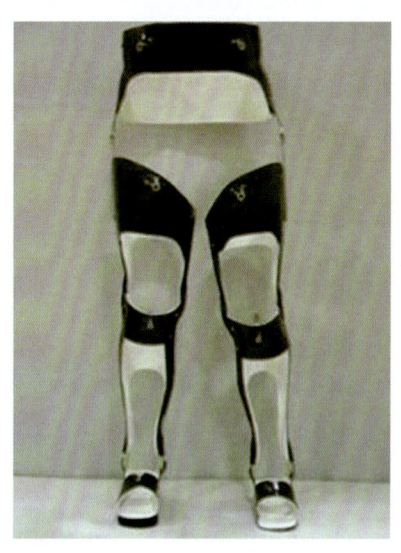

图 20-1-17　脑控截瘫行走机器人

2. 我国截瘫行走机器人的研究

（1）概述：国内开展截瘫行走机器人的研究较晚。从 2004 年开始，国内许多大专院校、科研院所对外骨骼系统开展了大量研究，我国是继美国、以色列、新西兰和日本之后，第五个成功研发外骨骼机器人的国家。浙江大学杨灿军教授设计的可穿戴式下肢外骨骼截瘫行走机器人，主要用以帮助脑卒中患者在室内进行康复训练，防止患者肌肉出现"失用性"萎缩，部分恢复患者的行走功能。该机器人的驱动方式是利用伺服电机连接滚珠丝杠，把滚珠丝杠的直线运动转化为关节的旋转运动，从而实现行走功能。该机器人采用三个旋转运动副，并分别将其布置在截瘫行走机器人上人体下肢三个关节的相应位置，用来模拟三个关节的运动，旋转副采用销轴的方式具体实现。哈尔滨工业大学设计研制的下肢康复助行机构，主要包括穿戴在身上的助行行走机构和抬升机构。通过这两个装置，使得患者能够在无他人帮助的情况下，进行功能锻炼以恢复健康。目前上海大学研制出一种下肢步态矫形器。此外，清华大学、上海交通大学、华中科技大学、北京理工大学、北京大学、电子科技大学、哈尔滨工业大学、西安交通大学、天津大学、河北工业大学、中航双兴、中科院合肥智能机械研究所、中国科学技术大学、华南理工大学等高校和机构都已成立外骨骼机器人研发团队并取得一定进展。

（2）截瘫康复机器人：2007年，长安大学与陕西福音众达电子科技有限公司联合研制的截瘫康复机器人（图20-1-18），主要用于截瘫患者的康复训练和助行，它能使患者像正常人一样站立和行走，属于穿戴式康复机器人，实际上也是一种下肢截瘫行走机器人，主要由运动控制模块、传感器模块、伺服驱动系统以及机械连杆、低压直流电源等构成。截瘫康复机器人大小腿分别用四个伺服电机驱动，在控制模块的作用下实现起坐、单步走、连续行走、原地踏步、上下楼等动作，其步态自然，安全可靠，具有自动和手动自由切换功能。适用于T_4和T_4以下完全或者不完全脊髓损伤，以及一切下肢肌无力的截瘫患者。

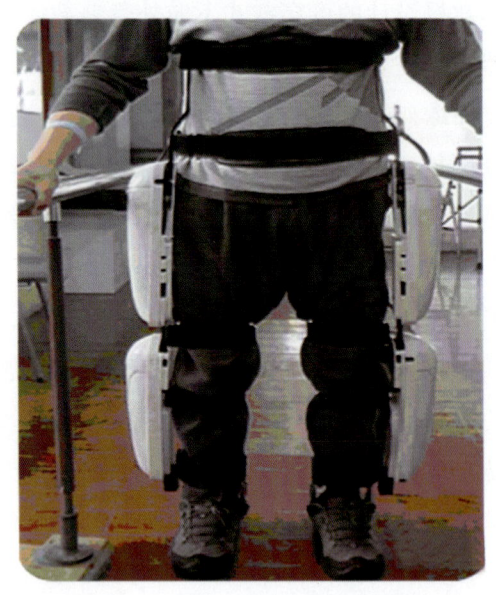

图20-1-18 截瘫康复机器人

（3）UESTC外骨骼机器人：拓展人的体能是人类的梦想，而"站起来"是截瘫患者永远的梦想。外骨骼机器人是复杂的人机混合智能体，利用机器人可增强或弥补人体的运动功能。外骨骼机器人系统是电子科技大学机器人研究中心自主研发的典型生机电一体化系统，可实现助行、康复训练和助力功能。高约1m、重约19kg，从上至下有10多个关节、几十个传感器，穿上形似"钢铁侠"的腿部智能机械装置后，截瘫患者便能如正常人一样迈步行走——这不是科幻电影，而是电子科技大学临床测试外骨骼机器人的场景：这套集生物、机械、电子等科技为一体的装置，通过感知"主人"的运动意图，能主动协调配合其完成行走动作。传感器感知运动意图、计算机接收信息、控制模板传达行动命令，外骨骼机器人采用了生机电一体化系统，由电驱关节、机械连杆、智能鞋、腰部支撑及绑缚附件等组成，这些部件的高速运转，辅助使用者自如行动。UESTC外骨骼机器人AIDER系统是典型的生机电一体化系统，首先通过外骨骼传感器（EEG/EMG/IMU）感知人体运动意图，如站立、坐下或行走，把信息迅速传递给计算机，通过控制模块传达命令，从而实现电驱关节、机械连杆、智能鞋、腰部支撑及绑缚附件高效运转，辅助使用者自如行动。2014年2.1版的外骨骼工程样机实现了基于嵌入式系统的完全独立的助力行走功能，并加入了智能肘杖辅助功能。

2015年9月12日，在全国第九届残运会暨第六届特奥会开幕式上，26岁的圣火传递志愿者林寒一出场便引发雷鸣般的掌声——因脊髓损伤而不幸截瘫的他，穿着外骨骼机器人进行了圣火传递（图20-1-19）。"试用第二天就能自主行走了。"如今，林寒和外骨骼机器人已经实现"人机合一"，能够轻松完成站立、原地转弯、平视行走等动作。

电子科大如今已开发出更为先进的版本。截瘫患者在机器人的帮助下完成步态规划和生成是依靠智能控制系统的设计及算法进行的（图20-1-20）。而如今该团队已研发出更为先进有效的算法。

骼康复机器人已于2016年7月小面积地推向市场试用。其具备多进程、多模式的康复训练特点，可高效促进下肢运动功能障碍患者康复，重获行走能力。

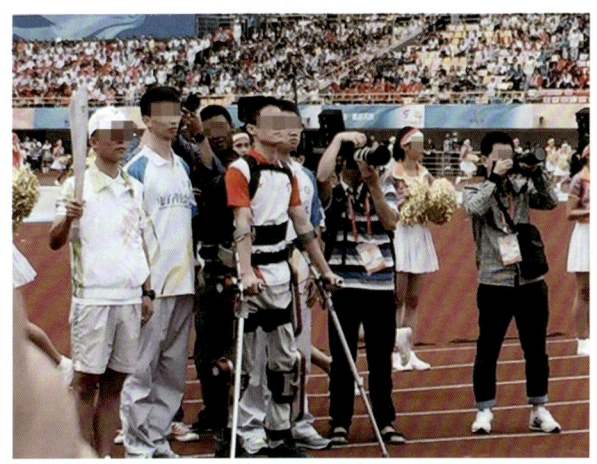

图20-1-19　患者穿着外骨骼机器人进行圣火传递

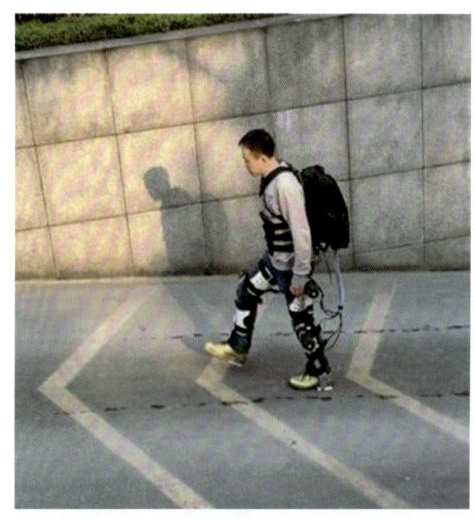

图20-1-21　"尖叫"机器人

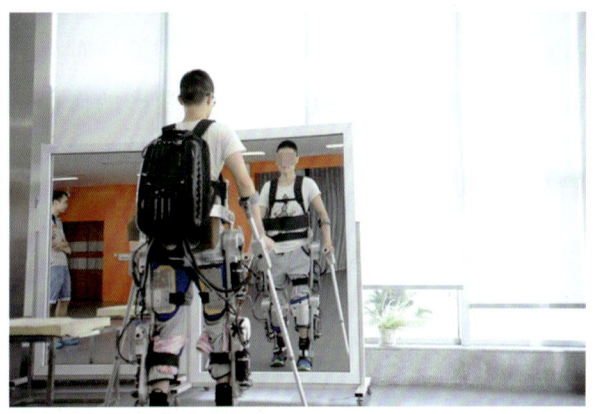

图20-1-20　截瘫患者在机器人的帮助下完成步态规划

（4）"尖叫"机器人："尖叫"机器人（图20-1-21），是由中国创客团队研发的。而杭州极客研发出来的"尖叫"机器人外骨骼则属于国内首例。该机器人由环境传感器、人体传感器和动力结构构成的硬件，加上人机交互指令与算法和云端引擎构成的软件，合并形成了类似人类自主神经的独立运行平台，具有身随意动的自动反应能力和承载能力。

（5）大艾外骨骼机器人：大艾外骨骼机器人（图20-1-22）是医工学科交叉的创新产物。由北京航空航天大学自动化学院带领开发，北京积水潭医院、国家康复辅具研究中心等国内的康复医疗专家团队参与临床指导完成。已完成临床实验100多例，能够实时监控穿戴者的行走特点，通过在线反馈、智能引导、调整步态，助力脊髓损伤者重新行走。这款外骨

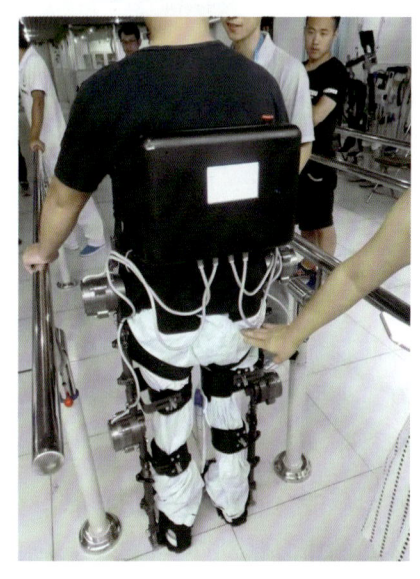

图20-1-22　大艾外骨骼机器人

（6）下肢外骨骼机器人——Fourier X1：2017年3月17日下午，上海傅利叶智能科技有限公司召开了2017年外骨骼机器人产品技术发布会。Fourier X1外骨骼机器人（图20-1-23）主要有两个功能：一是辅助脊髓损伤的下半身截瘫患者进行坐、站，行走等运动功能；二是帮助脑卒中患者恢复原有的行走能力。与国外同类产品不同的是，Fourier X1将工业

美学设计在外骨骼机器人中体现得淋漓尽致。从设计的一开始，傅利叶的工程师们就前瞻性地考虑到了人体生物力学和步态，并在此基础上设计了这款结构轻巧但功能齐全的外骨骼。Fourier X1最核心的技术就是力反馈，通过装置在各个关节和足底的力传感器，这款外骨骼机器人可以识别传感信号、了解使用者的走路意图从而动态调整步态轨迹。这款外骨骼设备同样还具备长度宽度调节、力矩安全保护、模块化电池管理以及多种运动模式切换等功能，让用户在穿戴并使用这款外骨骼时，简便而且安全。

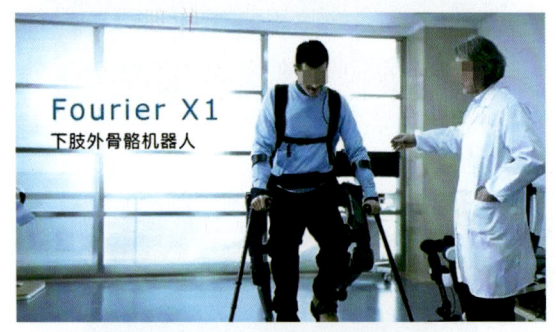

图 20-1-23　Fourier X1

（六）截瘫行走机器人的临床应用

应用截瘫行走机器人进行站立或行走训练，对脊髓损伤患者整体功能的康复和预防并发症具有重要意义，能使部分截瘫患者达到较为满意的行走效果。即便患者不能进行实用性行走，应用截瘫行走机器人进行站立或行走训练仍是必要的康复活动。实践表明，对于长期卧床的截瘫患者来说，能够获得站立和行走的机会，无论是在生理上或心理上都有着极为深远的意义，因此，截瘫行走机器人的应用是脊髓损伤康复的重要组成部分。目前已有一些不同类型的截瘫行走机器人应用于临床，其中使用较多的是美国的LOCOMAT系统和日本的HAL系统。

1. 生理上

（1）增强肾脏、膀胱和肠道功能，有效预防泌尿系统感染，改善排便功能。

（2）增强患者肌力并避免肌肉萎缩，强化骨骼并预防骨质增生。

（3）促进全身特别是下肢的血液循环，有利于预防体位性低血压和下肢静脉血栓的形成。

（4）增强髋、膝关节的活动，减轻关节痉挛，预防关节挛缩。

（5）避免长期坐、卧带来的压疮感染。

（6）改善心肺功能，提升日常活动能力。

2. 心理上

（1）增强截瘫患者自强自立的信心：应用截瘫行走机器人进行站立或行走训练，对克服脊髓损伤患者创伤后心理障碍有积极的作用，可使患者看到自己的潜能，感到能与正常人在同等高度上进行对话与交流，增加了正视残疾、自立自强的信心，缩短了心理障碍时间。

（2）促进截瘫患者的全面康复：应用截瘫行走机器人实现实用性行走后扩大了患者的社会活动空间，增加了社会活动能力，促进患者早日回归社会和全面康复，也改善了截瘫患者带来的一系列社会问题。截瘫行走机器人将最终取代轮椅，成为腿部疾病者的福音。Rewalk和Esko等公司的产品已经证明了它能给患者带来明显的生活质量的改善。

3. 截瘫行走机器人的临床应用　最早期的行走训练是平行杠训练。但是平行杠长度有限，一次只能连续走几步，起不到刺激骨髓可塑性的作用。因此跑台训练应运而生。跑台训练一次训练距离至少比平行杠训练多20倍。但是跑台训练在患者的运动功能很差、关节严重痉挛、不能独立行走时需要1~3个治疗师帮助。一人稳定站立期的膝关节，一人抬起摆动期的小腿，第三人稳定躯干，不仅十分费力，而且能够工作的时间有限，训练质量依赖于治疗师的体力和技巧，同时有可能造成患者疲劳和损伤。即使是最好最努力的治疗师，一次最多治疗10~20min，难以起到促进脊髓行走中枢模式发生器活动的作用。

从形式上讲最早开始的机器人训练是倾斜床训练。普通截瘫患者早期康复是被动的，可用倾斜床改善心脏的功能，用被动运动防止下肢淤血，但这些不能阻止长期制动引起的肌肉萎缩和骨矿丢失。德国和瑞士的医院联合对普通倾斜床做了一些改进，在直立80°的情况下使躯干和大腿后伸20°，以模拟行走的生理状态，足踏板下加有弹簧以模拟行走的生理负荷。膝和髋伸时的站立期给足底加以负荷，膝和髋屈时则去除弹簧，不产生压力。弹簧加力和减力的大小与躯干倾斜的程度协同，代表行走不同阶段足底负担体重的比例。踏步的频率是每秒一周期。这就是Erigo机器人倾斜床。临床应用的结果表明Erigo可以使患者血压更加稳定，更早接受轮椅训练。目前国内有类似仪器生产。

2000年Colombo报道用机器人与跑台结合使截瘫者的训练时间由20min增至60min，行走距离由1.5km增至3km。

2001年美国、德国、瑞士等的四中心联合研究报告了20例病程2年以上，神经情况稳定的脊髓不完全损伤患者，采用Locomat马达驱动行走矫形器。每次训练45min，每周3~5次，连续4周。训练开始能够用助行器行走者，训练后的行走速度和距离都增加1倍；但是20例中只有2例能够显著减少对于助行器和拐杖的需要。此后的类似报告愈来愈多。

2005年Hornby等报告一组T_{10}以上外伤或缺血患者，发病后14~180d，下肢至少有一条肌肉有随意运动，即ASIA分级为B、C、D级。10例采用早期的机器人Locomat协助减重跑台练习，10例采用治疗师协助减重平地行走练习。每周训练3次，每次30min，连续8周。结果是三组能够独立平地行走的人数、10m距离的行走速度、6min的行走距离等均无差异，但是LEMS、FIM、WISCI评分都显示机器人组优于治疗师活动平板组，治疗师活动平板组优于平地组。独立平地行走的最大距离，治疗师机器人组[（2859±111）m]和治疗师活动平板组[（2759±215）m]明显大于平地组[（1282±606）m]。重要的是机器人治疗只需要一位治疗师监督，治疗师组需要3人帮助，而平地组需要4人帮助。

2009年Isabella Schwartz等报告亚急性卒中后3个月患者67例，入选条件是初次卒中，卒中前能够行走，卒中后神经学损害为美国卫生研究院卒中量表（NIHSS）6~20。30例用常规物理治疗，37例除用常规物理治疗以外还用机器人Locomat辅助行走治疗。Locomat治疗每周，每次30min，连续治疗6周。机器人组的功能性行走能力量表评分和NIHSS神经学损害评分均大于对照组（$P<0.01$），登楼梯的数更多，但是行走速度和耐久力没有差别。

综上所述，截瘫行走机器人治疗的效果已经公认，其优点是减少对于治疗师的依赖，减少患者的损伤，增加行走练习的时间，有益于痉挛患者，因而在恢复行走的速度和耐力，减少能量消耗和对于康复辅助器具的依赖等都优于过去的治疗。但是截瘫行走机器人局限在于：①不能代替治疗师的治疗，不能没有治疗师的指导和帮助；②最终的行走能力有限，难以达到持久独立行走的长远效果，没有批量的文献确认可以完全不使用辅助器具行走；③重量和外形有待改善；④价格有待降低；⑤没有肌肉的主动收缩；⑥没有步态的变化；⑦感觉传入不理想；⑧没有侧偏负重，减少了骨盆的运动，这是其生理方面的缺点。

（七）截瘫行走机器人发展趋势

1. 截瘫行走机器人将具有较强的学习能力 人类的行走存在着"个性化"差别，而且根据情况，使用的行走动作也是随机的，很难使用一个固定的模式来描述行走过程，所以很难得到一个固定的输出设定，而这个行走动作预设参数的设定却至关重要，必须使用这项参数来控制各种情况下的动作。截瘫行走机器人未来发展最重要的一个方向就是具有学习能力，即针对它的每一个使用者，"学习出"一套最适用于使用者行走习惯的运动模式。

2. 截瘫行走机器人会更轻巧，工作效率更高　在未来进行截瘫行走机器人研制时，应选择坚固、轻型且有弹性的材质，并且截瘫行走机器人应具有高度的灵活性，使得使用者穿着作业时感到轻松自在，而不是受到约束。截瘫行走机器人的动力源，携带的能源必须能够维持24h的工作，而且必须轻且完全无声。应发展热效率高和污染较低的新型能源，如燃料电池，保证截瘫行走机器人能长时间作业。

3. 截瘫行走机器人将更安全和稳定可靠　未来截瘫行走机器人将满足安全性、有效性和舒适性的要求。安全性体现了安全第一的设计准则；有效性体现了截瘫行走机器人的设计目的；舒适性则是关键因素。随着能源、材料和控制技术的不断进步，截瘫行走机器人将会变得越来越人性化与智能化。

（张晓玉）

第二节　功能电刺激与活动矫形器的结合

一、功能电刺激

（一）功能电刺激概述

功能电刺激（functional electrical stimulation, FES）也称为神经假体（neuro prosthetics），是应用电压或电流等电信号刺激神经肌肉，使丧失神经控制的肌肉产生收缩，达到康复治疗和功能重建的目的。它用外加电流刺激肌肉收缩，增强肌力，帮助稳定关节，故又称为生理性矫形器。功能性电刺激从动力上属于有动力器械。适用于肢体麻痹、尿失禁、脊柱侧弯、呼吸障碍等。目前它不仅用于康复，也用于运动员或职业疾病者的疲劳恢复和治疗肌肉劳损。

（二）国内外功能电刺激研究应用情况

从1961年，Liberson首次将FES技术运用于康复治疗，当时用于改善足下垂患者的步态，以后又逐渐用于截瘫患者的站立、行走，偏瘫患者肌力恢复等。不断有新的研究小组致力于FES在人体不同部位的临床康复应用。目前在功能性电刺激及其技术的研究和开发方面，发达国家在该领域已经取得较大的进展，特别是近几年网络技术在FES中的应用，使功能性电刺激系统结构更加简化，而功能得到增强，推动FES技术向前迈进了一大步。另外FES除了针对人体不同部位而进行的各种研究之外，其研究领域也在不断拓展，包括电极及其使用方式、刺激系统、传感器、肌肉骨骼动态模型、生理学模型以及肢体运动控制方法学等。

目前虽然用于小腿腓侧的电刺激器（功能性电刺激器）与足下垂矫形器的功能相比没有多少优点，导线和其他随身装备对穿戴者来说有种种不便，植入器械则需相当水平的外科手术，需要费用，并冒着一定风险，但从美国假肢研究和发展委员会对此所作的评价来看，肯定了此种方法的某些效果，患者接受情况正在改观，特别是植入体内的器械，经过连续使用，电刺激器和肌肉均可履行各自功能。将电刺激器与机械矫形器相比较，患者反映电刺激器不易疲劳，虽然这一论点尚需证实，但是它是患者接受电刺激器的好势头。其他进展包括在不能用于伸髋肌和促进其他重要肌肉功能时，可以采用外部机械矫形器。有一种简易形式是通过刺激肌肉使患者站立。我们希望能通过编制程序，在站立时有选择性地提供肌肉收缩。在上肢瘫痪患者中，代偿手的功能方面，克利弗兰城的 Mortimer 和 Marselais 已提出了可变性肌肉的控制方法。他们还研究成功了有顺序地循环电刺激克服疲劳。最近梅德罗尼克斯公司发明了长效电池，省去了外部能源，皮肤外传感性的传送方式将来也可能出现，这样就有可能发展成为不再需要手术安放体内控制系统了。

兰桥洛斯艾米戈斯和其他地方的研究以治疗和锻炼方式增强肌力，克服萎缩，在康复中使用电刺激器。改进金属部件，基础生理学研究以及临床使用电刺激器会更广泛。Duke大学的 Clippinger 将一个刺激器植入肘下截肢者的末梢神经上，借此提供一定范围的抓握力的信息反馈。同一原理，如果进一步发展，很可能会成为某种刺激系统的组成部分，该系统通过肌肉和肢体的运动来提供力和位置信息刺激。微型电路技术的出现导致复杂控制系统——逻辑性肌肉运动状态适合于不同身体特征的变化成为可能，启动是通过未受损害的神经传感器——足跟开关、关节、身体姿势感觉装置实现的。这些问题很复杂，不是轻易即可解决，必须等待人工神经达到普遍使用的时候。

虽然 FES 在国外已经相对比较成熟，但应用中仍有许多尚待完善的地方，其中全植入式、功耗大、控制方法单一等缺点依然存在。

国内功能电刺激的研究开展较早，20世纪 90 年代国内有些科研院所就有研究成果，但仅停留在原理样机阶段。2011 年，针对中风、偏瘫等导致足下垂或脚部行动不便的人士而设计的步态训练矫正仪产品上市，它采用功能性电刺激原理，通过刺激腓总神经和胫前肌等神经肌肉组织，使患者在不需要其他额外设备的情况下，可以逐步矫正步态，重新正常行走。该矫正仪比仅刺激肌肉原理的产品更安全、更有效。同时，该矫正仪能够根据患者不同的步态通过软件进行参数预先设置和数据分析，帮助医生对患者康复情况进行跟踪、分析和调整。

二、功能电刺激技术在截瘫助行中的应用

FES 技术为神经损伤导致的瘫痪肌肉运动功能重建提供了有效的手段。随着计算机技术的发展，其在截瘫康复中已开始应用。

（一）功能电刺激矫形器

功能电刺激矫形器是在简单的辅助行走装置或助行架的辅助下，利用功能性神经电刺激刺激下肢麻痹肌，使其按一定规律收缩，重建运动功能，使患者实现站立和行走的装置。

针对站立、行走和坐下等动作，采用功能电刺激的方法选择不同的肌肉进行刺激，患者根据动作要求进行手动操作。

（二）功能性电刺激矫形器的作用

1. **帮助患者行走**　模仿人体正常行走模式的肌肉协同运动，带动下肢各关节的屈伸，完成坐立姿势的变换和立位姿势的保持，实现两腿交替式行走。行走时患者可用或不用外部支架。

2. **增强肌力**　通过电刺激使瘫痪肌肉收缩，增强肌力。

3. 锻炼肌肉，减轻肌肉的萎缩。

4. 增加肢体的血液循运。

5. 促进神经的恢复。

6. 减少骨钙的丢失。

（三）功能电刺激矫形器的适应证

功能电刺激矫形器主要适合于中枢神经系统障碍，如中风、不完全性脊髓损伤、脑外伤、多发性硬化症、脑瘫等。

当人们有如下周围神经问题时不能使用功能电刺激矫形器：背部、髋、膝手术后的第二并发症，腿外伤，坐骨神经痛，周围神经疾病，脊柱椎管狭窄，小儿麻痹，急性多发性神经根炎。戴心脏起搏器的人也不适合使用功能电刺

激矫形器。

（四）功能电刺激矫形器的技术特点

功能电刺激多条肌肉时肌肉不同时收缩，故必须由计算机控制。功能电刺激的基本要求是下运动单位必须完整。功能电刺激输出功率小，能量消耗大。由于受到病理和生理上的限制，行走时最大输出功率仅仅 38W，而正常人行走可以输出 200W，因此行走的能量消耗大。仅适用于 $T_4 \sim T_{12}$ 损伤者。

由于增加了电刺激系统和足底压力反馈以及膝关节角度测量系统，使得控制系统非常复杂，不适于对电刺激无反应的完全性截瘫患者。功能电刺激矫形器不适用于下肢肌肉严重萎缩或肌力低下，以及下肢运动肌群与中枢神经系统局部反射弧消失，在电刺激作用下无法产生功能性运动的患者。这种电刺激矫形器不宜长时间工作，只适于室内短时使用，而且应随时监测被刺激肌肉的疲劳。刺激脉冲的参数（波形、脉宽、脉冲幅度、频率等）应根据患者情况合理设定。

（五）功能电刺激矫形器的工作原理和种类

1. 功能电刺激矫形器的工作原理 功能电刺激矫形器的工作原理是产生脉冲微量电流，通过电极经皮肤传到周围神经，刺激由于高位中枢神经障碍引起的电信号传到通路受阻而失去中枢神经控制的骨骼肌，使相应的肌肉产生收缩，带动关节按照一定的规律运动，完成相应的运动功能。功能电刺激矫形器主要由三个主要部件组成：脉冲电流发生器、控制系统、电极。脉冲电流发生器主要用于产生不同波形、频率和强度的电流。控制系统控制脉冲发生器产生电流的时间。针对下肢瘫痪的患者，控制系统主要有两种：一种是在患侧足底安装压力传感器，通过压力传感器探知患者行走状态进而控制脉冲电流发生器。第二种是使用角度传感器，通过附在人体腿上的角度传感器感测患者行走的状态并进行控制。电极主要也有两种：一种是侵入式电极，使用手术方式将电极捆绑在相应的控制瘫痪肌肉的周围神经束上。另外一种是表面式电极，直接将电极片贴在人体周围神经体表处。

2. 功能电刺激矫形器的的种类 20世纪90年代，美国 SIGMEDICS 公司开发了由 Daniel Graupe 发明的称为 Parastep 的功能电刺激矫形器，包括由微型计算机控制的功能电刺激器、电池驱动的电源箱、预检系统、表面电极和设在助行架扶手上的手动开关。有 4 通道和 6 通道两种控制方案，可按照步态规划（gait programming），按预定的程序分别刺激臀肌（gluteus）、股四头肌（quadriceps femoris）和小腿肌（gastrocnemius muscle），实现不同的行走模式。6 通道系统对某些患者还可提供保持躯干稳定性的辅助支撑。该装置已为 $T_7 \sim T_{10}$ 平面脊椎损伤者成功地进行了临床试验。

20世纪80年代以来，一个重要的趋势是将功能电刺激与活动矫形器结合起来的混合式交替步态电刺激矫形器（FES based hybrid gait orthosis），是由无动力式矫形器与功能电刺激相结合实现站立和行走的装置。为改善无动力式矫形器的畸形步态，将其膝关节锁止机构解锁，使摆动期步态呈复摆状。在开始进入支撑期时，通过足跟开关启动功能电刺激器，刺激股四头肌，防止屈膝，保持支撑腿稳定站立；由支撑末期进入摆动期时，通过足尖开关切断功能电刺激器，使膝关节自由活动。这种矫形器的功能和适用范围与上述矫形器相同。这种装置在患者向前迈步时，利用功能电刺激大腿肌肉，使腿摆动，以节省体力。美国甚至正在研究将这种矫形器用于完全截瘫患者及实现上下楼梯等功能。在节省体力方面，日本和英国还研究了利用气动装置的截瘫行走矫形器。它可以在支撑期时，利用身体压缩气体、储备能量以帮助腿摆动。

WalkAide电刺激矫形器，使用先进的传感器技术来分析使用者的小腿和足部的运动关系，系统将电信号传送到使用者的小腿部控制踝和足部运动的神经，电刺激在步态周期的恰当时间激活肌肉，抬高使用者的足部。WalkAide做的非常小，容易使用。它包含一个驱动电池、单通道电刺激器、两个电极和电极片。WalkAide直接作用于使用者的腿部而不是皮肤下面，不需要外科手术。其作为一个舒适的固定装置，能够直接穿戴在衣服里面。WalkAide独有的倾斜式传感器，使人体运动和足部肌肉收缩达到完美的一致。

（六）功能电刺激矫形器的研究方向

在研究、开发和应用更先进的功能电刺激矫形器系统方面，还有些重要的问题有待进一步研究。它们也是当前康复工程研究的热点：

1. 电刺激参数与肌肉收缩力（位移）的关系 电刺激参数与肌肉收缩力（位移）的关系，通常称为募集曲线（recruitment curve），这是人们长期以来一直在探索的一个问题。募集曲线通常是非线性的，在刺激量很小时有一段"死区"，当刺激达到一定值（阈值）后，随着刺激量的增加，肌肉收缩力增大，到一定程度后，又出现"饱和"状态。由于募集曲线与肌肉的状态、病种、病情及疲劳状况均有很大关系，直接进行实验有相当大的困难。近几年，除了进行动物实验以外，还采用建立肌骨动力学模型的方法以求得出科学的结果，为发展更先进的功能电刺激系统服务。

2. 环境控制的FES系统 具有闭环控制的FES系统可实现对电刺激量的精确控制，使肌肉收缩稳定、线性度变好，减少肌肉疲劳。用于反馈控制的信号有肌电信号、关节运动、肌肉力或运动轨迹等。在国外，由欧共体出资正在研究将三维实时运动分析系统用于FES的闭环控制，以确定截瘫患者的最优控制。在我国，也在研究角位移反馈、肌肉电反馈闭环控制的FES系统。

3. 电刺激机器人 电刺激机器人是一类在训练过程中施加电刺激于特定部位以达到提高肌力、改善功能的康复机器人，其中应用较为广泛的是神经肌肉功能电刺激机器人，电刺激可根据患者病情选择性地作用于特定肌肉，如三角肌、肱三头肌、肱二头肌、腕屈肌、腕伸肌等。电刺激机器人在以下几方面表现良好：降低肌张力；提高上肢和手的运动协调性；提高运动的精确度。而van Vliet P.的文献提示未发现这类机器人能帮助大脑重塑。因此关于神经功能电刺激康复机器人的治疗效果仍然需要更多高质量的研究。

（张晓玉）

第三节　智能矫形器

在国际上智能矫形器是一个全新的概论，还没有确切的定义和分类。目前研究的主要包括上肢智能矫形器和智能膝关节矫形器。智能矫形器是一个全新的概论，美国麻省理工学院研制了踝足矫形器AAFO，美国密西根大学研制了踝足矫形器PLLO，美国东北大学研制了膝关节矫形器。本节介绍的智能矫形器是最早的一类，而电磁膝关节矫形器则是近几年刚开发的产品。

一、E-MAG电磁控制膝关节矫形器

（一）概述

电磁控制膝关节矫形器（E-MAG Active）是站立期和摆动期控制矫形器SSCO　Stance & Swing Phase Control Orthosis的缩写。

图20-3-1、图20-3-2是矫形器装配领域第一款电磁膝关节矫形器，亦称治疗应用和步

态训练智能站立控制矫形器，能提供稳定的站立期及自由的摆动期，实现独立于踝关节及足底板的功能。这种电磁膝关节矫形器集机械和电子为一体，使活动性、安全性和可靠性达到最大化。E-MAG电磁膝关节矫形器使使用者获得最大的活动和安全性，它使步态更自然，更顺畅，从而改善使用者的生活质量。

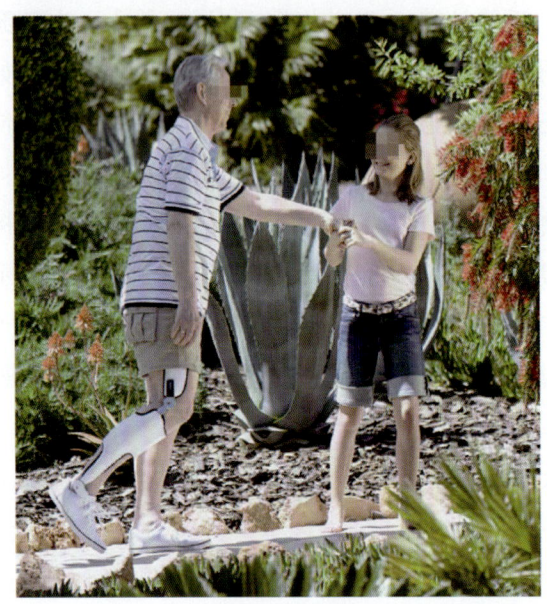

图20-3-1　E-MAG电磁膝关节矫形器

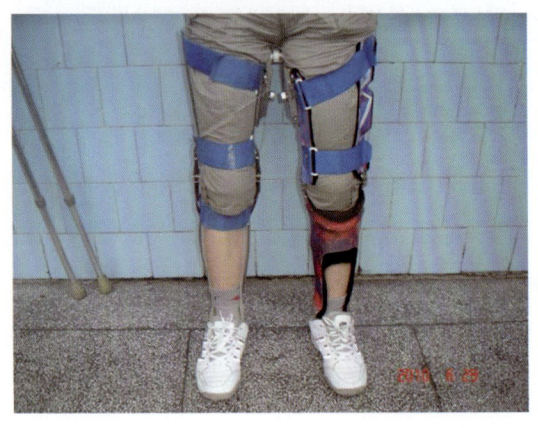

图20-3-2　电磁膝关节矫形器在国内配置实例

E-MAG Active电磁控制膝关节系统用于部分瘫痪或膝关节伸展肌肉瘫痪的用户（在缺乏帮助下，他们不能稳定其膝关节）。该智能传感系统能在用户行走时检测其腿的位置并控制矫形器关节，这意味着行走时膝关节会自动开启。该系统在站立时能自动锁定（提供安全支持）并且在摆动时自动解锁，使行走姿态更自然。E-MAG Active也适用于踝关节功能障碍的患者。

（二）原理和结构

普通矫形器的膝关节在开锁时变得不稳定，不自然的活动将使开锁阶段站立不稳。传统的锁定系统采用了许多锁定方法。对于所有这些系统，为了操作关节，使用者至少一只手必须伸到膝关节附近。这是日常使用矫形器过程中最困难、最不安全的时刻。

电磁膝关节矫形器配有由电子控制装置操作的电磁锁。佩戴E-MAG电磁膝关节矫形器，支撑期的锁定和摆动期的解锁都由电子控制。在行走过程中，智能传感器测量行走过程中腿的位置，并根据前脚负重和膝关节伸直程度锁定关节或打开关节锁，以此对矫形器关节进行相应地控制。电磁膝关节的锁定功能是通过无线遥控器进行控制的，同时，反馈系统告知使用者当前关节状况。这使那些丧失了踝关节功能的使用者能够发挥矫形器的特点。

E-MAG电磁膝关节矫形器有助于该阶段安全站立。遥控器可以握在手中，或者集成在拐杖中，患者可以空出双手帮助支持身体。在开锁阶段，E-MAG电磁膝关节矫形器具有一个反馈系统，当关节打开时，反馈系统发出信号，这使使用者能够有意识地做好准备。此外，膝关节旋转点向前偏移使膝关节保持在固定位置，直到有意识地启动与膝关节屈曲相关的活动。

总之，E-MAG电磁膝关节矫形器具有一个重要优点：在锁定过程中，它也具有反馈功能。一旦膝关节伸直和锁定，即发出信号报告关节固定，不需要验证和手动锁定。因此，该系统确保了所有时间站立的安全性。

（三）E-MAG控制系统

E-MAG控制系统是第一个电子控制矫形

关节系统。通过将机械和电子结为一体，它大大增强了日常活动的安全性。该电子控制装置提供的无线遥控器能够锁定矫形关节和打开矫形关节——即使活动不便的使用者或依赖手杖的使用者都能够操作。遥控器也可以集成在拐杖中。因此，使用者总是可以用双臂支持自己。膝关节不显眼，且易于操作。

MAG电磁膝关节矫形器采用封闭式设计，能够防止触发关节打开或锁上的外部影响，如衣服缠结或者撞击。关节面是连续的封闭表面，即使关节屈曲时也是如此。因为该系统是节能型的，所以电池可持续使用多达48h，膝关节屈曲120次，每天站立4h。因为电池易于置换，所以也可以使用备用电池。同时，还有第二个遥控器，使关节能够根据目前要求进行控制。遥控器可以永久性地集成在拐杖中，但只有22K2/4型号拐杖才允许安装遥控器。E-MAG电磁膝关节矫形器可以用作单侧关节，不需要在腿内侧再使用一个关节，可承受体重至多55kg。如果不满意的话，可以安装具有相同设计的中间支撑关节。当体重超过55kg时，中间支撑关节必需安装，目前可承受体重至多85kg。

E-MAG控制系统是通过电磁锁操作的系统。它操作开锁、闭锁系统，并向使用者提供有关膝关节状态的反馈信息。这意味着该系统除了报告操作状态外，还报告关节位置。因此，使用者可以在任何情况下使用该关节。

（四）E-MAG控制反馈系统

使用E-MAG控制系统，不再需要手动检查关节是否处于固定的位置。通过选择模式，反馈系统即可确认关节的位置和状态。使用者可以根据其喜欢的方式设置选择模式，选项包括"嘈杂环境"模式（使用声音、光线和振动给予反馈）和"安静环境"模式（使用振动给予反馈）。光信号仅用于验证电子调节，因为其在衣服下面不容易看见。

（五）E-MAG电磁膝关节矫形器的适应证

E-MAG控制系统适合于创伤后的使用者，如脊髓灰质炎、脊髓灰质炎后综合征，以及膝关节伸肌瘫痪或不足。以前由于腿短减少、膝关节外翻/内翻偏差或腿严重萎缩等解剖学原因这些患者不能或者不愿意安装矫形器。E-MAG电磁膝关节矫形器是为膝关节伸肌部分瘫痪或者全部瘫痪的患者开发的，如果没有补偿性的措施，他们不能使其膝关节稳定。安全使用E-MAG活跃型电磁膝关节矫形器需要某些残余肌肉功能或膝关节过度伸直，以保证迈步期和站立期启动一致性。

E-MAG电磁膝关节矫形器适合于对活动有较高要求的使用者，他们是能将关节伸直的使用者。使用者必须能够使E-MAG关节伸直，以便打开锁。许多因素可以帮助实现这一要求。要么使用者站立时能够独立伸直膝关节，要么他们需要借助于前脚控制杆，通过特定的跖背限位块，使用可调节踝关节实现膝关节伸直。另一方法是使用长而硬的脚掌支撑前脚。

二、C-Brace站立及摆动期控制矫形器

（一）C-Brace智能下肢矫形器

C-Brace（图20-3-3）智能站立及摆动期控制下肢矫形器适合于膝伸展肌肉组织完全瘫痪或部分瘫痪的患者，它为患者的自由活动开辟了新的可能性——基于患者的个人身体状况。在过去，瘫痪矫形器只能锁定或开启膝关节。C-Brace智能下肢矫形器能提供更先进的功能，它能智能化地实时响应患者的变化情况，调节站立期和摆动期的液压阻力。患者不再需要小心地走每一步。无论慢走或快走，无论在斜坡或崎岖的路面，都能安全行走。采用C-Brace，患者会永远记住自己的第一步。

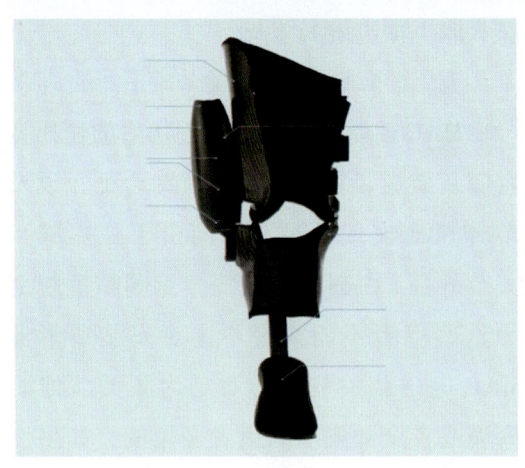

图 20-3-3　C-Brace

C-Brace 在步行中可控制整个步态周期的系统，微处理器控制站立和摆动，实时控制步态周期，迅速应对外界情况。其特征为屈曲状态下可以承重，根据需要可调各种模式，例如行走、骑车，与锁定的关节相比更加省力。

（二）C-Brace 智能下肢矫形器特点

1. 运动更自如　无论慢走或快走，无论在斜坡或崎岖的路面（能避免跌倒），无论一步一步下楼梯或在负荷情况下屈腿（如坐下的时候），穿戴 C-Brace 智能下肢矫形器将让患者感受到行动的便利，微处理器能实时地动态控制站立期、摆动期。该系统能快速对任何情况作回应。患者再也无须担忧如何操控矫形器和下一步的行程。在 C-Brace 智能下肢矫形器的帮助下，患者可以根据自己的喜好安排活动并感知周围的人和事物。C-Brace 让患者更加独立且行动自如（图 20-3-4）。

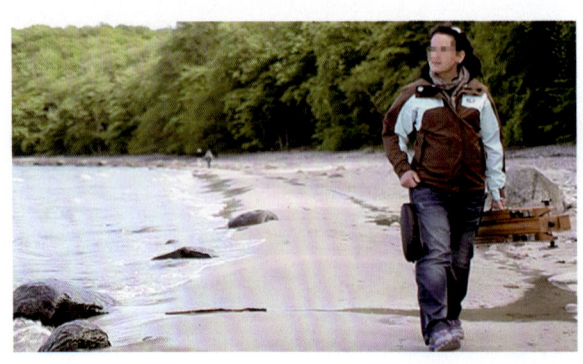

图 20-3-4　应用 C-Brace 行动自如

2. 行走中的安全性　C-Brace 智能下肢矫形器能识别患者目前的运动阶段。常规系统只能提供两个选择——"锁定"（在负荷情况下伸腿）或摆动期解锁。C-Brace 智能下肢矫形器能进行实时回应，通过膝盖的自然屈伸，患者可以自如地行走或坐下。即使在崎岖的路面、斜坡或容易绊足的路面上也能安全行走。

3. 操作模式多样　C-Brace 智能下肢矫形器可帮助患者进行各样的活动。技术人员会根据患者的需要设置个人操作模式（如骑自行车模式），患者可以使用 C-Brace 上的控制键，轻松进行各项选择。该系统将有助于扩大患者的活动范围（图 20-3-5），突破以前的限制，尽情享受休闲活动。

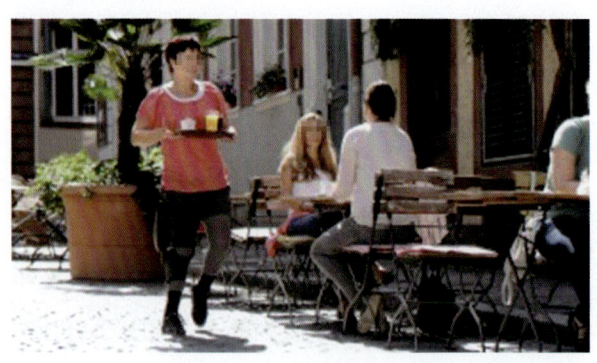

图 20-3-5　穿戴 C-Brace 的患者扩大了活动范围

4. 身体姿态自然　佩戴 C-Brace 智能下肢矫形器，行走会更轻松（图 20-3-6）。与常规系统相比，C-Brace 能减少行走时的体力消耗并减轻一边的过度压力。C-Brace 矫形器可定制，能确保最大的稳定性。

（三）C-Brace 的适应证

适应证包括下肢瘫痪或弛缓性瘫痪。

1. L_1~L_5 不完全脊髓损伤无痉挛或轻微痉挛，患者能够稳定躯干，患侧髋关节伸肌和曲肌能够控制摆动期，允许躯干和髋关节代偿。

2. 小儿麻痹后遗症。

3. 其他下肢神经源性疾病。

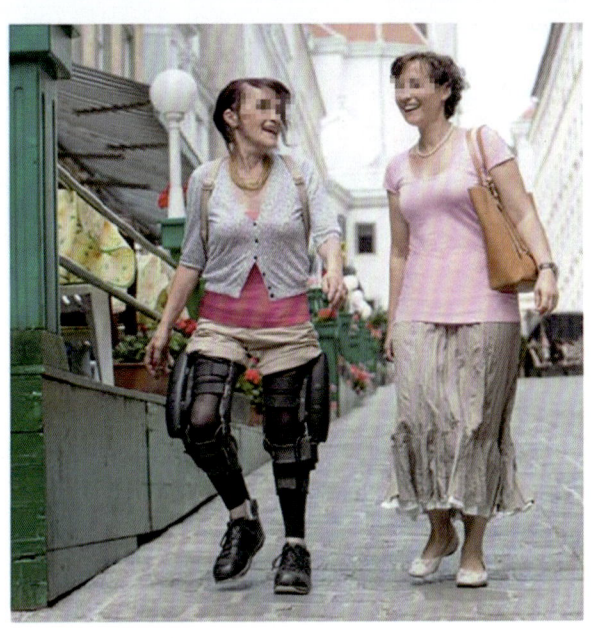

图20-3-6 患者穿戴C-Brace身体姿态自然

（四）禁忌证

1. 完全性脊髓损伤。

2. 姿势不良者，在矢状面膝关节和髋关节屈曲挛缩大于10°，在额状面内翻或外翻大于10°。

3. 踝关节关节运动障碍，踝关节活动度小于2°。

（张晓玉）

第二十一章　神经肌肉系统疾病的矫形器应用

第一节　脑卒中矫形器的应用

一、概述

"脑卒中"（stroke）又称"脑血管意外"（cerebrolvascular accident，CVA），是指突然发生的、由脑血管病变引起的局限性或全脑功能障碍，持续时间超过24h或引起死亡的临床综合征。脑卒中的危险因素主要有，①血管性危险因素：最常见是脑部供血血管内壁上有小栓子，脱落后导致动脉栓塞，即缺血性卒中。也可能由于脑血管或血栓出血造成，为出血性卒中。影响血管的因素有高血压、糖尿病、高血脂等，其中高血压是中国人群卒中发病的最重要的危险因素。②性别、年龄、种族等因素：这些均为不可改变的脑卒中发病的危险因素。由于男性和女性在不同年龄段激素水平的变化，脑卒中发病率存在性别差异。研究表明男性主要危险因素为吸烟、高血压、高血脂，女性为高血压和肥胖。一般随着年龄的增长脑卒中的发病率成逐年上升的趋势，40岁以后，年龄每增长5岁，缺血性脑卒中的平均发病率增加1倍左右，而出血性脑卒中发病率增加50%。各个民族由于生活方式和环境存在差异，脑卒中的危险因素存在着一定的不同。

二、功能障碍

运动功能障碍是脑卒中患者最常见的功能障碍。脑卒中患者由于其机体运动系统失去了高位中枢神经的调控作用，原始的、被抑制的皮层下中枢运动反射得以释放，导致肢体肌群间协调功能紊乱、肌张力异常而出现偏身运动功能障碍，俗称偏瘫（hemiplegia）。这种肌张力异常可产生两种截然不同的临床表现，即肢体的弛缓性瘫痪和痉挛性瘫痪。

1. 弛缓性瘫痪　患侧肢体肌张力降低、肌力下降。在上肢表现为肩关节半脱位，肩、肘、腕、手等关节主动运动功能下降或消失；在下肢表现为髋、膝、踝、足等关节主动运动功能下降或消失。

2. 痉挛性瘫痪　患侧肢体肌张力增高，整个肢体呈典型或非典型的屈肌痉挛或伸肌痉挛模式。由于肌张力的异常增高，患者也会出现不同程度的运动控制异常、平衡与协调障碍及异常步态。在上肢屈肌痉挛模式表现为肩胛骨内收（回缩）、上提，肩关节后伸、外展、外旋，肘关节屈曲，前臂旋后，腕和手指屈曲；伸肌痉挛模式表现为肩胛骨前伸，肩关节内收、内旋，肘关节伸展，前臂旋前，伸腕，屈指。在下肢屈肌痉挛模式表现为髋关节屈曲、外展、外旋，膝关节屈曲，踝关节跖屈、内翻；伸肌痉挛模式表现为髋关节内收、内旋，膝关节伸展，踝关节跖屈、内翻。在脑血管意外疾病中，以上肢屈肌模式、下肢伸肌模式较为常见。

由于脑卒中时脑损伤的部位、大小和性质不同，脑卒中患者除了上述常见的运动功能障碍外，还会出现：①感觉功能障碍，表现为偏身感觉（浅感觉和深感觉）障碍。②交流功能障碍，表现为失语、构音障碍等。③认知功能障碍，表现为记忆力障碍、注意力障碍、思维能力障碍、失认等。④心理障碍，表现为焦虑、抑郁等。⑤其他功能障碍，如吞咽困难、二便失控、性功能障碍等。上述各种功能障碍导致患者个体活动和社会参与受限，从而严重影响患者的生活质量。

三、矫形器佩戴的目的和方法

脑卒中患者从发病开始，功能状态就不断发生变化，通常会经历从弛缓期到痉挛期再到恢复期或功能代偿期这个过程。因此，治疗师应根据患者不同功能状态选择不同类型的矫形器进行适配。对于处在弛缓期的患者，使用矫形器的目的主要是保持良肢位、预防畸形，稳定关节、辅助支撑。对于痉挛期的患者，选择矫形器的目的是抑制痉挛、预防和矫正畸形。而处在恢复期或功能代偿期的患者，则以增强控制力、改善步态、补充和代偿作为选择矫形器的目的。

1. 上肢矫形器的应用 脑卒中偏瘫患者较常使用的上肢矫形器包括肩矫形器、肘矫形器和腕手矫形器。

（1）肩矫形器（shoulder orthosis，SO）：肩半脱位是脑血管意外患者常见的并发症之一，多发生在弛缓性瘫痪期。肩关节一旦发生半脱位，对患侧上肢的功能和患者的心理都有严重的影响，但临床治疗仍缺乏有效手段，目前主要强调早期采取预防措施，避免肩半脱位的发生。因此，脑卒中患者使用肩矫形器的主要目的是稳定、支持肩关节，减免负荷，保暖和缓解疼痛。在Bobath观念中，如图21-1-1所示，肩托是脑卒中患者常用的肩矫形器，但此类矫形器容易加重上肢肿胀，不太适用于肩手综合征的患者。

（2）肘矫形器（elbow othsosis，EO）：脑卒中患者在弛缓期由于肌张力低下，导致肘关节不能主动伸展。而在痉挛期时，患者由于屈肌张力增高也导致伸肘困难。因此，无论患者处在迟缓期还是痉挛期，都可以采用肘伸展位矫形器将患侧肘关节固定在伸直位，以稳定关节或持续牵伸，辅助患者上肢参与各种功能训练（图21-1-2）。注意，肘矫形器只适用于训练时佩戴。

（3）腕手矫形器（wrist hand orthosis，WHO）。腕手矫形器的种类较多，但主要目的都是预防或矫正由于肌力不平衡引起的屈指、屈腕、拇指内收等手部畸形。Brunnstrom Ⅱ～Ⅲ期常用图21-1-3所示抗痉挛腕手矫形器。

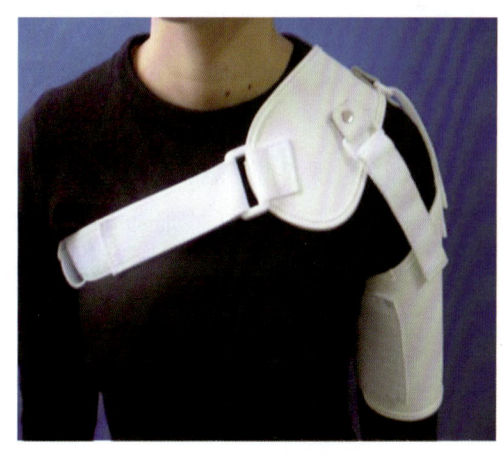

图21-1-1 肩托

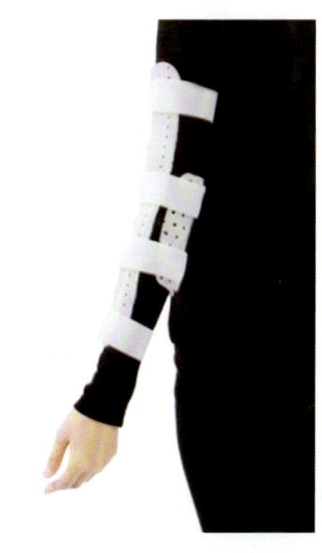

图21-1-2 肘伸展位矫形器

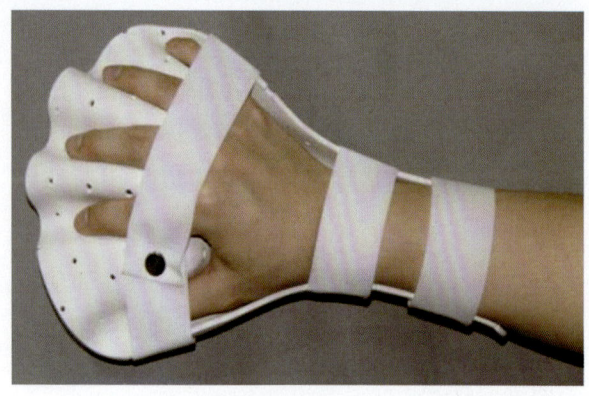

图 21-1-3　抗痉挛腕手矫形器

2. 下肢矫形器的应用　脑卒中偏瘫患者较常使用的下肢矫形器包括踝足矫形器、膝矫形器和膝踝足矫形器。

（1）踝足矫形器（ankle foot orthosis，AFO）：是矫形器技术应用于脑卒中康复的一个重要内容，在预防和矫正踝足畸形、改善脑卒中患者偏瘫步态，使其重新站立和恢复步行能力方面起着重要的作用。早期卧床患者可选用低温板制作的踝足矫形器（图 21-1-4），以预防长期卧床导致的足下垂和小腿三头肌挛缩。为配合早期站立和步行训练，一般可使用通用型踝足矫形器（图 21-1-5）；对于肌张力在改良 Ashworth 评定 2 级以下者可使用带金属踝铰链的动态踝足矫形器（图 21-1-6）。从弛缓期开始，患者就应佩戴踝足矫形器。在卧床时可将患侧踝足保持在功能位，防止足

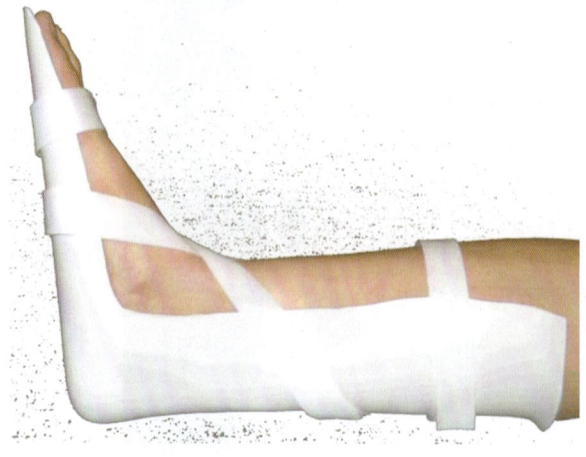

图 21-1-4　低温板踝足矫形器

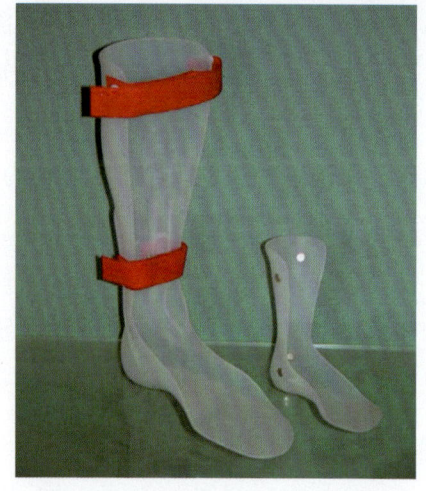

图 21-1-5　踝足矫形器

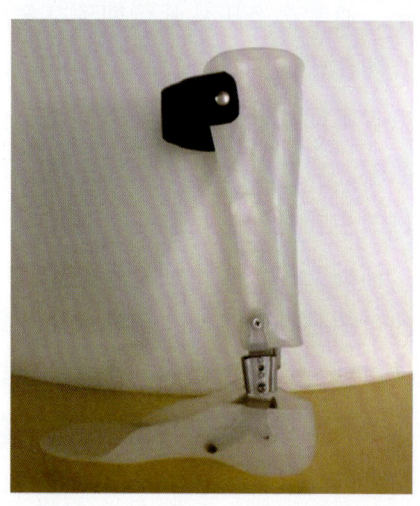

图 21-1-6　金属铰链踝足矫形器

下垂、内翻畸形的出现，同时还能增强来自足底的身体感觉信息输入，刺激本体感受器，有利于直立反应及重建平衡反应机制，实现患者尽早离床活动，促进早期站立及行走。在患者进行站立训练时，踝足矫形器能将踝关节置于功能位，使踝关节处于良好序列，有利于站立时保持正确姿势。对于恢复期和代偿期行走的患者，整个步态周期里踝足矫形器可以使踝关节保持相对固定的功能位、跖屈位或背屈位，矫正足内翻及足下垂，提高患侧支撑的稳定性，改善踝关节背屈功能，增加向前步行的推动力，抑制下肢伸肌过度活动和尖足内翻出现，保证足趾廓清，顺利完成步态各周期的转换。

（2）膝矫形器（knee orthosis，KO）：

偏瘫患者使用踝足矫形器后仍不能充分控制膝过伸时，可以考虑使用膝部矫形器（图21-1-7）。膝矫形器采用三点固定法，能使膝关节保持在伸直或微屈状态，以防止患者在站立或行走时出现膝关节过伸而损伤关节。膝部矫形器在临床上往往与踝足矫形器联合使用。

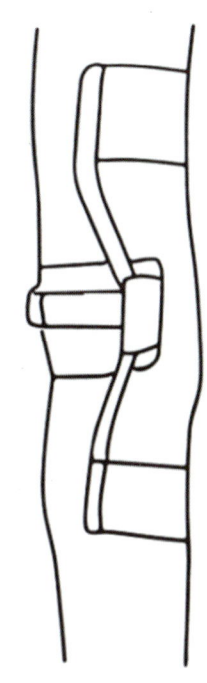

图21-1-7　膝矫形器

（3）膝踝足矫形器（knee ankle foot orthosis，KAFO）：在脑卒中康复中，重度迟缓性瘫痪、重度感觉障碍、重度认知障碍、单侧忽略、髋和膝关节的支持力严重低下、关节变形和挛缩等，一直是临床康复的难点。如果在早期康复中使用膝踝足矫形器对重度偏瘫患者进行治疗性站立训练，让患者早期离床站立，可以达到刺激本体感受器，促进阳性支持反应，重建平衡反应机制的作用（图21-1-8）。这对于促进重度偏瘫患者下肢运动功能、步行功能，恢复和防止失用性萎缩、预防和矫正关节挛缩，改善心肺功能意义重大。

四、注意事项

1.矫形器佩戴前一般需先进行徒手牵伸或矫正，将患者体位置于所需位置，如休息位、功能位或矫正位等。

2.患者佩戴矫形器时应定时检查佩戴处的皮肤情况，防止局部受压过度导致组织损伤和压疮。伴有认知功能障碍和感觉功能障碍的患者，应加强对患者及其照护者的宣教，告知其风险及预防的方法。

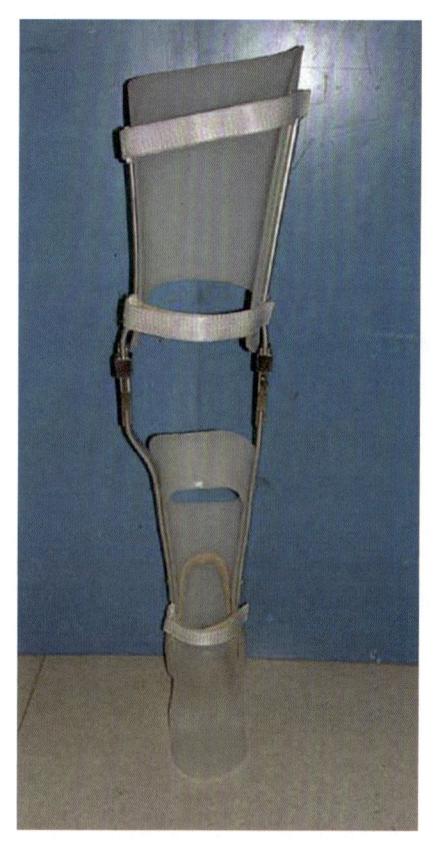

图21-1-8　膝踝足矫形器

3.训练用矫形器仅适合在患者进行功能训练时佩戴；步行用矫形器仅供患者在步行时佩戴。

4.抗痉挛或矫正用矫形器在不引起患者疼痛和不适的前提下可尽量延长佩戴时间。对于不能耐受的患者可通过减少佩戴时间、增加佩戴的频次，获得持久的牵伸和矫正效应。

5.脑卒中偏瘫患者的矫形器佩戴不是一成不变的，选用什么类型的矫形器应随着患者功能的变化而更改。

（高　峰）

第二节 颅脑损伤矫形器的应用

一、概述

颅脑损伤（traumatic brain injury，TBI）是指头颅部，特别是脑受到外来暴力打击所造成的脑部损伤，又称脑外伤（brain injury or brain damage，BI or BD）或头损伤（head injury，HI），可导致意识障碍、记忆缺失及神经功能障碍。颅脑损伤具有发病率高、病情急、病情变化快、导致的功能障碍多以及多发生于青壮年的特点。交通事故、工伤事故、意外坠落、运动损伤、失足跌倒是平时产生颅脑损伤的常见原因；难产和手术产时引起的婴儿颅脑损伤也偶有所见；枪伤、炸伤等火器伤，以及车祸事故、工事和建筑物倒塌则是战时颅脑损伤的主要原因。颅脑损伤的表现呈多样性与多变性，但其受伤后常见症状与体征仍有一定的共性，具体表现在以下方面：①意识障碍；②头痛、呕吐；③生命体征的改变；④眼部征象；⑤神经系统局灶症状与体征；⑥脑疝。

二、功能障碍

1. 感觉功能障碍 脑外伤患者若损伤累及内囊基底节区，破坏上行的感觉传导纤维，患者表现为对侧肢体感觉功能损害，包括痛温觉、触觉、关节位置觉、运动觉、平衡觉，其中关节位置觉、运动觉、平衡觉影响患者运动功能恢复。

2. 运动功能障碍 运动功能障碍是脑外伤的主要功能障碍。颅脑损伤后可因两方面原因导致运动功能障碍，脑器质性损害造成的运动功能障碍和由并发症造成的继发性运动功能障碍。①脑器质性损害造成的运动功能障碍：躯体运动受神经系统控制，随意、精确、协调和快速的运动需在各级中枢的调节控制下才能完成。与运动相关的脑组织损伤后将导致相应的运动功能障碍，按损伤部位不同可出现锥体系症状、锥体外系症状和小脑症状。这些症状既可由原发性脑损伤（如脑挫裂伤、原发性脑干损伤）引起，亦可因继发性脑损害（如颅内血肿）所造成；前者在伤后立即产生，后者在伤后逐渐出现和加重。主要表现为以下7种情况：肌张力增高或降低；缺乏自主运动；不能抗重力运动；不能完成选择性运动；不能进行功能性活动；不能完成精细运动；不能完成不同速度的运动。概括起来就是：肌肉瘫痪（四肢瘫、偏瘫、截瘫和单瘫）；肌张力异常；丧失选择性运动模式；运动控制困难。②并发症造成的继发性运动功能障碍：传统观念认为重型颅脑损伤患者必须静卧或镇静制动，昏迷患者更是应长期卧床。由于缺少活动，加之关节长期处于非功能位置，久而久之可发生关节活动度受限、关节强直、挛缩变形和肌肉萎缩，从而产生包括运动功能障碍在内的一系列二次性损害，妨碍功能恢复，导致残疾或使残疾加重。例如：卧床患者踝关节往往自动跖屈，膝关节和髋关节则自动屈曲，如果不及早进行关节的全范围主动或被动运动予以对抗，将使这一不合理姿势持久存在，从而导致畸形。

3. 认知障碍 认知障碍是脑外伤后易长期遗留的功能障碍之一，并影响其他功能的恢复。临床主要表现为患者不能与人交流，不能遵从他人指令，注意力不能持续集中，不能认人和识路，难以完成阅读、看电视及进行一连串的思考，记忆力不同程度减退，学习兴趣和语言表达能力下降，表情淡漠、行为异常，分析判断能力减退，工作能力下降。意识障碍患者的治疗依从性较差，易影响其功能恢复的进程。

除以上三种主要功能障碍，脑外伤患者还可能出现言语障碍、吞咽障碍、大小便功能障碍和继发癫痫，这些功能障碍严重影响着患者生活质量和整体功能恢复。

三、矫形器佩戴的目的和方法

针对患者不同阶段运动功能障碍的主要特点，积极有效的康复措施结合适合的矫形器装配可以消除和减轻患者功能上的缺陷，辅助康复治疗，为未来适应生活奠定基础。由于大多脑损伤患者病情重，卧床时间长，体质差，机体抵抗力降低，除疾病本身造成的各种功能障碍外，还易发生各种并发症。矫形器的早期使用，可使患者早日进行功能锻炼，减少并发症，加快康复进程，提高生活质量。在急性期多采用功能位矫形器进行肢体的固定和良肢位的摆放，保持关节的功能位，防止长期卧床导致肢体挛缩、变形。在痉挛期可利用抗痉挛矫形器进行痉挛肌肉的持续牵伸，降低过高的肌张力，防止上下肢各关节由于挛缩而出现不可逆的畸形。在疾病的恢复期，可装配各种静态或动态矫形器，辅助上肢的功能训练及站立行走训练。

1. 上肢矫形器

（1）腕手矫形器：抗痉挛腕手矫形器（图21-2-1）适用于颅脑损伤手部屈曲痉挛的患者。其通过持续地牵伸前臂及手部的屈肌，缓解屈肌痉挛，防止腕及手部关节的屈曲挛缩畸形。图21-2-1B中的抗痉挛矫形器将患者腕和手各关节固定在过伸位，产生的牵伸力度较大，佩戴时注意不应引起患者的疼痛。

（2）肘腕手矫形器：运用指征为脑外伤患者上肢屈肌张力严重增高导致的肘、腕、手各关节呈屈曲痉挛模式。肘腕矫形器可将整个上肢保持在伸展位，对痉挛肌产生持续的牵伸作用。

（3）肩矫形器（图21-2-3）：主要用于患者肩关节半脱位的预防。对已经发生的半脱位有辅助支撑和稳定关节的作用，还可以保暖、缓解关节疼痛。

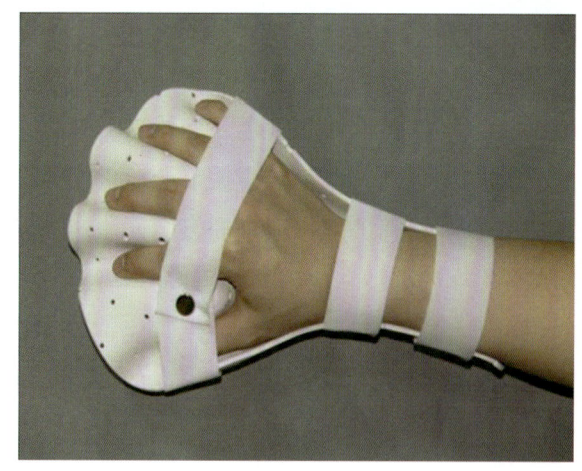

A. 抗痉挛腕手矫形器1

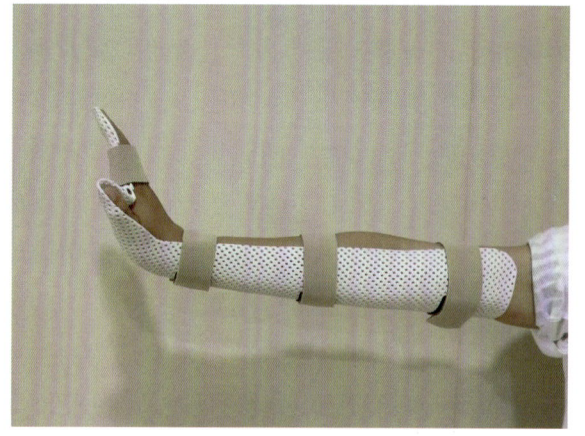

B. 抗痉挛腕手矫形器2

图21-2-1 腕手矫形器

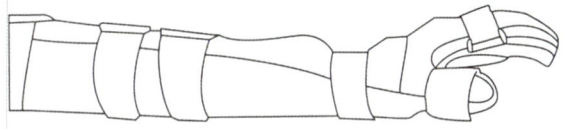

图21-2-2 肘腕手矫形器

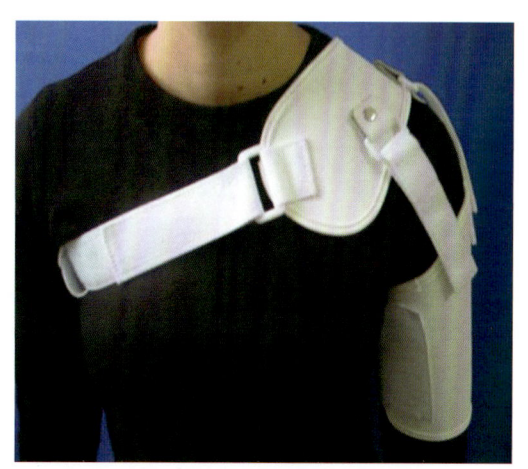

图21-2-3 肩托

2. 下肢矫形器

（1）踝足矫形器：在患者早期卧床时，不正确的体位摆放可以加速下肢异常模式的形成。一旦形成异常模式，关节的肌肉出现变形和挛缩，其矫正是很困难的，会妨碍患者后期的站立和步行训练，并明显打消患者对训练的积极性。所以如果在早期卧床时能正确地使用踝足矫形器，不仅可使患者足部的异常模式得以控制，并且对其预后有很大的帮助。在患者的站立和步行训练中，踝足矫形器可以从矢状面和冠状面来控制踝足的运动，减轻痉挛，预防和矫正畸形，保持下肢正确的生物力线对线，改善患侧负重和平衡功能，使患者尽可能保持正确的步行姿势，同时还能增强患者康复治疗的信心。图 21-2-4A 为低温板材制作的踝足矫形器，强度不如高温板材，仅适用于卧床的患者佩戴，用来保持踝关节的功能位。图 21-2-4B 为高温板材制作的踝足矫形器，主要用于站立训练和步行。图 21-2-4C 为带金属铰链和背屈弹力带的踝足矫形器，用于严重下肢痉挛、踝关节已有跖屈挛缩的患者，可日夜使用持续牵伸，以矫正挛缩的关节。使用时背伸角度应逐渐增加，且不能引起患者疼痛。

（2）膝矫形器：适用于脑外伤患者伴随膝反张、屈曲挛缩或下肢肌力较弱的患者。能辅助患者在站立和步行时控制膝关节的屈曲角度，限制膝关节内翻、外翻及过伸，改善膝关节在负重时的稳定性（图 21-2-5）。

（3）膝踝足矫形器：肌肉痉挛及关节活动受限阻碍了颅脑损伤患者运动功能的恢复。佩戴膝踝足矫形器，可以对痉挛的肌肉持续牵伸，从而缓解肌肉紧张，扩大关节活动范围，使下肢髋、膝、踝关节保持在正确的力线上，增强了下肢各关节的稳定性，有助于抑制关节的变形及异常运动模式，促进运动功能的恢复。颅脑损伤患者卧床期，由于重力的作用，会出现踝关节跖屈，膝关节和髋关节保护性的自动屈曲，容易发生畸形。而踝关节和膝关节即便只有轻度的屈曲畸形也将影响站立及步行。运用膝踝足矫形器能够将膝关节控制于伸直位和踝关节的功能位，持续牵拉跟腱及小腿三头肌，不仅直接抑制了膝关节屈曲，还可促进膝关节伸展能力。由于腓肠肌为双关节肌，在膝关节伸直位上牵伸，能够更有效地抑制踝关节跖屈（图 21-2-6）。

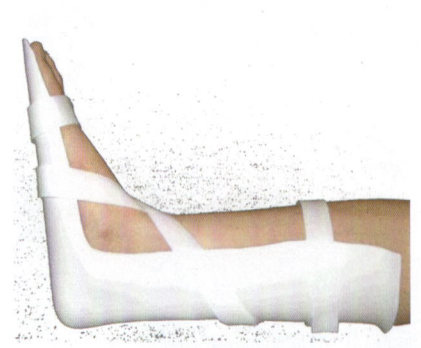

A.低温踝足矫形器

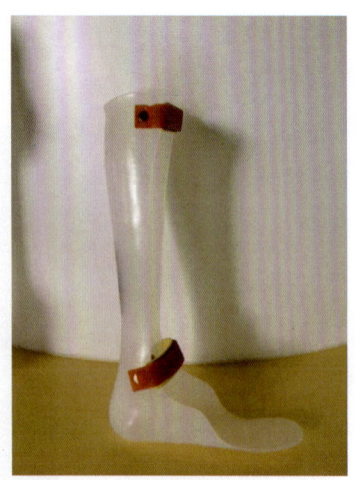

B.高温踝足矫形器

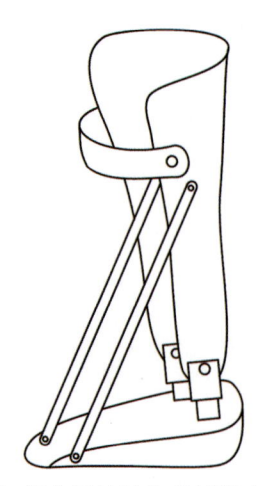

C.带金属铰链和背屈弹力带的踝足矫形器

图 21-2-4　踝足矫形器

第二十一章 神经肌肉系统疾病的矫形器应用

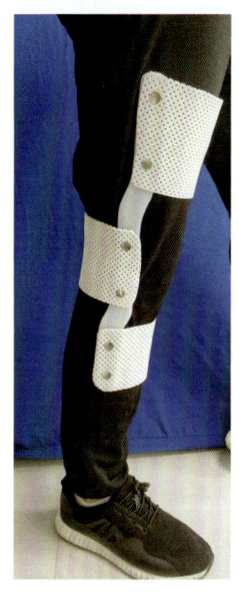

图 21-2-5　膝矫形器

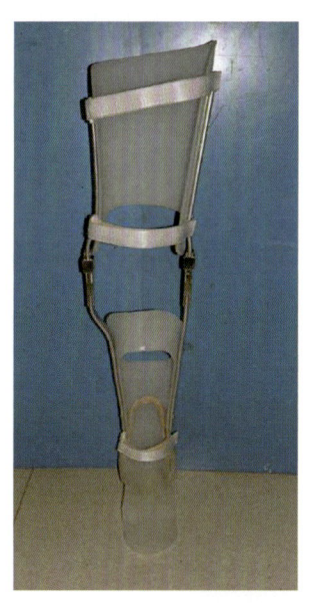

图 21-2-6　膝踝足矫形器

四、注意事项

较轻的脑外伤恢复较好，可以回归工作。中重度损伤后可能会伴随严重的功能障碍，因此，需要及时、及早佩戴适宜的矫形器预防继发的畸形，并配合功能训练，提高训练效果。对于伴随认知功能障碍的患者，佩戴矫形器时应加强对家属的宣教，提高使用矫形器的依从性，并防止行为异常患者出现自伤行为。

（高　峰）

第三节　脑瘫矫形器的应用

一、概述

脑性瘫痪（cerebral palsy,CP）简称脑瘫，是自受孕开始至婴儿期非进行性脑损伤和发育缺陷所导致的临床综合征，主要表现为运动障碍及姿势异常，可伴有不同程度的智力低下、心理行为异常、感知觉障碍及其他功能异常。脑瘫的直接病因是脑损伤和脑发育缺陷。造成脑损伤和脑发育的缺陷的时间可划分为三个阶段，即出生前、围生期和出生后。

（1）出生前因素：①母体因素。母亲孕期大量吸烟、酗酒、用药；妊娠中毒症、外伤、妊娠期感染、先兆流产；母亲智力落后、母体营养障碍、重度贫血、风湿病、糖尿病等。②遗传因素。近年来研究认为，遗传因素对脑瘫的影响很重要。

（2）围生期因素：胎龄<32周、胎龄>42周，出生体重<2000g、出生体重>4000g；双胎或多胎；产程过长或急产、产伤；胎位异常、臀位分娩、脐带过短等；孕期或产程中窒息。

（3）出生后因素：新生儿呼吸窘迫综合征，吸入性肺炎，败血症，婴幼儿期的脑部感染，新生儿期惊厥，缺血缺氧性脑病等。

无论哪种类型脑瘫，均具有非进行性脑损伤或发育障碍的特点。临床表现多以运动发育落后、姿势及运动模式异常、原始反射延迟消失、立直（矫正）反射及平衡反应延迟出现、肌张力异常为主。

二、功能障碍

1. 运动功能障碍　脑瘫患儿的运动功能障碍根据不同类型表现不尽相同。痉挛型脑瘫主要表现为肌张力增高，被动屈伸肢体时有"折刀"样肌张力增高的表现，关节活动范围变小，运动障碍，姿势异常。由于屈肌张力增高，多表现为各大关节的屈曲、内旋内收模式。不随意运动型可根据肌张力的变化程度，分为紧张性和非紧张性两种类型。主要表现为难以用意志控制的全身心不自主运动，颜面肌肉、发音和构音器官受累，常伴有流涎、咀嚼吞咽困难、语言障碍。当进行有意识、有目的运动时，表现为不自主、不协调和无效的运动增多，与意图相反的不随意运动扩延至全身，安静时不随意运动消失。头部控制差，与躯干分离动作困难，难以实现以体轴为中心的正中位姿势运动模式。患儿肌张力强度和性质不断发生变化，亦可见皱眉、眨眼、张口、颈部肌肉收缩、脸歪向一侧、独特的面部表情等。强直型较为少见，主要表现为肢体僵硬、活动减少。被动运动时，伸肌和屈肌都有持续抵抗，因此，肌张力呈现铅管状或齿轮状增高。共济失调型不多见，主要损伤部位为小脑，表现为平衡障碍、肌张力低下、不自主运动。本体感觉及平衡感觉丧失，不能保持稳定姿势，步态不稳，不能调节步伐，醉酒步态，容易跌倒，步幅小，重心在足跟部，基底宽，身体僵硬，方向不准确，过度动作或多余动作较多，动作呆板而机械。肌张力低下型主要表现为肌张力低下，肌力降低。四肢呈软瘫状，自主运动少，仰卧位时四肢呈外展外旋位，状似仰翻的青蛙，俯卧位时头不能抬起。混合型脑瘫则是某两种类型或某几种类型的功能障碍同时存在于一个患儿的身上。

2. 感觉功能障碍 由于受到自身大脑功能障碍等因素的影响和限制，其接受感觉统合刺激的机会相应就会减少，进而造成脑瘫患儿或多或少地伴有不同程度的感觉统合失调。

3. 认知功能障碍 国内文献报道脑瘫患者认知发育落后及智力发育障碍概率为72.4%~75.6%。

除此之外，脑瘫患儿还常伴有生长发育障碍、情绪和行为障碍、癫痫发作等。

三、矫形器佩戴的目的和方法

小儿的大脑在不断地成熟和分化，具有较大的可塑性。在脑瘫患儿的康复过程中不同的阶段可根据治疗需要选择适宜的矫形器可以改善异常姿势、反射和运动，并可防止肌腱挛缩和骨关节畸形等并发症，增强代偿和辅助失去的功能，恢复和保持正常的生理力线，巩固和支持手术、药物治疗（肉毒素）和康复治疗疗效，利于提高患儿的生活能力、增强自信心、改善心理状态和促进全面康复。

1. 上肢矫形器

（1）拇外展矫形器（图21-3-1）：应用指征为患手有僵硬的或动态性的拇内收畸形，有时为拇指并拢于掌面的畸形，但被动外展是可能的。通过被动牵伸矫正后佩戴此矫形器可以矫正拇指内收畸形，恢复拇指的对指功能。此矫形器同时还可作为手功能训练的辅助器，以辅助患儿手的抓握和夹持功能。

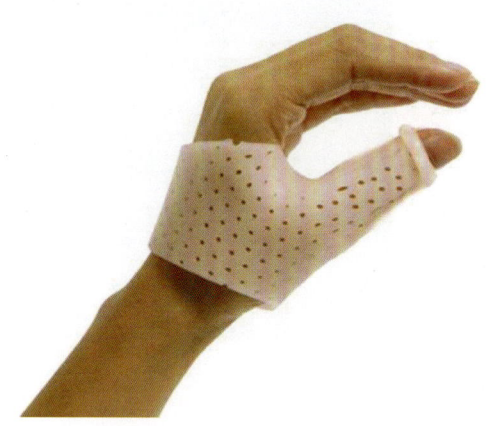

图21-3-1 拇外展矫形器

（2）分指板（图21-3-2）：应用指征为患手屈肌张力增高，有腕和指间关节的共同屈曲畸形，被动可矫正。此矫形器可以将患手的腕关节置于伸直位，以持续牵伸痉挛或挛缩的肌肉，恢复正常的关节活动范围和功能。对于痉挛和畸形较重的患儿可于治疗后持续应用，包括夜间的佩戴，但需要定时取下矫形器进行被动活动并观察皮肤情况。

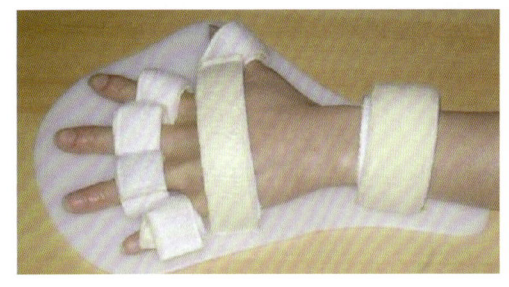

图 21-3-2　分指板

2.下肢矫形器

（1）矫形鞋垫（图 21-3-3）：应用指征为患足在站立和行走时出现足部的扁平外翻或轻度马蹄内翻或高弓足，下肢轻度肌张力增高，轻度到中度肌力减退，且扁平外翻和马蹄内翻是可塑性的。矫形器垫通过对足部横弓和纵弓的支撑，使患者站立和行走时足底压力均匀分布，减少跟骨内、外翻，稳定踝关节，有效支撑人体重量，恢复足底正常形态和结构。同时，矫形鞋垫不仅可以给予患足皮肤感觉和本体觉刺激，而且可以缓解足踝相关关节的负担，纠正下肢生物力线，提高患者平衡性，改善步态，进而提高步行的稳定性。矫形鞋垫的跟骨后部分是自由的，所以在患者行走时不会限制踝关节的活动，因而更易接近正常步态。需要注意的是，佩戴此矫形器前需要对患儿足部和下肢甚至全身做整体评估，根据评估结果选取合适的矫形鞋垫，并定期复查。

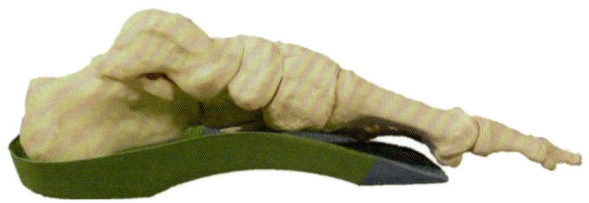

图 21-3-3　矫形鞋垫

（2）踝足矫形器：塑料踝足矫形器（图 21-3-4A）的应用指征是重度和严重的肌痉挛，伴有或不伴有膝关节过伸畸形；严重的旋前及跟骨内外翻畸形；可用于夜间防止肌肉挛缩。使用时踝关节必需固定在 90° 直角，内外翻及旋转畸形要尽量矫正，可在足趾底部增加一个楔形垫以便背伸趾屈畸形。固定的踝足矫形器不适合于步行和行走训练，仅用于卧床、站立和夜间使用。带金属铰链的动态踝足矫形器（图 21-3-4B）应用指征是潜在的痉挛性马蹄足；或在某些情况下用于术后预防和维持已纠正的马蹄足；下肢痉挛较轻的尖足。很少用于治疗严重的内、外翻畸形。踝足矫形器是专为脑瘫患儿进行步行训练的行走设计，对于没有明显痉挛、行走时能自主控制背屈跖屈的患儿效果最佳。动态踝足矫形器通过精确塑形达到理想的生物力学要求，能更好地稳定踝关节。矫形器足底的特殊设计不仅能够降低患者的肌张力、减轻痉挛症状，同时允许行走时踝关节

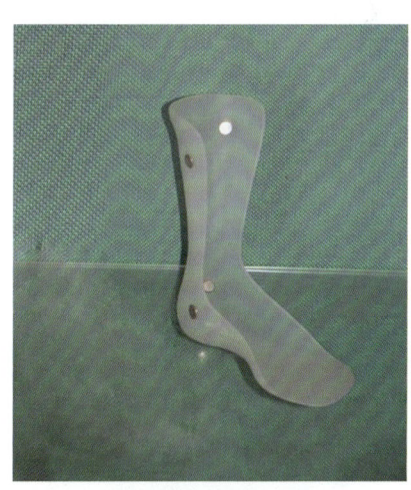

A.塑料踝足矫形器

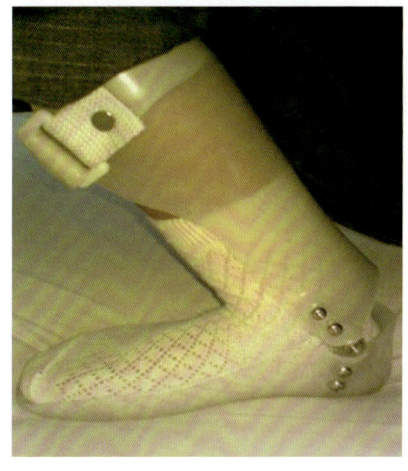

B.金属铰链踝足矫形器

图 21-3-4　踝足矫形器

生理性地背屈运动，使踝关节在步态周期中的运动更趋于自然，展现一个平滑和更加接近于正常的步态。动态踝足矫形器将距上关节维持在垂直或轻微背屈的位置，距下关节在中立位位置。因此动态踝足矫形器不仅降低了小腿三头肌的张力，也降低了身体其他部位的张力，从而引导患儿沿着生理的运动模式行走。

（3）膝踝足矫形器（图21-3-5）：应用指征是患儿膝关节有严重的屈曲畸形但可以被动矫正；严重的膝反张，通过踝足矫形器无法控制的；下肢肌力较弱无法支撑体重的。膝关节屈曲变形时采用膝踝足矫形器，可使膝关节伸直并保持伸展状态，同时给予身体一定的支持功能，踝足部分对尖足、扁平内翻足及外翻足均可进行矫正。因其使膝关节呈固定的伸展位，不是一种正常生理性步态，因此膝踝足矫形器只用于训练或严重畸形时佩戴。对于患儿由于小腿三头肌引起的继发性膝反张，在用膝踝足矫形器时不可完全伸展膝关节，可以保持膝关节在稍微屈曲状态，防止膝反张。

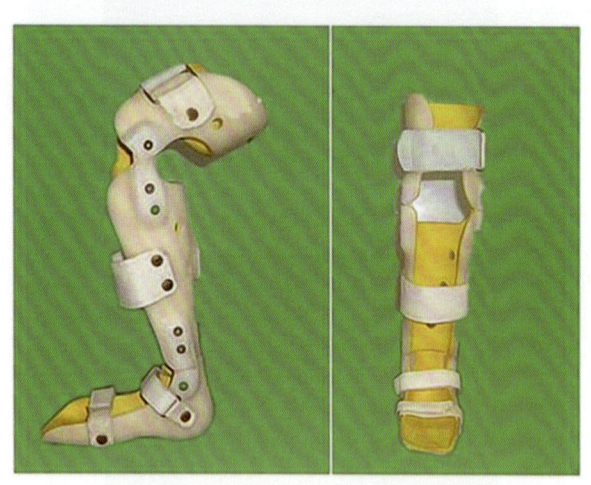

图21-3-5　膝踝足矫形器

（4）髋膝踝足矫形器（图21-3-6）：应用指征是由于髋关节屈曲活动而导致头部坠落反应；行走时呈"剪刀状"步态，爬行时髋关节明显内收但无内收肌挛缩；髋关节半脱位＜Ⅱ度；倾斜行走姿势（一侧髋内收，另一侧髋外展）；向后倾倒的姿势。髋膝踝足关节矫形器可限制髋关节内收肌痉挛，并可改善异常的运动模式，重新建立髋关节正确的运动力线和稳定性，形成相对正常的步行模式，同时能延缓由于内收肌痉挛造成的继发髋关节畸形。髋膝踝矫形器可以作为早期站立、行走训练和外科手术后康复训练的辅助手段。

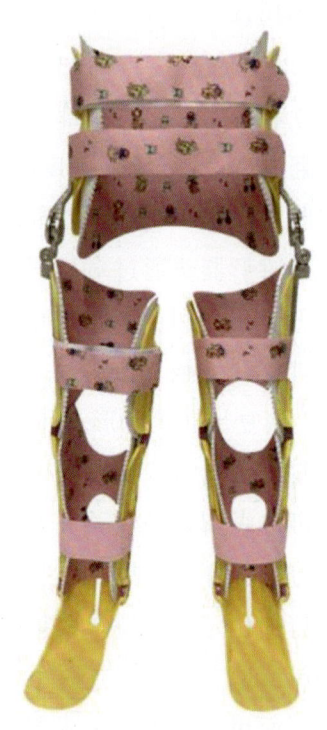

图21-3-6　髋膝踝足矫形器

3. **坐姿保持器**　坐姿保持器主要应用于低肌张力和手足徐动症而无法站立、无法正确坐位并保持躯干直立和平衡的脑瘫患儿。该矫形器由垂直的后背及水平的坐垫组成，它们往往成直角。主要用来稳定患儿的骨盆和躯干，当近端骨盆得到稳定后，合理的躯干控制就容易得到改善。近端肢体得到帮助后，儿童有能力更好地安排躯体轴线的控制（平衡）。这种矫形器可以放置在轮椅上或相应平台上，以便患儿更多地参与各种生活或娱乐活动。如果某些患儿不能有效地控制头部，可以在此矫形器上端增加一个头部支撑物，以防止头部后坠而又不使之前倾（图21-3-7）。

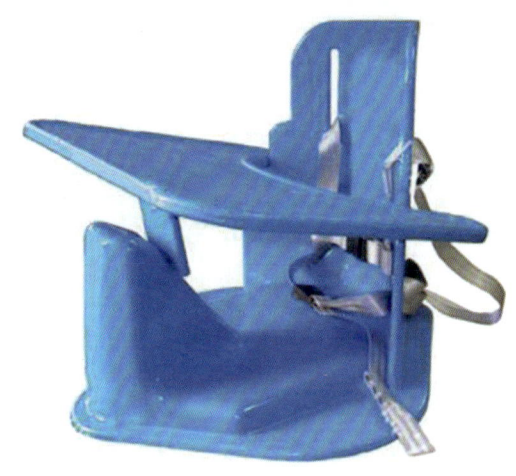

图 21-3-7　坐姿保持器

4. 头部矫形器　头部矫形器适用于不能自主控制头部运动的脑瘫患儿,以保护头部,避免头颅受伤(图 21-3-8)。

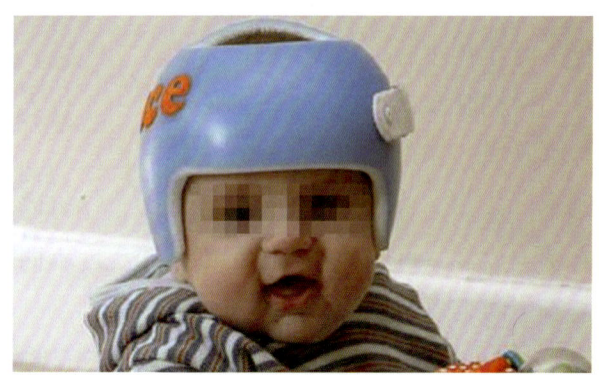

图 21-3-8　头颅矫形器

四、注意事项

脑瘫儿和我们健全人生活在同一个自然界和同一个社会。由于他们的脑部受损后所造成的运动障碍及姿势异常等综合征,妨碍了他们的正常成长和在社会中的学习过程,更妨碍了他们和健全人的交流。随着年龄的增长,他们和同龄健全人的差距越来越大。但如果能及时采用辅助器具来帮助脑瘫儿克服和自然环境之间,以及和社会环境之间的障碍,将有利于缩小他们与健全儿童的差距,并促进交流和独立生活的能力,所以采用辅助器具是非常必要和必须的。此外,在小儿脑瘫的全面康复过程中,包括医疗康复、教育康复、职业康复、社会康复等也需要矫形器的帮助。首先是医疗康复,即利用医疗手段促进康复。除了药物治疗、手术治疗外,物理疗法、运动疗法、作业疗法、言语矫治、矫形器等都需要工程技术手段的配合,以保持脑瘫儿的正常姿势,抑制痉挛和预防肢体变形等。其次是教育康复,即通过特殊教育和培训以促进康复。对脑瘫儿的认知教育需要配以玩教具,对伴有听力和视力残疾的儿童还需要配戴助听器和助视器等矫形器。第三是职业康复,对一些轻度脑瘫患者可以进行职业培训,其更离不开矫形器。第四是社会康复,即在社会的层次上采取与社会生活有关的措施,促进残疾人能重返社会。如家庭和社会环境的无障碍设施,都需要配备矫形器。可见矫形器是小儿脑瘫全面康复的基本设施和必要手段。应按照儿童发育规律来选用矫形器进行功能训练。通常正常的儿童从出生到一岁时,运动的发育是从头到脚依次逐步完成抬头—翻身—坐—爬—站—走及手指的运动,而脑瘫儿在同期一般都无法完成相应的动作。因此特别需要及时采用矫形器并辅以康复训练来帮助他们改善功能障碍,建立正常的运动模式,为今后的正常成长及参与社会活动打下基础。脑瘫患儿的部分矫形器是需要长期间断使用的,但患儿的身体是不断生长发育的,功能和体型也在不断变化,因此对于脑瘫患儿,需要定期更换适合的新矫形器。

(高　峰)

第四节　周围神经损伤的矫形器应用

一、概述

周围神经包括脑神经、脊神经与自主神经。**周围神经损伤**(peripheral nerve injury,PNI)主要是指肢体神经干及其分支受到暴力作用而发生的损伤。周围神经损伤是临床常见的损伤之一，损伤后可致该神经支配的靶器官（皮肤、肌肉、骨关节等）出现严重的运动、感觉和自主神经功能障碍。周围神经损伤的原因主要有：牵拉损伤，如产伤等引起的臂丛损伤；切割伤，如刀割伤、电锯伤、玻璃割伤等；压迫性损伤，如骨折脱位等造成的神经受压；火器伤，如枪弹伤和弹片伤；缺血性损伤，肢体缺血挛缩，神经亦受损；电烧伤及放射性烧伤；药物注射性损伤及其他医源性损伤。临床表现主要有：①臂丛神经损伤；②腋神经损伤；③肌皮神经损伤；④正中神经损伤；⑤桡神经损伤；⑥尺神经损伤；⑦股神经损伤；⑧坐骨神经损伤；⑨腓总神经损伤。

二、功能障碍

1. 运动功能障碍　主要表现为受损神经支配区肌肉主动运动消失，呈迟缓性瘫痪，肌张力降低或消失，肌肉萎缩，从而导致日常生活活动、家务活动及工作能力下降。根据不同神经损伤，运动功能障碍特点也不一样。①臂丛神经损伤：表现为整个上肢下垂，上臂内收，不能外展外旋，前臂内收伸直，不能旋前旋后或弯曲；臂丛下部损伤表现为手部小肌肉全部萎缩而呈爪形。②腋神经损伤：主要表现为肩关节外展幅度减小，三角肌肌萎缩，肩部失去圆形隆起的外观，肩峰突出，形成"方形肩"。③肌皮神经损伤：肌皮神经自外侧束发出后，斜穿喙肱肌，经肱二头肌和肱肌之间下行，并发出分支支配上述三肌。肌皮神经受损后表现为屈肘无力。④正中神经损伤：表现为第一、二、三指屈曲机能丧失，拇对掌运动丧失，大鱼际肌萎缩，出现猿掌畸形。⑤桡神经损伤：桡神经为全身诸神经中最易受损伤者，主要表现为伸腕肌力减弱或消失，而"垂腕"为其典型表现；拇外展及指伸肌力减弱或消失。⑥尺神经损伤：表现为第四和第五指的末节不能屈曲；骨间肌瘫痪，手指内收外展功能丧失；小鱼际萎缩变平。⑦股神经损伤：股神经损伤运动障碍表现为股前肌群瘫痪，行走时抬腿困难，不能伸小腿；股四头肌萎缩，髌骨突出，膝反射减弱或消失。⑧坐骨神经损伤：坐骨神经完全断伤时表现为踝关节与趾关节无自主活动，足下垂而呈马蹄样畸形，踝关节可随患肢移动呈摇摆样运动，小腿肌肉萎缩，跟腱反射消失，膝关节屈曲力弱，伸膝正常；坐骨神经部分受伤时，股二头肌常麻痹，而半腱肌和半膜肌则很少受累。⑨腓总神经损伤：腓总神经损伤后下肢呈垂足畸形，患者为了防止足趾拖于地面，步行时脚步高举，呈跨越步态；足和趾不能背伸，也不能外展外翻。

2. 感觉障碍　周围神经损伤后，由于传入纤维受损，表现出感觉迟钝、疼痛，温度觉、触觉、认知觉、本体觉的减退或消失，还可能有感觉异常。可因神经损伤的部位和程度不同而有不同表现。

3. 反射障碍　主要为损伤神经所支配区域的深浅反射均减弱或消失。

三、矫形器佩戴的目的和方法

周围神经损伤的主要表现是感觉和运动功能的部分或完全丧失，造成肌力的减退甚至完全麻痹；早期局部水肿导致纤维素渗入到组织间隙，造成肌肉挛缩、肢体变形，而且神经的恢复过程需要一个较长的时间，畸形体位还可能造成关节的僵化，因此保持肢体的良好体位是重要的措施。矫形器的应用可有效增强患肢的正常运动，重建肌群的协调运动功能，建立代偿功能，对延缓肌肉萎缩，改善和保持关节活动范围，防止关节挛缩、组织粘连，预防继发性损伤有重要的治疗作用。

1. 肩外展矫形器　应用指征为臂丛神经损

伤所致整个上肢呈弛缓性麻痹,各关节不能主动运动的患者和腋神经损伤所致的三角肌麻痹患者。主要作用是使上肢各关节固定保持在功能位,以减轻肩关节周围肌肉和韧带的负荷。肩外展矫形器在佩戴时可根据患者病情调整肩、肘、腕等关节的度数,防止长时间固定导致的关节挛缩(图 21-4-1)。

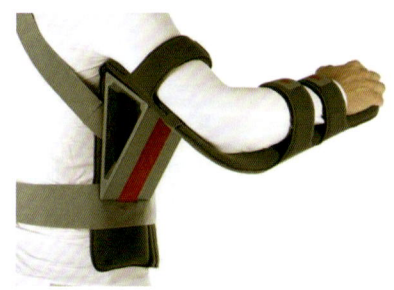

图 21-4-1　肩外展矫形器

2. 肩吊带　肩吊带也适用于臂丛神经损伤的患者;肌皮神经损伤后不能屈肘的患者也可使用。用于臂丛神经损伤时的作用是将肩关节保持在内收内旋位,以保护神经损伤后肌肉麻痹的肩周。用于肌皮神经损伤的患者时主要是将患者肘关节保持在屈曲位。由于不能将患者肩关节适度外展,佩戴该矫形器后应定时做肩关节的被动活动,防止长时间固定后出现肩关节粘连(图 21-4-2)。

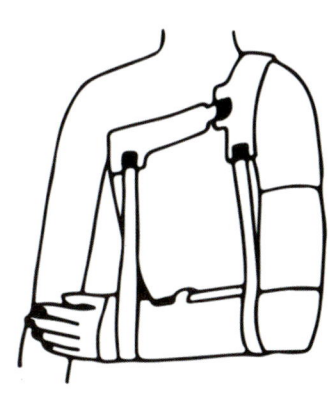

图 21-4-2　肩吊带

3. 腕背伸矫形器　应用指征为桡神经损伤所致的腕伸肌和指伸肌肌力减弱或消失,不能主动伸腕和手指而出现垂腕、垂指畸形。作用是将患肢的腕关节固定在背伸位,避免腕关节长时间的下垂导致关节的损害和屈曲挛缩(图 21-4-3)。

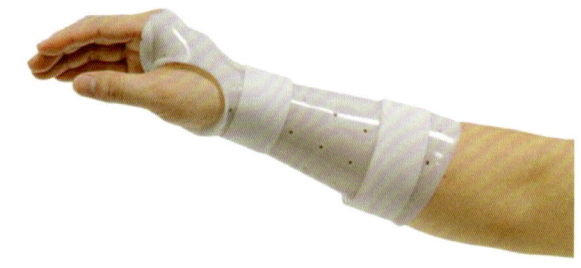

图 21-4-3　腕背伸矫形器

4. 桡神经麻痹动力矫形器　应用指征同腕背伸矫形器。但该矫形器通过助力弹簧或橡皮筋的牵引替代伸肌作用,可实现患手被动伸指的功能,并能防止屈肌挛缩和垂腕引起的伸肌延长。同时,佩戴此矫形器可配合手部的抓握作业活动训练(图 21-4-4)。

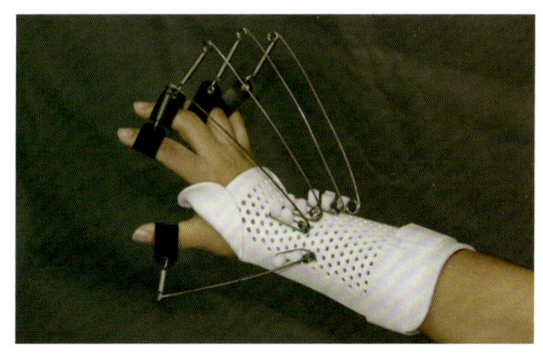

图 21-4-4　桡神经麻痹动力矫形器

5. 静态对掌矫形器　应用指征为正中神经损伤后不能对掌及对指,呈现典型的"猿手"畸形。作用是将患手的拇指和其他四指固定在对指和对掌的功能位,避免长期瘫痪出现手指挛缩畸形(图 21-4-5)

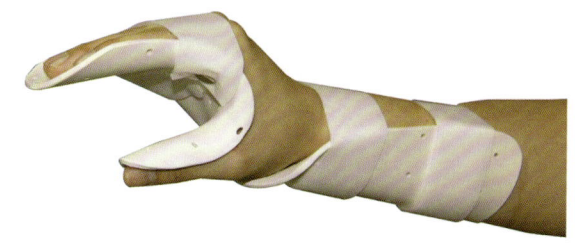

图 21-4-5　静态对掌矫形器

6. 动态对掌矫形器　应用指征同静态对掌

矫形器。但该矫形器通过助力弹簧或橡皮筋，可以实现辅助对掌运动，克服因正中神经支配的大鱼际瘫痪而致的拇指对掌功能的丧失，预防因拇收肌短缩所致的虎口挛缩，同时对已有的挛缩予以矫正。佩戴此矫形器亦可尽早配合手部的作业活动训练，借助外力协助患手完成正常的日常生活活动（图21-4-6）。

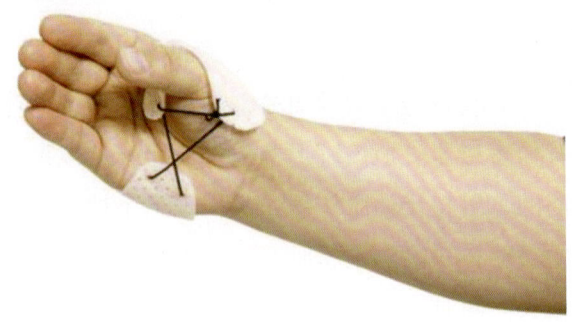

图21-4-6　动态对掌矫形器

7. 尺神经麻痹矫形器　应用指征为尺神经损伤所致手部尺侧一指半感觉丧失；所有手部的骨间肌、蚓状肌、小鱼际肌萎缩，手指外展、内收障碍；尺侧腕屈肌及小指、环指深屈肌活动受限；小指及环指为爪形指。尺神经麻痹矫形器将第四、五指掌指关节固定在屈曲位，可实现环指和小指于拇指的对指功能，消除爪形手畸形（图21-4-7）

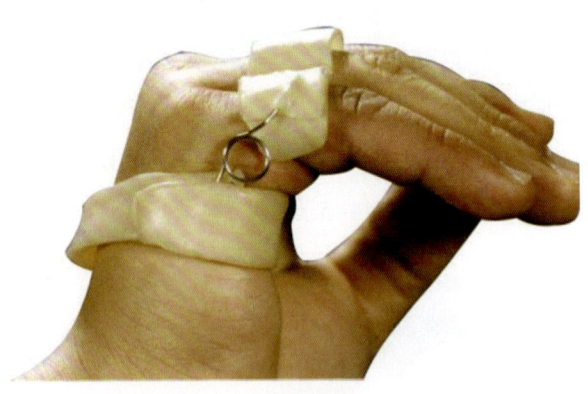

图21-4-7　尺神经麻痹矫形器

8. 膝矫形器　应用指征为股神经损伤导致的股四头肌萎缩，膝关节不能伸直，甚至出现屈曲挛缩。膝矫形器可将膝关节固定在伸展位，达到稳定膝关节的目的，避免无力的膝关节承重时突然弯曲，辅助患者站立和行走（图21-4-8）。

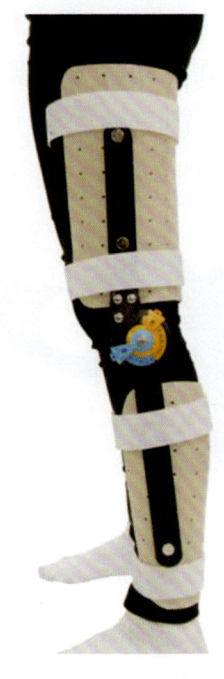

图21-4-8　膝矫形器

9. 踝足矫形器　应用指征为坐骨神经和腓总神经损伤引起的踝关节和足趾不能背伸，足下垂或呈马蹄内翻足。主要使用目的是将踝关节保持在功能位，防止长时间下垂导致的踝关节损害、跖屈挛缩和趾关节屈曲畸形。这类矫形器样式较多，选配时要考虑既能控制足下垂，又尽量不影响踝关节在步行周期中其他方向的活动范围，以便获得最佳步态（图21-4-9）。

四、注意事项

周围神经损伤患者除了运动功能障碍外，还会伴随明显的感觉功能障碍和皮肤营养性改变而出现灼痛、刺激性神经痛、幻觉痛、无汗、粗糙、皮肤易破损、局部肢体肿胀等症状。因此，在佩戴矫形器期间应注意患肢安全保护，经常进行肌肉的主动或被动活动及改变关节位置，防止矫形器佩戴时间过长或在局部压力过大而导致组织受损。进行被动牵伸时动作应缓慢，范围应逐渐增大，切忌粗暴，以免引起新的损伤。

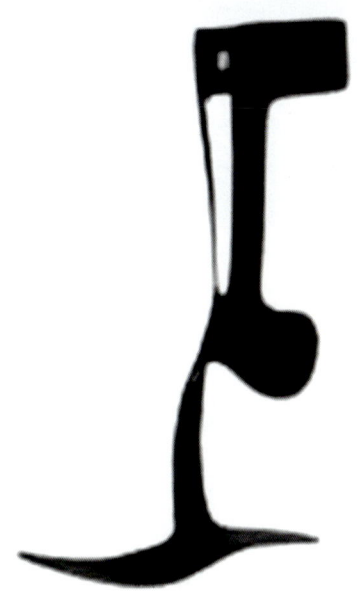 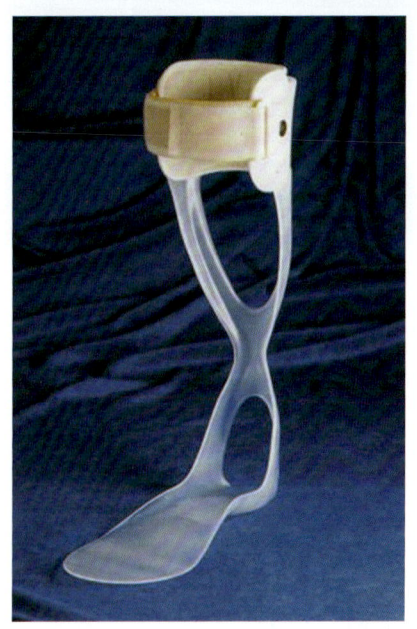

A. 踝足矫形器1　　　　　　B. 踝足矫形器2

图21-4-9　踝足矫形器

（高　峰）

第二十二章 运动疾病和损伤的矫形器应用

第一节 脊柱常见的运动疾病与损伤

一、椎体骨折

椎体骨折多见青壮年男性。一般为间接外力和直接外力引起。间接外力如高处跌落时臀部或足着地，冲击性外力向上传至胸腰段发生骨折；直接外力如房屋倒塌压伤、汽车撞伤或火器伤等。脊椎骨折的发生有可能是单纯性骨折、移位，也有可能合并严重的脊髓损伤，病情严重者可致截瘫，甚至危及生命。伤害程度不同，处理方法也不尽相同。

（一）椎体骨折后常见功能障碍

1. 颈椎骨折 主要表现为颈部疼痛，活动障碍，颈肌痉挛，颈部广泛压痛，并且发麻发胀，局部症状严重。

2. 胸椎骨折 以胸椎局部肿胀、疼痛，骨折处两侧肌肉紧张，不能站立，翻身困难，运动障碍等为主要表现。

3. 腰椎骨折 局部疼痛、压痛、叩击痛；椎旁肌紧张，腰椎活动受限，不能翻身起立；受损部位棘突后突或出现成角畸形；腹胀、腹痛。

4. 合并脊髓损伤表现 除上述骨折相应表现外，还会出现损伤平面以下运动功能障碍、感觉障碍和反射障碍。

（二）椎体骨折矫形器

1. 矫形器的结构和类型 目前临床上常用的脊柱矫形器有量身定制和成品两大类。量身定制的脊柱矫形器采用前后两片的形式，可用低温热塑材料和高温热塑制成。为了方便快捷多选用低温热塑材料制作脊柱矫形器，多用于脊柱骨折早期。成品的脊柱矫形器多用柔软、带有弹性的布料加钢条制成，多用于骨折后期。

2. 矫形器的力学特点 矫形器采用软组织液压制动、牵引及三点力的原理。软组织的液压制动限制了脊柱的屈伸（前屈、后伸及侧屈）和旋转，使脊柱获得安全的固定和保护；牵引原理使脊柱骨折椎体获得一定程度的免荷；三点力原理可使偏离正常生理曲度的脊柱恢复到正常的生理对线。

3. 矫形器的作用 固定、保护并限制脊柱的活动，以防止骨折椎体进一步错位而损伤到脊髓及缓解疼痛等。

（三）矫形器的选择与使用

1. 矫形器的选择 颈椎骨折早期多选用量身定制、材质较硬、具备一定支撑力度的矫形器（图22-1-1A），骨折愈合后期可选择材质较软的柔性颈部矫形器（图22-1-1B）；胸椎骨折和腰椎骨折早期如果采用手术复位则多选用低温热塑材料量身定制的胸腰椎矫形器（图22-1-1C）；如果采用非手术复位则多采用高温热塑材料量身定制的高温热塑矫形器（图22-1-1D）；骨折愈合后期多采用成品的柔性带钢条的矫形器。

第二十二章 运动疾病和损伤的矫形器应用

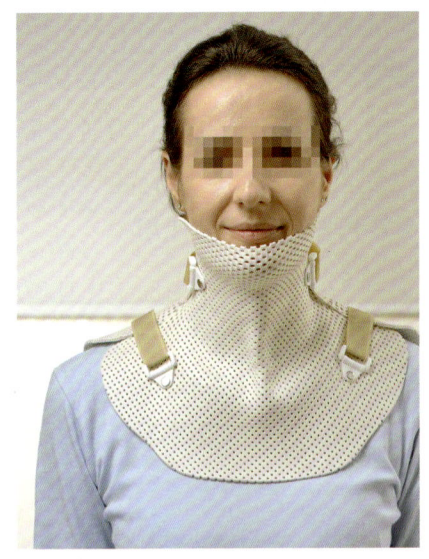

A. 颈部矫形器

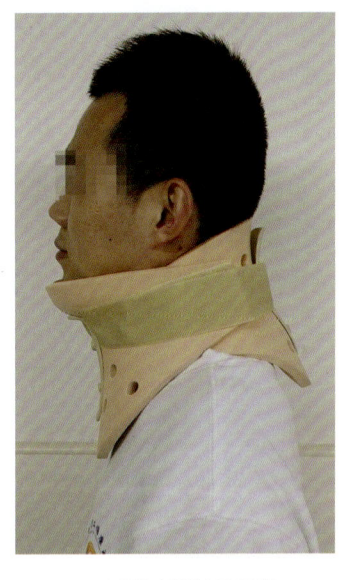

B. 柔性颈部矫形器

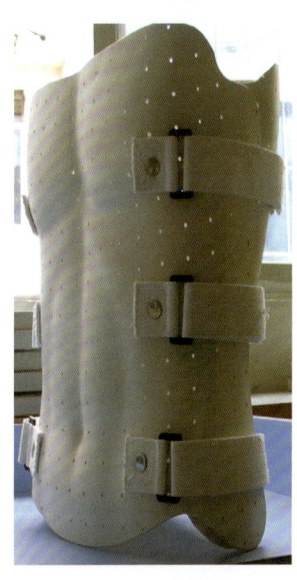

C. 低温热塑胸腰椎矫形器

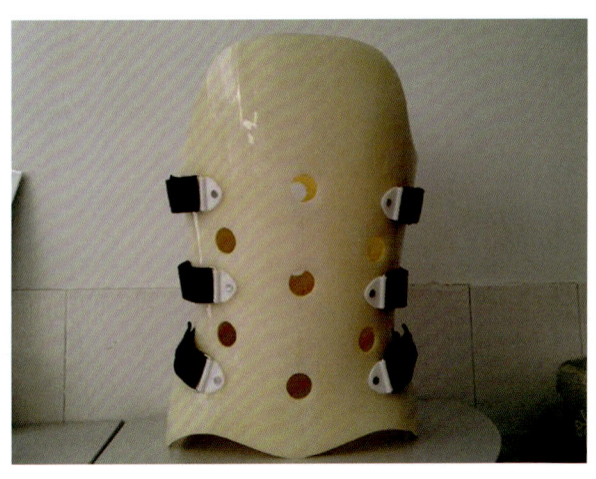

D. 高温热塑胸腰矫形器

图 22-1-1　矫形器的选择

2. 矫形器的穿戴方法　早期卧床患者穿戴方法。颈椎骨折者，首先治疗师用双手均匀缓慢托起患者头部后，装上矫形器的后面部分，接着缓慢放下头部，再扣上矫形器的前面部分，最后系好固定带，骨折恢复后期佩戴软性矫形器时可在端坐位进行。胸椎骨折和腰椎骨折者，治疗师先协助患者缓慢侧身到一边，装上矫形器的后面部分，再让患者缓慢躺下，然后再扣上矫形器的前面部分，系好固定带；骨折愈合后期患者可在站立位或端坐位穿戴柔性的矫形器。

3. 注意事项　矫形器的设计制作及穿脱都应该和康复治疗团队进行充分的沟通，了解骨折的程度和康复的进程，设计和制作出合适的矫形器。另外在骨折早期一定要佩戴矫形器，防止脊柱的二次损伤。在矫形器的制作及穿戴过程中也应注意骨突部位的处理，以免导致压伤。

二、脊柱裂

脊柱裂是指脊椎管的一部分没有完全闭合的状态，是一种常见的先天性小儿椎管发育过程中产生的异常表现（图 22-1-2）。病因尚未完全清楚，一般认为是一种多基因遗传病，是胚胎发育过程中，椎管闭合不全引起。临床上，先天性脊柱裂很常见，大部分没有症状，不需治疗。我国神经管畸形发生率约为2.74‰，北方较南方高，农村较城市高，秋冬季出生的婴儿较春夏季出生的发生率高，脊柱裂的男女比例为（9~6）∶10。

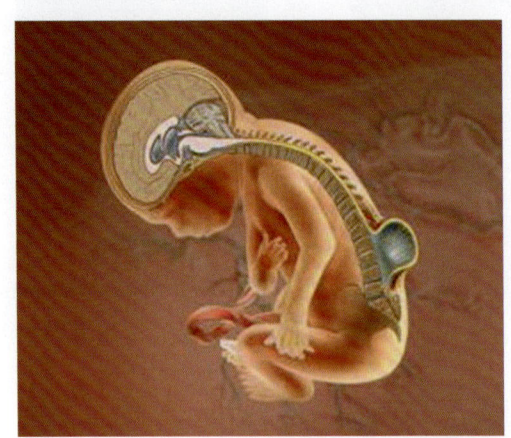

图22-1-2　椎体裂

（一）躯体运动功能障碍

神经系统症状与脊髓和脊神经受累程度有关，较常见的为下肢瘫痪、大小便失禁等。如病变部位在腰骶部，则会出现下肢迟缓性瘫痪和肌肉萎缩，感觉和腱反射消失。下肢多表现为马蹄足畸形，温度较低、青紫和水肿，易发生营养性溃疡，甚至坏疽。常有肌肉挛缩，有时有髋关节脱位。有些轻型病例，神经系统症状可能很轻微。随着患儿年龄增大，神经系统症状常有加重现象，这与椎管增长比脊髓快，对脊髓和脊神经的牵扯逐渐加大有关。

（二）脊柱裂矫形器

1. 矫形器的结构和类型　根据椎体裂的程度、位置及是否伴有脊髓损伤选择适合的矫形器。适用于脊柱裂的矫形器可分为固定保护类和功能恢复类两种。固定保护类以软性带有支撑条腰围为代表，功能恢复类以热塑PP板材定制的下肢矫形器为代表。

2. 矫形器的力学特点　采用软组织的压缩固定、三点力或三点力的组合力的原理矫正畸形的肢体。下肢截瘫步行器以杠杆力或变形杠杆力的原理帮助患者恢复步行能力。

3. 矫形器的作用　固定保护，预防畸形的发生或矫正畸形，辅助或帮助伴有神经障碍的患者步行。

（三）矫形器的选择与使用

1. 矫形器的选择　根据患者脊柱裂的位置、程度和是否伴有脊髓损伤选择不同矫形器。脊柱裂未伤到脊髓选择柔性带支条支撑腰围（图22-1-3A）；脊柱裂伤到脊髓或神经选择下肢矫形器（图22-1-3B）。

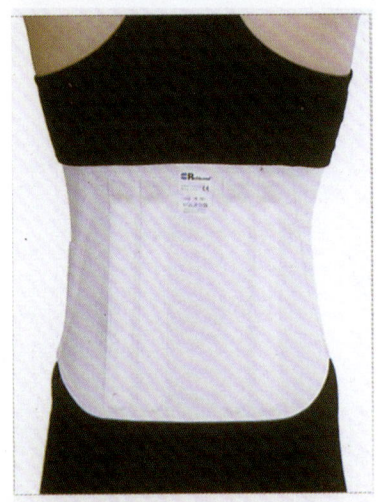

A．柔性带支条支撑腰围

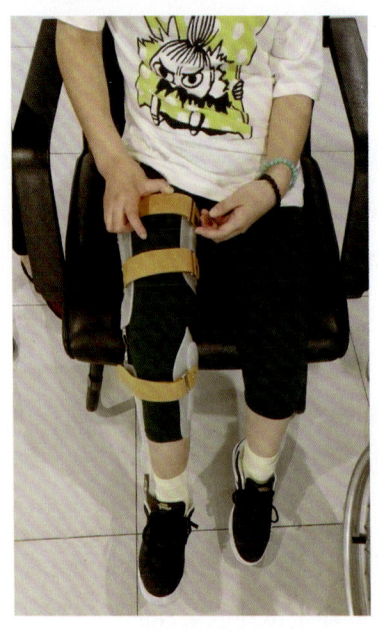

B．下肢矫形器

图22-1-3　矫形器的选择

2. 矫形器的穿戴方法 穿戴柔性腰围时患者取端坐位，可自行穿戴，也可以由其他人帮助穿戴；穿戴下肢矫形器时，患者可自行穿戴踝足矫形器，如果配置的是膝踝矫形器，甚至是截瘫步行器时，则需要家属或医务人员帮助穿戴。

3. 注意事项 脊柱裂伴有神经损伤者，在穿脱矫形器前后，需检查患者的肢体皮肤，尤其是骨突部分，以免造成压迫。另外当患者配置了下肢矫形器，尤其是长腿矫形器步行时要注意安全。

三、椎体滑脱

通常指椎体相对于相邻的椎体产生了滑移。滑移的椎体负载着上方整个脊柱的负荷。椎体半脱位也是椎体滑移的一种。椎体滑脱一般向前滑移，但有时也向后滑移，被称为后滑。椎体也可向侧方滑移，称为侧滑。临床上椎体滑脱多见于颈椎和腰椎（图22-1-4）。

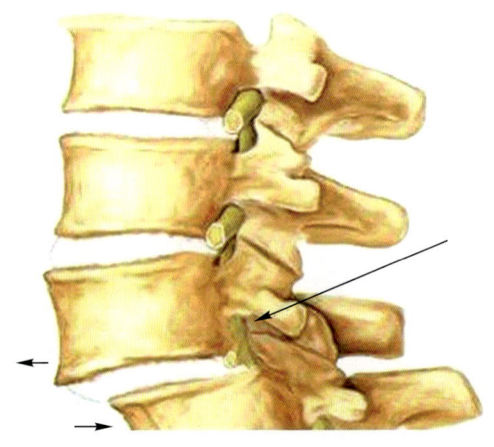

图 22-1-4 椎体滑脱

（一）躯体运动功能障碍

1. 颈椎滑脱功能障碍 颈椎滑脱如果影响脊髓则会出现运动障碍，多在感觉障碍之后出现，表现为椎体束征，为四肢无力、僵硬不灵活。大多数患者下肢无力、沉重，脚落地似踩棉花感，重者站立行走不稳，易跪地，需扶墙或双拐行走，随着症状的逐渐加重出现四肢瘫痪；颈椎滑脱如影响上肢神经，可出现上肢严重的疼痛、放射痛或麻木，造成肢体屈伸困难、麻木、疼痛等。

2. 腰椎滑脱功能障碍 腰椎滑脱引起腰部和下肢活动受限，步行时伴有间歇性跛行。马尾神经受牵拉或受压迫可出现下肢乏力、鞍区麻木及大小便功能障碍等症状。坐骨神经受累可出现下肢放射痛、麻木；直腿抬高试验多为阳性，Kemp征阳性；疼痛及麻木症状可出现在两侧。

（二）椎体滑脱矫形器

1. 矫形器的结构和类型 用于椎体滑脱的矫形器有牵引类和固定保护类两种。①牵引类矫形器：临床上常用的有充气型矫形器和可调节高度型矫形器。一般充气类型矫形器，气压的大小决定牵引力的大小；牵引类型矫形器一般带有硬质塑料和金属支条调节高度的装置，牵引力的大小可根据患者的需要渐进调节。②固定保护类矫形器：有柔性材料带支撑条的腰围、高低温热塑材料制成的躯干矫形器、金属支条加热塑材料制成的矫形器等。

2. 矫形器的力学特点 软组织的加压制动、牵引复位、三点力作用对抗滑脱的椎体。

3. 矫形器的作用 矫形器通过固定保护或对抗椎体继续向前脱出。另外在牵引力和三点力的作用下使滑脱的椎体尽可能地复位。

（三）矫形器的选择与使用

1. 矫形器的选择 根据椎体滑脱的程度选择不同类型矫形器。①颈椎轻度滑脱，并无神经症状者，一般配置固定保护类的颈部矫形器（图22-1-5A）；颈椎滑脱较重，并伴有神经压迫症状者，一般配置充气和带牵引功能的颈部矫形器（图22-1-5B）。②腰椎滑脱较轻者，可配置软性带支撑条的腰围（图22-1-5C）；腰椎滑脱较重者，并有压迫神经根和腰椎前凸较大者，可配置抗前突脊柱矫形器（图22-1-5D）。

2. 矫形器的穿戴方法 患者穿戴矫形器时

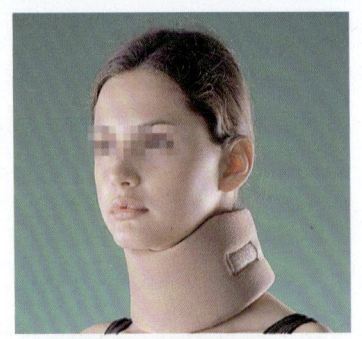
A. 颈部矫形器

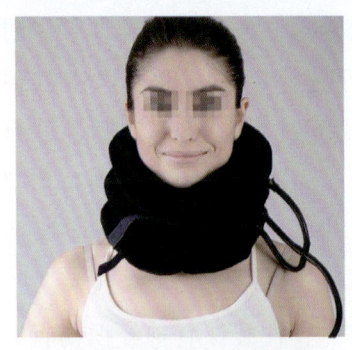
B. 带牵引功能的颈部矫形器

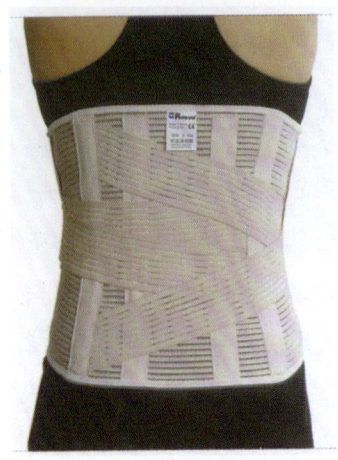
C. 软性带支撑条的腰围

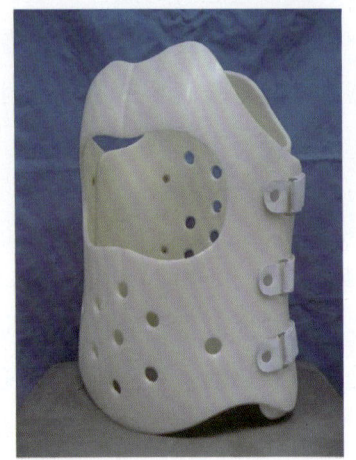
D. 三点力抗前凸脊柱矫形器

图 22-1-5　矫形器的选择

可取端坐位。颈部矫形器和腰部矫形器，都是前后开口形式，先戴上后面部分再扣上前面部分。矫形器的固定或牵引程度，根据患者的具体反应适当调节。

3. 注意事项　患者在使用固定保护类矫形器时，要注意固定部位肌力及关节活动度训练，以免长时间固定导致肌肉萎缩和影响关节活动度；在配置牵引类矫形器和抗前凸矫形器时，尤其注意调节牵引力和抗前凸力的大小，以免导致椎体滑脱部位的再次损伤。

四、颈椎退行性病变

颈椎退行性病变是指颈椎结构的衰变及功能的衰退。年龄增长、使用过度、修复能力降低是引起颈椎退变的主要原因。颈椎退变本身不是疾病，有时甚至是机体为了适应环境而做出的改变。但颈椎退化是颈椎病等退行性疾病的发病基础，是造成颈脊髓、神经根等重要结构损害的主要原因（图 22-1-6）。

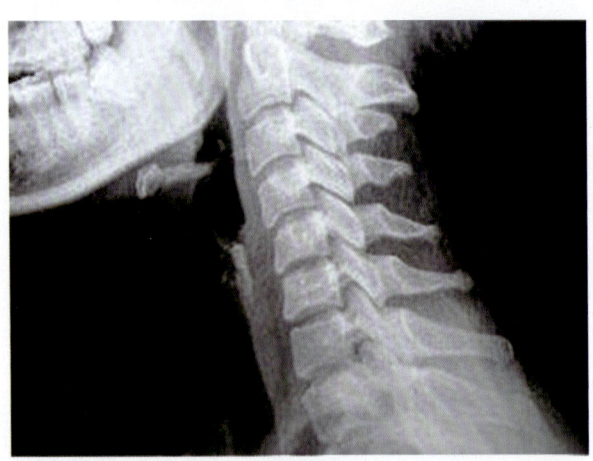

图 22-1-6　颈椎退行性病变

（一）颈椎运动功能障碍

椎体骨赘形成、椎间盘高度降低易造成椎体前、后纵韧带松弛，椎体稳定性下降，增加了椎体间的异常活动；关节突关节、钩椎关节及韧带结构的退变，导致椎间不稳定时负荷增加，出现过度活动，易于出现关节的骨质增生，关节间隙变窄；神经通道处的骨赘可造成神经卡压；韧带出现肥厚、钙化或者骨化，尤其是后纵韧带，这些骨性椎管内的韧带在颈椎活动时肥厚的韧带易于褶皱变形，突向脊髓，使脊髓周围的有效间隙减小，甚至造成脊髓压迫。

（二）颈椎退行性病变矫形器

1. 矫形器的结构和类型 颈椎退行性病变矫形器由聚氨酯材料制成，分为前后开口的固定保护类颈部矫形器和带有保护及牵引功能的充气型颈部矫形器。

2. 矫形器的力学特点 利用软组织的压缩，起到固定保护作用；气压的牵伸原理可改善变窄的椎间隙。

3. 矫形器的作用 固定保护，牵伸减压。

（三）矫形器的选择与使用

1. 矫形器的选择 颈椎轻度滑脱者，可选择固定保护类颈部矫形器（图22-1-7A）；滑脱中度者，并伴有神经症状者选择具有牵引功能的充气型颈部矫形器（图22-1-7B）。

2. 矫形器的穿戴方法 患者取平躺位或端坐位穿戴，一般先穿戴后面部分，然后再扣上前面部分。可自行穿戴也可以由他人帮助穿戴。

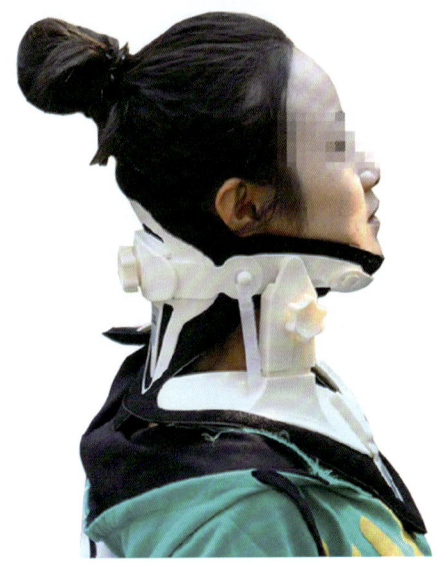

B. 充气型颈部矫形器

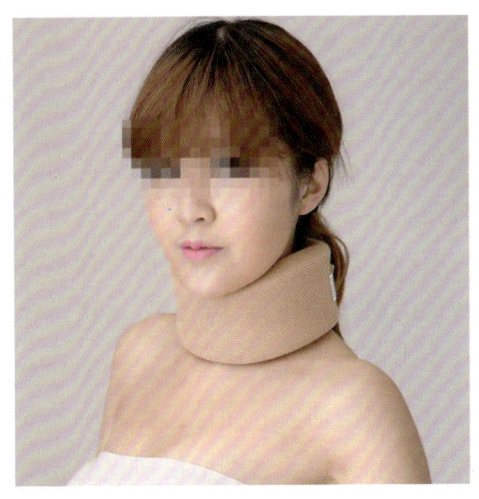

A. 颈部矫形器

图 22-1-7　矫形器的选择

3. 注意事项 穿戴颈部矫形器的同时也要适当地增加颈部肌肉力量的训练，以免长时间穿戴矫形器导致颈部肌肉力量减弱。

五、脊柱生理曲度反张

颈椎和腰椎有正常的生理弯曲，如果没有生理弯曲，甚至向相反的方向弯曲，称为反弓（图22-1-8）。

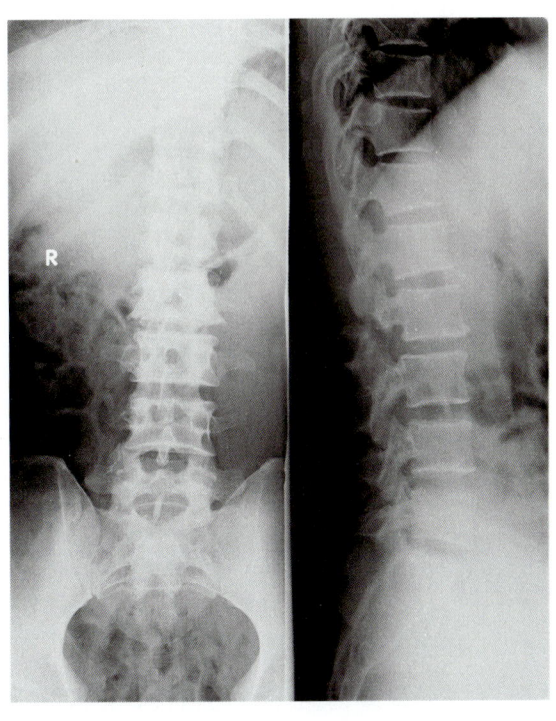

图 22-1-8　椎弓反张

（一）躯体运动功能障碍

颈椎弓反张压迫神经时易产生神经根性病变或交感、神经系病。常见肢体麻木、恶心呕吐、头晕头痛，严重的还会引起瘫痪。腰椎弓反张易引起重力力线的改变，从而导致下肢生物力学改变，影响关节负重，并损伤关节；如果压迫脊髓或神经根，会导致本体感觉和下肢运动功能减弱和丧失。

（二）椎弓反张矫形器

1. 矫形器的结构和类型 临床适合椎弓反张的矫形器有固定保护类矫形器和矫正类矫形器。固定保护矫形器可选择由低温材料量身定制的矫形器或选择材料质地较硬，并具有对抗反张的功能的成品矫形器；矫正类矫形器主要由高温热塑材料定制而成，或选择具有对抗反张功能的成品矫形器。

2. 矫形器的力学特点 软组织的压缩固定保护和具有对抗功能的三点力矫正系统。

3. 矫形器的作用 固定保护、矫正。固定保护类矫形器可防止反张角度继续增大；矫正类矫形器可对抗或矫正反张的椎体。

（三）矫形器的选择与使用

1. 矫形器的选择 根据躯体运动功能障碍的程度，选择支撑保护类矫形器或者具有矫正功能的矫形器。临床上颈椎反张选择由低温热塑材料量身定制的颈部矫形器（图22-1-9A）；腰椎反张选择由高温热塑材料量身定制的抗后凸腰椎矫形器（图22-1-9B）。

2. 矫形器的穿戴方法 患者取端坐位穿戴，先穿戴后面部分，然后穿戴前面部分。左右两侧固定带的松紧要调节一样，以免矫形器旋转。

3. 注意事项 穿戴矫形器后，尤其是前2d要密切观察或询问患者的情况，以免矫形器导致骨凸部位的压迫。同时还要注意反张对侧屈肌力量的训练。

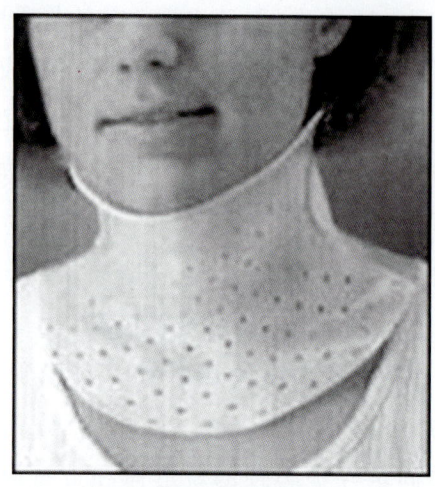

A. 颈部矫形器

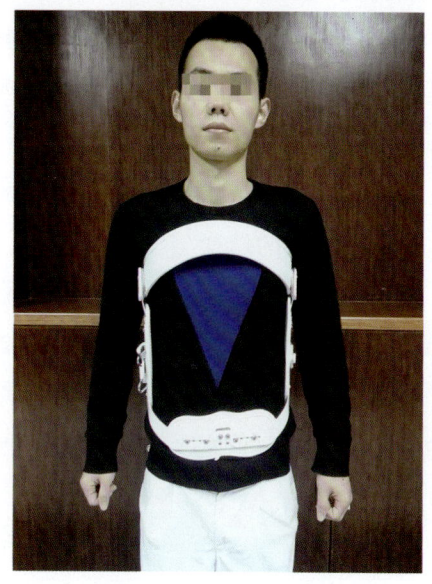

B. 抗后凸腰椎矫形器

图 22-1-9 矫形器的选择

六、腰部扭伤

急性腰扭伤是腰部肌肉、筋膜、韧带等软组织因外力作用突然受到过度牵拉而引起的急性撕裂伤。由于行走滑倒、跳跃、闪扭身躯、跑步而引起的腰扭伤，多为肌肉、韧带遭受牵制所致，一般损伤较轻。高攀、提拉、扛抬重物的过程中用力过猛或姿势不正、配合不当，造成腰部的肌肉筋膜、韧带、椎间小关节与关节囊的损伤和撕裂，这类型损伤程度较重（图22-1-10）。

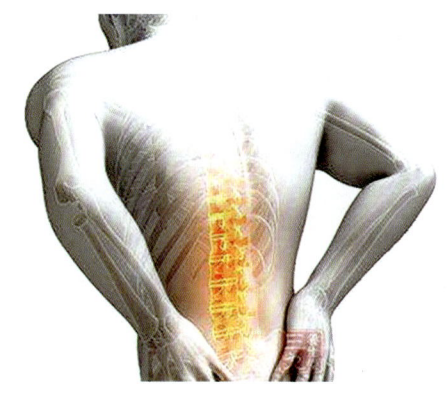

图 22-1-10 腰部扭伤

（一）躯体运动功能障碍

患者伤后立即出现腰部疼痛，呈持续性剧痛，次日可因局部出血、肿胀，腰痛更为严重；有的也只是轻微扭转一下腰部，当时并无明显痛感，但休息后次日感到腰部疼痛。腰部活动受限，不能挺直，俯、仰、扭转感困难，咳嗽、喷嚏、大小便时可使疼痛加剧。站立时往往用手扶住腰部，坐位时用双手撑于椅子，以减轻疼痛。腰肌扭伤后一侧或两侧当即发生疼痛；有时可以受伤后半天或隔夜才出现疼痛、腰部活动受阻，静止时疼痛稍轻，活动或咳嗽时疼痛较甚。检查时局部肌肉紧张，压痛及牵引痛明显，但无淤血现象。

（二）腰部扭伤矫形器

1. 矫形器的结构和类型　矫形器由弹性布料加支撑条制成，背侧及左右两侧由细尼龙绳链接数个滑轮组成，可通过调节尼龙绳的长短调节腰围的大小。

2. 矫形器的力学特点　通过对软组织的加压固定保护，防止腰椎异常活动。

3. 矫形器的作用　固定保护，限制脊柱的屈伸、侧屈和旋转运动，以免不当的运动导致症状加重或扭伤部位的再次损伤。

（三）矫形器的选择与使用

1. 矫形器的选择　根据损伤的程度和年龄选择弹性腰围或无弹性带尼龙绳线调节松紧的腰围。临床上一般腰部损伤程度较轻，患者也比较年轻时选择弹性腰围（图 22-1-11A）；如果损伤程度较重，而且年龄较大者常选择后侧带有滑轮、两侧有尼龙绳拉线的可调节腰围（图 22-1-11B）。

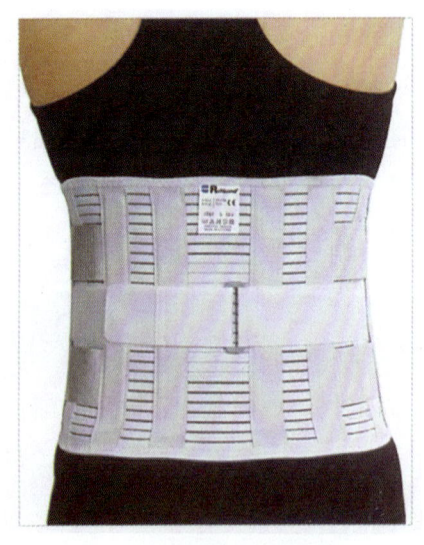

A. 弹性腰围

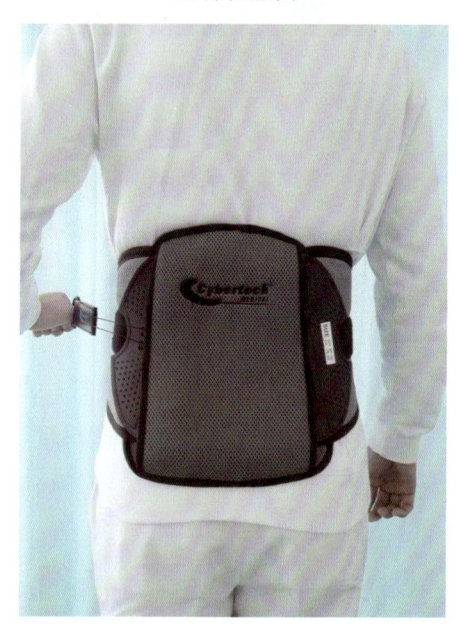

B. 调节腰围

图 22-1-11　矫形器的选择

2. 矫形器的穿戴方法　患者取端坐位或站立位，左右手同时用力牵拉腰围的两端，直至拉到松紧适当为止。

3. 注意事项　急性腰扭伤早期一般卧床休息，如果需要下床一定要在医务人员或家人的帮助下，并先佩戴好腰围再下地。

七、脊柱结核

脊柱结核病变为循环障碍及结核感染，有骨质破坏及坏死，有干酪样改变和脓肿形成，椎体因病变和承重而发生塌陷，使脊柱形成弯度，棘突隆起，背部有驼峰畸形，胸椎结核尤为明显。脊柱结核占全身骨关节结核的首位。在整个脊柱中，腰椎活动度最大，腰椎结核发生率也最高，胸椎次之，颈椎更次之，骶、尾椎结核则比较罕见（图22-1-12）。

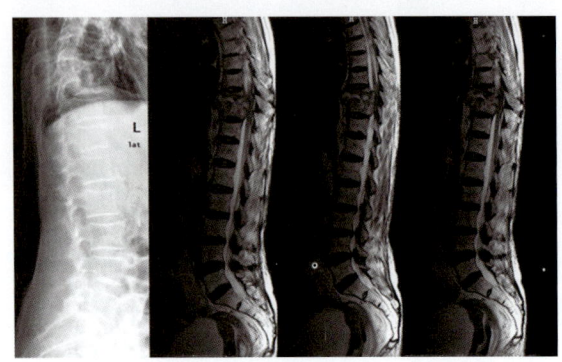

图22-1-12　脊柱结核

（一）躯体运动功能障碍

脊柱结核容易导致脊柱的侧凸畸形，尤其是胸椎后突畸形。畸形严重者会影响到患者的运动功能，且感觉功能减弱或消失。

（二）脊柱结核矫形器

1. **矫形器的结构和类型**　脊柱结核矫形器是由低温热塑材料和高温热塑材料量身定制的躯干矫形器。两种矫形器都采用前后两片的形式。

2. **矫形器的力学特点**　采用软组织液压制动、三点力或三点力的组合力的原理。

3. **矫形器的作用**　固定保护，防止结核导致脊柱发生变形；三点力的矫正原理可矫正因结核导致的变形的躯干。

（三）矫形器的选择与使用

1. **矫形器的选择**　胸椎及上腰椎结核选择胸腰矫形器（图22-1-13A）；下腰椎结核选择腰椎矫形器，同时需固定一侧大腿（图22-1-13B）。还可根据结核导致的变形的程度选择不同硬度热塑材料定制矫形器。

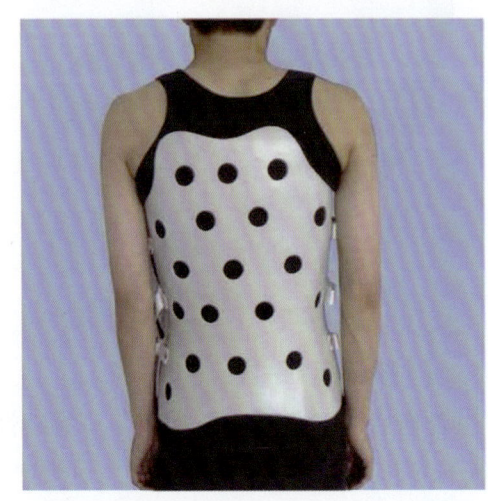

A. 胸腰矫形器

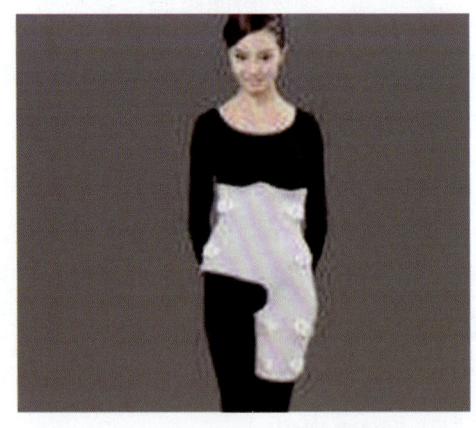

B. 腰椎矫形器

图22-1-13　矫形器的选择

2. **矫形器的穿戴方法**　患者可在平躺位或端坐位下穿戴矫形器。先穿戴矫形器的后面部分，然后再穿戴前面部分。左右两侧的固定带需要调节得一样紧，穿戴完成后再次确定矫形器是否穿到位。

3. **注意事项**　穿戴由热塑材料定制的躯干矫形器要特别注意躯干的骨突部位是否有压迫，另外患者穿戴胸腰椎矫形器时需检查是否可以坐下或如厕。矫形器一般需要佩戴3个月。

八、脊柱肿瘤

脊柱肿瘤占全身骨肿瘤的6%~10%，各种类型的骨肿瘤几乎都可以在脊柱见到，如骨肉瘤、骨样骨瘤、动脉瘤样骨囊肿，而转移性骨肿瘤则占脊柱肿瘤半数以上（图22-1-14）。

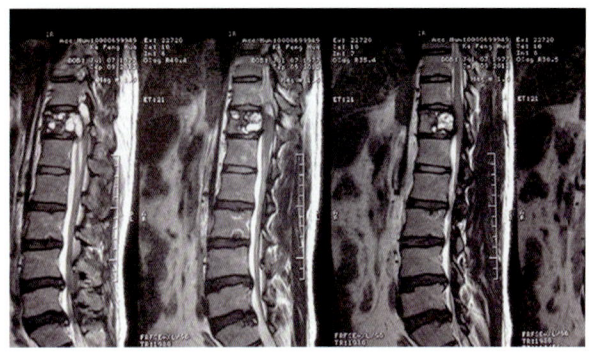

图22-1-14　脊柱肿瘤

（一）躯体运动功能障碍

局部疼痛，神经功能障碍，局部包块或脊柱畸形，骨病变组织的压迫，病理性骨折，脊柱椎节不稳，脊髓、神经根或神经丛的压迫和侵蚀等。

（二）脊柱肿瘤矫形器

1. 矫形器的结构和类型　柔性带有弹性腰围和由低温热塑材料量身定制的脊柱矫形器是临床上常用于脊柱肿瘤后导致椎体部位畸形的矫形器。柔性弹性腰围一般为成品类型的矫形器；低温热塑分为前后两片，由低温热塑材料量身定制而成，矫形器的高度及固定的范围根据肿瘤的位置确定。

2. 矫形器的力学特点　软性腰围采用软组织的液压制动原理，增加脊柱的稳定性；低温热塑材料提供三点力矫正来对抗脊柱的变形，另外也增加脊柱的稳定性。

3. 矫形器的作用　通过对脊柱软组织大面积的加压固定保护、三点力矫正来预防脊柱肿瘤后导致的椎体不稳、病理性骨折，甚至畸形的发生。

（三）矫形器的选择与使用

1. 矫形器的选择　如果脊柱肿瘤部位的椎体未发生位置的改变，装配软性的腰围即可（图22-1-15A）；如果脊柱肿瘤部位的椎体有发生位移或已经发生位移时，需配置低温量身定制的脊柱矫形器（图22-1-15B）。

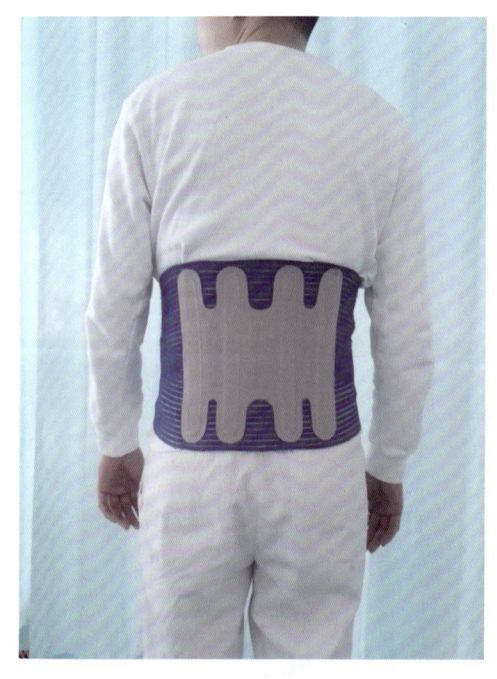

A. 软性的腰围

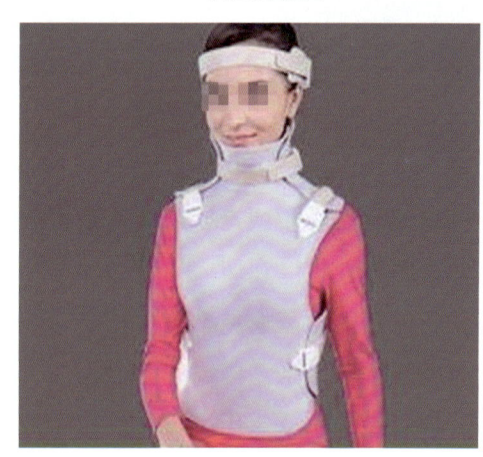

B. 低温脊柱矫形器

图22-1-15　矫形器的选择

2. 矫形器的穿戴方法　患者可在平躺位、端坐位、站立位下自行穿戴或在他人帮助下穿戴矫形器。

3. 注意事项　穿戴这类型的矫形器时要注意矫形器会对身体其他部位产生压迫或限制了脊柱不该限制的运动，尤其要注意矫形器对脊柱肿瘤部位产生的压迫。

（解　益）

第二节 上肢常见的运动疾病和损伤

一、肩部骨折

肩部骨折是由于外伤或病理等原因导致的肩部骨质部分或完全断裂。临床常见的肩部骨折包括肱骨大结节骨折、肱骨外科颈骨折、肩胛骨骨折、锁骨肩峰端骨折等（图22-2-1）。另外肩部骨折往往伴有肩部周围的软组织损伤。

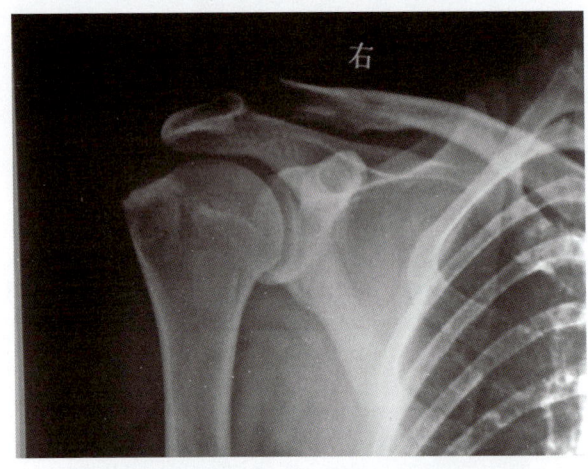

图22-2-1 肩部骨折

（一）躯体运动功能障碍

1. 肩部骨折导致的运动功能障碍 肩部的骨折部有局限性疼痛和压痛，局部肿胀和出现瘀斑，肢体功能部分或完全丧失；完全性骨折尚可出现肢体畸形及异常活动。

2. 肩关节周围软组织损伤导致的运动功能障碍 肩关节疼痛、肩关节周围肿胀，并伴有关节粘连。在急性期时关节的运动功能受到严重影响，在恢复过程中选择适合的矫形器有利于肩关节功能恢复。

（二）肩部骨折矫形器

1. 矫形器的结构和类型 常用于肩部骨折的矫形器有静态稳定肩部矫形器、肩部外展支架和三角巾。静态稳定肩部矫形器一般用低温热塑材料量身定制而成，并加上固定带；外展支架由腰托、臂托及腰间到手臂的支撑连接件组成；三角巾矫形器由一块三角形的软布或者用其他材料制成的类似于三角巾功能的固定装置，再加上一条能够固定于颈部吊带制成。

2. 矫形器的力学特点 通过对软组织液压制动保护骨折部位；肩背部、尖峰、胸大肌的软组织液压制动和三角巾的运用，主要是限制肩关节的活动和减少骨折部位因上肢重力而受到的牵拉。

3. 矫形器的作用 限制肩关节前屈、后伸和外展活动；颈部吊带可以转移上肢的重力，以免肩部骨折部位和肩关节周围的软组织受到上肢重力的牵拉。肩部骨折后需要使用矫形器固定4~5周。

（三）矫形器的选择与使用

1. 矫形器的选择 根据肩部骨折类型选择矫形器。肩部嵌入型骨折选用三角巾悬吊固定4周左右（图22-2-2A）；对于有成角移位者应先行复位，青壮年者以固定于外展位上为宜；粉碎型骨折复位后用外展支架矫形器固定4~5周（图22-2-2B）。

2. 矫形器的穿戴方法 患者取端坐位和站立位，穿戴三角巾矫形器患者可自行穿戴；外展支架矫形器需要在医务工作者或其他人的帮助下穿戴。

3. 注意事项 除了休息情况下，矫形器尽可能全天穿戴，直到骨折完全愈合；在骨折愈合后期则可直接使用三角巾固定。

二、肩关节脱位

肩关节脱位是最常见的脱位，约占全身关节脱位的50%。这与肩关节的解剖和生理特点有关，如肱骨头大、关节盂浅而小、关节囊松弛、其前下方组织薄弱、关节活动范围大、遭受外力的机会多等。肩关节脱位多发生在青壮年，男性较多。

第二十二章 运动疾病和损伤的矫形器应用

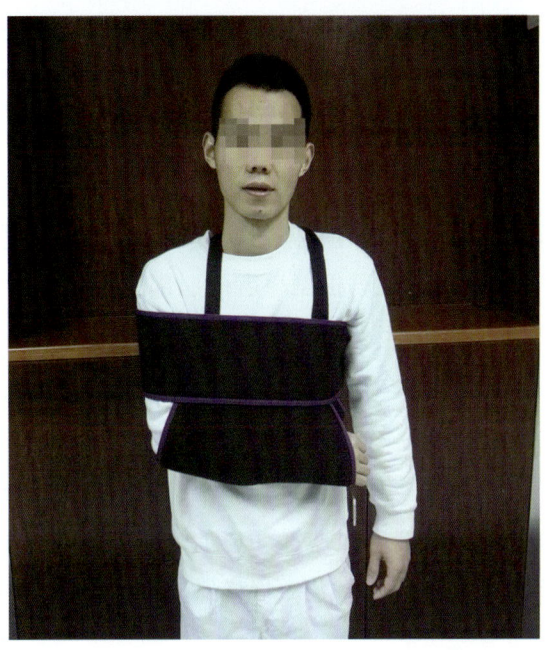

A. 三角巾悬吊

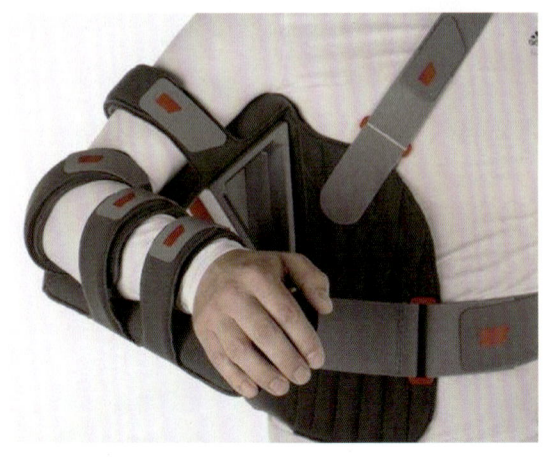

B. 外展支架矫形器

图22-2-2 矫形器的选择

（一）肩关节脱位导致的功能障碍

肩关节脱位（shoulder joint dislocation）常见在外力下外展伴外旋的创伤。伤后肩部疼痛、畸形，活动受限，患者常以健手扶持患肢前臂。检查发现肩部失去圆钝平滑的曲线轮廓，形成典型的方肩畸形（图22-2-3）。

（二）肩关节脱位矫形器

1. 矫形器的结构和类型 三角巾矫形器或绷带、石膏托、热塑低温材料肘托，用一条吊带悬挂患肢于胸前。

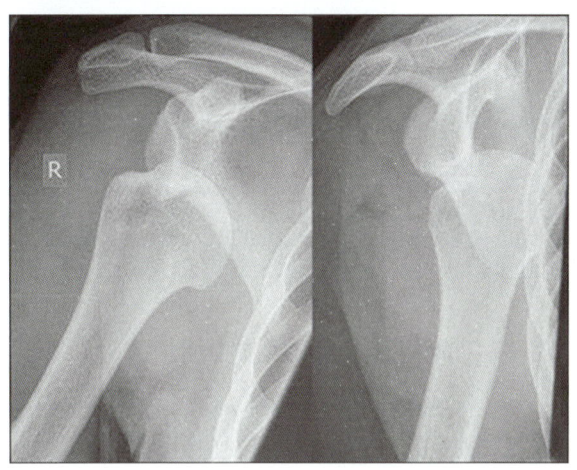

图22-2-3 肩关节脱位

2. 矫形器的力学特点 通过对上臂软组织的液压作用和三角巾的免荷作用减轻肩关节周围软组织的负荷。

3. 矫形器的作用 肩关节脱位矫形器用于固定或防止肩关节再次向前或向后脱位和肩关节外展外旋；颈部悬吊带可减少上肢重量，而减轻肩部的负荷。

（三）矫形器的选择与使用

1. 矫形器的选择 肩关节前脱位复位后应将患肢保持在内收内旋位置，腋部放棉垫，再用三角巾、低温热塑材料制作的肘托或石膏固定于胸前。3周后开始逐渐做肩部摆动和旋转活动，但要防止过度外展、外旋，以防再脱位（图22-2-4）。

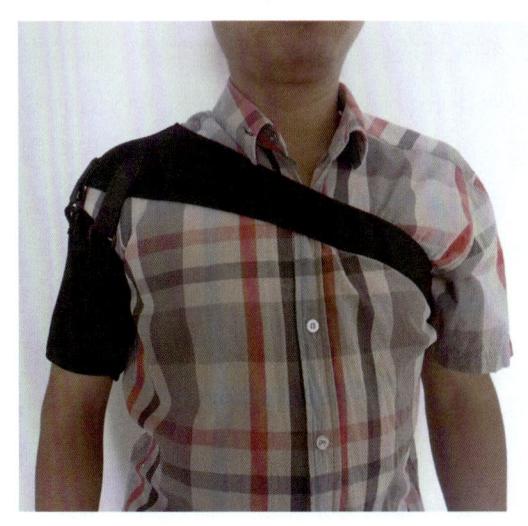

图22-2-4 肩关节脱位矫形器

491

2. 矫形器的穿戴方法 患者可采取端坐位或站立位,可自行穿戴,也可以由其他人帮助穿戴。

3. 注意事项 在损伤早期患者尽可能佩戴矫形器,以免因上肢重力导致肩关节再次脱位和周围的软组织再次损伤。

三、网球肘和高尔夫球肘

网球肘和高尔夫球肘(图22-2-5)是两种常见的肘关节运动损伤病,多发于需要肘关节大幅度或反复屈伸类项目(如标枪、铅球、棒球、网球、羽毛球、排球等)运动员或业余爱好者。甚至某些长期从事家务劳动的主妇、工匠、保洁等也会出现此类问题。

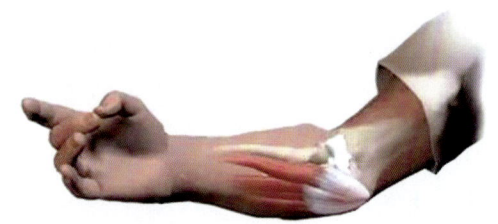

图22-2-5 网球肘和高尔夫球肘

(一)网球肘和高尔夫球肘导致的运动功能障碍

网球肘也叫作肱骨外上髁炎,指肘关节外侧前臂伸肌起点处肌腱发炎疼痛。疼痛由肘关节外侧产生,可能会向下蔓延至手腕外侧,伸指、伸腕和旋转前臂时疼痛会加重。高尔夫球肘也叫作肱骨内上髁炎,指肘关节内侧前臂屈肌起点处肌腱发炎疼痛。疼痛由肘关节内侧产生,并向下蔓延,当屈指和屈腕及手腕外旋时会感觉到疼痛加重,并伴随抓握肌力下降。

(二)网球肘和高尔夫球肘矫形器

1. 矫形器的结构和类型 临床上常用的矫形器是肘部固定矫形器,此矫形器由柔性且具有一定弹性的布料制成。

2. 矫形器的力学特点 通过对软组织的加压原理,在运动时减轻对容易损伤部位的牵拉。

3. 矫形器的作用 固定保护及减轻损伤部位的牵拉力。

(三)矫形器的选择与使用

1. 矫形器的选择 肘部固定矫形器是临床上常用于网球肘和高尔夫球肘的成品类矫形器。矫形器的尺码根据患者的肘部围度选择(图22-2-6)。

2. 矫形器的穿戴方法 患者可在端坐位、站立位自行穿戴矫形器。

3. 注意事项 在选择矫形器时,一定要根据患者的肘部围度选择相应的矫形器,另外矫形器的压力的大小需要调节到合适的程度。

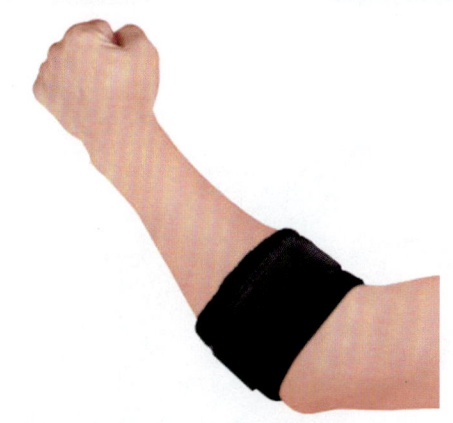

图22-2-6 网球肘和高尔夫球肘矫形器

四、肘关节脱位

肘关节脱位(elbow joint dislocation)是肘部常见损伤,多发生于青少年,成人和儿童也时有发生。肘关节脱位类型较复杂,常合并肘部其他骨结构或软组织的严重损伤,如肱骨内上髁骨折、尺骨鹰嘴骨折和冠状突骨折,以及关节囊、韧带或血管神经束的损伤。临床上肘关节后脱位或后外侧脱位较为常见(图22-2-7)。

(一)肘关节脱位导致的运动功能障碍

肘关节肿痛,关节置于半屈曲状,肘关节伸屈活动受限。查体发现肘伸直时,肱骨内外髁与尺骨鹰嘴三者不再成一直线。

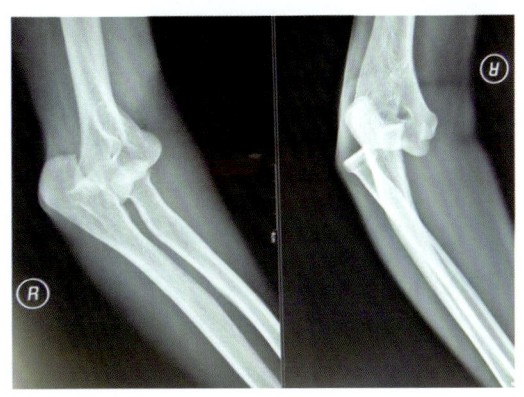

图 22-2-7 肘关节脱位

（二）肘关节脱位矫形器

1. 矫形器的结构和类型 石膏托和由低温热塑材料量身定制的肘托是常用于肘关节脱位的矫形器。

2. 矫形器的力学特点 固定保护，限制肘关节活动。

3. 矫形器的作用 用后侧长臂石膏托或低温热塑板材矫形器将肘关节固定于屈曲90°位，固定2~3周，固定期间尽早开始肩关节、腕手的主动活动。固定2~3周后，逐步开始肘关节的被动活动和主动活动。

（三）矫形器的选择与使用

1. 矫形器的选择 肘部脱位后首先选择由低温热塑材料量身定制的肘部矫形器，因为其透气性好，穿脱方便（图22-2-8）。

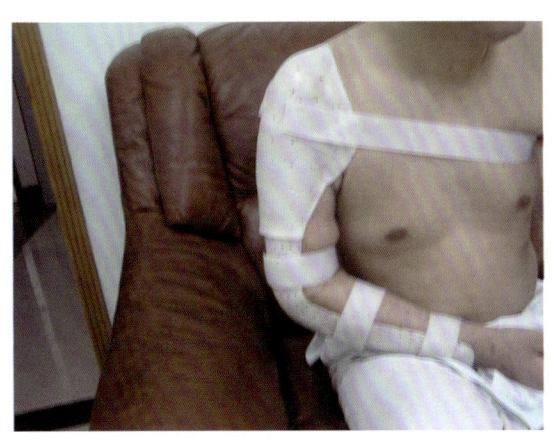

图 22-2-8 肘部矫形器

2. 矫形器的穿戴方法 患者取端坐位或站立位，早期应在他人帮助下穿戴，后期患者可自行穿脱。

3. 注意事项 患者在早期的2~3周内应全天佩戴矫形器。另外由于矫形器跨过肘关节，需要密切观察矫形器是否对肢体造成压迫及是否起到很好的固定作用，特别在穿戴的第1周，如若出现皮肤问题则需尽快调整。

五、腕关节运动损伤

腕关节运动损伤（图22-2-9）主要包括Colles和Simth骨折、掌指关节脱位、腕管综合征等。一般情况是患者因不慎跌倒时手先撑地造成腕关节的损伤或在运动中由于腕关节突然用强力旋转，致使腕关节过度背伸、掌屈或内收、外展，造成关节韧带、筋膜的撕裂。体育运动中腕关节损伤的现象时有发生。无论是腕关节的软组织损伤，还是脱位和骨折，伤后都会出现不同程度的功能紊乱。

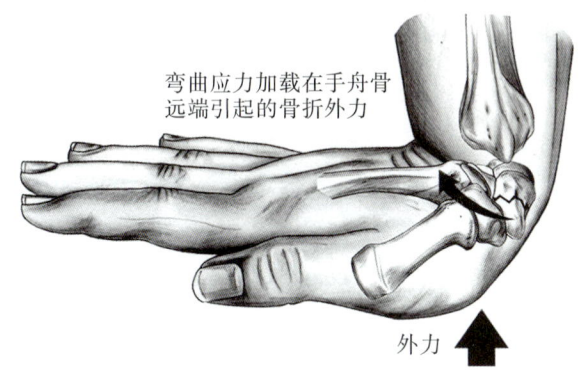

图 22-2-9 腕关节运动损伤

（一）腕关节运动损伤导致的功能障碍

受伤后腕部肿胀、疼痛或酸痛无力、手指活动受限、局部压痛明显及握力减弱等。例如：腕部骨折多发生在桡骨远端关节2cm处，临床上也称为Colles骨折。如未得到及时有效的治疗，患者腕关节将遗有关节畸形、关节活动功能受限，以及关节疼痛等症状。

（二）腕关节矫形器

1. 矫形器的结构和类型 常用于腕部运动损伤的矫形器有柔性腕部固定带和由低温热塑

材料量身定制的腕手矫形器。腕部固定带是临床上常用的成品矫形器；低温热塑材料定制的腕手矫形器是根据患者腕部损伤的类型和需要固定的程度来制作的矫形器。

2.矫形器的力学特点 对软组织的加压固定和三点力固定原理。

3.矫形器的作用 采用腕部矫形器的固定、制动、矫正作用对损伤部位加以保护或对抗由于腕部骨折导致的肢体变形。

（三）矫形器的选择与使用

1.矫形器的选择 根据腕部损伤程度选择适当的矫形器。如腕部损伤程度较轻可选柔性的腕手矫形器（图22-2-10A）；如腕部损伤导致骨折则需要选则由低温热塑材料量身定制腕手矫形器，预防或对抗肢体的变形（图22-2-10B）。

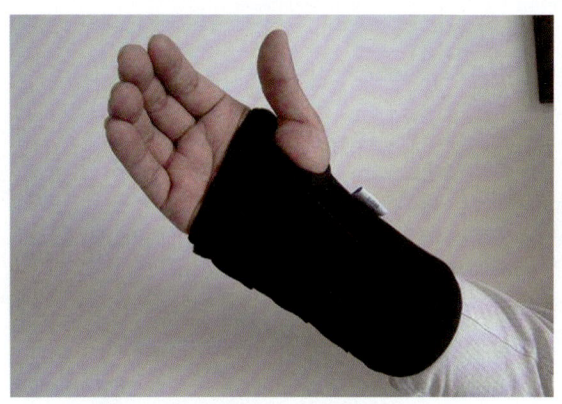

A. 柔性的腕手矫形器

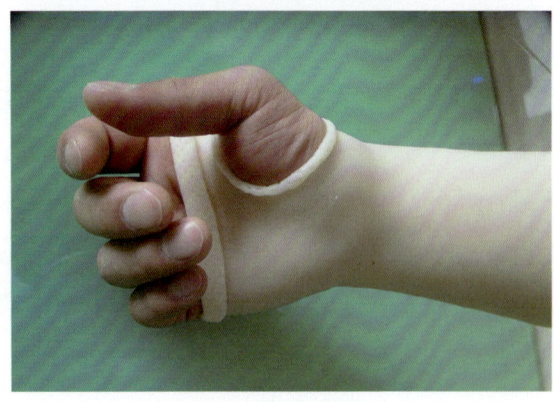

B. 低温腕手矫形器

图22-2-10 矫形器的选择

2.矫形器的穿戴方法 患者取端坐位或站立位，柔性的腕手矫形器患者可自行穿戴；低温热塑材料定制的腕手矫形器则需要在他人的帮助下穿戴（在穿戴矫形器前先在患者前臂套上紧身棉质套，以增加穿戴的舒适度），尤其是在损伤的早期。

3.注意事项 佩戴腕手矫形器后每天要坚持做指部运动，以免影响指间关节的活动；如果腕损伤较轻，则可取下矫形器后做被动运动，防止腕关节僵硬。

六、手部的运动损伤

主要包括掌骨骨折，指骨骨折，肌腱损伤，神经损伤，皮肤和血管、韧带和关节囊的损伤等（图22-2-11）。

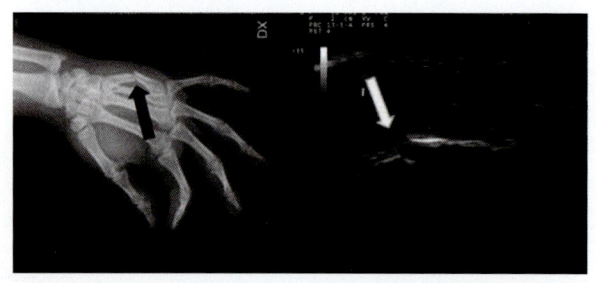

图22-2-11 手部骨折

（一）肢体运动功能障碍

手部疼痛、肿胀，甚至发生畸形；手部的运动功能障碍及手部的感觉功能障碍。

（二）手部矫形器

1.矫形器的结构和类型 常用于手部运动损伤的矫形器有三大类：成品类型的矫形器、半成品类型的矫形器、量身定制类型的矫形器。成品类型的矫形器多由柔性带有弹性的材料制成；半成品类型的矫形器由低温热塑材料或金属材料制成；量身定制类型的矫形器多由低温热塑材料量身定制而成。

2.矫形器的力学特点 对软组织的加压固定和三点力矫正或对抗变形原理。

3.矫形器的作用 制动、固定保护，三点力矫正或对抗指部骨折或指间关节脱位导致的肢体变形。

（三）矫形器的选择与使用

1. 矫形器的选择 根据患者损伤的程度和患者损伤部位的尺码选择相应类型的矫形器。例如：指部韧带损伤可选择成品和半成品类型的矫形器（图22-2-12A）；指间关节脱位或骨折则选择量身定制的指部矫形器（图22-2-12B）。

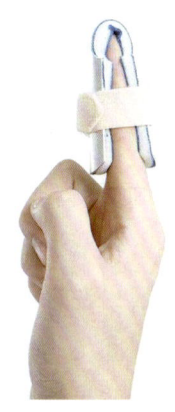

A. 指部成品矫形器

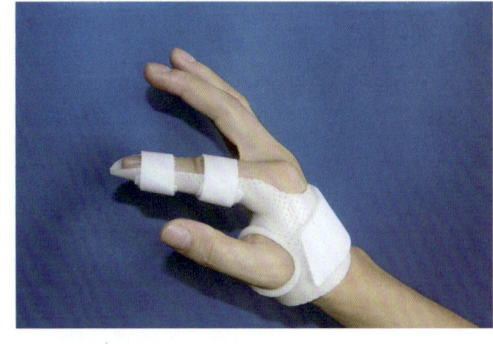

B. 指部定制矫形器

图22-2-12　矫形器的选择

2. 矫形器的穿戴方法 患者可在坐位或者站立位自行穿戴或在他人帮助下穿戴矫形器。

3. 注意事项 患者在穿戴指部矫形器时，尤其要注意避免指间关节发生粘连，所以要在确保损伤部位安全的情况下，尽早加强关节的活动。

七、腕管综合征

腕管综合征（carpal tunnel syndrome）是最常见的周围神经卡压性疾病，也是手外科最常见到的疾病（图22-3-13）。病理基础是正中神经在腕部的腕管内受卡压，女性的发病率较男性更高。腕管综合征非手术治疗方法很多，包括矫形器制动和皮质类固醇注射等。如果保守治疗方案不能缓解患者的症状，则要考虑手术治疗。

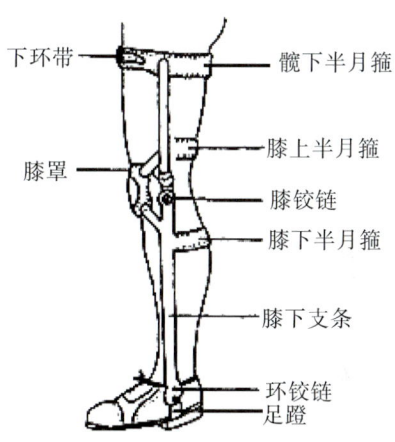

图22-2-13　腕管综合征

（一）腕管综合征运动功能障碍

常见症状包括正中神经支配区（拇指、示指、中指和环指桡侧半）感觉异常和（或）麻木。夜间手指麻木很多时候是腕管综合征的首发症状，但随着病情加重，患者可出现明确的手指感觉减退或丧失，拇短展肌和拇对掌肌萎缩或力弱。患者可出现大鱼际肌桡侧肌肉萎缩，拇指不灵活，与其他手指对捏的力量下降甚至不能完成对捏动作。

（二）腕管综合征矫形器

1. 矫形器的结构和类型 常用的有成品类型的腕手矫形器和量身定制类腕手矫形器。成品类型的腕手矫形器由柔性布料和支撑条组成；量身定制类矫形器由低温材料根据患者的肢体量身定制而成。

2. 矫形器的力学特点 对腕关节进行跨关节的包裹制动原理。

3. 矫形器的作用 制动、固定保护，并限制腕关节的异常活动，使受损的腕关节获得更多休息。如果需要手术者，一般术后 2d 就开始配置矫形器。

（三）矫形器的选择与使用

1. 矫形器的选择　可根据患者病情程度采用矫形器制动来控制病情发展，缓解症状。临床上常用成品腕手矫形器，佩戴后腕关节被控制在背伸 30° 位。但这样的背伸角度会增加腕管内压力。有研究证实，腕管综合征患者腕管内压力增高，腕关节背伸时压力进一步增加。控制症状最有效的体位是中立位。将腕关节固定于中立位，可以降低腕管内压力，但最利于手功能发挥的腕关节位置是背伸 30° 位。一般症状较轻者可选择成品类型的腕手矫形器（图22-2-14A）；如患者病情程度较重需要腕关节绝对休息时，则选择量身定制的腕手休息矫形器（图 22-2-14B）。

2. 矫形器的穿戴方法　患者可在端坐位或站立位穿戴矫形器，穿上矫形器后再固定好相应的固定带。

3. 注意事项　腕管综合征早期佩戴矫形器时，腕关节需固定在中立位或休息位，以更利于功能恢复。

八、桡骨茎突狭窄性腱鞘炎

桡骨茎突狭窄性腱鞘炎是由于拇指或腕部活动频繁，使拇短伸肌和拇长展肌腱在桡骨茎突部腱鞘内长期相互反复摩擦，导致该处肌腱与腱鞘产生无菌性炎症反应，局部出现渗出、水肿和纤维化，鞘管壁变厚，肌腱局部变粗，造成肌腱在腱鞘内的滑动受阻而引起的一系列功能障碍。桡骨茎突狭窄性腱鞘炎多见于中年以上，一般女性多于男性，好发于家庭妇女和手工操作者及哺乳期和更年期妇女。本病采用保守治疗，可获满意效果。个别反复发作或保守治疗无效者，可行手术切开狭窄的腱鞘，疗效良好（图 22-2-15）。

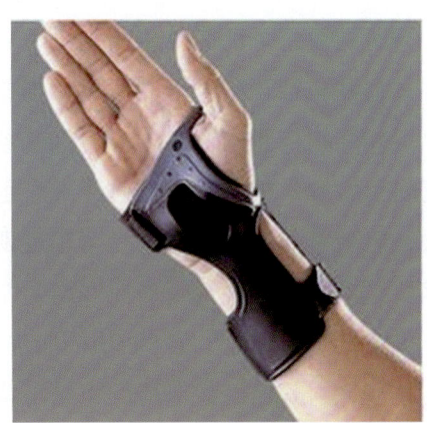

A. 成品类型的腕手矫形器

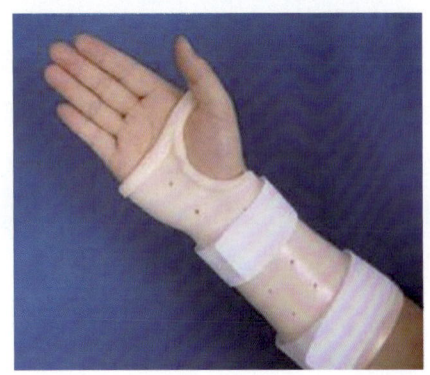

B. 定制的腕手矫形

图 22-2-14　矫形器的选择

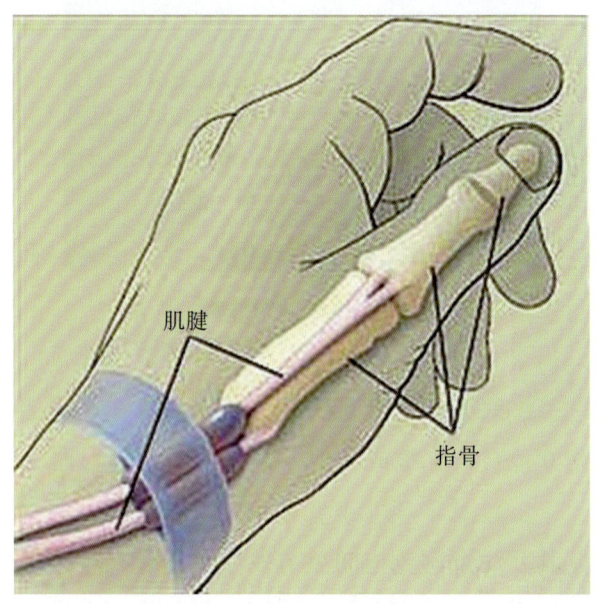

图 22-2-15　桡骨茎突狭窄性腱鞘炎

（一）肢体运动功能障碍

桡骨茎突处隆起、疼痛，可向前臂及拇指放射痛，活动腕及拇指时疼痛加重，不能提重物；桡骨茎突处明显压痛，有时可触及硬结节；腕和拇指活动稍受限；握拳尺偏试验（Finkelstein征）阳性。

（二）桡骨茎突狭窄性腱鞘炎矫形器

1. 矫形器的结构和类型 腕拇指固定矫形器是临床上常用于桡骨茎突狭窄性腱鞘炎患者的矫形器，此矫形器可采用低温热塑材料量身定制，也可以选择类似的成品类型的矫形器。

2. 矫形器的力学特点 适当加压固定，通过三点力原理将腕关节固定在休息位来限制腕关节的运动。

3. 矫形器的作用 固定、保护，将腕关节、第一掌指关节及拇指近端指间关节固定于功能位或者休息位，一般需要固定2~4周。

（三）矫形器的选择与使用

1. 矫形器的选择 临床上常用低温量身定制矫形器和成品类型的腕拇指固定矫形器（图22-2-16），限制腕关节和掌指关节的活动。

2. 矫形器的穿戴方法 患者取端坐位和站立位，可自行穿戴，穿戴后拉紧固定，以防止掌指关节在矫形器内松动。

3. 注意事项 在矫形器制动期间尽量避免手部活动，如洗衣、拧毛巾等。

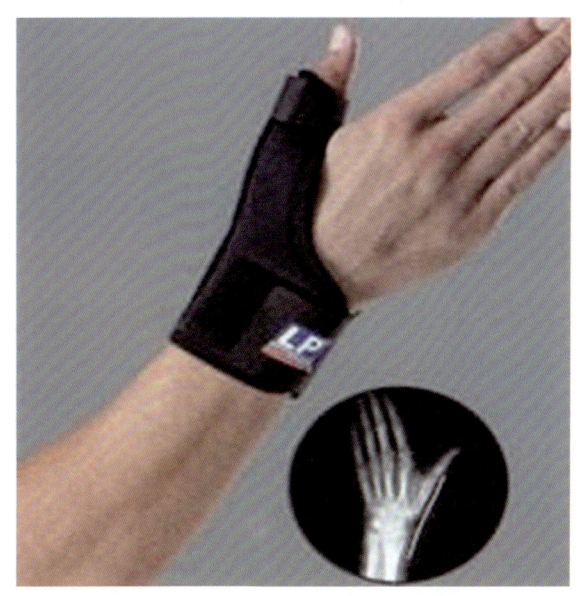

图22-2-16 腕拇指固定矫形器

九、类风湿关节炎

类风湿关节炎（rheumatoid arthritis, RA）的发病可能与遗传、感染、性激素等有关。类风湿关节炎的病理主要有滑膜层里细胞增生、间质大量炎性细胞浸润，以及微血管的新生、血管翳的形成及软骨和骨组织的破坏等（图22-2-17）。女性好发，发病率为男性的2~3倍。可发生于任何年龄，高发年龄为40~60岁。

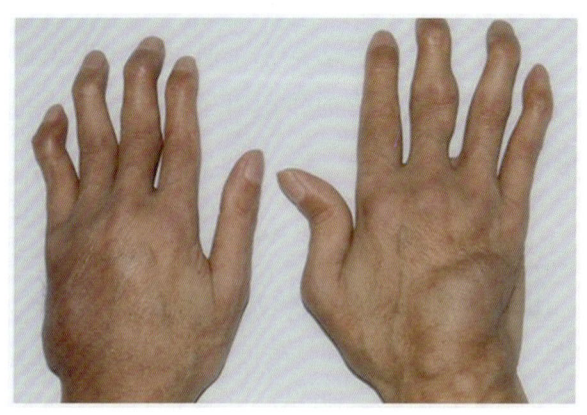

图22-2-17 类风湿关节炎

（一）肢体运动功能障碍

①多关节受累，呈对称性多关节炎（常≥5个关节）。易受累的关节有手、足、腕、踝及颞颌关节等，其他还可有肘、肩、颈椎、髋、膝关节等。②手部常见的畸形有梭形肿胀、尺侧偏斜、天鹅颈样畸形、钮扣样畸形等。足的畸形有跖骨头向下半脱位引起的仰趾畸形、外翻畸形、跖趾关节半脱位、锤状趾及足外翻畸形。③其他可有正中神经/胫后神经受压引起的腕管/跗管综合征；膝关节腔积液挤入关节后侧形成腘窝囊肿（Baker囊肿）；颈椎受累（第2、3颈椎多见）可有颈部疼痛、颈部无力及难以保持其正常位置；寰枢关节半脱位，相应有脊髓受压及椎基底动脉供血不足的表现。

（二）类风湿关节炎矫形器

1. 矫形器的结构和类型 用于RA的矫形器主要分为保护类矫形器和矫正类矫形器。保护类矫形器，如类风湿关节炎手休息位矫形器和类风湿踝足部休息位矫形器；矫正类矫形器，如拇指掌指关节畸形应选用拇指固定矫形器；桡或尺侧偏斜畸形应选用桡侧固定矫形器或尺侧固定矫形器；鹅颈指畸形应选用鹅颈指矫形器；钮扣样畸形应选用钮扣样矫形器；跖趾关节半脱位和仰趾畸形都可以选用跖趾固定矫形器；外翻畸形、足外翻畸形应选用踝关节矫形器等。类风湿关节炎矫形器基本都是采用低温热塑材料量身定制。

2. 矫形器的力学特点　通过对软组织的液压制动和三点力的作用对关节功能位维持和保护。

3. 矫形器的作用　保护和矫治变形的肢体，使其恢复到功能位。

（三）矫形器的选择与使用

1. 矫形器的选择　根据 RA 发病的病程选择不同类型的矫形器。RA 发病的早期或急性期首先是预防肢体变形，临床上一般选择保护类矫形器，例如类风湿关节炎手休息位矫形器和类风湿踝足部休息位矫形器（图 22-2-18A）；RA 发病的后期或稳定期肢体开始变形或已经变形，这个阶段临床上一般根据肢体变形的情况选择矫正类型的矫形器，例如桡或尺侧偏斜畸形应选用桡侧固定矫形器、跖趾固定矫形器等（图 22-2-18B）。

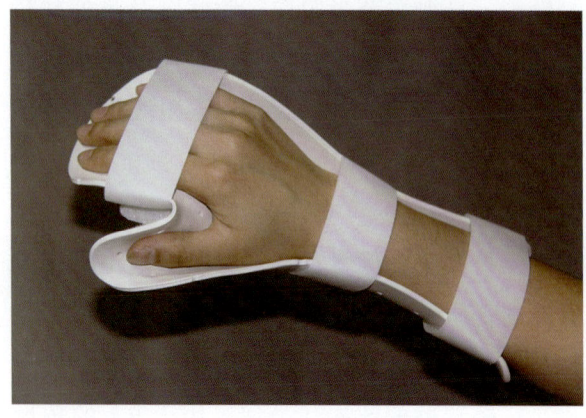

A. 休息位矫形器

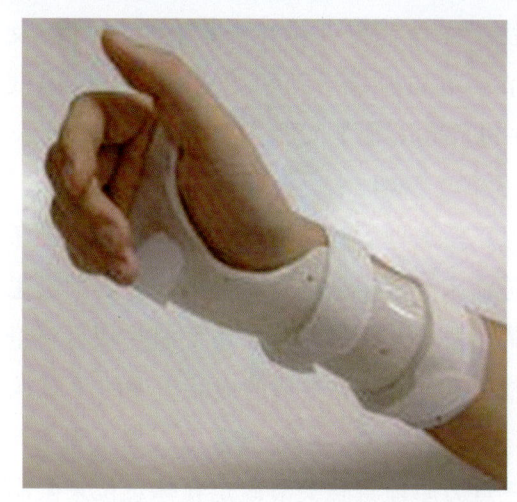

B. 尺侧偏斜畸形矫形器

图 22-2-18　矫形器的选择

2. 矫形器的穿戴方法　手部矫形器选取端坐位或站立位；足部矫形器取端坐位，并抬高患肢或者平躺位。一般情况下患者可以自行穿戴。

3. 注意事项　类风湿关节炎导致关节畸形后，除佩戴矫形器外，还应该积极配合康复治疗以免导致关节僵硬和挛缩。

（解　益）

第三节　下肢常见的运动疾病和损伤

一、股骨颈骨折

股骨颈骨折常发生于老年人。随着人的寿命的延长，其发病率日渐增高，尤其随着人口老龄化，已成为严重的社会问题。而青壮年股骨颈骨折，往往由于严重损伤如车祸或高处跌落致伤，其临床治疗中存在骨折不愈合和股骨头缺血坏死两个主要难题。

（一）肢体运动功能障碍

主要表现为患肢多有轻度屈髋屈膝及外旋畸形；骨折错位和患者转移时易引起患者疼痛和肿胀加重；移位骨折患者在伤后不能坐起或站立（图 22-3-1）。

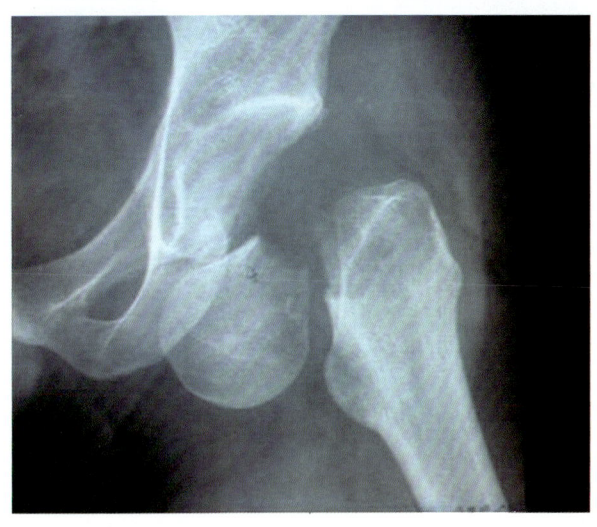

图 22-3-1　股骨颈骨折

（二）股骨颈骨折矫形器

1. 矫形器的结构和类型　常用于股骨颈骨折的矫形器有静态髋关节固定矫形器和铰链式髋固定矫形器。静态髋固定矫形器可选用低温热塑材料或高温热塑材料量身定制而成；铰链式髋固定矫形器由髋部的铰链锁上连接腰部的固定装置，下连接大腿部的固定装置，髋部的铰链锁可根据病情的需要或手术后情况调节需要固定的角度。

2. 矫形器的力学特点　通过对软组织的液压制动和三点力的作用原理，对骨折部位起到固定和保护，防止或减少髋关节的屈伸和旋转活动；同时对下腰段的屈伸、侧屈、旋转有较好控制作用，利于骨折的愈合。

3. 矫形器的作用　固定和保护股骨颈骨折，保持骨折正确的对位，减少疼痛，限制髋关节活动，促进骨折愈合；骨折术后功能位的保持。股骨颈骨折后的固定用矫形器的样式很多，应该根据股骨颈骨折的严重程度及是否采用手术复位等情况量身定制或者选用合适的成品矫形器。

（三）矫形器的选择与使用

1. 矫形器的选择　一般非手术者选择静态髋关节固定矫形器（图 22-3-2A）；手术后需要固定或限位的选择铰链式髋固定矫形器（图 22-3-2B）。

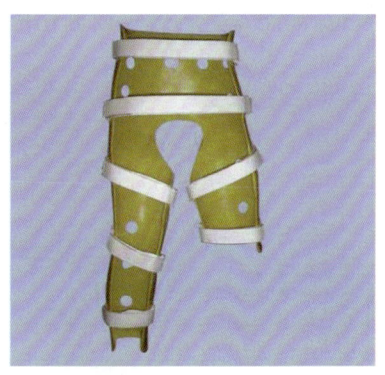

A. 静态髋关节固定矫形器

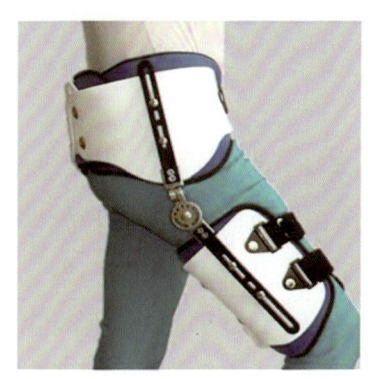

B. 铰链式髋固定矫形器

图 22-3-2　矫形器的选择

2. 矫形器的穿戴方法　患者取平躺位穿戴矫形器，这种类型的矫形器一般需要医务人员或家人帮助穿戴，穿戴好后要拉紧固定带，以免肢体在矫形器内松动。

3. 注意事项　在装配类风湿关节炎矫形器前应该充分了解患者的病情及骨折的愈合程度，最好在相关医生的配合下进行。患者在佩戴矫形器后的一周内定期复查矫形器是否起到了充分的固定作用和矫形器是否对肢体造成压迫。

二、膝关节韧带损伤

膝韧带抗拉力强，并具有一定的弹性，其功能为维持关节的稳定，并限制其超越生理范围的活动。非生理性暴力活动时，牵拉韧带超过其耐受时，即发生韧带损伤（图 22-3-3）。

部分损伤时称为捩伤；完全断裂时可撕脱其附着部位的骨质，甚至引起半脱位或全脱位。早期治疗不当有可能发生不稳定或创伤性关节炎。

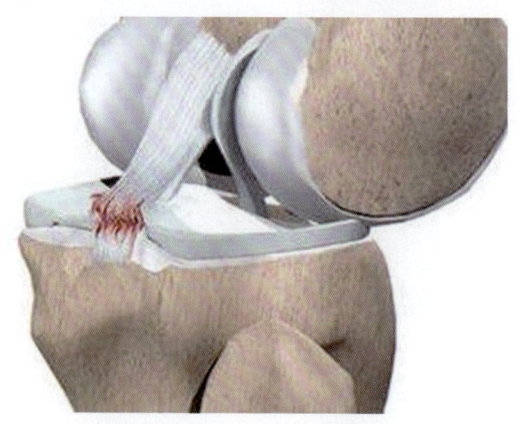

图 22-3-3 膝关节韧带损伤

（一）肢体运动功能障碍

临床表现为局部肿痛、压痛或关节不稳定、关节活动障碍，向暴力方向牵拉时疼痛加剧。

（二）膝关节韧带损伤矫形器

1. 矫形器的结构和类型 临床常用于膝韧带损伤的矫形器有各种类型的柔性膝关节保护性矫形器和膝铰链式膝部矫形器。柔性膝部保护性矫形器由柔性带有弹性的布料加支撑条制成，此类矫形器多为成品矫形器；膝铰链式膝部矫形器由内外侧可调节角度的膝关节盘和膝上固定装置及膝下固定装置组成。

2. 矫形器的力学特点 通过对软组织的液压制动稳定和保护膝关节；膝关节金属铰链机械性限位，可控制膝关节的活动角度。

3. 矫形器的作用 保护受损的膝关节韧带，固定或限制膝关节的屈伸角度，以免受损的韧带再次受到牵连。早期膝关节一般固定于20°~30°屈曲位，一般连续固定6周。之后可根据患者恢复情况调整膝关节活动的角度。

（三）矫形器的选择与使用

1. 矫形器的选择 一般膝韧带损伤的早期选用带有膝铰链式带角度卡盘的膝部矫形器（图22-3-4A）；韧带损伤恢复期（约6周后）可换成柔性带支撑条的膝部矫形器（图22-3-4B）。

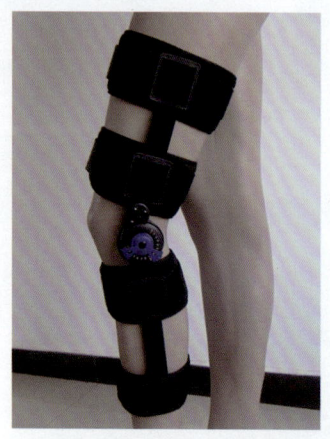

A. 膝铰链式膝部矫形器

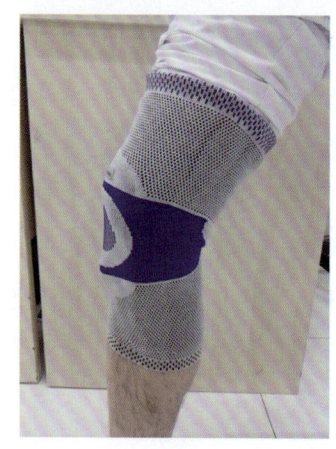

B. 柔性膝部矫形器

图 22-3-4 矫形器的选择

2. 矫形器的穿戴方法 患者可在平躺位、坐位、站立位穿戴矫形器。在韧带损伤的急性期一般需要其他人帮助穿戴，后期则可自行穿戴。

3. 注意事项 在韧带损伤的急性期佩戴矫形器时，注意角度的调整和穿戴时间，以免矫形器穿戴不当导致韧带的二次损伤。另外注意穿戴矫形器时拉带的松紧，以防导致压迫。

三、半月板损伤

胫骨关节面上有内侧和外侧半月形状骨，叫半月板，其边缘部较厚，与关节囊紧密连接，中心部薄，呈游离状态。内侧半月板呈"C"形，外侧半月板呈"O"形。半月板损伤是一种以膝关节局限性疼痛，部分患者有"打软腿"

或膝关节交锁现象，股四头肌萎缩，膝关节间隙固定的局限性压痛为主要表现的疾病。半月板损伤多由扭转外力引起，当一腿承重，小腿固定在半屈曲、外展位时，身体及股部猛然内旋，内侧半月板在股骨髁与胫骨之间受到旋转压力，而致半月板撕裂（图22-3-5）。

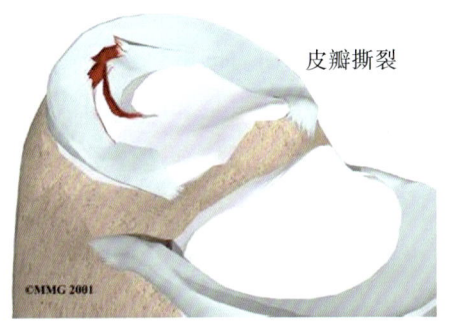

图22-3-5 半月板损伤

（一）肢体运动功能障碍

急性期膝关节有明显疼痛、肿胀和积液，关节屈伸活动障碍。急性期过后，肿胀和积液可自行消退，但活动时关节仍有疼痛，尤以上下楼、上下坡、下蹲起立、跑、跳等动作时疼痛更明显；严重者可跛行或屈伸功能障碍；部分患者有交锁现象，或在膝关节屈伸时有弹响。

（二）半月板损伤矫形器

1. 矫形器的结构和类型 膝关节固定矫形器和柔性膝部矫形器是临床上常用的两种矫形器。膝关节固定矫形器可用低温热塑材料或高温热塑材料制成；柔性带弹性的膝部矫形器由带有弹性的柔性布料制成，多为成品类矫形器。

2. 矫形器的力学特点 软组织的加压固定，保护和限制膝关节的活动。

3. 矫形器的作用 固定、限制膝关节的屈伸角度以保护损伤的半月板。膝关节固定矫形器控制膝关节在屈曲5°~15°位。半月板损伤的急性期膝关节一般需要固定4周。

（三）矫形器的选择与使用

1. 矫形器的选择 半月板损伤的急性期一般选择由低温材料量身定制的膝关节固定矫形器（图22-3-6A）；恢复期则选择柔性的带有弹性功能的护膝（图22-3-6B）。

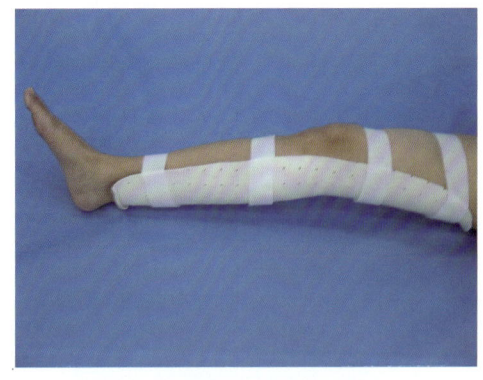

A. 低温膝关节固定矫形器

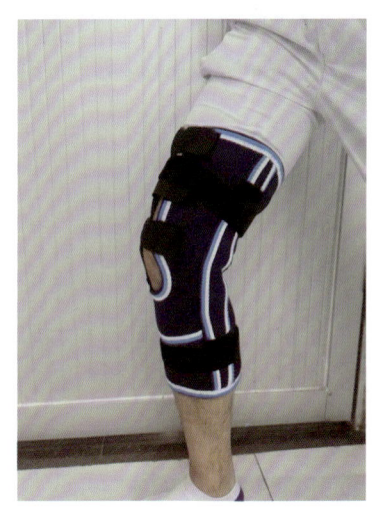

B. 护膝

图22-3-6 矫形器的选择

2. 矫形器的穿戴方法 早期患者取平躺位穿戴矫形器。恢复期患者可在坐位、站立位自行穿戴矫形器。

3. 注意事项 穿戴此类矫形器时，第一周密切观察压力和患肢的血液循环，以免长时间穿戴导致皮肤压伤，尤其是膝关节周围的骨凸部位。

四、髌骨软化症

髌骨软化症又称髌骨软骨病，是髌骨软骨面发生局限性软化、纤维化，而引起膝关节慢性疼痛的一种常见的膝关节疾病。成因是当膝伸直而股四头肌松弛时，髌下部与股骨髁间窝轻轻接触；当膝屈至90°时，髌上部与髁间窝接触；当膝全屈时，整个髌骨的关节面紧贴髁间窝。膝关节在长期伸屈中，髌骨与股骨之间反复摩擦、互相撞击，致使软骨面被磨损而致本病。本病多发生于青年人，如田径、登山运动员，舞蹈演员等（图22-3-7）。

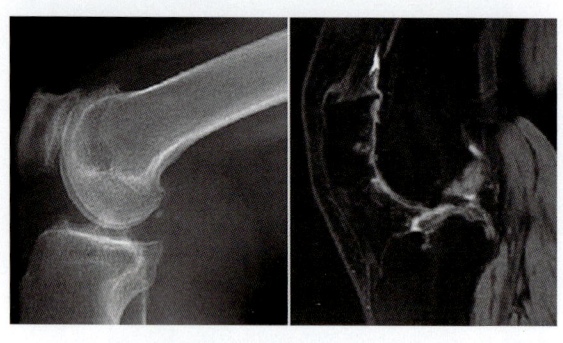

图22-3-7　髌骨软化症

（一）肢体运动功能障碍

膝关节髌骨软化症起病缓慢，最初感觉膝部隐痛、乏力，以后髌骨周围按压疼痛、劳累后加重、上下楼梯困难、膝关节无法伸直，严重者影响步行。

（二）髌骨软化症矫形器

1. 矫形器的结构和类型　可调角度的膝关节矫形器和软性护膝是临床上常用的两种矫形器。可调角度的膝关节矫形器可渐进式调节膝关节的屈曲或伸直。

2. 矫形器的力学特点　软组织适当加压或通过三点力控制膝关节的屈伸。

3. 矫形器的作用　限制、固定、保护髌骨异常活动，防止膝关节发生屈曲挛缩或矫正膝关节的屈曲挛缩。

（三）矫形器的选择与使用

1. 矫形器的选择　膝关节的屈伸活动未受影响者选择带有支撑的柔性护膝（图22-3-8A）；膝关节的屈伸活动受损或膝关节出现屈曲挛缩则选择可调角度的膝关节矫形器（图22-3-8B）。

2. 矫形器的穿戴方法　患者可在坐位、站立位自行穿戴矫形器。按照患者膝部围长选择矫形器。

3. 注意事项　①运动前先活动关节：运动前充分活动关节可使髌骨关节面各个部分都受到刺激，滑液营养成分能均匀渗透到软骨组织中去，增强关节的润滑作用。②避免剧烈运动：避免持续性蹲位和剧烈的运动，如爬山、爬楼梯等膝关节屈曲位用力的锻炼。③避免突然改变锻炼的强度，增强力量和耐力的活动要循序渐进，逐渐加量。④保持合适体重：合适体重能降低作用于膝关节上的重力，肥胖则会增加膝关节患退行性疾病的危险，形成恶性循环。体重越大，疼痛越重；反之，体重越轻，疼痛越轻。⑤注意保暖防寒：天气严寒的季节，要给关节保暖，防止风寒入侵。

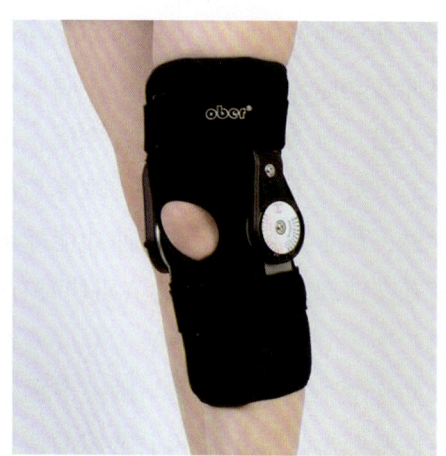

A. 带有支撑的柔性护膝

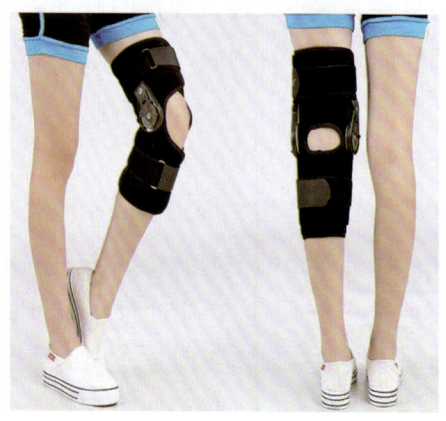

B. 可调角度的膝关节矫形器

图22-3-8　矫形器的选择

五、胫骨内侧压力综合征

胫骨内侧压力综合征是由骨膜、腱鞘、肌肉或骨间膜因为拉伤或机械性的刺激产生炎症而引发的疾病，症状一般在运动中出现，休息时便很快消失。胫骨内侧压力综合征并不是一个具体的诊断，它主要是用来形容胫骨下1/3内侧部分疼痛及触痛症状，主要包括胫骨内侧压力综合征、应力性骨折、间隔区综合征（图22-3-9）。胫骨内侧压力综合征常见于运动员，一般由运动引起，是沿胫骨下段后内侧疼痛的综合征。在运动中连续跑跳后疼痛加重，一般经治疗后会缓解，但易反复发作。

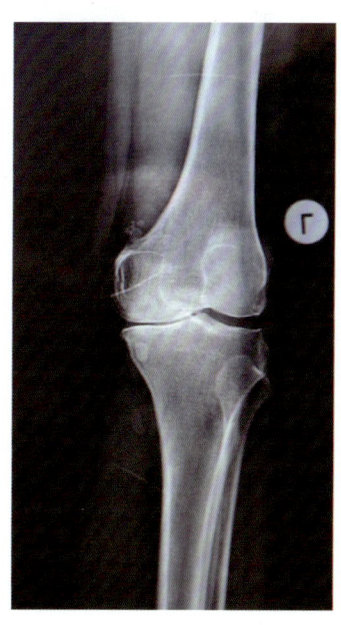

图22-3-9 胫骨内侧压力综合征

（一）肢体运动功能障碍

胫骨下段后内侧有局限性疼痛区，疼痛因负重而加重，休息则缓解，其疼痛程度从不适钝痛到持续疼痛。

（二）胫骨内侧压力综合征矫形器

1. 矫形器的结构和类型 根据内侧压力导致临床症状的轻重选择不同支撑强度的护膝。护膝基本都是柔性带有弹性的布料加上侧方支撑条组成。

2. 矫形器的力学特点 对软组织加压固定的原理，保护和限制膝关节的异常活动；三点力矫正作用可以减轻内侧膝间隙的压力。

3. 矫形器的作用 固定、保护、保暖、减轻压力、增加膝关节的稳定性，防止在运动中再次发生损伤。

（三）矫形器的选择与使用

1. 矫形器的选择 根据患者症状和情况选择不同支撑强度的护膝。症状较轻者选择弹性护膝（图22-3-10A）；症状较重者选择侧方带有支撑条的护膝（图22-3-10B）。

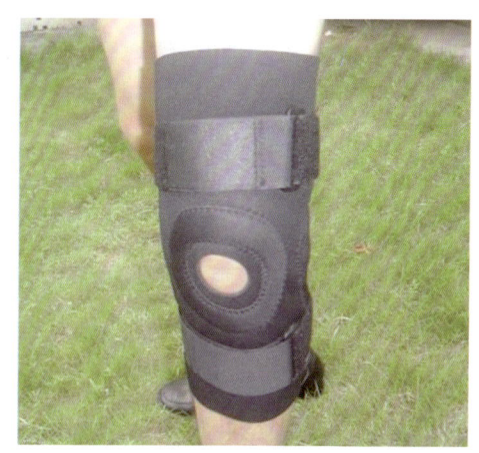

A. 软红外的弹性护膝

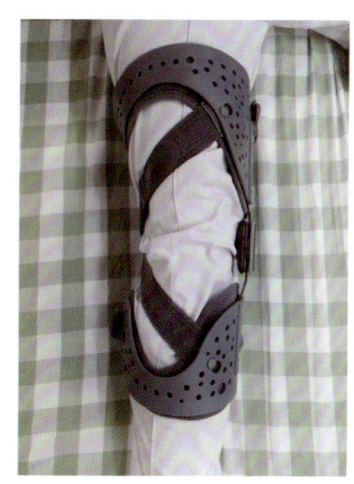

B. 侧方带有支撑条的护膝

图22-3-10 矫形器的选择

2. 矫形器的穿戴方法 患者可在站立位自行穿戴矫形器。穿戴矫形器时要对准矫形器上的髌骨位，以免膝关节受力不均和矫形器发生旋转。

3. 注意事项 在运动前最好穿戴适合的膝部矫形器，同时也注意矫形器的松紧和方位，以免影响膝关节活动。

六、髌骨脱位

髌骨脱位多为先天性膝发育缺陷引起的继发病损，外伤是诱因。由于韧带松弛、膝外翻、胫股关节旋转变位而使伸膝装置力线改变，骨外侧肌、髂胫束及髌骨外侧支持带挛缩和止点改变，而致髌骨内外侧受力不平衡是诱发脱位的重要原因。股内侧肌松弛和肌力减弱为继发性改变。高位髌骨和髌骨发育异常，也是髌骨习惯性脱位的原因之一。习惯性髌骨脱位多见于儿童，女性多于男性，多数无外伤史，大都具有股四头肌萎缩，每次屈膝过程皆可引起髌骨脱位（图 22-3-11）。

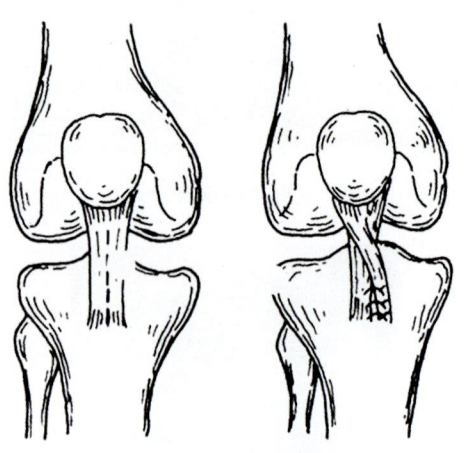

图 22-3-11 髌骨脱位

（一）肢体运动功能障碍

膝关节下蹲或股四头肌强烈收缩，即可引起脱位。患者屈膝时髌骨脱于股骨外髁外侧，伸膝时可自然复位。常伴有小腿外旋或膝外翻。髌骨发育较小，伸膝无力。

（二）髌骨脱位矫形器

1. 矫形器的结构和类型 临床上常用的是一种髌骨固定矫形器。由柔性的弹性布料、髌骨位置镂空、髌骨位上下各一条固定组成。

2. 矫形器的力学特点 软组织的加压固定保护原理。

3. 矫形器的作用 增加膝关节稳定性，减轻或消除髌骨复位的疼痛，并防止髌骨运动中脱位。

（三）矫形器的选择与使用

1. 矫形器的选择 常用的髌骨固定矫形器是一类具备不同尺码的成品矫形器。医务人员根据患者的膝部围长选择合适的矫形器（图 22-3-12）。

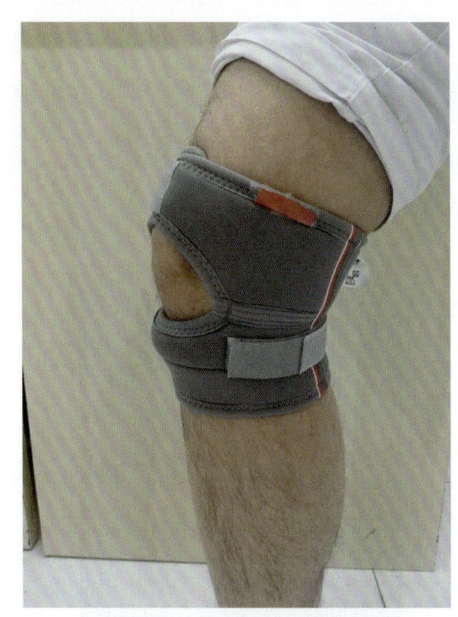

图 22-3-12 髌骨固定矫形器

2. 矫形器的穿戴方法 患者可在坐位或站立位自行穿戴矫形器。穿戴矫形器时要准确对准矫形器髌骨孔和膝关节髌骨位置，然后再调节膝关节上下固定带。

3. 注意事项 患者在运动之前一定先戴好髌骨固定矫形器，并尽可能地减少下蹲动作。

七、足部运动损伤

一般在一些较为剧烈的运动中，尤其是需要跑跳的运动中，很容易因不慎而引起足部损伤，轻的仅为皮肤擦伤，重的可能发生韧带撕裂或断裂、骨折或关节脱位（图 22-3-13）。

（一）肢体运动功能障碍

皮下血肿，剧烈疼痛，踝关节活动度受限，韧带断裂和骨折者可引起关节变形。

第二十二章 运动疾病和损伤的矫形器应用

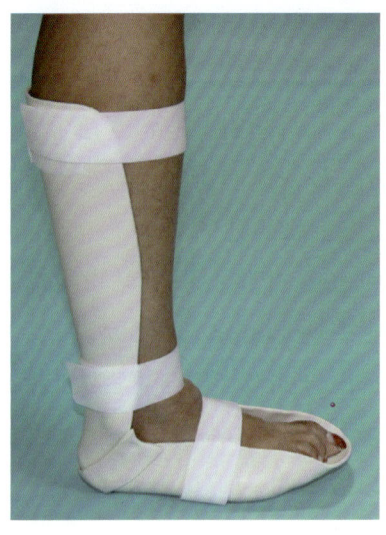

图22-3-13 足部运动损伤

（二）足踝运动损伤矫形器

1.矫形器的结构和类型 临床上常用两种类型的足踝矫形器。一种是由低温热塑材料量身定制的足踝矫形器；另一种是成品类型的护踝（常用的护踝有两种，即侧方带有支条的护踝和侧方不带支条的护踝）。

2.矫形器的力学特点 低温热塑踝足矫形器利用三点力原理；护踝利用对软组织的加压固定原理。

3.矫形器的作用 低温热塑踝足矫形器可将踝关节固定于功能位或休息位，防止踝关节发生变形；护踝可对踝关节起到加压固定、保护的作用，以免再次发生运动损伤。

（三）矫形器的选择与使用

1.矫形器的选择 根据患者损伤的程度选择矫形器。韧带撕裂、关节脱位、骨折等情况需要选择由低温热塑板材量身定制的足踝固定矫形器（图22-3-14A）；软组织损伤、韧带撕裂、关节脱位、骨折等恢复期可选择柔性护踝或带有侧方支条的柔性护踝（图22-3-14B）。

2.矫形器的穿戴方法 患者取端坐位可自行穿戴。穿戴前先穿上棉质的袜套，然后再拉紧魔术贴。到恢复期时可在矫形器外套上一只大一点的鞋，在辅助下适当受力步行。

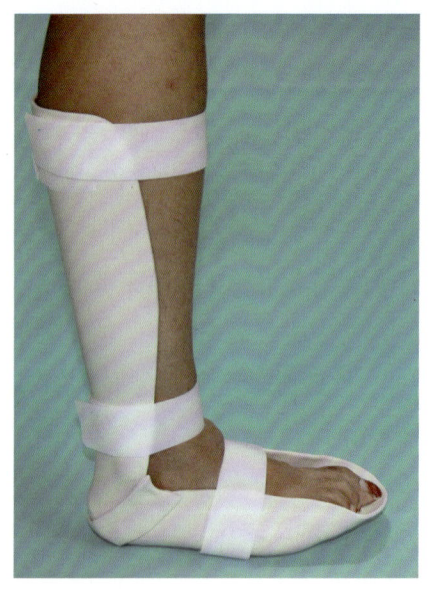

A.足踝固定矫形器

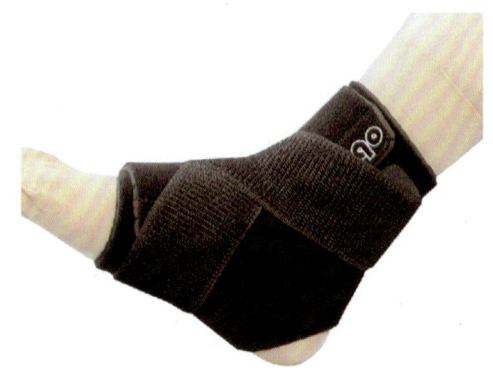

B.柔性护踝

图22-3-14 矫形器的选择

3.注意事项 韧带撕裂或断裂、关节脱位、骨折等矫形器需要至少佩戴4~6周。之后可配置柔性护踝。在穿戴矫形器后为便于患者适当步行，需为患者配大一点的鞋。恢复期开始步行时，一定要在护具的保护下进行，以免导致二次损伤。

（解 益）

第四节 踝足部病损

一、糖尿病足

有研究预测，糖尿病的发病人数自1995—2025年全球将由15亿增加至30亿。糖尿病对社会造成了极大负担，1997年美国用于糖尿病诊疗的相关费用是980亿美元。糖尿病足是常见的糖尿病慢性并发症之一，也是导致糖尿疾病者截肢的主要原因。1999年，世界卫生组织（WHO）对糖尿病足的定义为：糖尿病患者由于合并神经病变，及各种不同程度的末梢血管病变，而导致下肢感染、溃疡形成和（或）深部组织的破坏。神经病变参与了糖尿病足的早期发病机制，也是糖尿病足溃疡形成的最重要的危险因素。

（一）肢体运动功能障碍

1. 平衡困难（本体感缺失）并不少见。患者可能描述步态不稳、感觉要跌倒，尤其在夜晚，因此需要视觉来弥补他们已损害的平衡能力。

2. 运动神经病变的患者将会感觉足趾逐渐变成爪状，最后发展到中足和踝的畸形。

3. 背伸肌群减弱，导致足下垂。

4. 内翻肌群力量丧失，逐渐发生扁平足。

5. 外翻肌群力量丧失，表现为足跟内翻、反复踝扭伤和摔伤。

6. 自主神经病变的患者表现为皮肤干燥，易发生胼胝和裂口。

（二）矫形器佩戴目的

1. 矫形器的结构和类型

（1）定制矫形鞋垫。

（2）合规贴身的医用鞋或矫形鞋。

（3）鞋类改型。

（4）定制矫形鞋类。

2. 矫形器的力学特点

（1）鞋类：糖尿病足人群选择适当的鞋子是必需的。鞋子应当有足够的宽度和深度容纳糖尿病足。通过使用弧度鞋原理对神经疾病者前足减重是最有效的方式。使用弧度原理的鞋减少了足跟与中部跖骨头下侧35%~65%的压力。医用鞋或矫形鞋有弧形鞋底的特点，这种鞋后跟稳固、中足区域稳定性良好且只有前足屈曲，对糖尿病和周围神经疾病者有益。推荐糖尿病和周围神经疾病者使用有更大宽度和深度设计、无缝鞋面、稳定支撑中底的弧形医用鞋和矫形鞋，他们需要由鞋类专家确定是否选择了适当合脚的鞋子。

（2）矫形鞋垫：医生常指定糖尿病性神经患者使用矫形鞋垫，以减轻跖骨头和其他区域的高压进而降低足底溃疡的风险。鞋垫能有效减少糖尿病与神经病变人群的溃疡发病率和峰值压力。矫形鞋垫确保了足部与鞋的重要接触面，与矫形鞋改型并行使用能为减轻足底面组织应力潜在损伤提供一种最直接的方法。矫形鞋垫通过平均分配足底压力能有效缓解足底压力，且凭借使用减震材料减震，调整畸形和骨突。

（3）鞋类改型：鞋类改型包括弧形鞋底、铁芯弧底、内外侧支撑、气囊片，它们都是优化矫形和矫形鞋治疗的绝佳手段。鞋体上部分的改型通常被用来调整骨突与畸形，例如踇囊炎、锤状趾和爪状趾。对于顽固性前足底溃疡，使用铁芯弧底改型和完全接触的矫形鞋垫是最有效的方法，能极大程度减轻足底峰值压力并促进康复进程。

（4）定制矫形鞋：周围神经病性糖尿病患者因为足部畸形而无法合体地穿入常规非定制医疗鞋或矫形鞋，所以有时候指定他们使用定制矫形鞋。定制矫形鞋的目的是重新分配并减少足底压，预防足溃疡复发。

3. 矫形器的作用

（1）鞋类：减少足底与足背表面受到的机械应力，降低糖尿病患者足溃疡疡发生的风险。

（2）矫形鞋垫：减轻地面应力，减少剪切力，放松承受过度压力的部位；对畸形进行调整，使之稳定并提供支撑，合理地减轻了负重。矫形鞋垫保证了足部与鞋的重要接触面，再加上鞋外底的调整，给足底面减少组织应力潜在损伤提供了一种最直接的方法。矫形鞋垫都是由一种柔然、闭孔的材料制造，允许减震和适应各种损伤和畸形。糖尿病三密度矫形鞋垫特别为糖尿病"高危"人群设计，保证了足底的全面接触，凹陷适应对减重或适应骨突很有效果。

（3）鞋类改型：弧形鞋底与铁芯弧度改型可帮助糖尿病、周围神经疾病和周围血管疾病者减轻前足底过度压力。弧形鞋底与铁芯弧底改型结合使用可帮助糖尿病和周围神经疾病者减轻前足掌过度压力。弧形底改型也能帮助糖尿病患者减轻前足面压力。弧形的大小与位置影响其作为支点的功能，因此能影响足部减压的区域。

（4）定制矫形鞋：如果糖尿病患者伴有严重的足畸形，那就必须选择定制矫形鞋来适应患者的足。

（三）矫形器的佩戴方法

1. 矫形器的选择

（1）能够分散足底压力，减少震动。

（2）能够适合足的形状和大小：跖趾关节处最宽，足趾尖与鞋头的距离应有0.95~1.27cm。

（3）能适应、稳定、支持已变形的足。

（4）足趾及足背应有充足的空间：系鞋带的鞋能够调整大小，以适应足水肿和变形。

（5）足跟部位应舒适、合脚。

（6）能适当限制关节的活动，加强足的稳定性。

2. 矫形器的穿戴方法

（1）矫形器必须根据足底压力、足弓生物力学设计、定制。

（2）选择合适的鞋子与矫形鞋垫匹配，通常推荐更大宽度和深度设计、无缝鞋面、稳定支撑中底的弧形医用鞋和矫形鞋。

（3）首次穿戴应是在非负重情况下穿戴0.5~1h，然后脱下矫形器检查足部情况，看有无压力集中区域。

（4）若非负重情况良好，再考虑负重情况下站立或行走，询问患者感受，有无疼痛或不良反应。若无不良反应则半小时后脱下矫形器检查患者足部皮肤。

（5）若矫形器合格，患者就可以考虑长期穿戴此矫形器。穿戴时间应根据患者自身情况逐渐延长。

（6）经常检查矫形器、矫形鞋或鞋垫，看里面是否有异物，矫形器是否有损坏。

（7）保证矫形器的清洁、完好。

3. 注意事项

（1）要求糖尿病足风险患者不要赤脚行走，并且在家中和户外坚持穿保护性的鞋子。患者从最长足趾到鞋的末端应至少空余一个踇趾的距离，鞋子最宽的位置应匹配患者最宽的足部区域。

（2）矫形鞋垫应由柔软的闭孔材料制成以便具有良好性能，能有效减震和调整任何损伤和畸形。

二、跟骨骨折

跟骨骨折是临床上常见骨折之一，占全身骨折的1%~2%，占跗骨骨折的60%，致残率高达30%。跟骨是足部最大的跗骨，其复杂的几何形态和内部结构使之能在每日的生活和工作中承受复杂的应力而不致疲劳损伤。但瞬间而强大的暴力造成的跟骨骨折，常因其复杂多变而使其治疗存有较大的争议。在过去的几十年里，有许多关于最佳治疗方案的讨论。许多研究都指出更复杂骨折的初期手术治疗对患者的积极预后十分重要。其他研究认为接受初期手术治疗的患者与接受保守治疗的患者相比，长期功能性结果有些微不同。至今关于最佳治疗方案的争论和讨论仍然存在，而一名经过认证的足病专家能够运用自己的专业知识为足部功能障碍患者作出保守治疗选择，在所有遭受跟骨骨折患者的治疗中，这是一项特殊的有利条件。

（一）肢体运动功能障碍

1. 在过去的4~6周内开始疼痛。
2. 伤处活动时局部有刺痛感。
3. 活动级别突然增加导致疼痛。
4. 特定活动或运动时疼痛。
5. 承重增加时一直觉得不舒服。
6. 长期肿胀。

（二）矫形器佩戴目的

1. 矫形器的结构和类型

（1）功能性矫正硬底鞋。
（2）适应性矫形鞋。
（3）定制的圆弧底改型。
（4）加压夹具。
（5）踝足矫形器。

2. 矫形器的力学特点

通过改善生物力学性能、适应已处理的畸形、改善平衡力以及优化足部功能来缓解疼痛。

3. 矫形器的作用

（1）保护敏感跟骨区域。
（2）重新分布足底压力。
（3）减少敏感区域承重。
（4）平稳传递足部的足底压力。

（三）矫形器的配戴方法

1. 矫形器的选择

（1）当处理跟骨骨折恢复或处于恢复过程中的患者时，必须全面彻底地评估其生物力学性能和步态，从而确定足内的任何功能性限制或束缚。

（2）患者有创伤性跟骨骨折病史，主要抱怨后足持续疼痛，临床检查结果重点考虑为距下关节内翻、外翻引起的不适，此时最佳的治疗方法是通过功能性矫正硬底鞋限制距下关节活动，从而最大程度缓解不适症状。

（3）患者正在接受距下关节固定术，无法进行后足排列的功能性操作时，应选择具有保护敏感跟骨区域以及重新分布足底压力的适应性矫形鞋。

（4）符合跟骨骨折早期的非手术治疗原则的患者考虑加压夹具或踝足矫形器固定。

2. 矫形器的穿戴方法

（1）依照骨科、康复科医生医嘱确定穿戴时间。
（2）确认矫形器的受力、减压部位是否适当。

3. 注意事项

（1）所搭配的鞋子和制作精良的定制足部矫形器同样重要，要将患者的鞋子作为所有足部矫形治疗的一部分来考虑。

（2）患者年龄、活动等级、职业、喜欢或要求的鞋子都是我们在决定定制足部矫形器或选择矫形鞋设计时的重要考虑因素。

（3）特别关注正常和异常的活动范围，这样才有助于医生控制足部结构来缓解应力和压力。

（4）要知晓患者期望的治疗方法和治疗结果。

三、跟骨骺炎

跟骨骺炎也称作跟骨粗隆炎，它是一种影响足后跟的疾病。人们确信该病因跟腱在跟骨的牵引骨骺上拉动而发作。跟骨骺炎多发现于7~15岁的男孩，通常出现在双侧跟骨。

疼痛和不适可能随活动加重，而在一些进展恶化的病例中，仅在负重情况下即产生疼痛。通常情况下，与伴有后部肌群紧张有关的先天腓肠肌性马蹄足相关联，后侧肌群收缩会加重病情。

(一)肢体运动功能障碍

1. 有遍及足跟后部的疼痛或触痛。
2. 做蹬离动作时疼痛加重。

(二)矫形器佩戴目的

1. 矫形器的结构和类型

(1)大小合适的鞋子。
(2)定制的足矫形器。
(3)鞋内部改型。
(4)鞋外部改型。
(5)膝以下踝足矫形器。

2. 矫形器的力学特点

缓解足跟附着处压力并在跟骨的连接处避免施加压力。

3. 矫形器的作用

(1)避免触痛点上的直接作用力。
(2)放松疾病部位。

(三)矫形器的配戴方法

1. 矫形器的选择

(1)确保鞋子大小合适,特别要避免鞋后帮和领口在触痛点上的直接作用力。避免使用耐磨钉。
(2)鞋内部改型包括后足跟凹穴与鞋跟增高配置。
(3)鞋外部改型包括增加鞋跟高度和使用 SACH 鞋跟,SACH 即硬踝软跟(solid ankle cushion heel)。
(4)严重的病例也可使用膝部以下的助行器和踝足矫形器。

2. 矫形器的穿戴方法

(1)依照骨科、康复科医生医嘱确定穿戴时间。
(2)确认矫形器的受力、减压部位是否适当。

3. 注意事项

(1)所搭配的鞋子和制作精良的定制足部矫形器同样重要,要将患者的鞋子作为所有足部矫形治疗的一部分来考虑。
(2)患者年龄、活动等级、职业、喜欢或要求的鞋子都是我们在决定定制足部矫形器或选择矫形鞋设计时的重要考虑因素。
(3)特别关注正常和异常的活动范围,这样才有助于医生控制足部结构来缓解应力和压力。
(4)要知晓患者期望的治疗方法和治疗结果。

四、足底筋膜炎

足底筋膜炎(plantar fasciitis,PF)是一种局部疼痛综合征,它影响着足底筋膜或足底肌腱膜。一开始于足底跟骨内侧结节的结缔组织的厚纤维带,插入跖趾关节的足底盘,穿过内侧纵弓。PF 是对源于跟骨的跖腱膜产生重复微创导致的一种退行性综合征。最近的研究提出,术语"腱膜炎",其表示一种炎症状态,可能不是完全准确,因为很多情况下没有出现炎症,退行性过程被称为"足底筋膜炎"可能会更恰当。人们对这种过程的病因学还没有完全了解,在将近85%的案例中都是未知的。据统计,在一生中这种情况影响了差不多10%的人口。足底筋膜炎是足跟底疼痛最常见的原因。足底筋膜炎在运动活跃的人和军人中相对普遍,但在不活跃的普通居民中也会被诊断出来。

(一)肢体运动功能障碍

1. 前内侧跟骨下疼痛。
2. 晨起后步行疼痛,活动后缓解。
3. 长时间站立可引起疼痛。

(二)矫形器佩戴目的

1. 矫形器的结构和类型

(1)足弓垫。
(2)定制的矫形器。
(3)足跟垫。

2. 矫形器的力学特点

（1）对足弓有效支撑。

（2）解决患者生物力学上的易患因素，比如扁平足、高弓足、跟骨外翻、长短腿等。

（3）减震作用，减少足底筋膜的张力。

3. 矫形器的作用

（1）有效支撑足弓，缓解筋膜张力。

（2）保证足底筋膜、腓肠肌和比目鱼肌在一段时间内持续在拉伸位置，以改善被动踝关节背屈。

（3）有效缓解疼痛症状，减少足底筋膜张力。

（三）矫形器的配戴方法

1. 矫形器的选择

（1）定制足矫形器来应对距下关节过度旋前或过度旋后力学。

（2）在跟骨骨刺被认为是患者症状的成因的情况下，脚后跟鞋跟，应该考虑足跟垫和骨刺调节。

（3）使用背屈夜间固定矫形器，保证足底筋膜、腓肠肌和比目鱼肌在一段持久时间内在延长位置，以改善被动踝关节背屈。

（4）适合指定符合人的生物力学、生活方式和工作要求的鞋类。

2. 矫形器的穿戴方法

（1）依照骨科、康复科医生医嘱确定穿戴时间。

（2）对于那些足部生长迅速的青少年患者，建议随着足部发育每季度更换一个足弓垫。

（3）在晚上给患者佩戴夜用背伸矫形器，将患者的踝置于5°背伸伸展位，从而抵抗跟腱和足底筋膜的挛缩。

（4）足跟垫的形状应适合患者的鞋子，以防止步行过程中足跟垫移动。

3. 注意事项

（1）年龄：40岁左右的患者会呈现弱化的康复能力或磨损软组织变化，例如后跟垫萎缩。

（2）突然或近期体重增加在病例中必须记载。

（3）由于过度训练导致负重活动量突然增加也必须被确认。

（4）与工作相关的负重要求突然增加也必须记录。

五、踝关节韧带损伤

踝关节是一个铰链关节，由腿部胫骨远端骨和腓骨远端骨以及处在以上两骨之间的距骨构成。这些骨头共同参与组成距小腿关节。帮助稳定这些骨头的是结缔组织，其在踝关节运动功能上起作用。踝关节韧带在维持骨头和关节稳定功能上起着非常重要的作用。距骨直接通过胫骨和腓骨连接的韧带被固定在相应位置。当韧带被迫拉长超过它们自身所能承受的常规活动范围时将会受损。当韧带发生牵拉、撕裂或者完全断裂时，被称为扭伤。

（一）肢体运动功能障碍

1. 踝关节疼痛，局部肿胀，关节血肿，局部出现皮下淤血。

2. 踝关节活动明显受限。

3. 伤部明显压痛。

4. 负重困难或无法负重。

（二）矫形器佩戴目的

1. 矫形器的结构和类型

（1）可脱卸的半刚性护踝。

（2）动态踝关节矫形器。

2. 矫形器的力学特点

使患者获得更好的关节活动度，避免踝关节出现不正常的受力。

3. 矫形器的作用

（1）保护踝关节，限制踝的不正确运动，控制踝关节的活动范围。

（2）限制跖屈和内翻，保持背伸和外翻

的活动范围。早期局部固定，后期使用矫形器负重活动。

（三）矫形器的配戴方法

1. 矫形器的选择

（1）建议使用可脱卸的半刚性护踝进行保护，并尽量开始在无痛范围内进行少量主动的关节活动练习，逐渐开始负重训练、肌力训练和本体感觉训练。

（2）3周内采用矫形器进行相对制动和保护。

（3）对于踝关节内翻的韧带损伤可以使用桡性动态踝足矫形器，它使得足部置于背伸中立位，保持背伸和外翻的活动范围。这种矫形器在伤后可以立即使用。2周内可以利用这种矫形器进行局部固定，此后可以考虑用矫形器负重活动。

（4）鞋的选择同样重要，所选鞋尽量减少足部外侧摩擦，才能减少踝关节扭伤风险。

2. 矫形器的穿戴方法

（1）依照骨科、康复科医生医嘱确定穿戴时间。

（2）矫形器的松紧适度，既要起到固定效果，也不要影响血液循环。

（3）急性期全天候穿戴，后期非负重情况下可以进行功能锻炼。一般2周之后在医生的同意下可以带着矫形器进行负重活动。

3. 注意事项

（1）矫形器的大小、尺寸必须合适。

（2）对踝足不应有局部压迫。

（3）矫形器的固定强度及韧性应能满足治疗需要。

（4）与矫形器相匹配的鞋也应慎重选择。

六、跟腱断裂

跟腱由小腿后侧的腓肠肌和比目鱼肌共同形成，是全身最大、最强壮的肌腱，它可以承担身体十倍体重的压力。跟腱断裂通常发生在跟腱止点上方2~6cm处，因为这里的血液循环较差。左侧的跟腱较右侧更易受伤，可能是因为右利手的人习惯用左侧发力。跟腱断裂的好发年龄在30~50岁，且男性多于女性。

风湿性关节炎、糖尿病、痛风等疾病容易使跟腱结构脆弱，增加跟腱断裂的风险。此外，缺乏运动、慢性肌腱炎、肥胖、柔韧性差都可能增加跟腱断裂发生的风险。

（一）肢体运动功能障碍

1. 伤后即感足跟部疼痛，小腿无力，跛行，以后跟部渐肿胀。

2. 也有些患者疼痛较轻或无肿胀。

3. 还有部分患者可为无痛性断裂。

4. 有些患者在跟腱断裂之前就有一些症状，如局部疼痛、僵硬等。

5. 闭合损伤患者患侧踝关节跖屈无力，被动背伸踝关节活动度反较健侧增加。

6. 跟腱断裂处可触及一凹陷，并有明显压痛。

7. 踝关节由于其他具有屈踝功能肌腱的完整，仍可有部分屈踝活动。

（二）矫形器佩戴目的

1. 矫形器的结构和类型

（1）膝踝足矫形器。

（2）功能性踝足矫形器。

（3）足跟垫。

2. 矫形器的力学特点

使患者获得更好的关节活动度，避免未恢复的跟腱不正确受力。

3. 矫形器的作用

（1）避免对跟腱的牵拉，给跟腱修复创造良好环境。

（2）在保证跟腱修复的前提下增强踝关节的活动，适当增强跟腱的受力。

（3）去除固定期间练习踝关节活动。

（三）矫形器的配戴方法

1. 矫形器的选择

（1）前4周用膝踝足矫形器，膝关节轻度屈曲位，踝关节被动跖屈位。

（2）4周后用踝足矫形器，减少踝关节跖屈角度或改为中立位，可部分负重行走。

（3）8周后改为可去除性矫形器并垫高足跟2~2.5cm。

2. 矫形器的穿戴方法

（1）依照骨科、康复科医生医嘱确定穿戴时间。

（2）矫形器的松紧适度，既要起到固定效果，也不要影响血液循环。

（3）急性期全天候穿戴，后期非负重情况下可以进行功能锻炼。

3. 注意事项

（1）矫形器的大小、尺寸必须合适。

（2）对踝足不应有局部压迫，尤其是跟腱部位。

（3）矫形器的固定强度及韧性应能满足治疗需要。

（4）何时跟换矫形器应根据跟腱恢复的情况决定。

七、跖骨骨折

跖骨位于跗骨和趾骨之间，是最容易发生应力性骨折的部位，其中尤以第五跖骨近端最易发生骨折，又称"琼斯骨折"。主要发生在前足内翻时，舞蹈演员中较常见。由于此处血液循环差，愈合不理想。除第五跖骨外，第二跖骨和第三跖骨也是骨折的常见部位。因为步行时第二跖骨和第三跖骨是主要的受力部位，所以容易发生应力性骨折和骨重建，这种骨折容易发生在军人身上，所以也称"行军者骨折"。

（一）肢体运动功能障碍

1. 足部疼痛，肿胀，皮下瘀斑，足部短缩畸形，不能行走。

2. 骨折部局限性压痛，有纵向叩击痛。

（二）矫形器佩戴目的

1. 矫形器的结构和类型

（1）行走靴。

（2）踝足矫形器。

2. 矫形器的力学特点

改善足部受力模式，减少受伤部位应力刺激。

3. 矫形器的作用

（1）保护受伤部位。

（2）限制踝关节的活动。

（3）减少骨折部位应力的刺激。

（4）为骨折的恢复创造良好的环境。

（三）矫形器的配戴方法

1. 矫形器的选择

（1）跖骨疲劳骨折可以穿矫形鞋或踝足矫形器制动。

（2）对于跖骨头冲击性骨折切开复位内固定后需用踝足矫形器制动4~6周。

（3）对于跖骨颈骨折术后患足通常行踝足矫形器固定维持在非负重位4~6周，多发性跖骨骨折4~6周仍处于不稳定期。

2. 矫形器的穿戴方法

（1）依照骨科、康复科医生医嘱确定穿戴时间。

（2）矫形器的松紧适度，既要起到固定效果，也不要影响血液循环。

（3）急性期全天候穿戴，后期非负重情况下可以进行功能锻炼。

3. 注意事项

（1）矫形器的大小、尺寸必须合适。

（2）对踝足不应有局部压迫，尤其是骨折部位。

（3）矫形器的固定强度及韧性应能满足治疗需要。

（4）何时停用矫形器应根据骨折恢复的情况决定。

八、𬟽外翻

𬟽外翻是指𬟽趾向外偏斜超过正常生理角度的一种足部畸形，是前足最常见的疾病之一。一般认为，𬟽趾向外偏斜超过15°就是𬟽外翻畸形。但一部分人𬟽趾外翻超过此角度而没有症状，而另一部分人𬟽趾外翻角度虽然不到15°，却有𬟽囊部位的疼痛。𬟽趾外翻后，第1跖骨头内侧骨赘形成，和鞋面摩擦，形成滑囊炎，称为𬟽囊炎。

（一）肢体运动功能障碍

1. 更多患者抱怨畸形的外观。

2. 𬟽趾囊肿面压痛和红肿，有时在囊肿处出现水肿。

3. 第1跖趾关节跖屈疼痛，第1跖骨头间隙和第2跖骨头处压痛。

4. 跗骨畸形。

（二）矫形器佩戴目的

1. 矫形器的结构和类型

（1）硅胶制顺趾垫。

（2）𬟽外翻矫正器。

2. 矫形器的力学特点

减少第一跖趾关节的外展力。

3. 矫形器的作用

（1）减轻局部压力。

（2）减轻𬟽趾外翻，缓解疼痛。

（3）将𬟽趾固定于内翻位。

（三）矫形器的配戴方法

1. 矫形器的选择

（1）轻度畸形的患者可用硅胶制作的顺趾垫放置于𬟽趾和第2趾之间，减轻𬟽趾的外翻，缓解疼痛，但有可能会对第2趾形成挤压。主要在走路时使用。

（2）对于轻度的𬟽外翻患者也可以使用𬟽外翻矫正器，主要在夜间使用。

2. 矫形器的穿戴方法

（1）依照骨科、康复科医生医嘱确定穿戴时间。

（2）矫形器的松紧适度，既要起到固定效果，也不要影响血液循环。

（3）穿戴好之后不应有疼痛难忍的感觉。

3. 注意事项

（1）矫形器的大小、尺寸必须合适。

（2）对𬟽趾关节不应有局部压迫，不得对皮肤有明显的摩擦。

（3）矫形器的固定强度及韧性应能满足治疗需要。

（4）保证矫形器干净。

九、籽骨炎

籽骨炎是运动损伤的一种。运动中突然的重压力在籽骨上，造成骨折和发炎。导致籽骨炎的主要原因是运动量的增加，有的人想通过增加运动量提高运动水平来，这样使得趾球部的压力越来越大。快速运动，登山运动、甚至是增加行程都会导致籽骨炎，同样，如果足弓太高，跑步时，趾球部位的压力自然会增大，也会导致籽骨炎。

（一）肢体运动功能障碍

1. 第一跖趾关节疼痛。

2. 行走速度增加或跑步时疼痛加剧。

（二）矫形器佩戴目的

1. 矫形器的结构和类型

（1）矫正器。

（2）跖骨垫。

（3）趾骨垫。

（4）后足内翻垫。

（5）内侧弓垫。

（6）前足垫。

2. 矫形器的力学特点

控制行走过程中过度旋前引发的内侧过大

压力，减少内侧跖骨头的压力。

3. 矫形器的作用

（1）控制旋前以减少第一跖趾关节的压力。

（2）减少受影响结构的压力。

（3）减少内侧跖骨头的压力。

（4）将压力从跖骨头传递到骨干近端和前足外侧。

（5）使受影响部位免于硬质表面的压迫。

（三）矫形器的配戴方法

1. 矫形器的选择

（1）趾骨垫。

（2）跖骨垫。

（3）后足内翻垫。

（4）内侧弓垫。

（5）前足垫。

2. 矫形器的穿戴方法

（1）依照骨科、康复科医生医嘱确定穿戴时间。

（2）矫形器的松紧适度，既要起到固定效果，也不要影响血液循环。

（3）急性期全天候穿戴，后期非负重情况下可以进行功能锻炼。

3. 注意事项

（1）矫形器的大小、尺寸必须合适。

（2）对脚不应有局部压迫，尤其是骨折部位。

（3）矫形器的固定强度及韧性应能满足治疗需要。

（4）何时停用矫形器应根据恢复的情况决定。

十、跖趾关节滑膜炎

滑膜炎是指滑膜的炎症。该滑膜附在带腔的关节处，这种关节被称为滑膜关节。这种疾病通常十分疼痛。关节会因为滑液的堆积出现肿胀。

滑膜炎通常影响第二跖趾关节，虽然并不总是如此。较小跖趾关节的不稳定性和滑膜炎是引起前足疼痛的常见原因。一些研究指出，表现出跖骨痛的患者中近30%被诊断为跖趾关节滑膜炎。

（一）肢体运动功能障碍

1. 外侧副韧带功能障碍。

2. 导致第二趾内侧偏斜。

3. 跖板和其屈肌肌腱附着点向内侧转移。

4. 近端趾骨相对跖骨向内侧转移。

5. 近侧趾骨的持续过度伸展力导致背侧不稳定。

（二）矫形器佩戴目的

1. 矫形器的结构和类型

（1）前足垫。

（2）圆弧底鞋或在现有鞋上做圆弧底改型。

（3）跖骨圆垫或跖骨棒。

（4）具有减压特性的定制或改良矫形器。

2. 矫形器的力学特点

改善跖趾关节处的受力。

3. 矫形器的作用

（1）保护疼痛部位。

（2）减少跖趾关节的活动。

（3）减少对跖趾关节部位的刺激。

（三）矫形器的配戴方法

1. 矫形器的选择

（1）有衬垫的前足垫料。

（2）圆弧底鞋子或在现有鞋子上做圆弧底改型。

（3）跖骨圆垫或跖骨棒，正确放置。

（4）具有必要减压特性的定制或改良矫形器且能在柜台购买的足弓支撑物。

（5）合脚的鞋子：宽度合适能够容纳跖球、长度合适、鞋底可移动且有可调整的鞋垫、前足圆弧底、软底。

2. 矫形器的穿戴方法

（1）依照骨科、康复科医生医嘱确定穿戴时间。

（2）矫形器的松紧适度，既要起到固定效果，也不要影响血液循环。

3. 注意事项

（1）矫形器的大小、尺寸必须合适。

（2）对足部不应有局部压迫，尤其是疼痛部位。

（3）矫形器的固定强度及韧性应能满足治疗需要。

（4）何时停用矫形器应根据控制的情况决定。

十一、后胫骨肌腱功能障碍

后胫骨肌腱功能障碍是中年人中常见的足部疾病。老年患者中的发病率为10%左右，在中年女性中更为常见。后胫骨肌腱功能障碍由退行性病变、发炎反应或后胫骨肌腱的重复微创所造成。"肌腱炎"是指炎症反应，而肌腱变性是指组织退化。后胫骨肌腱功能障碍分为4个阶段，用来辅助早期诊断和治疗该疾病。如果未能早期诊断，后胫骨肌腱功能障碍可能会由后胫骨肌无力变为肌腱完全断裂，最后转化为关节炎并需要手术干预。

（一）肢体运动功能障碍

1. 胫骨肌腱轻微无力、无畸形，内侧纵弓正常，肌腱长度正常，胫后肌腱发炎，能够进行双侧和单侧提踵但有些无力，肌腱内侧附近疼痛，无"过多踇趾病症"，无外翻畸形或关节炎。

2. 肌腱被拉长、衰弱且功能丧失，有不同程度的后足内翻（或外翻）以及前足外展，出现后天平足，无法单侧提踵但能够双侧提踵，肌腱内侧以及跟骨背侧附近疼痛，出现"过多踇趾病症"，无外翻畸形或关节炎。

3. 畸形发展为固定畸形，后足外翻无法被动减少，明显衰弱，肌腱变长，无法在双侧提踵时内翻足跟，肌腱内侧附近疼痛，"过多踇趾症"明显，无外翻畸形或关节炎。

4. 足踝处出现关节变化，另外三角肌韧带功能丧失，引起距骨外翻倾斜并导致外侧胫距关节衰弱，无法在双侧提踵时内翻足跟，肌腱内侧附近疼痛，跟骨外侧附近或跟骨两侧疼痛，"过多踇趾病症"明显，出现足踝外翻畸形或关节炎。

（二）矫形器佩戴目的

1. 矫形器的结构和类型

（1）纵弓垫。

（2）后跟垫。

（3）AFO。

（4）鞋子改型。

（5）行走矫形器。

2. 矫形器的力学特点

增加足部内侧受力，减少后足外翻的力量。

3. 矫形器的作用

（1）支撑内侧纵弓，矫正后足外翻，适应畸形，防止症状恶化。

（2）矫正或适应畸形。

（3）减少胫后肌支撑足弓的活动，减少腓骨、胫骨前肌和腓肠肌的活动。

（4）限制异常足部用来延长胫后肌腱病理力学。

（5）为后足过度外翻提供支撑。

（三）矫形器的配戴方法

1. 矫形器的选择

（1）纵弓垫支撑内侧纵弓。

（2）AFO矫正后足外翻和前足外展，使胫后肌腱不承重。

2. 矫形器的穿戴方法

（1）依照骨科、康复科医生医嘱确定穿戴时间。

（2）矫形器的松紧适度，既要起到固定效果，也不要影响血液循环。

（3）急性期全天候穿戴，后期非负重情况下可以进行功能锻炼。

3. 注意事项

（1）矫形器的大小、尺寸必须合适。

（2）对踝足不应有局部压迫，尤其是骨折部位。

（3）矫形器的固定强度及韧性应能满足治疗需要。

（4）何时停用矫形器应根据恢复的情况决定。

十二、屈肌肌腱腱鞘炎

屈肌肌腱腱鞘炎十分常见，是引起后足和足踝软组织疼痛的病因之一。一般认为该疾病涉及趾长屈肌和姆长屈肌腱。对于屈趾肌腱腱鞘炎的早期干预治疗通常会得到有利结果。完整的病史有利于做出正确评估，屈趾肌腱腱鞘炎通常发生在运动员中，尤其是脚踝经常受伤的运动员。

（一）肢体运动功能障碍

1. 活动过程中或之后有僵硬或疼痛。
2. 滑膜附近可能出现新发红或肿胀。
3. 摩擦声在屈趾肌腱腱鞘炎中常见。

（二）矫形器佩戴目的

1. 矫形器的结构和类型

（1）刚性圆弧底鞋。

（2）已有鞋子改型。

（3）足部矫形器。

2. 矫形器的力学特点
改善足部受力模式，减少炎症部位应力刺激。

3. 矫形器的作用

（1）保护受伤部位。

（2）限制踝关节的活动。

（3）减少屈肌腱的牵拉。

（4）维持正常生物力学排列。

（5）减少沿屈肌肌腱通路的压力。

（三）矫形器的配戴方法

1. 矫形器的选择

（1）刚性圆弧底鞋或对已有鞋子改型能减少屈肌压力，从而有效治疗屈趾肌腱腱鞘炎。

（2）用来维持正常生物力学排列的足部矫形器有助于减少沿屈肌肌腱通路的压力。

2. 矫形器的穿戴方法

（1）依照骨科、康复科医生医嘱确定穿戴时间。

（2）矫形器的松紧适度，既要起到固定效果，也不要影响血液循环。

（3）急性期全天候穿戴，后期非负重情况下可以进行功能锻炼。

3. 注意事项

（1）矫形器的大小、尺寸必须合适。

（2）矫形器的固定强度及韧性应能满足治疗需要。

（4）何时停用矫形器应根据恢复的情况决定。

（张　勇）

第二十三章 烧伤的矫形器应用

第一节 烧伤与烧伤康复

一、病因

烧伤是指由于热力（火焰、热水、热蒸气、热油、热水泥等）、电流、化学物质或放射性物质作用于人体皮肤、黏膜、肌肉等造成的损伤。据统计，烧伤在我国的年发生率大约为2%，即每年约有2600万人遭受不同程度烧伤。

研究显示，2003—2012年间全美国175 099例烧伤病例中，火焰伤占43.2%，烫伤33.5%，热物体接触致伤占8.9%，电击伤3.8%，化学伤3.2%，放射烧伤0.3%（ABA，2013），剩余为其他类型烧伤。

我国王锡华等（2008）统计，2606例烧伤患者中热液烫伤占54.6%，火焰烧伤28.8%，电烧伤8.3%，化学烧伤5.2%，热压伤0.3%。董肇杨等（2009）报道，在2271例烧伤患者中热液烫伤占57.95%，火焰烧伤28.45%，热压伤6.12%，化学烧伤2.33%，电烧伤2.03%。

二、临床表现

烧伤的原因及严重程度不同，临床表现也不尽相同。烧伤的常见临床表现如下：

1. **皮肤损害** Ⅰ度烧伤表现为皮肤红肿；Ⅱ度烧伤除红肿外有水疱；Ⅲ度烧伤导致皮肤的全层损害，无水疱，皮肤表现为蜡白、焦黄甚至炭化。电击伤者会存在"入口"和"出口"。

2. **肿胀** 各种程度的烧伤均可出现，特别以Ⅱ度烧伤为明显。

3. **疼痛** 疼痛为烧伤后常见表现，Ⅰ度和浅Ⅱ度烧伤疼痛尤为明显。

4. **全身表现** 可出现恶心、心悸、头晕甚至意识障碍，严重者出现昏迷、呼吸心搏骤停等。

5. **合并症表现** 如吸入性肺炎、创面感染等。

三、常见功能障碍

1. **运动功能障碍** 运动功能障碍是烧伤后最常见、对患者影响最大的障碍。据烧伤部位和程度的不同，可表现为关节活动障碍、肌力减退、平衡协调障碍、步行障碍、手功能障碍等。造成以上障碍的可能原因有肿胀、疼痛、瘢痕增生、挛缩、畸形、长期制动等。

2. **感觉障碍** 表现为感觉减退、感觉过敏、疼痛、瘙痒等。感觉障碍程度与烧伤程度和瘢痕增生程度有关，主要原因为神经末梢破坏、瘢痕增生等。

3. **情绪心理障碍** 表现为烦躁、焦虑、抑郁、性格改变等。情绪心理障碍与烧伤程度、功能障碍程度、家庭支持等因素有关。

4. **生活自理能力障碍** 常表现为步行能力障碍，进食、穿衣、如厕、洗澡、个人卫生等活动障碍。主要原因为瘢痕增生、关节挛缩、肢体畸形等。

5. **工作能力障碍** 表现为工作能力下降，

甚至完全不能参加工作。主要原因为运动功能障碍、容貌受损、心理障碍等。

6. 社会参与障碍　表现为不合群、不愿意参加社会活动，甚至不愿外出等。与运动障碍、容貌损害、生活自理能力障碍、工作能力障碍、家人及社会支持等因素有关。

四、矫形器佩戴目的

1. 协助体位摆放及保护　烧伤早期，特别是大面积烧伤，通常需要将肢体放于对抗可能出现挛缩的位置。矫形器常用于协助手部、肩部、下肢的体位摆放。

2. 预防及治疗关节挛缩　由于瘢痕、肿胀、制动等原因，烧伤后常发生关节挛缩、僵硬等情况，矫形器可用于早期预防上述并发症的发生。已出现的上述并发症也可应用矫形器进行治疗。常用部位为腕手部、肘关节、膝关节、踝足部等。

3. 代偿肌肉功能，促进神经恢复　用于烧伤合并神经损伤时代偿失去神经支配肌肉的功能，促进神经恢复。

4. 矫正畸形　烧伤后易发生关节畸形，可通过矫形器进行矫正。如应用腕手矫形器矫正手部爪状畸形等。

5. 补偿功能　部分患者由于严重烧伤导致部分手/指缺失，可通过矫形器（如临时性假指）补偿部分功能，协助完成日常活动。踝关节跖屈挛缩者应用加足跟增高垫的踝足矫形器步行。

（李奎成）

第二节　矫形器在烧伤中的应用

一、应用原则

烧伤后应用矫形器的基本原则为早期应用、持续跟进、预防为主、重点突出。不同时期具体应用原则如下：

1. 急性期的应用　烧伤患者早期因伤口疼痛及为防止感染，往往将肢体放在屈曲位置，易导致瘢痕及关节挛缩的发生。因此急性期最基本的原则是将肢体置于伸展位以预防关节挛缩。跨关节的浅Ⅱ度以上的烧伤发生挛缩的风险高，因此通常需要使用矫形器进行预防性干预。全身大面积烧伤者常需使用矫形器协助将肢体摆放于颈中立位、肩关节外展90°、肘伸展、腕手功能位、髋关节外展45°~60°、膝伸展、踝关节中立位。此时期矫形器起固定、支持和辅助肢体摆放的作用。

对于烧伤后植皮的患者，矫形器用于关节制动，以利于皮片存活。此时需使用持续的静态矫形器，通常配合敷料一起使用，持续5~10d。

2. 伤口愈合期的应用　在伤口愈合期，矫形器可用于预防瘢痕挛缩的发生和防止新植皮组织由于运动而引起的断裂。需特别注意的是，此期一定注意矫形器不要因为放置不当或不合适而妨碍组织的愈合。为保证矫形器的完全适合，应使矫形器与肢体相服帖，同时，需有适当长度以保证其杠杆作用，边缘应卷起或外翻以免压迫皮肤。

3. 功能恢复期的应用　此期由于伤口收缩的力容易扭曲或缩短新愈合的皮肤组织，引起进展性的运动下降，发生挛缩甚至畸形。在此阶段，矫形器主要用于减轻挛缩、预防畸形、保持肢体正常轮廓和辅助压力治疗。对已出现的关节挛缩、僵硬，可使用矫形器来恢复和重建活动功能。此外，矫形器亦可用于维持关节活动训练的效果。

二、应用方法

1. 颈托　颈托主要用于烧伤早期维持头部良好位置，预防瘢痕挛缩。在康复期（瘢痕增生期），颈托可提供一定的压力，有利于抑制瘢痕增生。常用的有软性颈托和硬性颈托。软性颈托（图23-2-1A）通常用于组织较为脆弱但又需要维持颈部于良好的位置时使用。可用于伤后任何阶段，尤其适合创面初愈时。颈托的特点为：容易使用和调整，较舒适，可维持颈部于合适位置和防止侧偏，但矫形器易在颈部发生旋转，且由于材料软、提供的压力小，对瘢痕的控制效果不明显。硬性颈托（图23-2-1B）可提供硬性支持，可固定颈部于需要的位置，防止侧偏及旋转，此外还可提供明确的压力，可用于控制瘢痕增生。缺点为：较硬且不舒适，可能会引起水泡或皮肤发白、破损和创面恶化，因而使用时需注意经常检查皮肤。

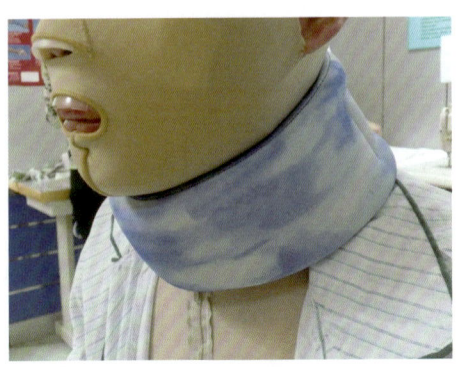

A. 软性颈托

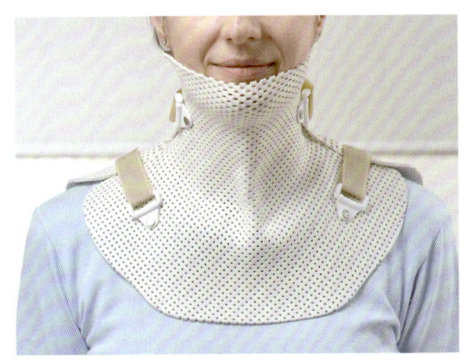

B. 硬性颈托

图 23-2-1　颈托

2. 肩外展矫形器　是由低温或高温热塑材料制作的用于固定或支撑肩关节的矫形器，固定于躯干侧方，从髂前上棘向上延伸至肘部或腕关节（至少达肘部）（图23-2-2A）。可应用于烧伤后治疗的任何阶段，以保持肩关节外展并轻度水平内收，防止因瘢痕挛缩而致肩关节功能障碍。也可选择成品肩外展支架（图23-2-2B），以方便调整肩关节外展角度。

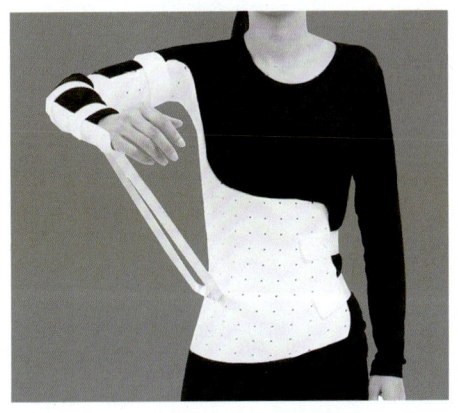

A. 肩外展矫形器

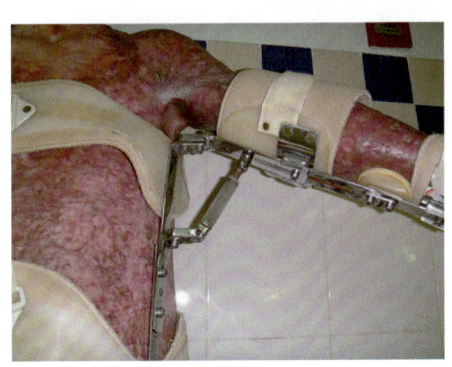

B. 肩外展支架

图 23-1-2　肩外展矫形器

3. 屈肘矫形器　用于肘部伸侧烧伤早期摆位（通常固定于功能位，肘关节屈曲90°）（图23-2-3A）和矫正肘关节伸直挛缩（图23-2-3B）。

4. 伸肘矫形器　用于肘前部（屈侧）烧伤早期维持肘部伸直位，预防可能出现的屈曲挛缩；当出现屈曲挛缩时用于矫正。维持体位多使用静态矫形器；矫正畸形白天多使用动态矫形器（图23-2-4A），夜间使用静态矫形器（图23-2-4B）。

5. 肘关节屈伸矫形器　肘关节屈伸矫形器用于肘关节屈伸活动均受限的情况，如屈伸侧存在瘢痕挛缩情况时使用，交替使用矫形器的屈伸侧以维持和改善肘关节的活动（图23-2-5）。

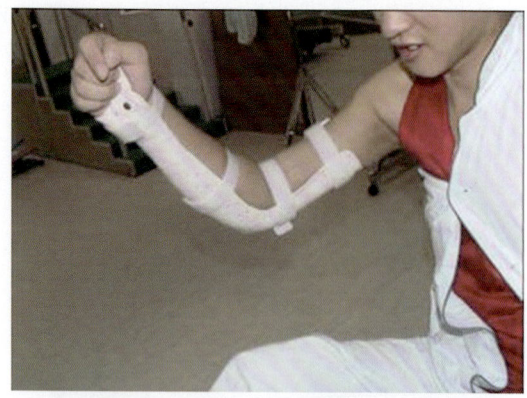

A. 协助早期摆位

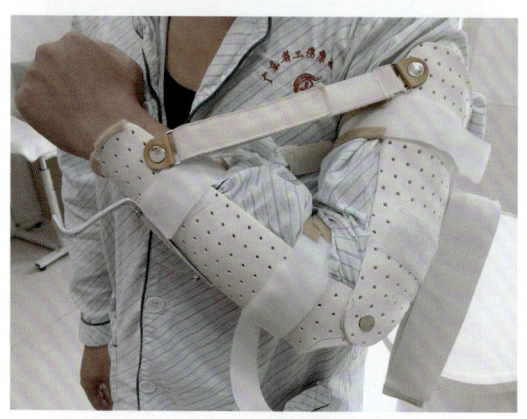

B. 矫正肘关节伸直挛缩

图 23-2-3　屈肘矫形器

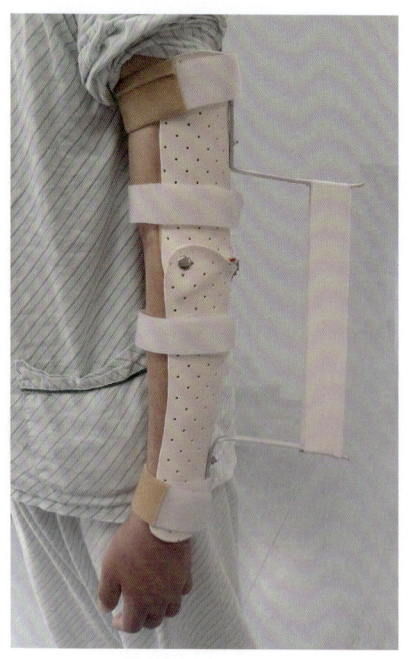

A. 动态矫形器

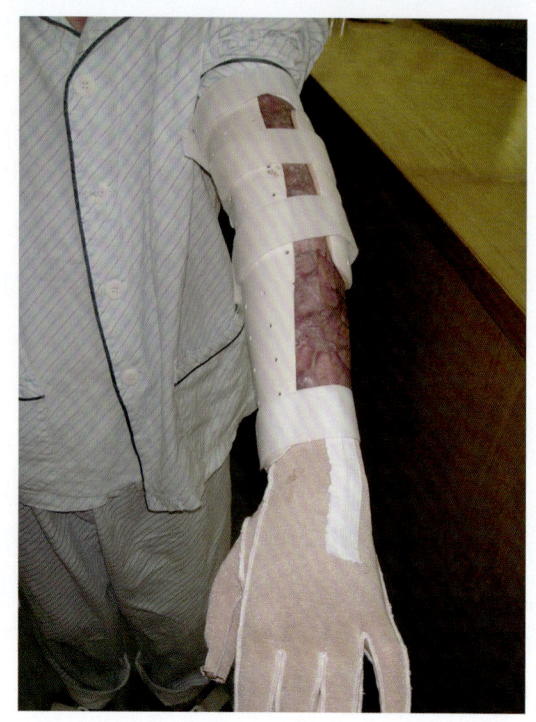

B. 静态矫形器

图 23-2-4　肘伸矫形器

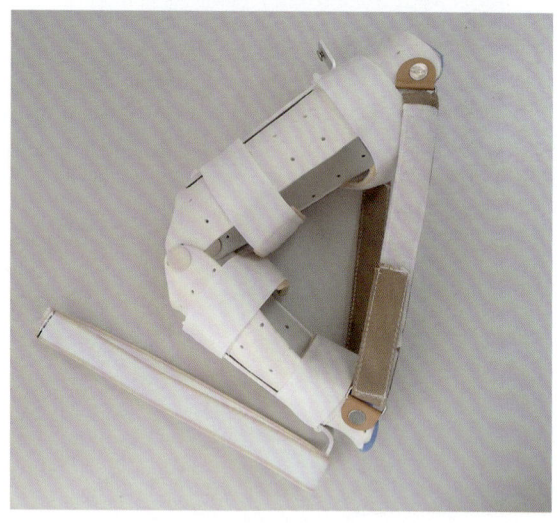

图 23-2-5　肘关节屈伸矫形器

6. 前臂旋转矫形器　用于前臂大面积烧伤后出现旋前旋后受限者，提供旋转的力。矫形器分为两部分，上半部分固定肘关节及前臂近端，下半部分固定前臂远端及腕关节，中间通过橡皮带连接并提供旋转的动力（图23-2-6）。

7. 腕背伸矫形器　用于前臂屈侧及腕部掌侧烧伤，后腕关节伸展受限而手指活动正常者（图23-2-7）。

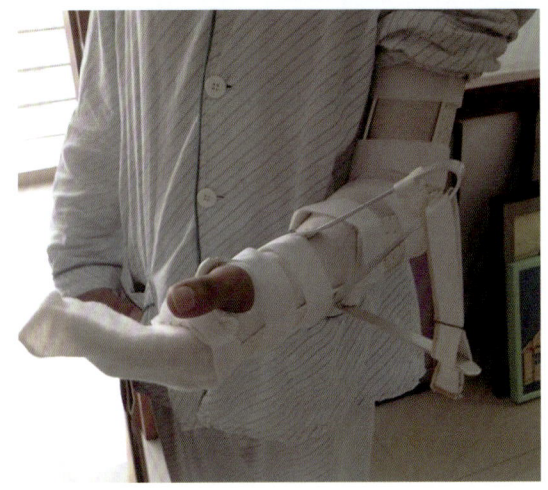

图 23-2-6 前臂旋转矫形器

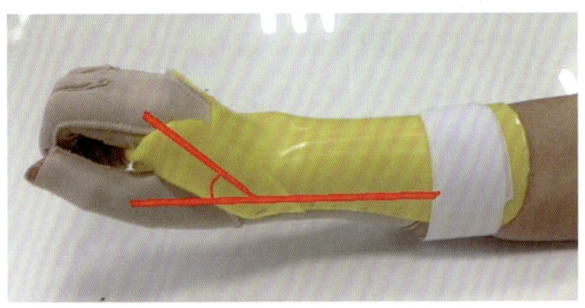

图 23-2-7 腕背伸矫形器

8. **手保护位/安全位矫形器** 用于手部尤其是手背烧伤的早期，预防因瘢痕挛缩而引起的侧副韧带挛缩所出现的掌指关节过伸、指间关节屈曲畸形。手保护位/安全位矫形器要求：腕关节背伸30°，掌指关节屈曲45°~70°，指间关节伸直，拇指对掌位（图23-2-8）。

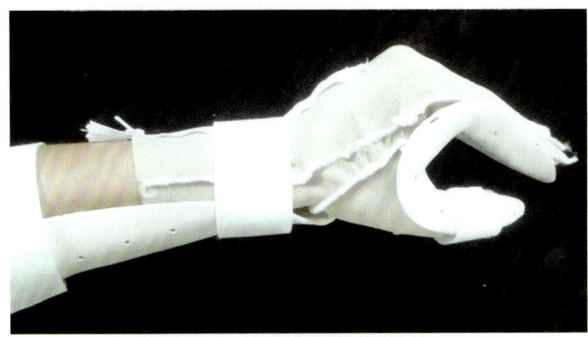

图 23-2-8 手保护位/安全位矫形器

9. **屈指矫形器** 屈指矫形器主要用于已出现了手背瘢痕挛缩而致掌指关节屈曲受限时，多使用渐进性静态矫形器（图23-2-9）。

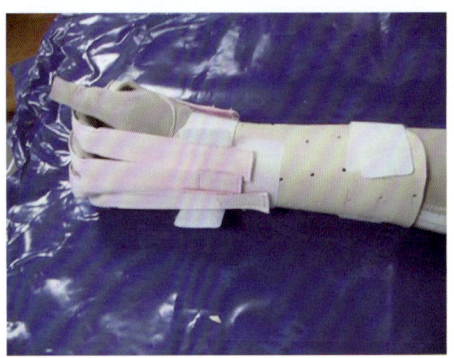

图 23-2-9 屈指矫形器

10. **拇指对掌矫形器** 拇指对掌矫形器通过矫形器将拇指固定于对掌位以保证手功能，多使用渐进性静态矫形器（图23-2-10）。

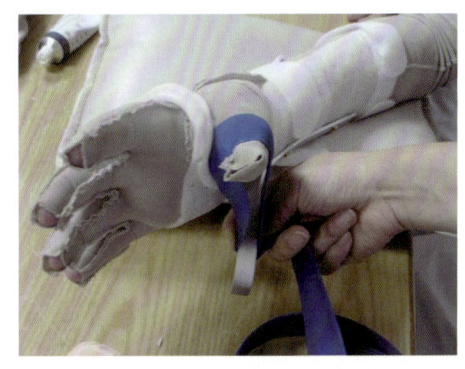

图 23-2-10 拇指对掌矫形器

11. **拇指外展矫形器** 拇指外展矫形器主要用于虎口挛缩而导致拇指不能外展者。此矫形器要求拇指尽量外展，制作时注意外展的力应加于拇指近节指骨及腕掌关节，而不是加于远节指骨（拇指外展效果不明显且易导致指间关节过伸），同时矫形器的长度应超过示指近指关节以保证对虎口施加足够的压力（图23-2-11）。

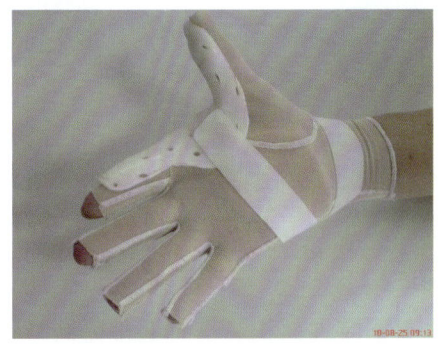

图 23-2-11 拇指外展矫形器

12. 伸指矫形器 伸指矫形器主要用于手掌及手指屈侧烧伤，掌指关节和（或）指间关节伸直受限者，将掌指关节及指间关节固定于伸直位（图23-2-12）。

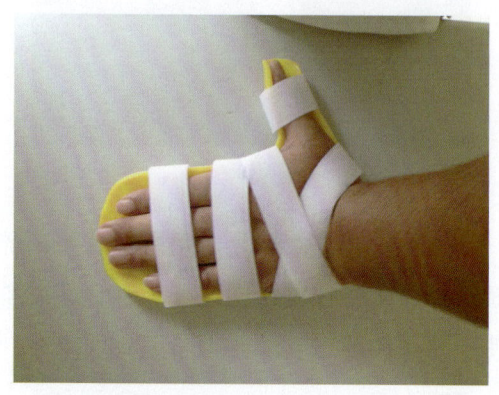

图23-2-12 伸指矫形器

13. 躯干矫形器 用于纠正烧伤后由于一侧瘢痕长期牵拉而出现躯干侧偏者。使用时可参照脊柱侧弯矫形器。

14. 髋外展矫形器 用于髋部或会阴部烧伤后，早期应将髋关节置于外展45°~60°位，以防止会阴部瘢痕挛缩。可使用膝部两个"C"形托和中间支架组成的矫形器，通过阻挡膝部内收而使髋关节保持在外展位（图23-2-13）。也可使用体位枕将髋关节置于外展位。

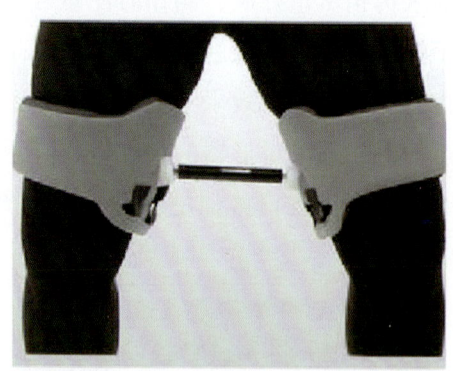

图23-2-13 髋外展矫形器

15. 膝伸直位矫形器 下肢大面积烧伤时，常将下肢置于较长的"C"形槽内，外加固定带固定，以保持膝关节于伸直位（图23-2-14）。双下肢大面积烧伤时通常需同时加支条将髋关节置于外展位。

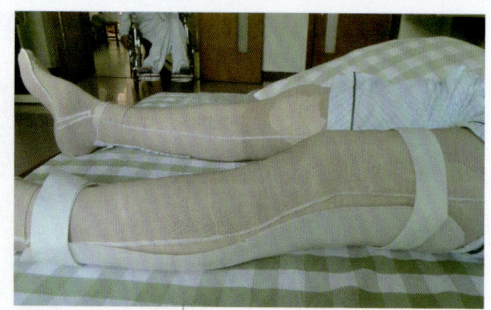

图23-2-14 膝伸直位矫形器

16. 踝足矫形器 用于固定踝关节于中立位（90°），防止踝关节挛缩（图23-2-15A）。当出现踝关节跖屈挛缩时需加足跟增高垫以利于步行（图23-2-15B）。用于站立及行走的足踝部矫形器常用高温材料制作，也可用较厚且强度较大的低温材料。

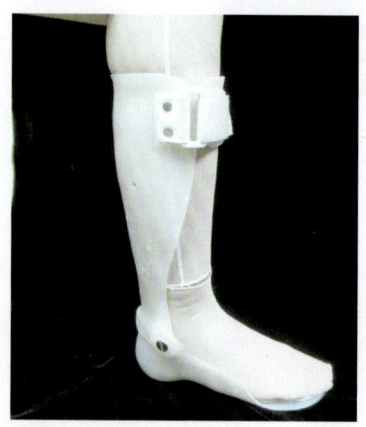

A 普通踝足矫形器

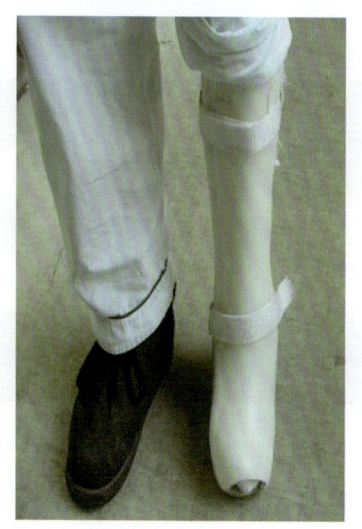

B. 带增高垫的踝足矫形器

图23-2-15 踝足矫形器

17. **踝关节跖屈矫形器** 踝关节跖屈矫形器常于足背及小腿远端前侧烧伤出现踝关节背屈情况时使用，以预防及矫正踝背屈畸形（图23-2-16）。

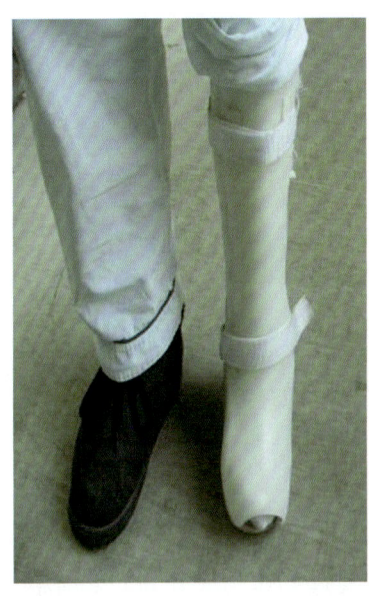

图 23-2-16 踝关节跖屈矫形器

18. **足趾矫形器** 足背烧伤而致足趾上跷时使用，以预防及纠正畸形（图23-2-17）。

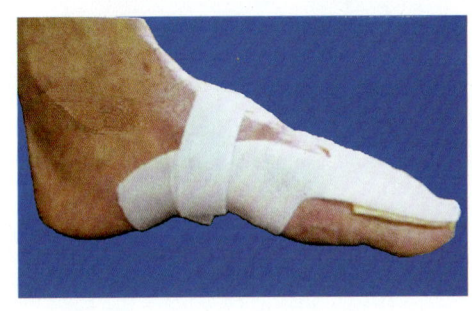

图 23-2-17 足趾矫形器

三、注意事项

矫形器在烧伤康复中发挥着重要的作用，但如果使用不当，可能会影响创面的愈合，造成皮肤的破损，严重的甚至可能导致肢体畸形的发生。因此在使用时应注意以下问题：

1. 使用前应充分进行评定，开具矫形器处方，明确使用目的、方法、方式、材料、使用时间、注意事项等内容。

2. 设计矫形器时，应慎重考虑生物力学要求，避免过大压力导致皮肤及肌肉组织受损。

3. 设计抗挛缩矫形器时，应考虑长时间低负荷的矫形器，而不是短时间高负荷的矫形器。

4. 尽量选用透气性好的材料，以避免皮肤"发白"或破溃等情况的发生。

5. 制作时应特别注意，避免伤及创面或新愈合的组织。

6. 矫形器边缘一定要进行处理，如加软垫或翻边，防止局部皮肤压迫。

7. 矫形器交付患者使用前应先教会患者穿戴、使用及保养方法，并制订使用时间表。嘱患者经常清洗矫形器，以保持卫生及防止感染。

8. 定期检查和调整矫形器。根据创面、瘢痕增生以及关节活动度改善情况定期对矫形器进行调整。

9. 矫形器需配合功能锻炼使用。

（李奎成）

第三节 压力治疗

一、压力治疗的概念

压力治疗（pressure therapy）又称加压疗法，是指通过对人体体表施加适当的压力，以预防或抑制皮肤瘢痕增生、防治肢体肿胀的治疗方法，是经循证医学证实的防治增生性瘢痕最为有效的方法之一。

二、压力治疗的作用

压力治疗的作用主要有以下几方面：

1. **抑制瘢痕增生** 压力治疗可有效预防和治疗增生性瘢痕。

2. **防治水肿** 可促进血液和淋巴回流，减轻水肿。

3. **促进肢体塑形** 可促进截肢残端塑形，利于假肢的装配和使用。

4. **预防关节挛缩和畸形** 通过控制瘢痕

增生可预防和治疗因增生性瘢痕所致的挛缩和畸形。

5. 防治深静脉血栓 压力治疗可预防长期卧床者下肢深静脉血栓的形成。也可用于稳定、无脱落风险的深静脉血栓的保守治疗。

6. 防治下肢静脉曲张 可预防从事久坐或久站工作人群下肢静脉曲张的发生。

7. 其他作用 近年国外个别研究显示压力治疗还有促进踝部骨折愈合、提高短跑运动员成绩等作用。

三、压力治疗常用的方法

压力治疗常用的方法包括绷带加压法和压力衣加压法，头面部也可使用压力面罩加压法。临床工作中，要达到最佳效果，压力治疗常需配合压力垫、橡筋带和支架等附件使用。

1. 绷带加压法 指通过使用绷带进行加压的方法。根据使用材料和方法的不同，绷带加压法包括弹力绷带加压法、自粘绷带加压法、筒状绷带加压法等方法。

（1）弹力绷带加压法：弹力绷带为含有橡筋的纤维织物，可按患者需要做成各种样式（图23-3-1）。主要用于早期因存在部分创面而不宜使用压力衣者。具有价格低廉、清洗方便、易于使用的特点。缺点为压力大小难以准确控制，可能会导致水肿、影响血液循环、引起疼痛和神经变性。

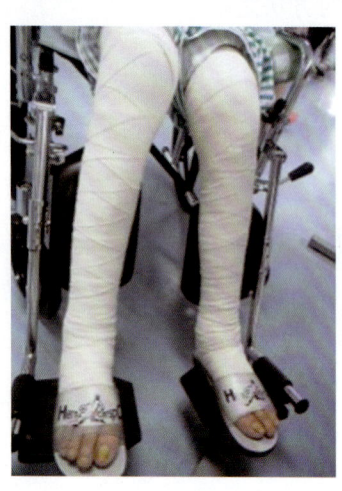

图23-3-1 弹力绷带加压法

使用方法：对肢体包扎时，由远端向近端缠绕，均匀地做螺旋形或8字形包扎，近端压力不应超过远端压力；每圈间相互重叠1/3~1/2；末端避免环状缠绕。压力以绷带下刚好能放入两指较为合适。

（2）自粘绷带加压法：自粘弹性绷带是由纯绵或弹性无纺布喷涂天然橡胶复合而成的一种弹性绷带，主要供临床外固定及包扎时使用（图23-3-2）。自粘绷带也可用于压力治疗，称为自粘绷带加压法。适用于不能耐受较大压力的脆弱组织，可在开放性伤口上加一层薄纱布后使用，主要用于手部或脚部早期伤口愈合过程中。对于2岁以下儿童的手部和脚部，自粘绷带能够提供安全有效的压力。优点是使用方便，可尽早使用，尤其适合于残存部分创面的瘢痕。缺点是压力大小难以控制，压力不够持久。

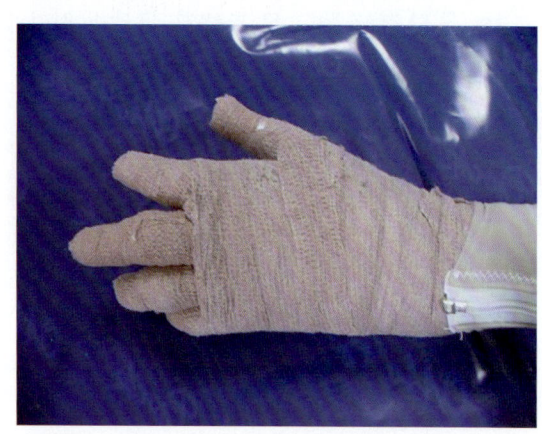

图23-3-2 自粘绷带加压法

使用方法：与弹力绷带加压法基本相同。以手为例，先从各指指尖分别向指根缠绕，然后再缠手掌部及腕部，中间不留裸区以免造成局部肿胀，指尖部露出以便观察血运情况。

（3）筒状绷带加压法：筒状绷带为长筒状，有各种规格，可直接剪下使用（图23-3-3），根据选择尺寸的不同，压力分为低压力（5~10mmHg）、中等压力（10~20mmHg）和高压力（20~30mmHg）。一般在伤口表面可承受一定压力时应用，即应用于弹力绷带和压力衣之间的过渡时期，尤其适于3岁以下生长发育迅速的儿童。优点是使用简便，尺寸易于选择。缺点是压力不足，不持久。

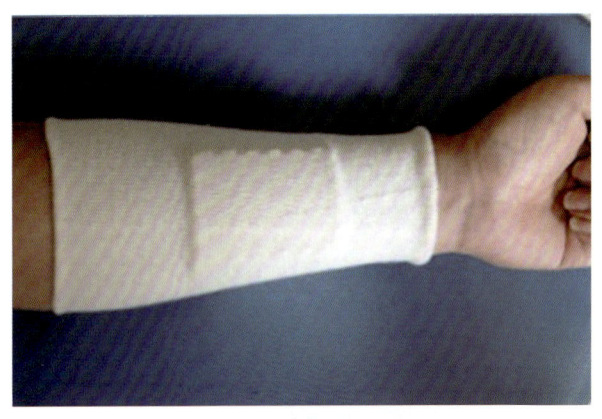

图 23-3-3　筒状绷带加压法

使用方法：选择合适的型号，按肢体长度剪下筒状绷带，直接套于肢体上即可。

（4）硅酮弹力绷带法：硅酮和压力治疗是目前公认的治疗烧伤后增生性瘢痕的有效方法，因此，可将两者结合使用。国内学者报道弹力套与硅凝胶合用，较二者任一种单独使用都有更好效果，疗程明显缩短，使用更方便，而且对不宜长期使用加压疗法者更显其优越性。而国外一些研究未发现两者结合使用优于单一疗法的证据。

2. 压力衣加压法　即通过制作压力服饰进行加压的方法，包括成品压力衣加压法和量身订做压力衣加压法。

（1）成品压力衣加压法：可通过使用购买的成品压力衣（图23-3-4）进行压力治疗。如选择合适，作用同量身订做的压力衣。特点为做工良好、外形美观、使用方便及时、不需量身订做，适合不具备制作压力衣条件的单位使用。缺点为选择少、合身性差，尤其是严重烧伤肢体变形者难以选择适合的压力衣。

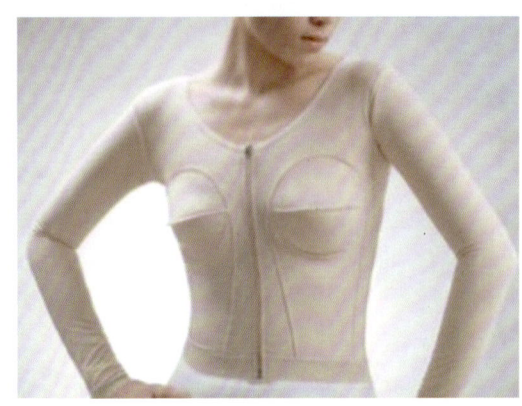

图 24-3-4　成品压力衣加压法

（2）量身订做压力衣加压法：利用专门的压力衣布料，根据患者需加压的位置和肢体形态，通过准确测量和计算，量身订做，制成压力头套、压力上衣、压力手套、压力肢套、压力裤等（图23-3-5）。优点为压力控制良好、穿戴舒适、合身。缺点为因制作程序较复杂、需时较长；此外，外形通常不如成品压力衣美观。

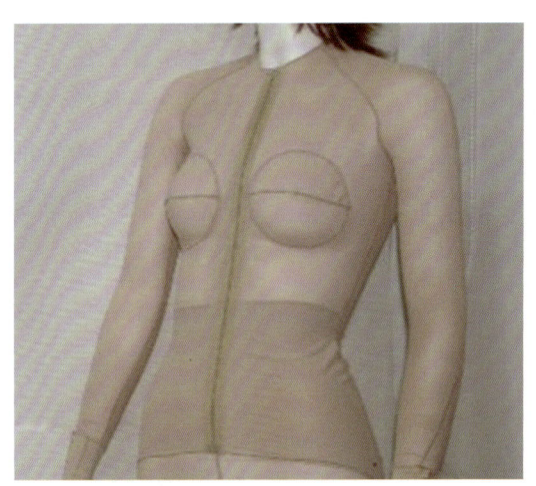

图 23-3-5　量身订做压力衣加压法

（3）智能压力衣加压法：智能压力衣加压法是目前较新的压力治疗方法。智能压力衣（图23-3-6）本质上也属于量身订做压力衣的一种，但制作工序已智能化，应用专门的制作软件及硬件进行制作。除具量身订做压力衣的优点外，还具备制作方便、节省制作时间以利于早期使用、合身性更佳、外形美观等优点。缺点为制作成本高，价格较贵。

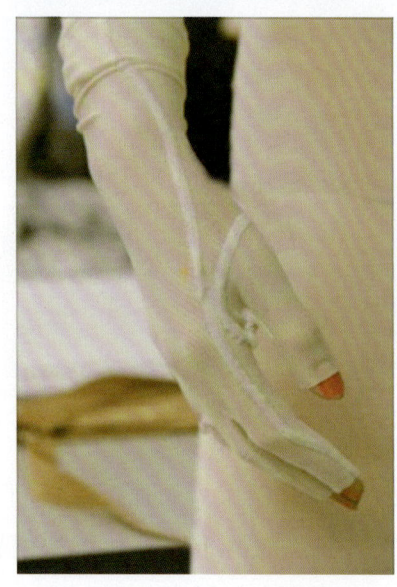

图 23-3-6　智能压力衣加压法

3. 压力面罩加压法　由于头面部形状不规则，眼睛周围、口周、鼻周等部位难以加压力，绷带无法使用，而压力衣（压力头套）对眼周、口周加压效果不佳，近年出现压力面罩加压方法。

（1）低温热塑板材压力面罩加压法：应用无孔低温热塑板材直接在头面部制作压力面罩（图 23-3-7），取型方法同矫形器，取型后割出眼、口等位置，使用弹性带（橡筋带）固定于头部。适于不具备制作高温材料压力面罩的单位使用或经济条件不佳者使用。

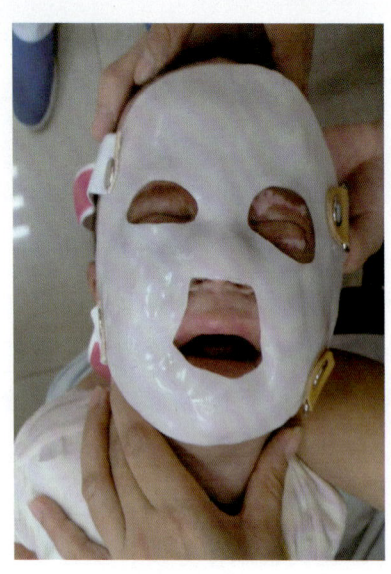

图 23-3-7　低温热塑板材压力面罩加压法

优点：操作较简单，可对口周、眼周施加有效压力，价格较低；缺点：透气性差，相对于高温材料美观性稍差。

（2）透明压力面罩加压法：使用特殊材料透明高温板材制作压力面罩（图 23-3-8），制作方法同高温板材矫形器。方法为利用石膏、牙科取型粉取出面部形状（阴模），封好口鼻位置，灌石膏制作阳模，修模，将加热的高温材料在石膏阳模上成形，修改，加弹性带子固定。

优点：可对口周、眼周施加有效压力，美观性较好；缺点：透气性不佳，制作技术要求较高，制作过程复杂，价格较贵。

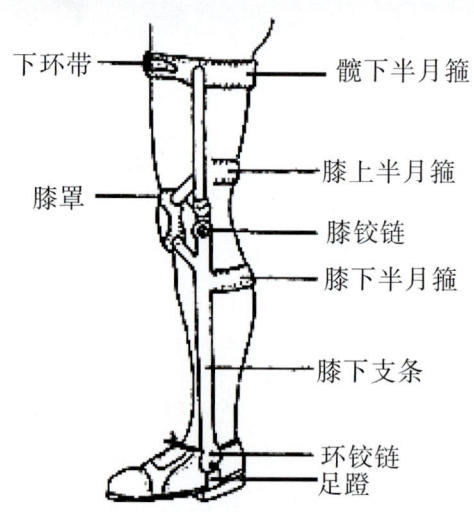

图 23-3-8　透明压力面罩加压法

（3）3D 打印压力面罩：近年出现利用 3D 扫描及 3D 打印制作压力面罩加压治疗的方法。优点为制作过程智能化，敷贴性好。缺点为目前技术尚不成熟，制作成本较高。

4. 附件的应用　在进行压力治疗时往往需要配合使用一些附件以保证加压效果，同时尽量减少压力治疗的不良反应。

（1）压力垫：压力垫是指加于压力衣或绷带与皮肤表面之间，用以改变瘢痕表面的曲度或填充凹陷部位，以集中压力在所需要的部位的物品。由于人体形状不规则，为了保持凹面或平面瘢痕均匀受压或增加局部压力，需在穿压力衣时配置压力垫以达更好的治疗效果。压力垫常用的材料有海绵、泡沫、塑性胶、合成树脂、合成橡胶、硅胶、热塑板等。常用压力垫如图23-3-9所示。

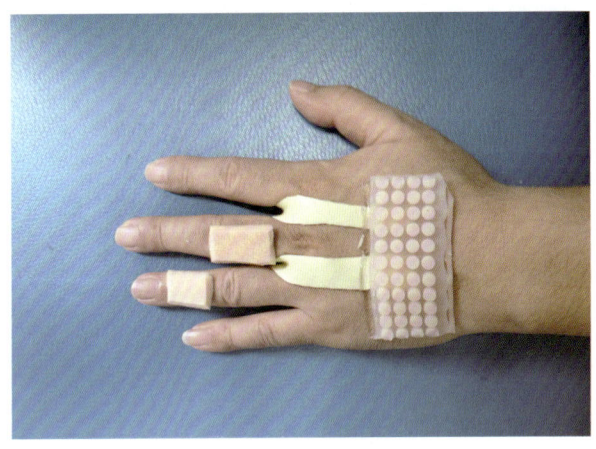

图23-3-9 压力垫

（2）橡筋带：一般由橡皮筋（带）制成，加于压力衣外部，对压力衣不能提供压力的部位施加压力，如指蹼、腋窝、会阴等部位（图23-3-10）。

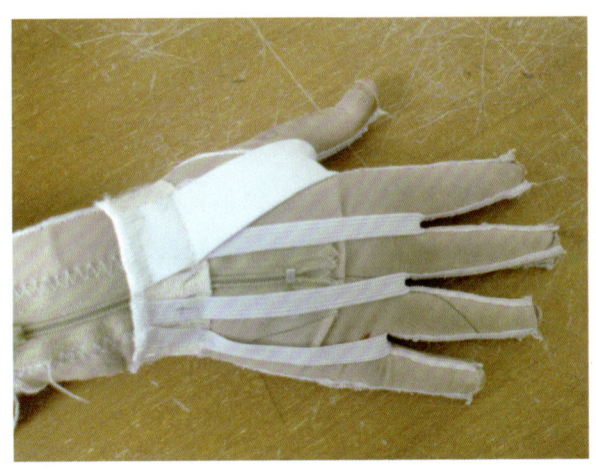

图23-3-10 橡筋带

（3）支架：是用硬的热塑材料或其他材料制成的支托架（图23-3-11），置于压力衣或绷带下面或外面使用，用于保持肢体的正常形态以预防应用压力治疗引起的畸形。常用于保护鼻部、前额、双颊、耳廓、鼻孔、掌弓等易受损伤或易变形的部位。支架常用材料为低温热塑材料。

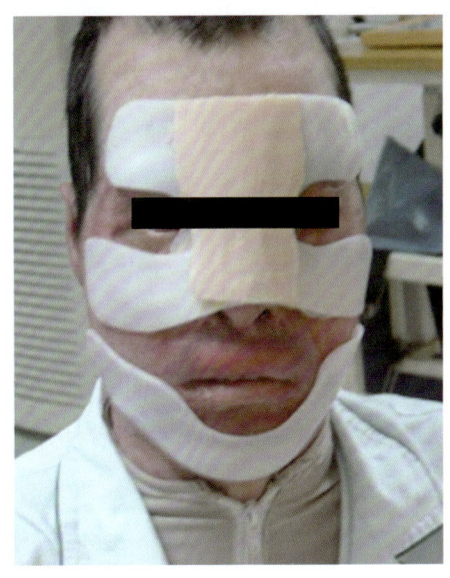

图23-3-11 支架

四、压力治疗的应用原则

烧伤后压力治疗的基本原则为早期应用，持之以恒，压力适中，防治并重。

1. **早期应用** 压力治疗应在烧伤创面愈合后尚未形成瘢痕之前就开始。有研究指出，加压治疗开始时间越早，其治疗和预防效果越好。一般10d内愈合的烧伤不用压力疗法；10~21d愈合的烧伤应预防性加压；21d以上愈合的烧伤必须预防性加压；已削痂植皮的深Ⅱ度、Ⅲ度烧伤应预防性加压。

2. **持之以恒** 为保证压力治疗效果，压力治疗应用时间应该足够长，每天应保证23h以上进行加压，只有在洗澡或特殊治疗需要时才解除压力，且每次解除压力的时间不应超过30~60min。对于可能增生的瘢痕，需要从创面基本愈合开始，持续加压至瘢痕成熟。通常需要1年左右，有的需要1~2年甚至3~4年。

3. **压力适中** 有学者认为压力治疗的理想压力为23~25mmHg，该压力接近皮肤微血管末端压力，有效压力为10~40mmHg。若压力过大，皮肤会缺血而溃疡；躯干加压过大会抑制肺扩张，影响呼吸；头面部加压过大时可能会使人有头晕或不适感。李曾慧平教授等研究指出，10~15mmHg的压力已取得良好效果。

此外，需要注意，在不同体位或姿势下压力应始终保持在有效范围，如腋下为最易发生瘢痕严重增生的区域，当肩关节活动时，腋部压力衣的压力会明显下降，因此需要应用"8"字带来保证活动时有足够的压力（图23-3-12）。一般压力衣最大只能提供20mmHg左右压力，如需要更大的压力必须用双层或使用压力垫。此外，压力衣的压力会随着使用时间的增加而降低。有文献报道，压力衣在应用一个月后，压力会下降50%左右。所以应用压力衣时应定期复诊，评定压力衣所提供的压力是否合适并进行调整。

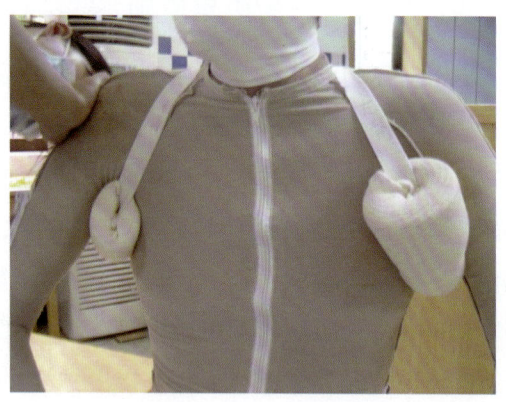

图23-3-12 "8"字带

4. 防治并重 深度烧伤后瘢痕的增生是个必然的过程，因此预防和治疗同等重要。对于可能增生的瘢痕，要在增生前就开始应用，而不能等到瘢痕增生甚至明显增生才应用。

五、压力治疗的适应证与禁忌证

（一）适应证

1. 增生性瘢痕 适用于各种原因所致的增生性瘢痕，包括外科手术后的瘢痕和烧伤后的增生性瘢痕。

2. 水肿 适用于多种原因所致肢体水肿，如偏瘫肢体的肿胀、淋巴回流障碍的肢体肿胀、下肢静脉曲张性水肿、外伤或手术后的下肢肿胀等，但不适于心源性水肿。

3. 截肢 用于截肢残端塑形，防止残端肥大皮瓣对假肢应用造成影响。

4. 预防性治疗

（1）烧伤：预防烧伤后21d以上愈合的创面发展成增生性瘢痕及预防瘢痕所致的关节挛缩和畸形。

（2）长期卧床者：预防下肢深静脉血栓的形成。

（3）久坐或久站工作者：预防下肢静脉曲张的发生。

（二）禁忌证

1. 治疗部位有感染性创面 此时加压不利于创面的愈合，甚至会导致感染扩散。

2. 脉管炎急性发作 因加压加重了局部缺血，使症状加重，甚至造成坏死。

3. 不稳定的下肢深静脉血栓 加压有使血栓脱落的危险，脱落栓子可能导致肺栓塞或脑栓塞，造成严重后果。

六、压力治疗应用注意事项

（一）一般注意事项

1. 应用前解释说明 临床实践证明，使用压力治疗的最初两周关系到患者能否坚持正确应用压力治疗，因此使用前的解释说明非常重要。治疗师应向患者深入讲解瘢痕的发生和发展过程，压力治疗的作用、效果，长期使用的原因和不使用压力治疗的可能后果。压力治疗早期可能会引起部分不适，如发生水疱、皮肤破损、瘙痒等，但两周后以上情况会好转。除控制瘢痕外，压力治疗还有一定的止痒作用，如果患者前两周能坚持压力治疗，一般都能坚持整个治疗过程。

2. 定期检查和调整 应定期检查和调整压力衣、压力垫和支架以确保安全和保证压力在有效范围，出现过松或过紧情况应及时找治疗师调整。

3. 压力治疗 应配合压力垫、橡筋带及支架共同使用。

4. 配合其他治疗 压力治疗应配合其他治疗共同应用，如矫形器、功能性活动、牵伸、手术等。主动活动对维持关节活动是十分必要的，穿戴压力衣可进行一般性活动但不宜进行剧烈运动。

（二）压力衣应用注意事项

1. 所有瘢痕都应被压力衣覆盖，至少在瘢痕上下 5cm 范围。

2. 若瘢痕位于关节附近或跨关节，压力衣应延伸过关节达到足够长度，这样既不妨碍关节的运动，又不致压力衣滑脱。

3. 在缝制过程中，应避免太多的接缝。另外，在特定区域加双层及使用尼龙搭扣固定等方法可减少压力衣的牵拉能力。

4. 若皮肤对纯合成的弹力纤维材料过敏而不能穿戴时，应考虑换用其他方法。

5. 未愈合的伤口，皮肤破损有渗出者，在穿压力衣之前，应用敷料覆盖，避免弄脏压力衣及影响压力衣的弹性。

6. 穿戴压力衣期间个别患者可能有水疱发生，特别是新愈合的伤口或跨关节区域，可通过放置衬垫材料进行预防。如果发生了水疱，应保持干净并用非粘性无菌垫盖住。只有在破损伤口过大或感染时才停止使用，否则应持续穿戴压力衣。

7. 每个患者配给 2~3 套压力衣，每日替换、清洗以保证足够的压力。在洗澡和涂润肤油时，可除去压力衣，但应在半小时内穿回。

8. 压力衣应采用中性肥皂液于温水中洗涤、漂净，轻轻挤去水分，忌过分拧绞或用洗衣机洗涤。如必须用洗衣机洗涤时应将压力衣装于麻织品袋内，避免损坏压力衣。

9. 压力衣应于室温下自然风干，切勿用熨斗熨干或直接曝晒于日光下。晾干时压力衣应平放而不要挂起。

10. 定期复诊，定期检查压力衣的压力与治疗效果。当压力衣变松时，应及时进行压力衣收紧处理或更换新的压力衣。

（三）绷带加压注意事项

1. 绷带缠绕应松紧适宜，压力大小均匀，近端压力不应高于远端。

2. 及时更换及清洗绷带以保证需要的压力。一般绷带使用 4h 内应重新缠绕或更换。

3. 注意观察肢体血运情况，避免压力过大影响肢体血液循环。

（四）压力面罩加压注意事项

1. 选择合适的适应证 由于压力面罩价格较高，需严格把握适应证，只有在眼周、口周等无法通过压力头套加压时才使用。

2. 选择合适的材料和制作方法 根据制作技术及患者具体情况选择合适的加压方法。取阴模过程中需使用对面部不刺激的材料，通常需在石膏内加牙科取型粉以对皮肤进行保护。

3. 制作过程中的保护 低温材料需直接在面部制作，特别需保护面部皮肤或新鲜瘢痕组织；高温材料在取阴模过程中要注意眼睛、鼻孔、口部等部位，取型全程闭眼、闭嘴，鼻孔塞透气的小管保持呼吸通畅。

4. 修模时注意颧骨、鼻子等突起部位的处理，避免对这些部位的压迫。

5. 注意口、眼、鼻等处开口不能过大以保证足够的压力。

6. 使用时应每 2h 左右取下清洁并使皮肤透气，逐渐延长穿戴时间。

（李奎成）

参考文献

[1] Arnold BL, Docherty CL. Bracing and Rehabilitation—What is New. Clinics in sports Medicine, 2004, 23(1): 83-95.

[2] Bear MF, Connors BW, Paradiso MA. Neuroscience: Exploring the brain. 3rd ed. Philadelphia: Lippincott Willianms & Wilkins Inc, 2006.

[3] Donald Weber, Mark Argo. Clinical aspects of Lower extremity orthotics. 2nd ed. Canada: The Canadian Association of Prosthetists and Orthotists, 1993.

[4] Douglas R, Larson PF, D'ambrosia R, et al. The LSU reciprocating gait orthosis. Orthopedics, 1983, 6: 834.

[5] Edgar D. Burn trauma rehabilitation: allied health Practice guidelines. Philadelphia: Lippincott Williams & Wilkins, 2014.

[6] Grabois M. Physical medicine and rehabilitation the complete approach. Houston: Blackwell Science, Inc, 2000: 1744-1760.

[7] Guyton AC, Hall JE. Textbook of medical physiology. 12th ed. Philadelphia: Saunders, 2011.

[8] Heary RF, Bono CM, Kumar S. Bracing for scoliosis. Neurosurgery, 2008, 63(3): 125-130.

[9] Hirokawa S, Grimm M, Thanh L, et al. Energy consumption in paraplegic ambulation using the reciprocating gait orthosis and eletric stimulation of the thigh muscles. Arch Phys Med & Rehabil, 1990, 7: 687.

[10] Hong Zhang, Daniel J Sucato, B stephens Richards III. 青少年特发性脊柱侧凸手术计划方略. 北京: 人民卫生出版社, 2015.

[11] Kerkum YL, Buizer AI, van den Noort JC, et al. The Effects of Varying Ankle Foot Orthosis Stiffness on Gait in Children with Spastic Cerebral Palsy Who Walk with Excessive Knee Flexion. PLoS One, 2015, 10(11): e0142878.

[12] Kotwicki T, Pietrzak S, Szulc A. Three-dimensional action of Cheneau brace on thoracolumbar scoliosis. Stud Health Technol Inform, 2002, 88: 241-245.

[13] Michelle Lusardi, Millee Jorge, Caroline Nielsen. Orthotics and Prosthetics in Rehabilitation. 3rd ed. New York: Elesvier Saunders, 2013.

[14] Moore JW. Prostheses orthoses and shoes for partial foot amputees. Clin Podiatr Med Surg, 1997, 14: 775-784.

[15] Nicholls JG, Martin AR, Fuchs PA, et al. From neuron to brain. 5th ed. Sunderland: Sinauer Associates, Inc, 2011.

[16] Karen J, Nolan, Mathew, et al. Yarossi. Weight transfer analysis in adults with hemiplegia using ankle foot orthosis. Prosthetics and Orthotics International, 2011, 35(1): 45-53.

[17] Shem KL, Breakey JW, Werner PC. Pressures at the residual limb-socket interface in trastibial amputees with thigh lacer-side joints. J Proethet Orthot, 1992, 4: 119-125.

[18] Smith DG, Michael JW, Bowker JH. Altas of amputations and limb deficiencies: surgical, prosthetic and rehabilitation principles. 3th ed. Rosemont: American Academy of Orthopaedic Surgeons, 2007: 589-620.

[19] Suchak AA. The influence of early weight-bearing compared with Non-weight-bearing after surgical repair of the Achilles tendon. journal of bone and joint surgery, 2000, 13(3): 137-142.

[20] Waters WL, Mulroy SJ. The energy expenditure of normal and pathologic gait. Gait Posture, 1999, 9: 207-231.

[21] Weinstein SL, Dolan LA, Cheng JC, et al. Adolescent idiopathic scoliosis. The Lancet, 2008, 371: 1527-1537.

[22] Widmaier EP, Raff H, Strang KT. Vender's human physilogy. 11th ed. New York: McGraw Hill, 2008.

[23] Wu GK, Ng GY, Mak AF. Effects of Knee Bracing on the Functional Performance of Patients with Anterior Cruciate Ligament Reconstruction. Archivesof Physical and Medical Rehabilitation. 2001, 82(2): 282-285.

[24] 白人驹，徐克.医学影像学.7版.北京：人民卫生出版社，2013.
[25] 毕联阳，唐占英，钱雪华，等.下肢矫形器的应用特点.中国组织工程研究与临床康复，2008，12（17）：3317-3320.
[26] 陈安民，田伟.骨科学.北京：人民卫生出版社，2014.
[27] 陈巍，刘冬梅，杨永德，等.长下肢矫形器在偏瘫康复中的应用.中国康复理论与实践，2007，13（11）：1066-1067.
[28] 陈幽婷，王德广.人体系统解剖学.上海：第二军医大学出版社，2015.
[29] 丁斐.神经生物学.3版.北京：人民卫生出版社，2016.
[30] 董肇杨，黄磊，张磊，等.2271例烧伤患者特点及治疗回顾.武警医学院学报，2009，18（12）：1056-1057.
[31] 窦祖林.作业治疗学.2版.北京：人民卫生出版社，2013.
[32] 范亚蓓，王彤，王红星，等.矫形支具配合矫正体操对特发性脊柱侧弯的作用.中国康复，2007，22（5）：334-335.
[33] 方新.下肢矫形器原理与装配技术.北京：中国社会出版社，2014.
[34] 顾洪，李伟达，李娟.智能膝关节假肢研究现状及发展趋势.中国康复理论与实践，2016，（9）：1080-1085.
[35] 郭青龙，李卫东.人体解剖生理学.北京：中国医药科技出版社，2015.
[36] 郭铁成，黄晓琳，尤春景.康复医学临床指南.3版.北京：科学出版社，2013.
[37] 国家技术监督局.假肢与矫形器术语.北京：中国标准出版社，2006.
[38] 侯树勋.骨科学.北京：人民卫生出版社，2015.
[39] 胡军.作业治疗学.北京：人民卫生出版社，2012.
[40] 胡文清，许琼芳，岳军，等.矫形器用于治疗青少年特发性脊柱侧弯的疗效观察.中国康复医学杂志，2010，25（2）：177-178.
[41] 黄忍，王星，李志军，等.青少年特发性脊柱侧弯的诊治进展.中国临床解剖学杂志，2016，34（4）：472-475.
[42] 黄涛.运动损伤的治疗与康复.北京：北京体育大学出社，2016.
[43] 黄晓琳.人体运动学.北京：人民卫生出版社，2013.
[44] 黄耀华.实用骨关节影像诊断图谱.北京：中国医药科技出版社，2010.
[45] 季润.足底压力分析在小腿假肢装配后评估中的应用.第六届北京国际康复论坛——截肢与康复工程分论坛论文集.中国康复研究中心，2011，8：582-589.
[46] 卓大宏.中国康复医学.2版.北京：华夏出版社，2003.
[47] 金德闻，张济川.康复工程与生物机械学.北京：清华大学出版社，2011.
[48] 邝适存，郭霞.肌肉骨骼系统基础生物力学.3版.北京：人民卫生出版社，2008.
[49] 波诺，加芬.骨科必备丛书：脊柱.雷伟，孙宏慧，译.西安：第四军医大学出版社，2007.
[50] 李佳佳，刘彬，周纪平.青少年特发性脊柱侧弯的手术治疗.创伤与急诊电子杂志，2016，2：117-120，100.
[51] 李奎成.作业疗法.广州：广东科技出版社，2009.
[52] 李明，王岩，邱勇.脊柱侧凸外科学.上海：第二军医大学出版社，2013.
[53] 李向东.脊柱侧弯矫形器的终检与医嘱.中国矫形外科杂志，2001，8（2）：184-186.
[54] 刘克敏，敖丽娟.运动学.北京：华夏出版社，2014.
[55] 刘颖，师玉涛，闫琪.骨骼肌肉功能解剖学.2版.北京：人民军医出版社，2014.
[56] 陆廷仁.现代截肢康复的进展.中华物理医学与康复杂志，2001，23（6）：369-371.
[57] 马鑫鑫，曹学军，杨平，等.双小腿截肢者假肢辅助下行走能力的评价.中国康复理论与实践，2014，6：588-591.
[58] 麦基.骨科检查与评估.4版.罗卓荆，译.北京：人民军医出版社，2007.
[59] 孟和，顾志华.骨伤科生物力学.2版.北京：人民卫生出版社，2006.
[60] 缪鸿石.康复医学——理论与实践.上海：上海科学技术出版社，2000.
[61] 南登崑.康复医学.4版.北京：人民卫生出版社，2008.
[62] 迪利萨.康复医学理论与实践.3版.南登崑，郭正成，译.西安：世界图书出版公司，2004.
[63] 全国卫生专业技术资格考试专家委员会.康复医学与治疗技术.北京：人民卫生出版社，2015.

[64] 舒彬.临床康复工程学.北京：人民卫生出版社，2013.
[65] 加仓井周一.矫形器学.孙国凤，译.北京：华夏出版社，1996.
[66] 孙为.实用上肢假肢功能及控制技术.科技与企业，2014（11）：370-372.
[67] 唐丹，李奎成，曹海燕，等.605例烧伤康复治疗患者ADL能力及其影响因素分析.康复学报，2015，25（1）：21-26.
[68] 汪华侨.功能解剖学.北京：人民卫生出版社，2013.
[69] 王红伟.生理学.8版.西安：第四军医大学出版社，2013.
[70] 王建晖.可调式膝关节矫形器对脑卒中偏瘫患者膝过伸的影响.中国康复，2016，31（3）：195-196.
[71] 王庭槐.生理学.3版.北京：人民卫生出版社，2015.
[72] 王锡华，叶祥柏，沈运彪，等.2606例烧伤病人流行病学分析.中国现代医学杂志，2008，18（16）：2395-2401.
[73] 王喜太.足部矫治原理与实践.北京：中国社会出版社，2010.
[74] 王妍，熊杰.不同类型矫形器在脑卒中偏瘫患者应用中的功能效应.中国组织工程研究，2013（42）：7475-7480.
[75] 王玉龙.康复功能评定学.北京：人民卫生出版社，2008.
[76] 王振平，喻洪流，杜妍辰，等.假肢智能膝关节的研究现状和发展趋势.生物医学工程学进展，2015，（3）：159-163.
[77] 朱泽章，邱勇，王斌，等.青少年特发性脊柱侧凸的支具治疗.中华骨科杂志，2004（5）：276-280.
[78] 魏艳琴，曹学军，杨平，等.下肢截肢者穿戴假肢行走能力的评价.中国康复理论与实践，2016，22（7）：855-859.
[79] 瓮长水，高怀民，徐军，等.下肢矫形器疗法对脑卒中重度偏瘫患者功能恢复的影响.中国康复医学杂志，2002，17(3)：159-161.
[80] 吴军，唐丹，李曾慧平.烧伤康复治疗学.北京：人民卫生出版社，2015.
[81] 吴梧桐.生物化学.3版.北京：中国医药科技出版社，2015.
[82] 武继祥.假肢与矫形器的临床应用.北京：人民卫生出版社，2012.
[83] 肖晓鸿.康复工程技术.北京：人民卫生出版社，2014.
[84] 辛玉甫，荣姗姗，尤爱民，等.脑卒中偏瘫临床应用的支具材料：种类及其生物相容性.中国组织工程研究，2015，19（30）：4887-4891.
[85] 胥少汀，葛宝丰，徐印坎.实用骨科学.版.北京：人民军医出版社，2012.
[86] 徐贵升，徐猛贤，区国集，等.中国首例3D打印假肢临床报告.中国矫形外科杂志，2016，24(8)：766-768.
[87] 杨茂有，王德山.解剖生理学.2版.上海：上海科学技术出版社，2015.
[88] 叶大勇，张希彬，李宝.改良腕手关节矫形器对脑卒中偏瘫患者腕手关节屈肌痉挛及运动功能的疗效.中国康复理论与实践，2015，7:811-815.
[89] 尹宪明，井兰香.2版.运动学基础.北京：人民卫生出版社，2014.
[90] 余蓉.生物化学.2版.北京：中国医药科技出版社，2015.
[91] 喻洪流.假肢矫形器原理与应用.东南大学出版社，2011.
[92] 恽晓平.康复疗法评定学.2版.北京：华夏出版社，2014.
[93] 张红旗.系统解剖学.上海：复旦大学出版社，2015.
[94] 张绍岚，何小花.疾病康复.2版.北京：人民卫生出版社，2014
[95] 汤亭亭，卢旭华，王成才，等.现代骨科学·骨科基础卷.北京：科学出版社，2014.
[96] 赵改平，曹帅，尚昆，等.主动型仿生踝关节假肢的设计.中国组织工程研究与临床康复，2011，15(17)：3044-3046.
[97] 赵辉三.假肢与矫形器学.北京：华夏出版社，2005.
[98] 赵辉三.假肢与矫形器学.2版.北京：华夏出版社，2013.
[99] 赵铁建.神经生理学.北京：人民卫生出版社，2012.
[100] 赵正全.低温热塑矫形器实用技术.北京：人民卫生出版社，2016.
[101] 中华医学会烧伤外科学分会，中国医师协会烧伤科医师分会.烧伤康复治疗指南（2013版）.中华烧伤杂志，2013，29（6）：497-504.
[102] 赛奥帕莫斯卡，等.骨科术后康复指南手册.周谋望，叶伟胜，董立平，等译.天津：科技翻译出版公司，2011.
[103] 朱图陵.残疾人辅助器具基础与应用.北京：求真出版社，2010.

索 引

3D 打印 3D Printing /344
Jebesn 手功能测试 Jebsen hand function test /108

B

贝克式矫形器 Becker orthosis /365
背心式矫形器 body jacket orthosis /364
被动关节活动度 passive range of motion /87
步态规划 gait programming /458
部分手截肢 partial hand amputation /258

C

材料力学 material mechanics /36
材质识别觉 recognition of texture /68
侧支条 lateral upringt /354
触觉 touch sensation /65
磁共振成像 magnetic resonance imaging /131

D

大脑皮质运动区 cerebral cortex motor area /21
大腿假肢 transfemoral prosthesis /303
单轴带锁膝关节 single axis knee joint with lock /407
单轴脚 single foot /169
单轴自由活动膝关节 free motion knee joint /406
等长收缩 isometric contraction /3，28
等张收缩 isotonic contraction /28
骶髂带 sacro-lilac band /366
骶髂腰围 sacro-lilac belt /366
电诊断 electrodiagnosis /123

F

仿生假肢 bionic prosthesis /331
费城颈托 Philadelphia collar /357
分离运动 isolated movement /97
腹带 abdominal support /354

G

肝源性水肿 hepatic edema /99
感觉 sensation /65
功能电刺激 functional electrical stimulation，FES /456
功能性矫形器 functional orthosis /432
骨关节炎 osteoarthritis，OA /144
骨密度 bone mineral density /40
骨盆箍 pelvic band /353
骨折愈合 fracture healing /31
骨整合装配技术 osseo-integrated prosthesis /333
固定性矫形器 static orthosis /432
关节活动度 range of motion /87
关节离断 disarticulation /221

H

踝足矫形器 ankle-foot orthoses，AFO /408

混合式交替步态电刺激矫形器 FES based hybrid gait orthosis /458

J

肌电图 electromyography /124

肌力 muscle strength /68

肌肉隧道成形术 cineplasty /204

肌张力 muscle tone /85

脊髓损伤 spinal cord injury /432

脊柱矫形器 spinal orthosis /353

计算机辅助设计 computer-aided design, CAD /341

计算机辅助制造 computer-aided manufacture, CAM /341

假肢 prosthesis /152

假肢处方 prosthetic prescription /199

假肢学 prosthetics /152

假肢质量评估 prosthesis quality assessment /214

肩关节脱位 shoulder joint dislocation /491

肩胛条 interseapular band /354

肩矫形器 shoulder orthoses, SO /387, 465

肩肘腕手矫形器 shoulder elbow wrist hand orthoses, SEWHO /387

简易上肢功能检查 simple test for evaluating hand function /110

矫形器 orthosis /346

接受腔 socket /158

拮抗肌 antagonist muscle /1

截肢 amputation /221

金属支条式头颈椎矫形器 cervical orthosis with upright /358

静踝脚 solid ankle cushion heel /168

K

髋矫形器 hip orthoses, HO /408

髋膝踝足矫形器 hip-knee-ankle-foot orthoses, HKAFO /408

髋膝矫形器 hip-knee orthoses, HKO /408

L

类风湿关节炎 rheumatoid arthritis, RA /497

力学分析 mechanicis analysis /7

两点辨别觉 two-point discrimination /65

颅脑损伤 traumatic brain injury, TBI /468

M

免荷性矫形器 weight bearing orthosis /348

明尼苏达协调性动作测试 minnesota rate of manipulation test /109

模塑式颈椎矫形器 custom-molded cervical orthosis /358

目标肌肉神经分布重建 targeted muscle reinnervation, TMR /330

N

奈特式腰骶矫形器 knight type lumbo-sacral orthosis /365

耐力 endurance /68

脑-机接口 brain-computer interface, BCI /330

脑外伤 brain injury or brain damage, BI or BD /468

脑性瘫痪 cerebral palsy, CP /471

脑血管意外 cerebrolvascular accident, CVA /464

脑卒中 stroke /464

内骨骼假肢 endoskeletal prosthesis /156

P

皮肤定位觉 skin to pethesia /65

偏瘫 hemiplegia /464

普渡钉板测验 the purdue pegboard test /107

Q

牵张反射 stretch reflex /18

青少年特发性脊柱侧凸 adolescent idiopathic scoliosis，AIS /368

"全或无定律" all-or-none law /5

R

软性腰围 corset /364

S

身体姿势 posture /95

神经假肢 neuroprosthesis /330

神经再生 neuroregeneration /23

肾源性水肿 renal edema /99

实体觉 stereognosis /68

手部截肢 hand amputation /258

手矫形器 hand orthoses，HO /387

水肿 edema /99

索米矫形器 sterno-oecipital-mandibular stabilizer，SOMI brace /358

T

特发性脊柱侧凸 idiopathic scoliosis，IS /368

体表图形觉 graphesthesia /68

痛觉 pain-sensation /65

头环式颈胸矫形器 halo type cervico thoracis orthosis /359

头损伤 head injury，HI /468

W

外骨骼式行走器 exoskeleton walking device /444

外骨架假肢 exoskeletal prosthesis /156

万向脚 multi-axis foot /169

腕管综合征 carpal tunnel syndrome /495

腕手矫形器 wrist hand orthoses，WHO /387，465

围领式颈托 soft foam cervical collar /355

位置觉 position sense /67

X

膝踝足矫形器 knee-ankle-foot orthoses，KAFO /408，424

膝矫形器 knee orthoses，KO /408，466

膝离断假肢 knee disarticulation prosthesis /302

下肢矫形器 lower limb orthosis /406

下肢抗旋矫形器 torsion shaft orthosis，twister /431

协同运动 abnormal synergies /97

心源性水肿 cardiac edema /99

行走机 walking aid /444

行走矫形器 walking orthosis /432

胸腰骶椎矫形器 thoraco-lumbo-sacral orthosis，LSO /361

胸腰椎矫形器 thoraco-lumbo orthosis，TLO /360

胸椎条 thoracic band /354

Y

压觉 pressure sensation /65

压力治疗 pressure therapy /523

腰骶椎矫形器 knight type iumbo-sacral orthosis /364

腋窝带 axillary strap /354

椅背式矫形器 chairbanck type lumbo sacral orthosis /365

原动肌 agonist muscle /1

孕妇带 pregnant belt /367

运动单位 motor unit /4

运动觉 movement sense /67

运动评定量表 motor assessment scale /99

运动学 kinesiology /6

运动再学习 motor relearning program /98

Z

增材制造 additive manufacturing，AM /344

震动觉 vibration sense /67

支条 upright /354

"储能"脚 storage foot /170

中枢控制理论 central control theory /8

中枢神经系统 central nervous system /23

重量觉 barognosis /68

周边控制理论 peripheral control theory /8

周围神经传导 nerveconductions tudies /124

周围神经接口 peripheral nerve interface，PNI /330

周围神经损伤 peripheral nerve injury，PNI /475

周围神经系统 peripheral nervous system /24

轴心后置膝关节 offset knee joint /407

肘关节脱位 elbow joint dislocation /492

肘矫形器 elbow orthoses，EO /387，465

肘腕手矫形器 elbow wrist hand orthoses，EWHO /387

主动关节活动度 active range of motion /87

足底筋膜炎 plantar fasciitis /509

足矫形器 foot orthoses，FO /408